Advanced Pancreatology
新膵臓病学

[編集]
下瀬川 徹
Tooru Shimosegawa

南江堂

執筆者一覧

□ 編　集

下瀬川　徹	しもせがわ　とおる	東北大学大学院医学系研究科消化器病態学分野

□ 執　筆（執筆順）

尾形　雅君	おがた　まさき	東北大学大学院医学系研究科器官解剖学分野
大和田祐二	おおわだ　ゆうじ	東北大学大学院医学系研究科器官解剖学分野
粂　　昭苑	くめ　しょうえん	東京工業大学生命理工学院
成瀬　　達	なるせ　さとる	みよし市民病院内科・消化器科
洪　　　繁	こう　しげる	慶應義塾大学医学部坂口光洋記念システム医学講座
石黒　　洋	いしぐろ　ひろし	名古屋大学総合保健体育科学センター／名古屋大学大学院医学系研究科健康栄養医学
高山　敬子	たかやま　ゆきこ	東京女子医科大学医学部消化器内科
清水　京子	しみず　きょうこ	東京女子医科大学医学部消化器内科
田原　純子	たはら　じゅんこ	東京女子医科大学医学部消化器内科
能登原憲司	のとはら　けんじ	倉敷中央病院病理診断科
福嶋　敬宜	ふくしま　のりよし	自治医科大学附属病院病理診断科
古川　　徹	ふるかわ　とおる	東京女子医科大学統合医科学研究所
笹野　公伸	ささの　ひろのぶ	東北大学大学院医学系研究科病理診断学分野
大西　洋英	おおにし　ひろひで	労働者健康安全機構
大村谷昌樹	おおむらや　まさき	兵庫医科大学遺伝学講座
内田　一茂	うちだ　かずしげ	関西医科大学内科学第三講座
岡崎　和一	おかざき　かずいち	関西医科大学内科学第三講座
伊地知秀明	いぢち　ひであき	東京大学医学部附属病院病態栄養治療部・消化器内科
粂　　　潔	くめ　きよし	東北大学大学院医学系研究科消化器病態学分野
佐藤　賢一	さとう　けんいち	宮城県立がんセンター研究所がん幹細胞研究部
谷内田真一	やちだ　しんいち	国立がん研究センター研究所がんゲノミクス研究分野
濱田　　晋	はまだ　しん	東北大学大学院医学系研究科消化器病態学分野
下瀬川　徹	しもせがわ　とおる	東北大学大学院医学系研究科消化器病態学分野
正宗　　淳	まさむね　あつし	東北大学大学院医学系研究科消化器病態学分野
菅野　　敦	かんの　あつし	東北大学大学院医学系研究科消化器病態学分野

清水 敦史	しみず あつし	和歌山県立医科大学外科学第二講座	
山上 裕機	やまうえ ひろき	和歌山県立医科大学外科学第二講座	
鈴木 裕	すずき ゆたか	杏林大学医学部外科	
杉山 政則	すぎやま まさのり	杏林大学医学部外科	
伊藤 鉄英	いとう てつひで	九州大学大学院医学研究院病態制御内科学	
廣田 衛久	ひろた もりひさ	東北大学病院消化器内科	
花田 敬士	はなだ けいじ	JA尾道総合病院消化器内科	
北川 元二	きたがわ もとじ	名古屋学芸大学大学院栄養科学研究科	
丹藤 雄介	たんどう ゆうすけ	弘前大学大学院保健学研究科生体検査科学領域	
真弓 俊彦	まゆみ としひこ	産業医科大学医学部救急医学講座	
大坪 広樹	おおつぼ ひろき	産業医科大学病院救急科	
川 茂幸	かわ しげゆき	信州大学総合健康安全センター	
窪田 賢輔	くぼた けんすけ	横浜市立大学医学部がん総合医科学	
北野 雅之	きたの まさゆき	和歌山県立医科大学内科学第二講座	
桑原 崇通	くわはら たかみち	名古屋大学大学院医学系研究科消化器内科学	
廣岡 芳樹	ひろおか よしき	名古屋大学医学部附属病院光学医療診療部	
後藤 秀実	ごとう ひでみ	名古屋大学大学院医学系研究科消化器内科学	
井上 大	いのうえ だい	金沢大学大学院医薬保健学総合研究科内科系医学領域放射線科学	
蒲田 敏文	がばた としふみ	金沢大学大学院医薬保健学総合研究科内科系医学領域放射線科学	
辻 喜久	つじ よしひさ	滋賀医科大学臨床教育講座	
松浦 智徳	まつうら とものり	東北大学病院放射線診断科	
高瀬 圭	たかせ けい	東北大学病院放射線診断科	
伊東 克能	いとう かつよし	川崎医科大学放射線医学（画像診断1）	
村上 康二	むらかみ こうじ	順天堂大学医学部附属順天堂医院放射線科	
祖父尼 淳	そふに あつし	東京医科大学臨床医学系消化器内科学分野	
糸井 隆夫	いとい たかお	東京医科大学臨床医学系消化器内科学分野	
山口 武人	やまぐち たけと	千葉県がんセンター消化器内科	
喜多絵美里	きた えみり	千葉県がんセンター消化器内科	
松原 崇史	まつばら たかし	金沢大学附属病院放射線科	
入澤 篤志	いりさわ あつし	福島県立医科大学会津医療センター消化器内科学講座	
今岡 大	いまおか ひろし	愛知県がんセンター中央病院消化器内科	
山雄 健次	やまお けんじ	愛知県がんセンター中央病院消化器内科	
片岡 慶正	かたおか けいしょう	大津市民病院	
古瀬 純司	ふるせ じゅんじ	杏林大学医学部内科学腫瘍科	
伊佐山浩通	いさやま ひろゆき	東京大学大学院医学系研究科消化器内科学	
潟沼 朗生	かたぬま あきお	手稲渓仁会病院消化器病センター	
安田 一朗	やすだ いちろう	帝京大学医学部附属溝口病院消化器内科	
大原 弘隆	おおはら ひろたか	名古屋市立大学大学院医学研究科地域医療教育学分野	

執筆者一覧

神宮　啓一	じんぐう　けいいち	東北大学大学院医学系研究科放射線腫瘍学分野
山本　貴也	やまもと　たかや	東北大学大学院医学系研究科放射線腫瘍学分野
川城　壮平	かわしろ　しょうへい	放射線医学総合研究所病院
根本　建二	ねもと　けんじ	山形大学医学部放射線腫瘍学講座
武田　和憲	たけだ　かずのり	国立病院機構仙台医療センター外科
竹山　宜典	たけやま　よしふみ	近畿大学医学部外科肝胆膵部門
元井　冬彦	もとい　ふゆひこ	東北大学大学院医学系研究科消化器外科学分野
海野　倫明	うんの　みちあき	東北大学大学院医学系研究科消化器外科学分野
木村　理	きむら　わたる	山形大学医学部外科学第一講座（消化器・乳腺甲状腺・一般外科学分野）
丸橋　繁	まるばし　しげる	福島県立医科大学医学部肝胆膵・移植外科学講座
後藤　満一	ごとう　みつかず	大阪府立急性期・総合医療センター
後藤　昌史	ごとう　まさふみ	東北大学大学院医学系研究科移植再生医学分野
古屋　智規	ふるや　ともき	産業医科大学医学部救急医学講座
新里　到	しんざと　いたる	産業医科大学病院救急科
石川　成人	いしかわ　しげと	産業医科大学病院救急科
佐田　尚宏	さた　なおひろ	自治医科大学医学部外科学消化器・一般外科
神澤　輝実	かみさわ　てるみ	東京都立駒込病院消化器内科
伊佐地秀司	いさじ　しゅうじ	三重大学大学院医学系研究科肝胆膵・移植外科
岡野　尚弘	おかの　なおひろ	杏林大学医学部内科学腫瘍内科
水間　正道	みずま　まさみち	東北大学大学院医学系研究科消化器外科学分野
井上　彰	いのうえ　あきら	東北大学大学院医学系研究科緩和医療学分野
江口　英利	えぐち　ひでとし	大阪大学大学院医学系研究科消化器外科学
高折　恭一	たかおり　きょういち	京都大学大学院医学研究科外科学講座
田中　雅夫	たなか　まさお	下関市立市民病院
矢根　圭	やね　けい	手稲渓仁会病院消化器病センター
真口　宏介	まぐち　ひろゆき	手稲渓仁会病院消化器病センター
中村　雅史	なかむら　まさふみ	九州大学大学院医学系学府臨床・腫瘍外科
仲田　興平	なかた　こうへい	九州大学大学院医学系学府臨床・腫瘍外科
野田　裕	のだ　ゆたか	仙台市医療センター仙台オープン病院消化器内科
植田圭二郎	うえだ　けいじろう	九州大学大学院医学研究院病態制御内科学
土井隆一郎	どい　りゅういちろう	大津赤十字病院外科
堀　裕一	ほり　ゆういち	神戸大学大学院保健学研究科病態解析学
角　昭一郎	すみ　しょういちろう	京都大学ウイルス・再生医科学研究所臓器・器官形成応用分野
細谷　亮	ほそたに　りょう	神戸市立医療センター中央市民病院外科
児玉　裕三	こだま　ゆうぞう	京都大学大学院医学研究科消化器内科
石原　武	いしはら　たけし	千葉中央メディカルセンター消化器内科
大塚　隆生	おおつか　たかお	九州大学大学院医学系学府臨床・腫瘍外科

袴田　健一	はかまだ　けんいち	弘前大学大学院医学研究科消化器外科学講座
佐藤　　亘	さとう　わたる	秋田大学大学院医学系研究科消化器内科・神経内科学講座
崔　　仁煥	さい　じんかん	三光クリニック
江川　新一	えがわ　しんいち	東北大学災害科学国際研究所災害医療国際協力学
青木　洋子	あおき　ようこ	東北大学大学院医学系研究科遺伝医療学分野
岩崎　　将	いわさき　すすむ	東邦大学大森病院消化器センター内科
五十嵐良典	いがらし　よしのり	東邦大学大森病院消化器センター内科
宮坂　京子	みやさか　きょうこ	東京家政大学栄養学科
舩越　顕博	ふなこし　あきひろ	国際医療福祉大学福岡山王病院膵臓外科
坂本　　修	さかもと　おさむ	東北大学大学院医学系研究科小児病態学分野
藤本　康弘	ふじもと　やすひろ	静岡市立静岡病院外科・消化器外科
小林　　剛	こばやし　ごう	JCHO仙台病院健康管理センター
小川　貴央	おがわ　たかひさ	仙台市医療センター仙台オープン病院消化器内科
伊藤　　啓	いとう　けい	仙台市医療センター仙台オープン病院消化器内科
宮川　宏之	みやかわ　ひろゆき	札幌厚生病院第2消化器内科
阪上　順一	さかがみ　じゅんいち	京都府立医科大学消化器内科
美登路　昭	みとろ　あきら	奈良県立医科大学内科学第三講座
吉治　仁志	よしじ　ひとし	奈良県立医科大学内科学第三講座
稲富　　理	いなとみ　おさむ	滋賀医科大学消化器内科
安藤　　朗	あんどう　あきら	滋賀医科大学消化器内科
立花　雄一	たちばな　ゆういち	九州大学大学院医学研究院病態制御内科学
五十嵐久人	いがらし　ひさと	五十嵐内科
山本　智支	やまもと　さとし	藤田保健衛生大学坂文種報德會病院消化器内科
乾　　和郎	いぬい　かずお	藤田保健衛生大学坂文種報德會病院消化器内科
山口　幸二	やまぐち　こうじ	藤元メディカルシステム藤元総合病院外科

序文

　南江堂から，竹内 正先生（当時，東京女子医科大学教授）編集による『膵臓病学』が上梓されたのは1993年8月1日であり，かれこれ23年以上も前のことになる．米国留学から帰国し，本格的に膵臓病領域に飛び込んだ当時の私にとって，名著『膵臓病学』は，常に書棚にあり，膵臓病学のバイブルとして臨床・研究を導いてくれた．しかし，近年の医学の目覚ましい進歩と知識量の増大を考えると，20年を越える歳月の間に，膵臓病学の裾野は途方もなく広がり，内容も著しくその深さを増した．今回，南江堂から出版した『新膵臓病学』は，最近の膵疾患に対する関心の高まりと研究の発展に鑑み，膵臓病学に関する最新の知識を広く深く記述し，膵臓を専門とする臨床医・研究者が知りたい情報を，正確かつ的確に提供できることを目的として編纂された成書である．

　21世紀の消化器病学において，膵臓病学はますますその重要性を増すだろう．国内外を問わず，膵炎や膵腫瘍に罹患する患者数は年々増加しているが，病因や病態への理解はまだ十分とはいえない．満足のいく治療成績が得られ，真の意味で疾患が克服されるのはまだまだ先のことのように思える．膵臓は，食物消化という特殊な機能のゆえに特異な分化と形態を示し，外分泌機能と内分泌機能は神経とホルモンにより複雑かつ精緻に制御されている神秘的な臓器である．疾患を理解し，正しい診療を行うためには，膵臓の基礎を知り，しっかりした基礎知識の上に臨床を実践することが大切である．本書はこのような信念に基づいて，基礎分野にも力を入れ，臨床分野とのバランスに配慮した．

　国際膵臓学会において，日本膵臓学会は米国膵臓学会や欧州膵臓クラブとともに3つの基軸を構成し，世界の膵臓病学をリードする大きな力となっている．日本は，膵管内乳頭粘液性腫瘍（IPMN）や自己免疫性膵炎といった新しい疾患概念を世界に発信し，膵臓の基礎・臨床の多くの領域において世界の膵臓病学の発展に寄与してきた．また，日本が誇る膵臓外科手術の技術力の高さや高度な内視鏡手技は世界に広く認められており，日本は膵臓臨床の先進国といってよいだろう．『新膵臓病学』は，このような日本の膵臓病学を支える第一人者を数多く集め，全力を投入して完成した渾身の一冊である．

　本書が，膵臓の基礎や臨床に興味を持ち，専門領域として膵臓を考えている学生や若い医師に読まれ，膵臓病学の魅力を深める一助となるよう願う．また，すでに膵臓の臨床・研究に携わっている方々には，ぜひ手元に置いていただき，診療や研究における知識の確認や，疑問への回答を見出す一助となるよう願っている．本書が多くの方々に愛読され，日本の膵臓病学のさらなる発展に少しでも貢献できると幸いである．

2017年1月

東北大学大学院医学系研究科消化器病態学分野

下瀬川　徹

目 次

第I部　基礎編

1章　膵の解剖
尾形雅君, 大和田祐二　2
- **A** 肉眼解剖 …… 2
- **B** 膵臓の組織構造 …… 5

2章　膵の発生
粂　昭苑　11
- **A** 膵幹細胞 …… 11
- **B** 膵の分化制御と機序 …… 15
- **C** 膵の分化誘導因子 …… 19

3章　膵の生理・生化学　21
- **A** 膵　液 …… 成瀬　達　21
  1. 性　状 …… 21
  2. 分泌調節 …… 23
- **B** 膵外分泌機能 …… 30
  1. 腺房細胞 …… 洪　　繁　30
  2. 導管細胞 …… 石黒　洋　31
- **C** 膵内分泌機能 …… 36
  1. インスリン
     …… 高山敬子, 清水京子　36
  2. グルカゴン
     …… 田原純子, 清水京子　39
  3. ソマトスタチン …… 清水京子　40
  4. 膵ポリペプチド（PP）…… 清水京子　40
  5. その他のホルモン …… 清水京子　41
- **D** 膵内外分泌相関 …… 洪　　繁　45
  1. insulo-acinar complex …… 45

4章　膵疾患の病理　47
- **A** 炎　症 …… 能登原憲司　47
  1. 急性膵炎 …… 47
  2. 慢性膵炎 …… 49
  3. 自己免疫性膵炎 …… 51
  4. その他の炎症 …… 54
- **B** 腫瘍（外分泌）…… 58
  1. 膵　癌 …… 福嶋敬宜　58
  2. 膵嚢胞性腫瘍 …… 古川　徹　62
- **C** 腫瘍（内分泌）…… 笹野公伸　70
  1. 膵神経内分泌腫瘍（pNET）…… 70
  2. 機能性膵神経内分泌腫瘍 …… 71
  3. 非機能性膵神経内分泌腫瘍 …… 73
  4. 多発内分泌腫瘍（MEN）に伴うpNET …… 74

5章　膵疾患の実験モデル　76
- **A** 炎症モデル …… 76
  1. 急性膵炎 …… 大西洋英　76
  2. 慢性膵炎 …… 大村谷昌樹　78
  3. 自己免疫性膵炎
     …… 内田一茂, 岡崎和一　79
- **B** 腫瘍モデル …… 伊地知秀明　83
  1. 膵　癌 …… 83
  2. 膵管内乳頭粘液性腫瘍（IPMN）…… 87
  3. 膵神経内分泌腫瘍（pNET）…… 88

6章　膵疾患の分子機序　90

A　膵　炎　90
1. トリプシン活性化，不活化 …………………… 桒　潔　90
2. 防御機構 …………………… 桒　潔　92
3. 膵石形成機序 …………………… 石黒　洋　93

B　膵　癌　97
1. 膵癌幹細胞 …………………… 佐藤賢一　97
2. 発癌機序 …………………… 谷内田真一　99
3. 浸潤・転移機構（EMT）
　…………………… 濱田　晋，下瀬川徹　101

第Ⅱ部　臨床編―総論

7章　膵疾患の疫学　108

A　炎　症　108
1. 急性膵炎 ……… 濱田　晋，下瀬川徹　108
2. 慢性膵炎 …………………… 正宗　淳　110
3. 自己免疫性膵炎
　…………………… 菅野　敦，下瀬川徹　113

B　腫　瘍　117
1. 膵　癌 …………… 清水敦史，山上裕機　117
2. 膵嚢胞性腫瘍
　…………………… 鈴木　裕，杉山政則　120
3. 膵神経内分泌腫瘍（pNET）
　…………………… 伊藤鉄英　123

8章　膵疾患の臨床症状・所見　126

A　炎　症 …………… 廣田衛久，下瀬川徹　126
1. 膵炎の臨床症状・所見 …………………… 126
2. 膵炎診断のコツと鑑別診断 …………………… 129

B　腫　瘍 …………………… 花田敬士　134
1. 膵腫瘍の臨床症状・所見 …………………… 134
2. 膵腫瘍診断のコツと鑑別診断 …………… 136

9章　膵疾患の検査　143

A　生化学検査　143
1. 血中膵酵素 …………………… 北川元二　143
2. 尿中膵酵素 …………………… 成瀬　達　145

B　膵外分泌機能検査 …………… 丹藤雄介　147

C　炎症性マーカー
　…………………… 真弓俊彦，大坪広樹　151

D　免疫マーカー …………………… 川　茂幸　152

E　膵腫瘍マーカー　154
1. 膵癌の腫瘍マーカー …………… 窪田賢輔　154
2. その他の膵腫瘍のマーカー
　…………………… 濱田　晋，下瀬川徹　157

F　遺伝子検査　160
1. 膵炎関連遺伝子 …………………… 正宗　淳　160
2. 膵腫瘍関連遺伝子 …………………… 古川　徹　162

G　膵の画像検査　166
1. 超音波検査（US） …………… 北野雅之　166
2. 超音波内視鏡（EUS）
　……… 桑原崇通，廣岡芳樹，後藤秀実　176
3. X線CT …………… 井上　大，蒲田敏文　185
4. MRI …………… 松浦智徳，高瀬　圭　194
5. PET，PET/CT …………… 村上康二　203
6. 膵管造影 ………… 祖父尼淳，糸井隆夫　208
7. 膵管鏡（POPS）
　…………………… 山口武人，喜多絵美里　217
8. 血管造影 …………… 松原崇史，蒲田敏文　221

column
1. 造影US …………………… 北野雅之　173
2. 造影EUS
　……… 桑原崇通，廣岡芳樹，後藤秀実　183
3. perfusion CT …………………… 辻　喜久　192
4. 膵機能動態MRI …………………… 伊東克能　201
5. 膵機能PET …………………… 村上康二　207

6. 膵管像描出困難例に対する各種
   アプローチ ……… 祖父尼淳, 糸井隆夫 216

H 病理検査 ……………………… 入澤篤志 227
   1. 細胞診, 組織診 ………………………… 227

10章　膵疾患の診断（総論）　234

A 膵炎の診断 ……… 廣田衛久, 下瀬川徹 234
   1. 膵炎の診断手順と検査法 ………… 234
   2. 膵炎の病期診断 …………………… 237

B 膵腫瘍の診断
   ………………………… 今岡 大, 山雄健次 240
   1. 膵腫瘍の診断手順と検査法 ……… 240
   2. 膵腫瘍の存在・鑑別診断 ………… 242
   3. 膵腫瘍の病期診断 ………………… 244

11章　膵疾患の治療（総論）　248

A 生活指導, 食事指導 ……… 成瀬 達 248
   1. 膵炎の生活指導, 食事指導 ……… 248

B 薬物療法 …………………………………… 252
   1. 膵炎の薬物療法 ……… 片岡慶正 252
   2. 膵癌の化学療法 ……… 古瀬純司 258

C 内視鏡治療 ………………………………… 266
   1. 十二指腸乳頭切開術,
     バルーン拡張術 ……… 伊佐山浩通 266

2. 膵管・胆管ステント留置
   ……………… 菅野 敦, 下瀬川徹 268
3. 膵嚢胞ドレナージ（内瘻, 外瘻）
   ………………………… 潟沼朗生 270
4. 内視鏡的ネクロセクトミー
   ………………………… 安田一朗 273

D 体外衝撃波結石破砕療法（ESWL）
   ………………………… 大原弘隆 277
   1. 膵石治療 …………………………… 277

E 放射線治療 ………………………………… 280
   1. 膵癌治療 ……… 神宮啓一, 山本貴也 280
   2. 重粒子線治療
     ……………… 川城壮平, 根本建二 282

F 外科的治療 ………………………………… 285
   1. 急性膵炎の外科的治療
     ………………………… 武田和憲 285
   2. 慢性膵炎の外科的治療
     ………………………… 竹山宜典 286
   3. 膵癌の外科的治療
     ……………… 元井冬彦, 海野倫明 289
   4. その他の膵腫瘍の外科的治療
     ………………………… 木村 理 293

G 移植医療 …………………………………… 302
   1. 膵移植 ……… 丸橋 繁, 後藤満一 302
   2. 膵島移植 ……………… 後藤昌史 303

第Ⅲ部　臨床編―各論

12章　膵疾患の臨床　308

A 急性炎症 …………………………………… 308
   1. 急性膵炎 ……… 真弓俊彦, 古屋智規 308
   2. 重症急性膵炎 ……………………… 316
     a〜j, l, m：竹山宜典
     k：廣田衛久, 下瀬川徹

column

7. 急性膵炎の初期治療
   ……………… 真弓俊彦, 新里 到 313
8. pancreatitis bundles
   ……………… 真弓俊彦, 石川成人 314
9. 改訂アトランタ分類
   ……………… 廣田衛久, 下瀬川徹 325
10. 感染性被包化壊死（WON）の治療
    ……………… 廣田衛久, 下瀬川徹 328

B 慢性炎症 331
1. 慢性膵炎 331
   - a〜f：正宗 淳
   - g〜h：佐田尚宏
2. 自己免疫性膵炎 …… 岡崎和一 342
3. IgG4 関連疾患 …… 神澤輝実 347

column
- 11. 早期慢性膵炎 …… 正宗 淳 333
- 12. 慢性膵炎と膵癌 …… 正宗 淳 340
- 13. 1 型と 2 型 AIP …… 岡崎和一 344

C 膵囊胞（非腫瘍性）…… 佐田尚宏 352
1. 真性囊胞 352
2. 仮性囊胞 353

D 膵外分泌腫瘍 356
1. 膵 癌 356
   - a〜h：伊佐地秀司
   - i：岡野尚弘，古瀬純司
   - j, k：水間正道，海野倫明

column
- 14. 膵癌の早期診断 …… 花田敬士 362
- 15. 緩和医療 …… 井上 彰 370
- 16. 術前化学（放射線）療法 …… 江口英利 372
- 17. 家族性膵癌とレジストリ …… 高折恭一 374

E 膵囊胞性腫瘍 376
1. 膵管内乳頭粘液性腫瘍（IPMN）
   …… 鈴木 裕，杉山政則 376
2. 粘液性囊胞腫瘍（MCN）
   …… 矢根 圭，真口宏介 386
3. 漿液性囊胞腫瘍（SCN）
   …… 中村雅史，仲田興平 389
4. solid pseudopapillary neoplasm（SPN）
   …… 木村 理 390
5. その他の膵囊胞性病変
   …… 野田 裕 393

column
- 18. IPMN 由来癌と併存癌 …… 田中雅夫 381
- 19. 粘液形質と悪性度 …… 福嶋敬宜 384

F 膵内分泌腫瘍 397
1. 膵神経内分泌腫瘍（pNET）
   …… 植田圭二郎，伊藤鉄英 397
2. インスリノーマ …… 堀 裕一 402
3. ガストリノーマ …… 土井隆一郎 404
4. VIP 産生腫瘍（VIP オーマ）
   …… 角昭一郎 408
5. グルカゴノーマ症候群
   …… 細谷 亮 410
6. ソマトスタチノーマ …… 児玉裕三 411
7. 膵ポリペプチド産生腫瘍（PP オーマ）
   …… 石原 武 412
8. 非機能性腫瘍 …… 大塚隆生 413

column
- 20. MEN1, MEN2 …… 土井隆一郎 401
- 21. Zollinger–Ellison 症候群
   …… 土井隆一郎 407
- 22. WDHA 症候群 …… 角昭一郎 409

G 膵先天性異常 …… 神澤輝実 418
H cystic fibrosis …… 石黒 洋 423

column
- 23. *CFTR* 遺伝子異常と慢性膵炎
   …… 石黒 洋 426
- 24. 新規治療薬の開発 …… 石黒 洋 428

I 膵外傷 …… 袴田健一 429

13 章　特殊な膵炎 433

A まれな成因による膵炎 433
1. 薬剤性膵炎 …… 佐藤 亘，大西洋英 433
2. 脂質異常症と膵炎 …… 崔 仁煥 436
3. 術後膵炎 …… 江川新一 437
4. 遺伝性膵炎，家族性膵炎
   …… 正宗 淳 438
5. 熱帯性膵炎 …… 粂 潔 442
6. 妊娠と膵炎
   …… 岩崎 将，五十嵐良典 445
7. 副甲状腺機能亢進症，高カルシウム血症と膵炎 …… 宮坂京子，舩越顕博 447
8. 代謝異常による膵炎 …… 坂本 修 449

9. 移植後膵炎 … 藤本康弘, 高折恭一 451
10. ウイルス性膵炎 ………… 洪　繁 452
11. Reye 症候群と膵炎 …… 洪　繁 453
12. 寄生虫と膵炎 ………… 北川元二 454
13. scorpion 膵炎 ………… 小林　剛 455
14. 化学物質による膵炎 … 石黒　洋 456
15. 十二指腸病変による膵炎
　　　　……… 小川貴央, 伊藤　啓 458
16. 膵管形成異常と膵炎 … 宮川宏之 458
17. 虚血性膵炎 …………… 辻　喜久 460
18. アレルギー性膵炎 …… 川　茂幸 461
19. ストレスと膵炎 ……… 阪上順一 463

column
25. 遺伝カウンセリング ……… 青木洋子 441

14 章　加齢，多臓器疾患と膵病変
472

A 他臓器疾患と膵病変 ……………… 472
1. 糖尿病と膵病変 ………… 丹藤雄介 472
2. 炎症性腸疾患（IBD）と膵病変
　　　　……………………… 川　茂幸 475
3. 肝疾患と膵病変
　　　　……… 美登路昭, 吉治仁志 477
4. 腎不全と膵病変
　　　　……… 稲富　理, 安藤　朗 479

B 加齢と膵病変 …………… 木村　理 483

15 章　膵疾患のガイドライン
489

A 膵　炎 ……………………………… 489
1. 急性膵炎診療ガイドライン 2015
（改訂第 4 版） ………… 竹山宜典 489
2. 急性膵炎における初期診療のコンセンサス（改訂第 3 版）
　　　　……… 立花雄一, 五十嵐久人 490
3. 慢性膵炎診療ガイドライン 2015
（改訂第 2 版） ………… 下瀬川徹 492
4. 慢性膵炎の断酒・生活指導指針
　　　　……………………… 成瀬　達 493
5. 膵石症の内視鏡治療ガイドライン
2014 ………… 山本智支, 乾　和郎 495
6. 膵炎局所合併症（膵仮性囊胞，感染性被包化壊死等）に対する診断・治療コンセンサス
　　　　……………………… 佐田尚宏 496
7. 自己免疫性膵炎診療ガイドライン
2013 ……………………… 岡崎和一 497

B 膵腫瘍 ……………………………… 500
1. 科学的根拠に基づく膵癌診療ガイドライン 2013 ……………… 山口幸二 500
2. IPMN/MCN 国際診療ガイドライン
2012 年版 ……………… 田中雅夫 501
3. 膵がん・胆道がん薬物療法ハンドブック ………………… 古瀬純司 502

索　引 …………………………………… 505

第 I 部

基礎編

1章 膵の解剖

A 肉眼解剖

a 位置，外観

　膵臓は，後腹膜に位置する充実性の臓器である．膵臓は，発生初期には他の消化器官とともに腹膜器官であるが，いくつかの部分が発生途中で発育あるいは位置の変化に伴い壁側腹膜と癒着した結果，後腹壁に埋没し，膵尾部の一部を除いて後腹膜臓器となる．膵臓は前腸の内胚葉性憩室である背側・腹側の膵芽から形成される．2つの膵芽は，胃および十二指腸の回転に伴い融合し，膵頭部の一部，体部，尾部は背側膵芽に，頭部の大部分と鉤状突起は腹側膵芽に由来する（図1）．

　膵臓は，およそ第1～3腰椎の高さにあり，サイズや重さは変化に富むが，日本人で平均重量は74 g，長さは男性16.02 cm，女性13.72 cm，幅は男性3.08 cm，女性2.88 cmとされている[1]．紅白色で，表面の小葉構造は肉眼でも観察することができる．膵臓は，大きく頭部・頸部・体部・尾部に分けられる．膵頭部は前後方向に薄く広がっており，十二指腸の凹弯部にはまり込んでいる．膵頭部の下部は鉤状に屈曲し，鉤状突起として左方向に延びている．頸部を介して連続する膵体部は，やや扁平で，右側に位置する頭部から正中面を越えて左上方向に延び，膵尾部へと移行する．

　膵頭部は，第1～3腰椎体の右側にあり，十二指腸によって上方・右方・下方から囲まれている．膵頭部の背後には腹部大動脈をはじめとして，下大静脈，右腎動静脈，総胆管，横隔膜の右脚などが隣接する．また膵頭の前面には，胃十二指腸動脈や横行結腸が接し，鉤状突起の前面を上腸間膜動静脈が下行する（図1）．これらの血管通路は膵切痕と呼ばれ，その前面は網嚢腔を介して胃と接している．

　膵体部は，その前面付近で横行結腸が隣接する．膵体部は，腹部大動脈の枝である腹腔動脈の前方を横切るが，腹腔動脈の主枝である総肝動脈と脾動脈が，それぞれ膵臓の上縁付近を右方あるいは左方に走行しており，その下方を脾静脈が走る．膵体部は，第1腰椎の椎体付近を横切るが，下大静脈や大動脈の腹側で，前方に押し出された形になっている．膵体部は，左側で左腎動静脈，左副腎と，下面では十二指腸，十二指腸空腸曲，空腸などと隣接する．

　膵尾部は，左腎臓と脾臓の間に張った後腹膜のヒダである脾腎ヒダの中にあり，脾動静脈に隣接し，第11あるいは第12肋骨の高さで脾臓の臓側面（脾門）に達している．

　膵臓内部で，主膵管（Wirsung管）は膵尾部

A. 肉眼解剖　3

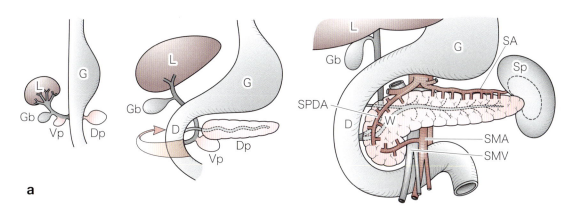

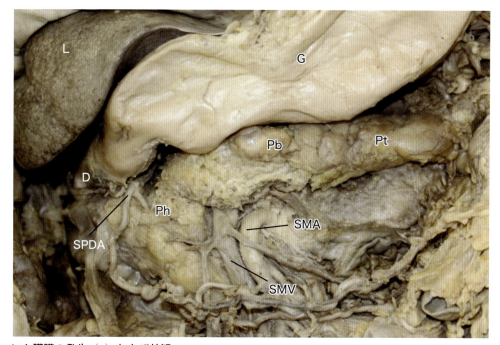

図1　ヒト膵臓の発生（a）および外観
a：腹側膵芽と背側膵芽が，腸の回転により融合する．
b：横行結腸，大網を除去し，壁側腹膜を剥離している．
D：十二指腸，Dp：背側膵芽，G：胃，Gb：胆囊，L：肝臓，Pb：膵体部，Ph：膵頭部，Pt：膵尾部，SA：脾動脈，SMA：上腸間膜動脈，SMV：上腸間膜静脈，Sp：脾臓，SPDA：上膵十二指腸動脈，Vp：腹側膵芽，W：主膵管

から膵体部の長軸方向にわたって多くの枝を集めながら太さを増し，膵頭部で右下方に進み，十二指腸壁で肝臓および胆囊からの総胆管と合流した後，胃の幽門から8〜10 cm尾側の十二指腸内壁に存在する大十二指腸乳頭（Vater乳頭）に開口する．大十二指腸乳頭の周囲には括約筋（Oddiの括約筋）が存在し，胆汁や膵液の腸管内への分泌を制御するとともに，腸管内容の膵臓への逆流を防止している．十二指腸の管腔側では，大十二指腸乳頭に加えて，その口側（頭側）2〜3 cmの位置に小十二指腸乳頭が認められることがある．小十二指腸乳頭は，発生過程における副膵管（Santorini管）が遺残し，十二指腸に開口する部位である．

b │ 膵臓に分布する血管

膵臓は，腹部大動脈の枝である腹腔動脈，上腸間膜動脈によって栄養される．膵臓の頭部に分布する動脈としては，腹腔動脈の主枝である総肝動脈に由来する上膵十二指腸動脈が，十二指腸と膵頭の間を通り，小枝によって膵頭部に分布する．また上腸間膜動脈の枝である下膵十二指腸動脈も小枝を膵頭部に出している．上および下膵十二指腸動脈は膵頭部の前後に分岐し，膵頭部の前後でループを形成している．一方，腹腔動脈の枝である脾動脈は，膵臓の上縁を左に進み脾臓に分布する間に，多数の膵枝を出し，膵体部および膵尾部など膵臓の大部分を栄養する．これらの血管は，小葉間の結合組織内を小動脈として走行し小葉内に入る．

膵臓からの静脈は，すべて門脈に集められる．膵頭部からは，上あるいは下膵十二指腸静脈がそれぞれ直接あるいは空腸静脈，上腸間膜静脈を介して門脈に流入する．他の部位の大部分の血液は，脾静脈を介して門脈に流入する．

c │ 膵臓に分布するリンパ系

膵臓に分布するリンパ系は，同部位を栄養する血管である膵十二指腸動脈や脾動脈に沿って認められることが多い．膵頭部の主要なリンパ経路としては，膵上部のリンパ管は膵上縁を走り，総肝動脈根部のリンパ節に入る．中部および下部のリンパ管は上腸間膜動脈に沿うリンパ管と連絡し，上腸間膜動脈周囲および根部のリンパ節に入る．これらのリンパ節群から出たリンパ管は，左腎静脈の上下に接した大動静脈間リンパ節に注いでいる[2]．

d │ 膵臓に分布する神経系

腹部大動脈の臓側枝である腹腔動脈，上腸間膜動脈，腎動脈の起始部には，発達した大きな神経叢である腹腔神経叢が存在し，大部分の腹部内臓に自律神経線維を送っている．腹腔神経叢は，交感神経線維は主に大および小内臓神経として胸部交感神経幹から，副交感線維は主に後迷走神経幹から神経線維を受ける．膵頭部に分布する神経は，腹腔動脈や上腸間膜動脈周辺の腹腔神経叢から直接膵頭部に達している[3]．

文 献

1) 小川鼎三（原著），養老孟司（改訂）：分担解剖学3：感覚器学・内臓学，第11版，p230-235，金原出版，東京，1982
2) 出来尚史ほか：膵手術に必要な局所解剖．手術 **46**：1337-1347，1997
3) 坂本裕和ほか：膵臓の自律神経系とリンパ節．外科 **62**：406-410，2000

B 膵臓の組織構造

　膵臓は充実性の分泌腺で，小葉は疎性結合組織によって隔てられている．疎性結合組織の中を血管，神経，リンパ管，分泌導管などが通る．膵臓は，消化酵素を含む膵液を分泌する外分泌部と，インスリン，グルカゴン，ソマトスタチンなどのホルモンを血液中に分泌する内分泌部から構成され，それぞれ組織学的に異なった特徴を有している．

a 腺房（外分泌部）

1 腺房の光顕像

　膵外分泌部は，膵臓の大部分を占めており，組織学的には純漿液腺で，耳下腺などと類似している（図1）．膵液を分泌する細胞を腺房細胞と呼び，それらが複数集まって腺房（終末部）を形成する（複合胞状腺）．腺房は複合胞状腺であり，腺細胞は基底部において広く，中心部の管腔に向けて尖る円錐形で，細胞の内層には分泌顆粒が観察される．この顆粒を酵素原顆粒［チモーゲン（zymogen）顆粒］という．細胞の外層は内層に比べて塩基好性を示し，リボ核酸に富み，蛋白合成が盛んに行われている．基底部は細網状の線維からなる基底膜に支えられている．管腔の大きさは分泌状態によって多様であり，分泌休止期では狭く，分泌期になると広がる．腺房の中心部には腺細胞の内腔面に，これより小さく明るい紡錘状（扁平）の細胞があり，これを腺房中心細胞といい，導管の峡部上皮の続き（介在部の細胞が終末部に入り込んだもの）とされている（図1）．腺房の間には細い分泌導管が走り，腺房の中心部の管腔（導管）と連続している．

2 腺房の電顕像

　電子顕微鏡で腺房を観察すると，内部に分泌顆粒を含む錐体をした腺房細胞が管腔側の腺房中心細胞に対して同心円状に並んでいるのがよく分かる（図2-a）．

　腺房細胞の基底側には，よく発達した粗面小胞体が平行に並んでいる（図2-b）．細胞質部にしばしば観察される細長いミトコンドリアは腔がよく発達しており，多くのマトリックス顆粒を有する．核上部には，ゴルジ体が認められ，内部に層を形成する平行な腔，多くの小顆粒，比較的低濃度の分泌物を含む空胞から構成され

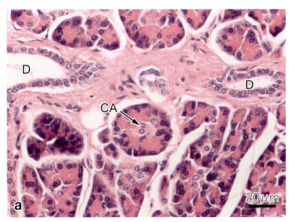

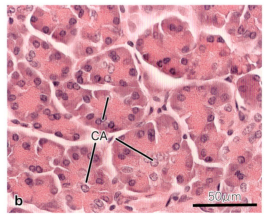

図1 ヒト膵臓外分泌部の HE 染色像
CA：腺房中心細胞，D：小葉内導管．

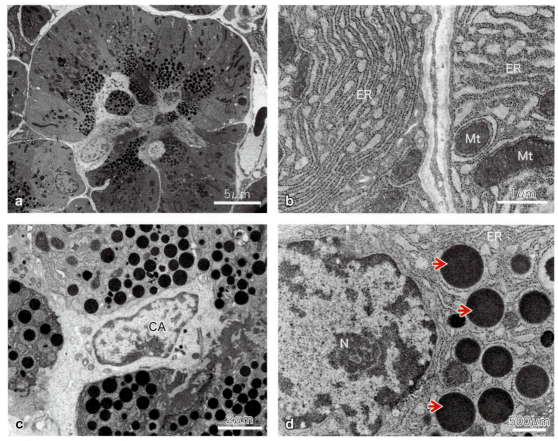

図2　ヒト膵臓外分泌部の電子顕微鏡像
CA：腺房中心細胞，ER：粗面小胞体，Mt：ミトコンドリア，N：核，→：分泌顆粒

る．このゴルジ体周辺には，径が500 μm〜1 mmの球形をした成熟した分泌顆粒が認められる．顆粒は，内部に濃染する内容物を含み暗調を呈している（**図2-c, d**）．細胞質には，脂肪滴やリソソームがしばしば認められる．

腺房細胞の管腔自由面には，短くバラバラに配列した微絨毛が観察される．管腔側の細胞質には分泌顆粒が密集している．顆粒内容物の放出時には，顆粒の形態ではなく，細胞表面の膜に限界膜が融合することによって形成された開口部において液状物質の分泌像が観察される．非常に分泌が活発な細胞では，分泌顆粒が数個連続した形状を呈することもある．

b 導管系

膵臓の外分泌部で産生された分泌物は，導管系を通って十二指腸に運ばれる．膵臓の腺房では，介在部が腺房内に入り込んでいるため，大型の腺房細胞によって周囲を取り囲まれた小型の介在部を構成する細胞が数個，しばしば腺房の中心に観察される（**図1, 図2**）．この細胞を腺房中心細胞（centroacinar cell）と呼ぶ．介在部を構成する細胞は，腺房中心細胞とまったく同一の細胞である．膵臓の導管系は，腺房に連続する細い部分である介在部，介在部が集まって太くなった小葉内導管，さらに小葉間導管，膵管と次第に太くなり，大十二指腸乳頭に開口する．唾液腺に認められるような線条部導管は存在せず，介在部はそのまま小葉内導管に連続する．介在部の細胞は，単層扁平ないし立方であり，小葉内導管，小葉間導管と太くなるにつれて，導管を構成する細胞の丈は高くなり，単

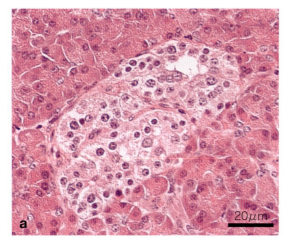
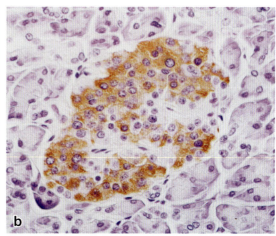
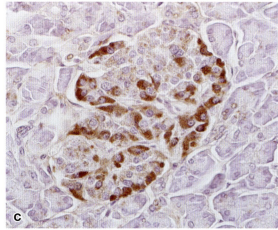

図3 膵ランゲルハンス島におけるインスリンおよびグルカゴンの免疫染色像（隣接切片）
a：HE 染色像，b：インスリン産生細胞，c：グルカゴン産生細胞

層の円柱上皮となる．

　介在部を構成する細胞を電子顕微鏡で観察すると，明るい細胞質内には細胞内小器官が乏しく，ミトコンドリアが散在性に認められるのみである．

C｜ランゲルハンス島（内分泌部）

1 ランゲルハンス島の光顕像

　膵臓全体に広がる外分泌部の中に，毛細血管が豊富で数千個の内分泌細胞によって構成される小さな細胞集団，ランゲルハンス島（islets of Langerhans）が散在している．ランゲルハンス島は，1869 年にドイツの医学生 Paul Langerhans によって発見された．

　膵の内分泌部であるランゲルハンス島は，ホルモン産生細胞の集塊で，膵臓全体に散在しており，その総数は約 50 万個（20 万〜200 万個），総重量は約 2.4 g とされている[1]．ランゲルハンス島は膵尾部により多く認められるが，膵臓全体容積の数％を占めるに過ぎない．個々のランゲルハンス島のサイズや構成する細胞数は，光顕切片では数十個から数百個と多様である．ランゲルハンス島は，ヘマトキシリン-エオシン（HE）染色で，明るい細胞質を有する細胞の集塊として観察され，周囲を外分泌腺房によって取り囲まれている（図3）．ランゲルハンス島は，周囲の外分泌腺房から薄い網状の線維層によって境界されている一方で，ランゲルハンス島内部では，毛細血管周囲を除いて結合組織は少ししか認められない．

　ランゲルハンス島の細胞は不規則な索状構造を呈し，HE 染色では，周囲の腺房細胞に比べ

表 1 ランゲルハンス島の主要内分泌細胞の特徴

細胞	ランゲルハンス島内%	産生ホルモン	Azan 染色像	分泌顆粒の電顕像
α細胞	約 20%	グルカゴン	赤色	約 250 nm 濃染する円形のコアが明帯に囲まれる
β細胞	約 70%	インスリン	明るい茶色	約 300 nm 濃染する結晶構造が明帯に囲まれる
δ細胞	約 10%	ソマトスタチン	青色	約 320 nm 均一な淡染構造

[Ross MH, et al：Histology：a text and atlas, 5th ed, Young B, et al（eds）, p594-602, Churchill Livingstone, London, 2006 より引用]

て薄く染色される．細胞内部の分泌顆粒を観察することはできないが，Mallory-Azan 染色のような特殊染色では 3 つのタイプの細胞を区別することができる．α細胞（A 細胞）は主にグルカゴンを産生し，Azan 染色などで赤い酸性色素にて好染される分泌顆粒を含む．β細胞（B 細胞）はインスリンを産生し，Azan 染色では明るい茶色に染まる分泌顆粒を有する．δ細胞（D 細胞）はソマトスタチンを産生し，Azan 染色で青に染まる顆粒を有する．

ヒトのランゲルハンス島における免疫染色では，グルカゴン陽性細胞（α細胞：15～20%）やソマトスタチン陽性細胞（δ細胞：約 5～10%）の数は比較的少なくランゲルハンス島の周囲に偏在し，インスリン陽性細胞（β細胞）は数が多く（60～70%）ランゲルハンス島の内部に分布を示す（**表 1，図 3**）．

2 ランゲルハンス島の電顕像

ランゲルハンス島の種類の異なる細胞は，電子顕微鏡観察によって確認することができる．α細胞は，電子密度の高い球形の顆粒を含むよく目立つ細胞である．オスミウム固定標本では，顆粒の周囲に明るい部分（halo）が膜によって取り囲まれる像として観察される（**図 4-a**）．アルデヒド固定組織では，濃染する顆粒の周囲をわずかに薄く染まる外層が取り囲んでいるようにみえる．この少し薄く染まる部分が標本作成の間に取り除かれ，明るい帯状部分と，濃染する顆粒，そして境界膜として残っていると考えられる．ミトコンドリアは，長短の棒状を呈し，内部には膜（クリステ）構造が観察される．粗面小胞体にはいくつかの小腔が認められ，核近傍のゴルジ複合体では発達した顆粒を含んでいることがある．

β細胞は，やや大きなミトコンドリアと明瞭なゴルジ装置を含んでいる．小胞体は一般にα細胞に比べると短い（発達していない）．β細胞の顆粒の形態は動物種によって変化に富んでいる．ヒトのβ細胞の顆粒は非常に特徴的な形態を示す．すなわち内部に小さく凝集した結晶を含んでいる．ヒトのβ細胞顆粒の特徴としては，電子密度の高い多角形の結晶を含み，ときに断片化したような構造を有している（**図 4-b**）．この特徴的な結晶は，標本作成過程において抜け落ちることもあり，その場合は周囲を境界膜によって取り囲まれている．

δ細胞はソマトスタチンを分泌し，内部の顆粒は，α細胞の顆粒に比べて大きく薄い染色性を呈する（電子密度は中程度である）（**図 4-c**）．

ランゲルハンス島の毛細血管は，一般の内分泌器官のそれと同様に，外分泌部の内皮細胞には認められない多数の隔膜小孔を有する有窓型の内皮細胞からなる．

d 神経系

膵臓に分布する神経は，主に大および小内臓神経に由来する交感神経と迷走神経由来の副交感神経である．これらの神経線維は膵臓を栄養する血管とともに腺房およびランゲルハンス島に分布する．

小葉間結合組織には多数の自律神経節が認められる．また，知覚神経終末として層板小体（Vater-Pacini 小体）も認められる．電子顕微鏡観察では，小葉間にはしばしば神経節細胞の集塊や軸索が観察され（**図 5**），ときに軸索は基底膜を貫き，腺房の基底部に達している．これら

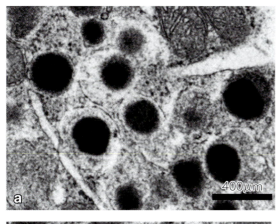
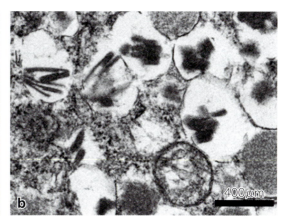
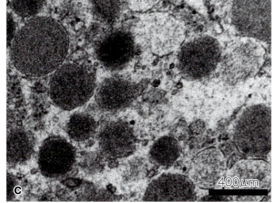

図4 膵ランゲルハンス島細胞の分泌顆粒の電顕像
a：α細胞，b：β細胞，c：δ細胞

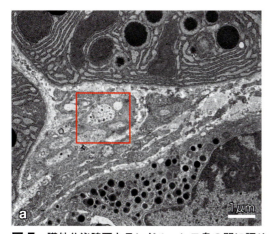
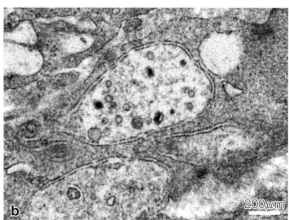

図5 膵外分泌腺房とランゲルハンス島の間に認められる神経軸索
上が外分泌部，下がランゲルハンス島α細胞．bはaの四角部分の強い拡大像．

の神経線維は，迷走神経に由来するアセチルコリン作動性の節後線維である．事実，迷走神経を刺激すると，腺房細胞からの分泌が起こるとされている．しかしながら，腺房細胞の分泌は，神経性よりむしろ腸内分泌細胞由来のセクレチンやパンクレオザイミンなどのホルモンにより影響を受けている．

ランゲルハンス島には，無髄の神経線維が内

分泌細胞に分布している．ランゲルハンス島の内分泌細胞間あるいは基底膜には神経軸索が分布している．

e 血管系

腹腔動脈と上腸間膜動脈に由来する膵臓を栄養する動脈系は，膵実質に入った後，まず小葉間の結合組織内を走行し小葉内に入る．その後，数本の細動脈がランゲルハンス島の周辺に至り，ランゲルハンス島内で有窓型の毛細血管となる．これらの毛細血管は，まずランゲルハンス島の周辺に局在するα細胞やδ細胞を灌流し，その後，中心部に存在するβ細胞を灌流するとされている．ランゲルハンス島を灌流した毛細血管は，太い輸出毛細血管として外分泌部の腺房に向かい，腺房周囲に分布する毛細血管網となった後に静脈系に注ぐ．このような微小門脈系は，視床下部—下垂体などにも認められるが，この血管ネットワークは，膵ホルモン，すなわちインスリンやグルカゴンが膵腺房の外分泌を制御する上で重要であると考えられる．

f リンパ系

膵頭部に分布するリンパ系は，同部位を栄養する血管である膵十二指腸動脈に沿って認められることが多い．膵内のリンパ系ネットワークは小葉間の結合組織に存在しており，そこから細いリンパ管が血管と密接に関連しながら小葉内に伸びている（小葉内リンパ管）．リンパ管内皮は，扁平な細胞であり，ほんのわずかに結合組織を伴って，狭い間質を介して周囲の細胞と接している．膵内リンパ管系のほとんどは腺房細胞周辺で観察されるが，まれにランゲルハンス島周囲でも観察できる．膵内リンパ管系は，分泌されたホルモンの輸送に関与するというよりは，間質液の輸送などに深く関与し，とくに炎症性浮腫などの病態と関連が深いと考えられている[4]．膵内のリンパ液は，膵周辺のリンパ節へと流れ，その後，腹部大動脈の枝である腹腔動脈や上腸管膜動脈周囲のリンパ節へと注ぐ．

g 膵星細胞

膵星細胞は，腺房周囲や血管周囲の結合組織内に存在する．正常膵では，細胞質にビタミンAを含む脂肪滴を有し，desminやグリア線維性蛋白質（GFAP）を発現する[4]．炎症細胞や星細胞自身が産生するサイトカイン刺激によりパラクリン，オートクリンによって活性化され，α-smooth muscle actin陽性の筋線維芽細胞に分化する．活性化した膵星細胞は，1型コラーゲンやフィブロネクチンなどの細胞外基質を産生するとともに，高い遊走性や貪食能も有している．膵星細胞は，慢性膵炎に伴う膵線維化に中心的な役割を担っているとされ，今後の膵疾患の治療ターゲットとなる可能性がある[5]．

文献

1) 小川鼎三（原著），養老孟司（改訂）：分担解剖学3：感覚器学・内臓学，第11版，p230-235，金原出版，東京，1982
2) Ross MH, et al：Histology：a text and atlas, 5th ed, Young B, et al（eds），p594-602, Churchill Livingstone, London, 2006
3) O'Moechoe CC：Lymphatic sustem of the pancreas. Microsc Res Tech 37：456-477, 1997
4) Ikejiri N：The vitamin A-storing cells in the human and rat pancreas. Kurume Med J 37：67-81, 1990
5) 大西洋英：膵線維化における膵星細胞機能研究の新しい展開．膵臓 23：124-141，2008

2章 膵の発生

A 膵幹細胞

a 成体の組織幹細胞

　幹細胞とは，自分自身を維持する「複製能」と，分化細胞を生み出す「分化能」の両方の能力を持っている細胞と定義される．膵臓における組織幹細胞を単離・同定する研究が多くなされてきた．胎生期の膵前駆細胞からは導管，腺房細胞，内分泌前駆細胞が分化してくるが，出生後はそれぞれの細胞からは通常の生理的条件下では分化転換は起きない．特殊な条件下においてのみ，分化転換によるβ細胞の新生が起きる（図1）．

　生後の膵内分泌細胞の再生が，胎仔期と同様に Pdx1〔(pancreas and duodenal homeobox 1 (IPF1 とも呼ばれる)〕陽性の膵前駆細胞，あるいは Neurog3 (Neurogenin 3) 陽性細胞に由来するか否かについて解析する研究が行われた．Neurog3 プロモーターを用いた Cre/LoxP システムによる細胞系譜解析実験の結果，正常において Pdx1 陽性細胞は E9.5〜E11.5 という限られた胎仔期においてのみ膵管に寄与し，Neurog3 陽性膵内分泌細胞は生後においても少ないながら膵内分泌細胞に寄与した[1]．一方，膵管 ligation の障害モデルにおいては，膵管から Neurog3 陽性細胞が出現し，内分泌β細胞分化に寄与した[2]．これらの研究結果から，特別な障害条件下では，膵管からの Neurog3 陽性内分泌前駆細胞がβ細胞の新生に寄与する可能性が考えられる．

　胎仔期には，膵管に相当する領域に膵幹細胞が存在し，その増殖-分化が Notch シグナルにより制御されている[3]．生後においても，同様に膵管に膵幹細胞が存在し，膵管から膵β細胞の新生が起きるとする説があり，これを証明する試みとして，Sox9 遺伝子や HNF1β 遺伝子を使った細胞系譜追跡研究が行われた．

　胎生期の膵臓においては，Sox9 遺伝子は膵上皮全体で発現するが，発生が進むにつれて次第に膵管に限局する．Sox9 遺伝子プロモーター制御下に CreER を発現するマウスを用いた細胞系譜追跡実験が行われ，胎生期には Sox9 発現細胞は膵管，膵内分泌細胞，膵外分泌細胞のいずれにも分化した．しかし，生後には Sox9 発現細胞から膵内分泌細胞への分化能が失われ，出生数日後には Sox9 遺伝子を発現する膵管細胞からは膵管しかできず，腺房細胞への分化能も失われているとする報告[4]と，成体マウスの膵管細胞から腺房細胞および膵管が分化してくるとする報告がみられる[5]．このような結果の食い違いの理由として，使用するコンストラクトの

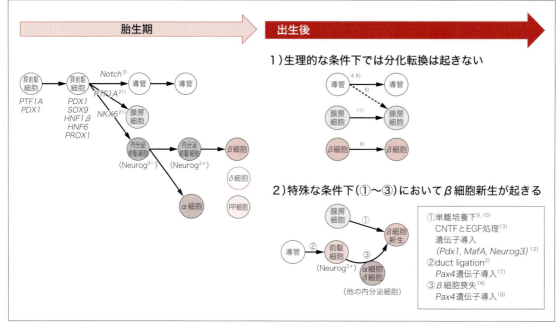

図1　胎生期と出生後の膵幹細胞の分化能
左：胎生期の膵前駆細胞からは導管，腺房細胞，内分泌前駆細胞が分化してくる．
右：出生後はそれぞれの細胞からは，1）通常の生理的条件下では分化転換は起きないが，2）特殊な条件下において分化転換によるβ細胞の新生が起きる．
＊肩付番号は文献を示している．

違い，あるいは Sox9 遺伝子の発現量の違いが挙げられる．

一方，別の膵管マーカーである HNF1β 遺伝子を用いた細胞系譜追跡実験では，生後は膵管細胞からは膵管のみが生じ，腺房細胞や外分泌細胞に分化しないことが示されている[6]．以上の結果から，生後の膵管では HNF1β 発現細胞は正常状態では幹細胞として機能しないことが示唆された．

b│膵の組織幹細胞の単離同定

膵の組織幹細胞を単離する試みとして，neurosphere 培養と同じような方法が取られた．その結果，膵島由来の単一細胞で，多分化能と複製能を有し，膵臓系譜と神経系譜の両方に分化する能力を持った多能性の前駆細胞が成体マウスおよびヒト膵島から単離されたとの報告がある[7]．

c│自己複製による膵β細胞の再生

組織幹細胞を単離同定する試みがある一方，成体における膵β細胞量の恒常性維持は基本的にβ細胞の自己複製によるもので説明できる[8]．正常状態下，あるいはストレプトゾシン処理によるβ細胞損傷下において，膵幹細胞からのβ細胞への寄与はなく，膵β細胞の再生は膵β細胞の自己複製で説明できるとしている．一方，上記の Xu らの duct ligation による障害モデルでは，Neurog3 陽性細胞からβ細胞への新生がみられている．また，後述するように，他の分化細胞からの分化転換も観察されている．これらを総合すると，生理的な条件下では，膵β細胞量の維持は自己複製によると考えられ，特定の障害条件下では他の細胞から分化する機序があると考えられる．

d｜腺房細胞からの分化転換

古くから，腺房細胞からの分化転換が報告されている．例えば，duct ligation，部分膵切除，INF-γ や TGF-α 強制発現のトランスジェニックマウスにおいて，腺房細胞の領域に膵管様構造体が増えていることが観察される．腺房細胞を単離して培養すると，アミラーゼなどの外分泌マーカーの発現が消失し，導管マーカーを発現するようになり，腺房細胞が膵 β 細胞にも分化転換する可能性も示されている[9]．腺房細胞はある程度膵内分泌細胞の性質を持っていると考えられ，その一例として，ラット腺房細胞由来の腫瘍細胞株 AR42J 細胞が挙げられる．AR42J 細胞は腺房細胞に由来するが，腺房細胞と内分泌細胞の両方に分化可能であり，アクチビン A, betacellulin, HGF, glucagon-like peptide-1（GLP-1）を作用させることにより膵 β 細胞へ分化する[10]．

一方，腺房細胞で発現するエラスターゼ遺伝子を用いた細胞系譜追跡実験においては，成体マウスでは正常条件下で，腺房細胞のみが標識された（導管，腺房中心細胞が標識されず）．膵切除条件下において，腺房細胞の自己複製が高まるが，同様に腺房細胞からは膵 β 細胞への分化転換がみられなかった[11]．

しかし，アデノウイルスベクターを用いて転写因子の *Pdx1*, *MafA*, *Neurog3* 遺伝子を腺房細胞に導入することにより，腺房細胞から β 細胞への分化転換が引き起こされた[12]．同様に，CNTF と EGF をアロキサン処理マウスに浸透圧ポンプを用いて持続投与すると，腺房細胞から膵 β 細胞への分化転換が引き起された[13]．

これらの報告を総合すると，成体において生理的な条件下では，腺房細胞から膵 β 細胞への分化転換はほとんど起きないが，遺伝子導入など特殊な操作をすることにより人為的に分化転換を起こすことができると考えられる．

e｜内分泌細胞間の分化転換

最近，内分泌細胞が互いに分化転換できる可能性が示されている．成体において，ジフテリア毒素を用いて β 細胞を特異的に欠失させ，しかも細胞系譜追跡を併用した実験で，β 細胞量が 99% 欠失などで極端に低下した条件下では，α 細胞から β 細胞へ分化転換が起こると報告されている[14]．しかし，α 細胞からの分化転換はマウスの年齢に依存する．性成熟するまでの幼若期において，β 細胞を極端に低下させた条件下では，α 細胞からではなく，ソマトスタチン陽性の δ 細胞から β 細胞への分化転換が観察された[15]．

一方，糖尿病状態下では β 細胞量は減少するが，β 細胞死に先立ち，β 細胞において FoxO1 発現の減少による脱分化が起き，それが長く続くと β 細胞死に至る．実際，β 細胞特異的に FoxO1 を欠損させたマウスでは β 細胞の脱分化が起こり，Neurog3, Oct3/4, Nanog, L-Myc を発現する細胞に変化すること，また脱分化した細胞が α 細胞などほかの内分泌細胞に分化することも示されている[16]．

後述するように，内分泌細胞は発生分化の経路が近いため，遺伝子強制発現により相互転換を引き起こすことができる．

文　献

1) Gu G, Dubauskaite J, Melton DA：Direct evidence for the pancreatic lineage：NGN3+ cells are islet progenitors and are distinct from duct progenitors. Development **129**：2447-2457, 2002
2) Xu X, et al：Beta cells can be generated from endogenous progenitors in injured adult mouse pancreas. Cell **132**：197-207, 2008
3) Apelqvist A, et al：Notch signalling controls pancreatic cell differentiation. Nature **400**：877-881, 1999
4) Kopp JL, et al：Sox9+ ductal cells are multipotent progenitors throughout development but do not produce new endocrine cells in the nor-

mal or injured adult pancreas. Development **138**：653-665, 2011
5) Furuyama K, et al：Continuous cell supply from a Sox9-expressing progenitor zone in adult liver, exocrine pancreas and intestine. Nat Genet **43**：34-41, 2011
6) Solar M, et al：Pancreatic exocrine duct cells give rise to insulin-producing β cells during embryogenesis but not after birth. Dev Cell **17**：849-860, 2009
7) Smukler SR, et al：The adult mouse and human pancreas contain rare multipotent stem cells that express insulin. Cell Stem Cell **8**：281-293, 2011
8) Dor Y, Melton D：Facultative endocrine progenitor cells in the adult pancreas. Cell **132**：183-184, 2008
9) Minami K, et al：Lineage tracing and characterization of insulin-secreting cells generated from adult pancreatic acinar cells. Proc Natl Acad Sci U S A **102**：15116-15121, 2005
10) Mashima H, et al：Betacellulin and activin A coordinately convert amylase-secreting pancreatic AR42J cells into insulin-secreting cells. J Clin Invest **97**：1647-1654, 1996
11) Desai BM, et al：Preexisting pancreatic acinar cells contribute to acinar cell, but not islet beta cell, regeneration. J Clin Invest **117**：971-977, 2007
12) Zhou Q, et al：In vivo reprogramming of adult pancreatic exocrine cells to beta-cells. Nature **455**：627-632, 2008
13) Baeyens L, et al：Transient cytokine treatment induces acinar cell reprogramming and regenerates functional beta cell mass in diabetic mice. Nat Biotechnol **32**：76-83, 2014
14) Thorel F, et al：Conversion of adult pancreatic alpha-cells to beta-cells after extreme beta-cell loss. Nature **464**：1149-1154, 2010
15) Chera S, et al：Diabetes recovery by age-dependent conversion of pancreatic δ-cells into insulin producers. Nature **514**：503-507, 2014
16) Talchai C, et al：Pancreatic β cell dedifferentiation as a mechanism of diabetic β cell failure. Cell **150**：1223-1234, 2012
17) Al-Hasani K, et al：Adult duct-lining cells can reprogram into β-like cells able to counter repeated cycles of toxin-induced diabetes. Dev Cell **26**：86-100, 2013
18) Collombat P, et al：The ectopic expression of Pax4 in the mouse pancreas converts progenitor cells into alpha and subsequently beta cells. Cell **138**：449-462, 2009

B 膵の分化制御と機序

膵臓は，背側膵と腹側膵の2つの原基が融合して形成される．

膵臓を制御する転写因子として，*Pdx1* 遺伝子と *Ptf1a* 遺伝子[1][(pancreas specific transcription factor 1a（PTF1A-p48 とも呼ばれる）]がある．この2つの遺伝子が重なる領域が膵臓原基に発生する．発生時期の Pdx1 陽性細胞は膵のすべての細胞の共通前駆細胞であり[2]，*Pdx1* 遺伝子欠損マウスでは膵芽が発生してくるが，その後の細胞増殖・発生が止まる．この膵共通前駆細胞の増殖能は低く，発生期に存在する Pdx1 陽性細胞数によって膵臓の大きさが決まる．発生期に Pdx1 陽性細胞量を減らすと，正常より小さい膵臓ができることが示されている[3]．

Ptf1a 遺伝子は腺房細胞特異的な制御因子として同定された．したがって *Ptf1a* 遺伝子欠損マウスにおいては腺房細胞を欠く[1]．しかし，*Ptf1a-Cre* 遺伝子ノックインを用いた細胞系譜追跡実験では，発生初期の *Ptf1a* 陽性細胞からは，内分泌細胞，腺房細胞，導管の3つの系譜が出現するが，E13.5 以降では腺房細胞のみに寄与することが報告されている[4]．*Ptf1a* 遺伝子の発現は，Notch シグナルの下流因子である *Hes1*（hairy and enhancer of split 1）遺伝子によって抑制される．*Hes1* 遺伝子欠損マウスは，異所性膵が胃遠位部，胆管と十二指腸において形成される．すなわち，Pdx1 陽性領域でもあるこれらの領域では，通常では *Ptf1a* 遺伝子が *Hes1* 遺伝子によって抑制されるが，*Hes1* 遺伝子欠損下では Pdx1/Ptf1a 両陽性となり，異所性膵が形成される[5]．

a 腺房細胞

胎生期 E12.5～E15.5 は，いわゆる二次遷移（2nd transition）期間と呼ばれ，膵上皮の拡大（expansion），分岐（branching），分化が進行し，内分泌細胞と腺房細胞への分化が始まる．

腺房細胞の前駆細胞は *Ptf1a* を発現し，膵上皮の先端に近い tip 領域に局在している．一方，導管・内分泌細胞に分化する前駆細胞は，*Sox9*，*Hnf1b*，*Nkx6.1* 遺伝子を発現し，膵上皮の根本に近い trunk 領域に局在する．*Ptf1a* 遺伝子と，*Nkx6.1*，*Nkx2.2* 遺伝子は相互牽制的であり，それぞれ腺房細胞，あるいは内分泌細胞への分化を正に制御する[6]．

腺房細胞の分化では，*Ptf1a* 遺伝子がマスター制御因子である．分化に沿って，PTF1A-RBPJ 複合体から PTF1A-RBPJL 複合体へ転換される．*Pdx1* 遺伝子の発現も腺房細胞の後期発生に重要である．また，*Nr5a2* 遺伝子が腺房細胞の分化後期に重要な働きを持つ．*Nr5a2* 遺伝子は PTF1A-RBPJL 複合体と協働して，腺房細胞への分化に関わる遺伝子の活性化に働き，腺房細胞の分化形質を維持する[7,8]．

Hippo シグナルが腺房細胞の分化と維持に重要である．その下流に働く因子として，MST1/2，YAP がある．*Pdx1* 発現細胞において *Mst1/2* を欠損させたダブルノックアウトマウスでは，腺房細胞の形質を維持できずに脱分化して導管になる[9]．通常 YAP は，E15.5 において trunk 領域の膵上皮の細胞では核に発現する．出生直後では YAP は発現しないが，生後7日目以降から導管で発現がみられるようになる．しかし，*Mst1/2* のダブルノックアウトマウスでは，出生直後でも YAP が抑制されずに発現するようになる．E13.5～E17.5 において YAP の発現を誘導すると，導管から内分泌や腺房細胞への分化が抑制された．したがって，*Mst1/2* ダブルノックアウトの表現型である膵臓の形成不全，導管の増生は YAP の発現が抑制されないことによる腺房細胞の脱分化によるものと考えられる．

一方，膵管の管腔構造の形成には，Rho-GTPase Cdc42遺伝子の働きが必要である．Rho-GTPase Cdc42遺伝子変異マウスにおいて，膵上皮からtip-trunkの領域化が阻害され，その結果，内分泌細胞の分化が抑制され，導管への分化が促進される[10]．また，膵上皮からの分岐，導管，内分泌細胞への分化には，血管が関与している．血管形成が促進されると膵臓が小さくなる．一方，血管を除去すると，tipの形成，Ptf1a遺伝子発現領域が拡大する．その結果，腺房細胞への分化が促進され，内分泌前駆細胞の形成が促進されるため，膵臓形成が全体的に促進される[11]．

b│導管細胞

導管において，SOX9，HES1，HNF1b，HNF6，PROX1が発現している．HNF1b，HNF6，PROX1が転写ネットワークを形成し，膵管の発生を正に制御する．SOX9やHNF6の欠損により，cyst形成が誘導される．PROX1欠損においては導管の増生がみられ，形態形成の異常がみられる．

胎仔期では，膵の導管に膵前駆細胞が存在し，腺房細胞，内分泌細胞に分化することが分かっている．成体において，膵幹細胞の供給源として働くと考えられたが，上述したように，正常時では導管からのβ細胞の新生が起きない．しかし，Fbw7（Fbox and WD-40 domain protein 7）はSCF-type E3ユビキチンリガーゼの基質認識分子であるが，Fbw7遺伝子変異マウスにおいてNeurog3蛋白質が安定化するため，導管から内分泌細胞への分化転換が引き起こされる．この結果から，Fbw7によるNeurog3蛋白質の分解で内分泌細胞への分化が抑制され，導管の維持に寄与していることが明らかになった[12]．

c│内分泌細胞

bHLH遺伝子であるNeurog3遺伝子は膵前駆細胞の発生に必須な遺伝子である．上述したように，細胞系譜解析によりすべての内分泌細胞はNeurog3遺伝子を発現する前駆細胞に由来することが証明されている[2]．しかし，より高い分解能で細胞系譜追跡実験を行った結果では，1種類のNeurog3陽性細胞からすべての種類の内分泌細胞が生まれてくるのではなく，それぞれ特定の内分泌細胞種に分化する，単一の分化能を持ったNeurog3陽性の内分泌前駆細胞が混在していることが示唆された[13]．したがって，Neurog3陽性細胞においては，すでに異なる転写因子を発現している細胞がそれぞれ混在すると考えられる．

その証拠として，Nkx2.2とNeurod1遺伝子によるPdx1陽性の膵上皮のprepatternがすでに形成されている．α細胞が形成されるためには，Nkx2.2遺伝子によるNeurod1遺伝子の抑制がPdx1陽性の膵上皮において起きる必要があり，Neurog3陽性細胞になってからではもう遅く，α細胞の形成を誘導できない．この実験結果は，Neurog3が発現する前にすでにPdx1陽性細胞間に違いが生じていることを示すものである[14]．

また，Neurog3遺伝子はE15.5膵上皮のtrunk領域において一過性に発現し，Neurog3遺伝子が発現するようになると，Cdkn1aの発現を誘導し，G0/G1期で停止するようになる．さらに分化が進むと，分化細胞ではNeurog3遺伝子発現がオフになり，増殖能が回復し，分化した内分泌細胞は再び分裂して増殖するようになる[15]．

ヒトにおいては，Neurog3遺伝子が機能しないミスセンス点変異の患者が報告されているが，若年糖尿病，および腸内分泌細胞の顕著な減少による下痢を呈するが，Neurog3遺伝子欠損マウスほど重篤な症状を示さない．このことから，ヒトではNeurog3遺伝子は小腸吸収内分泌細胞の発生には必須であるが，膵臓においてはNeurog3の発現を代償する因子がほかにあることが推察される[16]．しかし，これらのNeurog3遺伝子のミスセンス変異は単に転写活性の低下をきたすとする考えもあり，決着がついて

いない．*Neurog3* 遺伝子は直接下流の *Rfx6*，*Neurod1*，*Pax4* などの遺伝子の転写を活性化する．*Rfx6* 遺伝子欠損マウスにおいては，PP細胞以外の膵内分泌細胞が欠損する表現形を呈する．

それぞれの膵内分泌細胞への分化には，特異的な転写因子の連続的な発現が関与している．β細胞への分化には *Pax4* 遺伝子の発現が必要である．α細胞への分化には *Arx*（aristaless-related homeobox）遺伝子の発現が必要である．*Pax4* 遺伝子変異マウスはβ細胞を欠如し，同時にα細胞数が増えている．*Arx* 遺伝子変異マウスではα細胞を欠如し，β細胞が増えている．*Pax4* と *Arx* 遺伝子は相互牽制的に働き，そのバランスによって，β・αかδ細胞が決まる．

Pax4 遺伝子の強制発現によって内分泌細胞間の分化転換を起こすことができると報告されている．発生期と成体の両方において，α細胞において *Pax4* 遺伝子を強制発現することにより，β細胞に分化転換させることができる[17,18]．

一方，β細胞において，*Arx* を強制発現すると，PP細胞かα細胞へ運命転換し，この現象が胎児膵と生後の両方において観察されることが示されている[19]．また，β細胞においては，*Nkx2.2* 遺伝子を介した抑制的な転写複合体の形成による *Arx* 遺伝子発現抑制がβ細胞を維持するために必要であり，この複合体形成を阻害するとβ細胞からα細胞への分化転換が引き起こされる[20]．

文 献

1) Krapp A, et al：The p48 DNA-binding subunit of transcription factor PTF1 is a new exocrine pancreas-specific basic helix-loop-helix protein. Embo J **15**：4317-4329, 1996
2) Gu G, Dubauskaite J, Melton DA：Direct evidence for the pancreatic lineage：NGN3＋cells are islet progenitors and are distinct from duct progenitors. Development **129**：2447-2457, 2002
3) Stanger BZ, Tanaka AJ, Melton DA：Organ size is limited by the number of embryonic progenitor cells in the pancreas but not the liver. Nature **445**：886-891, 2007
4) Kawaguchi Y, et al：The role of the transcriptional regulator Ptf1a in converting intestinal to pancreatic progenitors. Nat Genet **32**：128-134, 2002
5) Fukuda A, et al：Ectopic pancreas formation in Hes1-knockout mice reveals plasticity of endodermal progenitors of the gut, bile duct, and pancreas. J Clin Invest **116**：1484-1493, 2006
6) Schaffer AE, et al：Nkx6 transcription factors and Ptf1a function as antagonistic lineage determinants in multipotent pancreatic progenitors. Dev Cell **18**：1022-1029, 2010
7) von Figura G, et al：NR5A2 maintains acinar cell differentiation and constrains oncogenic Kras-mediated pancreatic neoplastic initiation. Gut **63**：656-664, 2014
8) Holmstrom SR, et al：LRH-1 and PTF1-L coregulate an exocrine pancreas-specific transcriptional network for digestive function. Genes Dev **25**：1674-1679, 2011
9) Gao T, et al：Hippo signaling regulates differentiation and maintenance in the exocrine pancreas. Gastroenterology **144**：1543-1553, 2014
10) Kesavan G, et al：Cdc42-mediated tubulogenesis controls cell specification. Cell **139**：791-801, 2009
11) Magenheim J, et al：Blood vessels restrain pancreas branching, differentiation and growth. Development **138**：4743-4752, 2011
12) Sancho R, et al：Loss of Fbw7 reprograms adult pancreatic ductal cells into α, δ, and β cells. Cell Stem Cell **15**：139-153, 2014
13) Desgraz R, Herrera PL：Pancreatic neurogenin 3-expressing cells are unipotent islet precursors. Development **136**：3567-3574, 2009
14) Mastracci TL, Sussel L：The endocrine pancreas：insights into development, differentiation, and diabetes. Wiley Interdiscip Rev Dev Biol **1**：609-628, 2012
15) Miyatsuka T, et al：Neurogenin3 inhibits proliferation in endocrine progenitors by inducing Cdkn1a. Proc Natl Acad Sci U S A **108**：185-190, 2011
16) Wang J, et al：Mutant neurogenin-3 in congenital malabsorptive diarrhea. N Engl J Med

355 : 270-280, 2006
17) Collombat P, et al : The ectopic expression of Pax4 in the mouse pancreas converts progenitor cells into alpha and subsequently beta cells. Cell **138** : 449-462, 2009
18) Al-Hasani K, et al : Adult duct-lining cells can reprogram into β-like cells able to counter repeated cycles of toxin-induced diabetes. Dev Cell **26** : 86-100, 2013
19) Collombat P, et al : Embryonic endocrine pancreas and mature beta cells acquire alpha and PP cell phenotypes upon Arx misexpression. J Clin Invest **117** : 961-970, 2007
20) Papizan JB, et al : Nkx2.2 repressor complex regulates islet b-cell specification and prevents b-to-a-cell reprogramming. Genes Dev **25** : 2291-2305, 2011

C 膵の分化誘導因子

a 初期膵前駆細胞の確立

　原腸形成の直後で腸管形成前の初期のマウス内胚葉では，すでにいくつかの遺伝子が部位特異的に発現している．これらの遺伝子の部位特異的な発現制御には，FGF4の関与が示されている[1]．最初のPdx1陽性膵前駆細胞の分化誘導には，中胚葉と内胚葉のケモカインシグナルを介した相互作用が必要である．内胚葉が*Cxcl12*を発現して，*Cxcr4*陽性血管芽細胞を引き寄せて，血管からの未知な因子によって，内胚葉側で*Pdx1*の発現が誘導される[2]．その後，脊索が内胚葉と接するようになるが，脊索から分泌されるアクチビンAとFGF2シグナルが，*Pdx1*遺伝子の発現を負に制御するSHH（sonic hedgehog）の発現を膵領域で抑制する結果，*Pdx1*遺伝子の発現が背側膵領域において持続してみられるようになる．この膵前駆細胞からの分化誘導には，転写因子による内在性遺伝子発現制御と周りの組織からの分化誘導因子が働く．転写因子については，前述したとおりである．下記に周りの組織からの分化誘導因子について述べる．

b 間葉組織からのシグナルとNotchシグナルによる制御

　膵発生において，周囲の膵間葉組織からのシグナルが必要であることが古くから知られている．他の臓器由来の間葉組織も膵発生を促進できる．

　間葉組織から分泌される膵前駆細胞の分化誘導因子として fibroblast growth factor（FGF）10が知られている．FGF10はFGF受容体2bを介してシグナルを伝達し，*Sox9*遺伝子とともにPdx1陽性膵前駆細胞の増殖を促進し，膵前駆細胞の性質を維持するのに必要である．初期膵芽において*Sox9*と*FGF10*の働きが損なわれると，膵前駆細胞が維持できなくなり，膵臓から肝臓への分化転換が起こることが示されている[3]．

　この間葉組織からのシグナルであるFGF10の持続的発現によって，Notchシグナルが活性化される．NotchリガンドのDll1や，NotchシグナルのエフェクターHes1は，*Neurog3*遺伝子の発現の抑制因子である．Notchシグナルの活性化により，*Neurog3*遺伝子の発現抑制がみられ，その結果，膵内分泌細胞への分化が抑制される[4]．

　また，間葉組織からのシグナルとして，Aldehyde dehydrogenase family 1, subfamily A2（*Aldh1a2*；*Raldh2*とも呼ばれる）遺伝子産物によって生合成されるレチノイン酸（RA）シグナルが知られている．RAシグナルは膵領域の形成過程を正に制御するシグナルであることがゼブラフィッシュを用いた研究や，*Raldh2*遺伝子変異マウスの解析から明らかにされている[5]．しかし，分化後期においてレチノイン酸は抑制的に働くようになる．Notchシグナル阻害薬とレチノイン酸阻害薬を同時に加えると，膵分化が促進される[6]．

c モノアミンシグナルによる分化制御

　近年，多能性幹細胞を用いた研究より膵の分化誘導因子の同定が進められている．そのうちの1つとして，モノアミンシグナルが挙げられる．小胞型モノアミントランスポーター（VMAT2）は細胞質内のドーパミン，セロトニン，ヒスタミン，アドレナリン，ノルアドレナリンなどのモノアミンを分泌小胞に輸送し，細胞質内のモノアミン分解酵素による分解から保護する．VMAT2阻害薬を作用させると，細胞質内のモノアミン含量が低下し，膵内分泌前駆

細胞への分化が促進されることが，マウスES細胞の分化誘導系およびマウス初期胚で明らかにされた[7]．したがって，モノアミンシグナルが膵前駆細胞から膵内分泌前駆細胞への分化に対して負に制御する．

d | 膵β細胞量を制御するシグナル

β細胞への分化誘導研究と並んで，膵β細胞量の維持に関わるシグナルについても研究が進められている．また，臓器間シグナルによって恒常性が維持されている．とくに肝臓と膵臓については，肝臓におけるERKシグナルが迷走神経を介してβ細胞の増殖を制御していることが報告されている[8]．特異的に肝臓のインスリン受容体をノックアウトしたマウスにおいて，膵β細胞量が増えること，また，これは肝臓由来の液性因子によることが報告されている[9]．最近，この肝臓由来のβ細胞の増殖を促進する液性因子としてベータトロフィンが同定された[10]．ベータトロフィン（angiopoietinlike 8, or lipasinとも呼ばれる）は，インスリン抵抗性を誘導するインスリン受容体の拮抗薬S961の投与によって発現が誘導される．しかし，ベータトロフィン遺伝子欠損マウスにおいては膵に異常がみられなかった，また，ヒト膵β細胞に対しては増殖促進作用が認められなかったなど，ベータトロフィンが膵β細胞増殖因子であるか否かについてはまだ疑問が残る[11]．

文 献

1) Wells JM, Melton DA：Early mouse endoderm is patterned by soluble factors from adjacent germ layers. Development **127**：1563-1572, 2000
2) Katsumoto K, et al：Origin of pancreatic precursors in the chick embryo and the mechanism of endoderm regionalization. Mech Dev **126**：539-551, 2009
3) Seymour PA, et al：A Sox9/Fgf feed-forward loop maintains pancreatic organ identity. Development **139**：3363-3372, 2012
4) Norgaard GA, Jensen JN, Jensen J：FGF10 signaling maintains the pancreatic progenitor cell state revealing a novel role of Notch in organ development. Dev Biol **264**：323-338, 2003
5) Martín M, et al：Dorsal pancreas agenesis in retinoic acid-deficient Raldh2 mutant mice. Dev Biol **284**：399-411, 2005
6) Huang W, et al：Retinoic acid plays an evolutionarily conserved and biphasic role in pancreas development. Dev Biol **394**：83-93, 2014
7) Sakano D, et al：VMAT2 identified as a regulator of late-stage β-cell differentiation. Nat Chem Biol **10**：141-148, 2014
8) Imai J：Regulation of pancreatic. Science **322**：1250-1254, 2008
9) El Ouaamari A, et al：Liver-derived systemic factors drive β cell hyperplasia in insulin-resistant states. Cell Rep **3**：401-410, 2013
10) Yi P, Park JS, Melton DA：Perspectives on the Activities of ANGPTL8/Betatrophin. Cell **159**：467-468, 2014
11) Gusarova V, et al：ANGPTL8/betatrophin does not control pancreatic beta cell expansion. Cell **159**：691-696, 2014

3章 膵の生理・生化学

A 膵液

1 性状

膵液は無色透明でアルカリ性の液体である．ヒトの膵臓は1日に0.7～2.5 Lの膵液を分泌する（**表1**）[1]．基礎分泌はおよそ6 mL/時であるが，セクレチン刺激により約30倍に増加する．膵液は膵腺房細胞から分泌される消化酵素など蛋白質に富む酸性の液体と，膵導管細胞から分泌される重炭酸イオン（HCO_3^-）に富むアルカリ性の水溶液の混合液である．膵液は血漿と等張であり，一価の陽イオン（Na^+とK^+）の組成はほぼ等しい．主な陰イオンはHCO_3^-とCl^-である．二価の陽イオンは膵酵素の活性に重要であり，膵酵素と等モル比で結合（Ca^{2+}はアミラーゼ，Mg^{2+}はロイシンペプチダーゼ，Zn^{2+}はカルボキシペプチダーゼA）している．

a 導管分泌液

膵液の98％は水であり，その大部分は導管細胞から分泌される．基礎分泌時の膵液中のHCO_3^-濃度は，血漿（25 mmol/L）と同じ濃度である．セクレチン刺激によりHCO_3^-分泌が

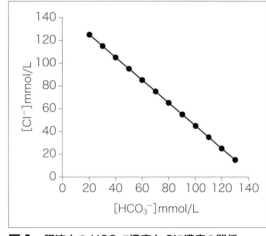

図1 膵液中のHCO_3^-濃度とCl^-濃度の関係

増加すると，HCO_3^-濃度は～140 mmol/Lまで上昇する．膵液中のCl^-濃度はHCO_3^-濃度に反比例し，両者の和はほぼ一定（**図1**）である[2]．

b 腺房分泌液

膵腺房細胞分泌は中性のNaCl分泌と酸性の分泌顆粒の開口分泌（exocytosis）よりなる．分泌顆粒の主成分は消化酵素である．大部分の膵酵素は非活性型のチモーゲン（zymogen）として分泌顆粒内で凝集している．導管細胞より分泌されたHCO_3^-により腺房分泌液がアルカ

表 1 膵液の主な組成

		[血清] 参照値
分泌速度	36（6〜99）mL/時	
セクレチン刺激	176（38〜314）mL/時	
1日量	700〜2,500 mL/日	
水（g/L）	987	[945]
乾燥重量（g/L）	13.0（無機物：50〜60%）	[80]
比重	1.008〜1.011	[1.024-1.028]
pH	7.5〜8.8	[7.3-7.4]
無機物（mmol/L）		
HCO_3^-	25〜140　図1 参照	[21-28]
Cl^-	4〜129	[99-110]
PO_4^{-2}	0〜1.6	[1]
K^+	6〜9（4.1〜5.5）	[3.1-4.3]
Na^+	139〜143	[132-144]
Ca^{2+}	1.1〜2.3	[2.4-2.8]
Mg^{2+}	0.5	[0.7-1.1]
Zn^{2+}	0.3〜11.1 mg/L（蛋白質に結合）	[0.6-1.9]
有機物（g/L）		
総窒素	0.76〜0.98	[12.0-14.3]
非蛋白窒素	0.14	[0.14-0.32]
蛋白質	1.9〜3.4	[68-82]
アルブミン	0.6	[42-54]
グロブリン	0.4	[22-31]
尿素	0.107	[0.122-0.433]
尿酸	0.002	[0.018-0.076]
酵素（mg/分）		
アミラーゼ	0.62（0.29〜1.30)	
トリプシン	0.73（0.38〜1.42）	
キモトリプシン	3.0（1.22〜7.6）	
カルボキシペプチダーゼA	0.72（0.36〜1.45）	
エラスターゼ	0.02（0.01〜0.03）	
リパーゼ	1.65（0.78〜3.50）kU/分	
ホスホリパーゼ	―	
ステロールエステラーゼ	―	
ヌクレアーゼ（デオキシリボヌクレアーゼ，リボヌクレアーゼ）	―	

値は測定法により異なる．
[Diem K, Lentner C：Geigy Scientific Tables, 7th ed, Ciba-Geigy, Basel, 1970 より引用]

リ化されると，チモーゲンは水に溶解する．トリプシノーゲンは導管内では活性がないが，十二指腸内のエンテロキナーゼにより活性化される．活性化されたトリプシンは，トリプシノーゲンや各種プロテアーゼを活性化する．

C 膵液のプロテオミクス（proteomics）

　液体クロマトグラフィー質量分析法（liquid chromatography-mass spectrometry）の進歩と蛋白質のデータベース化により，膵液中の蛋白組成を網羅的に解析することが可能となった．健常者の膵液で同定された172の蛋白質と膵癌

で同定された170の蛋白質は42（24％）が共通している[3]．膵炎では15％（19/72）の蛋白質の発現が健常膵液と異なる[4]．健常者の膵液中の72の蛋白質をGene Ontology分類すると，細胞構成では，細胞外成分が72％，細胞膜12％，核1％，細胞質1％，不明12％である．分子機能的には，触媒活性（酵素）35％，結合作用24％，輸送活性11％，酵素調節3％，不明25％である．生物学的プロセスでは，代謝33％，刺激応答24％，局在6％，細胞間情報交換4％，調節3％，不明28％である．膵液のプロテオーム解析は，ゲノム解析のみでは分からない膵炎や膵癌の病態の理解に役立つ可能性がある．

2 分泌調節

食物の消化において膵臓は中心的な役割を果たす．消化管における消化のプロセスは神経およびホルモンを介して膵臓に伝達される．神経とホルモンはそれぞれ単独ではなく，生体の様々なレベルでの相互作用を介して膵外分泌を適切に調節している．

a 神経性調節

膵外分泌の神経性調節には，神経細胞が膵外にある外因性神経と膵内にある内因性神経が関与している[5]．

1 外因性神経

膵臓の内因性神経は自律神経系（autonomic nervous system）と腸管神経系（enteric nervous system：ENS）の支配を受ける[6]（図2）．延髄の迷走神経背側核（dorsal vagal nucleus）より出た迷走神経（副交感神経）の遠心性線維は膵臓の神経節細胞とシナプスを形成する．節前線維からはアセチルコリン（ACh）が分泌され，刺激はニコチン受容体（nAChR）を介して膵臓神経叢に伝達される[7]．腹腔および上腸間膜神経叢から出る交感神経の節後線維は，主として膵臓の血管系を支配している．神経伝達物質はノルアドレナリン（NA）であり，抑制的に作用する[5]．胃および十二指腸のENSの筋間神経細胞からはACh，セロトニン（5-HT）[6]，一酸化窒素合成酵素（NOS）[8]，神経ペプチド（PACAP/VIP）[9]含有線維（腸膵神経）が膵臓に延び，膵内神経節細胞とシナプスを形成している．しかし，膵から消化管への逆の伝達路は確認されていない．膵臓の知覚情報は，迷走下神経節（nodose ganglion）を経由して延髄の孤束核（nucleus solitarius）に至る迷走神経の求心性線維と，脊髄後根神経節を経由して中枢神経に至る神経路で伝達される．

2 内因性神経（膵臓神経叢）

膵臓の小葉間の結合組織には神経節が散在している．これらの神経節は神経線維により繋がり膵臓神経叢を形成して，外分泌腺（膵腺房と導管）と内分泌腺（ランゲルハンス島）を籠状に包んでいる（図2）．神経節細胞の約85％はコリン作動性であり，刺激伝達はシナプス前膜および後膜に存在するニコチン受容体を介する[7,10]．神経節の細胞から延びる神経末端は膵腺房や導管に接する部位で数珠状に膨大（varicosity）している（図3）．神経末端より放出されたAChは腺房細胞ではM1/M3ムスカリン受容体（mAChR）を介して酵素分泌を刺激し[11]，導管細胞ではM2/M3 mAChRを介して水分泌を促す[12]．膵の内因性神経はACh以外にも様々な神経伝達物質を含んでいる．ほとんどの膵内コリン作動性神経は神経ペプチドY（NPY）を発現しており，その約70％はNOSも含有している[10]．AChとともにNPYやNOが神経終末より放出され，膵外分泌の調整に関与している．

b ホルモン性調節

膵外分泌を調節するもっとも重要な消化管ホルモンはセクレチンとコレシストキニン（CCK）である[13]．胃酸が十二指腸に流入する

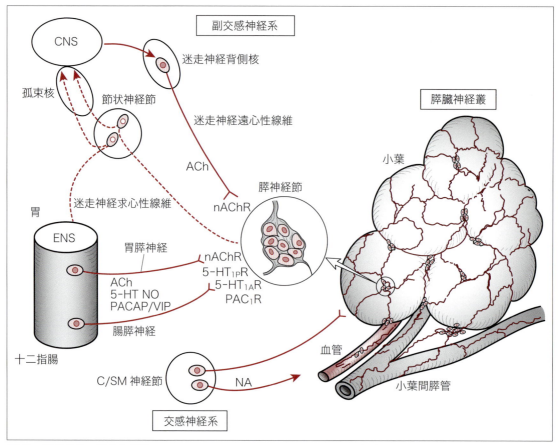

図2 膵外分泌の神経性調節

　膵の小葉（lobule）間に存在する神経節は神経線維によるネットワーク（pancreatic nerve plexus）を形成し，膵腺房，導管および血管を支配している．膵神経節の神経細胞は，副交感神経系および腸管神経系（enteric nerous system：ENS）による神経支配を受ける．胃および十二指腸から迷走神経求心路（vagal afferent）を経て中枢神経系（central nervous system：CNS）に伝達され，迷走神経遠心路（vagal efferent）を経由して膵神経節に至る迷走神経反射（vago-vagal reflex）と，胃膵神経（gastropancreatic nerve）および腸膵神経（enteropancreatic nerve）を介する神経反射（short reflex）が存在する．
C/SM：celiac/superior mesenteric（腹腔・上腸間膜），ACh：アセチルコリン，5-HT：5-ヒドロキシトリプタミン（セロトニン），5-HTR：5-HT 受容体，NO：一酸化窒素，PACAP：pituitary adenylate cyclase-activating peptide（下垂体アデニル酸シクラーゼ活性化ペプチド），VIP：vasoactive intestinal polypeptide（血管作動性腸管ペプチド），PAC_1R：$PACAP_1$受容体，NA：ノルアドレナリン

と，S細胞よりセクレチンが血中に分泌される[14]．セクレチンは膵導管細胞の受容体（SR）と結合して，濃度依存性に水と重炭酸イオン（HCO_3^-）分泌を刺激し（**図4**），胃酸を中和する．食物中の脂肪酸およびアミノ酸は小腸のI細胞よりCCKを放出させる[15]．血流に入ったCCKは膵腺房細胞の受容体$CCK_1(A)R$と結合して，酵素分泌を促す（**図5**）．空腹期のセクレ

チンおよびCCKの血中濃度はおよそ1 pMであり，食後の上昇はピーク値で5 pM程度である[16,17]．単離導管細胞や腺房細胞では10^{-12}〜10^{-9} Mの範囲で用量反応性が認められる[18,19]．生体ではセクレチンやCCKは単独で働くことはなく，神経性およびホルモン性調節因子が相互作用をしている（**図3**）．とくに，生理的濃度（1〜$5×10^{-12}$M）における膵外分泌反応は単離細胞

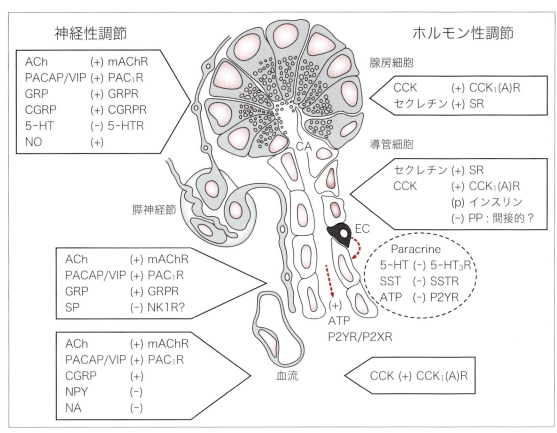

図3 膵腺房細胞と導管細胞における神経性調節とホルモン性調節

膵の節後神経より分泌される神経伝達物質とホルモンは，膵腺房細胞と導管細胞の細胞膜に発現する特異的受容体を介して相互作用する．
(+)：亢進，(−)：阻害，(p)：増強，CA：腺房中心細胞，EC：enterochromaffin/endocrine cells（腸クロム親和性・内分泌細胞），GRP：ガストリン放出ペプチド，CGRP：カルシトニン遺伝子関連ペプチド，GRPR：GRP受容体，CGRPR：CGRP受容体，SP：サブスタンスP，NK1R：ニューロキニン1受容体，NPY：ニューロペプチドY，PP：膵ポリペプチド，$CCK_1(A)R$：$CCK_1(A)$受容体，SR：セクレチン受容体，SSTR：ソマトスタチン受容体，P2YR/P2XR：P2Y/P2X ATP受容体

より大きく，これはコリン作動性神経による増強作用（potentiation）による[20,21]．

C 食間期（空腹期）の膵外分泌調整

食間期の膵外分泌は胃・十二指腸運動（MMC）に連動して約100分の間隔で周期分泌（periodic pancreatic secretion：PPS）を繰り返す[22]（図6）．胃・十二指腸運動の静止期（phase I）はほとんど分泌がない．十二指腸運動期の始まり（phase II）から強収縮期（phase III）まで分泌期が続く．PPSは主として腺房分泌であり，膵の最大酵素分泌反応の50%に達する[21]．PPSはコリン作動性神経により調節されており，迷走神経およびENSにより胃・十二指腸と同期している[22]．生理的濃度のセクレチンやCCKの膵外分泌刺激作用は，PPSに同期して活動するコリン作動性神経により10倍近くに増強される[20]（図7）．

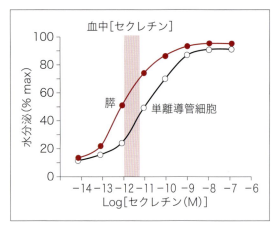

図4 膵と単離導管細胞におけるセクレチン刺激水分泌

セクレチンは膵の水とHCO_3^-分泌を濃度依存性に刺激する．生理的濃度のセクレチン（10^{-12}M）による水分泌はわずかであるが，生体では最大分泌の50％に達する反応が得られる．この反応はmAChRおよびnAChR拮抗薬により抑制されることから，主としてコリン作動性神経を介する増強作用（potentiation）である．

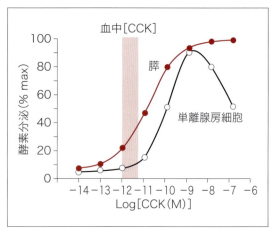

図5 膵と単離腺房細胞におけるCCK刺激酵素分泌

CCKは膵の酵素分泌を濃度依存性に刺激する．生理的濃度のCCK（10^{-12}M）による酵素分泌はわずかであるが，生体では最大分泌の30％に達する反応が得られる．この反応はmAChRおよびnAChR拮抗薬により抑制されることから，主としてコリン作動性神経を介する作用である．

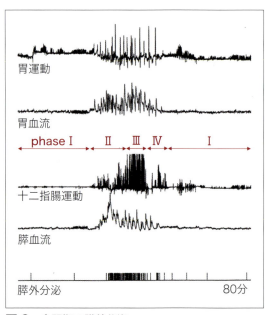

図6 食間期の膵外分泌

膵の基礎分泌は一定ではなく，胃・十二指腸運動（MMC）のphase IIおよびIIIに連動してPPSを繰り返す．膵外分泌と血流は胃の蠕動運動に同期して律動性を示す．PPSは迷走神経およびコリン作動性神経により調節される．

d｜食事期の膵外分泌調節

食後の膵外分泌は，①脳相，②胃相，③腸相よりなる．食事に関連する視覚，嗅覚，聴覚，味覚などの刺激は，視床下部および迷走神経背側複合体にて統合され，迷走神経遠心路を介して膵臓の神経節に伝えられる．食物による胃の伸展刺激は，迷走神経を介した胃膵反射（gastropancreatic reflex）を生じる[23]．脳相と胃相の伝達物質は主としてAChであり，膵臓の神経節細胞ではnAChRを，腺房細胞ではmAChRを介して酵素分泌を刺激する．胃相では幽門部からガストリンが分泌される[15,17]．膵のガストリン受容体（CCK_2(B)R）には腺房分泌を刺激する作用はなく，ガストリンはコリン作動性神経と胃酸分泌刺激作用を介して間接的に膵外分泌を刺激する[15,21]．腸相の主体はセクレチンとCCKである．CCKはヒトの単離腺房細胞に直接作用する[24]．しかし，これまでの報告では，膵ではCCK_2(B)Rの発現がCCK_1(A)Rに比し

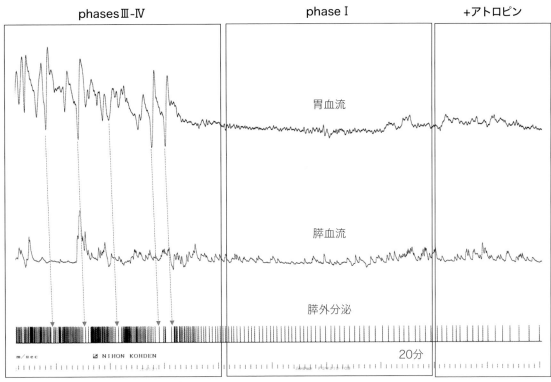

図7 食間期のセクレチン刺激膵外分泌

PPSは生理的濃度のセクレチン刺激により大きく増強される．胃の強収縮が十二指腸に伝播（点線）した直後に膵外分泌は増加する．PhaseIのセクレチン刺激下の膵外分泌は一定である．アトロピン（mAChR拮抗薬）によりPPSとセクレチンの増強効果は消失する．生体の膵外分泌が神経とホルモンにより巧みに調節される例である．

優位である[25]．CCKは，小腸粘膜下層の迷走神経の求心線維終末にある$CCK_1(A)R$に作用する迷走神経反射（long reflex）と，腸膵神経（short reflex）を介する腸膵反射（enteropancreatic reflex）を惹起する[26,27]．食後の膵血流の増加は$CCK_1(A)R$およびnAChRを介する[28]．栄養素が回腸に達すると，peptide YY（PYY）やglucagon-like peptide-1（GLP-1）が分泌される[17]．PYYとGLP-1は脳および胃に作用して胃酸分泌と胃排出を抑制する結果，膵外分泌が抑制される[13,29]（**図8**）．

文献

1) Diem K, Lentner C：Geigy Scientic Tables, 7th ed, Ciba-Geigy, Basel, 1970
2) 中嶋澄夫：膵の生理．膵臓病診断学，名古屋大学医学部膵臓研究グループ（編），p49-68，医歯薬出版，東京，1974
3) Doyle CJ, et al：The proteome of normal pancreatic juice. Pancreas **41**：186-194, 2012
4) Chen R, et al：Comparison of pancreas juice proteins from cancer versus pancreatitis using quantitative proteomic analysis. Pancreas **34**：70-79, 2007
5) Niebergall-Roth E, Singer MV：Central and peripheral neural control of pancreatic exocrine secretion. J Physiol Pharmacol **52**：523-538, 2001
6) Kirchgessner AL, Gershon MD：Innervation of the pancreas by neurons in the gut. J Neurosci **10**：1626-1642, 1990

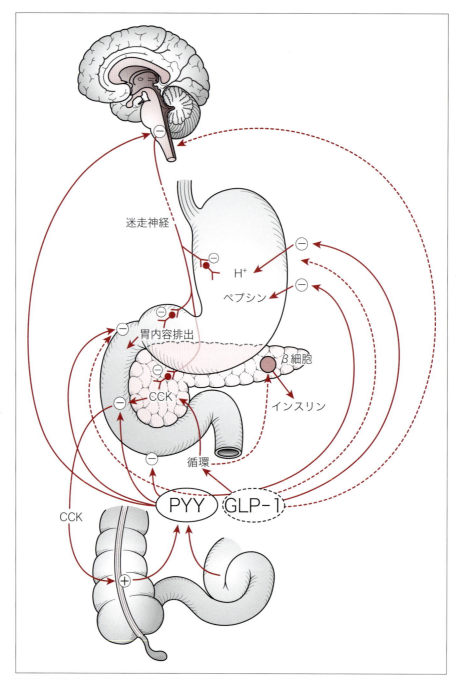

図8 膵外分泌の腸相における神経性調節とホルモン性調節
　栄養素により小腸のL細胞からgastric inhibitory peptide (GIP), glucagon-like peptide-1 (GLP-1), peptide YY (PYY) が血中に分泌される. GIPとGLP-1にはインクレチン作用がある. 回腸から分泌されるPYYとGLP-1は, CNSおよび迷走神経の節前・節後線維に作用し, 胃酸分泌と胃排出を抑制 (enterogastrone作用) することにより (ileal brake), 栄養素の十二指腸への流入と膵外分泌のバランスをとる.
［成瀬　達ほか：膵の内外分泌相関. 胆と膵 **35**：311-316, 2014／Naruse S, et al：Feedback regulation of pancreatic secretion by peptide YY. Peptides **23**：359-365, 2002 より引用］

7) Kirchgessner AL, Liu MT：Immunohistochemical localization of nicotinic acetylcholine receptors in the guinea pig bowel and pancreas. J Comp Neurol **390**：497-514, 1998
8) Kirchgessner AL, et al：NADPH diaphorase (nitric oxide synthase)-containing nerves in the enteropancreatic innervation：sources, co-stored neuropeptides, and pancreatic function. J Comp Neurol **342**：115-130, 1994
9) Kirchgessner AL, Liu MT：Pituitary adenylate cyclase activating peptide (PACAP) in the enteropancreatic innervation. Anat Rec **262**：91-100, 2001
10) Liu MT, Kirchgessner AL：Guinea pig pancreatic neurons：morphology, neurochemistry, electrical properties, and response to 5-HT. Am J Physiol **273**：G1273-1289, 1997
11) Gautam D, et al：Cholinergic stimulation of amylase secretion from pancreatic acinar cells studied with muscarinic acetylcholine receptor mutant mice. J Pharmacol Exp Ther **313**：995-1002, 2005
12) Hootman SR, et al：Muscarinic receptors in isolated guinea pig pancreatic ducts. Biochem Pharmacol **46**：291-296, 1993
13) 成瀬 達ほか：膵の内外分泌相関. 胆と膵 **35**：311-316, 2014
14) Chey WY, Chang TM：Secretin, 100 years later. J Gastroenterol **38**：1025-1035, 2003
15) Chao C, Helllmich MR：Gastrointestinal peptides：gastrin, cholecystokinin, somatostatin, and ghrelin. Physiology of the Gastrointestinal Tract, 5th ed, Johnson LR (ed), Elsevier, London, p115-154, 2012
16) Kleibeuker JH, et al：Role of endogenous secretin in acid-induced inhibition of human gastric function. J Clin Invest **73**：526-532, 1984
17) Sonne DP, et al：Postprandial gut hormone responses and glucose metabolism in cholecystectomized patients. Am J Physiol Gastrointest Liver Physiol **304**：G413-419, 2013
18) Yamamoto A, et al：Ethanol induces fluid hypersecretion from guinea-pig pancreatic duct cells. J Physiol **551**：917-926, 2003
19) Sankaran H, et al：Binding of cholecystokinin to high affinity receptors on isolated rat pancreatic acini. J Biol Chem **255**：1849-1853, 1980
20) Maggee DF, Naruse S：Characteristics of secretin-stimulated pancreatic secretion in dogs. J Physiol **356**：391-399, 1984
21) Magee DF, Naruse S：The effect of cholecystokinin-related peptides on periodic pancreatic secretion in fasting dogs. J Physiol **403**：15-25, 1988
22) Magee DF, Naruse S：Neural control of periodic secretion of the pancreas and the stomach in fasting dogs. J Physiol **344**：153-160, 1983
23) White TT, et al：Evidence for the existence of a gastropancreatic reflex. Am J Physiol **198**：725-728, 1960
24) Murphy JA, et al：Direct activation of cytosolic Ca^{2+} signaling and enzyme secretion by cholecystokinin in human pancreatic acinar cells. Gastroenterology **135**：632-641, 2008
25) Nishimori I, et al：Cholecystokinin A and B receptor mRNA expression in human pancreas. Pancreas **19**：109-113, 1999
26) Owyang C, Logsdon CD：New insights into neurohormonal regulation of pancreatic secretion. Gastroenterology **127**：957-969, 2004
27) Wang BJ, Cui ZJ：How does cholecystokinin stimulate exocrine pancreatic secretion? From birds, rodents, to humans. Am J Physiol Regul Integr Comp Physiol **292**：R666-678, 2007
28) Nakajima M, et al：Role of cholecystokinin in the intestinal phase of pancreatic circulation in dogs. Am J Physiol Gastrointest Liver Physiol **280**：G614-620, 2001
29) Naruse S, et al：Feedback regulation of pancreatic secretion by peptide YY. Peptides **23**：359-365, 2002

B 膵外分泌機能

1 腺房細胞

膵腺房細胞は，栄養素の消化に必要な消化酵素の大部分を分泌する．そのため，人体の細胞の中では，蛋白合成，細胞内輸送，分泌機序，分泌調節など比較的よく調べられている細胞の1つである．

a 蛋白合成および細胞内輸送

mRNAからリボソームで合成された消化酵素などの蛋白質は，翻訳開始とともに小胞体に取り込まれる．

合成された蛋白質は小胞体内でN-結合型糖鎖付加と呼ばれる修飾を受ける．小胞体からシスゴルジ網に輸送された蛋白は，中間嚢からトランスゴルジ網に輸送される過程で，さらにO-結合型糖鎖付加を受ける．合成された蛋白質は，ゴルジ体の中で他にも様々な修飾を受ける．

トランスゴルジ網から細胞膜への消化酵素の輸送の最初のステップは，輸送または分泌小胞としてのゴルジ体からの出芽である．ゴルジ体から離れた小胞は，分泌小胞（secretory vesicle）または分泌顆粒（secretory granule）と呼ばれるが，腺房細胞においては大量の消化酵素などの蛋白を含むため酵素原顆粒（チモーゲン顆粒，zymogen granule：ZG）とも呼ばれる．腺房細胞で大量に産生される消化酵素などは，活性型の酵素（アミラーゼなど）として，または不活性型のプロエンザイム（リパーゼ，プロテアーゼなど）として酵素原顆粒中に存在し，細胞質内で消化活性を示さないようになっている．腺房細胞の管腔側細胞膜近くにはZGが大量にストックされており，後述の神経刺激や分泌刺激ホルモンなどの作用によりこれらのZGが細胞膜に融合し，細胞外に消化酵素を分泌する．細胞膜から細胞外部に蛋白を輸送する仕組みはエキソサイトーシスと呼ばれるが，腺房細胞においては刺激に応じて調節されていることから調節性エキソサイトーシスと呼ばれる．

b 分泌機序および分泌調節

1 CCKによる酵素分泌

哺乳類の腺房細胞からの分泌刺激においては，迷走神経節後ニューロンからのアセチルコリン（ACh）を介した刺激（p23参照）と，十二指腸や空腸のI細胞から分泌されるコレシストキニン（cholecystokinin：CCK）によって調節される．CCKは，迷走神経求心性終末に発現するCCK受容体を活性化することで，神経を介して膵酵素分泌を刺激する[1]．マウス腺房細胞においてはCCK受容体が発現しており，膵酵素分泌を直接起こすことが知られてきたが，ヒト腺房細胞におけるCCK受容体の有無については長い間確認されておらず，迷走神経刺激による間接的な刺激による酵素分泌機序が考えられていた．最近，生理学的濃度（1～20 pmol/L）のCCK-8とヒトCCK-58がヒト膵腺房細胞において速い細胞内カルシウム濃度振動を起こし，酵素分泌が引き起こされることが報告された[2]．また，これらの細胞内カルシウム濃度の変化は，inositol 1,4,5 trisphosphate-感受性カルシウムチャネル（IP_3R）の阻害薬であるカフェインによって阻害されることにより，IP_3誘発性カルシウム放出によって起こることが確認された．

腺房細胞からの酵素分泌に関しては，一次的には細胞内カルシウム濃度の上昇が酵素分泌に関わっていることが知られているが，もう1つ

のセカンドメッセンジャーである cyclic AMP（cAMP）が，カルシウム振動の速度を調節することで分泌調節に働いていることが知られている．cAMP は，カルシウム感受性カルシウムチャネルであるリアノジン受容体（RyR）の機能を調節することで腺房細胞の酵素分泌を調節すると考えられている[3]．

近年，ZG 膜の外側に存在する Rap1 や Rab27B などの低分子量 G 蛋白質が，ZG の細胞膜への融合を調節することで酵素分泌を制御していることが明らかとなってきた[4]．腺房細胞の基底膜側に発現する G 蛋白共役型の受容体は，adenylate cyclase の活性化を介して，細胞内 cAMP 濃度を上昇させる．cAMP 感受性のグアニン交換ファクターである EPAC（exchange protein directly activated by cAMP）と呼ばれるファミリー蛋白の働きにより，ZG 膜に存在する GTPase 活性蛋白である Rap1 などの活性化を通じて ZG の細胞膜への輸送を制御し，最終的には細胞膜からの酵素分泌を調節する[5]．

2 セクレチンによる酵素分泌

十二指腸粘膜内に存在する S 細胞から分泌されるセクレチン（secretin）は，主に膵導管細胞からの水および HCO_3^- 分泌に働いているが，哺乳類の腺房細胞の細胞膜にはセクレチン受容体が発現しており，直接膵酵素分泌刺激を行う．

3 ZG エキソサイトーシスの分子機構

ZG 膜および腺房細胞の細胞膜の細胞質側には，SNARE 蛋白質と呼ばれる一群の膜蛋白質が発現しており，ZG の細胞膜へのテザリング（tethering），ドッキングおよびプライミング（docking and priming），融合（fusion）と呼ばれる一連のエキソサイトーシス過程を制御している．小胞 SNARE（vesicle-SNARE, v-SNARE）と呼ばれる vesicle-associated membrane protein isoform 2（VAMP-2）や VAMP-8 などの膜蛋白が ZG 膜に発現しており（図1），v-SNARE の標的となる細胞膜の細胞質側に発現する syntaxin ファミリー蛋白と SNAP23，SNAP29 などの蛋白を標的 SNARE（target-SNARE, t-

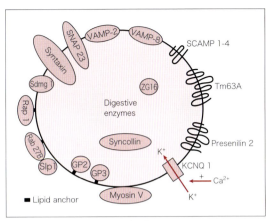

図1　ZG に発現する蛋白群

[Husain S, et al：Molecular and cellular regulation of pancreatic acinar cell function. Curr Opin Gastroenterol 25：466-471, 2009 より引用]

SNARE）と呼ぶ．

Syntaxin ファミリー蛋白の中で，syntaxin 2（Syn-2）は腺房細胞管腔膜に発現し，Syn-3 は ZG 膜と管腔膜，Syn-4 は基底膜と管腔膜に発現することが報告されている．ZG 膜と腺房細胞管腔膜のエキソサイトーシスにおいては，これらの VAMP 蛋白と syntaxin，SNAP 蛋白が SNARE 複合体を形成することで一連のエキソサイトーシス過程が起こることが明らかとなっている[6]（図2）．

2 導管細胞

a 重炭酸イオン（HCO_3^-）・膵液分泌

膵液中の HCO_3^- と水は膵管系の上皮細胞（導管細胞）から分泌される．導管細胞の HCO_3^- 分泌の主な生理的役割は，十二指腸内で胃酸を中和し消化酵素の至適 pH に保つことであるが，膵臓内（膵管内）では，腺房細胞からの蛋白質を多く含んだ分泌液（電解質液の分泌量は少ない）を，十二指腸方向へ流し出している．

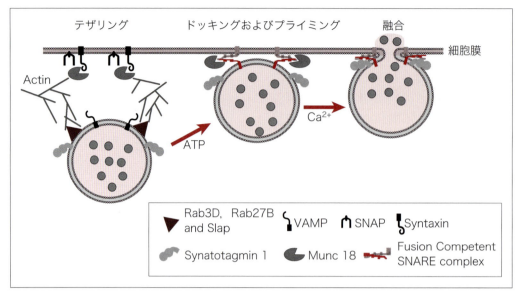

図2 ZGのエキソサイトーシスメカニズム
[Messenger SW, et al：Ca2+-regulated secretory granule exocytosis in pancreatic and parotid acinar cells. Cell Calcium 55：369-375, 2014 より引用]

腺房に近い末梢の細い膵管（介在部導管〜小葉内膵管）と腺房中心細胞が，主たる分泌の場である[7]．

小動物の膵臓から単離した小葉間膵管（径約100 μm）は，nativeな上皮膜としての構造と機能（HCO_3^-と水の分泌）が保持されている（**図3**）．この単離膵管と，ヒトの膵管癌組織から樹立された培養細胞を用いて，様々な研究が行われてきた[7,8]．

図4は，現在考えられている導管細胞からのHCO_3^-分泌メカニズムのモデルである．基底側膜（basolateral membrane）を介する血管側から細胞内へのHCO_3^-の取り込みは，Na^+-HCO_3^-共輸送体（NBC）とNa^+-H^+交換輸送体（NHE1）が担っており，前者が主なルートである．細胞内に蓄積されたHCO_3^-は，管腔膜（apical membrane）上のSLC26 Cl^--HCO_3^-交換輸送体を介して管腔内のCl^-と交換で分泌されるほか，cystic fibrosis transmembrane conductance regulator（CFTR）チャネルを通って分泌される．このHCO_3^-輸送によって，経上皮的にわずかな浸透圧勾配が形成され，これ

を駆動力として，水が水チャネル（aquaporin：AQP）を通って血液中から膵液中へ移動する．また，電気的中性を保つために，輸送されたHCO_3^-と同量のNa^+が傍細胞経路（paracellular pathway）を通って移動する．膵管上皮は，AQP（AQP1とAQP5）が豊富に発現しているため水の透過性が高く，paracellular pathwayのNa^+透過性も高いため，膵液は常にほぼ等張になる．腺房細胞は消化酵素を含んだNaCl溶液を分泌するので，腺房に近い細い膵管（および腺房中心細胞）では管腔のCl^-濃度が高く，HCO_3^-分泌は主にSLC26 Cl^--HCO_3^-交換輸送体を介する．HCO_3^-分泌と交換で細胞内に入るCl^-は，CFTRチャネルを通って管腔へリサイクルされる．cAMPによってCFTRが刺激されると，Cl^-のリサイクルが速くなり，HCO_3^-分泌速度が増す．この結果，管腔（膵液中）のHCO_3^-濃度の上昇と水の分泌が起こり，腺腔内の消化酵素は膵管内を押し流される．小葉間膵管に至ると，それまでのHCO_3^-分泌によって，すでに管腔のCl^-濃度が低い（HCO_3^-濃度が高い）ため，Cl^--HCO_3^-交換輸送は起こら

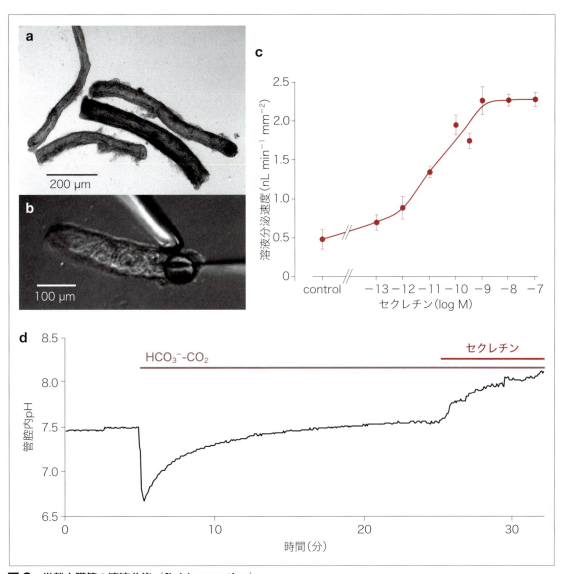

図3 単離小膵管の溶液分泌（fluid secretion）
a．モルモットの膵臓から単離した小葉間膵管
b．数時間培養して両端が自然に閉じた膵管を穿刺して，管腔内に pH 感受性蛍光色素を注入する．セクレチンなどを表層灌流液に加えると，高濃度の HCO_3^- を含む溶液分泌が刺激され，管腔が膨らみアルカリ化する．
c．溶液分泌速度はセクレチンの濃度依存的に増加し，食後の血中濃度に相当する濃度から反応がみられる（mean±SE，$n=6$）．
d．管腔内 pH の変化を例示する．管腔内を HCO_3^--CO_2 を含まない溶液であらかじめ満たしておき，表層灌流液に HCO_3^--CO_2 を加えると，管腔内への CO_2 の拡散により管腔内 pH ははじめ低下し，その後，HCO_3^- の分泌により管腔内 pH は上昇する．セクレチン刺激により管腔内 pH はさらに上昇する．

ず，CFTR チャネル自身を通って HCO_3^- が分泌される．さらに太い（十二指腸に近い）膵管に至ると，CFTR，NBC，AQP の発現がいずれも減る．膵液中の HCO_3^- 濃度は 140 mM 程度まで上昇しているので，これ以上 HCO_3^- は分泌されない．Apical membrane には NHE3 が発現しているが，正常では CFTR によってその活性が抑制されている．

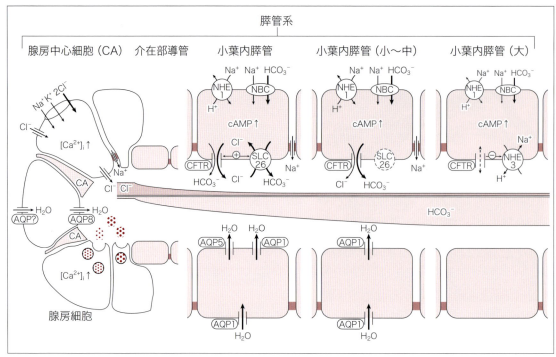

図4 導管細胞からの HCO_3^- 分泌メカニズム

表1 導管細胞の HCO_3^- 分泌の paracrine/autocrine 調節因子

因子	作用部位	作用	想定されている生理的意義など	文献
ATP	basolateral	↓	神経末端からアセチルコリンとともに放出される	10
ATP	apical	↑	腺房細胞から膵液中に分泌される．腺房分泌液を押し流す	10
セロトニン（5-HT）	basolateral	↓↓	膵管内圧が上昇すると，膵管上皮内の enterochromaffin 細胞から分泌され，膵を保護する	11
substance P	basolateral	↓↓	膵炎の際に知覚神経末端から放出される	12
アンジオテンシンⅡ	basolateral/apical	↑	細胞内 Ca^{2+} 濃度の上昇を伴う．生理的意義は？	13
guanylin	apical	↑	導管細胞に発現し autocrine 因子として働く．cGMP を介して CFTR を活性化する	14
トリプシン	apical	↓	膵炎の際に HCO_3^- 分泌を抑制し，膵管腔内のトリプシンの活性化を助長する	15
Ca^{2+}	apical	↑	膵液中の Ca^{2+} 濃度の上昇を感知して，HCO_3^- 分泌を増やし，膵石の形成を防ぐ	16

basolateral：基底側膜（血管側）から作用，apical：管腔膜（膵液側）から作用．

b｜CFTR の役割

CFTR は囊胞性線維症（cystic fibrosis）の原因遺伝子である．CFTR 蛋白は上皮膜の apical membrane の主要なアニオンチャネルであり，cAMP 刺激によって活性化される．モデル図（**図4**）から分かるように，導管細胞の HCO_3^- 分泌は，完全に CFTR に依存する．また，CFTR と SLC26 Cl^-–HCO_3^- 交換輸送体は複合体を形成し，互いの機能を調節している[9]．

c｜分泌調節

導管細胞からの HCO_3^- 分泌は，消化管ホルモンであるセクレチン，神経伝達物質であるア

セチルコリン，vasoactive intestinal polypeptide（VIP）によって活性化されるほか，様々なparacrine/autocrine因子の調節を受けていると考えられている（**表1**）．

文献

1) Williams JA : Regulation of acinar cell function in the pancreas. Curr Opin Gastroenterol **26** : 478-483, 2010
2) Murphy JA, et al : Direct activation of cytosolic Ca2+ signaling and enzyme secretion by cholecystokinin in human pancreatic acinar cells. Gastroenterology **135** : 632-641, 2008
3) Shah AU, et al : Cyclic AMP accelerates calcium waves in pancreatic acinar cells. Am J Physiol Gastrointest Liver Physiol **294** : G1328-1334, 2008
4) Williams JA, et al : Small G proteins as key regulators of pancreatic digestive enzyme secretion. Am J Physiol Endocrinol Metab **296** : E405-414, 2009
5) Husain S, et al : Molecular and cellular regulation of pancreatic acinar cell function. Curr Opin Gastroenterol **25** : 466-471, 2009
6) Messenger SW, et al : Ca2+ -regulated secretory granule exocytosis in pancreatic and parotid acinar cells. Cell Calcium **55** : 369-375, 2014
7) Steward MC, et al : Mechanisms of bicarbonate secretion in the pancreatic duct. Annu Rev Physiol **67** : 377-409, 2005
8) Ishiguro H, et al : Fluid secretion in interlobular ducts isolated from guinea-pig pancreas. J Physiol **511** : 407-422, 1998
9) Ko SB, et al : Gating of CFTR by the STAS domain of SLC26 transporters. Nat Cell Biol **6** : 343-350, 2004
10) Ishiguro H, et al : Luminal ATP stimulates fluid and HCO_3^- secretion in guinea-pig pancreatic duct. J Physiol **519** : 551-558, 1999
11) Suzuki A, et al : 5-hydroxytryptamine strongly inhibits fluid secretion in guinea pig pancreatic duct cells. J Clin Invest **108** : 749-756, 2001
12) Kemény LV, et al : Substance P inhibits pancreatic ductal bicarbonate secretion via neurokinin receptors 2 and 3 in the guinea pig exocrine pancreas. Pancreas **40** : 793-795, 2011
13) Leung PS : The physiology of a local renin-angiotensin system in the pancreas. J Physiol **580** : 31-37, 2007
14) Kulaksiz H, et al : Guanylin in the human pancreas : a novel luminocrine regulatory pathway of electrolyte secretion via cGMP and CFTR in the ductal system. Histochem Cell Biol **115** : 131-145, 2001
15) Pallagi P, et al : Trypsin reduces pancreatic ductal bicarbonate secretion by inhibiting CFTR Cl^- channels and luminal anion exchangers. Gastroenterology **141** : 2228-2239, 2011
16) Bruce JI, et al : Molecular and functional identification of a Ca2+ (polyvalent cation) -sensing receptor in rat pancreas. J Biol Chem **274** : 20561-20568, 1999

C 膵内分泌機能

1 インスリン

a 合成の分子機序

インスリンは1921年にBantingら[1]によって初めて膵組織から抽出された．生体内で唯一血糖を低下させる作用を有するホルモンである．アミノ酸からなる分子量約5,800のペプチドで，A鎖とB鎖によって形成される二量体の構造を有し，膵ランゲルハンス島のβ細胞で合成・分泌される[2]．リボソームで合成される最初の前駆体である分子量約11,500のプレプロインスリン[3]が，粗面小胞体管腔内でシングルペプチダーゼによりシングルペプチドが切離されて分子量約9,000のプロインスリン[4]となり，その後，未成熟顆粒としてゴルジ体の中を輸送中に表面を覆うクラスリンが外れ，酸性化とI型・II型の2つのエンドペプチダーゼによるArg31-Arg32あるいはLys64-Lys65の切断が起こり，Cペプチドが分離してインスリンとなる（図1）．このインスリンを含む成熟顆粒は，その後，調節性分泌経路を通りリソソームや細胞外腔へと分泌される．

b 機能

インスリンの生体内での作用を表1に示す．主な作用は肝での糖新生の抑制，グリコーゲンの合成促進と分解抑制，骨格筋でのグルコース・アミノ酸の取り込み促進と蛋白合成，脂肪組織でのグルコースの取り込みと利用促進，脂質の合成促進と分解抑制などである．この他に近位尿細管でのNa^+の再吸収を促進し，Na^+と水分を貯溜させ高血圧や浮腫をきたす作用や，膵内外分泌相関と呼ばれる，食事刺激による膵外分泌を増強する作用を有する[5]．

膵β細胞から門脈血中へ分泌されたインスリンは，約50%が肝臓で作用し分解され，残る50%が末梢血中へ遊離し標的細胞の細胞膜にあるインスリン受容体に結合した後に分解される．インスリン受容体は2つのαサブユニットと2つのβサブユニットからなる四量体で，細胞外のαサブユニットにインスリンが結合すると細胞内のβサブユニットに存在する内因性チロシンキナーゼ部位が活性化される．この活性化したチロシンキナーゼによって近傍の基質がリン酸化され，信号伝達により様々なインスリンの作用が発現するほか，細胞質のGLUT-4（glucose transporter-4）が細胞表面へ浮上しグルコースをカリウムとともに血中から細胞内へ取り込む（図1）．

c 分泌調節

インスリンの分泌には基礎分泌と食事刺激による追加分泌とがある．1日あたりの基礎分泌量と追加分泌量はほぼ同量である[6]．食事刺激による追加分泌の反応には日内変動があり，午前中がもっとも反応が大きい．これ以外にも約120分ごとの大きな律動的な分泌増加と，約5～8分ごとの小さな律動的分泌増加を認める[7,8]．

インスリン分泌は糖やアミノ酸などの栄養素や，消化管・神経ホルモンなど様々な因子により調節されている（表2）．実際にはインスリンの合成の促進と分泌の促進とが起きており，糖尿病治療薬であるスルホニル尿素系血糖降下薬などはインスリン合成を刺激することなくインスリン分泌を増強する．グルコースによる分泌刺激は，血清グルコース濃度自体だけでなく濃度の変化の度合いによっても変動する．グルコース濃度が緩徐に上昇するとインスリン分泌も並行して増加するが，経静脈的に一定量で投

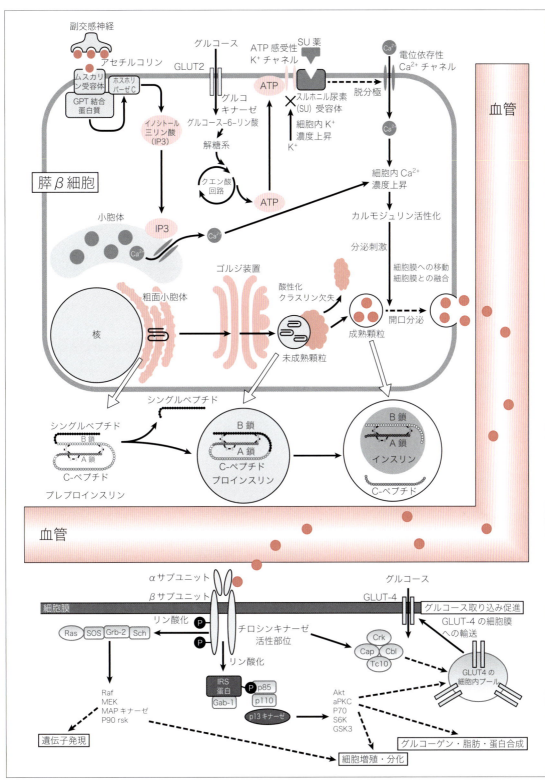

図1 膵β細胞内でのインスリンの合成・分泌機序および標的細胞での作用発現

表1　インスリンの作用

	肝臓	骨格筋	脂肪組織	膵臓
グルコース取り込み		↑	↑	
グリコーゲン合成	↑	↑		
グリコーゲン分解	↓			
糖新生・グルコース放出	↓			
アミノ酸取り込み	↑	↑		
蛋白質合成	↑	↑		
蛋白質分解	↓	↓		
脂肪合成	↑		↑	
脂肪分解			↓	
ケトン体取り込み		↑		
K$^+$取り込み		↑	↑	
膵外分泌				↑

与し続けるなど急激に上昇した場合には2相性を示し，負荷直後から急峻なピークを形成する第1相と，その後いったん減少した後に再び緩徐に上昇する第2相を認める[9]．

また，entero-insular axis により，グルコースを経口または経腸的に投与した方が，経静脈的に投与した場合よりも，血糖値が同レベルでもインスリン分泌が増大することが知られている．これはインクレチン効果と呼ばれ[10]，グルコースの吸収に伴いインスリン分泌刺激作用を有する消化管ホルモンが分泌されたり，神経系を介して膵β細胞のグルコースに対する感受性が亢進するためと考えられている．

表2　インスリン分泌調節因子

		各調整因子	インスリン分泌
栄養素	糖類	グルコース，マンノース，フルクトース，ガラクトース，キシリトール，ソルビトール	↑
	アミノ酸	アルギニン，ロイシン，リジン，トリプトファン，フェニルアラニン（一部はグルコースの存在下で）	↑
神経系	迷走神経	コリン作働性	↑
	交感神経	アドレナリン作動性α受容体刺激	↓
		α受容体遮断，β受容体刺激	↑
ホルモン系	神経ペプチド	vasoactive intestinal polypeptide (VIP)，コレシストキニン (CCK), GRP, substance P, enkephalin	↑
		galanin, neuropeptide Y (NPY), CGRP, セロトニン，カテコラミン	↓
	消化管ホルモン	glucose-dependent insulinotropic peptide (GIP), glucagon-like peptide-1 [GLP-1(7-36 amide)], CCK, セクレチン	↑
	膵ホルモン	グルカゴン	↑
		ソマトスタチン	↓
	その他のホルモン	成長ホルモン，グルココルチノイド，プロラクチン（インスリン抵抗性を増す）	↑
薬剤	スルホニル尿素薬，速効型インスリン分泌促進薬など		↑
	ジアゾキシド，マンノヘプツロース		↓
その他	cyclic AMP		↑
	Ca^{2+}, K$^+$		↑
	2-deoxyglucose, グルコサミン		↓
	運動		↓
	加齢，（インスリン抵抗性の増大），肥満		↑
	ケトン体		↑

GRP：gastrin-releasing peptide, CGRP：calcitonine gene-related peptide

2 グルカゴン

a 合成の分子機序

グルカゴンは膵ランゲルハンス島α細胞から分泌される29アミノ酸残基からなる単鎖ポリペプチドであり，前駆体であるプログルカゴンからprocessingを受けて産生される[11]．プログルカゴンは多機能前駆体であり，組織特異的ペプチダーゼの作用によりprocessingされ，各臓器に応じたホルモンに変換される[12]．膵ランゲルハンス島α細胞においてはグリセンチンからオキシントモデュリンを経て膵グルカゴンとなり，消化管L細胞ではオキシントモデュリン，グリセンチン，GLP-1（glucagon-like peptide-1）に変換される[13]．GLP-1やGIP（glucose-dependent insulinotropic polypeptide）は食事摂取に伴い消化管から分泌され，膵β細胞からのインスリン分泌を促進するインクレチンと呼ばれる消化管ホルモンである．また，GLP-1は膵α細胞からのグルカゴン分泌を抑制することで血糖低下に働き，このGLP-1を標的とした糖尿病治療薬が近年普及している．

b 機能

グルカゴンは低血糖時やエネルギー不足時に作用し，血糖を上昇させるホルモンである．グルカゴンの作用は，①主に肝臓においてグリコーゲンの分解促進と合成の抑制[14,15]，②アミノ酸からの糖新生促進，③肝臓での蛋白質の分解と脂肪細胞での脂肪の分解によるエネルギー放出[16]により，生体内で最大の血糖上昇作用を呈するホルモンとしてインスリンの作用に拮抗して働く．その他，グルカゴンはケトン体の合成，胆嚢ではOddi筋の弛緩や胆汁分泌抑制，膵臓ではインスリン分泌刺激，膵外分泌抑制を調節する．

c 分泌調節

グルカゴンは，肝臓などの標的臓器におけるグルカゴン受容体の活性化によって作用する．グルカゴン受容体の発現は肝臓，腎臓，膵臓など様々な臓器で認められるが，とくに肝臓のグルカゴン受容体を介するものが重要である[17]．組織の細胞膜上にあるグルカゴン受容体にグルカゴンが結合し，2経路ある下流シグナルに伝達される．1つは，グルカゴン受容体に結合すると促進性GTP結合蛋白が活性化され，cAMPの産出を介してプロテインキナーゼA（PKA）の活性化に続いてホスホリラーゼのリン酸化によってグルカゴン作用が発現する．一方，cAMPを介さない経路では，ホスホリパーゼCの活性化を介し，イノシトール三リン酸が小胞体から細胞内へのカルシウムの放出を刺激し作用する[18]．これらを介し，グルカゴンは各臓器で様々な生理作用を示す．

グルカゴン分泌は低血糖，アルギニンなどのアミノ酸で刺激され，高血糖，遊離脂肪酸で抑制される．液性因子ではガストリン，コレシストキニン，糖質コルチコイド，成長ホルモン，サイロキシンにはグルカゴン分泌刺激作用があり，セクレチン，ソマトスタチンは分泌抑制作用がある[19]．膵ランゲルハンス島内ではα細胞のautocrine作用や非α細胞からのparacrine作用により調節される．摂食により消化管から分泌されるGLP-1はβ細胞に作用し，インスリン分泌を増強する作用を示すが，間接的に膵α細胞からのグルカゴン分泌を抑制する作用があると考えられている[20]．

3 ソマトスタチン

a 合成の分子機序

ソマトスタチン（somatostatin）は 1973 年に Brazeau ら[21]によって下垂体前葉から成長ホルモン分泌抑制因子として発見された環状ペプチドホルモンである．ソマトスタチン遺伝子[22,23]からプレプロソマトスタチンに転写・翻訳され，posttranslational processing により小胞体で N 末端のペプチドが切断されてプロソマトスタチンとなりゴルジ装置に運ばれ C 末端の 14 個のアミノ酸からなるソマトスタチン-14 と，ソマトスタチン-14 の N 末端に 14 個のアミノ酸が付いたソマトスタチン-28 が生成される[24]．局在は視床下部などの中枢神経系，末梢神経，消化管粘膜 δ 細胞，膵臓ランゲルハンス島 δ 細胞など生体に広く分布する[24,26]．

b 機能

ソマトスタチンは endocrine，paracrine，neurocrine 経路を介して下垂体前葉ホルモン，消化管ホルモン，膵内分泌ホルモンのほか，胃酸分泌，膵液分泌，胆嚢収縮，消化管運動，胃収縮，免疫細胞からのサイトカイン分泌など，広く生体の外分泌・内分泌・運動などを調節する抑制ホルモンである[27-29]．ソマトスタチン-28 はソマトスタチン-14 より半減期が長く，成長ホルモン，甲状腺刺激ホルモン，インスリン分泌を強力に抑制する[30]．ソマトスタチン-14 は視床下部や中枢神経系への親和性が高く，強力なグルカゴン分泌抑制作用，腸管運動抑制作用，胃酸分泌抑制作用を示す[31]．膵ランゲルハンス島の δ 細胞ではソマトスタチン-14 とソマトスタチン-28 の 2 つのアイソフォームが生成されるが，ソマトスタチン-14 が優位である．ソマトスタチン受容体（SSTR）は膜 7 回貫通型 G 蛋白共役型膜受容体で，1992 年に Yamada ら により初めてクローニングされ[32]，SSTR1～5 のサブタイプが存在する．ソマトスタチン-14 は SSTR1～4 に，ソマトスタチン-28 は SSTR-5 に親和性がある．ランゲルハンス島の α 細胞と β 細胞では，SSTR1，SSTR2，SSTR5 は SSTR3，SSTR4 に比べて高発現する[33]．ソマトスタチンによるインスリン，グルカゴン分泌抑制には SSTR2 はもっとも強力な作用を示し，SSTR2 より弱いが SSTR5 はインスリン抑制に，SSTR1 はグルカゴン抑制を調節する[34]．

c 分泌調節

ランゲルハンス島の δ 細胞からのソマトスタチン分泌はグルコース，グルカゴン，遊離脂肪酸，ケトン体，アミノ酸，ペプチドホルモン，神経伝達物質により刺激され，他のランゲルハンス島の内分泌細胞からのホルモン分泌を抑制する[35]．しかし，血中のソマトスタチン濃度は消化管由来のソマトスタチン-28 がほとんどであるため，ランゲルハンス島由来のソマトスタチンの増加が血中濃度に反映されることはほとんどない．

4 膵ポリペプチド（pancreatic polypeptide：PP）

a 合成の分子機序

膵ポリペプチド（PP）は 36 個のアミノ酸からなる分子量 4,200 のペプチドホルモンで，膵ランゲルハンス島の PP 細胞（F 細胞）で産生される[36]．また，膵の中小導管上皮，消化管，神経系にもわずかに存在する．PP 細胞は腹側膵由来の膵頭部・鉤部に多く，背側膵由来の部位にはわずかにみられるのみである．膵全摘後の血中 PP 濃度は測定感度以下になる．

b 機能

PP は neuropeptide Y（NPY），peptide Y

（PYY）と同様に NPY family に属し，Y family の抑制系 G 蛋白結合受容体に結合する[37]．PP は Y family 受容体のうち Y4（PYYR1）と親和性が高く，Y4 は大腸をはじめ様々な組織に存在し，膵臓の外分泌・内分泌細胞にも発現する[38]．最近のマウスのランゲルハンス島細胞を用いた研究では，グルコース刺激による PP 分泌が α 細胞の Y4 を介してグルカゴン分泌を抑制するという報告もある[39]．PP の主な作用は膵外分泌抑制作用で，膵液基礎分泌，食後の膵液量，HCO_3^- 分泌，酵素分泌を抑制する[40,41]．そのほか胆嚢収縮抑制，食欲抑制作用などもある[42]．PP と糖尿病の関係については，2 型糖尿病では PP 反応が健常者より増強するが[43]，慢性膵炎などの膵性糖尿病では食後の血中 PP 濃度は低下する．膵性糖尿病の動物モデルに PP を投与すると肝臓におけるインスリン抵抗性を改善し，耐糖能障害が改善することが報告されている[44]．このような糖尿病の病態による血中 PP の反応性の違いが，1 型糖尿病，2 型糖尿病と膵性糖尿病の鑑別に有用である[45]．

c 分泌調節

血中 PP 値は加齢とともに増加し，運動や睡眠不足でも上昇する．血中 PP 値は空腹時には 60〜90 分周期で増減し，それに伴い空腹時膵液分泌も変動する．蛋白や脂質を多く含む食事により PP 分泌が亢進し，食後 30 分以内の急峻な上昇を示す脳相と，その後 4〜5 時間高値を持続する胃相・腸相の 2 相性のピークがある．PP 反応は主に迷走神経を介するものであるが，その他にガストリン，コレシストキニン，vasoactive intestinal polypeptide（VIP），glucose-dependent insulinotropic polypeptide も PP 分泌を刺激し，ソマトスタチンは抑制する．インスリンによる低血糖も PP 分泌を強力に刺激し，これはアトロピン投与や迷走神経切断で抑制される[46]．

5 その他のホルモン

a vasoactive intestinal polypeptide（VIP）

VIP は 28 個のアミノ酸からなるペプチドホルモンで膵内分泌調節を行う．Pituitary adenylate cyclase-activating polypeptide（PACAP）は VIP と 68% の相同するアミノ酸配列をもち，PACAP38 と PACAP27 の 2 種類がある．VIP は主に副交感神経系に，PACAP は副交感神経節後線維，交感神経，感覚神経のニューロンに局在する．また，膵ランゲルハンス島にも VIP, PACAP の発現があり，ランゲルハンス島の D-1 細胞から分泌される内分泌ペプチド，ランゲルハンス島のニューロンから分泌する神経伝達物質として作用する[47]．VIP は平滑筋の弛緩，胃酸・膵液・胆汁の分泌刺激のほか，グルコース刺激によるインスリン分泌抑制作用がある．VIP と PACAP の受容体には VCAP1 受容体，VCAP2 受容体のほか，PACAP 特異的な PAC1 がある．膵 β 細胞にはこれらの受容体を介して，グルコース刺激下のインスリン分泌を促進する．

b アミリン［amylin；islet amyloid polypeptide（IAPP）］

IAPP は 27 個のアミノ酸からなるペプチドホルモンで，膵 β 細胞で前駆体の preproIAPP が産生され，膵 β 細胞内で N 末端が切断され，prohormone convertase による翻訳後 processing を受けアミリンとなる[48]．生理学的に膵 β 細胞で産生された IAPP はインスリン分泌を促進する刺激によりインスリンとともに血中に分泌され，摂食抑制作用，胃排泄遅延作用，食後のグルカゴン分泌抑制作用がある．IAPP はホルモンだが，特異的受容体は発見されていない．しかし，脳や腎皮質では特異的結合部位が

同定されている.2型糖尿病に特徴的なランゲルハンス島のアミロイド沈着はIAPPで構成される[49,50].IAPPの23-29のアミノ酸部分がβシート構造をとり,凝集体を作り,膵β細胞に対するアミロイド毒性を示す[51,52].

c グレリン（ghrelin）

グレリンは主に胃内分泌細胞で産生される28個のアミノ酸残基よりなるペプチドで,血中濃度は絶食により上昇し,摂食で低下する.下垂体の成長ホルモンや視床下部の成長ホルモン放出ホルモンの分泌を促進し,摂食亢進,体重増加,消化管機能調節を司る摂食促進ペプチドである.膵ランゲルハンス島細胞のグレリン細胞は,α細胞,β細胞,δ細胞,PP細胞などの他の既存の膵ランゲルハンス島細胞とは独立して存在する[53].グレリン細胞数は胎児期から新生児期にはランゲルハンス島周囲に多数存在するが,成人では1個のランゲルハンス島に数個の細胞を認めるのみとなる[53].グレリン受容体は消化管運動亢進作用をもつモチリンの受容体と約40％のアミノ酸相同性を有する.グレリンのインスリン分泌については抑制作用[54]と刺激作用が報告されている.高血糖下ではインスリン分泌を刺激するが,低血糖ではインスリン分泌を刺激しないというinsulinostaticに作用することが明らかとなった[55].ソマトスタチンとPPに対しては分泌促進作用がある[56].

d pancreastatin

PancreastatinはクロモグラニンAより分解された49個のアミノ酸残基からなるペプチドで[57],内分泌細胞や神経細胞に広く存在する.ランゲルハンス島ではα細胞,β細胞,δ細胞に局在し,グルコース刺激時のインスリン分泌を抑制し,アルギニン刺激時のグルカゴン分泌を増加させる.また,食事刺激による膵外分泌機能を抑制し,その作用は膵腺房細胞に対する直接的なものではなく,迷走神経遠心性の神経抑制を介するものと考えられている[58].

文献

1) Banting FG, et al：The internal secretion of the pancreas. J Lab Clin Med **7**：464-472, 1922
2) Orci L：The insulin factory：a tour of the plant surroundings and a visit to the assembly line. The Minkowski lecture 1973 revisited. Diabetologia **28**：528-546, 1985
3) Chan S, et al：Cell-free synthesis of rat preproinsulins：characterization and partial amino acid sequence determination. Proc Natl Acad Sci USA **73**：1964-1968, 1976
4) Steiner DF, et al：Insulin biosynthesis：evidence for a precursor. Science **157**：697-700, 1967
5) Takayama Y, et al：Effect of endogenous insulin on bicarbonate and amylase secretion stimulated by intraduodenal infusion of oleic acid in rats. J Tokyo Women's Medical University **44**：501-506, 2007
6) Kruszynska YT, et al：Basal and 24-h C-peptide and insulin secretion rate in normal man. Diabetologia **30**：16-21, 1987
7) Polonsky KS, et al：Twenty-four-hour profiles and pulsatile patterns of insulin secretion in normal and obese subjects. J Clin Invest **81**：442-448, 1988
8) Porksen N, et al：In humans at least 75% of insulin secretion arises from punctuated insulin secretory bursts. Am J Physiol **273**：E908-914, 1997
9) Cerasi E, et al：Decreased sensitivity of the pancreatic beta cells to glucose in prediabetic and diabetic subjects. A glucose dose-response study. Diabetes **21**：224-234, 1972
10) Creutzfeldt W, et al：New developments in the incretin concept. Diabetologia **28**：565-573, 1985
11) Bromer WW, et al：The aminoacid sequence of glucagons. Diabetes **6**：45, 1975
12) Bataille D, Blache P, Bergeron F：Endoprotease regulation of miniglucogen production. Ann NY Acid Sci **805**：1-8（discussion 8-9）, 1996
13) Dalle S, et al：Miniglucagon：a novel regulator of the pancreatic islet physiology. Diabetes **51**：406, 2002
14) Gromada J, Franklin I, Wollheim CB：Alpha-cells of the endocrine pancreas：35 years of research but the enigma remains. Endocr Rev

28：84, 2007
15) 河盛　段：グルカゴン分泌の調節機構とそのメカニズム．内分泌糖尿代謝内科 38：393-402, 2014
16) Kawamori D, Welters HJ, Kulkarni RN：Molecular pathways underlying the pathogenesis of pancreatic alpha-cell dysfunction. Adv Exp Med Biol 654：421, 2010
17) Hansen LH, Abrahamsen N, Nishimura E：Glucagon receptor mRNA distribution in rat tissues. Peptides 16：1163, 1995
18) Jelinek LJ, et al：Expression closing end signaling properties of the rat glucagon receptor. Science 259：1614, 1993
19) Brown M, Villarreal J, Vale W：Neurotensin and substance-P：effects on plasma insulin and glucagon levels. Metabolism 25：1459, 1976
20) Nauck MA, et al：Normalization of fasting hyperglycemia by exogenous glucagon-like peptide 1 in type 2 diabetic patients. Diabetologia 36：47, 1993
21) Brazeau P, et al：Hypothalamic polypeptide that inhibits the secretion of immunoreactive pituitary growth hormone. Science 179：77-79, 1973
22) Shen L-P, et al：Human somatostatin I：sequence of the cDNA. Proc Natl Acad Sci U S A 79：4574-4579, 1982
23) Chen LP, et al：Sequence of the human somatostatin I gene. Science 13：168-171, 1984
24) Pradayrol L, et al：N-terminally extended somatostatin：the primary structure of somatostatin-28. FEBS Lett 109：55-58, 1980
25) Rheichlin S：Somatostatin（parts 1 and 2）. N Engl J Med 309：1495-1501, 1556-1563, 1983
26) Grube D, et al：Immunohistochemistry and microanatomy of the islets of Langerhans. Biomed Res 4（suppl）：25-36, 1983
27) Bloom SR, et al：Inhibition of gastrin and gastric acid secretion by growth hormone release inhibiting hormone. Lancet 2：1106-1109, 1974
28) Boden G, et al：Somatostatin suppresses secretin and pancreatic exocrine secretion. Science 190：163-165, 1974
29) Alberti KG, et al：Inhibition of insulin secretion by somatostatin. Lancet 10：1299-1301, 1973
30) D'Alessio DA, et al：A physiologic role for somatostatin 28 as a regulator of insulin secretion. J Clin Invest 84：857-862, 1989
31) Mandarino L, et al：Selective effects of somatostatin-14, -25, and -28 on in vitro insulin and glucagon secretion. Nature 291：76-77, 1981
32) Yamada Y, et al：Cloning and functional characterization of a family of human and mouse somatostatin receptors expressed in brain, gastrointestinal tract, and kidney. Proc Natl Acad Sci U S A 89：251-255, 1992
33) Kumar U, et al：Subtype-selective expression of the five somatostatin receptors（hSSTR1-5）in human pancreatic islet cells：a quantitative double-label immunohistochemical analysis. Diabetes 48：77-85, 1999
34) Singh V, et al：Characterization of somatostatin receptor subtype-specific regulation of insulin and glucagon secretion：an in vitro study on isolated human pancreatic islets. J Clin Endocrinol Metab 92：673-680, 2007
35) Ipp E, et al：Release of immunoreactive somatostatin from the pancreas in response to glucose, amino acids, pancreozymin-cholecystokinin, and tolbutamide. J Clin Invest 60：760-765, 1977
36) Larsson LI, et al：Pancreatic polypeptide—a postulated new hormone：identification of its cellular storage site by light and electron microscopic immunocytochemistry. Diabetologia 12：211-226, 1976
37) Larhammar D：Structural diversity of receptors for neuropeptide Y, peptide YY and pancreatic polypeptide. Regul Pept 65：165-174, 1996
38) Gehlert DR, et al：Characterization of the peptide binding requirements for the cloned human pancreatic polypeptide-preferring receptor. Mol Pharmacol 50：112-118, 1996
39) Aragón F, et al：Pancreatic polypeptide regulates glucagon release through PPYR1 receptors expressed in mouse and human alpha-cells. BBA 1850：343-351, 2015
40) Chey WY, et al：Neural hormonal regulation of exocrine pancreatic secretion. Pancreatology 1：320-335, 2001
41) Shiratori K, et al：Role of pancreatic polypeptide in the regulation of pancreatic exocrine secretion in dogs. Am J Physiol 255：G535-

G541, 1988

42) Batterham RL, et al：Pancreatic polypeptide reduces appetite and food intake in humans. J Clin Endocrinol Metab **88**：3989-3992, 2003

43) Chia CW, et al：GIP contributes to islet trihormonal abnormalities in type 2 diabetes. J Clin Endocrinol Metab **99**：2477-2485, 2014

44) Seymour NE, et al：Reversal of abnormal glucose production after pancreatic resection by pancreatic polypeptide administration in man. Surgery **104**：119-129, 1988

45) Rickels MR, et al：Detection, evaluation and treatment of diabetes mellitus in chronic pancreatitis：recommendations from PancreasFest 2012. Pancreatology **13**：336-342, 2013

46) Havel PJ, et al：Autonomic nervous system mediation of the pancreatic polypeptide response to insulin-induced hypoglycemia in conscious rats. Endocrinology **130**：2225-2229, 1992

47) Yada T, et al：Pituitary adenylate cyclase-activating polypeptide（PACAP）is an islet substance serving as an intra-islet amplifier of glucose-induced insulin secretion in rats. J Physiol **505**：319-328, 1997

48) Krampert M, et al：Amyloidogenicity of recombinant human pro-islet amyloid polypeptide（ProIAPP）. Chemistry and Biology **7**：855-871, 2000

49) Opie EL：The relation of diabetes mellitus to lesions of the pancreas. Hyaline degeneration of the islands of Langerhans. J Exp Med **5**：527-540, 1901

50) Westermark P, et al：Amyloid fibrils in human insulinoma and islets of Langerhans of the diabetic cat are derived from a neuropeptide-like protein also present in normal islet cells. Proc Natl Acad Sci U S A **84**：3881-3885, 1987

51) Jűrgens CA, et al：β-Cell loss and β-cell apoptosis in human type 2 diabetes are related to islet amyloid deposition. Am J Pathol **178**：2632-2640, 2011

52) Caillon L, et al：Molecular structure, membrane interactions, and toxicity of the islet amyloid polypeptide in Type 2 diabetes mellitus. J Diabetes Res：5639875, 2016＜http://dx.doi.org/10.1155/2016/5639875＞（2016/5）

53) Wierup N, et al：The ghrelin cell：a novel developmentally regulated islet cell in the human pancreas. Regul Pept **107**：63-69, 2002

54) Dezaki K, et al：2008 Ghrelin is a physiological regulator of insulin release in pancreatic islets and glucose homeostasis. Pharmacol Ther **118**：239-249, 2008

55) Salehi A, et al：2004 Effects of ghrelin on insulin and glucagon secretion：a study of isolated pancreatic islets and intact mice. Regul Pept **118**：143-150, 2004

56) Arosio M, et al：Stimulatory effects of ghrelin on circulating somatostatin and pancreatic polypeptide levels. J Clin Endocrinol Metab **88**：701-704, 2003

57) Tatemoto K, et al：Pancreastatin, a novel pancreatic peptide that inhibits insulin secretion. Nature **324**：476-478, 1986

58) Herzig KH, et al：Pancreastatin inhibits pancreatic enzyme secretion by presynaptic modulation of acetylcholine release. Am J Physiol **262**：G113-G117, 1992

D 膵内外分泌相関

1 insulo-acinar complex

膵臓は，腹腔動脈と上腸間膜動脈によって栄養される．膵内では小動脈からいったん内分泌細胞ランゲルハンス島を取り囲む毛細血管網を通過した後，腺房細胞や導管細胞周囲を灌流し，小葉間静脈から脾静脈，門脈へと排出される．この一連の血管系を膵島—腺房門脈系（insulo-acinar portal system）と呼ぶ[1]．すなわち，膵腺房細胞と導管細胞の全体ではないが，膵ランゲルハンス島から分泌された膵ホルモンは膵外分泌領域を灌流することで外分泌細胞に影響を与えると考えられてきた．

古くから，糖尿病などの高血糖状態では膵外分泌機能が低下することが知られていたことから，膵ホルモン，とくにβ細胞から分泌され外分泌領域に灌流されるインスリンなどのホルモンによる外分泌機能調節の概念が提案され，膵内外分泌相関と呼ばれてきた．インスリンは膵腺房細胞の蛋白合成と酵素分泌を刺激すること（insulin-pancreatic axis）が報告されている[2]が，インスリンはすべての細胞において細胞内への糖取り込みに必須であり，インスリン作用をブロックすると細胞代謝がストップし，イオン[3]や酵素分泌[4]が消失するのは，インスリンの作用としては他の細胞と同様である．また，古典的な高血糖状態（つまりインスリン作用不足）での膵外分泌機能低下についても，糖尿病発症の病態との関連ではなく高血糖[3,4]やインスリン作用不足によるものと考えれば，膵外分泌細胞以外の細胞へのインスリン作用と膵外分泌細胞に違いがあるという報告はない．つまり膵内外分泌相関と呼べるような関係が膵内分泌と外分泌細胞にあるという証拠はない．

しかし，近年，主に膵内分泌細胞の細胞分化・増殖に関する研究の進歩により，とくにβ細胞の前駆細胞が膵導管細胞などの外分泌細胞であるという古典的な概念を支持する研究成果が蓄積しつつある[5]．さらに，導管細胞の内分泌細胞への分化転換・増殖に膵内分泌ホルモンが重要な働きをしていることも明らかになってきた．つまり，膵内・外分泌細胞が相互に関連することにより膵の組織再生を行うことで臓器を保っていることを，新しい膵内外分泌相関と呼ぶべきと考えられる[6]．

a 膵ホルモンと膵内・外分泌細胞再生

膵内分泌細胞は，α，β，δ，ε，PP細胞の5種類に分けられる．膵内分泌ホルモンは，古典的にはグルカゴン（α細胞），インスリン（β細胞），ソマトスタチン（δ細胞），グレリン（ε細胞），pancreatic polypeptide（PP細胞）と分類され，分泌するホルモンごとに細胞が分類されている．近年の研究の進歩で，膵内分泌細胞は古典的な膵ホルモン以外に，アクチビンA（α，δ細胞），グルカゴン様ペプチド-1［glucagon-like peptide-1（GLP-1）：α細胞］などの成長因子や内分泌ホルモンを分泌することが明らかとなった．古典的な膵内分泌ホルモン以外にこれらの新規成長因子，ホルモンは膵外分泌細胞から内分泌細胞への分化・増殖に働いていることが報告されており，新しい膵内外分泌相関と呼ぶべきである．

1 アクチビンA

ベータ型変異増殖因子（transforming growth factor-β：TGF-β）スーパーファミリーに属する細胞増殖や細胞分化に働く成長因子である．マウス膵ではαとδ細胞に発現している[7]．受

容体の機能を欠失させた2型アクチビン受容体を発現させた膵組織では，内分泌細胞，外分泌細胞ともに組織形成が阻害されることから，膵内・外分泌細胞の増殖と内分泌細胞への細胞分化に働いていることが明らかになっている[8]．すなわち，膵内分泌細胞から分泌されたアクチビンAは，膵内分泌および外分泌細胞の細胞分化，増殖をコントロールすることで内外分泌相関に関与している．

2 GLP-1

下部小腸のL細胞に発現するインクレチンホルモンであり，膵β細胞の増殖やインスリン分泌機能を亢進させる．グルカゴンと同じプレプログルカゴンからprohormone-convertase（PC）の働きで活性型として切り出される．消化管L細胞では，主にPC1/3が発現することでGLP-1が，α細胞ではPC2が発現することでグルカゴンが産生されるが，α細胞ではPC1/3も同時に発現することでGLP-1も分泌される[9]．GLP-1は，膵導管細胞に働きβ細胞への分化を起こすと考えられている[10]．

3 骨形成蛋白質（bone morphogenic protein：BMP）ファミリー

膵前駆細胞からの細胞分化に抑制的に働く因子である．膵ランゲルハンス島に発現するという報告や，antagonistであるnogginがβ細胞の分化・増殖に働くという報告もある[11,12]．

文 献

1) Murakami T, et al：Pancreatic insulo-acinar portal systems in humans, rats, and some other mammals：scanning electron microscopy of vascular casts. Microsc Res Tech **37**：478-488, 1997
2) Williams JA, et al：The insulin-pancreatic acinar axis. Diabetes **34**：980-986, 1985
3) Futakuchi S, et al：High glucose inhibits HCO3- and fluid secretion in rat pancreatic ducts. Pflugers Arch **459**：215-226, 2009
4) Han J, et al：Suppressed glucose metabolism in acinar cells might contribute to the development of exocrine pancreatic insufficiency in streptozotocin-induced diabetic mice. Metabolism **59**：1257-1267, 2010
5) Huch M, et al：Unlimited in vitro expansion of adult bi-potent pancreas progenitors through the Lgr5/R-spondin axis. EMBO J **32**：2708-2721, 2013
6) 大西洋英ほか：膵ホルモンおよびActivin Aと膵機能．胆と膵 **35**：317-322，2014
7) Yasuda H, et al：Existence of activin-A in A- and D-cells of rat pancreatic islet. Endocrinology **133**：624-630, 1993
8) Shiozaki S, et al：Impaired differentiation of endocrine and exocrine cells of the pancreas in transgenic mouse expressing the truncated type Ⅱ activin receptor. Biochim Biophys Acta **1450**：1-11, 1999
9) Marchetti P, et al：A local glucagon-like peptide 1（GLP-1）system in human pancreatic islets. Diabetologia **55**：3262-3272, 2012
10) Zhou J, et al：Exendin-4 differentiation of a human pancreatic duct cell line into endocrine cells：involvement of PDX-1 and HNF3beta transcription factors. J Cell Physiol **192**：304-314, 2002
11) Brazil DP, et al：BMP signalling：agony and antagony in the family. Trends Cell Biol **25**：249-264, 2015
12) Hua H, et al：BMP4 regulates pancreatic progenitor cell expansion through Id2. J Biol Chem **281**：13574-13580, 2006

4章 膵疾患の病理

A 炎症

1 急性膵炎

a 疾患概念と成因

急性に発症して膵実質を障害する炎症性疾患である．膵酵素が膵実質内で活性化され，自己消化をきたすことにより発症すると考えられ，とくにトリプシンの活性化が鍵となる．成因としてはアルコール性，胆石性，特発性が多い．臨床的には従来から，軽症急性膵炎と重症急性膵炎に分類され，後者では血管攣縮による虚血が病態に関与する[1,2]．

病理学的には，急性浮腫性膵炎（acute edematous pancreatitis）と急性壊死性膵炎（acute necrotizing pancreatitis）に分類され，大雑把に前者は軽症急性膵炎，後者は重症急性膵炎に相当する．急性膵炎の組織像には成因による違いがあるものと推測されるが，生検組織の採取が困難な膵臓においてそのような検討はほとんどなされていない．また，循環障害による膵実質障害も急性膵炎に含まれていると思われる．

b 急性浮腫性膵炎

1 小葉にみられる変化

"浮腫性"とはいっても単に浮腫だけが生じるわけではない．実際には，腺房細胞が障害されて数が減少し，そのため細胞間の隙間が広がってより浮腫の所見が強調される．好中球浸潤を伴うこともある．壊死は起こらず，既存の小葉の輪郭はほぼ保たれている．

動物実験による研究では，急性浮腫性膵炎の腺房細胞障害はアポトーシスによるとされる[3]．アポトーシスが起こると通常は核や細胞質の破砕物が残り，それをマクロファージが処理する像が認められるが，ヒトの急性浮腫性膵炎でこれらの所見をみることはあまりない．そのため，"腺房細胞の脱落"と表現されることもある．

腺房細胞が減少した小葉では，腺房導管化生［acinar-to-ductal metaplasia（tubular complexあるいは ductal transformation of acini などと呼ばれることもある）］が起こる（**図1**）[4]．これは既存の小葉内で，腺房細胞を置換するように小さな導管構造が増生してくる所見である．詳細に観察すると，既存の腺房細胞と連続して導管類似の上皮が観察され，腺房細胞と連続し

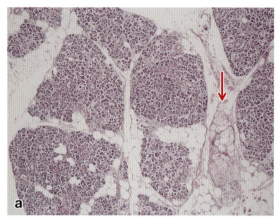 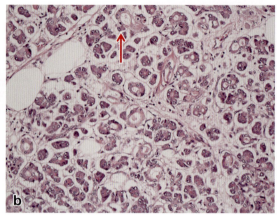

図1 剖検例にみられた腺房導管化生
a：小葉の輪郭はよく保たれているが，小葉内では腺房細胞が減少しており，膵独特の青味が低下している．右下では小さな脂肪壊死がみられる（➡）．以上の所見は，急性浮腫性膵炎に相当するものである．
b：小葉の強拡大像．小さな腺管様構造が多数形成されているが，これが腺房導管化生である．➡で示した腺房細胞は，腺房導管化生と連続して認められる．

た構造であることが分かる．腺房導管化生の上皮の核は正常な膵管上皮に比べてやや大型で，組織学的には膵癌との鑑別が問題となることもあるが，あくまでも小葉の中に限局してみられることが鑑別のポイントである．

2 脂肪組織にみられる変化

急性浮腫性膵炎では小葉周囲の脂肪組織に壊死を起こすことがあるが，肉眼的に小さな黄色の斑点として認識されるもので，大きな壊死巣を形成することはない．壊死が生じると組織学的に，脂肪細胞の核の不明瞭化，細胞質の好酸性化，泡沫細胞の集簇がみられる．急性壊死性膵炎にみられるような筋性血管の障害を伴うことはない．

3 病変の転機

可逆的な疾患であり，小葉内の腺房細胞の再生が起こるが，腺房細胞障害の程度によっては線維芽細胞（膵星細胞）が増生し，小葉内・小葉間に線維化をきたす．既存の小葉の輪郭はもともと保たれているため，慢性膵炎にみられるような瘢痕様の線維化が残ることはほとんどないと思われる．

C 急性壊死性膵炎

1 肉眼的・組織学的特徴

膵実質，周囲脂肪組織に広範な壊死が形成される（図2）．膵実質と周囲脂肪組織の境界は不明瞭となる．脂肪壊死にはしばしば石灰化を伴う．筋性血管の壁に壊死や変性をきたしやすく，それが原因で強い出血を伴う場合には，急性出血性膵炎（acute hemorrhagic pancreatitis）と呼ばれる．血管壁が障害されると弾力性が消失し，血管内に血栓を形成しやすい．

2 合併症

1）膵仮性囊胞（pancreatic pseudocyst）

病理学的には，壊死組織や新旧の血液を内容とし，炎症性の肉芽組織・線維組織で覆われた非腫瘍性囊胞が仮性囊胞とされてきた[5]．上皮の被覆はみられない．内容に膵液を豊富に含むことから，外分泌膵と連続があると考えられている．感染，出血，消化管や胆管などとの瘻孔形成，破裂をきたすことがある．改訂アトランタ分類[6]では，仮性囊胞の内容は液体で充実成分を含まないとされ，臨床と病理で用語の統一が今後必要である．

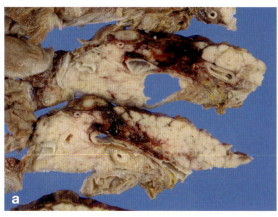 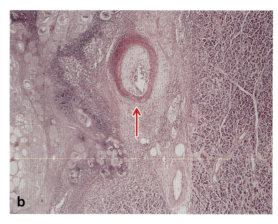

図2　急性壊死性膵炎
a：膵の割面像．赤黒い部分が壊死と出血に相当する．
b：組織像．右1/3では小葉構造が残存するが，左2/3では壊死をきたしている．左方では脂肪細胞の輪郭が遺残し，脂肪壊死であることが分かる．中央上方の血管（➡）は壁の壊死をきたし，内腔は器質化物で閉塞している．なお，右1/3の小葉構造が残存する領域には，図1-bに類似する腺房導管化生が認められる．

2）感染性壊死

壊死組織に感染を合併したもので，壊死巣に強い好中球浸潤を認めた場合にはこれを考慮する必要がある．

3）全身性炎症反応症候群（systemic inflammatory response syndrome：SIRS）

ショック，呼吸不全，腎不全，消化管出血，播種性血管内凝固症候群などをきたし，剖検症例ではそれを反映する他臓器障害の所見がみられる．非閉塞性腸管虚血（non-occlusive mesenteric ischemia：NOMI）を合併することも多い[7,8]．

2 慢性膵炎

a 疾患概念と成因

慢性的かつ進行性の膵実質障害を特徴とする炎症性疾患で，急性膵炎様発作を繰り返し，進行すると膵外分泌能，さらには内分泌能の低下をきたす．成因には，アルコール性，高カルシウム血症，遺伝性，自己免疫性，閉塞性，特発性などがある[9,10]．自己免疫性膵炎は治療により改善する疾患で，慢性膵炎には含めないとする考え方もあるが，自己免疫性膵炎患者の一部は慢性膵炎の臨床像に移行することが知られている[11]．

b 肉眼所見

初期には小葉構造が不明瞭で線維化をきたした病変が散在し，病変の進行とともにびまん性に広がり，やがて膵は萎縮する[12]．膵管は拡張し，内部に蛋白栓や膵石が形成される．周囲脂肪組織に炎症が及び，進行とともに膵実質と脂肪組織の境界が不明瞭となる．

c 組織所見

1 膵小葉障害と線維化

早期には病変は巣状に分布し，炎症により脱落した腺房細胞を置換するように，小葉内・小葉間に線維化がみられる（図3）．病変の進行とともに線維化の範囲は拡大し，かつ瘢痕様を呈する部分が目立つようになる．それとともに膵周囲脂肪組織の線維化も強くなる．

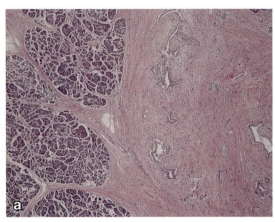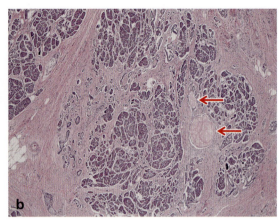

図3　比較的早期の慢性膵炎
a：慢性膵炎早期では，左方のような小葉がよく残存する領域と，右方にみられる瘢痕領域が混在する．瘢痕領域では腺房細胞がほぼ消失しているが，膵管は一部残存している．
b：小葉内の腺房細胞の脱落が部分的であると，小葉内線維化が強くなる．拡張した小葉内膵管に蛋白栓を認める（➡）が，蛋白栓はこのような末梢の膵管にもしばしば認められる．

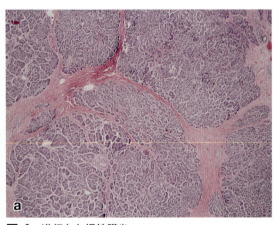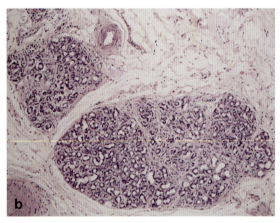

図4　進行した慢性膵炎
a：腫大した小葉とその周囲の線維化（小葉間線維化）からなるこのような所見を，"硬変様"と表現する．この部分では小葉内線維化も認められる．
b：残存する萎縮した小葉に，小型腺管が密集して認められることがある．この所見も腺房導管化生であるが，慢性膵炎ではより独立した明瞭な腺管の形態で，腺癌との鑑別に留意しておく必要がある．

　進行した慢性膵炎において，残存する小葉の所見は症例により（おそらくは膵実質障害の程度により）様々である．その典型像は，残存する膵小葉が結節状を呈し，その周囲に小葉間線維化をきたすもので，"硬変様"と表現される（図4-a）．この所見は，わが国の慢性膵炎診断基準においては確診所見とされている[13,14]．実質障害がより強いと，強い線維化巣の中に萎縮した小葉が散在性に残存し，その内部は腺房導管化生で置換されているケースもある（図4-b）．急性膵炎と比較して，慢性膵炎にみられる腺房導管化生は腺管の構造がより明瞭で，腺房細胞の介在は乏しく，周囲に線維化を伴う．この所見はとくに膵癌と間違えやすい．慢性膵炎では一般に，外分泌膵と比較してランゲルハンス島がよく残存する．ランゲルハンス島は大型

かつ集簇性で，線維化巣の中に出現するため，内分泌腫瘍と間違えられることもある．

慢性膵炎の病変は，失われた実質が線維化により置換されて出来上がったものであり，必ず組織学的に小葉の破壊・損失が認められ，組織損失が進行すると線維化巣が肥厚し目立ってくる．また，線維化巣が膵周囲脂肪組織に及ぶことも慢性膵炎の特徴である．したがって，糖尿病患者の剖検例にみられるような，既存の小葉構造がきれいに保たれ，その間に均一で細い線維化がみられるものは慢性膵炎とは異なる．

慢性膵炎は急性炎症様発作を繰り返して完成していく疾患で，急性膵炎の病理所見を合併することもある．このような病変の部分像から，慢性膵炎と病理診断することは困難である．診断に当たっては，臨床経過をよく理解しておくことが重要である．

2 急性膵炎と慢性膵炎の線維化の違い

修復期の急性膵炎においても線維化がみられる．修復の初期には，腫大した線維芽細胞（膵星細胞）が増生し，その間に淡好酸性で均一なコラーゲンが形成される．一方，慢性膵炎にみられる線維化巣においては，線維芽細胞は小型で，好酸性の強いコラーゲンが線維状に認められることが多い．前者のような所見のみの場合，慢性膵炎と断定することは危険である．急性膵炎の修復が進行すると，やがては慢性膵炎と鑑別困難な線維化巣（瘢痕）となり，その部分像から病理学的に正しい診断を行うことは困難となる．この場合も，診断に当たって臨床経過をよく把握しておくことが必要である．

3 膵管の変化

慢性膵炎においては分枝も含めて膵管の拡張がみられ，内部に蛋白栓が形成される．蛋白栓は，膵液中の蛋白質が析出し，組織学的に好酸性を呈する凝集物となったものである．蛋白栓に石灰化が起きると膵石となる．蛋白栓や膵石による膵液のうっ滞は，閉塞性膵炎を引き起こして慢性膵炎を助長すると考えられており，慢性膵炎の病態を考える上で重要である．

膵石の存在は画像上，慢性膵炎の確診となる重要な所見である．膵管が狭窄して膵液がうっ滞すると形成されやすく，そのため十二指腸乳頭部癌や膵管内乳頭粘液性腫瘍に伴ってみられることもある．自己免疫性膵炎に伴って膵石がみられることもある[15]．

膵管上皮には，扁平上皮化生がしばしば認められる．

d 遺伝性膵炎の組織像

遺伝性膵炎は，小児期から急性膵炎発作を繰り返す常染色体優性遺伝の疾患である．トリプシノーゲンの活性化防御機構の異常が病態に関与し，カチオニックトリプシノーゲン遺伝子（PRSS1）や膵分泌性トリプシンインヒビター遺伝子（serine protease inhibitor, Kazal type 1：SPINK1）の変異が知られる[16,17]．

最近，PRSS1膵炎の組織像の解析が報告された[18]．それによると，小児期から成人になるにつれて膵実質の脂肪置換が進行し，成人例では膵全体が脂肪置換をきたすケースもあるという．以前から脂肪置換の高度な慢性膵炎の存在は知られていたが，このようなケースでは遺伝性膵炎の可能性を考えておく必要がある．ただし，最近はメタボリックシンドロームによる膵の脂肪置換をみる機会も増加しており，これを慢性膵炎と間違えてはならない．慢性膵炎の場合には，例え脂肪置換が高度であっても，膵管の拡張や膵石の形成がみられる点が鑑別となる．

3 自己免疫性膵炎

a 疾患概念

自己免疫機序が病態に関与していると推測されてきた特異な膵炎である[19]．病変内に多数の炎症細胞が浸潤し，血清学的に高γ-グロブリン血症，自己抗体を認め，ステロイド治療が速や

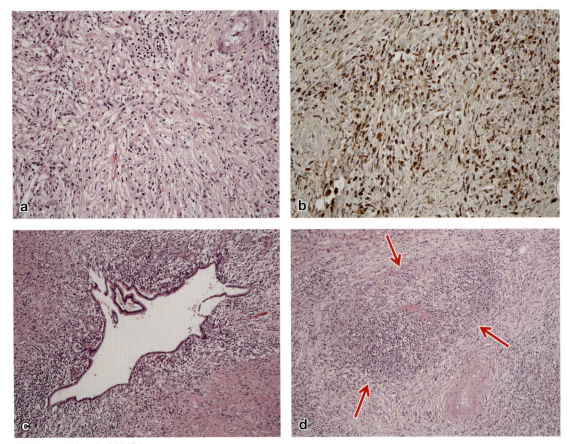

図5　1型自己免疫性膵炎
a：花筵状線維化．b：多数のIgG4陽性形質細胞浸潤（IgG4免疫染色）．
c：膵管上皮周囲の炎症．d：閉塞性静脈炎（➡）．

かに奏効する．また，膵の腫脹，腫瘤形成，膵管の狭細化を特徴とし，臨床的に膵癌との鑑別が問題になる．病理学的には，lymphoplasmacytic sclerosing pancreatitis（LPSP）[20,21]およびidiopathic duct-centric pancreatitis（IDCP）[21,22]と呼ばれる異なる組織学的グループが報告されており，前者では血清IgG4高値[23]，組織中への多数のIgG4陽性細胞の浸潤[24]といったIgG4関連疾患[25]の特徴がみられる．後者は血清学的異常所見に乏しく，炎症性腸疾患に合併することがある．このように，LPSPとIDCPには臨床的な違いがあり，現在ではそれぞれ1型，2型の自己免疫性膵炎（autoimmune pancreatitis：AIP）と呼ばれる．

b｜1型AIPの病理所見（LPSP）

1　特徴的な炎症のパターン

リンパ球，形質細胞を主体とする高度の炎症細胞浸潤と線維化を認める．好酸球浸潤を伴うことがあるが，好中球浸潤はまれである．リンパ濾胞の形成もみられる．

病変を特徴づける所見は花筵状線維化（storiform fibrosis）である（図5-a）．これは，リンパ球・形質細胞の浸潤を伴う，方向性が無秩序でときに渦巻き状を呈する線維化巣である．"線維化"とはいっても，細胞成分に富む病変からコラーゲン主体の文字どおりの線維化まで，一連のスペクトラムが存在する．後述の膵辺縁の炎症巣に好発するが，他部位の炎症巣にも出

現する．

免疫染色を行うと，多数のIgG4陽性細胞が浸潤している（図5-b）．国際コンセンサス診断基準（International Consensus Diagnostic Criteria：ICDC）[26]やわが国のAIP臨床診断基準[27]では，強拡1視野当たり10個を超えるIgG4陽性細胞浸潤が基準となっているが，これは生検診断を意識したもので，切除材料では50個を超えることが通常である．IgG4/IgG陽性細胞比は40%を超える．

以上の組織所見は，1型AIPのみならず，他臓器のIgG4関連疾患においても共通して認められる特徴である．

2 炎症の生じる解剖学的部位

膵実質においては，小葉，膵管周囲に炎症がみられる．小葉では炎症細胞が浸潤し，腺房細胞は減少している．小葉の輪郭は破壊されずに残存し，小葉間には均一な厚さの線維化がみられる．膵管周囲には上皮を取り巻くように炎症細胞浸潤がみられ（図5-c），ときには壁のような構造となるが，上皮は常に炎症を欠いている．臨床的には膵管の狭細像が特徴であるが，組織学的には内腔は開通していて，上皮周囲の炎症のため狭細化が起こると考えられる．

膵辺縁の脂肪組織には，膵臓を帯状に取り囲む炎症巣がみられる．これは画像所見の被膜様構造（capsule-like rim）に相当し，切除膵であれば割面の肉眼所見で認識できることが多い．

静脈，動脈，神経にも炎症がみられる．小静脈はしばしば炎症性に閉塞し，閉塞性静脈炎（obliterative phlebitis）と呼ばれる（図5-d）．膵では動脈と静脈が並走するため，動脈に接して正常な静脈が同定されず，代わりに疎で細胞成分に富んだ結節状の炎症巣が認められた場合，閉塞性静脈炎が疑われる．elastica van Gieson（EVG）染色のような弾力線維の染色が病変同定の一助になる．慢性膵炎や膵癌の症例では，細〜中静脈が線維化をきたして閉塞する像がしばしば認められる．この病変は血栓の器質化像と考えられるもので，1型AIPの閉塞性静脈炎とは異なる病態と認識するべきである．1型AIPでは，脾静脈や門脈のような大きな静脈にも炎症を認めるが，この場合には内腔が閉塞することはない．動脈や神経では，主にその周囲に炎症細胞浸潤を認め，内部への炎症細胞浸潤は乏しいか軽度であることが多い．

3 組織学的診断基準

わが国のAIP臨床診断基準では，①リンパ球・形質細胞の浸潤と線維化，②多数（強拡1視野あたり>10個）のIgG4陽性細胞，③花筵状線維化，④閉塞性静脈炎，のうち3項目以上を満たすと，組織所見のみで1型AIPの確診となる．2項目（通常は①と②）のみの場合には，臨床所見と合わせて診断する．ICDCでは，①を膵管周囲にみられるものに限定している．

C 2型AIPの病理所見（IDCP）

1 組織学的所見

2型AIPの炎症は外分泌膵に認められ，膵管，小葉の上皮をターゲットとする．したがって炎症細胞浸潤とともに，上皮の脱落や変性像・再生像がみられる．

膵管においては，上皮および内腔に好中球が認められ，周囲の間質には上皮を取り巻くようにリンパ球，形質細胞が浸潤する（図6-a）．膵管の上皮内，あるいは内腔に好中球が浸潤する所見はgranulocytic epithelial lesion（GEL）[22]と呼ばれ，とくに小葉間膵管にみられるものは2型AIPの診断的所見とされる．

小葉においては腺房細胞の減少とともに腺房導管化生がみられ，その上皮内あるいは内腔に好中球が浸潤する（図6-b）．小葉の構築は1型同様，2型AIPにおいても比較的保たれていることが多い．小葉間には線維化がみられるが，線維芽細胞（膵星細胞）の増生を伴う幼若な線維化巣であることも多く，小葉内の所見も含めて急性膵炎の組織像に類似している．臨床的に急性膵炎で発症する症例があることともよく合致する組織所見と思われる．

1型AIPにみられるような膵辺縁の帯状の炎

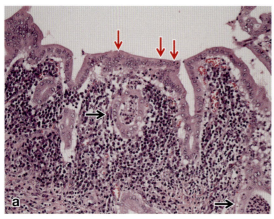 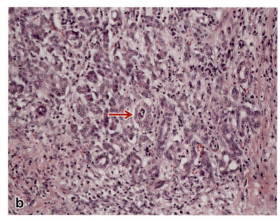

図6 2型自己免疫性膵炎
a：膵管上皮内（➡）および付属腺内腔（➡）に好中球浸潤を認める．この所見をGELと呼ぶ．上皮の核は全体に腫大していて，再生性変化と考えられるが，このような上皮の変化は1型AIPではみられない．上皮の周りには帯状に，リンパ球，形質細胞が浸潤する．
b：小葉内では腺房細胞が減少し，腺房導管化生が起こる．その内腔にしばしば好中球浸潤を認める（➡）．間質には好中球のほか，この図のようにリンパ球や形質細胞の浸潤を認めることもある．

症はみられず，脂肪組織の炎症は概して乏しい．花筵状線維化，閉塞性静脈炎もみられない．

2 組織学的診断基準

1型AIPと異なり，特異的な臨床所見，血清学的所見の乏しい2型AIPにおいては，診断の上で組織診断が必須である．ICDCでは，GELの存在とIgG4陽性細胞が少ない（強拡1視野あたり0〜10個）ことをもって，2型AIPの確診とされる．

小葉内の腺房導管化生への好中球浸潤をGELとしている報告もあるが，その扱いについてのコンセンサスはない．類似の所見は病因の異なる他の膵炎でもみられることがあるため，2型AIPに特異的とはいえない所見である．この所見はICDCのlevel 2に相当するもので，炎症性腸疾患の存在，ステロイドの反応が確認できれば2型AIPの確診となる．

4 その他の炎症

a 閉塞性膵炎（obstructive pancreatitis）

1 疾患概念と成因

膵管の狭窄・閉塞のため上流に膵液のうっ滞が起こり，それが原因で生じる膵炎である．腫瘍の周りの膵実質にみられる変化をこう呼ぶことが多い．

2 病理学的特徴

慢性膵炎の1つと考えられることが多いが，実際には急性膵炎に近い像をみることが多い．腺房細胞の消失と腺房導管化生が認められる（**図7**）．小葉内には線維化がみられることもあれば，急性膵炎にみられるような浮腫や幼若な線維化をきたしていることもある．好中球浸潤を伴うこともある．

膵癌の場合，その浸潤部には炎症反応がみられる[28]．これは膵癌の浸潤に伴う反応であり，閉塞性膵炎と呼ぶべきではない．閉塞性膵炎

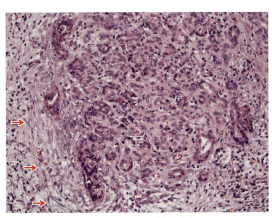

図7 膵癌症例にみられた閉塞性膵炎
強い腺房導管化生を認め，とくに小葉辺縁にみられるものは異型が強いが，これらは癌腺管ではない．膵癌の浸潤（図の中には含まれていない）に伴い，周囲には腫大した線維芽細胞の増生（➡）が目立つことが多い．

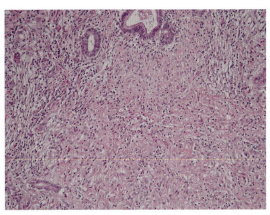

図8 膵サルコイドーシス
肉芽腫が形成され，強い線維化を伴っている．このような所見はどこにでもみられるわけではなく，膵サルコイドーシスの病理診断は，とくに小さな検体の場合，困難なことがある．

は，あくまでも膵小葉の構造が残存する部分での変化と考えるべきであろう．

b サルコイドーシス（肉芽腫性膵炎）

1 疾患概念

サルコイドーシスが膵に生じることが報告されている．膵病変はサルコイドーシス患者の2.1％に認められると報告され，肺に典型的な病変を伴っているケースでは，膵病変を臨床的に診断することも可能と思われる．しかしながら，膵に限局して起こるサルコイドーシスも報告されていて，患者は閉塞性黄疸，体重減少，腹痛を訴えることが多く，この場合には膵癌との鑑別が困難である[29]．

2 病理学的特徴

外分泌膵が障害され，膵実質に強い線維化をきたす．上皮周囲にリンパ球浸潤も認められる．類上皮細胞の集簇した肉芽腫の形成が特徴（図8）で，診断的所見であるが，数が少なく同定が困難である場合もある．結核を代表とする感染症の肉芽腫とは異なり，肉芽腫の癒合傾向や壊死は乏しい．

c groove pancreatitis（paraduodenal pancreatitis）

1 疾患概念

"groove"とは，十二指腸，肝外胆管，膵臓で囲まれた領域で，ここを主座として起きる膵炎を groove pancreatitis と呼ぶ[30]．実際には副乳頭を中心として周囲に炎症が広がっている．副乳頭には正常でも膵実質が存在しており，この領域を中心として膵炎が発生したものと考えると病変を理解しやすい．大酒家に多い．groove 領域に発生する膵癌も知られ[31]，慎重な鑑別を要する．

2 病理学的特徴

副乳頭とその近傍の膵実質に慢性膵炎の所見がみられる．組織像は慢性膵炎と大差ない．炎症が周囲の脂肪組織に及びやすく，十二指腸や肝外胆管の周囲に線維化が広がる（図9）．膵実質内で炎症の及ぶ範囲は症例により様々で，膵頭部まで炎症が波及していることもあり，paraduodenal pancreatitis の名称がより相応しいとする報告もある[30]．十二指腸壁に囊胞状に拡張した膵管がみられ，内部には蛋白栓が形成

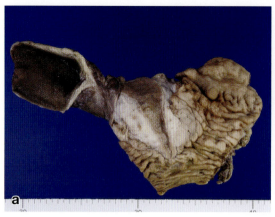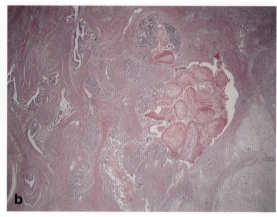

図9　groove pancreatitis
a：十二指腸，肝外胆管，膵に囲まれた，いわゆる groove 領域に強い線維化をきたす．本例ではとくに，肝外胆管周囲に線維化が強い．
b：十二指腸壁にはしばしば，内腔に蛋白栓を含む囊胞構造が認められる．

[松田病院　松田忠和先生のご好意による]

されている．これが主たる所見であるケースもあり，paraampullary duodenal wall cyst と呼ばれる．

d | 腫瘤形成性膵炎

腫瘤形成性膵炎は，臨床的に腫瘍と鑑別困難な炎症性病変の総称である．したがって，単一な疾患概念ではない．AIP や groove pancreatitis も腫瘤形成性膵炎に含めることがあるが，概念として確立している疾患には適切な名称を用いることが相応しい．

AIP や groove pancreatitis に相当しない"腫瘤形成性膵炎"もある．その中には，組織学的には定型的な慢性膵炎の像を示すものや，急性膵炎の修復像と考えられるもの，仮性囊胞の基質化したものなどが含まれ，組織像は様々である．AIP やサルコイドーシスに該当しない，リンパ球，形質細胞の強い浸潤を伴う原因不明の慢性膵炎もある．このように，"腫瘤形成性膵炎"は単一の疾患単位ではないことを十分に認識しておく必要がある．

e | 感染性膵炎

感染症が原因で急性膵炎をきたすものとして，ウイルス［流行性耳下腺炎（ムンプス），コクサッキー，B型肝炎，サイトメガロ，水痘帯状ヘルペス，単純ヘルペス］，細菌（マイコプラズマ，レジオネラ，レプトスピラ，サルモネラ），真菌（アスペルギルス），寄生虫（トキソプラズマ，クリプトスポリジウム，回虫）などが知られるが[32]，病理像についての報告は乏しい．

文　献

1) Takeda K, et al：Pancreatic ischemia associated with vasospasm in the early phase of human acute necrotizing pancreatitis. Pancreas 30：40-49, 2005
2) Tsuji Y, et al：Perfusion computerized tomography can predict pancreatic necrosis in early stages of severe acute pancreatitis. Clin Gastroenterol Hepatol 5：1484-1492, 2007
3) Kimura K, et al：Ultrastructural and confocal laser scanning microscopic examination of TUNEL-positive cells. J Pahol 181：235-242, 1997
4) 能登原憲司ほか：非腫瘍性膵疾患．キーワードとアルゴリズムで捉える肝胆膵の実践病理診断，中沼安二ほか（編），文光堂，東京，p65-94，2013
5) Klöppel G：Pseudocysts and other non-neoplastic cysts of the pancreas. Semin Diagn

Pathol **17**：7-15, 2000
6) Banks PA, et al：Classification of acute pancreatitis-2012：revision of the Atlanta classification and definitions by international consensus. Gut **62**：102-111, 2013
7) Hirota M, et al：Non-occlusive mesenteric ischemia and its associated intestinal gangrene in acute pancreatitis. Pancreatology **3**：316-322, 2003
8) 辻　喜久ほか：重症急性膵炎と Non occlusive mesenteric ischemia．日腹部救急医会誌 **31**：1029-1037, 2011
9) Etemad B, et al：Chronic pancreatitis：diagnosis, classification, and new genetic developments. Gastroenterology **120**：682-707, 2001
10) Klöppel G：Chronic pancreatitis of alcoholic and nonalcoholic origin. Semin Diagn Pathol **21**：227-236, 2004
11) Maruyama M, et al：Type 1 autoimmune pancreatitis can transform into chronic pancreatitis：a long-term follow-up study of 73 Japanese patients. Int J Rheumatol **2013**：272595, 2013
12) Klöppel G：Chronic pancreatitis, pseudotumors and other tumor-like lesions. Mod Pathol **20**（Suppl 1）：S113-S131, 2007
13) 厚生労働省難治性膵疾患に関する調査研究班, 日本膵臓学会，日本消化器病学会：慢性膵炎臨床診断基準2009．膵臓 **24**：645-646, 2009
14) 須田耕一：慢性膵炎診断基準2009．診断基準の解説．3．組織所見．膵臓 **24**：661-665, 2009
15) Takayama M, et al：Recurrent attacks of autoimmune pancreatitis result in pancreatic stone formation. Am J Gastroenterol **99**：932-937, 2004.
16) Whitcomb DC, et al：Hereditary pancreatitis is caused by a mutation in the cationic trypsinogen gene. Nat Genet **14**：141-145, 1996
17) Witt H, et al：Mutations in the gene encoding the serine protease inhibitor, Kazal type 1 are associated with chronic pancreatitis. Nat Genet **25**：213-216, 2000
18) Singhi AD, et al：The histopathology of PRSS1 hereditary pancreatitis. Am J Surg Pathol **38**：346-353, 2014
19) Yoshida K, et al：Chronic pancreatitis caused by an autoimmune abnormality. Proposal of the concept of autoimmune pancreatitis. Dig Dis Sci **40**：1561-1568, 1995
20) Kawaguchi K, et al：Lymphoplasmacytic sclerosing pancreatitis with cholangitis：a variant of primary sclerosing cholangitis extensively involving pancreas. Hum Pathol **22**：387-395, 1991
21) Notohara K, et al：Idiopathic chronic pancreatitis with periductal lymphoplasmacytic infiltration. Clinicopathologic features of 35 cases. Am J Surg Pathol **27**：1119-1127, 2003
22) Zamboni G, et al：Histopathological features of diagnostic and clinical relevance in autoimmune pancreatitis：a study on 53 resection specimens and 9 biopsy specimens. Virchows Arch **445**：552-563, 2004
23) Hamano H, et al：High serum IgG4 concentrations in patients with sclerosing pancreatitis. N Engl J Med **344**：732-738, 2001
24) Hamano H, et al：Hydronephrosis associated with retroperitoneal fibrosis and sclerosing pancreatitis. Lancet **359**：1403-1404, 2002
25) Kamisawa T, et al：Close relationship between autoimmune pancreatitis and multifocal fibrosclerosis. Gut **52**：683-687, 2003
26) Shimosegawa T, et al：International consensus diagnostic criteria for autoimmune pancreatitis：guidelines of the International Association of Pancreatology. Pancreas **40**：352-358, 2011
27) 日本膵臓学会，厚生労働省難治性膵疾患に関する調査研究班：自己免疫性膵炎臨床診断基準2011．膵臓 **27**：17-25, 2012
28) 能登原憲司：自己免疫性膵炎と膵癌随伴性変化との鑑別．肝胆膵 **56**：263-267, 2008
29) Mayne AIW, et al：Sarcoidosis of the pancreas mimicking adenocarcinoma. BMJ Case Rep **2013**：pii, 2013
30) Adsay NV, et al：Paraduodenal pancreatitis：a clinico-pathologically distinct entity unifying "cystic dystrophy of heterotopic pancreas", "para-duodenal wall cyst", and "groove pancreatitis". Semin Diagn Pathol **21**：247-254, 2004
31) Gabata T, et al：Groove pancreatic carcinomas：radiological and pathological findings. Eur Radiol **13**：1679-1684, 2003
32) Parenti DM, et al：Infectious causes of acute pancreatitis. Pancreas **13**：356-371, 1996

B 腫瘍（外分泌）

1 膵癌

a │ 組織型

膵癌（pancreatic cancer）のうち，膵管癌もしくは膵管腺癌（pancreatic ductal adenocarcinoma：PDAC）というと浸潤性膵管癌（invasive ductal carcinoma）とほぼ同義である．つまり，膵管上皮から発生し浸潤性に発育した腺癌ということであり，浸潤性という意味が含まれている．

外科切除される膵癌は径約3cm大のものが多いが，膵全体にびまん性に拡がる症例もある．

腫瘍割面は，白色調で硬く，周囲の非腫瘍部膵組織との境界は不整かつ不明瞭であることが多いが，結節内部に出血・壊死を伴ったり，大型腫瘍腺管の増生により微小囊胞をみることもある．腫瘍結節周辺には，腫瘍による分枝膵管の狭窄や閉塞のために囊胞状に拡張した膵管を伴うことがある．主膵管を巻き込む膵癌では，それより末梢の主膵管の拡張・蛇行を伴っていることが多い．

その組織像は，中〜高分化型の管状腺癌像が典型だが，高分化な成分から低分化な成分が混在していることが多い（**図1-a, b**）．また，種々の割合で，近傍の膵管枝内に癌の進展像をみることも少なくない．このような膵癌の組織グレード（異型度）分類について，国際的な分類では，原則としてもっとも分化の悪い成分で評価を行うが，日本の『膵癌取扱い規約』では，優勢な腫瘍組織型をもって評価を行うこととされている．癌胞巣周囲には，ほとんどの症例で強い間質線維組織の増生（desmoplasia）を伴っている[1,2]．

臨床的に，腫瘍径2cm以下のTS1症例は比較的少ないが，そのような小型の膵管癌にみられる特徴として，①膵頭部で胆管侵襲を伴うことが多い，②膵管狭窄・閉塞をきたし末梢膵管の拡張を伴うことが多い，③膵管内発育傾向が比較的目立つものが多い，などが挙げられ[3]，腫瘍による二次的変化を含め，このような特徴が小さい腫瘍の発見に繋がるものと考えられる．

膵管癌には，いくつかの組織亜型が知られており，現行のWHO分類では，腺扁平上皮癌（adenosquamous carcinoma），粘液癌［colloid carcinoma（mucinous non-cystic carcinoma）］，印環細胞癌（signet-ring cell carcinoma），肝様癌（hepatoid carcinoma），髄様癌（medullary carcinoma），未分化癌［undifferentiated (anaplastic) carcinoma/undifferentiated carcinoma with osteoclast-like giant cells］，腺房細胞や内分泌細胞への分化を伴う膵癌（carcinoma with mixed differentiation）などが取り上げられている[4]．各組織型について簡単に説明する．

1 腺扁平上皮癌

腺（導管上皮）と扁平上皮細胞への両方の分化を伴うものである（**図1-c**）．診断上は，全体の腫瘍成分のうち30％以上の扁平上皮癌成分をみるものがそのように分類される．現行WHO分類では，mucoepidermoid carcinomaも腺扁平上皮癌に含めている．純粋な扁平上皮癌はきわめてまれであり，多くの切片を作製して検索すると腺癌成分がみつかることが多いと考えられる．組織学的に，腺系上皮細胞への分化は，腺管形成や細胞外への粘液産生，細胞胞体内の粘液含有などで確認することができる．扁平上皮細胞への分化は，様々な程度の角化像で特徴づけられるが，胞体の重厚感，細胞境界の明瞭化，大きな胞巣状で浸潤像，層構造のうかがわれる胞巣などが参考になる．

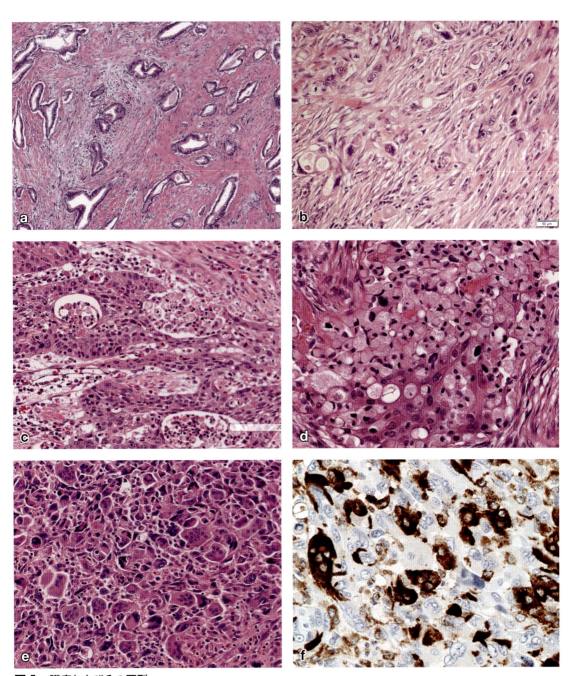

図1　膵癌およびその亜型
a：高分化腺癌，b：低分化腺癌，c：腺扁平上皮癌，d：印環細胞を混じる腺癌，e：破骨型多核巨細胞を伴う未分化癌/退形成癌，f：組織球マーカー（CD68）で破骨型多核巨細胞は染め出される．

通常，*KRAS*遺伝子変異を有し，免疫組織化学的にp53核陽性，SMAD4陰性など浸潤性膵管癌との類似性を示す．扁平上皮成分はp63陽性を示す．臨床的には，通常の膵管癌より予後不良とされる．

2 粘液癌

部分的に粘液湖をみる腺癌はあるが，少なくとも腫瘍の80％以上に腫瘍が浮遊する細胞外

粘液の溜まりがみられるものを粘液癌と呼ぶ．多くの症例は，腸型亜型の膵管内乳頭粘液性腫瘍（intraductal papillary mucinous neoplasm：IPMN）の浸潤癌像として認められ，MUC2陽性，CDX2陽性などを示す．粘液湖の辺縁の一部を上皮が縁取ることがある．印環細胞癌様の形態を示すものもある（**図1-d**）．臨床的には，通常型膵管癌より予後はよい．

3 肝様癌

肝細胞への分化を示す成分を有した膵癌であり，膵原発腫瘍ではきわめてまれである．肝細胞癌への分化成分は，膵管癌にみられたり，また腺房細胞癌や神経内分泌腫瘍に関連してみられることがある．細胞形態上，肝様であることは，豊富な細胞胞体とその好酸性化で特徴づけられるが，免疫組織化学ではα-fetoprotein（AFP）やhepatocyte paraffin-1（Hep Par-1）などが有用である．ただしAFPは，腺房細胞癌や神経内分泌腫瘍でも陽性を示すことがあり注意が必要である．

4 未分化癌

未分化癌（退形成癌）は，ときに肉腫や悪性リンパ腫などとの鑑別も必要な分化の低い上皮性悪性腫瘍であり，腺癌との連続性や，免疫染色による上皮マーカーの陽性像などによって診断される．

非常に多形性・異型性が強い腫瘍細胞が，比較的髄様に増殖する．紡錘状細胞が目立つものもある．多くの症例で，腫瘍の一部に腺癌成分が確認されるため，膵管癌の脱分化像と考えられている．そのため，『膵癌取扱い規約』では退形成癌（anaplastic carcinoma）としている[2]．

WHO分類では，破骨型多核巨細胞の出現を伴うもの（undifferentiated carcinoma with osteoclast-like giant cells；**図1-e**）を別に分けて記載している．ここに出現する多核巨細胞は組織球系の細胞であり，非腫瘍性とみなされている．また出血を伴うことも多く，ヘモジデリンを貪食していることもある．

免疫組織化学では，未分化腫瘍成分は，vimentin（＋）を示し，cytokeratinも種々の程度や領域で陽性を示し，またp53（＋）を示すものもある．一方，上述のように多核巨細胞は組織球系細胞でありCD68（＋），p53（－）を示す（**図1-f**）．

いずれも予後は非常に不良であるが，破骨型多核巨細胞の出現を伴うものの方が若干よい．また，ほとんど膵管内で発育する退形成癌も報告されている．

5 髄様癌

髄様癌は，腺様構造も乏しい分化の悪い癌で，マイクロサテライト不安定性を示すことが多いことで注目された上皮性悪性腫瘍である[5]．

孤発性に発育することもあるが，遺伝性非ポリポーシス大腸癌（hereditary non-polyposis colorectal cancer：HNPCC，Lynch症候群）の患者に発生することが多い．好発年齢や性は通常型膵管癌と同様である．予後は通常型膵管癌よりよい．

組織学的には，壊死を伴う腫瘍細胞の膨張性発育と，腫瘍細胞同士が融合した"syncytial growth pattern"が特徴とされ，高度なリンパ球の浸潤を伴うこともある．

免疫組織化学では，cytokeratin（＋）を示し，しばしばDNAミスマッチ修復蛋白（hmsh2, hmlh1）の発現消失を見るとされる．

6 腺房細胞や内分泌細胞への分化を伴う膵癌

いくつかの分化を示す腫瘍が混在してみられる膵原発の悪性上皮性腫瘍である．これは，導管上皮癌（膵管癌）-神経内分泌癌の混合癌，腺房細胞癌-神経内分泌癌の混合癌，導管癌神経内分泌癌-腺房細胞癌の混合癌などに分けられ，それぞれの成分が30％以上認められる場合に適用される．単なる衝突癌とは区別する必要がある．

導管上皮癌（膵管癌）-神経内分泌癌の混合癌は，辺縁部で非腫瘍性の神経内分泌細胞が巻き込まれていることがあり，それらとの鑑別に注意する必要がある．

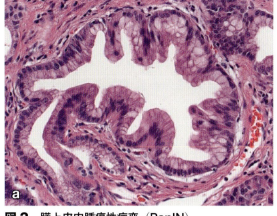 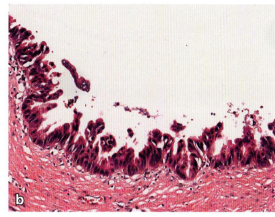

図2 膵上皮内腫瘍性病変（PanIN）
a：低異型度 PanIN，b：高異型度 PanIN（上皮内癌相当）

b 膵上皮内腫瘍性病変（PanIN）

膵上皮内腫瘍性病変（pancreatic intraepithelial neoplasia：PanIN）は，膵管の異型上皮のことであり，浸潤性膵管癌の前駆病変と考えられている病変の1つである[1]（図2）．

膵管の異型上皮の記載は1世紀以上前からあるが，その後も主に剖検症例の検索から膵癌との関連を示唆する報告が散発的になされている．PanIN という用語は，2001年に，膵管異型上皮（異型過形成，上皮内癌，粘液細胞化生など様々に呼ばれてきていた）の用語と概念の統一を図って作られたものである．異型度によりPanIN-1A，-1B，-2，-3の4段階に分類された．現行 WHO 分類では，「PanIN は，膵管上皮より発生し，顕微鏡レベルで観察される乳頭状もしくは平坦な形態をとる非浸潤性の上皮内腫瘍性病変である．PanIN は様々な量の粘液を有し，様々な程度の細胞異型や構造異型を示す円柱状から立方状の細胞で構成される．PanIN は通常直径5 mm 未満の膵管に認められる」と定義されている[1]．

前述のように，PanIN 分類は膵管異型上皮の組織形態分類であるが，そのような病変が多段階的に発育進展し悪性化していくことを示唆したものでもあり，PanIN モデルとも呼ばれている．これを裏付けるように，PanIN の組織異型度の上昇に従って，様々な分子異常などが報告されている．

PanIN 分類の当初の主たる目的は，むしろ研究成果の比較を容易にするためであったが，その後，臨床的視点も加え改訂され，さらに2014年には国際コンセンサス会議で low grade PanIN と high grade PanIN の2段階分類案が採択され，2015年に論文発表されている[6]．これを受ける形で，日本の『膵癌取扱い規約』も第7版では，従来の異型過形成および上皮内癌（atypical hyperplasia and carcinoma in situ）に代わって PanIN を採用すると同時に2段階分類を取り入れている[2]．

c 上皮間葉転換（EMT）

上皮間葉転換（epithelial-mesenchymal transition：EMT）とは1980年代はじめに Elizabeth Hay らが提唱した，上皮細胞が上皮としての形質を失い間葉系の形質を獲得する現象であり[7]，生体内では原腸陥入や神経管形成などの発生段階に関わるものとして報告されてきた．実際，EMT が生じると，上皮細胞が間葉系の細胞形態を示し，細胞間接着の消失がみられ，細胞移動能が亢進する．このことから，近年は癌細胞の浸潤・転移に密接に関わっていることが

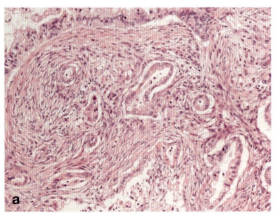
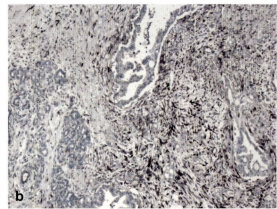

図3　desmoplasiaとペリオスチンの発現
a：腫瘍腺管周囲に強い線維増生（desmoplasia）がみられる．
b：腫瘍腺管周囲の線維芽細胞にペリオスチンのシグナルがみられる（in situ ハイブリダイゼーション）．

明らかになり，膵癌においてもEMTがその進展と転移に重要な役割を果たしていると考えられている．

また，退形成癌においては，その肉腫様成分は上皮性癌，つまり膵管癌から間葉系細胞への転換が起こっており，EMTの1つの形態と考えられる．

d｜desmoplasia

デスモプラシア（desmoplasia）は，腫瘍の浸潤巣にみられる厚い結合組織や間質組織の増生をいい（図3-a），古代ギリシャ語のdesmos（結び目，接着，付着）とplasia（形成，構造）に由来しているとされる．膵癌の周囲に強いdesmoplasiaが観察されることはよく知られているが，このような変化の一部は，浸潤癌を伴わないIPMNやPanINの段階でも見出されている．

2004年に，慢性膵炎の線維化形成に寄与している膵星細胞（pancreatic stellate cells：PSC）が癌間質の細胞外マトリックス（extracellular matrix：ECM）を産生していることが見出され，PSCにはECM蛋白質の1つであるペリオスチンの発現も確認されている（図3-b）．そして，このPSCの活性化には，TGF-βが重要な役割を果たしている．

PSCの活性化とECMの沈着により組織は硬化し，それによって血流も影響を受ける．ECMが沈着し硬さを増した組織では，薬剤が膵癌細胞に到達するのを妨げる結果にも繋がる．このようなdesmoplasticな組織では，血管密度もかなり減少している．

しかし一方で，間質反応は癌に対する防御反応であり，間質反応がなくなることが癌の悪性化に繋がる可能性を示唆している報告もあり注目されている[8,9]．

2　膵囊胞性腫瘍

a｜膵管内乳頭粘液性腫瘍（IPMN）

IPMNは膵管拡張を主徴とし，膵管内に粘液産生を示す乳頭状の腫瘍性上皮の増生をみる疾患である．腫瘍細胞は高円柱状で種々の程度の異型を示し，また，種々の粘液蛋白発現様式を呈しながら特徴的な乳頭構築を示す．膵管は腫瘍性上皮の増生による内腔の押し広げと粘液の貯留により拡大する．分枝膵管の拡張を主体とする分枝型，主膵管拡張を主体とする主膵管型，両者が同等となる混合型のいずれかを呈す

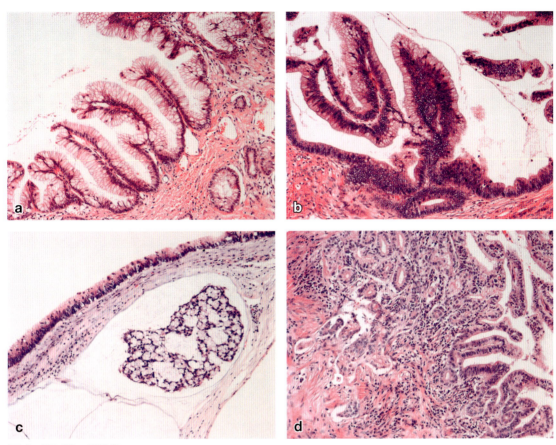

図4 IPMNの組織像
a：膵管内乳頭粘液性腺腫．粘液性胞体を持つ高円柱細胞の乳頭状増生を認める．核は均一で基底側にそろって配列している．
b：膵管内乳頭粘液性腺癌，非浸潤性．不整な乳頭状構造を示して増殖し，核腫大，重層化が目立つ．
c：膵管内乳頭粘液性腺癌，浸潤性，粘液癌．間質内に粘液湖を形成し，腫瘍細胞が集塊状に認められる．
d：膵管内乳頭粘液性腺癌，浸潤性，管状腺癌．乳頭状増生を示す管腔内成分と連続して，間質に異型管状腺管が浸潤性に増殖している．a～dはいずれも100倍．

1 IPMN 組織分類

IPMNは腫瘍性上皮の異型度および浸潤の有無により以下に分けられる[10]（図4）．

・膵管内乳頭粘液性腺腫（IPMN, low-grade）
・膵管内乳頭粘液性腺癌，非浸潤性（IPMN, high-grade）
・膵管内乳頭粘液性腺癌，浸潤性（IPMN with an associated invasive carcinoma）

腺腫は上皮異型の程度が癌には及ばないもので，核が基底層に沿って整然と並ぶものから，ときにやや腫大し軽度重層化を示すものが該当する（図4-a）．多くは分枝型を呈する．非浸潤性腺癌は核の腫大，極性の乱れ，核の重層化，クロマチン増生の程度が強く，不整な乳頭構造を示して，内腔に旺盛に増生する（図4-b）．分枝膵管の強い拡張あるいは主膵管の拡張をきたし，しばしば十二指腸乳頭からの粘液排出をみる．浸潤性の膵管内乳頭粘液性腺癌は異型の強い上皮増生とともに膵管周囲実質への浸潤性増殖をみるもので，浸潤性腺癌の組織型により，粘液癌（図4-c），あるいは管状腺癌（図4-d）を呈する場合がある．粘液癌を呈する際は腫瘍細胞を含有した粘液湖が膵実質内に認め

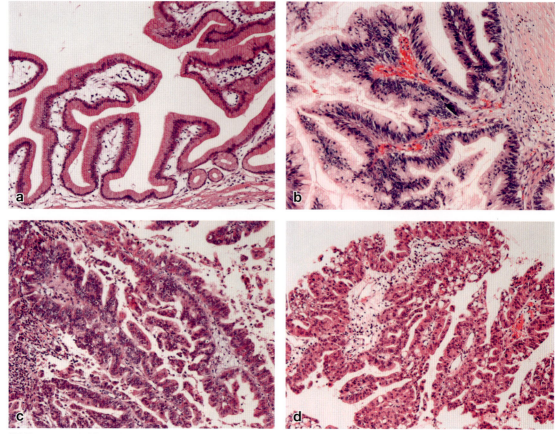

図5 IPMN 組織亜型
a：胃型，b：腸型，c：胆膵型，d：好酸性細胞型．いずれも100倍．

られ，ときに粘液湖が主体を占め全体がゼラチンスポンジ様になる．管状腺癌を呈するものでは間質の強い線維化を伴い，通常の膵管癌と類似する．いずれの場合でも本来の拡張膵管内成分が不明瞭となり，IPMN 由来の浸潤癌かどうかが問題となることがある．そのような際は，既存の膵管の拡張像と拡張膵管内の腫瘍成分の存在をよく検索することが必要となる．

2 IPMN 組織亜型

腫瘍性上皮が作る種々の乳頭構築は IPMN 組織亜型として，その特徴的形態によって以下に分類される[11]（図5）．

・胃型膵管内乳頭粘液性腫瘍（IPMN, gastric type）
・腸型膵管内乳頭粘液性腫瘍（IPMN, intestinal type）
・胆膵型膵管内乳頭粘液性腫瘍（IPMN, pancreatobiliary type）
・好酸性細胞型膵管内乳頭粘液性腫瘍（IPMN, oncocytic type）

これらの組織亜型は腫瘍性上皮における特徴的粘液蛋白発現様式とよく相関する．特徴的発現を示すムチン蛋白（MUC）は MUC1，MUC2，MUC5AC，MUC6 であり，免疫組織化学法により発現を検索する．

胃型 IPMN には胃腺窩上皮に類似した胃腺窩型（図5-a）と胃幽門腺に類似した腺管が集簇してポリープ状の病変を作る胃幽門腺型がある．分枝型に多く，胃腺窩型はしばしば膵内に多発する[11,12]．ムチン蛋白発現では MUC1 陰性，MUC2 陰性，MUC5AC 陽性となり，MUC6 は胃腺窩型上皮で陰性，胃幽門腺型上皮で陽性

となる．異型が弱い腺腫相当のものが多いが，ときに低乳頭状で異型の強い，非浸潤性腺癌相当のものがある．

腸型IPMNは腸腫瘍に類似した絨毛状の異型の強い上皮増生を示し，主膵管型に多く，粘稠な粘液を多量に産生する（図5-b）．高度な分枝膵管の囊胞状拡張や，主膵管拡張が膵全体にわたる場合もある．通常，異型が強く，非浸潤性腺癌に相当し，浸潤性の場合は粘液癌を呈することがほとんどで，また非浸潤性であっても膵管の機械的破綻から十二指腸や胆管に穿破することがある．ムチン蛋白発現ではMUC1陰性，MUC2陽性，MUC5AC陽性，MUC6陰性で，腸管特異的な転写因子であるCDX2が核に陽性となる[13]．ときには異型の弱い杯細胞様腺上皮の増生からなるものがあり，そのような場合は腺腫と診断される[11]．

胆膵型IPMNは幅の狭い複雑な分葉状の乳頭状構造を呈して増殖する腫瘍性上皮より構成され，その特徴的な形態はシダの葉状と形容される（図5-c）．細胞および構造異型が強く，腺癌相当と診断され，しばしば浸潤性膵管癌を伴う．占拠部位として主膵管，分枝膵管に偏りはなく，ムチン蛋白発現ではMUC1陽性，MUC2陰性，MUC5AC陽性，MUC6がときに陽性となる[11,12]．通常型膵癌と診断されたものでも腫瘍内あるいは周囲に拡張膵管があり，それらに異型の強い乳頭状増生が認められるときは，胆膵型IPMN由来の浸潤癌である可能性がある．

好酸性細胞型IPMNは好酸性胞体を持つ細胞が棍棒状あるいは広葉状に増殖する（図5-d）．核は円形で極性の喪失と上皮内空胞（intraepithelial lumina）が特徴的である．細胞極性喪失と構造異常から腺癌相当とみなされる．ポリープ状の病変を作る一方，管内進展が著明で拡張が目立たない膵管まで進展していることがある．浸潤性となると，同様の細胞が小クラスター形成しながら浸潤する浸潤性好酸性細胞癌（oncocytic carcinoma）となる場合と粘液癌や管状腺癌を伴う場合がある．ムチン蛋白発現では

MUC1，MUC2のいずれかがときに陽性，MUC5AC陽性，MUC6陽性が特徴的である[11,12]．

IPMNの臨床徴候は異型度による病理診断，組織亜型と相関する[12]．診断別の5年生存率を比較すると腺腫は99％，非浸潤性腺癌は94％，浸潤性腺癌例では進行度（Stage）により40〜90％となっている[12]．

胃型IPMNはほとんどが腺腫であり，分枝型が多く，予後は良好で，5年・10年生存率は90％以上である．しかし，まれではあるが異型の強いものがあり，そのようなものは管状腺癌を伴いやすく，予後不良となる[12]．腸型IPMN全体の5年生存率は80〜90％，10年生存率は60〜70％程度である．切除後の残膵再発をときに認める．切除後の残膵再発は初回手術時断端陰性でも発生するが，そのような場合は異時性の多発あるいは膵管内播種である可能性がある．また，腹腔内に粘液が漏出すると粘液腫様の癌性腹膜炎を発症することがある．胆膵型IPMNは管状腺癌を伴うことが多く，予後はIPMN亜型の中でもっとも不良となり，5年生存率30〜50％程度となる．非浸潤性である場合，予後はよい．好酸性細胞型IPMNは5年生存率80％，10年生存率70％程度となる．以上，予後別にみると，胃型IPMNは予後良好で，腸型IPMNと好酸性細胞型IPMNはやや悪く，胆膵型IPMNはもっとも不良となる．これら組織亜型はStage，肉眼型（主膵管型，分枝型，混合型）とは独立した予後因子となり，とくに浸潤した例でのみ解析するともっとも強い予後因子となる[12]．

b 粘液性囊胞腫瘍（MCN）

粘液性囊胞腫瘍（mucinous cystic neoplasm：MCN）は粘液を溜めた単〜少数の囊胞よりなる腫瘍で，膵尾部に孤立性に大きな囊胞を形成することが多く，囊胞内隔壁を有することがある．膵管との交通は診断画像上では通常認められず，膵管系に変化が認められることは少な

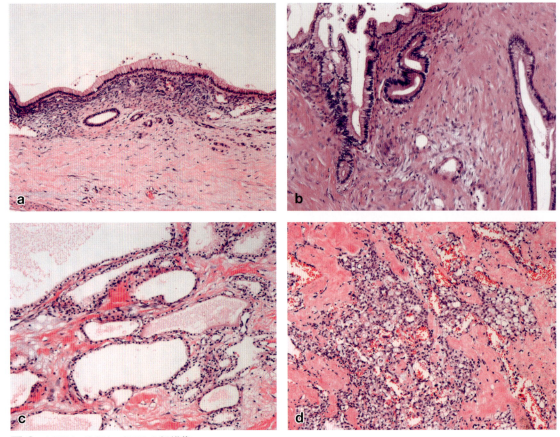

図6 MCN, SCN, SPN の組織像
a：粘液性嚢胞腺腫．粘液性の高円柱上皮直下間質に，小血管を伴う紡錘形細胞の帯状の集簇よりなる卵巣様間質が認められる．
b：粘液性嚢胞腺癌，浸潤性．間質に異型管状腺管よりなる浸潤像が認められる．
c：漿液性嚢胞腺腫．立方上皮細胞よりなる小嚢胞腔が集簇している．
d：充実性偽乳頭腫瘍（SPN）．線維性の血管芯を伴って小型円形核をもつ腫瘍細胞が，偽乳頭状構造を作って増殖している．a〜d はいずれも 100 倍．

い．画像上，粘液を入れた嚢胞性腫瘍として認識される IPMN との鑑別が問題となるが，IPMN は前述のように膵管拡張を主徴とする腫瘍であるので嚢胞性病変は膵管と交通し，膵管の一部とみなされることが重要な鑑別点となる．嚢胞内腔には種々の程度の異型を呈する粘液性の高円柱腫瘍性上皮が認められ，嚢胞壁は線維性で，上皮直下に卵巣様間質（OS）と呼ばれる紡錘形細胞の増生像が特徴的に認められる（図6-a）．卵巣様間質を構成する細胞は筋線維芽様細胞で，エストロゲン受容体，プロゲステロン受容体を発現している．高齢者の例ではと

きに卵巣様間質が不明瞭となることがあるので MCN が示唆される際は丹念に検索することが必要となる．

MCN は上皮の異型度と浸潤の有無により，以下に分けられる．
・粘液性嚢胞腺腫（MCN, low-grade）
・粘液性嚢胞腺癌，非浸潤性（MCN, high-grade）
・粘液性嚢胞腺癌，浸潤性（MCN with an associated invasive carcinoma）

粘液性嚢胞腺腫では平坦な，あるいは乳頭状に増生する低異型度の腫瘍性の高円柱上皮が嚢

胞内腔面に認められる．粘液性囊胞腺癌では異型の強い腫瘍性上皮が不整な乳頭状を呈して増生している．浸潤性囊胞腺癌では囊胞壁あるいは周囲膵実質に腫瘍性上皮が浸潤性に増殖し，浸潤成分は管状腺癌の像を呈する場合が多い[14]（図6-b）．囊胞周囲の膵実質は通常よく保たれているが，ときにやや萎縮していることがある．囊胞内腔の腫瘍性上皮は胃型の形質を有する場合が多く，ムチン蛋白発現では通常MUC1陰性，MUC2陰性，MUC5AC陽性，MUC6陰性となる[15]．卵巣様間質はエストロゲンレセプター陽性，プロゲストロンレセプター陽性，平滑筋アクチン陽性，inhibin陽性である[16]．

MCNは良性の腺腫病変が進行して腺癌に変化するとされており，治療は切除が原則となる[17]．腺腫，非浸潤癌の予後はよいが，浸潤癌の予後は5年生存率が30％程度と悪い[18]．

c 漿液性囊胞腫瘍（SCN）

漿液性囊胞腫瘍（serous cystic neoplasm：SCN）は立方上皮細胞より構成される漿液を入れた囊胞腔の集簇よりなる腫瘍で，膵内に孤立性または多発性に発生し，画像上濃染する腫瘍として認識される．ほとんどが良性，すなわち浸潤・転移をきたすことはないが，増大して圧排症状をきたしたり，頻度は少ないものの，膵管を巻き込んで膵炎を起こすことがある．また，膵内に多発する場合もある．悪性例，すなわち浸潤転移をきたした例が報告されているがきわめてまれである[19]．

SCNは以下に分けられる．
- 微小囊胞性漿液性囊胞腺腫（microcystic SCN）
- 大囊胞性漿液性囊胞腺腫（macro/oligocystic SCN）
- 充実性漿液性腺腫（solid serous neoplasm：SN）
- 漿液性囊胞腺癌（serous cystadenocarcinoma）

微小囊胞性SCNは一般的なSCNであり，肉眼的に細かい微小な囊胞により構成されている腫瘍で，中央に星状瘢痕をみることがある．囊胞は胞体がグリコーゲンに富む明るい立方状漿液性上皮細胞により構成されている（図6-c）．核は小型で異型はほとんどない．大囊胞性SCNは別名oligocystic SCNともいわれ，数個の比較的大きな囊胞よりなるもので，囊胞を構成する細胞は微小囊胞性SCNと同様の立方上皮細胞である．大囊胞性SCNはMCNやIPMNと鑑別を要することになるが，囊胞構成細胞がMCNやIPMNとは異なる立方状漿液性細胞であることから病理学的鑑別は容易である．充実性SNは肉眼上結節性で囊胞が認められないものを指す．顕微鏡的には非常に微小な腺腔が集簇して認められ，それら腺腔はSCNに特徴的な胞体の明るい立方上皮細胞により構成されている．漿液性囊胞腺癌は浸潤・転移をきたすSCNであるが，組織像は通常のSCNと同様かやや異型が認められる程度であり，浸潤・転移をみることで初めて診断されるものの，最近の報告では，肝転移をきたしたようにみえるSCNは同時性に肝原発SCNを伴ったものであり，真の転移例はほとんどないとされている[20]．

SCNを構成する立方状漿液性上皮細胞は胞体がPAS陽性，ジアスターゼ消化PAS陰性となる．Alcian blueは陰性である．MUCの発現ではMUC1-core時に陽性，MUC2陰性，MUC5AC陰性，MUC6時に陽性となる．ほとんどがepidermal growth factor receptor（EGFR），mitogen-activated protein kinase（MAPK）を強発現している[21]．

d 充実性偽乳頭腫瘍（SPN）

充実性偽乳頭腫瘍（solid pseudopapillary neoplasm：SPN）は細胞が充実性に増殖する部分と変性して囊胞性を呈する部分よりなる腫瘍で，以前はsolid and cystic tumorとも呼ばれていた．Pseudopapillaryとは，顕微鏡的に腫瘍細胞が線維性の血管を含む間質を軸に偽乳頭状に増殖する像を示すことを指している．肉眼的には充実性部分は白色からやや黄色調を呈し，囊胞部分は出血性で褐色調を帯びてもろい．組織

像では腫瘍細胞は小型多角形で，胞体は好酸性および核は小型で，血管を含む線維性の茎周囲に偽乳頭状に増生している（**図6-d**）．ときに充実性部分はコンパクトになって小胞巣状を呈し，そのようなときの偽乳頭状構造は認識しにくい．変性部分では腫瘍成分がゴースト化し，出血，炎症細胞滲出，コレステリン結晶析出，石灰化を伴うことがある．被膜構造は不明瞭であることが多く，境界部では腫瘍細胞は周囲腺房内に分け入るように認められる．腫瘍細胞の由来は不明であるが，超顕微鏡的に不完全な分泌顆粒様の顆粒が認められ，未分化な分泌細胞であることが示唆されている．神経内分泌腫瘍との鑑別が必要となるが，シナプトフィジンがときに陽性となるものの，クロモグラニンAは陰性であり，CD10が陽性，また特徴的にβカテニンの核内強発現を認める．これは，βカテニンをコードする遺伝子である*CTNNB1*の体細胞性変異とWnt信号伝達経路の活性化を示す[22]．SPNは悪性の可能性があるものとして取り扱われ，治療は切除が基本となるが，通常，予後はよく，5年生存率は90％を超える．しかし，まれに転移再発を繰り返し，予後不良なものがあり，そのようなものはhigh-grade SPNと呼ばれる[23]．

文献

1) Hruban RH, et al：Ductal adenocarcinoma of the pancreas. WHO Classification of Tumours of the Digestive System, Bosman FT, et al（eds），4th ed, IARC Press, Lyons, p281-291, 2010
2) 日本膵臓学会：膵癌取扱い規約，第7版，金原出版，東京，2016
3) Fukushima N, et al：Intraductal papillary components in invasive ductal carcinoma of the pancreas are associated with long-term survival of patients. Hum Pathol 32：834-841, 2001
4) Fukushima N：Ductal adenocarcinoma variants and mixed neoplasms of the pancreas. WHO Classification of Tumours of the Digestive System, Bosman FT, et al（eds），4th ed, IARC Press, Lyons, p292-295, 2010
5) Goggins M, et al：Pancreatic adenocarcinomas with DNA replication errors（RER+）are associated with wild-type K-ras and characteristic histopathology. Poor differentiation, a syncytial growth pattern, and pushing borders suggest RER+. Am J Pathol 152：1501-1507, 1998
6) Basturk O, et al：A revised classification system and recommendations from the Baltimore Consensus Meeting for neoplastic precursor lesions in the pancreas. Am J Surg Pathol 39：1730-1741, 2015
7) Greenburg G, et al：Epithelia suspended in collagen gels can lose polarity and express characteristics of migrating mesenchymal cells. J Cell Biol 95：333-339, 1982
8) Rhim AD, et al：Stromal elements act to restrain, rather than support, pancreatic ductal adenocarcinoma. Cancer Cell 25：735-747, 2014
9) Özdemir BC, et al：Depletion of carcinoma-associated fibroblasts and fibrosis induces immunosuppression and accelerates pancreas cancer with reduced survival. Cancer Cell 25：719-734, 2014
10) Basturk O, et al：A revised classification system and recommendations from the Baltimore consensus meeting for neoplastic precursor lesions in the pancreas. Am J Surg Pathol 39：1730-1741, 2015
11) Furukawa T, et al：Classification of types of intraductal papillary-mucinous neoplasm of the pancreas：a consensus study. Virchows Arch 447：794-799, 2005
12) Furukawa T, et al：Prognostic relevance of morphological types of intraductal papillary mucinous neoplasms of the pancreas. Gut 60：509-516, 2011
13) Adsay NV, et al：Pathologically and biologically distinct types of epithelium in intraductal papillary mucinous neoplasms：delineation of an "intestinal" pathway of carcinogenesis in the pancreas. Am J Surg Pathol 28：839-848, 2004
14) Jang KT, et al：Clinicopathologic characteristics of 29 invasive carcinomas arising in 178 pancreatic mucinous cystic neoplasms with ovarian-type stroma implications for management

and prognosis. Am J Surg Pathol **39**：179-187, 2015
15) Luttges J, et al：The mucin profile of noninvasive and invasive mucinous cystic neoplasms of the pancreas. Am J Surg Pathol **26**：466-471, 2002
16) Yeh MM, et al：Inhibin expression in ovarian-type stroma in mucinous cystic neoplasms of the pancreas. Appl Immunohistochem Mol Morphol **12**：148-152, 2004
17) Compagno J, et al：Mucinous cystic neoplasms of the pancreas with overt and latent malignancy (cystadenocarcinoma and cystadenoma). A clinicopathologic study of 41 cases. Am J Clin Pathol **69**：573-580, 1978
18) Yamao K, et al：Clinicopathological features and prognosis of mucinous cystic neoplasm with ovarian-type stroma：a multi-institutional study of the Japan pancreas society. Pancreas **40**：67-71, 2011
19) Friebe V, et al：Serous cystadenocarcinoma of the pancreas：management of a rare entity. Pancreas **31**：182-187, 2005
20) Reid MD, et al：Serous neoplasms of the pancreas：a clinicopathologic analysis of 193 cases and literature review with new insights on macrocystic and solid variants and critical reappraisal of so-called "serous cystadenocarcinoma". Am J Surg Pathol **39**：1597-1610, 2015
21) Kuboki Y, et al：Association of epidermal growth factor receptor and mitogen-activated protein kinase with cystic neoplasms of the pancreas. Mod Pathol **23**：1127-1135, 2010
22) Tanaka Y, et al：Frequent beta-catenin mutation and cytoplasmic/nuclear accumulation in pancreatic solid-pseudopapillary neoplasm. Cancer Res **61**：8401-8404, 2001
23) Tang LH, et al：Clinically aggressive solid pseudopapillary tumors of the pancreas：a report of two cases with components of undifferentiated carcinoma and a comparative clinicopathologic analysis of 34 conventional cases. Am J Surg Pathol **29**：512-519, 2005

C 腫瘍（内分泌）

1 膵神経内分泌腫瘍（pNET）

a WHO分類（2010）の概念

膵臓に発生する神経内分泌腫瘍（pancreatic neuroendocrine tumor：pNET）を含むGEP-NET（gastroenteropancreatic NET）に関しては，2010年にWHOの組織分類が新たに提唱された[1]．この分類はWHO分類（2000）とは異なり，Ki-67 labeling index（標識率）または細胞分裂数（mitotic count）の検討という，腫瘍細胞の細胞増殖を検討する2因子のみから構成されるきわめて簡便な分類方法であり，G1，G2およびG3と病理組織学的に分類される（表1）．このWHO分類（2010）はpNET患者の臨床予後を規範するばかりでなく，患者の治療方針も各々の分類により異なり，臨床的にもきわめて重要である．

b WHO分類（2010）の特徴

pNETのWHO分類（2010）は，筆者も関与したENET（Euroepan Neuroendocrine Tumor Society）で提唱された組織分類をもとに規定された，比較的再現性の高い組織分類である[4]．すなわち腫瘍細胞の増殖動態だけで分類されるこの病理組織学的分類は汎用性が十分期待できる．さらにTNM分類と組み合わせることで，今までよりもより正確にpNET患者の臨床予後を知ることができる．今まで分類が必ずしも明瞭ではなかったpNETの病理組織分類において，きわめて画期的な分類である．さらに術後の薬物療法方針に関し，腫瘍細胞がどのくらい増殖しているかでほとんど規範されることを確立した本分類の臨床的意義はきわめて大きい．

表1 WHO分類（2010）におけるNETの分類

	mitotic count	Ki-67
NET G1	＜2/10 HPF	≦2%
NET G2	2〜20	3〜20%
NET G3（NEC）	20＜	20%＜
mixed adenoneuroendocrine carcinoma（MANEC）		

［Bosman FT, et al：Pathology and genetics tumor of the digestive system. WHO Classification of Tumours, IARC Press, Lyon, 2010 より引用］

c WHO分類（2010）の実際

WHO分類（2010）では，いかに正確に腫瘍細胞の増殖動態を病理組織標本で検討できるのか？ という点が重要である．Ki-67の解析が現時点ではこの増殖細胞の検索の基本となっているが，その結果に一番影響を与えるのは算出方法である．WHO分類（2010）では染色標本全体をみてもっともKi-67陽性細胞数が多く認められる領域，すなわち"hot spots"を選び，その領域で500〜1,000個の腫瘍細胞を算出して標識率を出すことが推奨されている[2,3]．このhot spotsを用いる解析は，患者の臨床予後との関係でもっとも確実に相関が出たKi-67の解析法であることに基づいている．すなわち，このhot spotsの同定が，的確にWHO分類（2010）に基づく病理組織診断を行うに際してきわめて重要である．加えてKi-67 LIの閾値は今後の新分類で変わる可能性もあり，pNET患者の臨床経過が比較的長いことを考慮すると，病理組織診断報告書には単にG1，G2，G3と記述するだけではなく，Ki-67の標識率そのものを記載することが病理医側にも求められている．

d | WHO分類（2010）の問題点

近年，この分類に対していくつかの問題点が指摘されている．1つは用語の問題で，G1，G2をNETとして，G3をNEC（neuroendocrine carcinoma）と規範し，これらを包括しNEN（neuroendocrine neoplasm）とする概念が提唱された．もう1つは，臨床的に大きな課題であるが，Ki-67標識率が20％を超過する症例をすべてG3としてくくってよいのか？ という点である．これらの腫瘍は確かにグループとして解析すると同じような臨床予後を示す．しかし，個々の症例ごとでみると治療法などを含めてheterogenousであり，臨床管理はかなり異なる可能性があることも事実である．

2 機能性膵神経内分泌腫瘍

pNETは膵島細胞から発生する腫瘍である．膵ランゲルハンス島はインスリン，グルカゴン，ソマトスタチンといったペプチドホルモンを合成・分泌することから，ランゲルハンス島由来の腫瘍でも上述のホルモンを合成・分泌することはよく知られてきた．こうしたことから，pNETが過剰合成・分泌するペプチドホルモンの種類によって病理組織分類も行われ，病理組織分類と並存し非常に混乱が認められたことは否めない．例えばWHO分類（2000）などでは，腫瘍がインスリン以外の膵島ホルモンを臨床的に過剰合成・分泌しているのか否かという項目が，その患者の臨床予後においても重要と考えられてきた．すなわち，インスリン以外の膵島ホルモンを過剰に合成・分泌している症例では，そうではない症例に比べて臨床予後は悪くなるということも提唱され[4]，インスリノーマ（insulinoma）とそうではないpNETでは臨床的予後あるいは生物学的悪性度も異なると考えられてきた．

ところがWHO分類（2010）では，多くの症例を検討した結果，pNETが合成・分泌するペプチドホルモンの種類・量などに関係なく，患者の臨床予後，治療への反応はすべて腫瘍細胞の増殖動態とステージにより規範されることが確立された[1]．このようなことから，腫瘍細胞で合成されるホルモンの種類・量などの内分泌学的所見をどのようにpNETの病理組織分類に反映させればよいのか？ ということが，現時点で大きな問題となっている．さらにインスリノーマとそうではないpNETの臨床予後を本当に同じ基準で扱えるのかというところも同時に論議がある．本項ではこれらの点に関し，解説を加える．

a | pNETで合成・分泌しているホルモン動態の疾患分類への反映

大部分のpNETでは免疫組織化学的に検討すると，膵島ホルモンは程度の差はあれ陽性所見が認められる．そこで，例えば図1，図2に示すようなインスリンあるいはグルカゴンが陽性になったpNETを例にとり，現時点での具体的な疾患の命名のアプローチをここに記載する．

図1の症例では，インスリンは一部の細胞で陽性所見を示しているに過ぎないが，プロインスリンは比較的多くの腫瘍細胞で陽性所見をびまん性に呈している．そうするとこの症例はβ細胞/インスリン産生細胞に由来するpNETと命名するのは正しいが，低血糖などのインスリン過剰による症状が臨床的に認められない場合，すなわち内分泌学的にインスリン過多がみられない際には，決してインスリノーマという診断名はつけてはならないのがコンセンサスになっている[1]．同様に，図2に示す症例では腫瘍細胞でグルカゴンが陽性所見を呈していて，α細胞/グルカゴン産生細胞由来のpNETという診断名はよいが，同様にグルカゴンの血中レベルの亢進が認められない場合にはグルカゴノーマという診断はつけるべきではない．

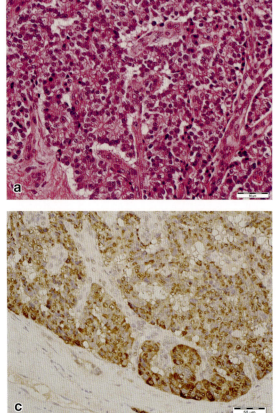
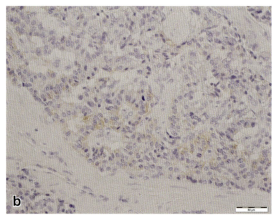

図1 症例1
a：pNETでインスリンが免疫組織化学的に陽性であった症例の病理組織所見（HE染色）．
b：インスリンの免疫組織化学的所見．一部の細胞で明瞭なインスリンの陽性所見が腫瘍細胞で認められている．
c：プロインスリンの免疫組織化学的所見．比較的びまん性に多くの腫瘍細胞で陽性所見が認められている．

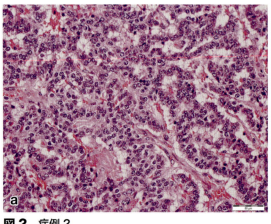
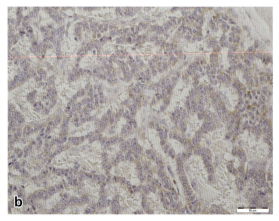

図2 症例2
a：pNETでグルカゴンが免疫組織化学的に陽性であった症例の病理組織所見（HE染色）
b：グルカゴンの免疫組織化学的所見．比較的多くの腫瘍細胞でびまん性に陽性所見が認められている．

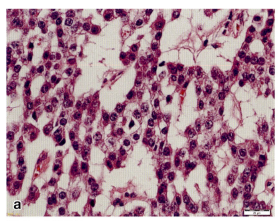
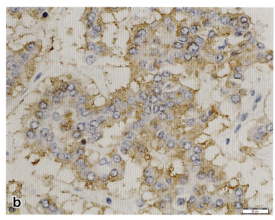

図3　非機能性 pNET
a：病理組織所見．HE 染色．
b：グルカゴンの免疫組織化学的所見．腫瘍細胞ではグルカゴンが陽性所見を示すが，本症例のグルカゴンの血中濃度は正常範囲であった．

3 非機能性膵神経内分泌腫瘍

　pNET は種々の膵ランゲルハンス島に由来するホルモンを合成・分泌することはよく知られているが，実際のところ，多くの pNET では臨床的に明らかなホルモン過剰症状を伴う症例はむしろ少ない．pNET の多くは明瞭な内分泌症状は呈さない．そこで，このような非機能性の pNET に何か病理学的な特徴があるのか？　という点に関して本項で解説する．

a "非機能性"の定義

　実際のところ，機能性・非機能性を鑑別するのは血液中の膵島ホルモンの増加などの内分泌所見ではなく，臨床的にホルモンの過剰症状があるのかで規範される．このことから，図3に示すようなソマトスタチン産生腫瘍や PP（pancreatic polypeptide）などを産生している pNET で膵島ホルモンの血中レベルが高くなり，生検や摘出検体での免疫組織化学的検討で PP やソマトスタチンなどのホルモンが陽性所見を呈しても，定義上は非機能性 pNET の範疇に分類されるという状況になってしまっている[1]．このため，現時点では仮にグルカゴンやインスリンなどが免疫組織化学的に強陽性になっても，そのホルモンが生じる臨床症状が認められない場合，その症例は非機能性 pNET に分類されてしまう．

b 非機能性 pNET の病理所見

　上述のように pNET の場合，免疫組織化学的にホルモンが腫瘍細胞で検出されたからといって必ずしもそのホルモンの血中濃度が亢進しているわけではない．さらに重要なこととして，従来は機能性・非機能性で病理形態学的所見あるいは臨床予後も異なることが提唱されてきてはいたが，現在では合成・分泌するホルモンの種類・量などをある程度特異的に反映させる病理所見は認められないということが挙げられる[1]．すなわち，現時点では機能性・非機能性を問わず，pNET 患者の臨床予後に関しては腫瘍細胞の増殖動態とステージに準拠する WHO 分類（2010）が有効である．

　むしろ非機能性 pNET の場合，内分泌症状ではなく病変が認められることから，非神経内分泌腫瘍との病理組織学的鑑別がより重要になる．

　この非機能性 pNET との鑑別として，生検，

細胞診などでは，G1・G2の場合にはsolid-pseudopapillary neoplasm（充実性偽乳頭腫瘍）とacinar cell carcinomaが鑑別対象としてはきわめて重要となる．これらの腫瘍との鑑別には免疫組織化学的検討が必須となるが，とくにクロモグラニンAとシナプトフィジンの双方の陽性所見を確認することがpNETの確定診断には重要である．その他の神経内分泌マーカーとしてはNSE（neuron specific enolase），NCAM/CD56（neural cell adhesion molecule）などに対しての抗体を用いた免疫組織化学的検討が行われているが，G3のpNETなどの場合を除くと，神経内分泌腫瘍への分化の同定ということの特異性の点で問題がある．とくにNSEはsolid-pseudopapillary neoplasm（充実性偽乳頭腫瘍）で陽性になるので注意が必要である．

4 多発性内分泌腫瘍（MEN）に伴うpNET

多発性内分泌腫瘍（multiple endocrine neoplasia：MEN）は種々の内分泌臓器から良性・悪性双方の神経内分泌腫瘍が発生してくる病態である．MENは大別すると，MEN1遺伝子の生殖細胞系列変異を伴うMEN1と，RETあるいはNTRK1遺伝子の生殖細胞系列の変異がみられるMEN2に大別される．pNETを伴うMENはMEN1であり，本項ではMEN1に伴うpNETの病理組織所見を中心とする特徴を記載する．

a MEN1におけるpNETの病理学的特徴

MEN1の患者でもっともその頻度が高い神経内分泌腫瘍は十二指腸に発生するガストリン産生腫瘍であるガストリノーマであるが，その次に多いのがインスリン産生のpNETであることはよく知られている[1]．MEN1の患者の生涯をみてみると，6～70％の患者で臨床的に症状が出てくるpNETに罹患するという報告もあり，MEN1の患者でpNETの頻度はそれなりに高いことを認識しておく必要がある．

MEN1は生殖細胞系列の遺伝子の変異を伴っており，非腫瘍部位の膵臓のランゲルハンス島にも種々の異常所見が認められる．図4にMEN1の患者の膵臓の病理組織所見を提示するが，図4-aに認められるように，インスリンを過剰分泌していて線維性の皮膜を有するpNETの周囲に種々の膵島細胞の増殖が認められる．これらの多くは図4-bに示すようにmicroadenomaと考えられる病理組織所見である．また興味深いことに，腫脹していない膵島細胞においても，図4-cにみられるように核腫大と血管増殖が認められており，生殖細胞遺伝子異常を反映して膵臓のランゲルハンス島全体に形態異常が認められている．また，これらのランゲルハンス島では図4-d～fのようにインスリンとグルカゴン，ソマトスタチンなどの膵島ホルモンの分布動態も正常とはかなり異なる様相を呈していることが分かる．このように，MEN1患者の膵臓ではランゲルハンス島全体に形態学的あるいは機能的異常が病理学的には認められている．

文献

1) Bosman FT, et al：Pathology and genetics tumor of the digestive system. WHO Classification of Tumours, IARC Press, Lyon, 2010
2) Rindi G, et al：TNM staging of midgut and hindgut（neuro）endocrine tumors：a consensus proposal including a grading system, Virchows Arch **451**：757-762, 2007
3) Volante M, et al：The pathological diagnosis of neuroendocrine tumor：common questions and tentative answers. Virchows Arch **458**：393-402, 2011
4) Hochwald SN, et al：Prognostic factors in pancreatic endocrine neoplasm's：an analysis of 136 cases with a proposal for low grade and intermediate-grade groups. J Clin Oncology **20**：2633-2642, 2002

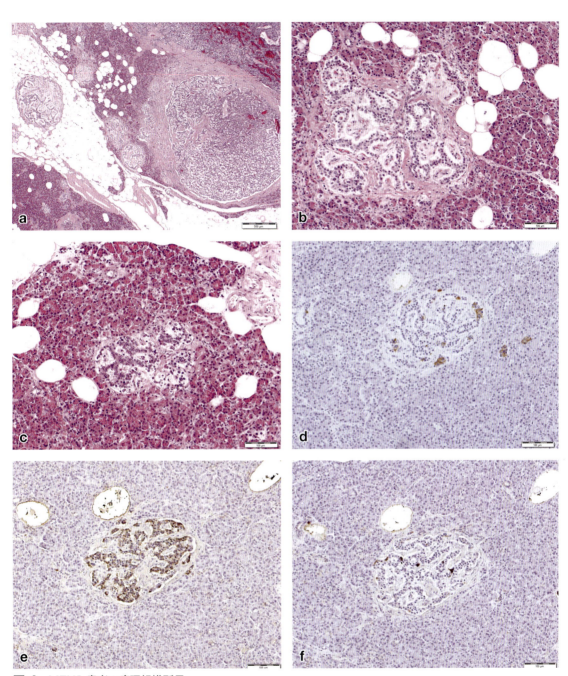

図4 MEN1患者の病理組織所見

a：MEN1患者に発生したインスリン産生pNETの病理組織所見．主腫瘍の周りに複数の病変が認められている．
b：MEN1患者の膵臓に認められたmicroadenomaの病理組織所見．
c：MEN1患者の膵臓におけるランゲルハンス島．腫脹していないランゲルハンス島においても病理組織学的には核腫大，血管の増加，構築異常などが認められ，正常ランゲルハンス島の組織構築からは明らかに異なる所見を呈している．
d：MEN1患者の膵島細胞におけるインスリンの免疫組織化学的所見．インスリン陽性細胞は正常ランゲルハンス島と比較して明らかに低下している．
e：MEN1患者の膵島細胞におけるグルカゴンの免疫組織化学的所見．グルカゴン陽性細胞は正常ランゲルハンス島と比較して明らかに増加している．
f：ソマトスタチン陽性細胞も正常より明らかに低下している．

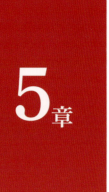

5章 膵疾患の実験モデル

A 炎症モデル

1 急性膵炎

a 急性膵炎モデルによる研究

ヒト急性膵炎は発症ならびに病態の進展が急激であり，またその急性期の治療において膵組織の生検や外科的切除が適応となることはまれである．よって，ヒト膵臓の臨床検体を用いた急性膵炎発症・進展の病態生理や分子機構の研究は困難である．そのため，これらの研究は急性膵炎の疾患モデルを用いて行われてきており，今日までマウスやラットなどの齧歯類を中心とした in vivo ならびに ex vivo の多くの急性膵炎モデルが開発されてきた（**表1**)[1]．とくに in vivo モデルでは血清膵酵素濃度の上昇，膵腺房細胞内でのトリプシンの活性化，ならびに腺房細胞細胞質での異常空胞の形成とそれらに引き続く膵への炎症細胞浸潤など，ヒト急性膵炎における病態を模倣することができ，優れた研究手法と考えられている．さらに最近では，これらの急性膵炎モデルとノックアウトマウスやトランスジェニックマウス作製などの各種遺伝子改変技術を併用することにより，急性膵炎発症・進展に関与している遺伝子同定とその役割

表1 急性膵炎の代表的実験モデル

		作成方法	動物種
in vivo	侵襲的	胆汁酸などの逆行性膵管内注入	ラット，ウサギ，イヌなど
		closed duodenal loop	ラット，マウス，イヌなど
		膵管結紮	ラット，イヌ，ウサギ，ネコ
	非侵襲的	コリン欠乏性エチオニン食	マウス
		セルレイン腹腔内投与	ラット，マウス
		L-アルギニン腹腔内投与	ラット，マウス
ex vivo		単離還流膵モデル	ラット，ウサギ，イヌ
		単離膵腺房	ラット，マウス，モルモット
		単離膵腺房細胞	ラット，マウス，モルモット
		培養膵細胞（AR42J細胞）	ラット

［竹山宜典：膵炎における最近の進歩．膵臓 **23**：15-19, 2008 より引用］

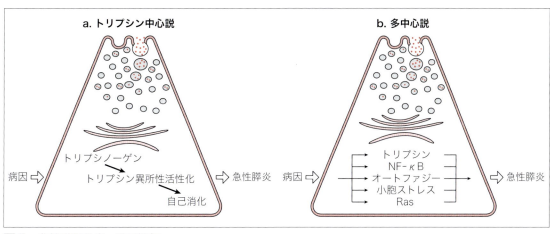

図 1　急性膵炎発症・進展機転
トリプシン中心説（**a**）と多中心説（**b**）．

[眞嶋浩聡ほか：急性膵炎発症のメカニズム．胆と膵 34：1035-1041, 2013 より引用]

の検討が精力的に行われている[2]．

b 急性膵炎発症・進展機転①：トリプシン中心説

　膵外分泌腺が産生・放出する各種消化酵素は，生理的条件下では膵腺房細胞内で不活性型の前駆体としてその酵素顆粒内に貯留されており，十二指腸に分泌されて初めて活性化される．しかし急性膵炎モデルを用いた研究結果より，急性膵炎を発症した膵腺房細胞内ではリソソーム酵素であるカテプシンBでトリプシノーゲンのアミノ酸端が切断されることにより活性化トリプシンが生成され，それが発端となり各種の膵消化酵素前駆体が活性化された結果，これら活性化消化酵素による膵臓の自己消化が生じると考えられている（トリプシン中心説：図1-a）[3-6]．このトリプシン中心説は，膵外分泌性トリプシンインヒビターを過剰発現するトランスジェニックマウス[7]や，カテプシンBノックアウトマウス[8]では，セルレイン惹起性急性膵炎モデルの膵障害が減弱されたなどの遺伝子改変マウスを使った研究結果によって支持されている．

c 急性膵炎発症・進展機転②：多中心説

　遺伝子改変マウスを用いた研究では，トリプシンの膵腺房細胞内活性化を抑制すると急性膵炎モデルの膵障害は減弱される一方で，肺障害などの急性膵炎による膵外臓器の障害および全身的な炎症，ならびにそれらの主たる一因である各種サイトカインの産生は抑制されなかったと報告されている[8,9]．これらの報告から，膵腺房細胞内のトリプシン活性化は確かに膵障害を惹起するが，急性膵炎の発症や全身的な炎症の波及などにはトリプシン活性化以外のメカニズムの存在が考えられている（多中心説：図1-b）[3,6]．そのメカニズムの1つとしてオートファジー機構が注目を集めている．Hashimotoらの報告によれば，オートファジー機構の初期段階に機能する*Atg5*遺伝子を膵腺房細胞特異的にノックアウトしたマウスでは，セルレイン惹起性急性膵炎発症は抑制された[10]．この現象は急性膵炎発症機転におけるオートファジー機構の関与を示唆し，多中心説を支持するものである．さらには小胞体ストレスや，炎症に関与するサイトカインなどの各種炎症メディエーターの発現制御因子である nuclear factor κB（NF-κB）を介した刺激伝達経路などが急性膵炎の発症・進展に関与していると考えられている[6,11]．

今後，これら各種急性膵炎モデルを用いた研究にて，急性膵炎発症・進展の分子機構のさらなる解明が期待される．

2 慢性膵炎

膵炎モデルは，その病因，治療法の研究には不可欠である．近年の膵星細胞を中心とした in vitro 研究や，遺伝子改変マウスを用いた in vivo 研究の進展によって，その理解は深まりつつあるが，根本的な治療法の開発には至っておらず，さらなるモデルの開発とその利用が不可欠である．

a | in vitro モデル

膵線維化は本疾患最大の特徴であるが，1998年，膵星細胞（pancreatic stellate cell：PSC）がヒトやラットの膵から同定，単離され[12,13]，線維化における中心的な役割を担っていることが判明し，膵線維化研究は大きく進展した．近年の研究では，線維化は慢性膵炎の非可逆性の最終像を示しているだけでなく，慢性膵炎の初期過程からみられる可逆性の変化と考えられるようになっている．この PSC の単離・培養系の確立によって，その細胞特性（細胞外基質産生，細胞貪食など）や，その活性化メカニズム［エタノールによって産生される活性酸素，サイトカイン，lipopolysaccharide（LPS）など］，膵癌細胞との相互作用が明らかにされ，現在，慢性膵炎だけでなく，膵癌治療の予後を改善させるターゲットとしても研究が進められている．

b | in vivo モデル

150年以上前から様々な動物を用いた実験膵炎モデルが作出され，病態解明に貢献してきた．とくに慢性膵炎は，臨床例ではすでに病態が完成していることが多く，発症の早期過程から解析可能なモデルが不可欠である．ここでは，現在多用されているマウス，ラットの慢性膵炎モデルについて概説する．

1 機械的膵管結紮・閉塞モデル

ラットは，膵管の結紮法だけでは膵炎はほとんど起きないが，分泌過剰刺激（コレシストキニンあるいはそのオルソログ；セルレイン）を組み合わせることで，慢性膵炎を発症する．

2 薬物，分泌過剰刺激モデル

マウスおよびラットでは数週間セルレインを反復投与することで，慢性膵炎を発症する．短期間のセルレイン投与，長期に及ぶエタノール摂取単独では慢性膵炎を発症しないが，両者を組み合わせると線維化，膵星細胞の活性化がみられる[14]．また，ラットにおいて，長期間のエタノール摂取に引き続いて LPS を投与することでヒト慢性膵炎と類似の病態を引き起こす[15]．ヒト急性膵炎患者においても Toll-like receptor を介した自然免疫経路の活性化が知られ，LPS の血中濃度がアルコール常飲者の個体間の違いを増幅していると考えられている．またエタノールは PSC の活性化・線維化を誘発するが，エタノール摂取を止めると速やかにこれらは消失・改善する[16]．

3 遺伝子改変動物モデル

これまでもいくつかの慢性膵炎モデル動物が報告されている[17]．近年，その発症過程で，小胞体ストレス[18]やオートファジー[19]の異常が膵炎発症に関わっていることが明らかにされ，発症メカニズムが明らかにされつつある．遺伝子改変モデルも用いた膵炎研究は今後ますます進展していくと期待される．

表2 1型 AIP 関連動物モデル

報告者	系統	抗原もしくは誘導物質	病変	effector cells 発症機序	文献
Yamaki K	SMA	*K. pneumonia* pancreatic extraction	膵臓	不明	33
Kanno H	MRL/Mp	（自然発症）	膵臓	CD4+T 細胞	26
Suzuki K	C57BL6	murine leukemia retrovirus	膵臓, 胆管, 唾液腺, 腎臓, 肺	CD4+T 細胞	27
Watanabe S		LP-BM5			36
Nishimori I	PL/J	CA-Ⅱ	唾液腺	不明	21
Tsubata R	aly/alyKO	（自然発症）	膵臓	CD4+T 細胞	30
Haneji N	nTx NFS/sld	α-fodrin	唾液腺	CD4+T 細胞	24
Vallance BA	MHC-classⅡ欠損	（自然発症）	膵臓, 大腸	CD8+T 細胞	31
Ueno Y	BALB/c	CA-Ⅱ	胆管	CD4+T 細胞	22
Uchida K	nTx-BALB/c	CA-Ⅱ もしくは LF	膵臓, 胆管, 唾液腺	CD4+T 細胞	23
Qu WM	MRL/Mp, MRL/lpr	poly I : C	膵臓	CD4+T 細胞	28
Sakaguchi Y	Wister Bonn Kobori（ラット）	（自然発症）	膵臓, 涙腺, 甲状腺, 胆道, 腎臓	CD8+T 細胞	32
Soga Y	MRL/Mp	poly I : C	膵臓	Fas リガンド 細胞障害	37
Asada M	MRL/Mp	poly I : C	膵臓	TLR3	39
Haruta I	C57/BL	大腸菌死菌	膵臓, 唾液腺	T 細胞 自然免疫系	34
Nishio A	MRL/Mp	poly I : C	膵臓	TLR3	38
	IL-10 欠損	LPS		TLR4	
Yamashina M	MRL/Mp	poly I : C	膵臓, 胆管, 唾液腺	CD4+T 細胞	29
	IL-10 欠損		膵臓, 唾液腺, 大腸	TLR3	
Seleznik GM	*Tg*（*ELa1-Ltab*）	腺房細胞に LTα, β を過剰発現	膵臓, 腎臓	T 細胞	40
Yanagisawa N	C57/BL	FliC from *E. coli*	膵臓, 唾液腺	T 細胞 自然免疫系	35

［内田一茂, 岡崎和一：自己免疫性膵炎の病態研究. 日消会誌 **111**：1570-1580, 2014 を改変して引用］

3 自己免疫性膵炎

a 標的抗原の判明しているモデル

1型自己免疫性膵炎（AIP）の発症機序について，臨床検体を用いて解析することはきわめて困難であり，様々な動物モデルを用いた研究が現在まで行われてきた（**表2**）[20]．1型 AIP における疾患特異抗原は不明であるが，患者血清中に存在する自己抗体から推測される抗原を用いたモデルが報告されている．1型 AIP 患者で検出される自己抗体の1つで，全身の外分泌腺に分布する炭酸脱水酵素（CA）-Ⅱを抗原にしたモデルがその1つである．この CA-Ⅱを PL/J マウスに皮下免疫することで唾液腺炎[21]を，BALB/c マウスに腹腔内投与することで胆管炎[22]を，制御性 T 細胞のない新生児期胸腺摘出（nTx）BALB/c マウスに CA-Ⅱ あるいは同様に患者血清中に自己抗体が存在するラクトフェリン（LF）を皮下免疫し CD4 陽性 T 細胞をヌードマウスに移入すると，免疫されたマウスだけでなく移入されたマウスにおいて高頻度に膵ならびに膵外病変の代表である唾液腺，胆管，腎に炎症を引き起こし，病初期におけるエフェクター細胞が Th1 細胞である可能性が報告されている[23]．このように同じ抗原でも免疫方法やマウスの系統の違いにより，炎症をきたす臓器に違いがある．他に新生児期胸腺摘出マウスを用

いたモデルでは，NFS/sld マウスを用いた唾液腺炎モデルにおいて標的抗原として α-fodrin の可能性が報告されている[24]．さらに α-fodrin に対する自己抗体が 1 型 AIP 患者の一部に存在することが報告されている[25]．マウスモデルのエフェクター細胞からみると CD4 陽性 T 細胞が多いが[22-24,26-30]，CD8 陽性細胞のモデルも報告されている[31,32]．

b│細菌の関与するモデル

近年，様々な疾患において自然免疫反応の重要性が報告されているが，細菌を用いたモデルとして，SMA マウスに Klebsiella penumoniae type 1 Kasuya strain の外膜に存在する capsular polysaccharide（CPS-K）を膵臓抽出物とともに免疫すると，膵臓に形質細胞をはじめとする炎症細胞浸潤と線維化が認められ，CPS-K がアジュバントの役割を果たしていると報告されている[33]．他に，非病原性大腸菌死菌を長期投与することで TLR4 を介して膵の慢性炎症のみならず唾液腺炎が引き起こされ，このモデルでは 1 型 AIP 同様，抗 LF 抗体，抗 CA-II 抗体，抗核抗体などの自己抗体が高率に検出される[34]．さらにこのモデルの血清と反応する Escherichia coli（大腸菌）の外膜画分がフラジェリン蛋白の Flic であることから，Flic リコンビナント蛋白を反復投与することで同様のモデルが作成できたと報告されている[35]．

c│ウイルスの関与するモデル

ウイルスに関しては，murine leukemia retrovirus の LP-BM5 を C57BL/6 マウスに感染させると AIP 類似の病変が生じるという報告がある[27,36]．また TLR3 リガンドであるウイルスの合成二本鎖 RNA と同様の免疫活性を持つ polyinosic polycytidylic acid（poly I：C）の投与により，膵炎[28,29,37-39]，胆管炎[29]，唾液腺炎[29]を認めるとともに抗 CA-II 抗体，抗 LF 抗体，抗 PSTI 抗体が高率に検出されると報告されている[29,39]．特定のウイルスもしくは細菌感染により 1 型 AIP が発症するとは現時点では考えられていないが，これらのモデルは病態に自然免疫反応の関与を示唆するものと考えられる．

d│遺伝子改変を用いたモデル

遺伝子改変マウスを用いたモデルとしては，膵腺房細胞に lymphotoxin α/β を発現させると，膵臓に AIP 類似の所見と血清中に高 IgG・IgG1 血症，抗 LF 抗体，抗 PSTI 抗体，抗核抗体が認められ，T 細胞の移入実験でも同様の所見が得られたという報告がある[40]．このモデルでは，LT を腺房細胞に過剰発現させることで単球もしくはマクロファージが腺房細胞を破壊し炎症細胞浸潤が起こり，AIP 類似病変を形成するのではないかと推測されている．

文献

1) 竹山宜典：膵炎における最近の進歩．膵臓 **23**：15-19，2008
2) 眞嶋浩聡ほか：遺伝子改変マウスを用いた急性膵炎研究の現状と今後の展望．膵臓 **27**：584-592，2012
3) 眞嶋浩聡ほか：急性膵炎発症のメカニズム．胆と膵 **34**：1035-1041，2013
4) Reiser J, et al：Specialized roles for cysteine cathepsins in health and disease. J Clin Invest **120**：3421-3431, 2010
5) Saluja AK, et al：Cerulein-induced in vitro activation of trypsinogen in rat pancreatic acini is mediated by cathepsin B. Gastroenterology **113**：304-310, 1997
6) Ji B, et al：Digesting new information about the role of trypsin in pancreatitis. Gastroenterology **141**：1972-1975, 2011
7) Nathan JD, et al：Transgenic expression of pancreatic secretory trypsin inhibitor-I ameliorates secretagogue-induced pancreatitis in mice. Gastroenterology **128**：717-727, 2005
8) Halangk W, et al：Role of cathepsin B in intracellular trypsinogen activation and the onset of acute pancreatitis. J Clin Invest **106**：773-781, 2000
9) Dawra R, et al：Intra-acinar trypsinogen activation mediates early stages of pancreatic

injury but not inflammation in mice with acute pancreatitis. Gastroenterology **141**：2210-2217, 2011
10) Hashimoto D, et al：Involvement of autophagy in trypsinogen activation within the pancreatic acinar cells. J Cell Biol **181**：1065-1072, 2008
11) Gukovskaya AS, et al：Autopahgy and pancreatitis. Am J Physiol **303**：G993-G1003, 2012
12) Apte MV, et al：Periacinar stellate shaped cells in rat pancreas：identification, isolation, and culture. Gut **43**：128-133, 1998
13) Bachem MG, et al：Identification, culture, and characterization of pancreatic stellate cells in rats and humans. Gastroenterology **115**：421-432, 1998
14) Charrier AL, et al：Connective tissue growth factor production by activated pancreatic stellate cells in mouse alcoholic chronic pancreatitis. Lab Invest **90**：1179-1188, 2010
15) Vonlaufen A, et al：Bacterial endotoxin：a trigger factor for alcoholic pancreatitis? Evidence from a novel, physiologically relevant animal model. Gastroenterology **133**：1293-1303, 2007
16) Vonlaufen A, et al：Withdrawal of alcohol promotes regression while continued alcohol intake promotes persistence of LPS-induced pancreatic injury in alcohol-fed rats. Gut **60**：238-246, 2011
17) Lerch MM, et al：Models of acute and chronic pancreatitis. Gastroenterology **144**：1180-1193, 2013
18) Iida K, et al：PERK eIF2 alpha kinase is required to regulate the viability of the exocrine pancreas in mice. BMC Cell Biol **8**：38, 2007
19) Gukovskaya AS, et al：Autophagy and pancreatitis. Am J Physiol Gastrointest Liver Physiol **303**：G993-G1003, 2012
20) 内田一茂, 岡崎和一：自己免疫性膵炎の病態研究. 日消会誌 **111**：1570-1580, 2014
21) Nishimori I, et al：Induction of experimental autoimmune sialoadenitis by immunization of PL/J mice with carbonic anhydrase II. J Immunol **154**：4865-4873, 1995
22) Ueno Y, et al：Different susceptibility of mice to immune-mediated cholangitis induced by immunization with carbonic anhydrase II. Lab Invest **78**：629-637, 1998
23) Uchida K, et al：Experimental immune-mediated pancreatitis in neonatally thymectomized mice immunized with carbonic anhydrase II and lactoferrin. Lab Invest **82**：411-424, 2002
24) Haneji N, et al：Identification of alpha-fodrin as a candidate autoantigen in primary Sjögren's syndrome. Science **276**：604-607, 1998
25) Horiuchi A, et al：Does a lack of reactivity to alpha-fodrin indicate the existence of primary autoimmune pancreatitis? Am J Gastroenterol **97**：1275-1277, 2002
26) Kanno H, et al：Spontaneous development of pancreatitis in the MRL/Mp strain of mice in autoimmune mechanism. Clin Exp Immunol **89**：68-73, 1992
27) Suzuki K, et al：Exocrinopathy resembling Sjögren's syndrome induced by a murine retrovirus. Lab Invest **69**：430-435, 1993
28) Qu WM, et al：A novel autoimmune pancreatitis model in MRL mice treated with polyinosinic：polycytidylic acid. Clin Exp Immunol **129**：27-34, 2002
29) Yamashina M, et al：Comparative study on experimental autoimmune pancreatitis and its extrapancreatic involvement in mice. Pancreas **41**：1255-1262, 2012
30) Tsubata R, et al：Autoimmune disease of exocrine organs in immunodeficient alymphoplasia mice：a spontaneous model for Sjögren's syndrome. Eur J Immunol **26**：2742-2748, 1996
31) Vallance BA, et al：T cell-mediated exocrine pancreatic damage in major histocompatibility complex class II-deficient mice. Gastroenterology **115**：978-987, 1998
32) Sakaguchi Y, et al：The Wistar Bonn Kobori rat, a unique animal model for autoimmune pancreatitis with extrapancreatic exocrinopathy. Clin Exp Immunol **152**：1-12, 2008
33) Yamaki K, et al：Microbial adjuvant and autoimmunity. IV. Production of lesions in the exocrine pancreas of mice by repeated injection of syngeneic pancreatic extract together with the capsular polysaccharide of Klebsiella pneumoniae. Microbiol Immunol **24**：945-956, 1980
34) Haruta I, et al：A mouse model of autoimmune pancreatitis with salivary gland involvement triggered by innate immunity via persistent exposure to avirulent bacteria. Lab Invest **90**：

35) Yanagisawa N, et al : Identification of commensal flora-associated antigen as a pathogenetic factor of autoimmune pancreatitis. Pancreatology **14** : 100-106, 2014
36) Watanabe S, et al : Kinetic analysis of the development of pancreatic lesions in mice infected with a murine retrovirus. Clin Immunol **109** : 212-223, 2003
37) Soga Y, et al : Toll-like receptor 3 signaling induces chronic pancreatitis through the Fas/Fas ligand-mediated cytotoxicity. Tohoku J Exp Med **217** : 175-184, 2009
38) Nishio A, et al : The role of innate immunity in the pathogenesis of experimental autoimmune pancreatitis in mice. Pancreas **40** : 95-102, 2011
39) Asada M, et al : Analysis of humoral immune response in experimental autoimmune pancreatitis in mice. Pancreas **39** : 224-231, 2010
40) Seleznik GM, et al : Lymphotoxin β receptor signaling promotes development of autoimmune pancreatitis. Gastroenterology **143** : 1361-1374, 2012

B 腫瘍モデル

1 膵癌

a 化学的発癌モデル

1 ハムスターBOP（BHP）皮下注射モデル

化学的発癌モデルは，遺伝子改変の必要がなく，動物の封じ込めレベルも遺伝子組み換え実験仕様とする必要がない点で簡便な実験系といえる．膵癌の化学的発癌モデルとしては，シリアンゴールデンハムスターに発癌化学物質ビス（2-ヒドロキシプロピル）ニトロソアミン（BHP）もしくはビス（2-オキソプロピル）ニトロソアミン（BOP）を皮下注射するモデルが1970年代にすでに樹立されている[1]．8週齢のハムスターにBHPもしくはBOPの週1回皮下注射を毎週繰り返すことで，約20週後に90〜100%に高分化型腺癌を呈し，組織学的に臨床の通常型膵癌とよく類似し，かつKrasなどの遺伝子変異も認められると報告された．問題点は，胆管細胞癌など膵外にも腫瘍が生じることと，発癌までに時間がかかることであり，期間短縮を図る方法も工夫されている．

ゲノム情報などのリソース面はマウスやラットの方が整備されているため，それらの化学発癌モデルも試みられてきたが，通常型膵癌に近いものは得られていない．

b 遺伝子改変モデル

1 膵上皮特異的内因性Kras^{G12D}発現モデル

臨床の通常型膵癌で高頻度にみられるKRAS，CDKN2A，TP53，SMAD4の遺伝子変異（通称Big4）による異常をマウスの膵臓で再現することで，遺伝子改変マウスモデルは臨床像に大きく近づいた．その端緒が，膵上皮特異的内因性Kras^{G12D}発現モデルである[2]．もとのKras遺伝子の片アレルがloxP-Stop-loxP-Kras^{G12D}という配列に置換されており，膵上皮特異的なPdx1やPtf1aのプロモーター下にCreリコンビナーゼがStop配列を除去すると，膵上皮特異的に恒常活性変異型のKras^{G12D}蛋白が生理的レベルで発現する（図1-a）．その結果，前癌病変である膵上皮内腫瘍性病変(pancreatic intraepithelial neoplasm：PanIN）様の病変を呈し，週齢とともに病変の段階的進行を示す画期的モデルとなった．本モデルは，「膵癌の発癌はKRAS変異に始まる」ことを証明し，以後の遺伝子改変膵発癌モデルの基盤となった．一方，浸潤癌への進行には1年以上を要し，膵発癌過程にはそれに続く何らかの異常の存在が示唆された．

2 膵上皮特異的内因性Kras^{G12D}発現＋腫瘍抑制因子不活化モデル

その後，内因性Kras^{G12D}発現に加えて上述の"Big4"の異常を再現すること［Cdkn2aノックアウト，Tp53変異型発現もしくはノックアウト，TGF-βⅡ型受容体遺伝子（Tgfbr2）ノックアウト］により，PanIN様病変から浸潤癌へと進行するモデルが報告された[3-6]．これらはすべて癌原遺伝子Kras活性化＋腫瘍抑制因子不活化という組合せであるが，腫瘍抑制因子の不活化のみでは膵臓は正常であり，膵癌の発癌過程においてKRASの活性化が腫瘍のinitiationに，続く腫瘍抑制因子の不活化がpromotionに働くことが示唆される．

これらのモデルは，8〜20週齢で癌死し，著明な間質の増生と線維化を伴う分化型腺癌を呈し，ヒト通常型膵癌の組織像をよく再現した（図2）．Kras＋Tp53モデルでは肝・肺転移もよく観察された[4]．一方，Kras＋Cdkn2a，Kras＋Tgfbr2モデルは転移を形成せず約8週で癌死し

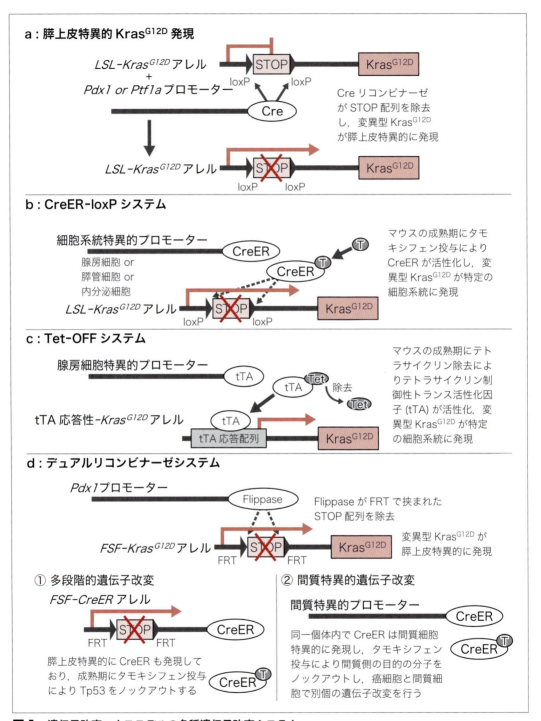

図1 遺伝子改変マウスモデルの各種遺伝子改変システム

たが[3,6]，一部20週ほど生存する個体では肺・肝転移を生じ，癌の浸潤・転移能は高いと考えられた（**図2**）[6]．

TGF-βシグナルにおいては，上記Big4に含まれるのは SMAD4 の遺伝子異常で，TGFBR2 の遺伝子異常の頻度は高くない．しかし，膵上

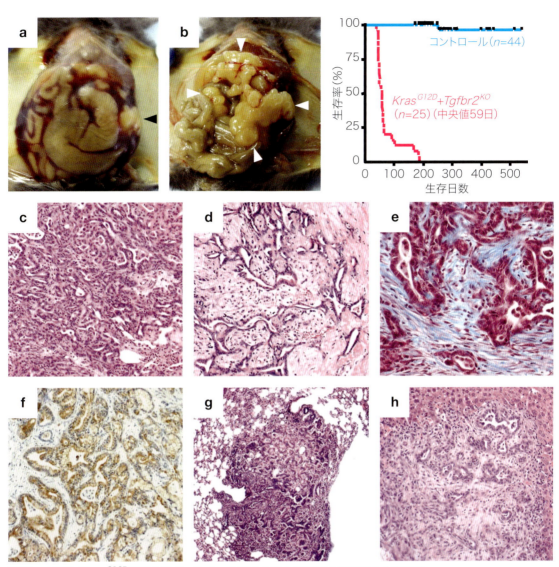

図2 内因性Kras^G12D発現＋Tgfbr2ノックアウトによる膵癌の組織像と生存曲線
 a：腹部は膨満し血性腹水の貯留あり，黄疸も認める．▶が膵腫瘍．
 b：膵全体が腫瘍化し腫大・硬化し（▷），黄疸も認める．
 c・d：ductal adenocarcinoma，**e**：著明な線維化（コラーゲン；青），**f**：CK19（ductal marker）陽性，
 g：肺転移，**h**：肝転移．
 [Ijichi H, et al：Aggressive pancreatic ductal adenocarcinoma in mice caused by pancreas-specific blockade of transforming growth factor-beta signaling in cooperation with active Kras expression. Genes Dev 20：3147-3160, 2006 より引用]

皮特異的内因性Kras^G12D発現＋Smad4ノックアウトは囊胞性膵腫瘍を呈し（次項参照），マウスではKras^G12D発現＋Tgfbr2ノックアウトの方が通常型膵癌に近いモデルとなった．

内因性Kras^G12D発現を基盤とした，第一世代ともいうべきこれら遺伝子改変膵発癌マウスモデルによって，導入した遺伝子異常が膵発癌・進展のまさにdriverであることが証明された．また，膵癌細胞株の移植モデルと比べ，癌の微小環境がintactであり，膵癌の新規治療法の*in vivo*での評価には，遺伝子改変発癌モデルを用いることが推奨されるようになった．一方，こ

れらのモデルでは，膵臓の全上皮細胞に胎生期から遺伝子改変が生じるため，通常型膵癌の起源については証明できなかった．

3 薬剤誘導性遺伝子改変モデル

そこで，膵臓内の限局した細胞系統に遺伝子改変を薬剤で誘導するモデルが作製された[7-11]．これらは第二世代とも呼ぶべき遺伝子改変モデルであり，タモキシフェン投与により活性化するCreリコンビナーゼCreERや，テトラサイクリンの添加または除去により標的遺伝子の転写を誘導するTet-ON/Tet-OFFというシステムが用いられている（図1-b, c）．

これらにより，腺房細胞（Elastase1, Mist1, Ptf1a, proCPA1），膵管細胞（CK19, SOX9），内分泌細胞（ラットインスリン）それぞれに特異的なプロモーター下に，マウスの成熟期に$Kras^{G12D}$発現が誘導された[7-11]．8週齢ほどの成熟期に達してからの変異型Kras発現では，どの細胞系統も腫瘍発生に抵抗性であったが，セルレインを投与し薬剤性膵炎を惹起すると，三系統いずれでもPanIN様病変が出現した．なお，変異型Krasなしの場合には，セルレイン投与後も腫瘍は出現せず，変異型Krasの発現がやはり膵発癌に必要であること，炎症が膵発癌を強力に推進することが示された．その後，腺房細胞と膵管細胞別個に特異的Kras変異を誘導し直接比較すると，腺房細胞の方が膵管細胞よりも100倍以上発癌感受性が高く，腺房細胞からacinar-to-ductal metaplasia（ADM）が生じ，ADMからPanIN様病変へと進展している像がみられた[11]．

以上から，膵腺癌の起源は少なくともマウスでは腺房細胞と考えられ，通常型膵癌の発癌経路は次のように考えられる．慢性炎症の存在下に腺房細胞にKras変異が入る→腺房細胞が膵管様に変化するADMを生じる→ADMがPanIN様病変となる→炎症の持続に伴い腫瘍抑制遺伝子の異常が蓄積しPanINのstageが進行する→腫瘍細胞が基底膜を越えて浸潤癌に至る．しかし，臨床的には，ヒトの膵癌組織においてADMから腫瘍への直接の移行像を捉えることが困難であり，ヒトの通常型膵癌の起源についてはまだ議論のあるところである．

テトラサイクリン依存性に$Kras^{G12D}$発現をON・OFFできるモデルも報告された[12]．$Kras^{G12D}$発現ON＋Tp53ノックアウトで膵癌が生じた後に$Kras^{G12D}$発現をOFFとすると，腫瘍が有意に縮小した．すなわち，変異型Krasは膵癌の維持にも必要であることが明らかとなった．

4 複合的遺伝子改変誘導モデル

その後，一個体の中で複数の遺伝子改変をそれぞれ独立して行う，第三世代と称すべき遺伝子改変モデルが報告された．例として，CreER-loxPとFlippase-FRTという2つのリコンビナーゼシステムを用いたモデルが報告された[13]．まずPdx1プロモーター下にFlippase-FRTシステムで変異型Krasを発現させ，次に時間差でタモキシフェンを投与し，CreER-loxPシステムでTp53をノックアウトすることで，発癌早期のKRAS変異と後期のTP53変異という多段階発癌を再現した（図1-d）．一方，腫瘍細胞側で変異型Krasを発現させ，間質側の目的の分子をノックアウトするなど腫瘍と間質で別個の遺伝子改変を誘導することも可能である（図1-d）．このように，膵癌の発癌・進展をより精細に再現することが可能となってきている．

5 遺伝子改変ラット膵発癌モデル

ラットの遺伝子改変モデルも報告されている[14]．これは，Sprague-Dawley ratに恒常変異型ヒト$Hras^{G12V}$もしくは$Kras^{G12D}$のコンディショナルアレルを組み込んだトランスジェニックラットであり，Creリコンビナーゼを発現するアデノウイルスを総胆管から主膵管へと注入すると，Cre-loxPシステムにより変異型Rasが発現し，2〜4週間後にPanIN様病変〜腺癌が生じる．このモデルでは，前癌状態と考えられる時期から血清mesothelin値が有意に高値を示し，膵癌の早期診断マーカーとして有用である可能性も示唆された[14]．

2 膵管内乳頭粘液性腫瘍（IPMN）

a 遺伝子改変モデル

1 膵上皮特異的内因性 Kras^{G12D}発現＋Smad4 ノックアウトモデル

膵管内乳頭粘液性腫瘍（intraductal papillary mucinous neoplasm：IPMN）は，粘液性囊胞腫瘍（mucinous cystic neoplasm：MCN）とともに，それぞれ特徴的な形態を呈する囊胞性膵腫瘍であり，PanIN とは異なる膵癌の前癌病変と考えられている．遺伝子改変マウスの IPMN モデルの初めての報告は，膵上皮特異的内因性 Kras^{G12D}発現＋Smad4 ノックアウトであった[15-17]．SMAD4 は，ヒトの通常型膵癌で高頻度に変異のある"Big4"遺伝子の 1 つであるが，マウスでは，Kras^{G12D}発現＋Smad4 ノックアウトは PanIN～通常型膵癌よりも IPMN 様の囊胞性膵腫瘍のモデルとなった．ある報告では，卵巣様間質が陽性となり MCN のモデルとされた[16]が，このマウスモデルの腫瘍には性差は報告されていない．

2 Kras^{G12D}＋Smad4 に続く IPMN モデル

その後，同じ内因性 Kras^{G12D}発現をベースに Smad4 とは別の遺伝子異常を加えることで，IPMN 様の囊胞性膵腫瘍モデルが報告された[18-20]．これらは，PanIN～通常型膵癌を呈するモデルとも Kras^{G12D}発現については共通であり，組み合わせる遺伝子異常の違いにより得られる腫瘍の表現型が異なることは，発癌・進展機序の違いを示唆し興味深い．Kras^{G12D}発現に加える異常として，Elastase1 プロモーター下の TGF-α 過剰発現[18]，transcriptional intermediary factor 1γ（TIF1γ）のノックアウト[19]，Brg1 のノックアウト[20]が報告されている．

通常型膵癌のモデルが 8～20 週で癌死するのに対し，これら IPMN モデルは，生命予後が 40～50 週と明らかに長い．ヒト IPMN の 4 つの組織学的亜型（胃型，腸型，胆膵型，好酸性細胞型）のうち，マウスの IPMN モデルは，ほとんどが MUC1 陽性，MUC2 陰性，MUC5AC 陽性で胆膵型と報告されている．また，Kras＋Brg1 のモデルでは，腺房細胞，膵管細胞それぞれに特異的な遺伝子改変も検討され，変異型 Kras 発現による膵腫瘍形成において，腺房細胞では Brg1 欠損により PanIN 形成が抑制されるが，膵管細胞では Brg1 欠損が IPMN 形成を促進すると報告され，Brg1 には膵臓の細胞系統により腫瘍抑制と促進の相反する機能があること，また IPMN の起源が膵管細胞であることが示唆された[20]．

3 膵上皮特異的内因性 Kras^{G12D}発現＋GNAS^{R201H}発現モデル

近年，ヒト IPMN において高頻度の GNAS（guanine-nucleotide binding protein-stimulating α subunit）遺伝子の恒常活性型変異が明らかとなり，組織亜型や臨床的特徴との関係も含め注目されている．GNAS^{R201H} は，G 蛋白共役受容体αサブユニットの恒常活性型変異を生じ，Kras^{G12D}発現に似て癌遺伝子としての作用が示唆される．膵上皮特異的 GNAS^{R201H}発現単独では，膵管拡張，tubular complex 形成，腺房細胞の脱落，膵実質の線維化といったごく初期の IPMN 様変化がみられたが，2 ヵ月の時点では腫瘍は明らかでなかった[21]．そこで膵上皮特異的 Kras^{G12D}＋GNAS^{R201H}発現モデルが作製されたところ，全膵臓に膵管拡張と乳頭状の増殖を示す IPMN 様の腫瘍が形成され，約 6 週齢の早さで死亡した[21]．粘液形質は胆膵型であった．きわめて短い生存期間は，膵実質の急性膵炎様の著明な炎症と膿瘍形成のためと考えられた．本モデルは，GNAS 変異を導入した初めての IPMN モデルであり興味深い．GNAS 変異と KRAS 変異は癌遺伝子同士の組み合わせであり，今後，変異型 GNAS と腫瘍抑制因子の異常との組み合わせによる IPMN モデルも期待される．

3 膵神経内分泌腫瘍（pNET）

a │ RIP1-Tag2 モデル

　膵神経内分泌腫瘍（pancreatic neuroendocrine tumor：pNET）のモデルとしては，ラットインスリンプロモーター配列（RIP1）下にウイルス蛋白 SV40 large T 抗原（Tag）を発現するトランスジェニックマウス（RIP1-Tag2）の発癌モデルがある[22]．Tag はウイルスの癌遺伝子産物であり，このトランスジェニックマウスでは，膵臓のランゲルハンス島の β 細胞に特異的に発現が認められ，その結果，β 細胞の増殖が促進し過形成となり，ランゲルハンス島内がほぼ β 細胞のみで占められ，その後，一部のランゲルハンス島が血流の豊富な腫瘍に成長する（この間 12〜16 週齢）．すべての β 細胞に Tag が発現し増殖亢進がみられるものの，腫瘍形成に至るランゲルハンス島は 1 個体あたり数個であり，Tag 発現のみでは発癌に十分ではなく，腫瘍血管新生を含めた何らかの 2nd event が必要なのであろうと報告されている[22]．

　本モデルは，通常型膵癌のモデルに比べ，約 20 年も前に報告された遺伝子改変による発癌モデルであり，発癌過程や腫瘍血管新生過程の研究に用いられてきた，正に先駆的な遺伝子改変モデルといえる．その後，新規治療法の大規模臨床試験に先行する前臨床試験に遺伝子改変モデルの使用が推奨されるようになり，本モデルもマルチチロシンキナーゼ阻害薬スニチニブの pNET への臨床承認に貢献した．これは，*in vitro* の細胞レベルでの実験→遺伝子改変発癌モデルでの *in vivo* 実験→ヒトでの臨床試験→新規治療法の確立という流れの 1 つのモデルケースといえよう．

　本モデルは，ランゲルハンス島の β 細胞が腫瘍化しており，血中インスリン濃度も高値で，pNET の中でもインスリノーマのモデルといえる．Pancreatic adenocarcinoma と記載されている文献も見受けられるが，通常型膵癌とは異なるモデルであることは認識しておくべきである．

b │ 遺伝性・家族性多発腫瘍疾患の膵病変モデル

　pNET は，多発性内分泌腫瘍 1 型（MEN1）や von Hippel-Lindau 病といった遺伝性・家族性の多発腫瘍疾患の一表現型としてもみられる．それぞれの原因遺伝子 *MEN1* や *Vhl* のノックアウトは胎性致死であり，RIP 下の *MEN1* ノックアウトや *Pdx1* プロモーター下 *Vhl* ノックアウトといった膵臓特異的な遺伝子改変マウスがデザインされた．その結果，前者では 60 週齢で 80％以上の個体に多発する膵内分泌腺腫が得られ[23]，後者では，ほとんどの産仔が生後すぐに死亡するが，一部生存した個体では 16〜18 ヵ月後にヒトに類似した嚢胞や腺腫を呈したと報告されている[24]．

文　献

1) Pour P, et al：Pancreatic neoplasms in an animal model：morphological, biological, and comparative studies. Cancer 36：379-389, 1974
2) Hingorani SR, et al：Preinvasive and invasive ductal pancreatic cancer and its early detection in the mouse. Cancer Cell 4：437-450, 2003
3) Aguirre AJ, et al：Activated Kras and Ink4a/Arf deficiency cooperate to produce metastatic pancreatic ductal adenocarcinoma. Genes Dev 17：3112-3126, 2003
4) Bardeesy N, et al：Both p16（Ink4a）and the p19（Arf）-p53 pathway constrain progression of pancreatic adenocarcinoma in the mouse. Proc Natl Acad Sci U S A 103：5947-5952, 2006
5) Hingorani SR, et al：Trp53R172H and KrasG12D cooperate to promote chromosomal instability and widely metastatic pancreatic ductal adenocarcinoma in mice. Cancer Cell 7：469-483, 2005
6) Ijichi H, et al：Aggressive pancreatic ductal adenocarcinoma in mice caused by pancreas-specific blockade of transforming growth factor-beta signaling in cooperation with active

Kras expression. Genes Dev **20**：3147-3160, 2006

7) Guerra C, et al：Chronic pancreatitis is essential for induction of pancreatic ductal adenocarcinoma by K-Ras oncogenes in adult mice. Cancer Cell **11**：291-302, 2007

8) Habbe N, et al：Spontaneous induction of murine pancreatic intraepithelial neoplasia (mPanIN) by acinar cell targeting of oncogenic Kras in adult mice. Proc Natl Acad Sci U S A **105**：18913-18918, 2008

9) Gidekel Friedlander SY, et al：Context-dependent transformation of adult pancreatic cells by oncogenic K-Ras. Cancer Cell **16**：379-389, 2009

10) Ray KC, et al：Epithelial tissues have varying degrees of susceptibility to Kras (G12D)-initiated tumorigenesis in a mouse model. PLoS One **6**：e16786, 2011

11) Kopp JL, et al：Identification of Sox9-dependent acinar-to-ductal reprogramming as the principal mechanism for initiation of pancreatic ductal adenocarcinoma. Cancer Cell **22**：737-750, 2012

12) Ying H, et al：Oncogenic Kras maintains pancreatic tumors through regulation of anabolic glucose metabolism. Cell **149**：656-670, 2012

13) Schönhuber N, et al：A next-generation dual-recombinase system for time- and host-specific targeting of pancreatic cancer. Nat Med **20**：1340-1347, 2014

14) Fukamachi K, et al：An animal model of preclinical diagnosis of pancreatic ductal adenocarcinomas. Biochem Biophys Res Commun **390**：636-641, 2009

15) Bardeesy N, et al：Smad4 is dispensable for normal pancreas development yet critical in progression and tumor biology of pancreas cancer. Genes Dev **20**：3130-3146, 2006

16) Izeradjene K, et al：Kras (G12D) and Smad4/Dpc4 haploinsufficiency cooperate to induce mucinous cystic neoplasms and invasive adenocarcinoma of the pancreas. Cancer Cell **11**：229-243, 2007

17) Kojima K, et al：Inactivation of Smad4 accelerates Kras (G12D)-mediated pancreatic neoplasia. Cancer Res **67**：8121-8130, 2007

18) Siveke JT, et al：Concomitant pancreatic activation of Kras (G12D) and Tgfa results in cystic papillary neoplasms reminiscent of human IPMN. Cancer Cell **12**：266-279, 2007

19) Vincent DF, et al：Inactivation of TIF1gamma cooperates with Kras to induce cystic tumors of the pancreas. PLoS Genet **5**：e1000575, 2009

20) von Figura G, et al：The chromatin regulator Brg1 suppresses formation of intraductal papillary mucinous neoplasm and pancreatic ductal adenocarcinoma. Nat Cell Biol **16**：255-267, 2014

21) Taki K, et al：GNAS (R201H) and Kras (G12D) cooperate to promote murine pancreatic tumorigenesis recapitulating human intraductal papillary mucinous neoplasm. Oncogene **35**：2407-2412, 2016

22) Hanahan D, et al：Heritable formation of pancreatic beta-cell tumours in transgenic mice expressing recombinant insulin/simian virus 40 oncogenes. Nature **315**：115-122, 1985

23) Crabtree JS, et al：Of mice and MEN1：Insulinomas in a conditional mouse knockout. Mol Cell Biol **23**：6075-6085, 2003

24) Shen HC, et al：Deciphering von Hippel-Lindau (VHL/Vhl)-associated pancreatic manifestations by inactivating Vhl in specific pancreatic cell populations. PLos One **4**：e4897, 2009

6章 膵疾患の分子機序

A 膵炎

1 トリプシン活性化，不活化

a 膵炎発症の仕組みとトリプシン

これまで集積された遺伝学的な知見は，膵炎が膵の自己消化疾患であり，トリプシンの膵内での早期活性化が重要な鍵となるという仮説を強く支持している[1]．1996年に遺伝性膵炎の原因遺伝子としてカチオニックトリプシノーゲン（PRSS1）の機能獲得型のミスセンス変異が同定され[2]，また膵炎関連遺伝子として膵分泌性トリプシンインヒビターやキモトリプシンCの機能喪失型の遺伝子異常が明らかにされた[3]．これらの遺伝学的発見により，膵炎発症の場が腺房細胞内であり，腺房細胞内で活性化されたトリプシンとその不活化機構との不均衡が膵炎進展に重要であるという，膵炎発症の仕組みが理解されるようになった．

b ヒトのトリプシノーゲンファミリー

ヒトのトリプシノーゲンファミリーは9つのトリプシノーゲン遺伝子T1〜T9からなり，これらは2つのグループに区分される．Group Ⅰ はT細胞受容体β鎖（TRB）の3'末端側に位置し，10 kbの長さの5つの縦列反復（すなわちT4〜T8）と，染色体7q35から9p13へ転座した6番目のメンバーであるT9が含まれている．Group Ⅱ遺伝子T1，T2，T3はTRBの5'末端側に位置している．Group Ⅰ遺伝子はお互いに〜91％の配列相同性を示す．T5，T6，T7は偽遺伝子であり，T4，T8，T9は3つのアイソフォーム，すなわちカチオニックトリプシノーゲン，アニオニックトリプシノーゲン（PRSS2），メソトリプシノーゲン（PRSS3）をコードしている．カチオニックトリプシノーゲンはもっとも多いアイソフォームで，ヒト膵液中の全トリプシノーゲンのおよそ2/3を占める．一方メソトリプシノーゲンはわずかに生成されるのみである．3つのトリプシノーゲンのアイソフォームを合計すると，ヒト膵から分泌される蛋白の30％を占める．カチオニックトリプシノーゲンはアニオニックトリプシノーゲンに比べ活性化されやすく，分解されにくい性質を持つ．

c トリプシノーゲンの合成と生理的役割

トリプシノーゲンは膵腺房細胞の粗面小胞体

上のリボソームで酵素前駆体，すなわちプレトリプシノーゲンの形で合成される．15個のアミノ酸からなるシグナルペプチドは粗面小胞体内において共翻訳時に切断される．その後，トリプシノーゲンはゴルジ体に輸送され，分泌顆粒内に貯蔵される．食事などの刺激により膵管内に分泌され，最終的に十二指腸に放出されるが，ここで8個のアミノ酸からなる活性化ペプチド，すなわち trypsinogen activation peptide (TAP) がエンテロペプチダーゼにより切断され，活性化したトリプシンとなる．トリプシンは他の膵消化酵素を活性化するカスケード反応を引き起こし，膵の外分泌機能において中心的な役割を果たす．

d | トリプシノーゲンの特異的性質：自己活性化と不活化

トリプシノーゲンは通常，トリプシンの不活性な前駆体とみなされているが，トリプシノーゲン自身を活性化する蛋白分解活性を有しており，1つのトリプシノーゲン分子は他のもう1つのトリプシノーゲン分子を活性化しうる．この自己活性化は非常に緩やかであるが，その結果活性化されたトリプシンは強いトリプシノーゲン活性化作用を有する．膵内で早期に活性化されたトリプシンは，他の膵消化酵素を活性化するカスケード反応の誘因となり，膵の自己消化を引き起こす可能性がある．トリプシンの酵素活性は特異性が高く，アルギニンやリシンのカルボキシル基側を特異的に切断する．このことは，トリプシンやトリプシノーゲンの固有の性質の基盤となっている．活性化ペプチドの終末に位置するリシンは，トリプシノーゲンの自己活性化部位にあたる．また種を越えてよく保存されている122番目のアルギニンは，ウシ，ブタ，ラットやヒトにおいてトリプシンの自己分解部位に位置する．

e | カチオニックトリプシノーゲン (*PRSS1*) の遺伝子変異

1996年に遺伝性膵炎の遺伝子座が7番染色体長腕に位置づけられ，その後 Whitcomb らが，候補遺伝子アプローチにより *PRSS1* の機能獲得型ミスセンス変異である p.R122H 変異を報告した[1]．この発見を契機に，他の多くの機能獲得型変異が同定され，現在までに30以上の遺伝子異常やコピー数変異が知られている．遺伝性膵炎患者の60〜70％が，*PRSS1* 遺伝子変異を有すると考えられ，*PRSS1* 遺伝子変異の中では，約80％弱を p.R122H 変異が，約20％弱を p.N29I 変異が占める．

変異の部位によりトリプシン活性が増強するメカニズムは異なっている．p.R122H 変異では，トリプシンがトリプシン自身により自己分解を受ける最初の切断点である122番目のアルギニンにアミノ酸置換が生じる．このためトリプシンによる切断に対し抵抗性を獲得し，プロテアーゼとしての機能を保持した変異トリプシンが腺房細胞内に蓄積すると考えられる．次に頻度の高い変異である p.N29I 変異や p.D22G 変異，p.K23R 変異は活性化ペプチドの切断点付近の変異であり，この部分の不安定性が亢進して，トリプシノーゲンからトリプシンへの変換が促進される（自己活性化の亢進）．p.A16V 変異はシグナルペプチドの切断点に位置する変異であり，キモトリプシンCにより調整されている活性化ペプチドの processing が4倍に亢進することが報告されている[4]．またわが国から p.G208A 変異が慢性膵炎と関連することが報告され[5]，変異トリプシノーゲンが細胞内で蛋白折り畳み異常を起こした結果，ER ストレス増強により膵炎の原因となるという新たなメカニズムも明らかにされている[6]．

f | アニオニックトリプシノーゲン (*PRSS2*) の機能喪失型多型

カチオニックトリプシノーゲンで認められた

ような機能獲得型変異はアニオニックトリプシノーゲンにおいては同定されていない．反対に機能喪失型多型が慢性膵炎に対し保護的に働いていることが報告された[7]．Wittらは，2,466人の慢性膵炎患者と6,459人の健常者を対象に遺伝子解析を行い，p.G191R多型を慢性膵炎患者の32人（1.3％）に認め，健常者の220人（3.4％）に比べ有意に低頻度であった（オッズ比0.37，p値1.1×10^{-8}）．このp.G191R多型では新たにトリプシンによる切断部位を生じ，自触媒作用により分解されやすくなることが実験的に証明された．すなわちp.G191R多型は膵内のトリプシン活性を軽減し，それにより慢性膵炎に対し保護的に働いていると考えられる．

2 防御機構

a 膵炎発症に対する防御機構

膵腺房細胞内でトリプシノーゲンが活性化された場合，内因性のセリンプロテアーゼ抑制物質である膵分泌性トリプシンインヒビターが防御機構として働くと考えられる[8]．また第2の防御機構としてトリプシンやキモトリプシンCといったプロテアーゼがトリプシンやトリプシノーゲンを分解（自己分解）して不活化する[9]．一方，膵炎にみられる遺伝子異常ではこのような自己防御機構とトリプシンとのバランスが破綻し，自己消化すなわち膵炎が起こると考えられる．

b 膵分泌性トリプシンインヒビター（SPINK1）

膵分泌性トリプシンインヒビターは1948年にKazalらがウシの膵臓から分離・精製した酸性トリプシンインヒビターである[10]．ヒトのほか，ウシ，ヒツジ，ブタなどからも分離・精製されており，哺乳動物の膵液中に分泌されるインヒビターであることから膵分泌性トリプシンインヒビター（pancreatic secretory trypsin inhibitor：PSTI）とも呼ばれている．膵臓で合成されるSPINK1の生理作用は，膵内で少量のトリプシノーゲンの活性化が起こった場合，直ちにこのトリプシンと結合し，連鎖反応的な膵酵素の活性化を防御し，膵臓を自己消化から守ることにある．トリプシンを1対1のモル比で阻害するが，その阻害作用は比較的弱く，しかも活性阻害は一時的である．なおヒトの膵臓以外にも，肝臓や肺，腎臓，卵巣，消化管などで発現しているが，それがどのような生理作用を有しているかは不明である．

ヒトSPINK1遺伝子は第5染色体上に位置するおよそ7.5kbの遺伝子であり，4つのエクソンで構成されている．79個のアミノ酸からなる遺伝子産物のうち23個のアミノ酸がシグナル配列であり，成熟型蛋白であるヒトSPINK1は56個のアミノ酸で構成されている．SPINK1分子内に3つのジスルフィド結合を持ち，熱や酸には安定である．トリプシンを特異的標的とし，18位のリジンがトリプシンの活性中心に位置するセリンと共有結合を形成する．

c SPINK1遺伝子変異による機能障害

2000年にWittらがSPINK1遺伝子のp.N34S変異と膵炎との関連を初めて報告した[8]．以来，これまでに20以上の遺伝子変異が報告されている．もっとも頻度の高い変異はp.N34S変異であり，欧米では特発性慢性膵炎の6.4〜25％，アルコール性慢性膵炎の6％にみられる．なお健常者の1〜2％においてもp.N34S変異が認められることより，この変異が膵炎の直接的な原因ではなく，膵炎発症の閾値を下げる疾患修飾因子であると考えられている．わが国でもp.N34S変異が多く，家族性膵炎の36％，遺伝性膵炎の11％，特発性膵炎の11％に認められた[11]．次にIVS3+2T＞C変異（c.194+2T＞C）の頻度が高く，わが国では遺伝性膵炎の21％，

特発性慢性膵炎の12％，アルコール性慢性膵炎の3％に認められた[11]．その他の変異の頻度は低くまれである．

　SPINK1遺伝子のp.N34S変異による膵炎発症機序はこれまで実験的な証拠はない．一方，IVS3＋2T＞C変異はエクソン3とイントロン3の境界にあるスプライス部位に位置しており，変異によりスプライシング異常を生じることが明らかにされている[12]．実際に本変異保有者の血清PSTI濃度は変異非保有者に比べ低値である．遺伝性膵炎家系で報告されたp.M1T変異は開始コドンを消失させ，エクソン1領域のc.27delC変異は変異以降にフレームシフトを生じ，どちらもSPINK1蛋白の欠失に繋がると考えられる．またp.L14R変異とp.L14P変異はシグナルペプチドの変異であり，小胞体への輸送障害を生じると考えられ，実験的にSPINK1蛋白の分泌がほぼ完全に阻害されることが明らかにされている[13]．これらのSPINK1蛋白の機能が高度に障害される変異においては，優性遺伝形式を呈する膵炎を発症する可能性が示唆されている．

d｜キモトリプシンC（CTRC）

　キモトリプシンC（CTRC）は1965年にブタの膵臓から分離・精製されたセリンプロテアーゼの1つであり，ラットやヒトの膵臓にも存在する．CTRCはすべてのヒトトリプシンとトリプシノーゲンを特異的に分解することが2007年に報告され[14]，この酵素は1988年にRinderknechtらによって同定されたエンザイムYと同一であった．このエンザイムYは膵内で早期に活性化したトリプシンから膵臓を保護する2番目の防御機構と考えられる[15]．ヒトCTRC遺伝子は第1染色体上に位置するおよそ8.2kbの遺伝子であり，8つのエクソンで構成されている．268個のアミノ酸からなる遺伝子産物のうち16個のアミノ酸がシグナル配列，13個のアミノ酸が活性化ペプチドを構成し，成熟型蛋白であるヒトCTRCは239個のアミノ酸からなる．CTRCはトリプシンの81番目のロイシンと82番目のグルタミン酸の間のペプチド結合を選択的に切断する．このトリプシン分解作用は，他のキモトリプシンやエラスターゼには認められず，CTRCに特異的な作用である．

e｜CTRC遺伝子変異による機能障害

　Rosendahlらは，901例の特発性あるいは遺伝性の慢性膵炎患者と2,804例の健常者を解析し，ミスセンス変異p.R254Wと8個のアミノ酸のインフレーム欠失p.K247_R254delを膵炎患者の3.3％に同定した[9]．一方，健常対照群では0.7％であり，これらの遺伝子異常は慢性膵炎のリスクを約5倍増加させていた．この2つの主要な遺伝子変異では，CTRC活性の低下や分泌の減少を生じることが証明されている．わが国では506例の慢性膵炎患者と274例の健常者について解析され，7例（1.4％）の患者にミスセンス変異を同定し，健常者では1例（0.4％）のみであった[16]．これまでに報告されたミスセンス変異の中にはCTRCの著しい機能低下を生じるものから，p.R37Qやp.V235Iなど機能がほぼ正常なものまであり，個々のまれな遺伝子異常については，その機能異常を評価した上で膵炎との関係を判断する必要がある．

3　膵石形成機序

　膵石は蛋白栓が核になり，周囲に炭酸カルシウム（$CaCO_3$）が沈着して形成される[17]．図1は，特発性慢性膵炎患者の膵石（径約1cm）の内部構造をNMRマイクロイメージングとX線マイクロCTで描出したものである．膵石の蛋白成分の検討[18]によると，もっとも多く含有されている蛋白質はpancreatic stone protein（PSP）であり，次いでトリプシン，ラクトフェ

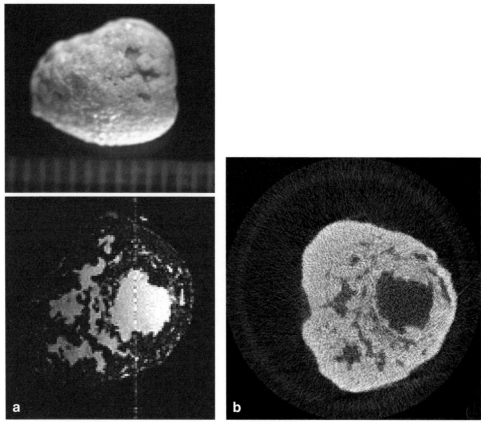

図1 特発性慢性膵炎患者の膵石（径約1 cm）の内部構造
a：NMRマイクロイメージング，b：X線マイクロCT

リンである．膵石の形成に関わる因子としては，膵液のうっ滞，膵液中でのトリプシンの活性化，膵液中への蛋白の過分泌と沈殿，膵液中Ca^{2+}濃度の上昇が想定されている．

a 膵液のうっ滞

慢性膵炎における膵石の形成は，多くの例では線維化が進行してから出現するが，必ずしも病期とは関連がなく，早期の慢性膵炎でも膵石の合併がみられる[19]．イヌの大膵管を不完全結紮すると，6ヵ月で半数以上の個体の膵管内に膵石が形成され，膵石が形成されたイヌでは膵液中のCa^{2+}濃度と蛋白濃度が上昇していた[20]．膵石の形成には，膵液のうっ滞と膵外分泌機能の保持が必要であることを示唆している．自己免疫性膵炎患者を3年以上観察した研究では，膵頭部の腫大と膵頭部のWirsung管とSantorini管両方の狭細化が，膵石形成症例で多くみられた[21]．やはり，膵液のうっ滞と膵石の関連を示唆している．

b トリプシンの活性化と膵液中蛋白の不溶化

早期の慢性膵炎，アルコール依存症では，膵液中への蛋白とムコ多糖の過分泌が起こっており，蛋白栓が形成されやすい状態である．PSPは当初，膵石の形成を抑制するとされlithostatineと呼ばれていた．また，PSPはランゲルハンス島の再生に関わるregenerating protein (reg protein) と同一の蛋白質である．PSPにはトリプシンによる切断部位があり，N端が離れると，重合して沈殿し糸状～線維状の構造をとり

（pancreatic thread proteinと呼ばれる），蛋白栓の形成→膵石の形成を促進することになる[22]．膵炎患者の膵液中に分泌されるpancreatitis-associated protein（PAP）は，PSPと類似した構造を持ち，やはりトリプシンの作用によってN端が離れると，重合して沈殿する[22]．PAPは健常者の膵液には検出されない．膵石の形成には，膵管内におけるトリプシンの活性化が必要であることを示唆している．ラクトフェリンは，好中球，母乳，唾液，関節液などに含まれる沈殿しやすい蛋白質であり，慢性膵炎，とくに膵石症では膵液中の濃度が高い[18]．膵石の蛋白成分の検討[18]でラクトフェリンが膵石に含有されていた症例は，囊胞合併例あるいは著明な膵管拡張を伴っていた．急性増悪時に膵液中に増加したラクトフェリン（好中球などに由来）が，一部の膵石形成に関与していると考えられる．

C｜膵液中 Ca^{2+} 濃度の上昇

慢性膵炎患者では早期から膵液中の Ca^{2+} 濃度が高い[23]．膵液には重炭酸イオン（HCO_3^-）が多く含まれているため，炭酸イオン（CO_3^{2-}）も 0.03〜1 mM の濃度で存在すると推定される．膵液中では多様な因子が不溶性の $CaCO_3$ の析出を防いでいると考えられている．膵導管細胞の管腔膜には，カルシウム感知受容体（calcium-sensing receptor：CaSR）が発現しており，膵液中の Ca^{2+} 濃度を感知していると推定される[24]．実際，*CaSR* 遺伝子の多型と慢性膵炎の関連が報告されている[25]．国内の慢性膵炎患者の 0.6％が副甲状腺機能亢進症を成因とするが，膵液中の Ca^{2+} 濃度が上昇しているかどうかは不明である．

文献

1) Chiari H：Über die Selbstverdauung des menschlichen Pankreas. Z Heilkunde **17**：69-96, 1896
2) Whitcomb DC, et al：Hereditary pancreatitis is caused by a mutation in the cationic trypsinogen gene. Nat Genet **14**：141-145, 1996
3) Chen JM, Férec C：Chronic pancreatitis：genetics and pathogenesis. Annu Rev Genomics Hum Genet **10**：63-87, 2009
4) Nemoda Z, Sahin-Tóth M：Chymotrypsin C（caldecrin）stimulates autoactivation of human cationic trypsinogen. J Biol Chem **281**：11879-11886, 2006
5) Masamune A, et al：PRSS1 c.623G＞C（p.G208A）variant is associated with pancreatitis in Japan. Gut **63**：366, 2014
6) Szmola R, Sahin-Tóth M：Uncertainties in the classification of human cationic trypsinogen（PRSS1）variants as hereditary pancreatitis-associated mutations. J Med Genet **47**：348-350, 2010
7) Witt H, et al：A degradation-sensitive anionic trypsinogen（PRSS2）variant protects against chronic pancreatitis. Nat Genet **38**：668-673, 2006
8) Witt H, et al：Mutations in the gene encoding the serine protease inhibitor, Kazal type 1 are associated with chronic pancreatitis. Nat Genet **25**：213-216, 2000
9) Rosendahl J, et al：Chymotrypsin C（CTRC）variants that diminish activity or secretion are associated with chronic pancreatitis. Nat Genet **40**：78-82, 2008
10) Kazal LA, Spicer DS, Brahinsky RA：Isolation of a crystalline trypsin inhibitor-anticoagulant protein from pancreas. J Am Chem Soc **70**：3034-3040, 1948
11) Masamune A：Genetics of pancreatitis：the 2014 update. Tohoku J Exp Med **232**：69-77, 201
12) Kume K, et al：［-215 G＞A；IVS3＋2T＞C］mutation in the SPINK1 gene causes exon 3 skipping and loss of the trypsin binding site. Gut **55**：1214, 2006
13) Király O, et al：Signal peptide variants that impair secretion of pancreatic secretory trypsin inhibitor（SPINK1）cause autosomal dominant hereditary pancreatitis. Hum Mutat **28**：469-476, 2007
14) Szmola R, Sahin-Tóth M：Chymotrypsin C（caldecrin）promotes degradation of human cationic trypsin：identity with Rinderknecht's

enzyme Y. PNAS **104**：11227-11232, 2007
15) Rinderknecht H, et al：A possible zymogen self-destruct mechanism preventing pancreatic autodigestion. Int J Pancreatol **3**：33-44, 1988
16) Masamune A, et al：Identification of novel missense CTRC variants in Japanese patients with chronic pancreatitis. Gut **62**：653-654, 2013
17) 成瀬　達ほか：慢性膵炎：診断．図説消化器病シリーズ14：膵炎・膵癌，早川哲夫（編），メジカルビュー社，東京，p101-120，2001
18) 北川元二ほか：膵石症―成因と病態．臨と研 **75**：59-64，1998
19) Lankisch PG, et al：Pancreatic calcifications：no indicator of severe exocrine pancreatic insufficiency. Gastroenterology **90**：617-621, 1986
20) 高山哲夫：膵石症の成因に関する実験的研究．日消誌 **76**：107-118，1979
21) Maruyama M, et al：Risk factors for pancreatic stone formation in autoimmune pancreatitis over a long-term course. J Gastroenterol **47**：553-560, 2012
22) Graf R, et al：A family of 16-kDa pancreatic secretory stress proteins form highly organized fibrillar structures upon tryptic activation. J Biol Chem **276**：21028-21038, 2001
23) Harada H, et al：The calcium concentration in human pure pancreatic juice in chronic pancreatitis. Gastroenterol Jpn **15**：355-361, 1980
24) Rácz GZ, et al：Extracellular calcium sensing receptor in human pancreatic cells. Gut **51**：705-711, 2002
25) Muddana V, et al：Association between calcium sensing receptor gene polymorphisms and chronic pancreatitis in a US population：role of serine protease inhibitor Kazal 1type and alcohol. World J Gastroenterol **14**：4486-4491, 2008

B 膵癌

1 膵癌幹細胞

a｜概念

　癌組織は不均一な細胞集団から構成されている．その集団の中で，ごくわずかな細胞だけで，起源となった癌組織を再構築できる細胞群の存在が示唆されており，癌幹細胞（cancer stem cell）と呼ばれている．癌幹細胞は自己複製能と多分化能を持つことで定義される[1]．さらに，細胞周期進行（細胞分裂速度）が遅い，細胞周期の静止期に存在する，腫瘍形成能が高いといった性質を持つ．癌幹細胞は自己と同じ性質を持つ細胞と，多様な癌細胞に分化する前駆細胞とに不均等に分裂することができる．前駆細胞は様々な性質の癌細胞に分化し，癌組織は癌幹細胞を中心としたヒエラルキーを形成していると想定されている（図1）．一方，非癌幹細胞は多分化能を持たず，非癌幹細胞から癌幹細胞が生ずることはない．また，自己複製された癌幹細胞は，微小環境（ニッチ）からの刺激を受けるまでは細胞周期の静止期に存在することから，細胞分裂期やDNA合成期にある細胞を標的とする抗癌薬や放射線療法に耐性を示すと考えられている．このような性質から，抗癌薬耐性や癌再発，さらに転移などの現象は癌幹細胞がもたらしていると考えられている（図1）．

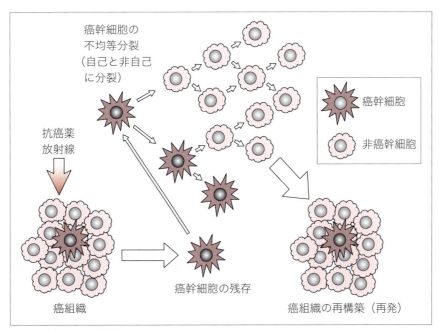

図1　癌幹細胞の特性
　癌幹細胞は自己複製と不均等分裂によって自身と非癌幹細胞を生み出すことができる．ヒエラルキーの頂点に存在するのが癌幹細胞である．治療抵抗性の癌幹細胞は，自己複製と不均等分裂によって治療前と同じ癌組織を構築して再発が起こると考えられている．

b 特 性

　癌幹細胞と非癌幹細胞には形態的な違いがみられず，細胞表面マーカーを使った方法がもっとも一般的に癌幹細胞の同定法として用いられている．細胞表面（細胞膜上）に発現する蛋白をマーカーとして，癌細胞をフローサイトメトリーによって選別する方法である．1997年に，急性骨髄性白血病において細胞表面マーカーのCD34陽性かつCD38陰性細胞分画に白血病幹細胞が存在することが初めて確認された後[2]，種々の癌腫においても癌細胞の存在が認められるようになった．膵癌幹細胞はCD44，CD24とESAの三者陽性（CD44＋CD24＋ESA＋）[3]あるいはCD133陽性（CD133＋）細胞群[4]に濃縮されていることが2007年に報告された．CD44＋CD24＋ESA＋膵癌細胞は，100個でも免疫不全マウス皮下に腫瘍を形成するが，これらのマーカーがすべて陰性の膵癌細胞1,000個を移植しても腫瘍を形成せず，10,000個を移植した場合でも12匹中1匹のマウスに腫瘍が形成されるのみであった．同様に，CD133＋膵癌細胞は500個の移植でも免疫不全マウス皮下に腫瘍を形成するのに対して，CD133陰性細胞は100万個を移植しても腫瘍は形成しなかった．その後，CD44とc-METの両者陽性（CD44＋c-MET＋）細胞群[5]，ALDH陽性細胞群[6]にも癌幹細胞が濃縮されていることが示されている．ALDH＋は500個，CD44＋c-MET＋は50個でも免疫不全マウス皮下に腫瘍を形成することが可能であり，これらのマーカー陰性の膵癌細胞は腫瘍形成能が著しく低下していた．また，これらのマーカーで選別される細胞が自己複製能を持ち，転移能や化学療法耐性能と関連していることも明らかにされている．なぜこれらの細胞表面マーカーによって分離される膵癌細胞の中に癌幹細胞が多数含まれるのかはいまだ不明であるが，Notch，Hedgehog，Wntなどのシグナルが膵癌の幹細胞特性に関与していることが示唆されている[7]．

　膵癌組織中で上記の膵癌幹細胞マーカー陽性細胞の比率はそれぞれ0.2～5％程度であることから，他の癌における癌幹細胞の比率と同程度であり，悪性度が高いとされる膵癌でも癌幹細胞の数は他の癌腫と同程度であることが分かっている．しかし，この比率も特定の遺伝子の発現や微小環境などによって変化することが明らかになってきた．癌遺伝子導入によって癌化した乳腺上皮細胞にsnailやtwistといった分子を発現させてEMTを誘導すると，乳癌幹細胞が濃縮されているCD44＋CD24陰性細胞群が増加した．そして，これらのEMT化した細胞は癌幹細胞と同様の特性を示すことが報告された[8]．膵癌においても，Notchシグナル[9]や様々な転写因子[10]などによってEMTを誘導すると癌幹細胞特性を有する癌細胞が増加する．最近では，膵癌幹細胞マーカーの1つであるCD133がNF-κBを介して膵癌細胞のEMTを惹起することも報告されている[11]．さらに，EMT誘導以外にも様々な刺激や分子の発現によって非癌幹細胞が癌幹細胞の性質を持つようになること（癌幹細胞の可塑性）が示されている．

c 癌幹細胞を標的とした膵癌治療法開発の可能性

　前述のように，癌幹細胞は従来の抗癌薬や放射線療法に耐性を示すことから，治療の標的とするのが困難と考えられていた．しかし，以下に示す基礎研究の結果，膵癌幹細胞特異的な代謝経路を遮断することによる膵癌幹細胞に対する治療の可能性が示され，臨床応用への検討が開始されている．

　酸素が十分にある状態でも，癌細胞が酸化的リン酸化ではなく解糖系によってエネルギー分子のATPを得ることはWarburg効果として知られている[12]．しかし，遺伝子改変膵癌マウスを用いた実験では，非癌幹細胞は解糖系からエネルギーを得る一方，膵癌幹細胞はミトコンドリアにおける酸化的リン酸化によってエネルギーを得ていることが明らかとなった[13]．患者

由来の膵癌組織を免疫不全マウスに移植して得られる異種移植片（patient-derived xenograft：PDX）を用いた実験でもこの結果は支持され，ヒト膵癌幹細胞も解糖系ではなく酸化的リン酸化によってエネルギーを得ていることが示された[14]．さらに，糖尿病治療薬でミトコンドリアの電子伝達系酵素複合体Ⅰ（complex Ⅰ）を阻害するメトホルミンが膵癌幹細胞の増殖を選択的に抑制することが分かった[14]．しかし，メトホルミン投与を継続すると耐性細胞が出現し，これらの細胞は幹細胞性が失われ，解糖系によってエネルギーを得ることが可能となっていることも判明した．メトホルミンは糖尿病患者の膵癌発生リスクを減少させることが報告されているが[15]，第Ⅱ相試験では進行膵癌患者に対して，糖尿病治療と同じ投与量ではゲムシタビンとエルロチニブ併用療法への上乗せ効果がないとの結果であった[16]．投与量が少ないためか，もっと早い時期に投与が必要なのかなど，さらなる検討が望まれる．一方，ミトコンドリア内でcomplex Ⅰ阻害に加え活性酸素種産生促進作用のあるmenadioneは，基礎実験において耐性を生じさせずに膵癌幹細胞の増殖を抑制することが示されており[14]，今後の臨床応用が期待される．

2 発癌機序

膵癌の発癌機序として，大きく①PanIN（pancreatic intraepithelial neoplasia，膵上皮内腫瘍性病変）に由来するものと，②IPMN（intraductal papillary mucinous neoplasm，膵管内乳頭粘液性腫瘍）に由来するものに分けられる．

a PanINに由来する膵癌（通常型膵管癌）

Vogelsteinが提唱した大腸癌の多段階発癌モデル（adenoma-carcinoma sequence）は，あまりにも有名である．膵癌においては組織学的な前癌病変の存在が，欧州で1905年頃より疑われていた．1994年にPanINという名称の使用が米国から提案され[17]，2001年に正式なPanINの定義が決定した[18]．さらにその形態像と遺伝子異常がパラレルに変化すること，さらにマウスの遺伝子改変モデルでこの多段階発癌モデルが実証されたことから[19]，一気にこの発癌モデルは一般化した．さらにこのモデルを実証する傍証として，家族性膵癌の背景膵ではPanINs，とくにPanIN-3病変が多いことが報告されている[20]．

PanIN-1の分子遺伝学的な特徴はKRAS変異とテロメア短縮である[21]．次世代シーケンサーを用いて深いシーケンスカバー率で解析するとPanIN病変の90％以上でKRAS変異がみられることが明らかとなった．したがって，KRAS変異がPanIN病変の進展過程でのクローン性増殖と関連しているが，その選択的有利性は小さく，進展にはさらなるゲノム・エピゲノム変化の蓄積が必要と考えられる[22]．10％のPanINには，IPMNの約60％で観察されるGNAS変異を有している．しかし，通常型膵癌ではGNAS変異はほとんどみられない．興味深いことにPanINの中でも，GNAS変異のみを有するものや，GNAS変異がKRAS変異より早期に生じたとみられる病変も観察される．GNAS変異の持つこれらのPanIN病変の一部は，通常型膵癌ではなく以下に示すIPMNに進展する可能性が示唆される．したがって，PanINでGNAS変異は病変をIPMN pathwayに誘導する可能性があり興味深い[23]．

PanIN病変はGradeとともにCDKN2A/P16の異常［プロモーター領域のメチル化や両アレルの欠失，片アレルの変異とloss of heterozygosity（LOH）］が起こり，PanIN-3になるとTP53の異常（片アレルの変異とLOH），次いでSMAD4の異常（両アレルの欠失や片アレルの変異とLOH）が起こる．TP53の有害な変異（ミ

スセンス変異以外の変異）を持つ場合は，SMAD4の異常が生じていることは少ないが，TP53がミスセンス変異の場合はSMAD4遺伝子の異常が高頻度に起こっている[24]．また，SMAD4の異常がTP53の異常より先に起こることもきわめてまれである．このように膵癌の発がん過程は他の癌腫と比較すると，比較的均一な遺伝子異常で生じていることが大きな特徴である．さらに次世代シーケンサーの登場により膵癌のゲノム異常に関して，革命的な知見が得られるようになった[25]．2016年にGlasgow大学らのグループは456名の膵癌症例を対象に，全ゲノム・シーケンス解析をはじめとする網羅的ゲノム解析を行い，RNA発現プロファイルに基づいて4つの亜型に分類でき，その生命予後が異なることを報告している[26]．

しかしその一方で，PanIN病変は膵癌患者以外の膵臓にも高頻度でみられる．例えば，Konstantinidisらは膵癌以外で外科的に切除された584例の膵臓のうち153例（26%）でPanIN病変がみられたと報告している[27]．しかしPanIN-3（いわゆるcarcinoma in situ）はわずかに13人（PanINを有する膵臓の8%）である．PanINはこれまでPanIN-1A，PanIN-1B，PanIN-2とPanIN-3に分類されていたが，このような背景から2014年に開催されたBaltimore Consensus Meetingで臨床的にはLow-gradeとHigh-gradeに分類されることが推奨された[28]．

さらに，PanINの前病変としてADM（acinar-to-ductal metaplasia）が遺伝子改変マウスモデル[29]や家族性膵癌の背景膵で観察されることから注目されるようになった．これまでのPanINモデルから一歩踏み込んだMetaplasia-Dysplasia-Cancer-Sequenceである．ADMは線維化や炎症を伴い，粘液を有する小型の腺管構造が腺房構造を置換するように集塊を形成している．ADMは腺房細胞マーカー（トリプシンなど）が減弱し，腺管マーカー（CK7など）が高発現し，KRAS遺伝子変異をもつことがある[30]．

最近になり，AFL（atypical flat lesion）が同様に遺伝子改変マウスモデル[31]や遺伝的素因のある患者で同定された．AFLの特徴は，名前が示すように立方形の異型細胞で裏打ちされた管状腺管の集塊で炎症性の間質を伴う．しばしば，粘液性の基質の中の紡錘状細胞の渦巻きの中に存在することも特徴で，ADMと同様に腺房細胞マーカーが減弱し，腺管マーカーが高発現して，KRAS遺伝子変異をもつことがある．このようにADMとAFLは類似している点が多く，AFLをADMとは異なる新たな発癌の初期病変として捉えるべきかについてはいまだ結論は出ていない．これらの発癌研究の終着点は，通常型膵癌の起源は何かという問題である[32]．

b | IPMNに由来する膵癌

PanINは一般に0.5 cm未満の病変であるが，IPMNは通常0.5～1.0 cm以上の病変である．IPMNはGradeに加えて，その組織形態像や含有する粘液の免疫組織化学染色によって，gastric-foveolar type，intestinal type，pancreatobiliary typeとoncocytic typeに分けられる．したがって，PanINに由来する膵癌と比較して，その発癌に伴うゲノム異常は様々である．PanINと比較してIPMNのゲノム異常の特徴は，GNAS遺伝子の変異とRNF43遺伝子の変異である．IPMNのGNAS変異は2011年に日米から相次いで報告された[33,34]．IPMNの95%以上でKRASもしくはGNAS変異を有しており，発癌初期のゲノム異常と考えられる．GNASはKRASと同様にがん遺伝子（oncogene）でhot spot変異を有しているのに対し，RNF43はがん抑制遺伝子である．興味深いことに，RNF43蛋白はもともと幹細胞で発見されたE3ユビキチンリガーゼであり，Wnt/β-catenin pathwayに重要な役割を果たしている[35]．PanINと同様に，Gradeが進むにつれてCDKN2A/P16，TP53，SMAD4のゲノム異常を認める．さらにAKT pathwayを活性化させるがん遺伝子であるPIK3CA変異が約10%でみられることも特徴である．

わが国から 2009 年に，膵管内管状乳頭腫瘍（intraductal tubulopapillary neoplasms：ITPN）という IPMN とは別の新しい疾患概念が提唱された[36]．ITPN は，常に高異型度の立方形の細胞がその名のとおり管状・乳頭状に増殖している．IPMN と比較するときわめてまれではあるため少数例における解析の報告となるが，興味深いことに KRAS や BRAF 変異はみられず，PIK3CA の変異が特徴的であった[37]．今後の症例蓄積と次世代シーケンサーを用いたその網羅的なゲノム解析が期待される．

3 浸潤・転移機構（EMT）

a 膵癌における上皮間葉転換（EMT）

上皮間葉転換（epithelial-mesenchymal transition：EMT）は上皮細胞が細胞間接着や細胞極性といった性質を失い，細胞遊走能・浸潤能が亢進した間葉系細胞様の形態変化をきたす現象である[38]．EMT はもともと個体発生の過程で観察される現象であり，中胚葉系譜細胞や神経堤由来細胞の全身への供給に必要な機能である[38]．このような細胞形態の変化は癌細胞の原発巣からの遊走に際しても観察される．膵癌においても EMT は浸潤・転移に貢献しており，上皮系マーカーや間葉系マーカーの発現様式が膵癌患者の予後や進展形式，術後化学療法への反応性と関連するとの報告もみられる[39]．EMT を抑制することが可能となれば膵癌の浸潤・転移を抑制しうる治療法に繋がることが期待されるため，その制御機構に関する研究が盛んに行われてきた．

b EMT を誘導するサイトカイン・成長因子

1990 年代後半から 2000 年代前半にかけて，種々のサイトカインや成長因子によって膵癌細胞の EMT が誘導されるとの報告が相次いだ．中でも有名なものは transforming growth factor-β（TGF-β）であり，細胞増殖を負に制御する p21 を誘導するとともに，上皮系マーカーである cytokeratin 8 および 18 の発現を抑制することが明らかにされた[40,41]．TGF-β ファミリーに属する bone morphogenetic protein（BMP）についても同様の作用が報告されており，両者は extracellular signal-related kinase（ERK）経路の活性化を介して EMT を誘導することが判明している[41,42]．Hepatocyte growth factor（HGF）や oncostatin M といったリガンドが膵癌細胞に EMT を誘導することも報告されており，これらのサイトカインが協調的に EMT を促進していることが明らかとなった[43]．

膵癌細胞の EMT に関わるサイトカインや成長因子は多岐にわたっており，その下流のシグナル伝達経路も多様であったため，EMT を抑制する効率的な薬剤は確立されていなかった．近年になり，いくつかの薬剤が有用である可能性が示唆されている．TGF-β receptor I kinase の阻害薬である galunisertib は様々な固形腫瘍で腫瘍抑制効果が確認されており，膵癌を含む担癌患者を対象とした第 I 相試験が開始されている[44]．HGF のレセプターとして機能する c-Met に対しても様々な阻害薬が開発されているが，経口投与可能な阻害薬である tivantinib についてはゲムシタビンとの併用療法として試験が行われている[45]．これまで膵癌に対する分子標的薬を用いた臨床試験はその多くが有用性を示すことができない結果となってきたが，EMT の直接的阻害という新たな作用機序を有する薬剤には有効性が期待される．

c EMT に関わる転写因子

EMT でみられる遺伝子発現プロファイルの変化には複数の転写因子が関与していることが知られている．上皮系マーカーの 1 つである E-cadherin の発現抑制は膵癌細胞の転移・浸潤能

の獲得に重要であるが，E-cadherin のプロモーター領域に結合した Snail は転写抑制性分子である histone deacetylase をリクルートすることで発現を抑制する[46]．また，TGF-β により発現が誘導される Slug は接着分子の L1CAM 発現を増加させ，抗癌薬耐性と細胞遊走能の増強を引き起こすことが明らかとなっている[47]．

EMT を誘導するサイトカインによって，遺伝子発現を制御する下流の転写因子には差異がみられる．TGF-β によって誘導される EMT に際しては Snail や Slug の発現が増加することが知られているが[47,48]，同様に EMT を誘導する BMP はホメオボックス遺伝子である *MSX2* の発現を増加させる[42]．その後の検討では *MSX2* が EMT に関連した分子である Twist 1 の発現を増加させていることが明らかとなった[49]．このように，EMT の誘導に関わる転写因子は多様であり，単一薬剤による転移・浸潤抑制療法の開発が困難な一因となっている．

膵癌細胞の EMT に関わる転写因子を直接標的とする薬剤はいまだ開発されていないが，発現増加を阻止しうる薬剤が報告されている．抗ウイルス薬であるジドブジンはゲムシタビン耐性となった膵癌細胞株の感受性を回復させる効果を有するが，同時に Akt-GSK3β 経路による Snail の誘導を抑制することが明らかになった[50]．緑茶に含まれる epigallocatechin-3-gallate は Snail や Slug，ZEB1 といった幅広い EMT 関連転写因子群の発現を抑制し，細胞遊走・浸潤を減弱させる[51]．EMT を誘導する転写因子の発現レベルは新規薬剤の効果を予測する指標となる可能性が考えられ，今後の薬剤スクリーニングへの応用が期待される．

d｜EMT を制御する新規分子

これまで述べてきた分子に加えて，新たな因子による EMT 制御についても知見が得られている．マイクロ RNA は蛋白をコードしない 20-23 塩基程度からなる小 RNA 分子であり，メッセンジャー RNA との相互作用によって標的遺伝子の発現制御を行っているが[52]，EMT と関連するものが見出されている．

miR-21 は膵癌と関連するマイクロ RNA の中でも早期からその機能が検討されてきた．miR-21 発現が高い膵癌患者では全生存期間が有意に短縮することが確認されており，予後予測因子であるとされている．膵癌細胞株への miR-21 前駆体導入は MMP-2 および MMP-9 の発現を誘導し，膵癌細胞の浸潤能を増加させることが明らかとなった[53]．IPMN と比較して，浸潤性膵癌組織で発現の高いマイクロ RNA，miR-197 を導入した細胞では細胞遊走能・浸潤能が亢進する．この検討では miR-197 が E-cadherin の細胞内ドメインに結合する蛋白である p120 catenin を標的としていることが確認され，細胞間接着関連分子を標的とすることが判明した[54]．

血清などを含めた体液中には安定した形態でマイクロ RNA が存在しており，PCR による検出・定量が可能である[55]．膵癌の EMT を反映する血中マイクロ RNA を同定することが可能となれば，遠隔転移・周囲臓器への浸潤を非侵襲的に推測できるツールとなる可能性が考えられる．

e｜EMT と関連する細胞間相互作用

膵癌の組織では癌細胞を取り囲む線維性結合組織，desmoplastic reaction の形成が特徴的であるが，膵線維化に際して中心的役割を果たす膵星細胞は膵癌の浸潤性増殖を促進する機能を有する．膵癌細胞と膵星細胞を免疫不全マウスの膵内に移植した実験では，遠隔転移が促進されることが確認されている[56]．活性化膵星細胞の培養上清を用いた実験でも膵癌細胞に EMT が誘導されることが明らかになっており，液性因子を介した EMT 促進作用が示唆されている[57]．しかしながら，近年の報告では膵発癌モデルマウスを用いて膵星細胞を選択的に除去した結果，膵癌の組織型がより未分化となり遠隔

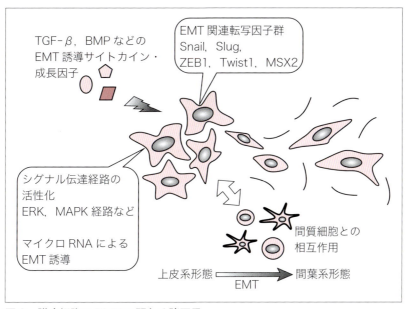

図2 膵癌細胞のEMTに関わる諸因子

転移が促進されたとの結果が得られており[58]，癌進展抑制作用の存在も想定されている．膵癌間質細胞の単純な除去は有効な治療となりえない可能性を示す報告であり，真に標的とすべき癌細胞・膵星細胞間相互作用について，さらに詳細な解析が望まれる．本項で解説した膵癌細胞のEMTに関わる諸因子について，**図2**に示す．

文献

1) Clarke MF, et al：Cancer stem cells-Perspectives on current status and future directions：AACR workshop on cancer stem cell. Cancer Res **66**：9339-9344, 2006
2) Bonnet D, et al：Human acute myeloid leukemia is organized as hierarchy that originates from a primitive hematopoietic cell. Nat Med **3**：730-737, 1997
3) Li C, et al：Identification of pancreatic cancer stem cells. Cancer Res **67**：1030-1037, 2007
4) Hermann PC, et al：Distinct populations of cancer stem cells determine tumor growth and metastatic activity in human pancreatic cancer. Cell Stem Cell **1**：313-323, 2007
5) Li C, et al：c-Met is a marker of pancreatic cancer stem cells and therapeutic target. Gastroenterology **141**：2218-2227, 2011
6) Rasheed ZA, et al：Prognostic significance of tumorigenic cells with mesenchymal features in pancreatic adenocarcinoma. J Natl Cancer Inst **102**：340-351, 2010
7) Zan HX, et al：Pancreatic cancer stem cells：New insight into a stubborn disease. Cancer Lett **89**：429-437, 2015
8) Mani SA, et al：The epithelial-mesenchymal transition generates cells with properties of stem cells. Cell **133**：704-715, 2008
9) Bao B, et al：Notch-1 induces epithelial-mesenchymal transition consistent with cancer stem cell phenotype in pancreatic cancer cells. Cancer Lett **307**：26-36, 2011
10) Hamada S, et al：The homeobox gene MSX2 determines chemosensitivity of pancreatic cancer cells via the regulation of transporter gene ABCG2. J Cell Physiol **227**：729-738, 2011
11) Nomura A, et al：CD133 initiates tumors, induces epithelial-mesenchymal transition and increases metastasis in pancreatic cancer. Oncotarget **6**：8313-8322, 2015
12) Warburg O：On the origin of cancer cells. Science **123**：309-314, 1956
13) Viale A, et al：Oncogene ablation-resistant

pancreatic cancer cells depend on mitochondrial function. Nature **514**：628-632, 2014
14) Sancho P, et al：MYC/PGC-1α balance determines the metabolic phenotype and plasticity of pancreatic cancer stem cells. Cell Metabolism **22**：590-605, 2015
15) Wang Z, et al：Metformin is associated with reduced risk of pancreatic cancer in patients with type 2 diabetes mellitus：a systematic review and meta-analysis. Diabetes Res Clin Pract **106**：19-26, 2014
16) Kordes S, et al：Metformin in patients with advanced pancreatic cancer：a double-blind, randomized, placebo-controlled phase 2 trial. Lancet Onco **16**：839-847, 2015
17) Klimstra DS, Longnecker DS：K-ras mutations in pancreatic ductal proliferative lesions. Am J Pathol **145**：1547-1550, 1994
18) Hruban RH, et al：Pancreatic intraepithelial neoplasia：a new nomenclature and classification system for pancreatic duct lesions. Am J Surg Pathol **25**：579-586, 2001
19) Hruban RH, et al：Pathology of genetically engineered mouse models of pancreatic exocrine cancer：consensus report and recommendations. Cancer Res **66**：95-106, 2006
20) Shi C, Hruban RH, Klein AP：Familial pancreatic cancer. Arch Pathol Lab Med **133**：365-374, 2009b
21) van Heek NT, et al：Telomere shortening is nearly universal in pancreatic intraepithelial neoplasia. Am J Pathol **161**：1541-1547, 2002
22) Kanda M, et al：Presence of somatic mutations in most early-stage pancreatic intraepithelial neoplasia. Gastroenterology **142**：730-733 (e739), 2012
23) Brosens LA, et al：Pancreatic adenocarcinoma pathology：changing "landscape". J Gastrointest Oncol **6**：358-374, 2015
24) Yachida S, et al：Clinical significance of the genetic landscape of pancreatic cancer and implications for identification of potential long-term survivors. Clin Cancer Res **18**：6339-6347, 2012
25) Waddell N, et al：Whole genomes redefine the mutational landscape of pancreatic cancer. Nature **518**：495-501, 2015
26) Bailey P, et al：Genomic analyses identify molecular subtypes of pancreatic cancer. Nature **531**：47-52, 2016
27) Konstantinidis IT, et al：Incidentally discovered pancreatic intraepithelial neoplasia：what is its clinical significance? Ann Surg Oncol **20**：3643-3647, 2013
28) Basturk O, et al：A revised classification system and recommendations from the Baltimore Consensus Meeting for neoplastic precursor lesions in the pancreas. Am J Surg Pathol **39**：1730-1741, 2015
29) Guerra C, et al：Chronic pancreatitis is essential for induction of pancreatic ductal adenocarcinoma by K-Ras oncogenes in adult mice. Cancer Cell **11**：291-302, 2007
30) Shi C, et al：KRAS2 mutations in human pancreatic acinar-ductal metaplastic lesions are limited to those with PanIN：implications for the human pancreatic cancer cell of origin. Mol Cancer Res **7**：230-236, 2009a
31) Aichler M, et al：Origin of pancreatic ductal adenocarcinoma from atypical flat lesions：a comparative study in transgenic mice and human tissues. J Pathol **226**：723-734, 2012
32) Murtaugh LC, Leach SD：A case of mistaken identity? Nonductal origins of pancreatic "ductal" cancers. Cancer Cell **11**：211-213, 2007
33) Furukawa T, et al：Whole-exome sequencing uncovers frequent GNAS mutations in intraductal papillary mucinous neoplasms of the pancreas. Sci Rep **1**：161, 2011
34) Wu J, et al：Recurrent GNAS mutations define an unexpected pathway for pancreatic cyst development. Sci Transl Med **3**：92ra66, 2011
35) Loregger A, et al：The E3 ligase RNF43 inhibits Wnt signaling downstream of mutated beta-catenin by sequestering TCF4 to the nuclear membrane. Sci Signal **8**：ra90, 2015
36) Yamaguchi H, et al：Intraductal tubulopapillary neoplasms of the pancreas distinct from pancreatic intraepithelial neoplasia and intraductal papillary mucinous neoplasms. Am J Surg Pathol **33**：1164-1172, 2009
37) Yamaguchi H, et al：Somatic mutations in PIK3CA and activation of AKT in intraductal tubulopapillary neoplasms of the pancreas. Am J Surg Pathol **35**：1812-1817, 2011
38) Acloque H, et al：Epithelial-mesenchymal

transitions: the importance of changing cell state in development and disease. J Clin Invest **119**: 1438-1449, 2009
39) Yamada S, et al: Epithelial-to-mesenchymal transition predicts prognosis of pancreatic cancer. Surgery **154**: 946-954, 2013
40) Grau AM, et al: Induction of p21waf1 expression and growth inhibition by transforming growth factor beta involve the tumor suppressor gene DPC4 in human pancreatic adenocarcinoma cells. Cancer Res **57**: 3929-3934, 1997
41) Ellenrieder V, et al: Transforming growth factor beta1 treatment leads to an epithelial-mesenchymal transdifferentiation of pancreatic cancer cells requiring extracellular signal-regulated kinase 2 activation. Cancer Res **61**: 4222-4228, 2001
42) Hamada S, et al: Bone morphogenetic protein 4 induces epithelial-mesenchymal transition through MSX2 induction on pancreatic cancer cell line. J Cell Physiol **213**: 768-774, 2007
43) Argast GM, et al: Cooperative signaling between oncostatin M, hepatocyte growth factor and transforming growth factor-beta enhances epithelial to mesenchymal transition in lung and pancreatic tumor models. Cells Tissues Organs **193**: 114-132, 2011
44) Fujiwara Y, et al: Phase 1 study of galunisertib, a TGF-beta receptor I kinase inhibitor, in Japanese patients with advanced solid tumors. Cancer Chemother Pharmacol **76**: 1143-1152, 2015
45) Pant S, et al: A phase I dose escalation study of oral c-MET inhibitor tivantinib (ARQ 197) in combination with gemcitabine in patients with solid tumors. Ann Oncol **25**: 1416-1421, 2014
46) von Burstin J, et al: E-cadherin regulates metastasis of pancreatic cancer in vivo and is suppressed by a SNAIL/HDAC1/HDAC2 repressor complex. Gastroenterology **137**: 361-371, 371. e1-5, 2009
47) Geismann C, et al: Up-regulation of L1CAM in pancreatic duct cells is transforming growth factor beta1- and slug-dependent: role in malignant transformation of pancreatic cancer. Cancer Res **69**: 4517-4526, 2009
48) Kabashima A, et al: Side population of pancreatic cancer cells predominates in TGF-beta-mediated epithelial to mesenchymal transition and invasion. Int J Cancer **124**: 2771-2779, 2009
49) Satoh K, et al: Up-regulation of MSX2 enhances the malignant phenotype and is associated with twist 1 expression in human pancreatic cancer cells. Am J Pathol **172**: 926-939, 2008
50) Namba T, et al: Zidovudine, an anti-viral drug, resensitizes gemcitabine-resistant pancreatic cancer cells to gemcitabine by inhibition of the Akt-GSK3beta-Snail pathway. Cell Death Dis **6**: e1795, 2015
51) Tang SN, et al: Inhibition of sonic hedgehog pathway and pluripotency maintaining factors regulate human pancreatic cancer stem cell characteristics. Int J Cancer **131**: 30-40, 2012
52) Farazi TA, et al: miRNAs in human cancer. J Pathol **223**: 102-115, 2011
53) Giovannetti E, et al: MicroRNA-21 in pancreatic cancer: correlation with clinical outcome and pharmacologic aspects underlying its role in the modulation of gemcitabine activity. Cancer Res **70**: 4528-4538, 2010
54) Hamada S, et al: miR-197 induces epithelial-mesenchymal transition in pancreatic cancer cells by targeting p120 catenin. J Cell Physiol **228**: 1255-1263, 2013
55) Xu J, et al: Plasma miRNAs effectively distinguish patients with pancreatic cancer from controls: a multicenter study. Ann Surg **263**: 1173-1179, 2016
56) Vonlaufen A, et al: Pancreatic stellate cells: partners in crime with pancreatic cancer cells. Cancer Res **68**: 2085-2093, 2008
57) Kikuta K, et al: Pancreatic stellate cells promote epithelial-mesenchymal transition in pancreatic cancer cells. Biochem Biophys Res Commun **403**: 380-384, 2010
58) Ozdemir BC, et al: Depletion of carcinoma-associated fibroblasts and fibrosis induces immunosuppression and accelerates pancreas cancer with reduced survival. Cancer Cell **25**: 719-734, 2014

第II部

臨床編

総論

7章 膵疾患の疫学

A 炎症

1 急性膵炎

a 近年の動向

わが国における急性膵炎患者数は増加を続けており，2011年に医療機関を受診した急性膵炎患者を対象として行われた全国調査の結果からは，1年間あたりの急性膵炎受療患者数は63,080人と推定されている[1]．人口10万人あたりの罹患率は49.4との結果であり[2]，市中病院でもときおり経験される一般的な疾患であるといえる．2003年の推定受療患者数は35,300人，2007年の推定受療患者数は57,560人と推定されていることから[3,4]，増加率は緩やかになったものの依然として増加傾向にあることは明らかである．海外ではオランダなどで日本と同様の傾向がみられているが[5]，台湾やアイスランドのように顕著な増加がみられない国もあり[6,7]，急性膵炎の罹患率には地域差が存在している．

b 年齢，性別，成因

急性膵炎は男性に多く，2011年の全国調査では男女比は1.9：1との結果である．急性膵炎全体での成因として最多のものはアルコール性であり，約3割を占める原因である．胆石性膵炎・特発性膵炎がアルコール性に次ぐ頻度でみられ，これらが三大成因となっている状況は以前と同様である．急性膵炎の成因を年代別に解析すると，アルコール性は30〜50歳台に症例数のピークを認め，60歳台以降で胆石性・特発性が増加していることが判明した[1]．この結果は，急性膵炎患者において背景が異なる患者群が存在することを示唆しており，予防的介入や治療に際し配慮が必要であると考えられる．わが国におけるアルコール消費量は1992年をピークとして減少傾向にあるため[8]，急性膵炎の症例数が減少せず，アルコール性膵炎の割合も減少しない原因が病的な飲酒行動と関連していないか，今後検討が必要である．

三大成因以外の重要な成因としては，脂質異常症や診断的内視鏡的逆行性胆道膵管造影（ERCP）・乳頭処置，薬剤性が挙げられる．最近の報告では急性膵炎発症後の血清トリグリセリド値と持続的な臓器不全の合併には関連があるとされており，重症化のハイリスク群である可能性が示された[9]．わが国での脂質異常症性急性膵炎の頻度は1.8％であったが，今後，肥満者の増加や食生活の変化による増加も予想され

表1 予後因子スコアと造影CT所見に基づく重症度判定

重症度判定基準予後因子（9項目）
1. Base excess≦−3 mEq または収縮期血圧≦80 mmHg
2. PaO$_2$≦60 mmHg（room air）または人工呼吸を要する呼吸不全
3. BUN≧40 mg/dL（またはCr≧2.0 mg/dL）または輸液後も1日尿量400 mL以下の乏尿
4. LDH≧基準値上限の2倍
5. 総Ca値≦7.5 mg/dL
6. 血小板数≦10万/mm^3
7. CRP≧15 mg/dL
8. SIRS診断基準における陽性項目数≧3
9. 年齢≧70歳

造影CT Grade	
①炎症の膵外進展度	
前腎傍腔まで	0点
結腸間膜根部まで	1点
腎下極以遠	2点
②膵の造影不良域	
（膵を頭部，体部，尾部に区分）	
各区域に限局または膵周辺のみ	0点
2つの区域にかかる場合	1点
2つの区域全体またはそれ以上	2点
①+② 1点以下 Grade 1	
①+② 2点 Grade 2	
①+② 3点以上 Grade 3	

予後因子スコア3点以上または造影CT Grade 2以上を重症膵炎とする．
[急性膵炎診療ガイドライン2015改訂出版委員会：急性膵炎診療ガイドライン2015，第4版，金原出版，東京，p96，2015より引用]

るため，注意が必要と思われる．診断的ERCP・乳頭処置による急性膵炎が膵炎全体に占める頻度は2.6％と少ないものではなく，これらの医療行為を行う際には急性膵炎のリスク・重症化の危険性についての十分な説明と，術後の経過観察が重要である．薬剤性膵炎については，これまでに多数の薬剤による膵炎が報告されており，頻度も様々である．報告数の多い薬剤には白血病治療薬のL-アスパラギナーゼ，免疫抑制薬であるアザチオプリン，抗レトロウイルス薬のジダノシンなどがあるが，これ以外にも多数の薬剤が膵炎の原因として疑われている[10]．しかし，薬剤性膵炎は該当薬剤の再投与による発症の確認がしばしば困難であるため，臨床的なエビデンスとなりにくい点が問題である．

c 併存疾患・急性膵炎のリスクとなりうる疾患

急性膵炎の併存疾患として最多のものは2011年全国調査では慢性膵炎であった（9.9％）[1]．この結果はわが国の急性膵炎臨床診断基準では慢性膵炎の急性増悪が急性膵炎に含まれることに起因すると思われる．慢性膵炎に次ぐ併存疾患は糖尿病であった（7.8％）が，2型糖尿病を有する患者では急性膵炎の罹患率が約2倍に増加することも明らかとなっている[11]．糖尿病はアルコール多飲や肥満といったリスク因子とも交絡する因子であるため，急性膵炎患者における糖尿病合併率が上昇する一因であると考えられる．

急性膵炎をきたしうる基礎疾患として，膵腫瘍に注意が必要である．膵管内乳頭粘液性腫瘍（IPMN）では膵管内のムチンによる内圧上昇が一因となって急性膵炎をきたしうる[12]．また，膵癌においても膵管閉塞により膵炎の発症がしばしばみられる．Munigalaらが495,504名の外来患者を後ろ向きに検討した結果から，急性膵炎を発症後1年以内に膵癌と診断されるリスクがもっとも高いことが判明している．この傾向は高齢者でとくに顕著であり，70歳台での罹患率は1,000人・年あたり28.67に達していた[13]．この検討では，40歳台以降の急性膵炎患者では膵癌の合併を念頭に置くべきであると述べられている．

d 重症度分類

わが国では2008年に急性膵炎重症度判定基準の改訂が行われ，**表1**に示すように予後因子スコアと造影CT所見に基づく重症度判定が行

われている[14]．本基準の特徴は予後因子スコアまたは造影CT所見のみで重症と診断することが可能な点である．以前に用いられていた旧判定基準よりも項目が簡素化されており，後述するようにより重症度の高い症例を特定することが可能となっている．本基準による重症度分類では，重症膵炎は膵炎全体の約20％を占めるとの結果であった[1]．

世界的にも急性膵炎の重症度に関する見直しが進められており，近年報告されたdeterminant-based classification（DBC）of acute pancreatitis severityでは膵局所および全身性の因子に基づく重症度分類が提唱された．膵局所の因子は膵（周囲）壊死の存在と感染合併の有無であり，全身性の因子は臓器不全の存在とその持続性の有無である[15]．膵局所の壊死と感染，または持続的な臓器不全を伴う症例をsevere acute pancreatitis，その両者を伴う症例はcritical pancreatitisと定義されている．2012年に改訂されたアトランタ分類においても，持続する臓器不全を伴う症例をsevere pancreatitisと定義している[16]．

わが国における急性膵炎症例についても，今後国際的な診断基準や重症度分類の枠組みの中で世界との比較を行うことが重要であり，重症度判定の正確性や初期治療の有効性，予後との関連を明らかにすることが求められている．

e 予後

急性膵炎の予後は，軽症例と重症例で大きく異なることが特徴である．2011年の全国調査では急性膵炎全体での致命率は2.6％であったが，軽症膵炎の致命率が0.8％であったのに対し，重症膵炎の致命率は10.1％であった[1]．旧診断基準で重症とされた症例の致命率は8.0％であり[4]，旧診断基準で重症と診断される症例のうち新基準でも重症となるのは20％程度に留まることから，現在の基準で重症と診断された症例の重症度はより高いものと考えられる[1]．とくにリスクの高い患者群としては，80歳以上の高齢者や予後因子スコアと造影CT所見の両者で重症基準を満たす患者の致命率が20％を超えており，診療上注意を要する．米国では前述したDBCや改訂アトランタ分類を用いた重症度分類と予後との関連が検討されており，これらの診断基準に基づいて重症と診断された症例の致命率はいずれも10％を超える結果であった[17]．

現在の急性膵炎診療に際して，上記のような臓器不全をきたしうる重症例を早期に予測しうる診断システムが確立されていない点が問題である．造影CTで検出される膵壊死は発症早期にはしばしば指摘できず，また持続する臓器不全は定義上48時間経過しないと診断することができない[15]．このような現状の改善に向けて，新たな診断マーカーの探索やスコアリングシステムの開発が続けられている．

2 慢性膵炎

a 近年の動向

2009年の慢性膵炎臨床診断基準改訂を踏まえて行われた全国調査[18]において，一次調査より推計された2011年1年間の慢性膵炎（確診および準確診例）受療患者数は66,980人（95％CI：59,743～74,222人），有病率は人口10万人あたり52.4人であった．そのうち新規発症患者数は17,830人（95％CI：14,567～21,088人），人口10万人あたり14.0人と推計された．今回の調査の推計受療患者数66,980人は前回の2007年調査[19]における47,100人に比べて大きく増加していた．2009年の慢性膵炎臨床診断基準の改訂では，自己免疫性膵炎や閉塞性膵炎を慢性膵炎とは別個に取扱うことになっており，診断基準の改訂が推計患者数の急増に繋がったとは考えにくい．慢性膵炎患者の平均寿命の変化などの影響も推測されるが，さらなる検討が

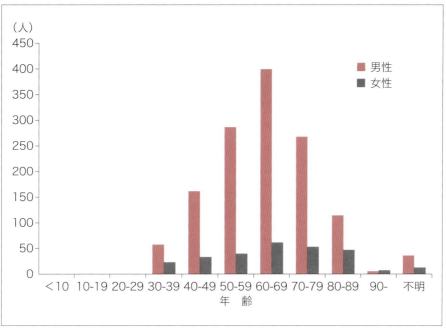

図1 慢性膵炎患者の男女別年齢分布
確診，準確診例．男性1,328例，女性283例，合計1,611例．
［下瀬川徹ほか：慢性膵炎の実態に関する全国調査．厚生労働科学研究費補助金（難治性疾患克服事業）難治性膵疾患に関する調査研究 平成25年度 総括・分担研究報告書，p167-172, 2014 より引用］

必要であろう．

一方，早期慢性膵炎の全国調査が初めて行われ，2011年1年間の受療患者数は5,410人（95%CI：3,675～6,945人），うち新規患者数は1,330人（95%CI：1,058～1,602人），継続患者数は4,080人（95%CI：2,681～5,479人）と推計された[20]．また男女比は1.88：1であった．

b 年齢，性別，成因

慢性膵炎患者の性別は男女比が4.7：1と男性に多く，患者の平均年齢は62.5歳であった．男性の平均年齢は62.3歳，女性では63.7歳と男性がやや若く，男女ともに60歳台の患者がもっとも多い（**図1**）．平均発症年齢は慢性膵炎全体では53.1歳，男女別では男性52.7歳，女性では55歳であった．

確診および準確診例と診断された慢性膵炎の成因は，男女合わせると，アルコール性69.6%，特発性21.0%，急性膵炎2.2%，胆石性1.3%であった（**表2**）[18]．2011年の全国調査[18]と2007

表2 慢性膵炎の成因

成因	男性（%）	女性（%）	合計
アルコール性	1,012 (78.0)	84 (30.2)	1,096 (69.6)
特発性	181 (14.0)	149 (53.6)	330 (21.0)
急性膵炎	26 (2.0)	9 (3.2)	35 (2.2)
胆石性	11 (0.8)	9 (3.2)	20 (1.3)
遺伝性，家族性	9 (0.7)	2 (0.7)	11 (0.7)
自己免疫性	10 (0.8)	0 (0)	10 (0.6)
その他	48 (3.7)	25 (9.0)	73 (4.6)

確診，準確診例．男性1,297例，女性278例，合計1,575例．
［下瀬川徹ほか：慢性膵炎の実態に関する全国調査．厚生労働科学研究費補助金（難治性疾患克服事業）難治性膵疾患に関する調査研究 平成25年度 総括・分担研究報告，p167-172, 2014 より引用］

年の全国調査[19]を比較すると，アルコール性の割合が64.8%→69.6%へ，特発性が18.2%→21.0%とわずかながら増加していた．この理由は不明であるが，前回まで慢性膵炎とされ，成因の7.6%を占めていた自己免疫性膵炎が除

外されたため，結果としてアルコール性と特発性の頻度が相対的に増加した可能性がある．なお，今回の調査においても，自己免疫性を成因として10例が報告されていた．自己免疫性膵炎の経過中に慢性膵炎を発症した可能性もあり，集計からあえて除外していない．

急性膵炎と同様に慢性膵炎の成因にも男女差がある．男性はアルコール性が78.0%ともっとも多く，以下，特発性14.0%，急性膵炎2.0%の順であった．一方，女性では特発性が53.6%ともっとも多く，以下，アルコール性30.2%，急性膵炎および胆石性が3.2%であった[18]．すなわち，男性ではアルコール性慢性膵炎が8割近くを占めるが，女性では特発性が半数を超え，もっとも多い．

表3 喫煙習慣と慢性膵炎診断年齢

全体			
喫煙習慣	男性	女性	男女計
現在喫煙中	52.5	45.6	51.8
過去に喫煙	59.6	56.9	59.4
喫煙なし	59.7	61.3	60.4
アルコール性			
喫煙習慣	男性	女性	男女計
現在喫煙中	52.2	43.7	51.5
過去に喫煙	58.8	50.0	58.3
喫煙なし	57.8	51.7	57.2
特発性			
喫煙習慣	男性	女性	男女計
現在喫煙中	56.1	50.4	55.1
過去に喫煙	63.1	65.6	63.8
喫煙なし	62.7	61.5	61.9

［正宗 淳ほか：喫煙者における膵炎の実態と遺伝的背景の解明―全国調査からみた喫煙と膵炎の関係―．平成26年度喫煙科学研究財団研究年報，p265-269，2015より引用］

c 国際比較

慢性膵炎の成因は，欧米や日本ではアルコール性が最多であるが，インドや中国では特発性の慢性膵炎が多い．その有病率もインドでは人口10万人当たり100人を超えると報告されており，地域差・人種差がみられる[21]．北米の代表的な膵炎データベースであるNorth American Pancreatitis Study-2では，最多の成因は44.5%を占めるアルコール性であり，特発性が28.6%で続いていた[22]．日本と同様に成因の性差が認められ，男性ではアルコール性の割合が59.4%と女性における28.1%に比べて高い一方，特発性は女性における成因の35.2%に対して，男性では22.6%と有意に低かった．

d 慢性膵炎と喫煙習慣

近年，慢性膵炎と喫煙習慣の関係が注目されている．喫煙習慣について記載のあった1,245例（男性1,010例，女性235例）中，現在の喫煙者は527例（42.3%），過去に喫煙あり369例（29.6%），喫煙なし349例（28.0%）であった[23]．現在の喫煙者は，男性では47.0%，女性では22.1%であった．成因別では，アルコール性慢性膵炎においては現在喫煙中のものは男性患者の50.9%，女性患者の55.7%，男女計で51.3%と高い比率を占めていたのに対して，特発性では，現在喫煙中の患者の割合は男性で34.6%，女性では7.2%とアルコール性に比べて少なかった．

現在の喫煙者451例（男性407例，女性44例），過去に喫煙ありの282例（男性260例，女性22例）で，詳細な喫煙本数および喫煙年数が記載されていた[23]．現在喫煙者の1日あたり平均喫煙本数は男性21.4本，女性17.3本，平均喫煙年数は男性35.7年，女性26.8年，平均喫煙指数は男性788，女性501といずれも男性で多かった（$p<0.01$）．過去に喫煙ありの平均禁煙期間は10.3年であった．

現在喫煙中の患者の慢性膵炎診断確定年齢は平均51.8歳，非喫煙者では60.4歳と喫煙者が有意に若年であった（$p<0.001$；表3）．既報[24]に一致して，喫煙が慢性膵炎の診断を若年化することが示された．過去に喫煙ありの患者の診断確定年齢は59.4±13.3歳と非喫煙者と有意差は認めなかったことから，ある程度の禁煙期間により，喫煙による影響は低下する可能性がある．

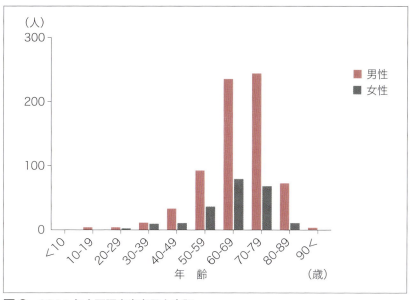

図2 2011年全国調査患者男女内訳

[Kanno A, et al：Nationwide epidemiological survey of autoimmune pancreatitis in Japan in 2011. Pancreas **44**：535-539, 2015 を改変して引用]

3 自己免疫性膵炎

a 近年の動向

日本では，2002年に最初の自己免疫性膵炎（autoimmune panceatitis：AIP）の診断基準が制定され（日本膵臓学会自己免疫性膵炎診断基準2002）[25]，2006年の改訂（自己免疫性膵炎臨床診断基準2006）[26]を経て，2010年に制定された国際コンセンサス診断基準（International Consensus Diagnostic Criteria：ICDC）[27]をもとに日本の実状に合わせた日本膵臓学会自己免疫性膵炎臨床診断基準2011（AIP診断基準2011）[28]が制定された．診断基準の改訂や時代の変遷によりAIPの知見が蓄積したことから，厚生労働省の「難治性膵疾患に関する調査研究班」により，AIPの全国疫学調査がこれまでに3回行われている[29-31]．AIP診断基準2011[28]をもとに行われた2011年AIP全国調査[31]では，年間受療者数が5,745人（95％CI：5,325～6,164人），有病率は人口10万人あたり4.6人，罹患率は人口10万人あたり1.4人と推計された．推計年間受療者数は第2回調査の2,790人より2.1倍に増加していた．その要因として，2002年の診断基準制定から2回の改訂を経てAIPの疾患概念が一般臨床医に浸透したことに加え，ICDCに基づいて作成され高い診断率を有するAIP診断基準2011を用いたことが考えられる．以下，2011年AIP全国調査[31]の結果をもとにAIPの疫学について概説する．

b 年齢，性別

2011年AIP全国調査[31]では，男性703例，女性217例，不明16例の計936例が集計された．平均年齢は66.3±11.5歳で，60～69歳と70～75歳の範囲に多くの患者が分布していた（**図2**）．

c 画像・血液検査所見

自己免疫性膵炎の画像所見では，膵腫大を認めた症例は92.9％，認めなかった症例は7.1％であった．腫大を認めた830例中，膵全体の腫大（2/3以上）を呈した症例は52.6％と約半数であ

り，膵全体の1/3〜2/3の腫大を呈するsegmental typeの症例は27.6%，1/3未満の腫大を呈するfocal typeの症例は17.7%，非典型例0.5%，無記入1.6%であった．膵管狭細を認めた症例は89.6%，認めなかった症例は10.4%であった．膵管狭細を呈した症例のうち，膵全体の膵管狭細を呈した症例は44.5%，1/3〜2/3の膵管狭細を呈した症例は31.4%，1/3未満の膵管狭細を呈した症例は17.3%，多発例3.7%，無記入3.3%であった．びまん性の膵腫大をきたす典型例が全体の約1/2に過ぎず，segmental typeやfocal type症例が少なくないことも明らかになった．このような症例の診断においては，膵腫瘍との鑑別が重要である．

血清学的所見では，高IgG4血症は83.4%（726/870例）と高い陽性率を示し，血清IgG4の平均値は533.0±540.9 mg/dLであった．一方，抗核抗体の陽性率は33.5%（263/785例），高IgG血症は56.4%（486/862例），リウマチ因子（>20 IU/mL）は21.7%（125/576例）であった．

d 病理組織学的所見

膵臓の組織が採取された症例は45.4%，採取されていない症例は54.6%であった．組織検体は，膵切除により得られた症例が15.9%，超音波内視鏡下穿刺吸引生検法（EUS-FNA）で得られた症例は63.8%，経皮膵生検12.7%，その他5.1%，無記入2.4%であった．第2回全国調査における膵切除の割合が26.8%，EUS-FNAの割合が48.4%であったことから，膵切除が減少し，EUS-FNAを用いて膵臓の組織が採取された症例が増加した．

e 膵外病変

膵外病変を認めた症例は，57.9%（532/918例）であった．内訳は肝門部硬化性胆管炎95例，膵内硬化性胆管炎261例，涙腺・唾液腺炎153例，後腹膜線維症76例，腎病変36例，炎症性腸疾患22例（潰瘍性大腸炎20例，Crohn病2例），肺病変38例，偽腫瘍7例（肺2例，肝臓7例），その他66例（重複あり）であった．

f 治 療

ステロイドによる加療が行われた症例は82.3%（761/925例），ステロイドの投与が行われなかった症例は17.7%（164/925例）であった．ステロイドが投与された761例中，その有効性を確認できた症例は733例（96.3%）であった．初期投与量は40 mgが19.2%（146/761例），30 mgが62.8%（478/761例），20 mgが4.7%（36/761例），その他13.4%（102/761例）であった．ステロイドによる維持療法が行われた症例は84.6%（644/761例）であった．

免疫調節薬が用いられた症例は10例のみであり，リツキシマブ（リツキサン®）が用いられた症例はなかった．免疫調節薬使用にあたっては保険診療の適用や副作用などの課題も多く，今後の検討が必要である．

g 再燃，予後

経過中，再燃をきたした症例は22.2%（193/869例）であった．再燃臓器は膵臓107例（55.4%），肝門部硬化性胆管炎27例（14.0%），膵内硬化性胆管炎27例（14.0%），涙腺・唾液腺炎16例（8.3%），後腹膜線維症11例（5.7%），その他5例（2.6%）であった．膵腫大が再燃した107例中，同部位の再燃をきたした症例は72.0%（59/82例），異なる部位の膵腫大をきたした症例は28.0%（23/82例）（無記入25例）であった．

平均観察期間1,773.4±1,089.9日の間に死亡した症例は17例であった（生存886例，不明22例，無記入11例）．死因は癌死4例（膵癌2例，肺癌1例，胆管癌1例），肺炎2例，呼吸不全1例，事故1例，不明2例，無記入7例であり，AIPと明らかに関連する死因は認めなかった．

悪性腫瘍を認めた症例は11.8%（109/923例）であった（無記入10例）．臓器別の症例数は，

胃癌21例，大腸癌16例，肺癌2例，胆管癌5例，甲状腺癌6例，膀胱癌9例，腎細胞癌7例であり，膵癌は7例のみ（無記入36例）であった．

h 国際比較

日本におけるAIPは，病理組織学的にlymphoplasmacytic sclerosing pancreatitis（LPSP）の所見を呈するtype 1がほとんどを占め，日本のAIP疫学調査はtype 1 AIPの全体像を示している．一方，欧米におけるAIPは，病理組織学的にidiopahic duct-centric chronic pancreaitis（IDCP）の所見を呈するtype 2の比率が高く，世界におけるAIPの実態は異なる．過去に，AIPの国際比較が3回施行されている[32-34]．ICDCを用い世界10ヵ国の23施設で行われた第3回国際比較において[34]，欧米におけるtype 2の頻度は米国の13.7%，欧州の12.9%であったのに対し，アジアでは3.7%ときわめてまれであることが示された．また，type 2の治療はtype 1と比較し，ステロイド治療の割合が少なく切除例が多いことも明らかとなった．さらに，免疫調整薬やリツキシマブの位置づけも異なることが示された．しかし，日本以外に罹患率や有病率などを示す詳細な報告は認められないことから，世界におけるAIPの疫学調査を進め，アジアと欧米におけるAIPの違いをさらに検討する必要がある．

文献

1) 濱田　晋ほか：急性膵炎，重症急性膵炎の全国調査．厚生労働科学研究費補助金　難治性疾患等克服研究事業（難治性疾患克服研究事業）難治性膵疾患に関する調査研究　平成23年度～25年度　総合研究報告書，p61-74，2014
2) Hamada S, et al：Nationwide epidemiological survey of acute pancreatitis in Japan. Pancreas 43：1244-1248, 2014
3) 大槻　眞ほか：急性膵炎全国調査．厚生労働科学研究費補助金（難治性疾患克服事業）難治性膵疾患に関する調査研究　平成16年度　総合研究報告書，p56-63，2005
4) 佐藤賢一ほか：急性膵炎，重症急性膵炎の全国調査．厚生労働科学研究費補助金（難治性疾患克服研究事業）難治性膵疾患に関する調査研究　平成20年度～22年度　総合研究報告書，p49-62，2011
5) Spanier B, et al：Incidence and mortality of acute and chronic pancreatitis in the Netherlands：a nationwide record-linked cohort study for the years 1995-2005. World J Gastroenterol 19：3018-3026, 2013
6) Shen HN, et al：Epidemiology of first-attack acute pancreatitis in Taiwan from 2000 through 2009：a nationwide population-based study. Pancreas 41：696-702, 2012
7) Vidarsdottir H, et al：Acute pancreatitis：a prospective study on incidence, etiology, and outcome. Eur J Gastroenterol Hepatol 25：1068-1075, 2013
8) 国税庁：酒税行政関係情報（お酒に関する情報）統計情報・各種資料：酒のしおり．<https://www.nta.go.jp/shiraberu/senmonjoho/sake/shiori-gaikyo/shiori/2015/pdf/100.pdf>（2016/5）
9) Nawaz H, et al：Elevated serum triglycerides are independently associated with persistent organ failure in acute pancreatitis. Am J Gastroenterol 110：1497-1503, 2015
10) Nitsche C, et al：Drug-induced pancreatitis. Curr Gastroenterol Rep 14：131-138, 2012
11) Lai SW, et al：Risk of acute pancreatitis in type 2 diabetes and risk reduction on anti-diabetic drugs：a population-based cohort study in Taiwan. Am J Gastroenterol 106：1697-1704, 2011
12) Hata T, et al：Dilated papilla with mucin extrusion is a potential predictor of acute pancreatitis associated with intraductal papillary mucinous neoplasms of pancreas. Pancreatology 13：615-620, 2013
13) Munigala S, et al：Increased risk of pancreatic adenocarcinoma after acute pancreatitis. Clin Gastroenterol Hepatol 12：1143-1150, e1, 2014
14) 急性膵炎診療ガイドライン2015改訂出版委員会：急性膵炎診療ガイドライン2015，第4版，金原出版，東京，2015
15) Dellinger EP, et al：Determinant-based classification of acute pancreatitis severity：an international multidisciplinary consultation. Ann

Surg **256**:875-880, 2012
16) Banks PA, et al：Classification of acute pancreatitis--2012：revision of the Atlanta classification and definitions by international consensus. Gut **62**:102-111, 2013
17) Nawaz H, et al：Revised Atlanta and determinant-based classification：application in a prospective cohort of acute pancreatitis patients. Am J Gastroenterol **108**:1911-1917, 2013
18) 下瀬川徹ほか：慢性膵炎の実態に関する全国調査．厚生労働科学研究費補助金（難治性疾患克服事業）難治性膵疾患に関する調査研究　平成25年度　総括・分担研究報告書，p167-172, 2014
19) 下瀬川徹ほか：慢性膵炎の実態に関する全国調査．厚生労働科学研究費補助金（難治性疾患克服事業）難治性膵疾患に関する調査研究　平成20-22年度　総括・分担研究報告書，p185-189, 2011
20) 正宗　淳ほか：早期慢性膵炎の全国調査．厚生労働科学研究費補助金（難治性疾患克服事業）難治性膵疾患に関する調査研究　平成26年度　総括・分担研究報告書，p127-144, 2015
21) Yadav D, et al：The epidemiology of pancreatitis and pancreatic cancer. Gastroenterology **144**:1252-1261, 2013
22) Coté GA, et al：Alcohol and smoking as risk factors in an epidemiology study of patients with chronic pancreatitis. Clin Gastroenterol Hepatol **9**:266-273, 2011
23) 正宗　淳ほか：喫煙者における膵炎の実態と遺伝的背景の解明―全国調査からみた喫煙と膵炎の関係―．平成26年度喫煙科学研究財団研究年報，p265-269, 2015
24) Masamune A, et al：Sex and age differences in alcoholic pancreatitis in Japan：a multicenter nationwide survey. Pancreas **42**:578-583, 2013
25) 日本膵臓学会：日本膵臓学会自己免疫性膵炎診断基準2002．膵臓 **17**:585-587, 2002
26) 厚生労働省難治性膵疾患調査研究班・日本膵臓学会：自己免疫性膵炎臨床診断基準2006．膵臓 **21**:395-397, 2006
27) Shimosegawa T, et al：International Consensus Diagnostic Criteria for Autoimmune Pancreatitis：Guidelines of the International Association of Pancreatology. Pancreas **40**:352-358, 2011
28) 日本膵臓学会，厚生労働省難治性膵疾患調査研究班：報告　自己免疫性膵炎臨床診断基準2011．膵臓 **27**:17-25, 2012
29) 西森　功：自己免疫性膵炎の疫学調査．厚生労働科学研究費補助金（難治性疾患克服事業）難治性膵疾患に関する調査研究　平成14年度　総括・分担研究報告書，p169-172, 2003
30) Kanno A, et al：Nationwide epidemiological survey of autoimmune pancreatitis in Japan. Pancreas **41**:835-839, 2011
31) Kanno A, et al：Nationwide epidemiological survey of autoimmune pancreatitis in Japan in 2011. Pancreas **44**:535-539, 2015
32) Kamisawa T, et al：Clinical characteristics of 327 Asian patients with autoimmune pancreatitis based on Asian diagnostic criteria. Pancreas **40**:200-205, 2011
33) Kamisawa T, et al：Clinical profile of autoimmune pancreatitis and its histological subtypes：an international multicenter survey. Pancreas **40**:809-814, 2011
34) Hart PA, et al：Long-term outcomes of autoimmune pancreatitis：a multicenter, international analysis. Gut **62**:1771-1776, 2013

B 腫　瘍

1 膵癌

a 膵癌の現状

わが国における膵癌による死亡数は2013年に初めて3万人を超え，なお年々増加傾向にある．膵癌の発見には血液検査による腫瘍マーカーとともに画像診断が必須であるが，早期膵癌に特徴的な症状はなく早期診断が困難である．このため，いまだに手術不能な段階で診断される症例が多く，膵癌全国登録によると切除率は約40％であり，主要臓器の中でもっとも予後不良な癌腫である．

b 膵癌による死亡数の推移

厚生労働省の人口動態統計[1]によると，がんの死亡数・罹患数ともに増加し続けている．2014年（平成26年）の悪性新生物による死亡数は368,103人で，全死亡者に占める割合は28.9％であり，死因の第1位である．その中でも膵癌による死亡者数は年々増加しており，2013年に初めて3万人を超え，2014年では31,716人であった．これは1位肺癌（73,396人），2位大腸癌（48,485人），3位胃癌（47,903人）

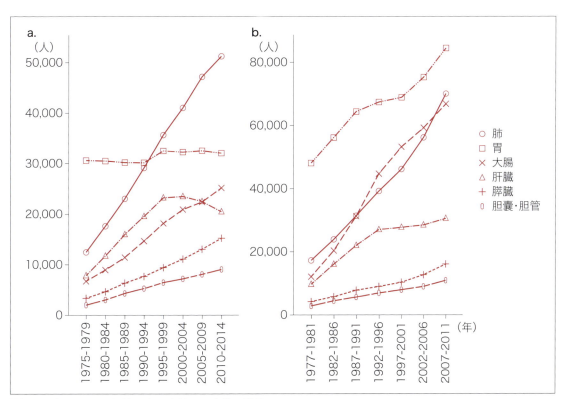

図1　男性における部位別癌死亡数，罹患数の推移
a：死亡数，**b**：罹患数
［国立がん研究センターがん情報サービス：がん登録・統計．<http://ganjoho.pj/reg_stat/statistics/dl/index.html>（2016/5）より作成］

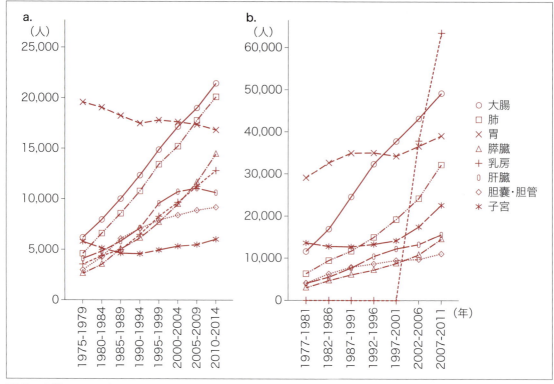

図2 女性における部位別癌死亡数，罹患数の推移
a：死亡数，**b**：罹患数
［国立がん研究センターがん情報サービス：がん登録・統計．<http://ganjoho.jp/reg_stat/statistics/dl/index.html> （2016/5）より作成］

に次いで4位である．男女別にみると，男性では1位肺癌（52,505人），2位胃癌（31,483人），3位大腸癌（26,177人），4位肝臓癌（19,208人）に次ぐ5位（16,411人）であり（**図1-a**），女性では1位大腸癌（22,308人），2位肺癌（20,891人），3位胃癌（16,420人）に次ぐ4位（15,305人）であった（**図2-a**）．

がんによる死亡数は年々増加しているが，年齢構成の変化の影響を除いた年齢調整死亡率の年次推移をみると，がんによる死亡率はむしろ減少傾向にある．男性では1990年代後半から，女性では1960年代後半から減少傾向が続いている．胃癌，肝臓癌の顕著な減少をはじめとして多くの癌腫で減少しているが，膵癌では男女とも増加が続いている（**図3**）[2]．

C 膵癌罹患数の推移

わが国のがん罹患数（新たにがんと診断されること）も増加の一途をたどり，2011年は851,537人であった．膵癌罹患者数も増加しており，2011年の膵癌罹患者数は33,095人で，男性では1位胃癌（90,083人），2位前立腺癌（78,723人），3位肺癌（75,433人），4位大腸癌（72,101人），5位肝臓癌（29,192人），6位食道癌（19,728人）に次ぐ7位（17,173人）であった（**図1-b**）．女性では1位乳癌（72,472人），2位大腸癌（52,820人），3位胃癌（41,950人），4位肺癌（36,425人），5位子宮癌（26,741人）に次ぐ6位（15,922人）であった（**図2-b**）．

全がんの年齢調整罹患率に関しては，肺癌，前立腺癌，乳癌などの罹患率の増加に次いで増加傾向にある．胃癌，肝臓癌は著明な減少傾向

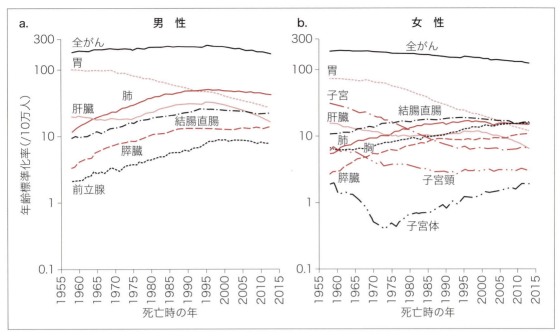

図3 がんの部位別年齢調整罹患率の推移（人口10万人対）
a：男性，b：女性
[Katanoda K, et al：An updated report on the trends in cancer incidence and mortality in Japan, 1958-2013. Jpn J Clin Oncol 5：390-401, 2015 より引用]

を認める一方，膵癌は増加を続けている．Katanoda らは近年汎用されている joinpoint regression model を用いて各癌腫に対する罹患数の平均年変化率（annual percent change：APC）を計測し，詳細に罹患率トレンドを分析している[2]．これによると，膵癌における APC は男性で＋0.5％，女性で＋0.8％と統計学的に優位に増加するトレンドを示しており，今後もこの傾向は続くものと推定される．

年齢別にみた膵癌の罹患率は60歳頃から増加して，高齢になるほど高くなる．また，罹患数は死亡数とほぼ等しく，このことは膵癌罹患者の生存率が低いことと関連している．膵癌の危険因子として，家族歴（膵癌，遺伝性膵癌症候群），合併疾患（糖尿病，慢性膵炎，遺伝性膵炎，肥満），嗜好（喫煙）がある．これらのうち，喫煙は確立した危険因子である．国際的に膵癌罹患率がもっとも高いのは男女ともに米国の黒人であるが，日本は欧州諸国と同様に膵癌罹患率の高い国の1つであることも報告されている[3]．

d 膵癌の生存率

2012年に報告された日本膵臓学会による膵癌登録集計[4]によると，1980年代の全症例の生存期間中央値は6.7ヵ月であったが，1990年代は9.8ヵ月，2000年代に入ると14.7ヵ月と有意に延長を認めている．膵癌全体の切除率はいまだ40％前後と低いが，手術手技の改善，high volume center での治療機会の増加によって膵癌の切除症例の生存期間中央値は21ヵ月（2001～2007年3,465症例）と手術成績は向上してきている（図4-a）．しかし，非切除症例の生存期間中央値は8.2ヵ月（2001～2007年1,797症例）と改善はしているもののいまだ不良である（図4-b）．現在，膵癌に対してはゲムシタビン単独療法，S-1単独療法，ゲムシタビン＋S-1併用療法，ゲムシタビン＋分子標的薬（エルロチ

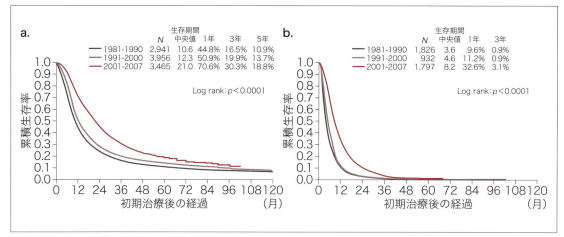

図4 膵癌の生存率の推移
a：切除症例，**b**：切除不能症例
〔Egawa S, et al：Japan Pancreatic Cancer Registry；30th year anniversary：Japan Pancreas Society. Pancreas **41**：985-992, 2012 より引用〕

ニブ）併用療法，FOLFIRINOX療法（5-FU＋ロイコボリン＋イリノテカン＋オキサリプラチン），ゲムシタビン＋ナブパクリタキセル併用療法が保険適用として使用され，生存期間の延長に貢献している．しかしその治療成績はいまだ満足と呼べるものではない．

最近，国立研究開発法人国立がん研究センターにより公表された[5]，膵癌の5年相対生存率（2004～2007年診断例；$n=4,081$）は9.2%で，Union for International Cancer Control（UICC）Stage別にみると，Stage Ⅰ：Ⅱ：Ⅲ：Ⅳ＝40.5：18.2：6.3：1.6%であった．手術が施行された症例（$n=1,429$）の5年相対生存率は22.4%で，Stage Ⅰ：Ⅱ：Ⅲ：Ⅳ＝45.1：21.1：13.2：8.8%であった．膵癌の10年相対生存率（1999～2002年初回入院治療例）は全症例（$n=895$）で4.9%，手術施行症例（$n=334$）では11.1%であった．5年相対生存率，10年相対生存率ともに他の癌腫と比較して極端に低値であり，膵癌の予後はきわめて不良である．膵癌の生存率向上のためには，膵癌早期診断技術の向上および手術，集学的治療を含めた治療成績のさらなる向上が急務である．

2 膵囊胞性腫瘍

囊胞性膵腫瘍は囊胞状の形態を呈する膵腫瘍で，膵管内乳頭粘液性腫瘍（intraductal papillary mucinous neoplasm：IPMN）や膵粘液性囊胞腫瘍（mucinous cystic neoplasm：MCN），漿液性囊胞腫瘍（serous cystic neoplasm：SCN），solid pseudopapillary neoplasm（SPN）などがある．わが国では，これらの鑑別や分類などに混乱をきたしていた時期が長く続いたが，多施設多数例の検討と国際診療ガイドラインの発行[6,7]により，近年では疾患概念の認知度も高まり，膵臓病専門医以外でも認知される疾患となった．

a 膵管内乳頭粘液性腫瘍（IPMN）

わが国では2003年に98施設/1,379例もの大規模な多施設調査が行われた（**表1**）[8]．その結果，IPMNは中高年の男性に好発し，有症状例は腹痛が最多だが半数以上は無症状例であり，膵疾患・異常所見の合併を認めることが多いこ

表1 IPMN多施設調査における臨床病理像

報告者		Suzuki	Maguchi
報告年		2004	2011
症例数		1,379	349 (分枝型/壁在結節（−）)
平均年齢		67	66（中央値）
性別	男性	66.6%	51.3%
	女性	32.9%	48.7%
臨床症状	有症状	37.0%	1.7%
	腹痛	20.8%	—
	無症状	61.5%	98.3%
占拠部位	頭部	57.4%	55.3%
	体尾部	29.7%	44.7%
サブタイプ	主膵管型	19.9%	
	分枝型	50.4%	分枝型のみ
	混合型	22.6%	
多発例		20.5%	31.8%
腫瘍径（cm）		—	1.9
膵疾患・異常所見の合併		32.9%	—
他臓器癌の合併		19.0%	—
悪性例		43.5%	31.0%
切除		74.3%	8.3%
5年生存率	合計	—	—
	腺腫	99.0%	—
	非浸潤癌	98.4%	—
	浸潤癌	57.7%	—

[Suzuki Y, et al：Cystic neoplasm of the pancreas：a Japanese multiinstitutional study of intraductal papillary mucinous tumor and mucinous cystic tumor. Pancreas 28：241-246, 2004／Maguchi H, et al：Natural history of branch duct intraductal papillary mucinous neoplasms of the pancreas：a multicenter study in Japan. Pancreas 40：364-360, 2011 より引用]

とが分かった．手術は74.3％に施行されており，25.7％は経過観察が行われていた．サブタイプは分枝型がもっとも多く，主膵管型と混合型が続いた．

　組織型は腺腫が48.0％，境界病変1.1％，腺癌43.6％であり，過形成は5.6％であった．腺癌患者は腺腫患者に比べ有意に高齢で，有症状例，膵疾患・異常所見の合併，乳頭開大，大きな壁在結節，大きな囊胞，著明な主膵管拡張を多く認めた．術後長期成績は，過形成から非浸潤癌までは5年生存率98.4〜100％と良好であった．浸潤癌は57.7％と不良であるも，通常型膵癌よ

りは良好であった．術後腫瘍死・再発死の死因としては腹膜播種（29.9％）や肝転移（25.4％）を多く認めた．

　この報告は現在でも最多数例の報告であるが，当時はサブタイプ分類の定義が明確でなく，病理診断も施設間で差があった．疾患概念もまだ広く認知されておらず，他の腫瘍が混入していた可能性もある．しかし，1,000例を超える多数例を集積し，IPMNの臨床病理像を解明した貴重な調査である．

　その後，2011年にIPMNの自然史を明らかにするために，壁在結節を認めない分枝型（10施設/349例）を対象とした調査が行われた（表1）[9]．この結果では，82％の症例で調査期間に腫瘍進展がみられなかった．

　IPMN由来浸潤癌とIPMN合併膵癌との鑑別を明確にするために行われた調査では，IPMN合併膵癌は通常型膵癌に比し，有意に早期症例が多く，長期成績も有意に良好であった（5年生存率：46％ vs 12％）[10]．IPMN合併膵癌のうち75.0％は同時性であり，多くはIPMNの診断が膵癌合併診断の契機になった可能性が示唆された．

b 膵粘液性囊胞腫瘍（MCN）

　2003年の全国調査[8]（179例）では，若年女性の体尾部に多く認め，平均腫瘍径は5.9cmであった（表2）．症状は腹痛がもっとも多かったが，半数以上は無症状であった．病理組織学的に30.6％が腺癌であり，そのうち浸潤癌は9％であった．卵巣様間質（ovarian-type stroma：OS）を認めた症例は42.2％であった．術後長期成績では腺腫から微小浸潤癌までは5年生存率100％であったが，浸潤癌は37.5％と不良であった．

　その後，2007年にOSを有するMCN（20施設/156例）を対象に多施設調査が行われた（表2）[11]．平均年齢48歳で，153例が女性であったが3例の男性例も認めた．腫瘍占拠部位は腸回転異常の1例を除いて，他の155例は体尾部で

表2 MCN 多施設調査における臨床病理像

報告者		Suzuki	Yamao
報告年		2004	2011
症例数		179	156
平均年齢		56	48
性別	男性	0	1.9%
	女性	100%	98.1%
臨床症状	有症状	43.6%	48.6%
	腹痛	25.1%	
	無症状	54.1%	
占拠部位	頭部	18.5%	0.6%
	体尾部	72.2%	99.4%
腫瘍径 (cm)		5.9	6.5
膵疾患・異常所見の合併		19.6%	13.1%
他臓器癌の合併		11.2%	6.5%
悪性例		30.6%	17.3%
切除		96.6%	100%
卵巣様間質		42.2%	100%
5年生存率	合計	—	96.6%
	腺腫	100%	98.8%
	非浸潤癌	100%	94.7%
	浸潤癌	37.5%	62.5%

[Suzuki Y, et al：Cystic neoplasm of the pancreas：a Japanese multiinstitutional study of intraductal papillary mucinous tumor and mucinous cystic tumor. Pancreas **28**：241-246, 2004／Yamao K, et al：Clinicopathological features and prognosis of mucinous cystic neoplasm with ovarian-type stroma：a multi-institutional study of the Japan pancreas society. Pancreas **40**：67-71, 2011 より引用]

表3 SCN 多施設調査における臨床病理像

報告者		Kimura	Jais
報告年		2012	2016
症例数		172	2,799
平均年齢		61	58（中央値）
性別	男性	29%	26%
	女性	71%	74%
臨床症状	有症状	19.8%	39%
	腹痛	12.2%	27%
	無症状	80.2%	61%
占拠部位	頭部	39.0%	40%
	体尾部	57.0%	60%
腫瘍径 (cm)		4.1	3.1
悪性例		—	0.1%
切除		52.3%	61%
サブタイプ	microcystic type	58.7%	45%
	macrocystic type	19.8%	32%
	mixed type	16.8%	18%
	solid type	1.8%	5%

[Kimura W, et al：Multicenter study of serous cystic neoplasm of the Japan pancreas society. Pancreas **41**：380-387, 2012／Jais B, et al：Serous cystic neoplasm of the pancreas：a multinational study of 2622 patients under the auspices of the international association of pancreatology and European pancreatic club（European study group on cystic tumors of the pancreas）. Gut **65**：305-312, 2016 より引用]

あった．平均嚢胞径は 6.5 cm，主膵管との交通は 18.1% に認められた．免疫染色におけるエストロゲンレセプター陽性率は 78.0%，プロゲステロンレセプター陽性率は 87.9% であった．組織学的には腺腫 129 例，非浸潤癌 21 例，微小浸潤癌 4 例で浸潤癌はわずか 2 例であった．術後長期成績は浸潤癌でも 5 年生存率が 62.5% と予後良好な腫瘍であることが分かった．

当初 MCN は，腺癌とくに浸潤癌は予後不良であり，通常型膵癌に準じた切除が原則と考えられた．しかし，2003 年調査では OS は 42.2% しか確認できず，通常型膵癌などの高悪性度腫瘍が含まれていた可能性が高いと思われた．一方，2007 年調査では浸潤癌でも 5 年生存率は 62.5% と良好であり，現在は完全摘除により十分に予後も期待できる腫瘍であることが示された．

C 漿液性嚢胞腫瘍（SCN）

膵外分泌腫瘍の 1%，膵嚢胞性腫瘍の 4～10% を占めるまれな腫瘍である．多施設調査としては，日本膵臓学会の全国多施設調査（172 例）[12] と国際膵臓学会が中心になり行われた調査（2,799 例）[13] がある（表3）．患者背景はいずれも同様で，女性の膵体尾部に好発するが，年齢は 60 歳前後と MCN の好発年齢よりはやや高齢傾向であった．有症状例はわが国の方が少なく，国際調査の約半数であった．サブタイプ別では両調査とも microcystic type が最多で，以降は macrocystic type，mixed type，solid type の順であった．遠隔転移に関して，本邦調査で

は肝転移 2 例のみで，リンパ節転移は認めず，国際調査では肝転移 2 例と肝動脈周囲リンパ節転移 1 例のみであった．

d | solid pseudopapillary neoplasm（SPN）

膵外分泌腫瘍の約 1〜2％を占める．多数例の調査としては本邦報告例 302 例の検討[14]や韓国の 351 例の多施設調査[15]，中国での報告例 553 例の検討[16]があり，いずれも若年女性の膵体尾部に多く半数以上が有症状であった（表 4）．年齢は他の囊胞性腫瘍よりも若年傾向であった．本邦調査では 18％が悪性例（膵被膜・膵実質への浸潤例 13％，他臓器への転移・浸潤例 5％）であり，5％の再発例も認めている．転移・浸潤例のうち，2.3％が肝転移を有し，1.7％にリンパ節転移を認めていた．術式は 71.0％に定型手術が行われているが，26.2％には腫瘍摘出術が施行されている．韓国では悪性例は 27.9％であり，切除術式は 70.7％に定型手術が行われている．切除例の再発を 2.6％に認め，多変量解析で腫瘍径 8 cm 以上，病理組織学的な悪性例，StageⅣが有意な再発の危険因子として報告されている．中国では悪性例は 9.2％に留まり，術式は 57.8％に定型手術が行われ，33.0％には部分切除もしくは核出術が行われていた．長期成績も良好で，5 年生存率は 96.9％であった．

3 膵神経内分泌腫瘍（pNET）

a | 背 景

神経内分泌腫瘍（neuroendocrine tumor：NET）は，米国の報告では患者数は増加傾向にある[17]．疾患の認識の普及，診断技術の向上が考えられる[18]．日本における膵神経内分泌腫瘍（pancreatic NET：pNET）の実態は，2005 年[19]と 2010 年[20]に全国疫学調査が施行された．

表 4 SPN 多施設調査における臨床病理像

報告者		吉岡	Moo	Yu
報告年		2001	2014	2010
症例数		302（切除例）	351（手術例）	553
平均年齢		30	37	27
性　別	男性	13.2％	9.7％	10.7％
	女性	86.8％	90.3％	89.3％
臨床症状	有症状	76.5％	56.1％	68.3％
	腹痛	39.7％		37.6％
	無症状	23.5％	43.9％	31.7％
占拠部位	頭部	35.4％	26.2％	39.8％
	体尾部	63.2％	73.8％	54.8％
腫瘍径（cm）		7.5	5.7	7.87
悪性例		18.0％	27.9％	9.2％
切　除		100％	100％	57％
5 年生存率		—	95.4％	96.9％

［吉岡正智ほか：膵 solid-pseudopapillary tumor の臨床病理学的特徴と外科的治療—本邦報告 302 例と自験 6 例について．胆と膵 **22**：45-52，2001／Moo KC, et al：Predicting recurrence of pancreatic solid pseudopapillary tumors after surgical resection：analysis in Korea. Ann Surg **260**：348-355, 2014／Yu PF, et al：Solid pseudopapillary tumor of the pancreas：a review of 553 cases in Chinese literature. World J Gastroenterol **16**：1209-1214, 2010 より引用］

WHO 分類（2010）[21]を用いて分類され，症候性で血中ホルモン高値の場合は機能性と，無症候性および免疫染色や mRNA レベルの発現があっても血中ホルモン値が正常の場合は非機能性と定義する．

b | pNET の疫学の推移[20]（表 5）

2010 年に受療した pNET 症例は約 3,379 人であり，有病率は 2.69 人/人口 10 万人で，2005 年に比べ約 1.2 倍に増加していた．新規発症数は 1.27 人/人口 10 万人で，とくに非機能性では新規発症数が増えており，2005 年の約 1.7 倍であった．

c | pNET 疾患分布[20]

2010 年調査での非機能性の割合は pNET 全体の 65.5％，機能性は 34.5％であった．機能性 pNET ではインスリノーマが多く（20.9％），次にガストリノーマ（8.2％）であった．pNET に

表5 膵神経内分泌腫瘍の疫学の推移［膵・消化管NET疫学調査（2005）］

2005年*	1年間の受療者数	有病患者数 （人口10万人あたり）	1年間の新規発症率 （人口10万人あたり）
機能性腫瘍	1,627人	1.27人	0.50人
非機能性腫瘍	1,218人	0.95人	0.51人
全体	2,845人	2.23人	1.01人

2010年**	1年間の受療者数	有病患者数 （人口10万人あたり）	1年間の新規発症率 （人口10万人あたり）
機能性腫瘍	1,105人	0.88人	0.40人
非機能性腫瘍	2,274人	1.81人	0.87人
全体	3,379人	2.69人	1.27人

　日本における膵・消化管NET罹患数，新規発症数，病態，臨床像，治療の現状などを把握するため，層別化無作為抽出法を用いて，2005年1月1日～12月31日の1年間に受療した膵・消化管NETを対象として全国疫学調査が施行された．日本における1年間の膵NET受療者数は約2,845人で（95% CI：2,455～3,507人），人口10万人あたりの有病患者数は約2.23人（95% CI：1.93～2.76人）と推定された．

［*は Ito T, et al：Epidemiological study of gastroenteropancreatic neuroendocrine tumors in Japan. J Gastroenterol 45：234-243, 2010, **は Ito T, et al：Epidemiological trends of pancreatic and gastrointestinal neuroendocrine tumors in Japan：a nationwide survey analysis. J Gastroenterol 50：58-64, 2015 より引用］

おける neuroendocrine carcinoma（NEC）の割合は7.6％で，非機能性ではNECが10.1％と高頻度であった．

d | 遠隔転移および多発性内分泌腫瘍1型（MEN1）合併率[20]

　診断時にpNETの19.9％に遠隔転移を認め，機能性で16.9％，非機能性で21.3％であった．機能性ではガストリノーマが30.2％と高率で，インスリノーマは9.3％であった．MEN1の合併は4.3％で，ガストリノーマはMEN1の合併（16.3％）が高率であった．

e | 遺伝子疾患とpNET

　現在，MEN1，von Hippel-Lindau（VHL）病，von Recklinghausen病およびtuberous sclerosisの4つの遺伝子異常疾患がNETとの関連が示唆されている．MEN1[22]およびVHL病[23]に合併するpNETにおいては，サーベイランスや治療方針も異なり，必ず診断時にスクリーニングを要する．

文献

1) 国立がん研究センターがん情報サービス：がん登録・統計．＜http://ganjoho.jp/reg_stat/statistics/dl/index.html＞（2016/5）
2) Katanoda K, et al：An updated report on the trends in cancer incidence and mortality in Japan, 1958-2013. Jpn J Clin Oncol **5**：390-401, 2015
3) 田中 英：膵癌・胆道癌―基礎と臨床の最新研究動向―膵癌 臨床編 膵癌の疫学 海外との比較を中心に．日本臨牀 **73**：37-41, 2015
4) Egawa S, et al：Japan Pancreatic Cancer Registry；30th year anniversary：Japan Pancreas Society. Pancreas **41**：985-992, 2012
5) 全がん協加盟施設の生存率共同調査：全がん協生存率．＜http://www.gunma-cc.jp/sarukihan/seizonritu/seizonritu2007.html＞（2016/5）
6) Tanaka M, et al：International consensus guidelines for management of intraductal papillary mucinous neoplasms and mucinous cystic neoplasms of the pancreas. Pancreatology **6**：17-32, 2006
7) Tanaka M, et al：International consensus guidelines 2012 for the management of IPMN and MCN of the pancreas. Pancreatology **12**：

8) Suzuki Y, et al：Cystic neoplasm of the pancreas：a Japanese multiinstitutional study of intraductal papillary mucinous tumor and mucinous cystic tumor. Pancreas **28**：241-246, 2004
9) Maguchi H, et al：Natural history of branch duct intraductal papillary mucinous neoplasms of the pancreas：a multicenter study in Japan. Pancreas **40**：364-360, 2011
10) Yamaguchi K, et al：Pancreatic ductal adenocarcinoma derived from IPMN and pancreatic ductal adenocarcinoma concomitant with IPMN. Pancreas **40**：571-580, 2011
11) Yamao K, et al：Clinicopathological features and prognosis of mucinous cystic neoplasm with ovarian-type stroma：a multi-institutional study of the Japan pancreas society. Pancreas **40**：67-71, 2011
12) Kimura W, et al：Multicenter study of serous cystic neoplasm of the Japan pancreas society. Pancreas **41**：380-387, 2012
13) Jais B, et al：Serous cystic neoplasm of the pancreas：a multinational study of 2622 patients under the auspices of the international association of pancreatology and European pancreatic club（European study group on cystic tumors of the pancreas）. Gut **65**：305-312, 2016
14) 吉岡正智ほか：膵solid-pseudopapillary tumorの臨床病理学的特徴と外科的治療—本邦報告302例と自験6例について．胆と膵 **22**：45-52, 2001
15) Moo KC, et al：Predicting recurrence of pancreatic solid pseudopapillary tumors after surgical resection：analysis in Korea. Ann Surg **260**：348-355, 2014
16) Yu PF, et al：Solid pseudopapillary tumor of the pancreas：a review of 553 cases in Chinese literature. World J Gastroenterol **16**：1209-1214, 2010
17) Yao JC, et al：One hundred years after "carcinoid"：epidemiology of and prognostic factors for neuroendocrine tumors in 35,825 cases in the United States. J Clin Oncol **26**：3063-3072, 2008
18) Ito T, et al：Therapy of metastatic pancreatic neuroendocrine tumors（pNETs）：recent insights and advances. J Gastroenterol **47**：941-960, 2012
19) Ito T, et al：Epidemiological study of gastroenteropancreatic neuroendocrine tumors in Japan. J Gastroenterol **45**：234-243, 2010
20) Ito T, et al：Epidemiological trends of pancreatic and gastrointestinal neuroendocrine tumors in Japan：a nationwide survey analysis. J Gastroenterol **50**：58-64, 2015
21) Bosman FT, et al：WHO Classification of Tumours and Genetics of the Digestive System, IARC press, Lyon, 2010
22) Ito T, et al：Causes of death and prognostic factors in multiple endocrine neoplasia type 1：a prospective study：comparison of 106 MEN1/Zollinger-Ellison syndrome patients with 1613 literature MEN1 patients with or without pancreatic endocrine tumors. Medicine（Baltimore）**92**：135-181, 2013
23) Igarashi H, et al：Pancreatic involvement in Japanese patients with von Hippel-Lindau disease：results of a nationwide survey. J Gastroenterol **49**：511-516, 2014

8章 膵疾患の臨床症状・所見

A 炎症

1 膵炎の臨床症状・所見

a 急性膵炎

1 腹痛

急性膵炎の初発症状は，心窩部痛が71.2%を占めもっとも多く，臍周囲痛（5.8%），右季肋部痛（5.0%）などと合わせてほとんどの患者が腹痛を訴える．また，後腹膜臓器であることを反映して背部痛を初発症状とする場合もある（12.0%）[1]．痛みの程度はきわめて強く，持続的である．

腹痛には体性痛，内臓痛，関連痛，神経因性疼痛などの種類があり，それぞれ発症機序が異なる．急性膵炎では，膵臓内で異常活性化したプロテアーゼによる自己消化を病態とし，腹膜などに存在する知覚神経の侵害受容器がプロテアーゼなどの化学的刺激および後腹膜・腹腔内の炎症を感知することにより発症する痛みであるため，体性痛が主となる．体性痛は局在の明瞭な痛みであり，腹膜刺激症状を呈し，体動により悪化する．急性膵炎では体性痛のほか，膵臓や腸管などの虚血，胆石性膵炎の場合には胆管内圧や膵管内圧が上昇することにより生じる，内臓痛の要素も混在する．内臓痛は，腹部正中線上に自覚される局在が明瞭でない非常に強い痛みであり，しばしば嘔吐や発汗，頻脈などを伴う．

2 全身性炎症反応症候群（SIRS）

膵腺房細胞障害により，サイトカインやケモカインが産生・放出される．障害の程度が大きいほど，多くの炎症細胞がリクルートされ，さらに多くの液性因子 tumor necrosis factor-α（TNF-α），インターロイキン（IL）-1, IL-2, IL-6などを放出し，やがて全身性の炎症反応症候群（systemic inflammatory response syndrome：SIRS）を呈する[2]．全身性の炎症により，発熱，頻脈，頻呼吸などの臨床症状が発現する．SIRSは，①体温>38℃または<36℃，②心拍数>90回/分，③呼吸数>20回/分またはPaCO$_2$<32 mmHg，④白血球数>12,000/mm^{3}もしくは<4,000/mm^{3}または>10%幼若球出現，以上4項目のうち2項目を満たすことで診断され，SIRSの持続は臓器不全発症のリスクとされている[3]．

3 脱水

急性膵炎の発症初期に，血管透過性が著しく亢進することによる血管内からの血漿漏出を主因とする，血管内脱水の病態を呈する．高度の

脱水を呈する場合には，血管内虚脱によるショックや腎前性腎不全などの症状を呈する場合があり，重症度と相関する．そのため，急性膵炎の初期治療として，そのような病態を呈する場合には急速な細胞外液の輸液による血管内脱水の補正が推奨されている[4]．

血清 BUN やクレアチニン，またはヘマトクリット値が，急性膵炎発症初期における脱水の程度および輸液療法の効果を評価する指標として用いられる場合がある．

4 臓器不全

急性膵炎では持続する SIRS や血管内脱水状態を背景として，循環不全，呼吸不全，腎不全などの臓器不全を発症する場合があり，48 時間以上持続する臓器不全は高い致命率と相関する．発症から 2〜3 日以内に持続性臓器不全を呈した患者の致命率は 36〜50％に達するとされている[3]．臓器不全は発症から 1 週間程度の期間に発症することが多く，ショック，呼吸困難，乏尿または無尿などの症状を呈する．

5 局所合併症

急性膵炎で膵局所における炎症の程度が強いと，膵実質が虚血となり壊死が形成されるが，その際に膵周囲脂肪組織の壊死と一塊になった壊死が形成される場合が多い．まれには膵実質には壊死が形成されず，膵周囲にのみ壊死が形成される場合もある．

膵または膵周囲組織の壊死は，急性膵炎発症から数日程度で形成されるが，次第に線維組織などによる被膜が形成され，発症から 4 週間程度で被包化される．被包化される前の壊死を急性壊死性貯留（acute necrotic collection：ANC），被包化された壊死を被包化壊死（walled-off necrosis：WON）と呼ぶ．これらに感染を合併した場合，敗血症となり致命的転帰をたどる場合もある[3]．

急性膵炎に伴って膵管が損傷した場合には，膵液が貯留した仮性嚢胞を形成することがある．仮性嚢胞は通常膵臓に隣接または膵外に突出して存在し，内部に壊死組織をほとんどまたはまったく含まない．仮性嚢胞は感染，消化管・総胆管閉塞，腹痛，破裂，出血などのリスクがあり，臨床症状を伴った場合または増大傾向にある場合に治療対象となることがある．

6 その他

急性膵炎に伴い，播種性血管内凝固症候群（disseminated intravascular coagulation：DIC），abdominal compartment syndrome（ACS），non-occlusive mesenteric ischemia（NOMI，非閉塞性腸管虚血）などの臨床徴候を呈する場合がある．とくに，ACS，NOMI を合併した場合に高い致命率となることが知られている．

Grey-Turner 徴候，Cullen 徴候などの皮膚着色斑は重症急性膵炎に特徴的な所見として取り上げられることがあるが，出現頻度および疾患特異性が低く，診断への有用性は疑問視されている[5]．

b 慢性膵炎

1 腹痛

腹痛は慢性膵炎患者の 85〜90％において認める主要な症状である．腹痛は患者を身体的・精神的に消耗させ，正常な社会生活を送ることを困難にし，生活の質を著しく低下させる要因となる．

慢性膵炎の腹痛には以下の 3 つのパターンがあるといわれている．①膵外分泌機能が保たれている代償期における再発性急性膵炎による腹痛，②膵外分泌機能の大部分が廃絶した非代償期における疼痛の寛解，③膵臓および膵周囲臓器由来の痛み発作，例えば膵管内圧の亢進，もしくは膵仮性嚢胞または膵外合併症である消化性潰瘍や総胆管狭窄・閉塞などを原因とする，持続的で強い，頻回に再燃する腹痛である[6]．

③の中で膵臓に由来する痛みは，心窩部を中心とする持続的な強い鈍痛が典型的であり，しばしば背部に放散する．または左季肋部に限局し，左肩甲骨下に放散する場合もある．痛みは数日で消退するか，または持続的であり，油分

の多い食事で増悪する．痛みは悪心・嘔吐を伴うこともあり，前かがみになるなどの姿勢の変化，または心窩部や背部を温めることで痛みが部分的に緩和される場合がある[6,7]．このような腹痛は，膵石の主膵管への嵌頓や膵線維化による膵管狭窄などを原因とした，膵管内圧や膵組織内圧の亢進が原因となる場合があり，膵管ステントやドレナージ手術などによる減圧術が奏効することがある．しかし，膵管内圧や膵組織内圧の亢進が関与しない痛みもあり，痛み発症の機序については多元的であると考えられている．慢性的な炎症により膵臓に分布する神経ニューロンが感作され，痛覚過敏あるいは異痛症と呼ばれる病態が引き起こされることも知られており，このような場合の腹痛はしばしば治療抵抗性となる．

2 消化吸収障害

慢性膵炎では病態の進行に伴い，膵内外分泌機能不全が発症する．その中でも膵外分泌機能は慢性膵炎の比較的早い段階から障害されるが，消化吸収障害による症状として顕在化するのは，膵腺房細胞が95%以上障害されてからである．消化吸収障害による症状としては，脂肪便，下痢，体重減少などがある．慢性膵炎では膵外分泌機能障害に加え，腹痛のため食事摂取が十分行えないことや，アルコール依存症が背景にある場合があるなど，食生活が偏りやすく，ビタミンや微量元素の欠乏症状にも注意が必要である．

3 糖尿病

膵外分泌機能障害に比べ，内分泌機能障害は慢性膵炎においてさらに遅い病期に顕在化し，膵性糖尿病を発症する．膵性糖尿病は膵ランゲルハンス島の障害によるため，β細胞由来のインスリンだけでなくα細胞由来のグルカゴンの分泌も低下する．したがって，グルカゴンの分泌が保たれる1型糖尿病とは病態が異なる．膵性糖尿病は慢性膵炎の外分泌機能障害による栄養障害も伴っている場合が多く，ケトン産生の抑制によりケトアシドーシスにはなりにくいが，自律神経障害により低血糖症状が出現しにくく，グルカゴン分泌も低下しており，一度低血糖になると遷延しやすいという特徴がある[8]．

4 合併症

慢性膵炎の合併症として膵石灰化，仮性囊胞，仮性動脈瘤，膵性胸水，膵性腹水などがある．膵石灰化は慢性膵炎のもっとも多い合併症であり，膵管内に形成される結石は膵石と呼ばれ，慢性膵炎に特徴的な所見であり，慢性膵炎の診断項目の1つである．また，膵実質のびまん性石灰化も慢性膵炎に特徴的な所見である．仮性囊胞は，感染や囊胞による消化管閉塞症状，胆道閉塞による黄疸などの症状を呈する場合がある．また，仮性動脈瘤では吐下血や腹痛，膵性胸水では呼吸困難，膵性腹水では腹部膨満などの症状を呈する場合がある．

C 自己免疫性膵炎

1 1型自己免疫性膵炎

自己免疫性膵炎（autoimmune pancreatitis：AIP）は，典型的には膵がびまん性に腫大し，かつ膵管がびまん性に不整狭細となる特徴的な画像所見を呈する疾患である．しかし，AIPには病態および病理組織所見が異なる2つの病型が存在することが明らかとなり，2011年に公表された国際コンセンサス診断基準（International Consensus Diagnostic Criteria：ICDC）によりAIPは2つの病型，1型および2型AIPに分類され，診断できるようになった[9]．1型AIPは，組織学的にlymphoplasmacytic sclerosing pancreatitis（LPSP）を呈する疾患である．1型AIPは，血清IgG4値の上昇や組織中に多数のIgG4陽性形質細胞の浸潤を特徴とするIgG4関連疾患であり，唾液腺，涙腺，腎，胆管，後腹膜などに多彩な膵外病変を形成しうる．高齢男性に多く，臨床症状として，無痛性の閉塞性黄疸を呈する場合があり，急性膵炎の発症率は低い[10,11]．膵腫大とともに，唾液腺や涙腺の腫大を認めることがあり，胆管狭窄やリンパ節腫大，偽腫瘍，後腹膜線維症などを呈する場合が

ある．また，糖尿病や膵外分泌障害を呈することもある．ステロイド治療に対する反応はきわめて良好であるが，ステロイド治療後の再燃を30〜50％に認める[12]．

2 2型自己免疫性膵炎

2型AIPは，IgG4とは無関係であり，組織学的にはidiopathic duct-centric chronic pancreatitis（IDCP）またはautoimmune pancreatitis with granulocytic epithelial lesion（AIP with GEL）と呼ばれる所見を呈する．患者像は比較的若く，性差なく発症し，日本ではきわめてまれである．臨床症状として1型ではまれな急性膵炎の発症が20〜30％にみられ，炎症性腸疾患の合併（約30％）が多い一方，それ以外の膵外の合併病変を認めない．さらに，ステロイド治療に対してきわめて反応が良好であることは1型と同じであるが，ステロイド治療後の再燃はほとんど認めない[10-12]．

2 膵炎診断のコツと鑑別診断

a 急性膵炎

1 診 断

急性膵炎の診断は，以下のように定められている．①上腹部に急性腹痛発作と圧痛がある．②血中または尿中に膵酵素の上昇がある．③超音波，CTまたはMRIで膵臓に急性膵炎に伴う異常所見がある．以上3項目中2項目を満たし，他の膵疾患および急性腹症を除外したものを急性膵炎と診断する．慢性膵炎の急性増悪は急性膵炎に含める[13]．なお，国際診断基準である改訂アトランタ分類では，血中リパーゼ値またはアミラーゼ値が正常上限の3倍以上という基準を設けている[3]．

急性膵炎は急性かつ激しい腹痛を主訴とする救急疾患である．初発症状として嘔吐を主訴に来院する場合もある．また，膵臓は後腹膜臓器であるため，背部痛を訴える場合もある．急性腹症を呈する「鑑別診断」で述べる疾患との鑑別を念頭に慎重に診断を行う必要がある．

2 重症度診断

急性膵炎は重症度診断が臨床上重要である．日本では，厚生労働省難治性膵疾患調査研究班による重症度判定基準が用いられており，予後因子スコア（3点以上で重症）と造影CT Grade（Grade 2以上で重症）の2つのスコアシステムを用いて，どちらか一方が重症であれば重症と判定する（**表1**，**表2**）[14]．なお，造影CT Gradeは原則として発症から48時間以内に判定すると規定されている．日本の重症度判定基準では，急性膵炎を軽症または重症と診断するが，重症と診断された場合の致命率は約10％と高く，集中治療や高次医療施設への転送を考慮する必要がある．

造影CT Gradeは比較的早期から，膵虚血を意味する膵実質の造影不良所見および炎症の広がりを意味する膵周囲の脂肪組織濃度上昇所見を評価することができる．一方，予後因子スコアは発症直後には実際の重症度を反映せず，来院時は軽症だったが，翌日または翌々日に重症化する場合があり，発症から少なくとも3日間は継時的に評価を繰り返し行う．

国際的な重症度判定基準として，改訂アトランタ分類とdeterminant-based分類の2つが認知されている[3,15]．どちらの診断基準も，持続する臓器不全を重症度判定の要素として重視している．改訂アトランタ分類では，①軽症，②中等症，③重症の3段階で重症度を診断する．①軽症は臓器不全がなく，局所および全身性の合併症がない場合，②中等症は臓器不全があるが48時間以内に改善するか，持続性臓器不全を伴わない局所または全身性の合併症を認める場合，③重症は48時間を越えて持続する臓器不全を認めた場合と定義されている[3]．一方，determinant-based分類では，重症度は臓器不全と膵（膵周囲）壊死により規定され，❶軽症，❷中等症，❸重症，❹最重症の4段階に診断する．

表1 予後因子スコア

予後因子（予後因子は各1点とする）
① Base Excess≦-3 mEq/L, またはショック（収縮期血圧≦80 mmHg）
② PaO₂≦60 mmHg（room air）, または呼吸不全（人工呼吸管理が必要）
③ BUN≧40 mg/dL（or Cr≧2 mg/dL）, または乏尿（輸液後も1日尿量が400 mL以下）
④ LDH≧基準値上限の2倍
⑤ 血小板数≦10万/mm³
⑥ 総Ca≦7.5 mg/dL
⑦ CRP≧15 mg/dL
⑧ SIRS診断基準における陽性項目≧3
⑨ 年齢≧70歳
＊SIRS診断基準項目：1）体温＞38℃または＜36℃，2）脈拍＞90回/分，3）呼吸数＞20回/分，4）白血球数＞12,000/mm³か＜4,000/mm³または10％幼若球出現
予後因子3点以上で重症と判定する

[武田和憲ほか：急性膵炎重症度判定基準最終改訂案の検証．厚生労働科学研究補助金（難治性疾患克服研究事業）難治性膵疾患に関する調査研究 平成19年度 総括・分担研究報告書，p29-33，2008 より引用]

表2 造影CT Grade

①炎症の膵外進展度	
前腎傍腔	0点
結腸間膜根部	1点
腎下極以遠	2点
②膵の造影不良域：膵を便宜的に3つの区域（膵頭部，膵体部，膵尾部）に分け判定する	
各区域に限局している場合，または膵の周辺のみの場合	0点
2つの区域にかかる場合	1点
2つの区域全体を占める，またはそれ以上の場合	2点
①＋② 合計スコア	
1点以下	Grade 1
2点	Grade 2
3点以上	Grade 3
造影CT GradeはGrade 2以上を重症と判定する	

[武田和憲ほか：急性膵炎重症度判定基準最終改訂案の検証．厚生労働科学研究補助金（難治性疾患克服研究事業）難治性膵疾患に関する調査研究 平成19年度 総括・分担研究報告書，p29-33，2008 より引用]

❶軽症は臓器不全および膵（膵周囲）壊死の両者がない場合，❷中等症は48時間以内に改善した臓器不全を認めるか，非感染性膵（膵周囲）壊死が存在する場合，❸重症は48時間を越えて持続する臓器不全か，感染性膵（膵周囲）壊死のどちらか一方を認める場合，❹最重症は48時間を越えて持続する臓器不全と感染性膵（膵周囲）壊死の両方を認める場合と定義されている[15]．

3 鑑別診断

急性膵炎は，腹痛を伴う疾患との鑑別が必要である．胃潰瘍，十二指腸潰瘍，急性胃炎，胃アニサキス症，消化管穿孔，急性腸炎，腸閉塞，腸間膜動脈血栓症，急性虫垂炎初期，急性胆管炎，急性胆嚢炎，狭心症，心筋梗塞，大動脈解離，腹部大動脈瘤破裂，脾梗塞，膵癌，胃癌などが鑑別疾患となる．診断の精度を上げるために，膵特異性の高いリパーゼまたはP型アミラーゼを測定することが推奨され，基準値の3倍以上であるとさらに特異性が高まる．しかし，確実な鑑別診断のために超音波検査（US）や造影CTのような画像診断を実施することも重要である．

b 慢性膵炎

1 診断のコツ

慢性膵炎は，慢性膵炎臨床診断基準2009により診断を行う（p333参照）[16]．この診断基準では，これまで診断されてきた慢性膵炎確診・準確診に加え，早期慢性膵炎を診断することができる．

慢性膵炎は早期に急性膵炎を繰り返すことが多く，とくにアルコール性急性膵炎では再発を繰り返すことで，次第に膵腺房細胞の脱落と小葉間の分厚い線維化を主な特徴とする慢性膵炎の組織像が形成されていくことが知られている[17]．アルコール性急性膵炎の約3割は再発を繰り返し，慢性膵炎へ移行するとされており，飲酒継続と喫煙が慢性膵炎発症のリスクである．したがって，アルコール性急性膵炎患者，とくにアルコール性再発性急性膵炎患者かつ喫煙者は慢性膵炎のハイリスクと考え，慎重に経過を追い，超音波内視鏡（EUS）による早期慢

性膵炎所見について評価を行う必要がある．EUS は慢性膵炎を早期に診断することが可能とされ，慢性膵炎臨床診断基準2009の診断項目に EUS 所見が取り上げられている[16,18]．

慢性膵炎診断の契機として，腹痛患者に腹部 CT を施行した際に膵石灰化の存在が明らかになり，確診・準確診と診断される場合がある．また，無症状の患者が他の理由で施行された腹部 CT にて偶然に膵石灰化が指摘され，慢性膵炎と診断される場合がある．膵管内に結石が存在する「膵石」は慢性膵炎に特異的な所見であり，存在した場合に慢性膵炎と診断できる．一方，膵実質の石灰化は，加齢現象でも認めるため慢性膵炎の診断には膵全体に認めるびまん性の石灰化が存在することが必要である．

膵外分泌機能障害は慢性膵炎に特異的であるため，有管法による膵外分泌刺激試験は慢性膵炎の診断にきわめて有用であるが，現状で実施可能な BT-PABA 試験は，様々な要因により結果が不安定となり，再現性に問題があることから診断項目の1つではあるが，複数回実施して再現性を確認することが求められている．

2 鑑別診断

膵石灰化を伴う腫瘍，例えば膵内分泌腫瘍，漿液性嚢胞腫瘍（serous cystic neoplasm：SCN），充実性偽乳頭腫瘍（solid pseudopapillary neoplasm：SPN）などは，造影 CT，EUS などにより鑑別する必要がある．また，加齢性変化として膵実質に石灰化がみられることもあるが，通常，単発あるいは限局的である．脾動脈の石灰化も単純 CT では膵石灰化と鑑別が難しい場合がある．

膵管内乳頭粘液性腫瘍（intraductal papillary mucinous neoplasm：IPMN）は，膵管拡張と嚢胞を伴い，造影 CT や膵胆管 MRI（magnetic resonance cholangiopancreatography：MRCP）では鑑別が難しい場合がある．EUS により嚢胞内の乳頭状結節を確認すること，内視鏡的逆行性胆道膵管造影（ERCP）を行い，十二指腸乳頭の開口所見や粘液の存在を確認することなどで鑑別診断を行う．

C 自己免疫性膵炎

1 診断のコツ

自己免疫性膵炎の診断の契機となった症状は，閉塞性黄疸がもっとも多く（33～59％），続いて腹痛（32％），背部痛（15％），体重減少（15％）の順である[19]．腹痛は急性膵炎のような強い腹痛ではなく，不快感のような症状が多い．また，糖尿病の新規発症や悪化など耐糖能異常を呈することもある．画像検査上，典型的にはびまん性膵腫大を呈するが，限局性膵腫大を呈する場合は腫瘍として認識されるため，臨床症状・検査所見を含め膵癌との鑑別に注意を要する．

米国のメーヨークリニックから報告された，HISORt 診断基準は1型 AIP と膵癌の鑑別を念頭に作成された[20]．この中で，自己免疫性膵炎と膵癌の鑑別は，病理組織学的所見（Histology），画像所見（Imaging），血清学的所見（Serology），膵外病変（Other organ involvement）そしてステロイド反応性（Response to steroid treatment）により鑑別可能としている．この考え方は，日本の自己免疫性膵炎診断基準と合わせ，国際コンセンサス診断基準（ICDC）の中にも取り入れられている[21]．

画像所見で特徴的なのは膵全体の腫大であり，ソーセージ様の形態が典型像である．造影 CT では正常膵実質と比較し，造影は遅延し，膵実質相では低吸収となる．膵周囲に低吸収の被膜様構造（capsule-like rim）を認める場合があり，AIP に特異性の高い所見とされている．US および EUS では低エコーとなり，限局性病変の場合は，背景膵と比較的明瞭な境界を有する均一な低エコー腫瘤として描出されることが多い．造影 CT においても，限局的な低吸収腫瘤像を呈する場合には膵癌との鑑別に苦慮することがある．腫瘤より上流膵管の拡張所見が軽度またはほとんどないことが鑑別点の1つとなるが，ある程度拡張を認める場合もある．

HISORt診断基準では取り上げられていないが，日本では2002年の自己免疫性膵炎診断基準以来，内視鏡的逆行性膵管造影（ERP）所見を重視してきた．1型AIPのERP像は，膵管上皮の破壊を伴わない膵管周囲のリンパ球，形質細胞浸潤を特徴とするLPSPの病理像をよく反映した膵管の不整な狭細像が特徴的所見であり，診断能が高い．主膵管の不整狭細像はスキップして複数認めることがあり，狭細部の上流膵管に顕著な拡張は通常認めない．主膵管の狭細部では分枝膵管も不整に描出される．以上の所見はERPでのみ評価可能であり，現時点ではMRCPによる膵管像は診断根拠とするには不十分である．

　血清学的にはIgG4の135 mg/dL以上の上昇が膵癌との鑑別に有用であり，70～90％の症例で上昇する．しかし，血清IgG4が上昇しない1型AIP患者も存在すること，および一部の膵癌では高IgG4血症を呈する場合があり，これだけで確定診断することはできない．ただし，ほとんどの膵癌症例では血清IgG4値は上昇したとしても軽度に留まるため，正常基準の2倍を超える血清IgG4値は膵癌との鑑別上有用とされている[22]．他臓器病変として，唾液腺や涙腺の腫大（Mikulicz病），膵外胆管の硬化性胆管炎，後腹膜線維症を認めた場合には診断の一助になる．

　以上のように，AIPと膵癌の鑑別は，膵実質および膵管の画像診断，血清IgG4値および他臓器病変の診断の組み合わせにより通常行われる．しかし，この情報だけで膵癌との鑑別診断が可能であったAIPは70％程度であったとする報告もあり，膵組織診断およびステロイド治療への反応性を確認することが診断上必要となる場合がある[22]．膵癌との鑑別に苦慮する症例に，ステロイド治療への反応性を評価する場合には，まず超音波内視鏡下穿刺吸引生検法（EUS-FNA）を施行し，悪性所見が出ないことを確認する．現状の国際診断基準であるICDCでは，EUS-FNAで採取した組織検体を用いて病理学的な診断をすることはできない[21]．しかし，十分に評価可能な検体を採取することも可能であり，組織診および免疫染色像を確認することによりAIPと診断する有力な傍証を得ることができる．ただし，膵癌であっても，まれではあるがLPSP類似の病理所見を呈しIgG4陽性形質細胞を認めることがあり，生検検体で診断する場合には注意を要する[23]．

2 鑑別診断

　画像上の鑑別疾患として，前述の膵癌のほかに，日本ではまれとされている2型AIPがある．2型AIPは，画像上は類似するが，急性膵炎や炎症性腸疾患を合併するなど，1型AIPとは臨床像が異なり，血清IgG4も上昇しない．日本の自己免疫性膵炎臨床診断基準2011は，実臨床に即し日本に多い1型AIPのみを診断する基準であるため，2型AIPは診断できず，この診断基準では疑診として診断される[23]．ICDCは2型AIPを診断できるが，2型AIPを確診と診断するためには，組織学的にIDCPと診断されるか，IDCPを疑う組織所見に加え炎症性腸疾患の存在とステロイド治療の反応性を評価することが必要になる[21]．2型AIPを疑った場合，専門施設での診断が望ましい．

　その他，血清学的な鑑別診断として，天疱瘡，アレルギー性皮膚炎，気管支喘息といった疾患が高IgG4血症を呈することが知られている．また，膵癌や胆管癌でも高IgG4血症を呈することがある．

文　献

1) 下瀬川徹ほか：急性膵炎．重症急性膵炎の全国調査．厚生労働科学研究費補助金（難治性疾患克服研究事業）難治性膵疾患に関する調査研究 平成26年度 総括・分担研究報告書, p61-74, 2014
2) Pandol SJ, et al：Acute pancreatitis：bench to bedside. Gastroenterology 133：1056.e1-1056.e25, 2007
3) Banks PA, et al：Classification of acute pancreatitis-2012：revision of the Atlanta classifica-

tion and definitions by international consensus. Gut 62：102-111, 2013
4) 急性膵炎診療ガイドライン 2015 改訂出版委員会：急性膵炎の治療：輸液．急性膵炎診療ガイドライン 2015, 第 4 版, 金原出版, 東京, p124-129, 2015
5) 急性膵炎診療ガイドライン 2015 改訂出版委員会：急性膵炎の診断：臨床症状・徴候．急性膵炎診療ガイドライン 2015, 第 4 版, 金原出版, 東京, p56-58, 2015
6) Jensen AR, et al：Pattern of pain, duct morphology and pancreatic function in chronic pancreatitis：a comparative study. Scand J Gastroenterol 19：334-338, 1984
7) Braganza JM, et al：Chronic pancreatitis. Lancet 377：1184-1197, 2011
8) 日本消化器病学会：糖尿病の治療．慢性膵炎診療ガイドライン 2015, 改訂第 2 版, 南江堂, 東京, p107-123, 2015
9) Shimosegawa T, et al：International consensus diagnostic criteria for autoimmune pancreatitis：guidelines of the international association of pancreatology. Pancreas 40：352-358, 2011
10) Kamisawa T, et al：Two clinicopathologic subtypes of autoimmune pancreatitis：LPSP and IDCP. Gastroenterology 139：22-25, 2010
11) Kamisawa T, et al：Recent advances in autoimmune pancreatitis：type 1 and type 2. Gut 62：1373, 2013
12) Okazaki K, et al：Autoimmune pancreatitis：pathogenesis, latest developments and clinical guidance. Ther Adv Chronic Dis 5：104-111, 2014
13) 武田和憲ほか：急性膵炎の診断基準・重症度判定基準最終改訂案．厚生労働科学研究補助金（難治性疾患克服研究事業）難治性膵疾患に関する調査研究 平成 17 年度 総括・分担研究報告書, p27-34, 2006
14) 武田和憲ほか：急性膵炎重症度判定基準最終改訂案の検証．厚生労働科学研究補助金（難治性疾患克服研究事業）難治性膵疾患に関する調査研究 平成 19 年度 総括・分担研究報告書, p29-33, 2008
15) Dellinger EP, et al：Determinant-based classification of acute pancreatitis severity. Ann Surg 256：875-880, 2012
16) 厚生労働省難治性膵疾患に関する調査研究班ほか：慢性膵炎臨床診断基準 2009．膵臓 24：645-646, 2009
17) Ammann RW, et al：Progression of alcoholic acute to chronic pancreatitis. Gut 35：552-556, 1994
18) Catalano MF, et al：EUS-based criteria for the diagnosis of chronic pancreatitis：the Rosemont classification. Gastrointest Endosc 69：1251-1261, 2009
19) Okazaki K, et al：Amendment of the Japanese consensus guidelines for autoimmune pancreatitis, 2013. Ⅰ. Concept and diagnosis of autoimmune pancreatitis. J Gastroenterol 49：567-588, 2014
20) Chari ST, et al：Diagnosis of autoimmune pancreatitis：The Mayo clinic experience. Clin Gastroenterol Hepatol 4：1010-1016, 2006
21) Shimosegawa T, et al：International consensus diagnostic criteria for autoimmune pancreatitis：guidelines of the international association of pancreatology. Pancreas 40：352-358, 2011
22) Chari ST, et al：A diagnostic strategy to distinguish autoimmune pancreatitis from pancreatic cancer. Clin Gastroenterol Hepatol 7：1097-1103, 2009
23) 日本膵臓学会・厚生労働省難治性膵疾患に関する調査研究班：報告 自己免疫性膵炎臨床診断基準 2011．膵臓 27：17-25, 2011

B　腫　瘍

1　膵腫瘍の臨床症状・所見

a｜通常型膵癌

1 臨床症状

通常型膵癌は初発症状として，腹痛，黄疸，腰背部痛，体重減少，消化不良が多い[1]．膵癌は頭部に多いとされ，局在部位によって症状の発現が異なる．頭部癌では腹痛，黄疸，体重減少が約50〜60％に，体部および尾部癌では腹痛が約90％と高率に認められる[2]．無症状の膵癌は約15％とされるが，腫瘍径が2 cm以下の場合腹痛は約24％で約18％が無症状であり[1]，80％以上の5年生存率が期待される腫瘍径1 cm以下[3]では，約半数が無症状とされ[4]，腫瘍径が小型であるほど無症状の症例が多い傾向にある．また，急激な糖代謝異常の発症を契機に膵癌と診断される症例があり，積極的かつ定期的な画像診断の介入が必要である．以上の症状は，主に膵癌の進行により認められ，無症状の段階でいかに画像診断を介入するかが早期診断の課題である．膵癌診療ガイドライン2013年版では通常型膵癌の危険因子を設定し，複数以上有する症例に検査の介入を推奨している[1]．

2 所　見

特有の腹部所見はなく，理学的所見からの診断は困難である．大半が膵管癌であり，腫瘍の進行によって主膵管および分枝膵管が狭窄または閉塞し，腫瘍より尾側の膵管内に膵液の滞留やうっ滞が発生した結果，尾側膵の急性膵炎を併発することがある（図1）．この場合，上腹部，左側腹部，左背部などに圧痛が認められる．急性膵炎は上皮内癌を含めた腫瘍径が小型の症例においても認められ，アルコール多飲，胆石

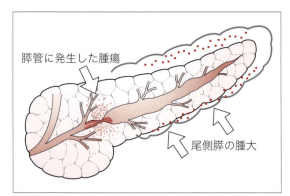

図1　通常型膵癌に併存する急性膵炎のイメージ

などが認められない症例では，急性膵炎の加療後に必ず腹部CT，MRI，超音波内視鏡（EUS）などを用いて膵全体の画像所見を確認する必要がある．

　膵頭部癌の場合，腫瘍の進行とともに閉塞性黄疸が認められることが多く，皮膚や眼球結膜の黄染がみられる．胆道の通過障害により胆囊腫大を併発した症例では，胆囊を触知できることがあるが，急性胆囊炎と異なり圧痛を伴わないことが多い．また，癌が周囲神経叢に浸潤した場合は背部痛，腹痛が認められる．疼痛は通常の抗炎症鎮痛薬でコントロール困難であり，オピオイド製剤を必要とする場合が多い．消化管に癌が浸潤した場合は悪心・嘔吐などがみられ，消化管内腔に癌が露出した場合は黒色便，下血・吐血などがみられる．なお消化管出血は，腫瘍が門脈系に浸潤し，側副血行路が発達した場合にも認められる．上部消化管内視鏡では消化管壁に静脈瘤がみられ，破綻により大量の吐血から致命的になる場合もある．腹膜播種を併発した場合は，消化管の蠕動運動が低下し，悪心・嘔吐，腹痛などのイレウス様症状がみられることがある．

b 膵嚢胞性腫瘍

膵嚢胞性腫瘍のうち，頻度の高い膵管内乳頭粘液性腫瘍（IPMN），膵粘液性嚢胞腫瘍（MCN），膵漿液性嚢胞腫瘍（SCN）の臨床症状と所見について述べる．

1 IPMN

1）臨床症状と所見

IPMNは膵管上皮に発生し，膵管内で粘液産生能を有する乳頭状腫瘍が増殖する．主に粘液の貯留により膵管の拡張を呈し，良性の腺腫から浸潤癌まで様々な病理組織型がみられる．通常型膵癌と比較して大半は進展が緩徐で予後は良好である．膵炎様の腹痛，背部痛，下痢，軟便，体重減少，糖尿病，黄疸などを認める場合があるが，腹部症状に乏しいことが多い．急性膵炎の発症頻度は約7％とされ，分枝型と比較して主膵管型や混合型で多く発生する．腫瘍により産生される粘液による膵管閉塞が膵炎の原因と考えられており，内視鏡的に十二指腸乳頭の開大がみられる症例では併発が多い[5]．日本膵臓学会（JPS）の報告では，初回診断時にEUSで結節を認めない分枝型349例のうち有症状例は6例（1.7％）であり，その後にIPMNが進行した症例で有症状例が多い傾向であった[6]．

一方，2012年に発刊された国際診療ガイドラインでは，IPMNの悪性化の指標として臨床的な膵炎が挙げられており[7]，膵炎を認めた症例では，造影CT，MRI，EUSなどの画像診断が必要である．サブタイプ別では主膵管型で悪性化の可能性が高く，切除適応とされるが[7]，分枝型も通常型膵癌の危険因子として重要視されており[1]，JPSの報告では分枝型に併存する通常型膵癌の頻度は2％とされている[6]．IPMNが悪性化し進行した場合は，通常型膵癌と同様の黄疸，体重減少，糖尿病などが出現する．経過観察する場合，腹部症状の発現に注意するとともに，通常型膵癌の併存の可能性を十分考慮して，膵全体を俯瞰する定期的な画像診断が必要である．

2 MCN

1）臨床症状と所見

MCNは中年女性の膵体尾部に好発し，厚い被膜を形成する嚢胞性病変で，潜在的な癌化のリスクを有する腫瘍である．2010年のWHO分類では，診断に卵巣様間質（OS）の存在が要求されると明記されている．OSの存在を確認し登録されたJPSの多施設共同調査156例の検討からは，無症状が51％，腹痛が49％，急性膵炎が6％，糖尿病が4％と報告されている[8]．その他，腫瘍の周囲臓器への圧排による腫瘤触知，体重減少，高ビリルビン血症が少数に認められる．

3 SCN

1）臨床症状と所見

SCNは中年女性の膵体尾部に好発し，グリコーゲンに富む淡明な細胞で構成された小型の嚢胞が蜂巣状（honeycomb appearance）に集簇する形態を呈する嚢胞性腫瘍であり，悪性化はまれとされる．JPSの多施設共同調査で登録された172例の検討からは，男女比は3：7で，57％が膵体尾部に認められ，有症状例が20％であり，腹痛（12％），急性膵炎（4％），腫瘤触知（2％），その他，嘔気，黄疸，消化管出血が各1％と報告され，肝転移は2例（1.2％）に認められた[9]．

c 膵神経内分泌腫瘍

膵神経内分泌腫瘍（pancreatic neuroendocrine tumor：pNET）は年間有病率が人口10万人あたり2.69人とされ，比較的まれであるが増加傾向にある[10]．内分泌症状を有する機能性腫瘍と有さない非機能性腫瘍に大別される．2010年受療者の検討では，機能性と非機能性の患者比は約1：2であった[10]．機能性腫瘍は特異的な症状から，比較的小型の腫瘍で発見される場合がある．一方，非機能性は特異的な症状に乏しく，進行した状態や遠隔転移後に診断される場合が多い．今般，膵・消化管神経内分泌腫瘍診療ガイドラインが発刊されており[11]，診断およ

び治療方針の立案の参考とされたい．

1 機能性腫瘍

機能性 pNET の症状は，放出されるホルモン特有の症状発現と，遠隔転移をきたした場合の悪性腫瘍としての症状発現に大別される．2010年受療者の検討では，インスリノーマ，ガストリノーマ，グルカゴノーマ，VIPオーマの順に頻度が高い（表1）[11]．

1）インスリノーマ

低血糖症状が主である．中枢神経症状としてめまい，意識障害，頭痛，振戦，痙攣発作などがあり，自律神経症状として発汗，動悸，脱力感，過剰な空腹感などがみられ，糖質の摂取で症状は回復する．一過性の記憶障害，知能低下などから，認知症や脳血管障害と診断される場合もあり，とくに高齢者では注意が必要である．また，空腹時だけでなく食後のインスリン過剰分泌から，食後に上記の症状をきたす場合もある[12]．

2）ガストリノーマ

Zollinger-Ellison 症候群として知られ，難治性の消化性潰瘍，下痢などを呈する．潰瘍性病変は再発性・多発性で，十二指腸下行脚より肛門側にも発生する．胃酸過多の症状として，胸焼け，腹痛，悪心・嘔吐，消化管出血などがみられる．また，二次的な膵消化酵素の不活化により，脂肪便，軟便，下痢，体重減少などがみられる場合がある．消化性潰瘍に対してプロトンポンプ阻害薬が一時的に症状を緩和させるため，診断が遅れる場合があり注意を要する[12]．

3）グルカゴノーマ

特徴的な皮疹である壊死性遊走性紅斑が代表的な症状である．四肢，顔面，会陰部などに発生しやすく，慢性的に再発と治癒を繰りかえす掻痒感と疼痛を伴う紅斑である．舌炎，体重減少，糖尿病，静脈血栓症，口内炎，精神症状などがみられる場合もある[12]．

4）vasoactive intestinal polypeptide（VIP）オーマ（VIP 産生腫瘍）

WDHA（watery diarrhea hypokalemia

表1 膵神経内分泌腫瘍の疾患分布（2010年受療者，n＝1,273）

	患者数	割合（％）
機能性 pNET	439	34.5
インスリノーマ	266	20.9
ガストリノーマ	104	8.2
グルカゴノーマ	42	3.2
VIP オーマ	8	0.6
ソマトスタチノーマ	4	0.3
その他	17	1.3
非機能性 pNET	834	65.5

［Ito T, et al：Epidemiological trends of pancreatic and gastrointestinal neuroendocrine tumors in Japan：a nationwide survey analysis. J Gastroenterol 50：58-64, 2015 を改変して引用］

achlorhydria）症候群が特徴である．激しい水様下痢，低カリウム血症，代謝性アシドーシスが認められる．筋力低下，皮膚紅潮，高カルシウム血症，耐糖能低下がみられることもある[12]．

2 非機能性腫瘍

臨床症状や血液検査などでホルモン産生腫瘍として診断がつかないものを非機能性腫瘍と呼称する．特異的な症状は示さず，腫瘍の増大による周囲臓器への圧迫・浸潤から発生する症状（腹部膨満感，腹部腫瘤触知，腹痛，体重減少，食欲低下，嘔気など）や，遠隔転移によって診断される場合が多い．肝転移症例では，肝機能障害，黄疸などが認められる場合がある[12]．

2 膵腫瘍診断のコツと鑑別診断

a 診断の進め方

膵腫瘍性病変の診断は，まず腹部超音波（US）を行い，所見に応じて MRI，造影 CT，EUS を施行し，精密な質的診断が必要な場合，内視鏡的逆行性胆道膵管造影（ERCP），EUS下穿刺吸引生検法（EUS-FNA），造影 US/EUS，FDG-PET などを行う[13]．病変が充実性か，嚢

胞性か，充実性と囊胞性の混在か，さらに限局性か，びまん性か，多発性かにも着目する[14]．EUS-FNA は，充実性病変の診断における有用性は認識されつつあるが，囊胞性病変に対する施行は国内でコンセンサスが得られていない[15]．

1 限局性病変

1）充実性病変

病変が充実性の場合，全体の形状，辺縁（被膜の有無），境界（整，不整），内部の性状（均一，不均一），血流の有無，尾側膵管拡張の有無，周囲膵実質の変化および萎縮の有無などを評価する．表2に鑑別を要する主な疾患を示す．

2）囊胞性病変

全体の形状（類円形，楕円形，凹凸），辺縁（被膜の有無），内部構造（単房，多房，隔壁構造，壁在結節，内容液の性状），膵管との関係（拡張，狭窄，圧排，透亮像，交通の有無）を評価する．表3に鑑別を要する主な疾患を示す．

3）充実性病変と囊胞性病変の混在

充実部分の位置が中心か辺縁か，乳頭側か尾側かに着目し，充実性病変と囊胞性病変の位置関係を慎重に判断する．表3に鑑別を要する主な疾患を示す．

4）その他

限局性病変周囲の膵管所見に着目する．狭窄がある場合は，分枝膵管や尾側膵管の拡張の有無，尾側膵実質の性状を評価する．拡張がある場合は，形態，範囲，内部の性状，周囲膵実質を評価する．膵管内に透亮像がある場合は，形状，可動性の有無を評価する[14]．

2 びまん性病変

膵実質のびまん性腫大の場合は，病変と膵管の関係を評価し，主に膵炎と膵癌を鑑別する．病変内の膵管の貫通，狭窄の有無，尾側膵管拡張の有無を評価する．主膵管拡張がびまん性に認められる場合は，加齢による膵萎縮，慢性膵炎，IPMNのほか，乳頭部病変を念頭に置く．

3 膵管拡張

膵管拡張の頭側に潜在する膵管内病変を見落とさないことがきわめて重要である．造影CTで原因が指摘できない場合，膵胆管MRI（MRCP）またはEUSの施行を考慮する．限局的膵管狭窄や小型病変が描出され，膵癌の早期診断に繋がる可能性がある[1]．軽微な膵管拡張を契機に診断された膵上皮内癌を図2に提示する．

表2 膵充実性病変において鑑別すべき疾患

	高頻度	低頻度
良性疾患	pNET，腫瘤形成性膵炎，AIP（IgG4関連症候群），副脾，限局的脂肪沈着	Castleman病，SCNのsolid variant，gastrointestinal stromal tumor（GIST），膵膿瘍，パラガングリオーマ，SPN（小型で壊死していないもの）
悪性疾患	通常型膵癌	腺房細胞癌，未分化癌，退形成性膵管癌，悪性リンパ腫，神経内分泌癌，転移性膵癌

［山雄健次ほか：膵病変の所見からみた診断へのアプローチ．画像所見のよみ方と鑑別診断，山雄健次ほか（編），医学書院，東京，p167-311，2006 を改変して引用］

表3 膵囊胞性病変および囊胞と充実部分の混在において鑑別すべき疾患

		高頻度	低頻度
囊胞性病変	良性疾患	IPMN，MCN，SCN，仮性囊胞，単純性囊胞	SPN，類上皮囊胞，pNETの囊胞変性，奇形腫，膵膿瘍，動脈瘤，Von Hippel-Lindau病
	悪性疾患	IPMNの腺癌，MCNの腺癌	退形成性膵管癌，転移性膵癌
囊胞と充実部分の混在	良性疾患	IPMN，pNETの囊胞変性，SCN	IPMNと炎症性腫瘤，類上皮囊胞，リンパ上皮囊胞
	悪性疾患	膵癌，IPMNの腺癌	膵癌と貯留囊胞

［山雄健次ほか：膵病変の所見からみた診断へのアプローチ．画像所見のよみ方と鑑別診断，山雄健次ほか（編），医学書院，東京，p167-311，2006 を改変して引用］

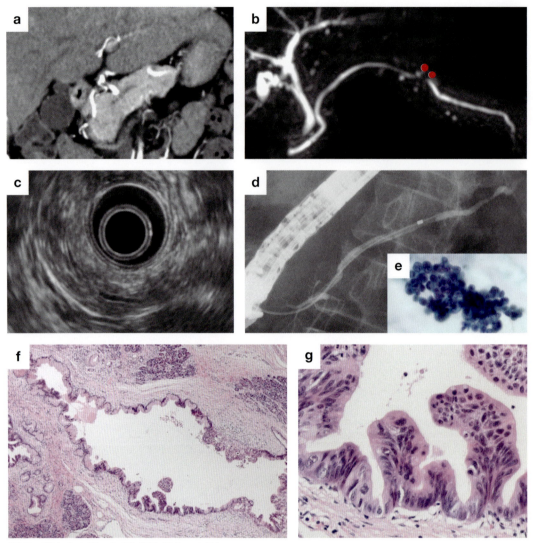

図2 膵上皮内癌の1例（50歳台，女性）
　造影CT（**a**）では膵体部膵管の軽微な拡張がみられる．MRCP（**b**）では膵体部の限局的な主膵管狭窄と，その周囲に囊胞性病変がみられる（●は癌）．EUS（**c**）では主膵管の狭窄を認めるが，明らかな腫瘍性病変はみられない．ERP（**d**）では膵体部の限局的狭窄がみられたため，内視鏡的経鼻膵管ドレナージ留置下の複数回細胞診を施行し，陽性（腺癌）であった（**e**）．膵体尾部切除術の結果，主膵管の狭窄に一致して上皮内癌が認められた（**f**，**g**）．

b 膵充実性病変の鑑別診断（表2）

　膵癌，pNET，腫瘍形成性膵炎，自己免疫性膵炎（AIP）などの鑑別がとくに重要となる．造影所見を参考に診断を進めるが，鑑別困難な場合はEUS-FNAを施行し，病理学的診断を行い総合的に判断する．

1 膵神経内分泌腫瘍（pNET）

　境界明瞭で膨張性発育を呈し血流に富む症例が多い．病変より尾側の膵管拡張は認めないことが多い．大半は膵癌との鑑別が可能であるが，主膵管に浸潤する症例は膵癌との鑑別に難渋する場合がある（**図3-a〜g**）．

2 腫瘍形成性膵炎

　局所性の病変では膵癌との鑑別に難渋する場

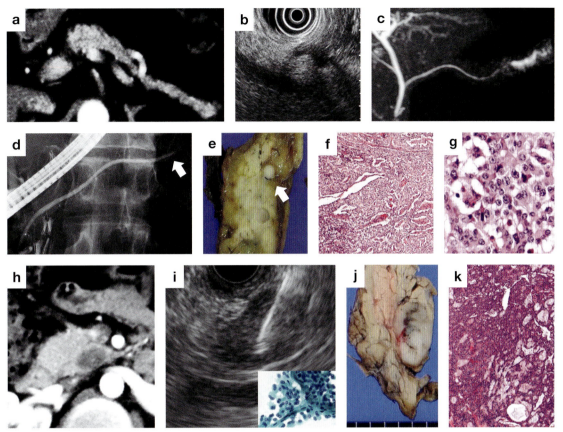

図3　非典型的な pNET（60代男性：a〜g）および SPN（30代男性：h〜k）

　造影 CT（**a**）では，膵体尾部の実質は萎縮がみられるが，明らかな腫瘍性病変は認めない．EUS（**b**）では，膵体部に 8 mm 大の境界明瞭な不整形腫瘍性病変を認める．MRCP（**c**）では，主膵管は膵体部で限局的に狭窄し，尾側膵管の拡張を認める．ERP（**d**）では，主膵管は体部で完全に途絶しており（⇨），浸潤性の膵管癌と診断し，膵体尾部切除を施行．病理組織所見（**e〜g**）では，腫瘍は索状構造を呈する pNET であり，一部主膵管および実質に浸潤を認めた（**e** ⇨）．

　造影 CT（**h**）では，膵鉤部に 15×10 mm 大の境界明瞭な造影不良域がみられる．EUS では同部位に充実性辺縁不整で境界明瞭な 15×10 mm 大の低エコー腫瘤を認め，EUS-FNA（**i**）を施行．細胞診では乳頭状構造，分岐を示す血管結合性の間質がみられ，硝子様物質の付着を伴うことから SPN と診断し，膵頭十二指腸切除術を施行．病理組織所見（**j，k**）では割面は灰白色を呈し，一部にわずかな出血壊死を伴っており，SPN と最終診断された．

合がある．造影 CT 早期相での造影効果，腫瘍内石灰化の存在，腫瘍内の膵管貫通の有無などが鑑別のポイントであるが，EUS-FNA による病理学的な検索を含めて総合的に判断することが多い．

3 自己免疫性膵炎（AIP）

　大半はびまん性腫大を呈するが，一部限局性の腫大，膵内腫瘤を呈し，主膵管の限局的狭窄を伴う場合は膵癌との鑑別を要する．血清 IgG4 の上昇，造影 CT での capsule-like rim，狭窄より尾側膵管の拡張が軽度，ステロイドに対する反応の有無などが鑑別のポイントとなる．EUS-FNA は，組織学的な膵癌の除外および AIP の確定診断に有用である[16]．

4 充実性偽乳頭腫瘍（SPN）

　SPN は若年女性の膵体尾部に好発し，高頻度に出血と壊死を伴う腫瘍である．現在 low grade malignancy とされ，一定の割合で悪性を

表4　膵囊胞性病変の鑑別のポイント

		頻度	膵管との関係	典型的な形状	備考
非腫瘍性	特発性囊胞	高い	膵管閉塞なし	単房性・類円形	高齢者，径1cm以下，ときに多発
	貯留囊胞	普通	膵管閉塞あり	単房性・類円形	径2cm以上では膵癌併存に注意
	仮性囊胞	普通	交通あり	単房性・不整形	膵炎併発，ときに囊胞内部に壊死・デブリあり
	類上皮囊胞	低い	交通なし	単房性・類円形	副脾由来，膵尾部に多い
腫瘍性	IPMN（分枝型）	高い	交通あり	多房性・ブドウの房状	粘液の存在，囊胞内結節，隔壁肥厚，ときに膵管拡張あり
	SCN	普通	交通なし	多房性・大小混在	中高年女性，蜂巣状構造，悪性はまれ，macrocystic typeもみられる
	MCN	低い	大半は交通なし	多房性・ミカン様	若中年女性，体尾部に多い，共通被膜，ときに悪性あり，cyst in cystの形態
	充実性腫瘍の囊胞変性	低い	大半は交通なし	単房性・類円形	pNET，SPNなどを鑑別

認めるため，原則外科手術の適応である．小型充実性病変として描出される場合は，pNETや膵腺房細胞癌との鑑別にEUS-FNAが有用である（図3-h～k）[17]．

C　膵囊胞性病変の鑑別診断（表3，表4，図4）

形状，年齢，性別，発生部位を確認し鑑別を進める．

1　非腫瘍性病変

1）特発性囊胞

もっとも頻度が多く，高齢者にみられ，単発（ときに多発），径1cm以下で，単房性，類円形を呈する場合が多い．

2）貯留囊胞

膵管の閉塞により分枝膵管が拡張する病態であり，形態は単房性，類円形を呈することが多い．径2cm以上の場合は併存する膵癌に注意する（図4-a）．

3）仮性囊胞

膵炎や外傷に併発して発生する壊死性囊胞性病変であり，形状は不整形が多く，内部に壊死物質やデブリを伴う場合が多い（図4-b）．

4）類上皮囊胞

大半が膵尾部に迷入した副脾から発生する．単房性，類円形を呈することが多い．充実部分が副脾由来であることを画像で証明することが重要である（図4-c）．

2　腫瘍性病変

1）膵管内乳頭粘液性腫瘍（IPMN）

高齢者に多く，多房性を呈し，膵管と交通がみられ，粘液産生が著明な場合は膵管拡張を伴い，粘液塊，壁在結節が認められることがある（図4-d～f）．腫瘍の存在部位により，主膵管型，混合型，分枝型に分類され，主膵管径，拡張分枝径，壁在結節，膵液細胞診の所見などを考慮して，治療や経過観察の方針を決定する[16]．

2）漿液性囊胞腫瘍（SCN）

大半は球形を呈する．細胞質がグリコーゲンに富む細胞からなる小型囊胞の集簇であり，壁は薄く内容液は漿液性である．内部に出血を伴う場合がある（図4-g～i）．悪性はまれであり，割面の蜂巣状構造が特徴的である．小型囊胞性病変（microcystic type）が大半であるが，ときに大型囊胞性病変（macrocystic type）を呈する．

3）粘液性囊胞腫瘍（MCN）

囊胞内に粘液を含み，厚い被膜を形成し多房性で隔壁を有することが多い．共通の被膜を有しcyst in cystの形態を呈する．ときに悪性がみられる．病理学的には卵巣様間質を有することが特徴である（図4-j～l）．

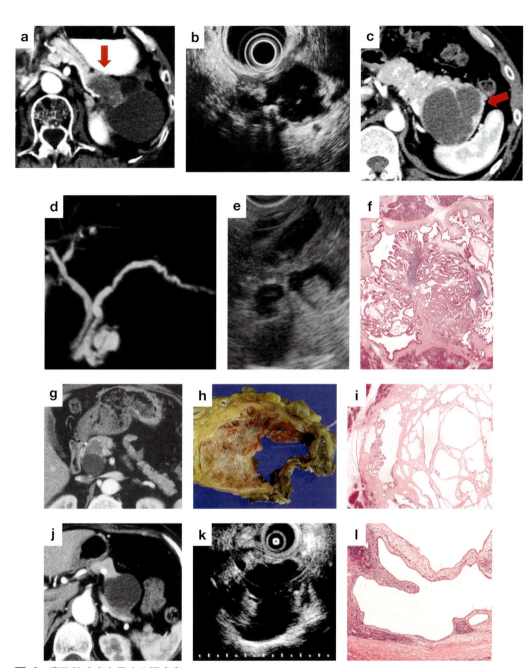

図4 嚢胞性病変を呈する膵疾患

a：貯留嚢胞の造影CT像．膵尾部に50mm大の嚢胞性病変を認め，頭側に膵癌を認める（➡）．
b：仮性嚢胞のEUS像．嚢胞内にデブリおよび壊死物質を認める．
c：類上皮嚢胞の造影CT像．膵尾部に隔壁を有する嚢胞性病変がみられ，充実部分の造影態度は脾臓と同等である（➡）．
d-f：IPMNの1例（70代男性）．MRCP（d）では膵頭部に膵管と交通する多房性嚢胞性病変がみられ，EUS（e）では病変内部に壁在結節を認める．手術の結果，腺腫と診断（f）．
g-i：SCNの1例（60代男性）造影CT（g）では膵頭部に蜂巣様の嚢胞性病変がみられ，一部単房性嚢胞を伴う．手術の結果，出血を伴うmicrocystic typeのSCNと最終診断された（h，i）．
j-l：MCNの1例（70代女性）造影CT（j）では膵体部に類円形で単房性嚢胞性病変を認め，EUS（k）ではcyst in cystを呈する．手術の結果，隔壁に卵巣様間質が確認され，MCNと最終診断された（l）．

文献

1) 日本膵臓学会：科学的根拠に基づく膵癌診療ガイドライン2013年版，第3版，金原出版，東京，2013
2) Bakkevold KE, et al：Carcinoma of the pancreas and papilla of Vater：presenting symptoms, signs, and diagnosis related to stage and tumor site. A prospective multicenter trial in 472 patients. Norwegian Pancreatic Cancer Trial. Scand J Gastroenterol 27：317-325, 1992
3) Egawa S, et al：Japan pancreatic cancer registry；30th year anniversary. Pancreas 41：985-992, 2012
4) 江川新一：膵癌登録された1cm以下の小膵癌の解析．胆と膵 30：311-316，2009
5) Jang JW, et al：Clinical characteristics of intraductal papillary mucinous neoplasm manifesting as acute pancreatitis or acute recurrent pancreatitis. J Gastroenterol Hepatol 28：731-738, 2013
6) Maguchi H, et al：Natural history of branch duct intraductal papillary mucinous neoplasms of the pancreas：a multicenter study in Japan. Pancreas 40：364-370, 2011
7) Tanaka M, et al：International consensus guidelines 2012 for the management of IPMN and MCN of the pancreas. Pancreatology 12：183-197, 2012
8) Yamao K, et al：Clinicopathological features and prognosis of mucinous cystic neoplasm with ovarian-type stroma：a multi-institutional study of the Japan pancreas society. Pancreas 40：67-71, 2011
9) Kimura W, et al：Multicenter study of serous cystic neoplasm of the Japan pancreas society. Pancreas 41：380-387, 2012
10) Ito T, et al：Epidemiological trends of pancreatic and gastrointestinal neuroendocrine tumors in Japan：a nationwide survey analysis. J Gastroenterol 50：58-64, 2015
11) 日本神経内分泌腫瘍研究会（JNETS）：膵・消化管神経内分泌腫瘍（NET）診療ガイドライン2015年版，金原出版，東京，2015
12) 五十嵐久人ほか：膵神経内分泌腫瘍の診断．膵臓 28：691-698，2013
13) 長谷部修：膵疾患を疑う場合，画像診断の進め方の基本を教えて下さい．これだけは知っておきたい膵疾患診療の手引き，花田敬士（編），中外医学社，東京，p87-92，2013
14) 山雄健次ほか：膵病変の所見からみた診断へのアプローチ．画像所見のよみ方と鑑別診断，山雄健次ほか（編），医学書院，東京，p167-311，2006
15) 鎌田 研ほか：EUS-FNAによる膵嚢胞性腫瘍診断．胆と膵 36：315-318，2015
16) Kanno A, et al：Diagnosis of autoimmune pancreatitis by EUS-FNA by using a 22-gauge needle based on the International Consensus Diagnostic Criteria. Gastrointest Endosc 76：594-602, 2012
17) Hosokawa I, et al：Preoperative diagnosis and surgical management for solid pseudopapillary neoplasm of the pancreas. J Hepatobiliary Pancreat Sci 21：573-578, 2014

9章 膵疾患の検査

A 生化学検査

1 血中膵酵素[1,2)]

a アミラーゼ，アミラーゼアイソザイム

　膵疾患の診断においてもっとも汎用されている．ただし，膵疾患以外でも血中アミラーゼ値が上昇する疾患がみられるため，特異性が低いことが難点である．アミラーゼには，膵型アミラーゼと唾液腺型アミラーゼの2種類のアイソザイムがある．膵型アミラーゼは膵のみで産生されているが，唾液腺型アミラーゼは唾液腺，卵管など膵以外の臓器で産生されている．アイソザイムの測定には電気泳動法が用いられるが，一般臨床では迅速に測定する必要があるため，唾液腺型アミラーゼのみを特異的に阻害するモノクローナル抗体を用いた阻害抗体法が用いられている．膵型アミラーゼの特異的抗体を用いた免疫学的測定法（EIA）もあるが汎用されていない．

　血中アミラーゼは，他の膵酵素に比べて膵炎発症後速やかに低下し，異常高値が持続する時間が短いため，発症から診断までの時間が長いとすでに正常化している場合もある．

　高アミラーゼ血症を認める疾患には，膵疾患，唾液腺疾患以外に，慢性腎不全，腸閉塞，腹膜炎，子宮外妊娠，糖尿病ケトアシドーシス，肺癌，卵巣癌などの疾患がある．慢性膵炎（非代償期），膵摘出後など膵外分泌機能低下が疑われる場合に血清アミラーゼ値の異常低値を認めることがあるが，低値の測定感度が低いので膵外分泌能低下に関する診断能は低い．

　健診などで高アミラーゼ血症を指摘された場合は，アイソザイムの測定とリパーゼやエラスターゼ1など他の血中膵酵素を測定する．この場合のアイソザイム測定法は，阻害抗体法ではなく電気泳動法を指定することにより，マクロアミラーゼ血症の診断が可能になる．

b リパーゼ

　リパーゼはアミラーゼと同様に膵逸脱酵素であり，主に酵素反応により測定される．膵リパーゼと同様の働きをもつリパーゼは胃や胆嚢にも存在するが，血中リパーゼ活性はほぼ膵由来と考えてよい．膵特異性はアミラーゼより高く，膵型アミラーゼと同等である．アミラーゼと同様に一般病院の汎用自動化学分析装置により短時間で測定可能であり，急性膵炎診断に有

用である．急性膵炎の際に異常値をとる時間がアミラーゼより若干長いため，急性膵炎の診断において感度・特異度ともにアミラーゼより優れているが，現状では一般の医療機関では汎用されていない．測定法によるばらつきがあるため，酵素標準物質による測定値の統一化が進められている．

c トリプシン

トリプシンは急性膵炎のキーエンザイムであることから，膵炎の重症度マーカーとしての有用性が検討されてきた．現在，用いられている免疫学的測定法によるトリプシン値はトリプシノーゲンとトリプシンを同等に検出してしまうため，活性化したトリプシンを分別定量できない．急性膵炎の際には血中トリプシン値は速やかに上昇するが，重症度は反映していない．

急性膵炎の重症化を反映するトリプシン活性化マーカーとして trypsinogen activation peptide（TAP），トリプシノーゲン 2 がある．トリプシノーゲンがトリプシンに活性化されるときに TAP が遊離されるが，この TAP を測定することにより活性化トリプシン量を定量することが可能で，膵炎の重症度診断も可能となる．トリプシノーゲンには数種類のアイソザイムが存在し，急性膵炎時には血中・尿中ともにトリプシノーゲン 2 が増加する．現在，尿中トリプシノーゲン 2 の尿迅速定性試験紙が開発され，急性膵炎診断の感度・特異度ともに血中アミラーゼより優れている．TAP，尿中トリプシノーゲン 2 ともに欧米では臨床応用されているが，日本では一般臨床では使用できない．

d 膵分泌性トリプシンインヒビター（PSTI）

PSTI は膵腺房細胞で産生され，急性膵炎発症時に膵内でトリプシノーゲンが活性化を受けた場合に，トリプシン活性を阻害して膵の自己消化を防ぐ．血中 PSTI 値は，急性膵炎の際には速やかに上昇し，上昇の程度は膵炎の重症度を反映する．また，血中半減期が長いので，他の膵酵素が正常化した後も異常高値を認める．ただし，腎機能低下に一致して血中 PSTI 値は上昇するので注意が必要である．

血中 PSTI 値は生体に侵襲が加わった場合にも速やかに上昇し，急性相反応物質として CRP と同様の変化を認める．また，悪性腫瘍患者，癌転移症例で血清 PSTI 値の上昇を認めることがある．

e ホスホリパーゼ A2（PLA2）

PLA2 は分泌型 sPLA2 と細胞質内在型 cPLA2 の 2 種類に大別され，sPLA2 には膵 PLA2（sPLA2-ⅠB）や炎症性 PLA2（PLA2-ⅡA）などがある．膵 PLA2 は proPLA2 として膵液中に分泌され，十二指腸で PLA2 に活性化される．現在，免疫学的方法（RIA）により測定されている膵 PLA2 は proPLA2 と PLA2 を分別定量できないので，急性膵炎の重症度を直接判定できない．また，急性膵炎時には炎症性 PLA2 の他にⅣ型 PLA2 が関与しており，重症急性膵炎では血中総 PLA2 活性が著明に上昇するが，現在の測定法では総 PLA2 活性を反映していない．

膵 PLA2 は膵特異性が高く，低値の測定感度も優れているので，慢性膵炎において残存膵機能を反映することが可能である．

f エラスターゼ 1

当初は免疫学的測定法（RIA，EIA）により測定されていたが，現在はラテックス凝集法により一般病院の自動化学分析装置で迅速簡便に測定可能になり，汎用されるようになった．多くの膵酵素は腎排泄であるが，エラスターゼ 1 は肝臓で代謝を受けるので，腎機能の影響を受けにくい．膵特異性が高く，現在測定可能な血中膵酵素の中では血中半減期がもっとも長いため，他の血中膵酵素が低下してしまった発症から数日後でも急性膵炎の診断が可能である．膵癌などでみられる一過性の血中膵酵素の上昇などの検出率が高いので，健診において CA19-9

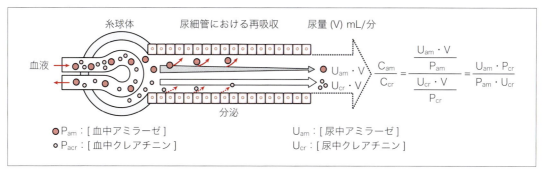

図 1 尿中アミラーゼと ACCR
　血中アミラーゼは糸球体にて限外濾過され，尿細管にて再吸収される．再吸収機構は完全でないため，一部のアミラーゼは尿中に排泄される．尿中アミラーゼ濃度は尿量の影響を受けるのでアミラーゼとクレアチニンのクリアランス比（ACCR）C_{am}/C_{cr} で評価する．急性膵炎では血中アミラーゼ濃度の上昇によりアミラーゼの糸球体濾過が増加し，尿細管での再吸収が障害されるので ACCR は増加する．

とともに膵癌の腫瘍マーカーとして用いられることも多い．

2 尿中膵酵素

a 尿中アミラーゼと ACCR

　腎臓は血中膵酵素の主要な代謝臓器の1つである．分子量35 kDa以下の血中蛋白質は，腎臓の糸球体（glomerulus）にて自由に限外濾過される[3,4]．アミラーゼの分子量（55 kDa）は濾過限界値（～60 kDa）より小さいので，一部が濾過される（図1）．濾過されたアミラーゼは尿細管にて再吸収されるが，アミラーゼは近位尿細管の受容体 megalin（endocytic receptor）との親和性が低い[4,5]．したがって，一部は代謝されずに排泄されるため，尿中アミラーゼ活性を測定できる．尿のアミラーゼ濃度（U_{am}）は尿量（V）の影響を受けるので，通常2時間の尿排泄量（$U_{am} \cdot V$）もしくは排泄量を血中アミラーゼ濃度（P_{am}）で除したアミラーゼクリアランス（C_{am}）にて評価する[6,7]．C_{am} は糸球体濾過率（glomerular filtration rate：GFR）の影響を受ける．GFRの指標であるクレアチニンクリアランス（C_{cr}）で除したものが ACCR（amylase cre-atinine clearance ratio）である．ACCR は尿量を測定しなくても求められる（図1）．ACCR は健常者ではおよそ2.5％であるが，急性膵炎では7％に上昇する．急性膵炎で ACCR が上昇する理由としては，①膵アミラーゼは唾液アミラーゼより GFR が高いこと，②急性膵炎では尿細管機能が低下し再吸収が障害されるので尿中排泄量が増加すること，が挙げられる[8]．急性膵炎以外にも尿細管障害（ケトアシドーシス，熱傷，腎不全など）があれば ACCR は上昇する．マクロアミラーゼ血症では，免疫グロブリンなどとの結合によりアミラーゼの GFR が低下するため，ACCR は低下する．

b 尿中トリプシノーゲン2

　トリプシン1と2は血中ではα_1アンチトリプシン（51 kDa）およびα_2マクログロブリン（725 kDa）と結合しているため糸球体濾過膜を通過できない．分子量25 kDaのトリプシノーゲン1および2は濾過膜を通過する（図2）．トリプシノーゲン1（陽イオントリプシノーゲン；等電点 PI＝6.6）は血中では＋の電荷をもつ[9]．糸球体の内皮細胞の表面は負に荷電しているため，－の電荷をもつ（陰イオン）トリプシノーゲン2（PI＝4.7）の通過を妨げる．尿細管にも電荷選択性（charge selectivity）があり，トリプシノーゲン2に比べてリジン残基が4個多い

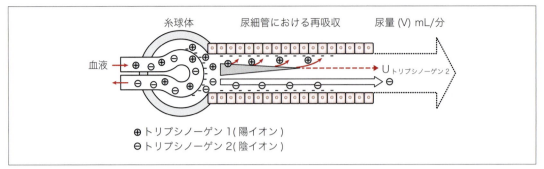

図2 尿中トリプシノーゲン2
血中では（陽イオン）トリプシノーゲン1は＋に，（陰イオン）トリプシノーゲン2は－に荷電している．トリプシノーゲン分子は糸球体の濾過膜を自由に通過できるが，糸球体の濾過率と尿細管での再吸収率は電荷による選択を受ける．急性膵炎では，血中ではトリプシノーゲン2はトリプシノーゲン1より高い濃度を示し，尿では尿細管での再吸収率の低いトリプシノーゲン2の排泄が多くなる．

トリプシノーゲン1は[10]，大部分が再吸収される．尿中には主として再吸収率が低いトリプシノーゲン2が排泄される．急性膵炎のときには，血中および尿中のトリプシノーゲン2がトリプシノーゲン1に比べ，高い値を示す[11,12]．尿中トリプシノーゲン2は急性膵炎の診断に有用である．尿に浸けるだけで基準値（50 μg/L）以上のトリプシノーゲン2を検出できる簡易検査が開発されており，これが陰性であれば，急性膵炎の可能性が低いといえる[13,14]．

文献

1) 出居真由美ほか：膵疾患の臨床検査．モダンメディア 54：180-185, 2008
2) 北川元二ほか：膵疾患の検査．一般検査．臨床医のための膵炎，現代医療社，東京，p20-22, 2002
3) Haraldsson B, Sörensson J：Why do we not all have proteinuria? An update of our current understanding of the glomerular barrier. News Physiol Sci 19：7-10, 2004
4) Christensen EI, et al：Endocytic receptors in the renal proximal tubule. Physiology 27：223-236, 2012
5) Birn H, et al：Receptor-associated protein is important for normal processing of megalin in kidney proximal tubules. J Am Soc Nephrol 11：191-202, 2000
6) Levitt MD, et al：The renal clearance of amylase in renal insufficiency, acute pancreatitis, and macroamylasemia. Ann Intern Med 71：919-925, 1969
7) 早川哲夫，野田愛司：血液と尿の酵素学的診断法．膵臓病診断学，名古屋大学医学部膵臓研究グループ（編），医歯薬出版，東京，p86-116, 1974
8) Levitt MD, et al：Diagnosis of acute pancreatitis. The Pancreas：biology, pathology, and disease, 2nd ed, Go VLW, et al（eds）, Raven Press, New York, p613-635, 1993
9) Figarella C, et al：The two human trypsinogens. Inhibition spectra of the two human trypsins derived from their purified zymogens. Eur J Biochem 53：457-463, 1975
10) Emi M, et al：Cloning, characterization and nucleotide sequences of two cDNAs encoding human pancreatic trypsinogens. Gene 41：305-310, 1986
11) Hedström J, et al：Urine trypsinogen-2 as marker of acute pancreatitis. Clin Chem 42：685-690, 1996
12) Andersén JM, et al：The ratio of trypsin-2-α1-antitrypsin to trypsinogen-1 discriminates biliary and alcohol-induced acute pancreatitis. Clin Chem 47：231-236, 2001
13) Kemppainen EA, et al：Rapid measurement of urinary trypsinogen-2 as a screening test for acute pancreatitis. N Engl J Med 336：1788-1793, 1997
14) Mayumi T, et al：Validity of the urinary trypsinogen-2 test in the diagnosis of acute pancreatitis. Pancreas 41：869-875, 2012

B 膵外分泌機能検査

膵外分泌機能検査には有管法と無管法，直接法と間接法がある．有管法・直接法が感度，特異度ともに高いが，試薬入手困難や検査時侵襲の問題があり，臨床的には無管法・間接法が主に用いられている（**表1**，**表2**）．

a 糞便中脂肪測定

糞便中の脂肪測定は，膵外分泌機能検査ではなく脂肪消化吸収機能検査である．肝疾患や腸疾患などの他の原因による脂肪吸収障害との鑑別はできない．

方法は，被検者の3日間の糞便を全量回収，総重量を測定後に等量の水を加えミキサーでホモジネートして均一化，その一部を検体とする．必要に応じて消化酵素薬など脂肪の消化吸収に影響を与える薬は3日前より休止する．糞便検体中の脂肪を直接加水分解して遊離脂肪酸とした上で石油エーテル抽出し，pH指示薬で滴定するvan de Kamer法[1]が糞便中脂肪定量法のゴールドスタンダードであるが，その他にもsteatocrit法，ガスクロマトグラフィ法，近赤外分光法がある[2]．

b 脂肪吸収率，窒素吸収率

脂肪吸収率を求めるには検査期間中の食事記録から摂取脂肪量の推定が必要である．食事記録は食事調査表で3日間記載してもらい，管理栄養士に解析してもらう（**図1**）．

腸管内への内因性の脂肪喪失（リンパ漏出など）がないとすると，下記の式で見かけ上の脂肪吸収率を求めることができる．また，1日の脂肪摂取量40g以上で糞便中脂肪排泄量が5g以上の場合に脂肪便（steatorrhea）ありと診断する．

$$脂肪吸収率(\%) = \frac{摂取脂肪量 - 糞便中脂肪量}{摂取脂肪量} \times 100$$

表1 膵酵素分泌を直接観察する検査方法（直接法）

	膵外分泌機能検査
有管法	セクレチン試験（S試験） パンクレオザイミン-セクレチン試験（PS試験） セルレイン-セクレチン試験（CS試験） Lundh（食事負荷）試験
無管法	糞便中キモトリプシン活性測定 糞便中エラスターゼ1濃度測定 他の糞便中膵酵素測定（リパーゼ，トリプシン，P型アミラーゼ）

表2 消化された基質の変化を観察する検査方法（間接法）

基質	消化吸収検査	対象となる酵素
脂肪（中性脂肪） 　mixed triglyceride 　trioctanoin 　triolein 　hiolein	糞便中脂肪測定 （van de Kamer法，GLC法など） ^{13}C呼気試験 ^{14}C呼気試験	リパーゼ
炭水化物	糞便中糖測定（anthron法） 糞便中短鎖脂肪酸測定 呼気中水素測定	アミラーゼ
蛋白質，アミノ酸	糞便中窒素測定	トリプシン
ペプチド 　benzoyl-tyrosyl-alanine 　benzoyl-tyrosyl-paraamino- 　　benzoic acid	^{13}C呼気試験 BT-PABA試験（PFD test）	カルボキシペプチダーゼ キモトリプシン

食事調査表

糖尿病外来番号

氏　名

職　業（仕事の内容）

年令　　　才、身長　　　cm、体重　　　kg、
指示　　　　　カロリー、　　　　単位

現在の治療法
　1．食事だけ　2．のみ薬　3．インスリン
● 3日間の食事内容を正確に、出来るだけ
　くわしく書いて下さい。
● ※印の単位及び一日栄養量の欄は記入し
　ないで下さい。

記入例

	献立及び材料名	目安量
朝	米　飯	茶碗軽く1杯
	みそ汁｛とうふ／みそ	⅙丁／大さじ1杯
	サラダ｛レタス／トマト／マヨネーズ	1枚／中位1ヶ／大さじ1杯
	きゅうりぬかづけ	5切
昼	外　食	
	パ　ン	8枚切1枚
	えびフライ	2本
	ポテトサラダ	大さじ2杯位
夕	米　飯	茶碗山盛1杯
	すきやき｛牛肉／とうふ／ねぎ／しゅんぎく／卵	うす切り2枚／⅓丁／カップ1杯／1ヶ
	牛　乳	1本
	酒	1合

		年　　月　　日		※　　単　　　位						調味料
	献立及び材料名	目安量		1	2	3	4	5	6	
朝食										
間食										
昼食										
間食										
夕食										
間食										

※ 一日栄養量	一日の単位数．	単位	計						
	糖質	g	糖質						
	蛋白質	g	蛋白質						
	脂質	g	脂質						
	総	kcal	その他						

弘前大学第三内科

図1　食事調査表

膵外分泌機能不全では脂肪便に比較して頻度は少ないが，蛋白便（azotorrhea）も認められる．糞便中の蛋白定量は Kjeldalh（ケルダール）法で測定した窒素量から非蛋白窒素（トリクロル酢酸で除蛋白した後に Kjeldahl 法で測定する）を減じて 6.25 倍して求める．その他にもニンヒドリン法を用いた測定も試みられている．脂肪と異なり窒素は尿からも排泄されるため，尿中窒素排泄量を考慮しなくてはならない．さらに，腸管へ分泌された酵素や腸粘膜の脱落物，腸内細菌などが内因性の蛋白喪失（＝不可避窒素損失量）として無視することができない．したがって，窒素吸収率は以下のように求められる．

$$窒素吸収率(\%) = \frac{摂取窒素量 - 糞便中窒素量 - 尿中窒素量 + 不可避窒素損失量^*}{摂取窒素量} \times 100$$

＊不可避窒素損失量は，無蛋白質食での尿中窒素量と糞中窒素量の和で求める．

c 十二指腸挿管法による膵外分泌機能検査

膵外分泌機能の変動を評価するためには，直接的に膵酵素分泌量を測定することがもっとも正確である．1980 年代に日本消化器病学会膵液測定検討小委員会でセクレチン試験による膵外分泌機能の正常域値が報告された．十二指腸までチューブを挿入し，ブタセクレチンを静注して 60 分間腸液を持続吸引器で採取，採取した腸液の液量，最高 HCO_3^- 濃度または HCO_3^- 分泌量，総アミラーゼ分泌量を測定し，これらの三因子の低下により外分泌機能を判定する検査法である．現在はセクレチンの国内販売が中止となり，個人輸入でしか入手できなくなったため，一部の施設のみで実施されている．慢性膵炎臨床診断基準 2009 年[3]からは削除されている．

d BT-PABA，ベンチロミド（PFD）

BT-PABA 試験（PFD test）はキモトリプシンによって分解される分子量 404.42 の合成ペプチドであるベンチロミドを服用し，ベンチロミドがキモトリプシンで加水分解されて生じたパラアミノ安息香酸（PABA）が小腸で吸収，肝臓で抱合された後，尿中に排泄されるのを測定する検査である．現在，保険適用があり臨床的に施行されている唯一の膵外分泌機能検査である．蓄尿不完全や腎機能障害があると疑陽性になる．また，軽度の機能低下は判定できない．慢性膵炎臨床診断基準 2009 年[3]においては，6 時間排泄率 70％以下の明らかな低下を複数回認めることとされている．

e 糞便中キモトリプシン活性

キモトリプシンは腸管内で比較的安定であり，糞便中で測定可能な膵酵素である．Kaspar らによって簡便な糞便中キモトリプシン活性検出法が報告され[4]，スクリーニング法として利用されてきた．しかし軽度の膵外分泌機能低下では感度が低く，さらに種特異性がないためブタのキモトリプシン活性も測定してしまうなど問題があった．現在は測定キットの販売が中止され，臨床での使用はできなくなり，慢性膵炎臨床診断基準 2009 年[3]からは削除されている．

f 糞便中エラスターゼ 1

膵エラスターゼは，1984 年に Sziegoleit によって発見されたセリンプロテアーゼである[5]．膵液中に分泌される他の酵素に比べて腸管内できわめて安定で，健常者であれば糞便 1g に 1mg 程度排泄される．膵外分泌機能が低下すると，膵エラスターゼも膵液中に分泌されなくなるため，糞便中のエラスターゼを測定することで膵外分泌機能低下を診断する方法である．ELISA 法によるキットが 2 社から販売されており，海外では広くスクリーニング検査として用いられている．＜200 μg/g 便で異常値と判

定する.種特異性があるため治療として使用される消化酵素薬中に含まれるエラスターゼ（主にブタ）の影響がなく，検査に当たって治療を中止する必要がない.非侵襲的で，消化酵素薬の投与は検査結果に影響しない.便が20gあれば測定できる.糞便中キモトリプシン活性の測定より高感度とされている[6].しかし現在，わが国では保険適用がなく研究室レベルでの使用に留まっている.

g セクレチン刺激下dynamic MRI

厳密には画像診断で，セクレチン刺激により膵液分泌が生じるかを観察する方法として報告された.定性的な判定だけではなく膵管径の測定や膵液のintensityを計測することで膵外分泌機能を推計する試みが報告されており，早期慢性膵炎の診断にも有用と考えられていた[7].しかし，実施施設が少ないことより，他の膵外分泌機能検査との相関などが今後の検討とされていたが，他のセクレチンを使用する検査同様，セクレチンの販売中止により事実上実施不可能となった.

h 内視鏡的膵液採取

十二指腸挿管法による膵外分泌機能検査で述べたセクレチン試験では，チューブを透視下で十二指腸下行脚まで挿入させる必要があったため，煩雑であり被検者と検査施行者に被曝侵襲もあった.原理的には同様であるが，内視鏡を利用することによって簡便かつ時間短縮（膵液採取は10分）し，さらに胃液や胆汁の混入を避けることが可能な方法として報告された[8].純粋膵液であるため膵液細胞診，膵液中腫瘍マーカーの検出も同時に可能な方法である.しかしこの方法もセクレチンの販売中止によって一般的には実施不可能な方法となった.

i ^{13}C呼気試験

^{13}C呼気試験は，安定同位体^{13}Cで標識した基質を経口摂取し，膵外分泌酵素によってその基質が分解され，吸収され，代謝を受けて呼気中に$^{13}CO_2$として排泄されるのを検出する方法である[9].膵外分泌機能が中〜重度に低下していると基質が分解されず呼気中には$^{13}CO_2$は検出されなくなる.基質としてtrioleinなどの脂肪やbenzoyl-L-tyrosyl-[1-^{13}C] alanineなどのペプチドを服用させる方法が開発されている.これらは，侵襲も少なく簡便であるが，6〜8時間かかる点が欠点である.現在，保険適用はない.

文 献

1) Van de Kamer JH, et al：Rapid method for the determination of fat in feces. J Biol Chem **177**：347-355, 1949
2) 中村光男：脂肪便の診断法.臨床医のための膵性脂肪便の知識―栄養障害・消化吸収不良改善のために，竹内 正（監），加嶋 敬（編），医学図書出版，東京，p20-36, 1998
3) 厚生労働省難治性膵疾患に関する調査研究班，日本膵臓学会，日本消化器病学会：慢性膵炎臨床診断基準2009.膵臓 **24**：645-646, 2009
4) Kaspar P, et al：New photometric assay for chymotrypsin in stool. Clin Chem **30**：1753-1757, 1984
5) Sziegoleit A：A novel proteinase from human pancreas. Biochem J **219**：735-742, 1984
6) Keim V, et al：Clinical value of a new fecal elastase test for detection of chronic pancreatitis. Clin Lab **49**：209-215, 2003
7) Sugiyama M, et al：Magnetic resonance imaging for diagnosing chronic pancreatitis. J Gastroenterol **42**（suppl 17）：108-112, 2007
8) Ochi K, et al：Exocrine pancreatic function test by endoscopic retrograde aspiration of pure pancreatic juice. Gastroenterol Jpn **23**：304-311, 1988
9) Tando Y, et al：Carbon-13 and its clinical application. Gas Biology Research in Clinical Practice, Yoshikawa T, et al（eds），Karger AG, Basel, p112-118, 2011

C 炎症性マーカー

炎症によって，またその程度に比して上昇する，診断や重症度の判定に利用されている種々のマーカーがある．しかしながら，種々の要因でも上昇するため，これらのみで判定するのではなく，病歴，身体所見，画像診断を含めた総合的な判定の一助として使用すべきものである．

a CRP（C-reactive protein）

炎症や組織破壊に伴って血清中に増加する蛋白質で，肺炎球菌（*Streptococcus pneumoniae*）が持っているC多糖体に反応するため，CRPと名づけられた．CRPは細菌の凝集に関与し，補体の古典的経路を活性化する作用を有する．細菌感染では上昇しやすく，アデノウイルスなど一部のウイルス以外のウイルス感染での上昇は軽微である．

CRPは急性膵炎の重症度判定に以前から用いられてきており，現在の厚生労働省の急性膵炎重症度判定基準にも予後因子スコアの1つに採用されている[1]．しかしながら，産生に時間を要し約2日後に値として検出されるので，測定時点の炎症程度を反映するものではない．また，個人差もあり，解釈に留意することが必要である．

b サイトカイン

炎症などの侵襲に伴い，種々のサイトカインが産生される．急性膵炎でも，IL-6，IL-8，IL-10などが現在まで検討されており，おおむねそれらの値は急性膵炎の重症度に相関するとメタアナリシスで報告されている[2]．しかしながら，各研究の症例数が少なく，閾値の問題，臨床での測定が一般化されていないなどの問題があり，今後さらなる検討が必要である．

c プロカルシトニン（PCT）

カルシトニンの前駆蛋白として通常は甲状腺のC細胞において生成されるアミノ酸116個よりなるペプチドである．しかし，細菌，真菌，寄生虫による重篤な感染症においては，TNF-α，IL-1，IL-6などの炎症性サイトカインにより誘導され，肺・小腸を中心として産生され，血中に分泌される．

しかしながら，炎症でも上昇するため，急性膵炎でも近年検討されている．そのメタアナリシスで，重症急性膵炎判定におけるPCTの感度，特異度は72％，86％で，area under the curve（AUC）が0.87と報告されている（ただし，研究間に不均質性あり）．一方，感染性膵壊死の診断におけるPCTの感度，特異度，AUCは各々80％，91％，0.91（研究間は均質）と報告されている[3]．

現在，日本でもこれらの炎症マーカーの有用性を評価する研究が進められており，近い将来，日本での有用性も明らかになるものと思われる．

文献

1) 急性膵炎診療ガイドライン2015改訂出版委員会：急性膵炎診療ガイドライン2015．第4版，金原出版，東京，2015
2) Zhang J, Niu J, Yang J：Interleukin-6, interleukin-8 and interleukin-10 in estimating the severity of acute pancreatitis：an updated meta-analysis. Hepatogastroenterology **61**：215-220, 2014
3) Mofidi R, et al：The value of procalcitonin at predicting the severity of acute pancreatitis and development of infected pancreatic necrosis：systematic review. Surgery **146**：72-81, 2009

D 免疫マーカー

a | IgG，IgG4，IgE

自己免疫性膵炎（autoimmune pancreatitis：AIP）では免疫グロブリン IgG, IgG4, IgE の上昇を認める[1,2].

1 IgG

AIP では IgG の上昇を 70% 程度に認める[1,2]. 一方, IgA, IgM が IgG（IgG4）値と逆相関し, IgM/IgG, IgA/IgG が診断に有用と報告されている[3].

2 IgG4

AIP では血清蛋白電気泳動で β グロブリンと γ グロブリンの両ピークがなだらかに移行する β-γ ブリッジング所見を認め, 免疫固定法により IgG4 分画の増加に起因することが明らかとなった[4]. IgG は IgG1〜IgG4 の 4 つのサブクラスから構成され, IgG4 は健常者では全 IgG 分画の 4〜6% の比率で, もっとも低値である. ところが, AIP の 80〜90% で血清 IgG4 値の上昇を認め, AIP 以外の疾患ではほとんど上昇を認めなかった[4]. AIP では膵癌との鑑別困難例が存在するが, IgG4 による両者の鑑別能は感度 95%, 特異度 97%, 正確度 97% と非常に良好であった[4]. しかし, 膵癌でも上昇例を認め, IgG4 上昇所見で膵癌を否定できない. またステロイド治療後に著明な低下を認め, 再燃期に再上昇するなど, 疾患活動性の鋭敏な指標である. AIP 組織には IgG4 陽性形質細胞浸潤を著明に認め, 本症の組織学的診断に有用である[5].

3 IgE

AIP では IgE の上昇を 30% 程度に認める[4]. また好酸球増多も認め, アレルギー機序の関与が示唆される. 食物アレルギーによる膵炎は IgE 依存性の即時型反応であり, アレルゲン特異的 IgE 抗体を確認することが肝要である.

b | 抗核抗体，RF，抗 SS-A・抗 SS-B 抗体

1 抗核抗体

AIP では抗核抗体の陽性率は 50〜60% である[1,2]. 初期の自己免疫性膵炎診断基準 2002 年では診断基準の項目として採用されていたが, その後 IgG4 が採用されている.

2 RF（rheumatoid factor）

AIP では RF の陽性率は 20〜30% である[1,2]. 一方, IgG4 は IgG と結合し, リウマトイド因子活性を有すると考えられていたが, IgG4 の IgG Fc に対する反応性は IgG4 Fc を介し, リウマトイド因子活性とは異なっていた. その臨床的意義については不明である[6].

3 抗 SS-A・抗 SS-B 抗体

AIP では涙腺・唾液腺炎（Mikulicz 病）を合併し, シェーグレン症候群と鑑別が必要である. 抗 SS-A（Ro）・抗 SS-B（La）抗体はシェーグレン症候群に特異的な自己抗体であるが, Mikulicz 病では陰性で, 鑑別に有用である[1].

c | その他，特殊な自己抗体

炭酸脱水酵素（CA）-II, ラクトフェリンなど多くの自己抗体対応抗原の報告があるが[7], 病因に関連するものはいまだ確定されていない. *Helicobactor pyroli* 感染により惹起された自己抗体が, CA-II や plasminogen binding protein などを介した分子相同仮説により膵障害をきたす可能性が示唆されている[8,9].

文 献

1) Kawa S, et al：Clinical features of autoimmune pancreatitis. J Gastroenterol 42（Suppl 18）：9-14, 2007
2) 川 茂幸：自己免疫性膵炎の免疫異常. 日消誌

105：494-501，2008
3) Taguchi M, et al：Decreased production of immunoglobulin M and A in autoimmune pancreatitis. J Gastroenterol 44：1133-1139, 2009
4) Hamano H, et al：High serum IgG4 concentrations in patients with sclerosing pancreatitis. New Engl J Med 344：732-738, 2001
5) Hamano H, et al：Hydronephrosis associated with retroperitoneal fibrosis and sclerosing pancreatitis. Lancet 359：1403-1404, 2002
6) Kawa S, et al：A novel immunoglobulin-immunoglobulin interaction in autoimmunity. PLoS One 3：e1637, 2008
7) Okazaki K, et al：Autoimmune related pancreatitis. Gut 51：1-4, 2002
8) Guarneri F, et al：Helicobacter pylori and autoimmune pancreatitis：role of carbonic anhydrase via molecular mimicry? J Cell Mol Med 9：741-744, 2005
9) Frulloni L, et al：Identification of a novel antibody associated with autoimmune pancreatitis. N Engl J Med 361：2135-2142, 2009

E 膵腫瘍マーカー

1 膵癌の腫瘍マーカー

　膵癌の腫瘍マーカーは血中，または病理細胞・組織検体でその存在を確認できる．膵癌はほとんどが膵管上皮から発生する膵管癌で，基本的に遺伝子病と考えられている．膵癌に対する最良の治療は腫瘍切除であるが，現状では多くの患者は，抗癌薬治療の適応となる．最近，borderline膵癌の概念が徐々に定着しつつあり，術前に抗癌薬投与を行い，切除を検討するようになった[1]．その術前抗癌薬療法の有効性の確認，予後推定のため，腫瘍マーカーは有用である．遺伝子学的には多段階発癌を呈し，KRAS変異を高頻度に認める．Hrubanが膵上皮内腫瘍性病変（pancreatic intraepithelial neoplasia：PanIN）の概念を提唱し[2]，膵癌は病理組織学的にも前癌病変から考察されるようになった．しかしlow grade PanINs（PanIN-1・-2）は，加齢現象でも出現し，癌化するとは限らないため，バイオマーカーとしてはPanIN-3程度を早期癌のターゲットとする方が良いと思われる．

a mucin tumor markers：CA19-9

　膵癌の診断に際し，現状ではもっとも臨床的に有用なバイオマーカーである．ルイスA抗原にシアル酸が結合したCA-19は，ルイス抗原陰性患者では検出不能である．CA19-9は免疫組織学的に健常者，胎児，食道，小腸，胆囊，胆管，唾液腺にも存在する[3]．胆道閉塞，胆管炎，糖尿病でも上昇し，膵癌に特異性はない．良性膵疾患（糖尿病，慢性膵炎），良性胆道閉塞，肝胆道系腫瘍，大腸癌などでも発現，検出される[4]．したがって，胆道閉塞症例においては胆道減圧後，CA19-9の再検が望ましい．術前抗癌薬療法に対する反応の予測[5]，切除膵癌の予後，非切除例に対する抗癌薬治療の生存期間の予測因子，反応性マーカーとして有用である[6]．膵癌の診断において，有症状例のsensitivityは79〜81％，specificityは82〜90％と報告されているが[7]，無症候性膵癌のスクリーニングとしては有用ではない[8]．CA19-9は予後推定のマーカーとしても有用である．

b その他の糖鎖抗原

　表1に膵癌の診断に有用な腫瘍マーカーを示した．

c 血中アミノ酸分析

　膵癌のリスク因子として，これまでmetabolismの観点からは，肥満，耐糖能異常が指摘されていた．分岐鎖アミノ酸（BCAA）は他のアミノ酸と異なり，肝の影響を受けず，食事摂取量や筋肉の破壊，体内貯蔵蛋白の消費などに影響を受ける[9]．悪性腫瘍でも筋肉などの異化が認められ，BCAAの末梢血での上昇が膵癌診断に有用か検討した報告がある[10]．膵癌の発生初期の徴候はBCAA値の上昇で，診断される時期よりも早い段階であった．BCAAは米国で，わが国では遊離アミノ酸の検討が行われた．大規模な健康追跡調査（$n=1,500$）で血液検体を分析した結果，後に膵癌を発症した人は，対照群と比較し，BCAA値が有意に高値であった．このアミノ酸の値が上昇してから，膵癌と診断されるまでの期間は2〜25年であった．新たに膵腫瘍の形成されたマウスには，BCAA値の上昇がみられた．しかし，マウスには膵癌の前駆段階である慢性膵炎像は認めなかった[10]．わが国でも多施設研究を行った．膵癌患者(切除可能)

表1 膵癌の診断における腫瘍マーカー

腫瘍マーカー		抗原決定基	他の陽性となる病変	Sensitivity	Specificity	コメント
ムチンマーカー	CA19-9	Sialyl Lewis[a]	大腸，肺	70〜90	68〜97	治療の効果判定に有用
	CA50	Sialyl Lewis[c]	大腸，肺，乳房	60〜96	58〜97	偽陽性率高い
	CA242	Sialylated glycoprotein	大腸	57〜81	79〜91	CA19-9と併用で早期診断に有用
	DUPAN-2	Sialylated glycoprotein	胃，大腸	38〜76	59〜66	CA19-9とセットで診断正診率向上
	SPan-1	Sialylated glycoprotein	胆道癌	72〜93	75〜85	T1，T2症例の診断に貢献
	CAM17.1	Sialylated I	大腸	78〜91	76〜92	膵炎で偽陽性
	CA195	Sialyl Lewis[a]	大腸	76	53	CEAより有用
	CA125	Sialylated glycoprotein	卵巣	45〜59	76〜94	転移（肝，リンパ節）症例で有用
癌胎児性抗原	CEA	Glycoprotein	胃，大腸，肺，甲状腺	30〜92	58〜95	腫瘍径に関係．T4症例で陽性

［Motoi F, et al：Tumor markers in pancreatic malignancies. The Pancreas：an integrated text book of basic science, medicine, and surgery, Hans G, et al（eds）, Blackwell, Oxford, p633, 2009 の表2を改変して引用］

において，健常者と比較し，血中アミノ酸濃度バランスの有意な変化を認め，複数の血中アミノ酸（セリン，アスパラギン，イソロイシン，アラニン，ヒスチジン，トリプトファン）を定量化し，健康状態や疾病リスクを明らかにするAmino Indexを提唱している．これは5 mLの血液で，胃癌，肺癌，大腸癌，前立腺癌，乳癌，子宮・卵巣癌も簡便に早期発見できる可能性があり，したがって膵癌の早期診断に特異的ではない．この研究では膵癌患者（n＝360）と，健常者（n＝8,372）を比較した．健常者に比べ膵癌患者（癌の部位に無関係）では血中アミノ酸濃度バランスが有意に変化し，診断への有用性が示唆された．しかしこの研究では，血中BCAA測定の有用性を再現できなかった[11]．

d ゲノムとエピゲノム

1 ゲノムマーカー

ゲノムマーカーとは，ゲノムDNA上の位置を特定された個体独自のマーカーをいう．膵癌は遺伝的因子，環境的因子（感染，炎症の慢性化，物質）の作用により，細胞のゲノムに変異が蓄積し，正常な分子形態が変化し，無秩序な細胞増殖・浸潤・転移を呈するゲノム異常による遺伝病である．したがって，その本質であるゲノム異常を解明することで癌の病態解明，それに対する新規診断，治療，予防法の開発が可能となる．最近，ゲノムワイド関連解析（GWAS）により，膵癌に高頻度で検出される遺伝子異常が同定されている．さらにゲノム以外にもエピゲノムマーカーやmicroRNAの研究が行われている．癌遺伝子と癌抑制遺伝子があり，膵癌において癌遺伝子のKRAS変異の多くはコドン12にみられ，これは細胞増殖や細胞分化に関与した細胞内シグナル伝達に関与する．さらにKRAS変異は糖代謝にも関与し，腫瘍細胞の生存や予後にも関与している[12]．膵癌におけるKRASの変異は90％以上で陽性である．癌抑制遺伝子ではp16/CDKN2A変異は50％以上である．この遺伝子は細胞周期を制御する因子であり，細胞増殖能に関与する[13]．TP53変異は60％であり，発癌の後期で変異が生ずるとされている[14]．SMAD4/DPC4は50％の症例に陽性を呈し，細胞増殖，アポトーシスに関与している．この遺伝子の発現消失は予後不良を意味する[15]．これら癌遺伝子の発現時期であるが，KRAS変異は癌のきわめて早期に，p16/CDKN2Aの不活化はPanIN-2・-3で認められ

るという．これら癌遺伝子は最近，術前にEUS-FNA（超音波内視鏡下穿刺吸引生検法）などによる微量な生検検体，膵液などのDNA・RNAサンプルでも検出することが可能となってきた[16]．また大規模シークエンシング（GWAS）により，塩基レベルでの遺伝子の構造異常の検出が可能となった．配列の長さから一塩基列を示すSNIP（single nucleotide polymorphism），制限断片長多型RFLP（restriction fragment length polymorphism），比較的長いSTR（short tandem repeat）と区別される．GWASはゲノム全体をカバーするような50万個以上のSNIPの遺伝子型を決定し，主にSNIPの頻度と疾患との関連を統計的に調べる方法であり，膵癌については，2009年にABO血液型の遺伝子について，9q34.2染色体は膵癌に対するリスクの坐位であり，その場合O型の方が，AまたはB型よりもlow riskであることを初めて示された[17]．引き続き，染色体13q22.1（KLF5），1q32.1（NR5A2），5p15.33（TERT/CLPTM1）などでの変異を有する個体での膵癌のリスクを報告している[18]．その後，次々と研究報告がなされているが，最近では7q2.3（LINC-PINT），16q23.1（BCR1/CTRB1/CTRB2），13q12.2（PDX1），22q12.1（ZNRF3），5p15.33（TERT），8q24.21（PVT1）が新たな遺伝子型として決定された[19]．しかしGWASはサンプル数の問題から，統計的検出力がしばしば不十分なことが欠点である．

2 エピゲノムマーカー

エピゲノム的な化学変化は，クロマチンの構造，遺伝子の機能変化をもたらす．そのため，エピゲノムは臓器の発達，組織の分化，そして細胞の生存に関与する．癌はその前駆細胞において，エピゲノム的な変化を受け，癌化へと繋がる[20]．DNA配列を変えず，遺伝子の働きを決める仕組みに注目したマーカーである．DNA塩基配列そのものでなく，修飾要素として細胞分裂の際，daughter cellに伝達されるような情報のことで，遺伝子発現異常を引き起こす[21]．発癌リスクマーカーと，その治療標的になる．3つの注目領域があり，DNAメチル化，ヒストン修飾異常については転写因子に関連し，膵癌で研究がとくに進んでいる．Loss of imprinting（LOI）はimprinting遺伝子IGF2において，遺伝子のLOI陽性群は大腸癌の発癌リスクが上昇している[22]．DNAメチル化によるがんエピゲノムタイピングでは，メチル化によって変異したC（シトシン）pG（グアニン）部分が並んだCpGI Island領域は遺伝子プロモーターが豊富で，メチル化によりその下流の遺伝子発現が不活化されることを応用する[23]．ヒストン修飾異常について，ヒストン蛋白N末端領域は修飾を受けやすく，同部位の解析は遺伝子制御に密接に関わる．ヒストン活性化マーカーとして膵癌に関してはH3K4me1，H3K4me3，RNA PolⅡなどが，ヒストン不活化マーカーとしてH3K27me3などがある[24]．これらに対しH3K27me3阻害薬3-deazaneplanocin Aがあり，抗腫瘍効果が確認されている[25]．

e | miRNA

microRNA（miRNA）とは短鎖のRNAであり，蛋白質を合成する遺伝的指令を伝達するメッセンジャーRNAを，翻訳レベルで調節することにより遺伝子発現を制御している．ゲノム上にコードされているが，蛋白質へは翻訳されないnon-coding RNA，miRNAは遺伝子発現を抑制する効果を持つ21-25塩基（nt）長の1本鎖RNA分子であり，遺伝子の転写後発現調節に関与している．miRNAは膵癌においてEGFR，p53，Akt，NF-κB，TGF-β，p16INK4A，BRCA1/2，KRASなどを含むいくつかの重要な分子の調節を行う[26]．その結果，miRNAは細胞の発生・分化・増殖そしてアポトーシスなどに関与している[27]．膵癌においてmiRNAの発現パターンが研究されoncogenic miRNA（miR-21，miR-221，miR-192，miR-424-5p，miR-155，miR-208，miR-10a）と，tumor-suppressive miRNA（miR-124，miR-203，miR-143，miR-126，miR-34a，miR-200， miR-164a）に分類される[28]．miRNA は膵癌の新規診断マーカー，予後推定のマーカーとなる可能性があり，膵管上皮や生検病理標本以外に，血中 miRNA が膵癌のバイオマーカーとなる可能性がある[29,30]．また miR-21 の過剰発現は，膵癌の抗癌薬治療に対する抵抗性に寄与する[31]．さらには miRNA による遺伝子治療の臨床研究も行われている[32]．

2 その他の膵腫瘍のマーカー

a 膵ホルモン

膵内分泌細胞から分泌される膵ホルモンは，機能性膵内分泌腫瘍のマーカーとして利用されている．インスリノーマは持続するインスリン分泌のために低血糖症状を生じることで診断されるケースが多いが，その際には低血糖にも関わらず血中インスリンが高値を呈する[34]．また，インスリノーマの治療に際しては腫瘍の局在診断が重要であり，腫瘍を栄養する血管より負荷を行った際の肝静脈採血検体中でのインスリン増加を確認することで局在診断が行われている［選択的動脈内カルシウム注入試験（SACI test）][35]．その他のまれな機能性膵内分泌腫瘍としてはグルカゴノーマやソマトスタチノーマがあり，各々血中グルカゴンやソマトスタチンの増加がみられる[36,37]．これらの膵内分泌腫瘍に対しては手術による根治切除が行われるが，腫瘍の完全切除が達成されることによりこれらのホルモン値は正常化する．ホルモン過剰に伴う症状の発現やホルモン値の再上昇は再発を疑う所見である．

b 消化管ホルモン

膵神経内分泌腫瘍（pNET）では，消化管ホルモンを産生するものもみられる．ガストリノーマは機能性 pNET の中ではインスリノーマに次ぐ頻度でみられ，酸分泌過多に伴う消化性潰瘍・下痢を伴う疾患である（Zollinger-Ellison 症候群）[38]．血中ガストリンの上昇は本疾患のマーカーとなり，インスリノーマと同様にカルシウム負荷により分泌が促進されるため，SACI test での腫瘍局在診断が治療方針の決定に重要となっている．しかしながら，プロトンポンプ阻害薬の使用はガストリン値を上昇させるため，軽度の上昇に留まる症例の鑑別診断には基礎酸分泌量・最大酸分泌量比の測定を併用することも必要となる．Vasoactive intestinal polypeptide（VIP）は腸液などの消化液分泌を促進する消化管ホルモンであるが，VIP を過剰産生するまれな pNET（VIP 産生腫瘍，VIP オーマ）ではホルモン過剰に伴い水様下痢をきたす[39]．これらの消化管ホルモンについてもその測定値は disease control の指標であり，切除後の正常化や再上昇の有無をフォローすることが重要である．

c その他のマーカー

膵腺房細胞癌では，α-fetoprotein（AFP）の産生がみられることがある[40]．近年では EUS-FNA の普及に伴い腺房細胞癌が術前に診断されるケースが増加しているが，AFP の上昇が認められた膵腺房細胞癌症例において化学放射線併用療法を行ったところ，著明な原発巣の縮小と AFP 値の低下を認めたとの報告があり[41]，術後や化学療法のフォローアップに際して測定する意義があるものと考えられる．

Granulocyte-colony stimulating factor（G-CSF）産生は肺癌などの他臓器の癌で報告されているが，膵癌においてもいくつかの報告が存在する．報告例は退形成性膵癌などの組織型を呈し，急激な経過をたどったものが多いとされている[42,43]．診断時に著明な白血球増多を認める症例では G-CSF 産生腫瘍の可能性を考え，測定を考慮すべきである．

本項で解説した膵腫瘍マーカーについて，**表 2** に示す．

表2　膵腫瘍マーカー

マーカーとなる分子	上昇する膵腫瘍・特徴的な症候
インスリン	インスリノーマ
ガストリン	ガストリノーマ（Zollinger-Ellison症候群）
グルカゴン	グルカゴノーマ（壊死性遊走性紅斑）
ソマトスタチン	ソマトスタチノーマ
VIP	VIP産生腫瘍（WDHA症候群）
AFP	膵腺房細胞癌
G-CSF	膵癌の一部（退形成性膵癌など）

文献

1) Margaret A, et al：Pancreatic adenocarcinoma：Clinical Guidelines in Oncology. J Natl Compr Canc Netw **8**：972-1017, 2010

2) Hruban RH, et al：Pancreatic adenocarcinoma update on the surgical pathology of carcinomas of ductal origin and PanINs. Mod Pathol Supple **1**：S61-70, 2007

3) Atkinson BF, et al：Gastrointestinal cancer associated antigen in immunoperoxidase assey. Cancer Res **42**：4820-4823, 1982

4) Mann DV, et al：Elevated tumor maker CA19-9：clinical interpretation and influence of obstructive jaundice. Eur J Surg Oncol **26**：474-479, 2000

5) Hartwig W, et al：CA19-9 in potentially resectable pancreatic cancer：perspective to adjust surgical and perioperative therapy. Ann Surg Oncol **20**：2188-2196, 2013

6) Morris-Stiff G, et al：CA19-9 and pancreatic cancer. Is it really good? J Gastrointestinal Oncol **3**：88-89, 2012

7) Safi F, et al：High sensitivity and specificity of CA19-9 for pancreatic carcinoma in comparison to chronic pancreatitis. Serological and immunohistochemical findings. Pancreas **2**：398-403, 1987

8) Ballehaninna UK, et al：Clinical utility of serum CA19-9 in the diagnosis, prognosis and management of the pancreatic adenocarcinoma：an evidence based appraisal. J Gastrointet Oncol **3**：105-119, 2013

9) Bronson JT：Interogan amino acid transport and its regulation. J Nutr **133**：2068s-2072s, 2003

10) Mayers J, et al：Elevation of circulating branched-chain amino acids is as early event in human pancreatic adenocarcinoma development. Nat Med **20**：1193-1198, 2014

11) Fukutake N, et al：A novel multivariate index for pancreatic cancer detection based on the plasma free amino acid profile. PLoS One **10**：e0132223, 2015

12) Almoguera C, et al：Most human carcinomas of the exocrine pancreas contain mutant c-Kras genes. Cell **53**：549-554, 1988

13) Ohtsubo K, et al：Abnormalities of tumor suppressor gene p16 in pancreatic carcinoma. J Gastroenterol **38**：663-671, 2003

14) Rozenblum E, et al：Tumor-suppressive pathways in pancreatic carcinoma. Cancer Res **57**：1731-1734, 1997

15) Tascilar M, et al：The SMAD4 protein and prognosis of pancreatic ductal adenocarcinoma. Clin Cancer Res **7**：4115-4121, 2001

16) Fuccio L, et al：The role of K-ras gene mutation analysis in EUS-guided FNA cytology specimens for the differential diagnosis of pancreatic solid mass：a meta-analysis of prospective studies. GIE **78**：596-608, 2013

17) Amundadottir L, et al：Genome-wide association study identifies variants in the ABO locus associated with susceptibity to pancreatic cancer. Nat Genet **41**：986-990, 2009

18) Peterson GM, et al：A genome-wide association study identified pancreatic cancer susceptibility loci on chromosomes 13q22.1, 11q32.1, 5p15.33. Nat Genet **42**：224-228, 2010

19) Brian MW, et al：Genome-wide association study identified multiple susceptibility loci for pancreatic cancer. Nat Genet **46**：994-1000, 2014

20) Yiwei Li, et al：The role of nutraceuticals in pancreatic cancer prevention and therapy：targeting cellular signaling, miRNA and epigenome. Pancreas **44**：1-10, 2015

21) Feinberg AP, et al：The epigenomic progenitor origin of human cancer. Nat Rev Genet **7**：21-33, 2006

22) Kaneda A, et al：Loss of imprinting of IGF2：a common epigenetic modiffer of intestinal tumor risk. Cancer Res **65**：11236-11240, 2005

23) Omura N, et al：Genome-wide profiling of methylated promoters in pancreatic adenocar-

cinoma. Cancer Bio Ther **7**:1146-1156, 2008
24) Jia J, et al:An integrated transcriptome and genome analysis identifies a novel candidate gene for pancreatic cancer. BMC Medical Genomics **6**:33, 2013
25) Tan J, et al:Pharmacologic disruption of polycomb-repressive complex 2-mediated gene regression selectively induces apotosis in cancer cells. Genes Dev **21**:1050-1063, 2007
26) Tang S, et al:Sweating the small staff:microRNA and genetic changes define pancreatic cancer. Pancreas **42**:740-759, 2013
27) Olive V, Minella AC, He L:Outside the coding genome, mammalian microRNAs confer structural and functional complexity. Sci Signal **8**:re2, 2015
28) Massimo N, et al:MicroRNAs in human cancer:from research to therapy 2007 J Cell Sci **120**:1833-1840, 2007
29) Patrick S, et al:Circulating microRNAs as stable blood-based markers for cancer detection. PNAS **105**:10513-10518, 2008
30) Wang J, et al:MicroRNAs in plasma of pancreatic ductal adenocarcinoma patients as novel blood based biomarkers of disease. Cancer Prev Res(Phila)**2**:807-813, 2009
31) Paik WH, et al:Chemosensitivity induced by down-regulation of microRNA-21 in gemcitabine-resisitant pancreatic cancer cells by indole-3-carbinol. Anticancer Res **33**:1473-1481, 2013
32) Aaron B:First microRNA mimic enters clinic. Nat Biotechnol **31**:577, 2013
33) Motoi F, et al:Tumor markers in pancreatic malignancies. The Pancreas:an integrated text book of basic science, medicine, and surgery, Hans G, et al(eds), Blackwell, Oxford, p633, 2009
34) Nauck MA, et al:Diagnostic accuracy of an "amended" insulin-glucose ratio for the biochemical diagnosis of insulinomas. Ann Intern Med **157**:767-775, 2012
35) Guettier JM, et al:Localization of insulinomas to regions of the pancreas by intraarterial calcium stimulation:the NIH experience. J Clin Endocrinol Metab **94**:1074-1080, 2009
36) Eldor R, et al:Glucagonoma and the glucagonoma syndrome-cumulative experience with an elusive endocrine tumour. Clin Endocrinol(Oxf)**74**:593-598, 2011
37) Nesi G, et al:Somatostatinoma:clinicopathological features of three cases and literature reviewed. J Gastroenterol Hepatol **23**:521-526, 2008
38) Ito T, et al:Epidemiological trends of pancreatic and gastrointestinal neuroendocrine tumors in Japan:a nationwide survey analysis. J Gastroenterol **50**:58-64, 2015
39) Song S, et al:Diagnosis and treatment of pancreatic vasoactive intestinal peptide endocrine tumors. Pancreas **38**:811-814, 2009
40) Eriguchi N, et al:Large acinar cell carcinoma of the pancreas in a patient with elevated serum AFP level. J Hepatobiliary Pancreat Surg **7**:222-225, 2000
41) Chen CP, et al:Concurrent chemoradiation is effective in the treatment of alpha-fetoprotein-producing acinar cell carcinoma of the pancreas:report of a case. Pancreas **22**:326-329, 2001
42) Kitade H, et al:Granulocyte-colony stimulating factor producing anaplastic carcinoma of the pancreas treated by distal pancreatectomy and chemotherapy:report of a case. Surg Case Rep **1**:46, 2015
43) Takami K, et al:Granulocyte-colony stimulating factor-producing pancreatic cancer:report of a case. Surg Today **38**:453-457, 2008

F 遺伝子検査

1 膵炎関連遺伝子

慢性膵炎ではアルコール性が最多の成因であるが，家族歴を有する症例や，若年発症の特発性の症例など，遺伝的背景の存在が推測される症例も少なくない．膵炎発症に関連する遺伝子異常としては，1996年に遺伝性膵炎の原因遺伝子としてカチオニックトリプシノーゲン (*PRSS1*) が報告[1]されて以来，トリプシンの活性化と不活化に関わる遺伝子異常が注目されてきた．しかし最近では，消化酵素の分泌障害から膵腺房細胞に小胞体ストレスを起こし膵炎を発症するという，新しいタイプの膵炎関連遺伝子異常も報告されている[2,3]．

a | *PRSS1* 遺伝子

1996年にWhitcombらは白人の遺伝性膵炎家系において，*PRSS1*遺伝子のp.R122H変異を報告した[1]．その後，世界中から*PRSS1*遺伝子変異をもつ遺伝性膵炎家系が報告され，人種特異性がないことが明らかになっている．p.R122H変異やp.N29I変異のほか，30以上の変異・多型が報告されている．わが国では*PRSS1*遺伝子のp.R122H変異またはp.N29I変異を有する場合，家族歴の有無を問わず遺伝性膵炎と診断される．

*PRSS1*遺伝子変異による膵炎発症機序については次のように考えられている．膵炎発症の第一段階は，膵腺房細胞内でのトリプシノーゲンの異所性活性化である．生体内には異所性のトリプシノーゲン活性化，さらに活性化したトリプシンを介する他の消化酵素の活性化による自己消化から膵臓を守るための防御機構が存在する．第一の防御機構は後述する膵分泌性トリプシンインヒビターがトリプシンと結合して，その活性を抑制することである．第二の防御機構は，トリプシン自身やキモトリプシンC (CTRC) といったプロテアーゼが，トリプシンとトリプシノーゲンを分解（自己分解）し不活化することである．膵炎を引き起こす*PRSS1*遺伝子変異の大半は，トリプシンによる自己分解への抵抗性や，トリプシノーゲンからトリプシンへの自己活性化を増強させることが示されている．トリプシンの持続的な活性化の結果，他の消化酵素も活性化され膵の自己消化が始まり，膵炎を発症すると考えられる[1]．なお，p.D100Hやp.G208Aを含むまれな*PRSS1*遺伝子変異では，消化酵素の分泌障害に伴う小胞体ストレスが膵炎発症に関連している可能性がある．p.G208Aはアルコール性慢性膵炎との関連が報告されている唯一の*PRSS1*遺伝子異常である[2]．

b | 膵分泌性トリプシンインヒビター（*SPINK1*）遺伝子

2000年にWittら[3]は，若年の慢性膵炎患者における*SPINK1*遺伝子変異を検索し，p.N34S変異が高率に認められることを報告した．わが国の慢性膵炎患者における検討では，p.N34S変異は家族性膵炎11例（11家系）中4例，遺伝性膵炎19例（19家系）中2例，特発性膵炎85例中9例に認め，とくに30歳以下の若年発症例では高頻度であった[4]．一方，イントロン領域のIVS3＋2T>C変異は遺伝性膵炎19例（19家系）中4例，特発性膵炎85例中10例に認めた．アルコール性慢性膵炎でも129例中4例に認め，有意に高頻度であった．すなわち，*SPINK1*遺伝子異常は，特発性慢性膵炎の約2割の症例で認められるほか，一部のアルコール性慢性膵炎

とも関連していた．このIVS3＋2T＞C変異は，日本や中国，韓国の特発性膵炎患者では12〜29％と高頻度に認めるものの，インドでは0％，欧米では1〜3％にしか認めず，東アジアに特徴的な変異と考えられている．

IVS3＋2T＞C変異による膵炎発症機序はトリプシン結合部位をコードするエクソン3の欠失というスプライシング異常による[5]．SPINK1遺伝子のエクソン3にはトリプシン結合部位が存在するため，その欠失によりトリプシンを阻害できず，トリプシンの活性化が持続し膵炎を発症すると考えられている．一方，p.N34S変異による膵炎発症機序は解明されていない．

c | *CTRC* 遺伝子

CTRC 遺伝子異常と膵炎の関連は，2007年にRosendahlら[6]により初めて報告された．彼らによると，p.K247_R254delとp.R254Wの2つの変異がドイツの非アルコール性慢性膵炎患者の3.3％に認められたのに対して，健常者では0.7％であった．これらの変異によるCTRCの機能喪失の結果，膵炎に保護的に作用するトリプシン分解活性が低下し，膵炎を発症しやすくなると考えられている．*CTRC* 遺伝子異常と膵炎の関係は日本人においても報告されている．

d | 囊胞性線維症膜貫通調節因子 (*CFTR*) 遺伝子

1998年に白人の慢性膵炎患者において囊胞性線維症の原因である *CFTR* 遺伝子異常が高頻度に存在することが報告[7]されて以来，*CFTR* 遺伝子は欧米を中心として膵炎関連遺伝子として知られている．しかし最近の比較的大規模なコホートを用いた研究[8]では，*CFTR* 遺伝子異常と慢性膵炎の関連は既報に比べて低く，しかも囊胞性線維症を起こさない *CFTR* 遺伝子異常の頻度は，健常者と有意差を認めていない．囊胞性線維症を起こさない *CFTR* 遺伝子異常の保有者において，*PRSS1* や *SPINK1* 遺伝子異常が少なからず認められることから，*CFTR* 遺伝子異常が膵炎発症の主因ではなく，他の遺伝子異常が存在する際に修飾あるいは増強因子として働く可能性が示唆されている．なお，わが国の慢性膵炎患者における *CFTR* 遺伝子異常の位置づけは不明な点が多い．わが国においては，エクソン9の欠損率が約30％に達する$(TG)_{12}$多型やp.M470V多型，p.Q1352H多型，p.R1453W多型などと慢性膵炎の関連が報告されているが，検討症例数は多くない．

e | カルボキシペプチダーゼA1 (*CPA1*) 遺伝子

2013年に，膵液中蛋白の約17％を占める *CPA1* 遺伝子の機能喪失型変異が，欧州やインド，そして日本人において慢性膵炎，とくに若年発症の慢性膵炎と有意に関連することが，日本を含めた国際共同研究により報告された[9]．遺伝子変異により生成された変性蛋白質は，正常に折り畳まれた高次構造をとることができず，分泌が障害される．この結果，小胞体ストレスと呼ばれるストレスを膵腺房細胞に与えて膵炎を発症すると考えられている．一方，*CPA1* のアイソフォームである *CPA2* や *CPB1* 遺伝子多型は慢性膵炎と関連しない[10]．

f | クローディン2 (*CLDN2*) 遺伝子多型

Whitcombら[11]はゲノムワイド解析により，*PRSS1-PRSS2* 遺伝子座ならびにX染色体上に位置する *CLDN2* の遺伝子座が，慢性膵炎，とくにアルコール性慢性膵炎と関連することを明らかにした．*CLDN2* 遺伝子はタイトジャンクションを構成する主要な膜蛋白質であるCLDN2をコードする．本知見は，日本人ならびにインド人においても確認され，これらの遺伝子多型と膵炎の関連は人種に関わらず認められることが明らかとなっている[12]．アルコール性肝硬変やアルコール依存症患者では有意な相関はみられておらず，飲酒者のうち，膵炎を発症するサブグループの絞り込みに繋がる可能性も

期待される．とくに膵に高発現するPRSS1-PRSS2遺伝子座の多型との関連は，アルコール性膵炎患者における膵特異性傷害を説明する可能性がある．

2 膵腫瘍関連遺伝子

a 膵腫瘍のゲノム解析

膵癌は膵管上皮の段階的な異型の変化を経て発生すると仮定されている．段階的な異型の変化は遺伝子変異の蓄積を反映すると考えられ，異型の変化と遺伝子異常の蓄積を関連させた膵癌発生モデルはprogression modelとして現在広く受け入れられている[13]．膵癌発生にどのくらいの，あるいはどのような遺伝子変異が蓄積することが必要かは究極のクエスチョンであり，その解明に向けて数々の研究がなされてきたが，近年の次世代型シーケンサーの開発を契機とする分子解析技術の進歩により，この究極のクエスチョンの解明が可能となった．膵管癌におけるゲノム解析の結果では，一例あたりの平均の非同義性変異遺伝子の数は60個程度であり，変異の頻度は2.6個/Mbであることが示された[14,15]．マイクロサテライト不安定性を示す膵癌では変異遺伝子の数は増加し，100～500個程度になる．

これらゲノム解析の結果，膵管癌は分子異常のパターンよりstable，locally rearranged，scattered，unstableの4型に分けられるとされた．Stable型はゲノム構造異常が50ヵ所以下でaneuploidyが多いもの，locally rearranged型は限定された染色体領域に構造異常を認めるもの，scattered型はstable型とunstable型の中間に位置し，ゲノム構造異常領域が200以下程度のもの，unstable型は200ヵ所を超える構造異常を示すものとされていて，予後や化学療法の感受性が異なることが示唆されている[16]．変異の頻度の高い遺伝子としてはKRAS，CDKN2A，TP53，SMAD4が挙げられており，これらは以前より膵癌関連遺伝子として知られていたもので，改めてその重要性が示されている[14-16]．一方，膵管内乳頭粘液性腫瘍（IPMN）についてはエクソーム解析の結果GNAS遺伝子変異が特異的に認められることが明らかにされ，分子病態の解明にブレイクスルーがもたらされた[17,18]．

b 膵腫瘍関連遺伝子

1 KRAS

KRASは膵管癌のほとんどで機能亢進性変異をきたしている．KRASの産物RASはGTP結合蛋白であり，リガンドが結合した受容体からの信号によりグアニン交換因子が作用することでGTPと結合して活性化し，下流の分子の活性化を促す．RASは多様な信号伝達経路に関与するが，癌でとくに機能的に重要なのがmitogen-activated protein kinase（MAPK）経路であり，RASによりリン酸化酵素であるRAFが活性化され，活性化RAFはMEKをリン酸化して活性化し，リン酸化MEKはERKをリン酸化する．リン酸化ERKは核内に移行し，転写因子を修飾して各種遺伝子発現を誘導する[19]．膵癌におけるKRAS変異はコドン12・13・61に認められるが，その中でもコドン12の変異，とくにG12D，G12Vが多い．RASは内在性加水分解能を有しており，結合したGTPをGDPに変換して自らを不活化するが，変異RASは内在性加水分解能が低下しており，活性化状態が遷延する．MAPK経路そのものに対する活性調節系として脱リン酸化酵素DUSP6が作用するが，膵癌ではDUSP6がエピゲノム異常により発現が低下して機能不全状態となることでERKのリン酸化が維持され，癌の悪性形質に関与する分子発現が誘導される[20,21]（図1-a）．KRAS変異はprogression modelの初期段階，すなわち低異型度膵上皮内腫瘍性病変（PanIN）の段階から高率に認められることから膵癌のイニシ

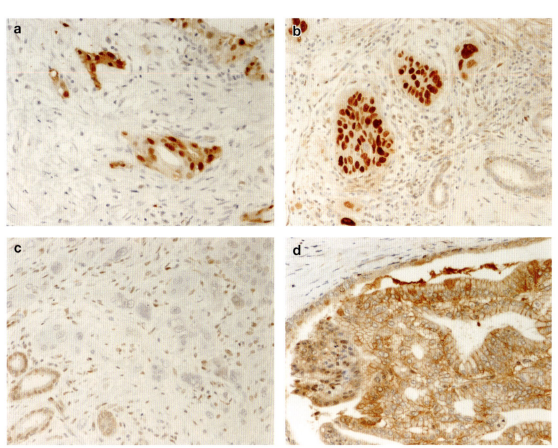

図1 膵腫瘍における分子異常
a：膵管癌におけるリン酸化ERKの発現. b：膵管癌におけるp53の核内強発現.
c：膵管癌におけるSMAD4の発現消失. d：IPMNにおけるGsαの発現（原図はいずれも200倍）

エーションに関与すると考えられており，実際に遺伝子改変マウスモデル（GEMM）である Lox-Stop-Lox（LSL）-Kras^{G12D}ノックインマウスで，Pdx1-Creにより膵特異的にKras^{G12D}を発現させるとPanINが高率に発生し，一部には膵管癌が発生することが示されている[10].

2 CDKN2A

CDKN2Aは細胞回転をプロモートするCDK4を抑制するINK4A/p16をコードする遺伝子であり，膵癌では35％程度で変異と相同欠失が認められ，また異常メチル化により発現が消失することで，ほぼすべての膵癌で機能喪失をきたしている[16,23]. INK4A/p16の機能不全はRB腫瘍抑制経路の機能不全と関連し，細胞回転の制御不全から異常な細胞増殖をきたす．

Kras^{G12D}発現とInk4a/p16欠失をPdx1-Creコントロール下で膵特異的に起こすGEMMは癌肉腫様の膵癌を発生することが示されている[24]. 正常細胞に活性化KRASを導入すると細胞老化が起こって細胞増殖が停止するが，INK4A/p16が不活化すると細胞老化誘導が阻止され，無制限な増殖が起こることから，膵癌においてはKRASの活性化とINK4A/p16の不活化が癌化に繋がる細胞不死化に必須の役割を果たしていることが示唆される．

3 TP53

TP53は膵癌の75％程度で変異および欠失などをきたしている[16]. TP53の産物p53は転写因子として働き，DNA障害性刺激があると細胞回転を停止させ，DNA修復反応あるいは細

胞死を誘導する[25]．TP53変異の多くはDNA結合領域の変異であるが，変異p53は転写活性化能を失うばかりでなく，ETS2と共同で悪性化関連遺伝子の発現を誘導することが示されている[26]．p53はMDM2の作用で分解されるが，変異p53は分解抵抗性となり，免疫組織化学法により核内強発現像として観察される（図1-b）．$Kras^{G12D}$とTrp53^{R172H}をPdx1-Creコントロール下に膵特異的に発現するGEMMはヒト膵管癌にきわめて類似した線維化の強い，転移を示す膵管癌を発生する[27]．

4 SMAD4

SMAD4は30〜50％程度で変異と構造異常をきたしている[16]．SMAD4の産物SMAD4はTGF-βの刺激でSMAD3と結合して核内に移行し，転写因子として機能する．SMAD4の異常はフレームシフト変異や相同欠失などの機能喪失性異常が多く，免疫組織化学法で発現消失として観察される（図1-c）．肝転移形成例に多く，予後不良と関連する[28]．$Kras^{G12D}$，Trp53^{R172H}発現とSmad4欠失をPtf1a/p48-Creコントロール下に膵特異的に起こすGEMMは浸潤性膵管癌を発生し，$Kras^{G12D}$，Trp53^{R172H}発現マウスよりも生存期間が短くなるが，それはRUNX3を介する転移能の増加によることが示されている[29]．

5 GNAS

GNASはG蛋白刺激性αサブユニット（Gsα）をコードする遺伝子である．GsαはG蛋白共役受容体（GPCR）からの刺激性信号によりGTPと結合して活性化し，adenylyl cyclaseを活性化してcyclic AMP（cAMP）を増加させ，cAMP依存性キナーゼ（PKA）を活性化する．活性化PKAは核内に移行し下流エフェクター分子の発現，活性化を誘導する．Gsαは内在性に加水分解能を有し，結合したGTPをGDPに変換して自らを不活性型とする[30]．IPMNにおいてはGNASの体細胞性変異が41〜66％の症例で認められる[17,18]．通常型膵癌である膵管癌にはGNAS変異は認められない．IPMNに認められるGNAS変異はほとんどがR201HあるいはR201C変異であるが，これら変異型Gsαでは内在性加水分解能が低下し，活性化状態が遷延する[31]．GsαはIPMNのほとんどで強発現しており（図1-d），またPKAによるリン酸化基質の発現も高頻度に認められ，実際にGPCR信号伝達経路活性化が特異的に起こっていることが示唆される[18]．GNAS変異はIPMNの腺腫・腺癌いずれにも認められ，IPMNの発生に関与していると考えられる[32]．いずれのIPMN組織亜型にも認められるが，やや腸型に多い[32]．IPMNの30〜50％ではGNASとKRASの変異が同時に認められる[17,18,32]．$GNAS^{R201H}$と$Kras^{G12D}$を膵特異的に発現するGEMMはIPMN様腫瘍を発生することが示されている[33]．

文献

1) Whitcomb DC, et al：Hereditary pancreatitis is caused by a mutation in the cationic trypsinogen gene. Nat Genet **14**：141-145, 1996
2) Masamune A, et al：PRSS1 c.623G＞C（p.G208A）variant is associated with pancreatitis in Japan. Gut **63**：366, 2014
3) Witt H, et al：Mutations in the gene encoding the serine protease inhibitor, Kazal typeⅠare associated with chronic pancreatitis. Nat Genet **25**：213-216, 2000
4) Masamune A：Genetics of pancreatitis：the 2014 update. Tohoku J Exp Med **232**：69-77, 2014
5) Kume K, et al：[-215G＞A；IVS3+2T＞C]mutation in the SPINK1 gene causes exon 3 skipping and loss of the trypsin binding site. Gut **55**：1214, 2006
6) Rosendahl J, et al：Chymotrypsin C（CTRC）variants that diminish activity or secretion are associated with chronic pancreatitis. Nat Genet **40**：78-82, 2008
7) Sharer N, et al：Mutations of the cystic fibrosis gene in patients with chronic pancreatitis. N Engl J Med **339**：645-652, 1998
8) Rosendahl J, et al：CFTR, SPINK1, CTRC and PRSS1 variants in chronic pancreatitis：is the role of mutated CFTR overestimated? Gut **62**：

582-592, 2013
9) Witt H, et al：Variants in CPA1 are strongly associated with early onset chronic pancreatitis. Nat Genet **45**：1216-1220, 2013
10) Nakano E, et al：Variants in pancreatic carboxypeptidase genes CPA2 and CPB1 are not associated with chronic pancreatitis. Am J Physiol Gastrointest Liver Physiol **309**：G688-694, 2015
11) Whitcomb DC, et al：Common genetic variants in the CLDN2 and PRSS1-PRSS2 loci alter risk for alcohol-related and sporadic pancreatitis. Nat Genet **44**：1349-1354, 2012
12) Masamune A, et al：Common variants at PRSS1-PRSS2 and CLDN2-MORC4 loci associate with chronic pancreatitis in Japan. Gut **64**：1345-1346, 2015
13) Hruban RH, et al：Progression model for pancreatic cancer. Clin Cancer Res **6**：2969-2972, 2000
14) Jones S, et al：Core signaling pathways in human pancreatic cancers revealed by global genomic analyses. Science **321**：1801-1806, 2008
15) Biankin AV, et al：Pancreatic cancer genomes reveal aberrations in axon guidance pathway genes. Nature **491**：399-405, 2012
16) Waddell N, et al：Whole genomes redefine the mutational landscape of pancreatic cancer. Nature **518**：495-501, 2015
17) Wu J, et al：Recurrent GNAS mutations define an unexpected pathway for pancreatic cyst development. Sci Transl Med **3**：92ra66, 2011
18) Furukawa T, et al：Whole-exome sequencing uncovers frequent GNAS mutations in intraductal papillary mucinous neoplasms of the pancreas. Sci Rep **1**：161, 2011
19) Furukawa T：Impacts of activation of the mitogen-activated protein kinase pathway in pancreatic cancer. Front Oncol **5**：23, 2015
20) Furukawa T, et al：Potential tumor suppressive pathway involving DUSP6/MKP-3 in pancreatic cancer. Am J Pathol **162**：1807-1815, 2003
21) Furukawa T, et al：AURKA is one of the downstream targets of MAPK1/ERK2 in pancreatic cancer. Oncogene **25**：4831-4839, 2006
22) Hingorani SR, et al：Preinvasive and invasive ductal pancreatic cancer and its early detection in the mouse. Cancer Cell **4**：437-450, 2003
23) Schutte M, et al：Abrogation of the Rb/p16 tumor-suppressive pathway in virtually all pancreatic carcinomas. Cancer Res **57**：3126-3130, 1997
24) Aguirre AJ, et al：Activated Kras and Ink4a/Arf deficiency cooperate to produce metastatic pancreatic ductal adenocarcinoma. Genes Dev **17**：3112-3126, 2003
25) Vogelstein B, et al：Surfing the p53 network. Nature **408**：307-310, 2000
26) Zhu J, et al：Gain-of-function p53 mutants co-opt chromatin pathways to drive cancer growth. Nature **525**：206-211, 2015
27) Hingorani SR, et al：Trp53R172H and KrasG12D cooperate to promote chromosomal instability and widely metastatic pancreatic ductal adenocarcinoma in mice. Cancer Cell **7**：469-483, 2005
28) Blackford A, et al：SMAD4 gene mutations are associated with poor prognosis in pancreatic cancer. Clin Cancer Res **15**：4674-4679, 2009
29) Whittle MC, et al：6RUNX3 controls a metastatic switch in pancreatic ductal adenocarcinoma. Cell **161**：1345-1360, 2015
30) Dhanasekaran DN：Transducing the signals：a G protein takes a new identity. Sci STKE **2006**：pe31, 2006
31) Landis CA, et al：GTPase inhibiting mutations activate the alpha chain of Gs and stimulate adenylyl cyclase in human pituitary tumours. Nature **340**：692-696, 1989
32) Kuboki Y, et al：Molecular biomarkers for progression of intraductal papillary mucinous neoplasm of the pancreas. Pancreas **44**：227-235, 2015
33) Taki K, et al：GNAS（R201H）and Kras（G12D）cooperate to promote murine pancreatic tumorigenesis recapitulating human intraductal papillary mucinous neoplasm. Oncogene **35**：2407-2412, 2016

G 膵の画像検査

1 超音波検査（ultrasonography：US）

a 膵の超音波解剖（図1）

膵周囲の血管系との解剖学的位置関係を十分に把握した上で，下大動脈，腹部大動脈，門脈，上腸間膜動静脈，脾静脈を指標に膵の同定をする．門脈が上腸間膜静脈と脾静脈に分岐する部位の腹側に膵臓は存在する．上腸間膜静脈左縁が膵頭部と膵体部の境界線となる．膵臓の上腸間膜静脈左縁から左側末端までを2等分し，右側が膵体部，左側が膵尾部となる．膵頭部の下の鉤状の突起部分を膵鉤部と呼ぶ．膵体部と膵尾部の背側には脾静脈が走行する．胆管は膵頭部の背側に走行している．主膵管は膵臓の中央部を走行しているが，膵頭部で胆管に近づき，主乳頭へ開口する．

b 膵の描出

検者の技術，被検者の状態（肥満，呼吸状態，意識レベル）に大きく依存する検査であることを念頭に置き，常に見逃し・見落としを防ぐ注意が必要である．膵臓は後腹膜に存在するため，消化管のガスによる影響を受けやすい．腸管ガスの影響を極力防ぐため，検査前の食事は控えてもらう．また，プローブにより腹壁を押してガスを圧排すること，肝・腎・脾を acoustic window として走査すること，種々の体位で走査することなどにより消化管ガスの介在を防ぐ．とくに，背臥位で膵を描出しづらいときは，被検者を坐位にして観察すると，胃内ガスが膵に重ならず，肝が acoustic window となり，描出されやすくなることがある．また，プローブで腹壁をやや強く圧迫すると，胃内ガスが排出

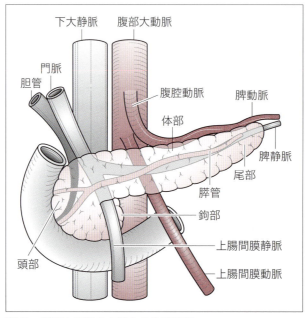

図1 膵臓と周辺の血管との位置関係

され，より描出しやすくなる．その他，患者に水を飲んでもらい，水の入った胃をacoustic window として利用する胃水法（fluid-filled stomach法）がある．

走査は，背臥位で十分な深吸気時に心窩部で始める．また，心窩部横走査，心窩部縦走査，心窩部斜走査，左肋間走査により膵全体の画像を得るようにする（図2）．カラードプラ検査を用いることで血管・胆管・膵管の鑑別・同定が行いやすくなる．心窩部縦走査により，門脈-上腸間膜静脈の縦断像（図3），腹部大動脈の縦断像（図4）が観察される．膵頭体移行部および膵鉤部はそれぞれ上腸間膜静脈の腹側および背側に短軸像として描出される（図3）．また，膵体部は腹部大動脈の腹側に短軸像として描出される（図4）．心窩部横走査で膵の背側を走行する脾静脈を指標とすると，その腹側に膵体部が描出される（図5）．膵頭部の背側に膵内胆管が描出され主膵管が胆管に近づく像がみられる（図6）．膵鉤部の完全な描出には下大静脈上での縦走査や上腸間膜動静脈を指標とした横走査を行うことが必要になる．膵尾部は，斜上方に向かった構造であり，心窩部斜走査あるいは左季肋部斜走査で観察する（図7）．この場合も脾

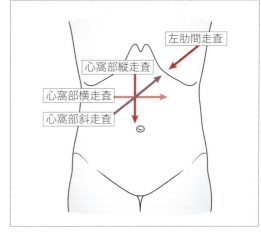

図2 膵臓描出のための超音波走査ポジション

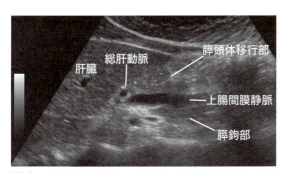

図3 心窩部縦走査による門脈-上腸間膜静脈と膵臓の描出

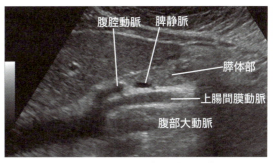

図4 心窩部縦走査による腹部大動脈と膵臓の描出

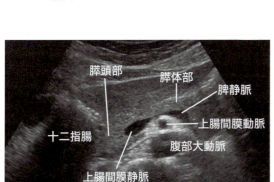

図5 心窩部横走査による膵体部の描出

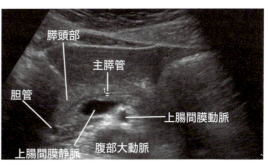

図6 心窩部横走査による膵頭部の描出

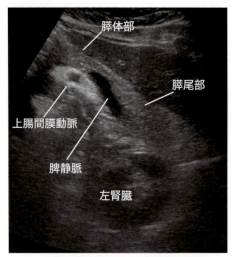

図7 心窩部斜走査による膵尾部の描出

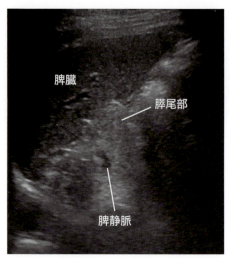

図8 左肋間走査による脾臓と膵尾部の描出

静脈を描出することで膵尾部をその腹側に同定することができる．さらに尾部末端は，脾臓をacoustic windowとして，左肋間走査で観察する（図8）．このとき，脾静脈が併走していることが指標となる．

c 膵の超音波判読基準[1]

日本消化器がん検診学会ならびに日本超音波医学会では，腹部超音波検診の検査法の質的向上と均質化，およびがんに対する判定基準の共通化を図るため，腹部超音波検診判定マニュアルが作成されている[1]．これにより，選択された超音波画像所見に応じて，がんに関してのカテゴリーが決まる（表1，表2）．カテゴリー4は「悪性疑い」，カテゴリー5は「悪性」と判定され，注意を要する所見である．

USでの膵臓の判読は，形態異常，限局性腫大，主膵管拡張，充実性病変，囊胞性病変，石灰化などの有無などを評価して行われる．しかし，加齢とともに膵が萎縮することや膵管が目立つ例もあることに留意する．最大短軸径30 mm以上を膵腫大，最大短軸径10 mm未満を膵萎縮と判読する．限局性腫大が認められる場合には，腫大部分については，エコーレベルの低下・エコーパターン不整・主膵管などの内部構造の不明瞭化のいずれかを伴っている場合には，カテゴリー4に分類される．膵体部で3 mm以上の膵管径が認められる場合には，主膵管拡張と判断する．主膵管拡張が認められた場合には，膵管内結節，下流側の狭窄が存在すればカテゴリー4となる．充実性病変を認める場合には，エコー輝度を確認し，低（等）エコー腫瘤像であればカテゴリー4に分類される．主膵管・肝外胆管・膵周囲血管のいずれかの途絶を伴う場合には，カテゴリー5となる．囊胞性病変を認める場合には，囊胞径と充実性部分の有無を確認する．囊胞内結節・壁肥厚・隔壁肥厚などの充実性部分が存在すればカテゴリー4に分類される．

d 膵疾患の超音波所見

1 急性膵炎

膵全体がびまん性腫大し，辺縁は比較的スムーズなことが多い．膵内のエコーは膵の浮腫性変化に対応するとされる低エコーを呈する頻度が高い．高エコーが存在する場合は，膵の出血や壊死などを示唆する所見である．膵周囲低エコー域は，膵周囲の滲出液・浮腫様変化を表

表 1　超音波所見カテゴリー

カテゴリー0	判定不能	装置の不良，被検者，検者の要因などにより判断できない
カテゴリー1	異常なし	異常所見はない．正常のバリエーションを含む
カテゴリー2	良性	明らかな良性病変を認める
カテゴリー3	良悪性の判定困難	良悪性の判定困難な病変，あるいは悪性病変の存在を疑う間接所見を認める．高危険群を含む
カテゴリー4	悪性疑い	悪性の可能性の高い病変を認める
カテゴリー5	悪性	明らかな悪性病変を認める

［日本人間ドック学会画像検査判定ガイドライン作成委員会腹部超音波部門，日本消化器がん検診学会超音波検診委員会ガイドライン作成ワーキンググループ，日本超音波医学会用語・診断基準委員会腹部超音波がん検診のカテゴリーに関する小委員会：腹部超音波検診判定マニュアル．日消がん検診誌 52：471-493, 2014 より引用］

表 2　膵超音波画像所見とカテゴリー

超音波画像所見	カテゴリー	超音波所見
充実性病変		
高エコー腫瘤像	2	膵腫瘤
低（等）エコー腫瘤像	4	膵腫瘍
主膵管・肝外胆管・膵周囲血管のいずれかの途絶を伴う	5	膵腫瘍
嚢胞性病変	2	膵嚢胞
径 5 mm 以上	3	膵嚢胞
充実部分（嚢胞内結節・壁肥厚・隔壁肥厚など）を認める	4	膵嚢胞性腫瘍
石灰化像	2	膵石
主膵管拡張（体部にて 3 mm 以上）	3	膵管拡張
主膵管内結節	4	膵腫瘍
下流側の狭窄	4	膵腫瘍
形態異常		
最大短軸径 30 mm 以上	2	膵腫大
最大短軸径 10 mm 未満	2	膵萎縮
限局腫大	2	変形
腫大部分についてエコーレベルの低下・エコーパターン不整・主膵管などの内部構造の不明瞭化のいずれかを伴う	4	膵腫瘍
異常所見なし	1	異常なし
描出不能	0	描出不能

［日本人間ドック学会画像検査判定ガイドライン作成委員会腹部超音波部門，日本消化器がん検診学会超音波検診委員会ガイドライン作成ワーキンググループ，日本超音波医学会用語・診断基準委員会腹部超音波がん検診のカテゴリーに関する小委員会：腹部超音波検診判定マニュアル．日消がん検診誌 52：471-493, 2014 より引用］

しており，急性膵炎を診断する上で重要な所見である．また，胸腹水の有無は，急性膵炎の重症度を決める上で有用な所見である．総胆管結石，胆管拡張の存在は，胆石性膵炎に対する内視鏡的治療の必要性を判断するための重要な所見となる．

2 慢性膵炎[2]

慢性膵炎臨床診断基準 2009[2]では，US にて，①膵内の結石または蛋白栓と思われる高エコー，または②膵管の不整な拡張を伴う辺縁が不規則な凹凸を示す膵の明らかな変形が，準確診所見として挙げられている．その他，③膵嚢胞，④膵腫瘤ないし腫大，⑤膵管拡張（内腔が 2 mm を超え，不整拡張以外）は膵病変の検出指標として重要とされており，確定診断のために他の画像検査が勧められる．

3 自己免疫性膵炎（AIP）[3]

膵腫大が特徴であるが，びまん性あるいは限

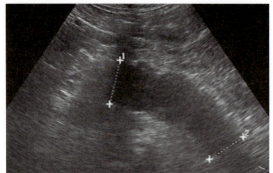

図9 自己免疫性膵炎の超音波像
膵腫大が認められ，膵実質全体が低エコーである．

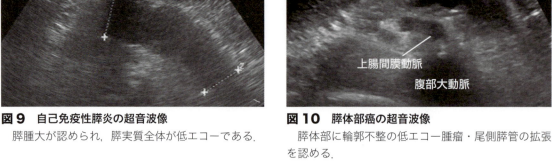

図10 膵体部癌の超音波像
膵体部に輪郭不整の低エコー腫瘤・尾側膵管の拡張を認める．

局性腫大を呈する．腫大部は低エコーであり，"ソーセージ様"（sausage-like appearance）と表現される（図9）．膵管拡張は認めないことが多い．とくに限局性腫大の場合は，膵癌の所見と類似するため鑑別が問題となる．腫瘤内を主膵管が描出されることが，膵癌との鑑別診断に役立つ所見（penetrating duct sign）として有用である．また，膵実質内に低エコー腫瘤像が多発すること，あるいは胆管壁の肥厚所見を認めることがあることも診断上重要である．

4 膵 癌[4]

1）腫瘍所見

腫瘍の輪郭は明瞭～やや不明瞭で不整である（図10）．通常，内部エコーは均一な低エコーを呈し，腫瘍の増大とともに内部に種々のエコーを有する像となる．後方エコーの減衰も重要な所見である．

2）腫瘍外所見

腫瘍尾側からの急激な主膵管拡張を認める（図10）．癌浸潤によるその他の所見として，胆管狭窄・閉塞により，胆嚢腫大，胆嚢内スラッジ形成，胆管拡張が認められる．進行した膵癌では膵周囲の血管へ浸潤するため，門脈系では上腸間膜静脈，脾静脈の偏位・圧排・狭窄・閉塞などがある．動脈系では上腸間膜動脈，肝動脈へ浸潤する場合がある．また，肝転移，リンパ節転移，腹水なども腫瘍外所見として挙

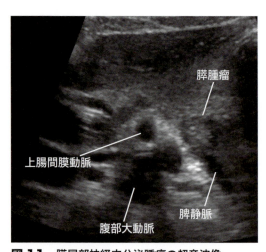

図11 膵尾部神経内分泌腫瘍の超音波像
膵尾部に輪郭整・明瞭の低エコー腫瘤を認める．

げられる．

5 膵神経内分泌腫瘍（pNET）[4]

1）腫瘍所見

輪郭は管状腺癌に比して明瞭であるが，一般には小腫瘤が多く，比較的局在診断が難しい．類円形で腫瘍内部は均一低エコーを呈し（図11），大きくなって出血壊死を生じる場合があり，その場合は無エコー域や高エコー域が認められる．石灰化エコーを伴う場合もある．

2）腫瘍外所見

腫瘍外所見は膵癌と比較するとまれであり，尾側主膵管の拡張はないか，あっても軽度であ

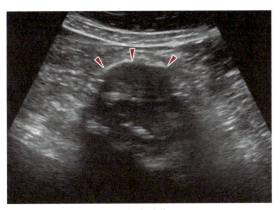

図12 膵尾部 SPN の超音波像
膵尾部に輪郭整・明瞭の低エコー腫瘤を認める．辺縁に石灰化と思われる高エコー部（▶）がみられる．

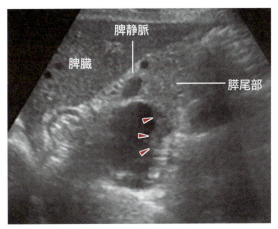

図13 膵尾部 MCN の超音波像
膵尾部に単房性嚢胞がみられる．内部に壁在結節を認める（▶）．

る．まれに膵管圧排所見を認める．悪性例では尾側膵管に拡張や腫瘍栓を認める場合がある．

6 solid pseudopapillary neoplasm (SPN)[4]

1）腫瘍所見
腫瘍所見輪郭は明瞭で整である．小腫瘍では等エコー・高エコーを呈するが，増大するに従って，内部に無エコー，低エコー，石灰化エコーを伴ってくる（図12）．

2）腫瘍外所見
腫瘍外所見は膵癌と比較するとまれであり，尾側主膵管の拡張はないか，あっても軽度である．

7 腫瘤形成性膵炎[4]

1）腫瘍所見
腫瘍輪郭は不明瞭なことが多い．内部に膵石や蛋白栓を反映する高エコーを認めることがある．

2）腫瘍外所見
尾側主膵管の拡張は軽度～高度であり，主膵管は全体に不整を呈する．腫瘤内に主膵管が貫通する像（penetrating duct sign）がみられることがある．

8 粘液性嚢胞腫瘍（MCN）[4]

類球形で比較的厚い被膜に覆われた単房性腫瘍のことが多いが，内部に隔壁を認めることが

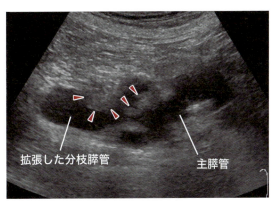

図14 膵頭部 IPMN の超音波像
膵頭部に膵管拡張と分枝膵管拡張を認める．拡張した分枝膵管内に壁在結節（▶）を認める．

ある．隔壁に仕切られた領域が嚢胞状に描出される（cyst in cyst 構造）．嚢胞内に壁在結節あるいは嚢胞壁肥厚を認めることがある（図13）．一般的に主膵管との交通は認めず，主膵管拡張もみられない．

9 膵管内乳頭粘液性腫瘍（IPMN）[4]

主膵管の拡張（主膵管型）あるいは分枝膵管の拡張（分枝型）がみられる．分枝型では多房性嚢胞を呈する．主膵管型と分枝型の両方の特徴を持つ場合，混合型と呼ぶ（図14）．膵管内に壁在結節がみられる場合がある（図14）．膵

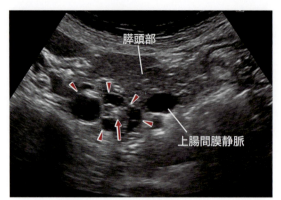

図 15　膵頭部 SCN の超音波像
膵頭部に多房性嚢胞（▶）を認める．中央に高エコーを伴う（➡）．

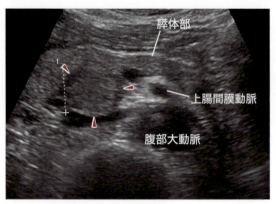

図 16　膵頭部 SCN の超音波像
膵頭部に輪郭明瞭・内部やや高エコーの腫瘤性病変（▶）を認める．充実性腫瘤様にみられるが，実際は小嚢胞の集簇である．

管内に粘液が貯留していることがあり，淡い高エコーとして描出される．

10　漿液性嚢胞腫瘍（SCN）[4]

Macrocystic type と microcystic type の 2 つに大別され，macrocystic type では辺縁にやや大きめの嚢胞が存在し，中心部は高エコーとして描出されることが多い（図 15）．Microcystic type ではエコー上，充実性腫瘍と捉えられる場合がある（図 16）．一般的に主膵管との交通は認めず，主膵管拡張はまれである．

11　仮性嚢胞[4]

単房性であることが多いが，内部に隔壁様構造を有する場合もある．内部に高エコーのデブリを認める場合がある．

Column 1

造影 US

1999年には超音波造影剤レボビスト®が登場し，US領域においても造影による膵実質造影が行われるようになった．2007年には，より高感度な第2世代超音波造影剤ソナゾイド®が，世界に先駆けてわが国で肝腫瘍に対する超音波造影剤として保険適用となり，現在では胆膵領域への適用拡大が期待されている．

1 原理と撮像法

超音波造影剤は超音波照射で，その音圧の程度により共振あるいは破壊される直径3～10 μmのマイクロバブルからなる．造影専用の撮像モードを使用することにより，共振あるいは破壊により超音波造影剤から発生する二次性高調波成分を抽出し，超音波造影剤を直接信号として捉え，選択的に描出することができる．ソナゾイド® 15 μL/kgをワンショットで静脈内投与後，リアルタイムで対象病変を観察する．ソナゾイド®投与約10秒後に造影剤からの強い信号が膵実質全体に分布し，数分間実質染影像が観察できる．

2 膵腫瘍性病変に対する造影US

膵疾患，とくに腫瘍性病変に対する造影USの役割として，存在診断，質的診断，肝転移診断が挙げられる．

存在診断としては，腫瘍部とその周囲の血行動態をダイナミックに描出することができ，病変部の輪郭を明瞭にする[1]．早期の膵癌では主膵管狭窄および尾側膵管拡張などの間接所見のみが認められることがあるが，このような腫瘍に対して造影USを用いることで膵癌が乏血性の腫瘤として描出される（図A）．一方，炎症性狭窄であれば，造影後には狭窄部は均一に染影され腫瘤が認められない（図B）．径2cm以下の膵腫瘍の存在診断において，造影US（95%）は通常のUS（84%）よりも高感度に腫瘍を検出する[1]．そのため，間接所見のみが認められる症例においては，積極的に造影USを行い，腫瘍の有無を精査することが膵癌診断に繋がる可能性がある．

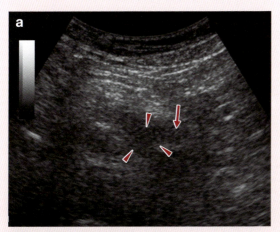 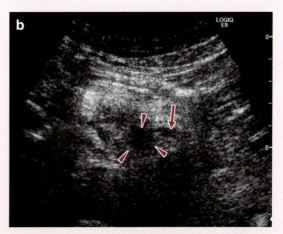

図A 膵癌の造影US像
a：モニターモード，b：造影モード．モニターモード（a）では，膵体部に輪郭不明瞭な低エコー領域（▶）および尾側膵管拡張（➡）が認められる．造影モード（b）では，周辺膵実質と比較してhypo-enhancementである腫瘤の輪郭（▶）が明瞭化している．さらに，拡張膵管（➡）も明瞭化する．

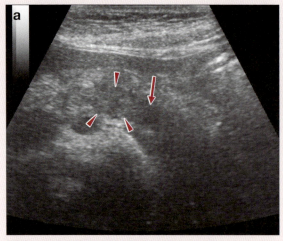
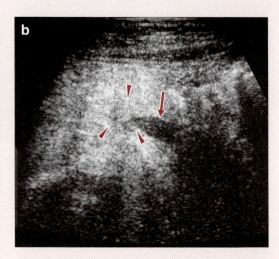

図B　炎症性限局性膵管狭窄の造影US像
　a：モニターモード，b：造影モード．モニターモード（a）では，膵体部に限局性膵管狭窄および尾側膵管拡張（➡）を認め，狭窄部に淡い低エコー領域（▶）を認める．造影モード（b）では，拡張膵管（➡）が明瞭化しているが，低エコー部（▶）は周辺膵実質と比較してiso-enhancementであり，周辺との境界は不明瞭である．

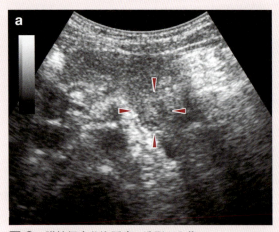
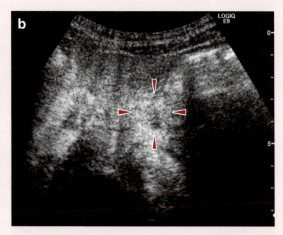

図C　膵神経内分泌腫瘍の造影US像
　a：モニターモード，b：造影モード．モニターモード（a）では，膵尾部に輪郭明瞭な低エコー腫瘤（▶）を認める．造影モード（b）では，腫瘤の辺縁（▶）が周辺膵実質と比較してhyper-enhancementである．

　質的診断としては，膵充実性腫瘤の鑑別診断に有用である．低エコーの膵充実性腫瘤が認められる場合には，膵癌，膵神経内分泌腫瘍（pNET），腫瘤形成性膵炎，限局型自己免疫性膵炎（AIP）などが鑑別に挙げられる．これら低エコー腫瘤に対して造影USを行うと，その造影パターンは，周辺膵実質と比較してhypo-enhancement，iso-enhancement，hyper-enhancementの3パターン，あるいはnon-enhancementを加えた4パターンに分類される．膵癌のほとんどがhypo-enhancementを呈し（図A），神経内分泌腫瘍の多くがhyper-enhancement（図C）を呈する．Hypo-enhancementパターンを膵癌とした場合には，感度および特異度はそれぞれ88〜90％および88〜94％となる[1,2]．

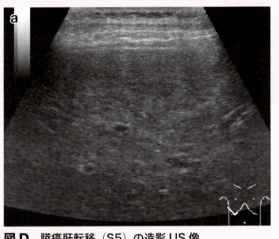 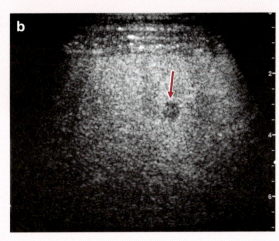

図D 膵癌肝転移（S5）の造影US像
 a：モニターモード，b：造影モード．モニターモード（a）では明らかな結節は認められないが，造影モード（b）では直径5mmの乏血性結節（→）が明瞭に描出されている．

その他，膵管内乳頭粘液性腫瘍（IPMN）の壁在結節の造影効果により，良悪性の鑑別診断が行える可能性を示唆する報告があり，膵管内乳頭粘液性癌（IPMC）における壁在結節の造影効果は，膵管内乳頭粘液性腺腫（IPMA）よりも強いことが報告されている[3]．また，造影USは膵癌肝転移診断に有用である（図D）．膵癌の肝転移存在診断を検討した報告では，造影USの肝転移診断能（感度80％，特異度99％）は造影CT（感度73％，特異度93％）よりも優れていた[4]．

文献

1) Kitano M, et al：Dynamic imaging of pancreatic diseases by contrast enhanced coded phase inversion harmonic ultrasonography. Gut 53：854-859, 2004
2) D'Onofrio M, et al：Pancreatic multicenter ultrasound study（PAMUS）. Eur J Radiol 81：630-638, 2012
3) Itoh T, et al：Usefulness of contrast-enhanced transabdominal ultrasonography in the diagnosis of intraductal papillary mucinous tumors of the pancreas. Am J Gastroenterol 100：144-152, 2005
4) Taimr P, et al：Liver contrast-enhanced ultrasound improves detection of liver metastases in patients with pancreatic or periampullary cancer. Ultrasound Med Biol 41：3063-3069, 2015

2 超音波内視鏡（EUS）

a 機器の進歩・種類

　超音波内視鏡（endoscopic ultrasonography：EUS）は先端に小型の超音波装置を付けた内視鏡装置である．膵臓は大部分が胃などの消化管の背側にあるため，体外式腹部 US では消化管内に存在するガスによるアーチファクトのため観察困難な部位が存在する．それに比べて EUS は胃または十二指腸から膵を観察するため，上述のアーチファクトを減弱することが可能である．さらに，膵に近接して観察することが可能であるため，分解能の良好な高周波超音波による観察が可能である点も EUS の利点といえる．

　EUS はラジアル型とコンベックス型の 2 種類に分けられる（図 17）．ラジアル型はさらにメカニカルスキャン方式と電子スキャン方式の 2 種類に分類され，コンベックス型は電子スキャン方式のみである．EUS はメカニカルラジアルスキャン方式が最初に開発され，その後，電子スキャン方式のコンベックス型，次いで電子スキャン方式のラジアル型が開発された[5,6]．電子スキャン方式の利点は，カラードプラ断層法や tissue harmonic imaging（THI）法[7]，超音波造影剤を用いた contrast harmonic imaging（CHI）法[8]，組織の弾性情報を画像化する elastography[9] など様々な超音波画像技術が使用できる点である．このような技術により，メカニカルスキャン方式の EUS に比べ，より鮮明でアーチファクトが少ない画像を描出し，血流情報や組織弾性情報を観察することが電子スキャン方式で可能となっている．

　コンベックス型 EUS の最大の利点は，腫瘍に対して穿刺生検［EUS guided fine needle aspiration biopsy：EUS-FNA（EUS 下穿刺吸引生検法）］を行うことができることである[10]．元来，膵腫瘍に対して組織診を施行することが外科的生検以外は困難であったが，EUS-FNA の登場により簡便かつ低侵襲に病理組織を得ることが可能となった．また EUS-FNA の技術を応用し，膵囊胞のドレナージや胆道ドレナージなど多様な手技が開発され[11]，胆膵領域の診断治療が劇的に変化した．EUS-FNA の詳細は他項（p229）を参照していただきたい．

b 膵の EUS 観察法

　EUS による膵の観察法はラジアル型とコンベックス型でまったく異なる．EUS の普及と教育を目的として，日本消化器内視鏡学会主導で，まずはラジアル型 EUS の標準化描出法が 2003 年[12] に，コンベックス型 EUS の標準化描

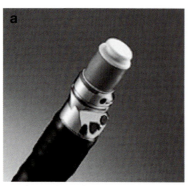
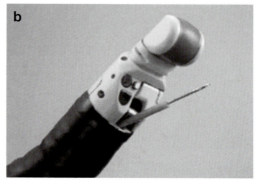

図 17　EUS の種類
　a：ラジアル型 EUS（オリンパス社，GF-UE260-AL5）
　b：コンベックス型 EUS（オリンパス社，GF-UCT260）

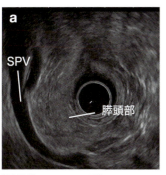 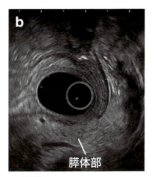 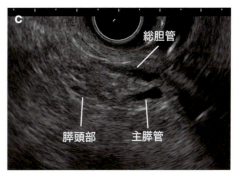

図18 ラジアル型 EUS,B-mode 画像
　フジフィルム社,内視鏡:EG580UR,超音波装置:SU-1.
a:胃内観察.膵体尾部と SPV が観察される.b:十二指腸球部内観察.膵体部が観察される.c:十二指腸下行脚観察.主乳頭,主膵管,総胆管が観察される.

出法が 2006 年[13]に作成された.以下,両 EUS の標準化描出法を説明する.

1 ラジアル型 EUS

　ラジアル型 EUS は,①十二指腸下行脚,②十二指腸球部,③胃の 3 ヵ所で胆膵領域を観察する.体位は通常の上部消化管内視鏡と同様に左側臥位で行う.各々の場所で観察可能な臓器が違い,通常,①→②→③もしくは③→②→①の順番に観察を行う.大動脈(Ao)や下大静脈(IVC),腹腔動脈(CA)や上腸間膜動静脈(SMA/SMV),脾動静脈(SPA/SPV)をメルクマールにして観察していく.③の部位での観察はさらに Push 法と Pull 法(縦断法・横断法)に分類され,それぞれの方法には利点・欠点があるため,観察対象ごとに適宜方法を変更することと,術者によって得手不得手があるので適宜方法を使い分けることが必要である.

1)胃内観察

　最初にスコープを幽門部まで挿入し,空気を吸引した後,先端バルーンを拡張し,ゆっくり引きながら観察を行う.この部位からの観察では膵体尾部の観察が可能であるが,膵体部全体を観察するためには十二指腸からの観察が必要である(図 18-a).

2)十二指腸球部内観察

　十二指腸球部までスコープを挿入し,ゆっくり引きながら観察を行う.この部位からは膵頭体部と総胆管,胆嚢を観察することが可能である(図 18-b).

3)十二指腸下行脚観察

　十二指腸下行脚内からの観察は主に膵鉤部,膵頭部,十二指腸乳頭,胆嚢を観察する.観察法は Pull 法と Push 法に大別される.

①Pull 法:内視鏡的逆行性胆道膵管造影(ERCP)のときと同様にストレッチをして十二指腸下角までスコープを挿入する.その後,先端バルーンを拡張してゆっくりと引きながら観察を行う.膵頭部と十二指腸乳頭の観察は,大動脈や膵臓が長軸に描出されるように観察する縦断法(図 18-c)と,短軸方向に描出される横断法に分類される.前者は膵頭部を広範囲に描出することが利点であるが,初級者には十二指腸乳頭を描出することが難しいという欠点がある.後者は逆に,十二指腸乳頭を容易に描出することができる反面,胆膵管を長軸に描出することができないことが欠点とされている.

②Push 法:Pull 法と違い,スコープ先端が十二指腸下行脚に到達してもストレッチを行わずに観察する方法である.Pull 法では総胆管が描出困難なときに有用とされている.

2 コンベックス型 EUS

　コンベックス型 EUS はラジアル型 EUS と同様に,①十二指腸下行脚,②十二指腸球部,③胃の 3 ヵ所で胆膵領域を観察する.体位は通常

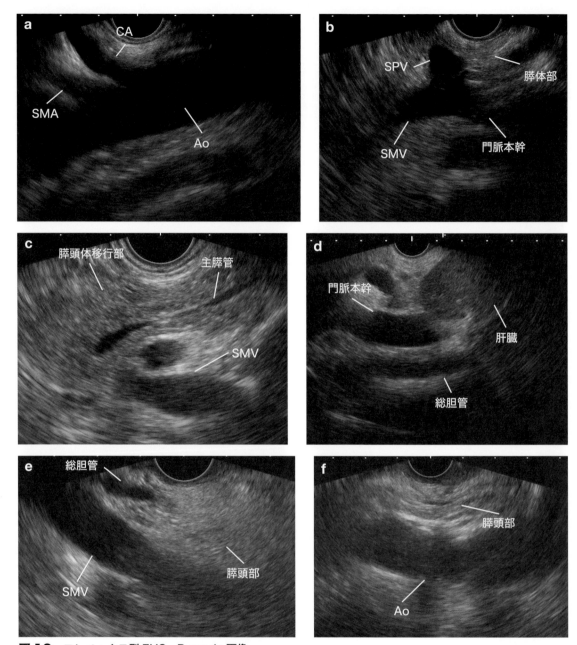

図19　コンベックス型EUS，B-mode画像
　フジフィルム社，内視鏡：EG580UT，超音波装置：SU-1．
a：Ao，SMA，CA．b：SMV，SPV，門脈本幹の合流部．c：膵頭体移行部．d：肝門部．e：総胆管，SMV．
f：膵頭部，Ao

　の上部消化管内視鏡と同様で左側臥位で行う．各々の場所で観察可能な臓器が違うが，ラジアル型EUSと同様にAoやIVC，CAやSMA/SMV，SPA/SPVをメルクマールにして観察していく．コンベックス型EUS使用時，他臓器との関連性を確認するためにスコープはストレッチされた状態になっていることが重要である．トランスデューサーの方向は内視鏡のユニバーサルコードの逆方向になるため，観察時には無理なひねりを加えずに，トランスデューサーの

向きを常に意識しながらスコープをローテーションさせることが重要である．

1) 胃内観察

最初にスコープを胃内まで挿入し，トランスデューサーが腹側に向くようにupアングルをかけると，肝左葉が観察される．この部位からスコープを時計回転させ，トランスデューサーを背側に向けるとAo，CAとSMAの分岐部が観察される（図19-a）．そこからスコープを少し挿入しつつ時計回転させると左腎と膵尾部が観察される．SPVをメルクマールにしてさらにスコープを時計回転させると，脾門部の膵実質を観察することが可能である．

次にSMAが観察できるポジションにまでスコープの位置を戻し，その後，反時計回転させると，SMAと並行するようにSMVが観察される．SMVを長軸に描出した後に少しスコープを引くと，SMV・門脈本幹・SPVとの合流部を観察することができる（図19-b）．この部位では膵頭体移行部を観察することが可能である（図19-c）．また，門脈本幹を長軸に描出させながらスコープを引くと，肝門部を観察することができる（図19-d）．この部位からの観察では，門脈本幹の深部側に並行して走行している総胆管を描出することができる．

2) 十二指腸球部内観察

十二指腸球部までスコープを挿入し時計回転させると，SMVと総胆管が長軸で観察される（図19-e）．ここからスコープを時計回転させると，総胆管，主膵管と膵実質を主乳頭付近まで追いながら観察することができる．次に反時計回転させると，SMV・門脈本幹・SPVとの合流部，膵頭体移行部の膵実質を観察することができる．

3) 十二指腸下行脚観察

十二指腸下行脚までスコープを挿入し，ストレッチを行う．その後，スコープを時計回転させるとAoとIVCが長軸に描出され，そのプローブ寄りに膵頭部が観察される（図19-f）．そこから徐々にスコープを引くと膵頭部が描出

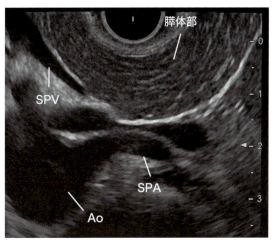

図20　正常膵のEUS, B-mode画像
内視鏡：PENTAX社，EG-3670URK，超音波装置：日立アロカメディカル社，Hi-Vision Ascendus．

される．さらにそこからゆっくりスコープを引き抜いて，主乳頭付近の膵実質，主膵管・総胆管が描出されるようスコープを回転させる．

c 正常膵のEUS所見

正常膵実質のEUS所見は体表USと同等で，肝臓とほぼ同等もしくは高輝度で均一に描出され，一般的にfine reticular patternを呈する（図20）．主膵管径は膵体部3 mm以上を拡張と定義する．膵実質の短軸径は30 mm以上を腫大，10 mm以下を萎縮と定義する[14]．

d 膵疾患のEUS所見

EUSで膵疾患の所見を診断する場合，①充実性病変，②嚢胞性病変，③石灰化像，④主膵管径異常，⑤形態異常，⑥限局性腫大の有無について確認しながら観察していく[14,15]．腫瘍性病変の超音波診断基準は日本超音波医学会用語・診断基準委員会から膵癌超音波診断基準が作成されているので参照していただきたい[15]．

1 充実性病変

充実性病変を認めた場合，そのエコー輝度が高エコーまたは等～低エコーであるか，そしてその輪郭が明瞭/不明瞭，整/不整であるかを確

表3 充実性病変のEUS所見

	腫瘍所見		腫瘍外所見	
	輪郭	内部	膵内	膵外
浸潤性膵管癌	輪郭明瞭，不整※	小腫瘍は低エコー均一，増大するにつれ中心部に不均一な低エコー	尾側膵管拡張（平滑〜数珠状）	胆管・胃十二指腸・血管など周囲臓器への浸潤や周囲リンパ節腫大
pNET	・輪郭明瞭，整 ・小腫瘍の場合，輪郭明瞭，不整の場合あり ・外側陰影を伴う場合あり	・類円形均一低エコー ・出血壊死をきたした場合，無エコー・高エコーが散在 ・ときに石灰化を認める	・尾側膵管拡張は認めないか，極軽度 ・圧排所見を認めるときがある ・悪性例では拡張や腫瘍栓を認める場合あり	基本的には認めない
SPN	・輪郭明瞭，整 ・小腫瘍の場合，輪郭明瞭，不整の場合あり	・小腫瘍は等エコー・高エコー ・増大するにつれ内部に不均一な無エコーや低エコー ・ときに石灰化を認める	・尾側膵管拡張は認めないか，極軽度 ・圧排所見を認めるときがある ・悪性例では拡張や腫瘍栓を認める場合あり	基本的には認めない
腫瘤形成性膵炎	全体的に輪郭不明瞭	・管状腺癌に比して低エコーが多い ・ときに内部に高エコーを認める	・尾側膵管拡張は軽度〜高度 ・penetrating duct signを認めることがある	・ときに腫瘤の上流胆管拡張を認める ・ときに血管の狭窄像やリンパ節腫大を認める

※浸潤性膵管癌は腫瘍尾側が閉塞性膵炎をきたした場合，腫瘍の輪郭が不明瞭になることがある．

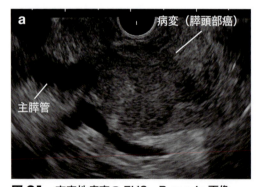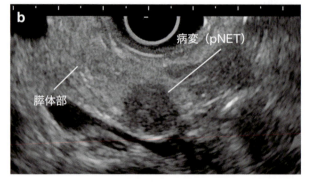

図21 充実性病変のEUS，B-mode画像
内視鏡：PENTAX社，EG-3670URK，超音波装置：日立アロカメディカル社，Hi-Vision Ascendus．
a：浸潤性膵管癌，b：pNET．

認する．そして充実性病変により血管や主膵管，胆管の途絶や狭窄を認めるか否かを確認する．充実性病変の特徴を表3に示すが，個体差があり鑑別診断が困難である場合もあるため，各所見を総合的に判断する．膵癌は主に低エコーで輪郭が明瞭で不整な病変として描出され（図21-a），主膵管や血管，胆管の途絶を伴うことがある．膵神経内分泌腫瘍（pNET）の場合，輪郭が明瞭で整な病変として描出され（図21-b），腫瘤形成性膵炎などの炎症性病変の場合，輪郭が不明瞭に描出される．

2 囊胞性病変

囊胞性病変を認めた場合，囊胞の存在部位，形態（単房性か多房性か），主膵管との交通の有

表4 囊胞性病変の EUS 所見

	部 位	囊胞形態	主膵管との関連	充実性部分
IPMN（分枝型）	部位差なし	単房性 多房性（cyst by cyst 構造）	交通あり 主膵管拡張を認めることが多い	囊胞内結節を認めることがある
MCN	ほぼ全例が体尾部	単房性 多房性（cyst in cyst 構造）	交通なし 主膵管拡張は認めない	厚い被膜（夏ミカン様） 囊胞内結節を認めることがある
SCN	部位差なし	多房性	交通なし 主膵管拡張は認めない	中心部高エコー（蜂巣状構造，honeycomb structure）を認める

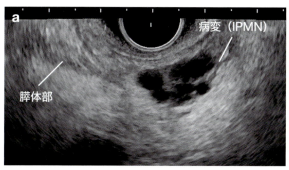
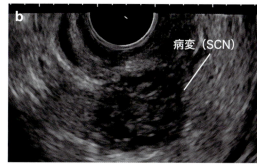
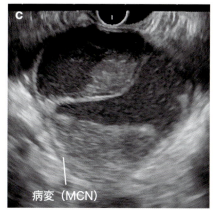

図22 囊胞性病変の EUS，B-mode 画像
　内視鏡：PENTAX 社，EG-3670URK，超音波装置：日立アロカメディカル社，Hi-Vision Ascendus.
a：IPMN，b：SCN，c：MCN．

無，充実性部分（隔壁肥厚・被膜・囊胞内結節の有無）を確認する．囊胞性病変の特徴を表4に示すが，個体差があり鑑別診断が困難である場合もあるため，各所見を総合的に判断する．膵管内乳頭粘液性腫瘍（IPMN）の場合，主膵管との交通を認める単房性か多房性の囊胞性病変で，いわゆる cyst by cyst の形態を呈する（図22-a）．囊胞内結節の有無，分枝型か主膵管型かなどで診療方針を判断する国際ガイドラインが作成されている．また，漿液性囊胞腫瘍（SCN）のように悪性化しない囊胞性病変もあ
れば（図22-b），粘液性囊胞腫瘍（MCN）のように悪性化する可能性がある囊胞性病変もあるため（図22-c），経過観察可能であるか，手術治療が必要か所見を判断する必要がある．

3 石灰化像

石灰化像を認めた場合は，膵管内であるか，膵実質内であるか，囊胞内であるか判断する．膵管内石灰化像やびまん性の膵実質内石灰化像の場合は，慢性膵炎（図23）と診断することができる[3]．囊胞内石灰化の場合は膵仮性囊胞，MCN や充実性偽乳頭状腫瘍（SPN）や pNET

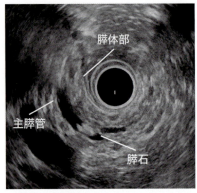

図23 慢性膵炎のEUS, B-mode画像

内視鏡：PENTAX社, EG-3670URK, 超音波装置：日立アロカメディカル社, Hi-Vision Ascendus. 膵石と主膵管拡張を認める.

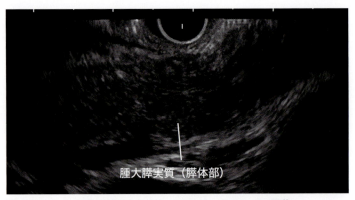

図24 自己免疫性膵炎（AIP）のEUS, B-mode画像

内視鏡：PENTAX社, EG-3670URK, 超音波装置：日立アロカメディカル社, Hi-Vision Ascendus. 膵は全体的に腫大し, 低エコーを呈す.

の可能性があるので, 他所見と総合的に判断する.

4 主膵管径異常

主膵管径は主膵管の前壁エコーの立ち上がりから後壁エコーの立ち上がりまでを計測し, 3 mm以上を拡張と定義する. びまん性の主膵管拡張を認めた場合は, 慢性膵炎を疑う（図23）. 限局性の拡張/狭窄を認めた場合は, その近辺に膵癌やIPMNが存在する可能性があるため, よく周囲を観察する.

5 形態異常

膵実質の短軸径は30 mm以上を腫大, 10 mm以下を萎縮と定義する. 膵実質全体が腫大し, 膵実質が低エコーを呈した場合, 自己免疫性膵炎（AIP）を疑う（図24）. また慢性膵炎の場合, 多くは膵実質の萎縮を認める. 膵癌など腫瘍性病変で主膵管狭窄をきたした場合, 尾側は閉塞性膵炎となり, 膵実質の萎縮を認めることがある.

6 限局性腫大

限局性腫大とは, 膵実質が部分的に腫大し, 輪郭が平滑であるものと定義されている. 腫大部がエコー輝度の低下や主膵管など内部構造の不明瞭化を認めた場合は, 膵癌など腫瘍性病変である可能性が高い.

Column 2

造影 EUS

　1980年代初頭にcolor Doppler modeが開発され，病変の血流情報を得ることができるようになった．しかしcolor Doppler modeでは2〜3 mmまでの血管内血流の情報を得ることはできるが，実質内血流情報は得ることができなかった．それを解決するために超音波造影剤が開発され，最初は主に肝腫瘍の血流評価目的で利用された．超音波造影剤を用いながら膵疾患に対してEUSを行った最初の報告が1990年代初頭に行われ[1]，当初はCO_2のマイクロバブルを肝動脈より注入し，EUS（intraductal ultrasonography：IDUS）で病変観察を行った[2,3]［EUS（IDUS）angiography］．しかし，EUS（IDUS）angiographyは経動脈的投与のため侵襲性が高く，汎用性が低いという欠点があった．その後，静脈内投与が可能なAlbunex™やレボビスト®などの第一世代超音波造影剤の登場によって，より簡便に低侵襲にて様々な病変に対して造影EUSを施行できるようになった[4-6]．また電子スキャン方式のEUSや超音波観測装置の進化によりcolor/power Doppler modeやcontrast harmonic imaging（CHI）を併用することにより，病変部の詳細な血流評価を行うことが可能となった．大野ら[7,8]はcolor Doppler modeを併用した造影EUSを用い，IPMN内の壁在結節の詳細な評価を行うことで，IPMN良悪性診断に有用であることを報告した．その後，低音圧で造影検査が可能な第二世代の超音波造影剤（ソナゾイド®など）の登場により，継時的な病変の血流評価が容易となった．ソナゾイド®を用いながらCHIで観察を行い，病変のエコー輝度の定量的・経時的な変化を表したtime-intensity curve（TIC）を用いることで，造影EUSを客観的に評価することが可能となった．松原ら[9]はソナゾイド®を用いた

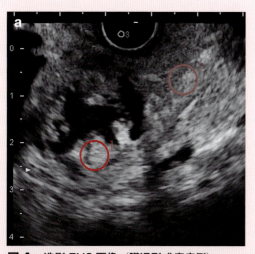
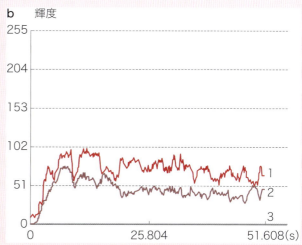

図A　造影EUS画像（膵退形成癌症例）
a：造影EUS，CHI画像．膵退形成癌は膵実質に比して造影効果が強く描出される．ROI（region of interest）を膵腫瘍内（○）・膵実質内（○）に設定し，このROI内のエコー輝度変化を，time-intensity curve（TIC）を作成し定量化する．
b：TIC曲線．赤線が膵腫瘍，茶線が膵実質の輝度変化を表す．膵腫瘍は膵実質に比して強く長く造影効果を認める．

造影EUSを膵腫瘍に対して行い，エコー輝度の時間的変化率を計算することで膵腫瘍の鑑別診断に有用であることを報告した（**図A**）．

わが国ではソナゾイド®の保険適用は2016年8月時点で肝腫瘍と乳腺腫瘍のみであり，膵腫瘍は保険適用外となっていることが一番の問題点となっている．膵疾患に対した超音波造影剤の有用性の報告は多数あり，今後膵腫瘍への適応拡大が強く望まれる．

文献

1) Hirooka Y, et al：Contrast-enhanced endoscopic ultrasonography in digestive diseases J Gastroenterol **47**：1063-1072, 2012
2) Kato T, et al：Ultrasonographic and endoscopic ultrasonographic angiography in pancreatic mass lesions. Acta Radiol **36**：381-387, 1995
3) Kuroiwa M, et al：New technique using intraductal ultrasonography for the diagnosis of bile duct cancer. J Ultrasound Med **13**：189-195, 1995
4) Nomura N, et al：Usefulness of contrast-enhanced EUS in the diagnosis of upper GI tract diseases. Gastrointest Endosc **50**：555-560, 1999
5) Kanamori A, et al：Usefulness of contrast-enhanced endoscopic ultrasonography in the differentiation between malignant and benign lymphadenopathy. Am J Gastroenterol **101**：45-51, 2006
6) Ishikawa T, et al：Usefulness of EUS combined with contrast-enhancement in the differential diagnosis of malignant versus benign and pre-operative localization of pancreatic endocrine tumors. Gastrointest Endosc **71**：951-959, 2010
7) Ohno E, et al：Intraductal papillary mucinous neoplasms of the pancreas：differentiation of malignant and benign tumors by endoscopic ultrasound findings of mural nodules. Ann Surg **249**：628-634, 2009
8) Ohno E, et al：Malignant transformation of branch duct-type intraductal papillary mucinous neoplasms of the pancreas based on contrast-enhanced endoscopic ultrasonography morphological changes：focus on malignant transformation of intraductal papillary mucinous neoplasm itself. Pancreas **41**：855-862, 2012
9) Matsubara H, et al：Dynamic quantitative evaluation of contrast-enhanced endoscopic ultrasonography in the diagnosis of pancreatic diseases. Pancreas **40**：1073-1079, 2011

3 X線CT

a 機器・撮像法の進歩

CTの撮像機器はこの10年程度の間に様々な進歩を遂げ、臨床の現場に投入されてきたが、それらの進歩の中でも膵領域においてもっとも恩恵の大きいものがmulti-detector row CT（MDCT）の普及である。近年では64列以上の検出器を有する撮像機器が標準的に使用されており、造影剤急速静注後に数相撮像を行うdynamic CTにおける時間分解能の向上が得られ、とくに腫瘍のvascularityの評価を正確に行うことが可能となった。また空間分解能も向上し、1mm以下の等方向データの収集が可能になったことにより、撮像後に任意の断面画像の再構成画像（multi-planar reconstruction：MPR）像、volume rendering（VR）像の作成が可能となった。これにより膵病変を多方向から観察できるようになり、腫瘍や炎症の局在、進展度の評価をより精密に行うことが可能となった。

b 単純CTと造影CT（dynamic CT）

膵臓のCT診断に関しては腎機能低下、ヨードアレルギーなどがない限り、ヨード造影剤を使用したdynamic CTが必須である。造影剤の注入法、撮像タイミングは施設や使用機器により多少のばらつきがあるものの、基本的には少なくとも膵疾患の疑われる症例に対しては単純CTを撮像後に造影剤の急速静注（3～5mL/秒）を行い、造影剤注入約40秒後（膵実質相）、70秒後（門脈相）、120～180秒後（後期相）の少なくとも3相の撮像を行う必要がある。また、膵腫瘍性病変に対しては動脈の全体像をVR像によって立体的に把握可能にするために、動脈相として造影剤注入25秒後での撮像画像を追加することがある。

膵疾患は腫瘍・炎症を問わず、不用意な経過観察が患者の予後を大きく損なってしまう危険性があるため、とくに初回の画像評価に関しては十分な情報が得られるように撮像を行い、適切な画像処理・読影を行う必要がある。表5に筆者の施設で膵疾患の疑われた患者に対する初回精査時の撮像プロトコールを示す。

c angio CT, 3D-CT

Angio CTは膵疾患において、以前は膵癌の脈管浸潤、動脈分岐形態の評価目的、肝転移の有無の検索のために施行されていたが、現在ではMDCTの多列化によるthin slice画像、MPR画像による動脈浸潤、門脈浸潤ともに評価が可能となったほか、動脈分岐形態についても動脈相のVR像により把握できるようになったため、脈管評価目的にangio CTが施行される機会は減少している。ただ、膵癌の肝転移の評価には経動脈性門脈造影下CT（CT during arterial portography：CTAP）、肝動脈造影下CT（CT during hepatic arteriography：CTHA）が有用な場合があり、術前dynamic CT、MRIにて肝

表5　膵疾患撮像プロトコール

	撮像範囲	撮像開始時間	Slice厚	再構成画像
単純	肝〜腎下極			
動脈相	肝〜腎下極	25秒	2.5 mm	VR像、MIP像
膵実質相	肝〜腎下極	40秒	2.5 mm	MPR像（2 mm slice）
門脈相	肝〜腎下極	70秒	2.5 mm	MPR像（2 mm slice）
平衡相	肝〜骨盤部	180秒	2.5 mm	

造影剤は高濃度造影剤（イオメロン® 350もしくはオムニパーク® 350）を使用し、造影剤量1.8 mL/kgを注入時間30秒間（注入時間一定法、体重によって注入速度が異なる）にて注入している。

転移の可能性が疑われるような症例，上腸間膜静脈，脾静脈など門脈系の浸潤が疑われる症例には，術前に肝転移の検索目的に施行されることがある．この際に膵癌の肝転移は，典型的には他の肝転移と同様にCTHA後期相でリング状濃染を示すことが多いが，ときに動門脈短絡（APシャント）様の所見を呈することがあり，注意を要する[16]．Angio CTにてAPシャント様の所見がみられ，判断に困った際にはEOB-MRIを施行して肝細胞相でのdefectの有無，拡散強調像での信号をチェックする必要がある．微小肝転移の有無は手術適応にも大きく関わってくるため，その存在の有無に関してはangio CTを含め，あらゆる診断モダリティを用いて慎重に当たらなければならない．

3D-CTはMPR像やVR像など，等方向データを用いた三次元の再構成画像全般を指し，主に脳動脈瘤や大動脈瘤の治療前評価に用いられることが多い．膵疾患においても広く用いられるが，どのような画像を作成し，診断に使用するかはその目的によって異なる．MPR像は単に冠状断・矢状断像だけでは不十分で，膵臓や膵管，動門脈などと腫瘍の位置関係など，評価したい構造との関係がもっとも評価可能な断面を考え，適宜再構成断面を傾け，適切な画像を作成すること（oblique-MPR）が重要である．また，膵腫瘍の術前の動脈分岐形態の把握や膵血管性病変（動静脈奇形，仮性動脈瘤など）の治療前シミュレーションにおいてはVR像が有用である（**図25**）．とくに血管性病変では動静脈奇形の関与血管や流出静脈の形態，動脈瘤では動脈瘤前後の動脈の走行形態や動脈瘤から分岐する分枝の把握が重要であり，thin sliceの横断像やMPR像と併せて治療前に十分に評価しておく必要がある．

d 読影法

膵疾患のCT読影の際には，まず読影ビューワーにいったん撮像された画像をすべて表示し，適切な検査が施行され，必要な画像が作成

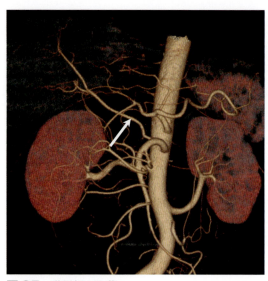

図25 動脈相VR像
腹腔動脈，上腸間膜動脈分枝の全体像が良好に描出されている．上腸間膜動脈に転位した右肝動脈の存在も容易に把握可能である（⇨）．

されているかを確認してから実際の読影に移る．膵疾患の画像診断においては病変の検出，性状評価（質的診断）を行うことが最優先される．その後に各疾患によって評価するべき項目に関して順次適切な画像を観察して評価を行っていく．以下に代表的な疾患について大まかなチェック項目と読影の流れを呈示する．

1 腫瘍性病変
1）病変の検出と質的診断

膵実質相の画像を観察し，限局性病変，とくに膵癌を含めた腫瘍性病変の検出を行う．通常，膵癌は乏血性腫瘍であるため，この膵実質相画像で腫瘍と周囲膵実質とのコントラストが付きやすく，病変の検出に有用である．また，膵管/胆管もこの膵実質相でもっとも評価がしやすく，拡張の有無や閉塞部の評価を併せて行う．膵実質相の画像で高吸収な病変は，富血管性病変として膵神経内分泌腫瘍（pNET）や腺房細胞癌，膵内副脾の可能性を疑う必要がある[17,18]．またIPMNやMCN，SCNなどの囊胞性腫瘍性病変では膵実質相の横断像，MPR像を用いて膵管との関係を丹念に評価する必要がある

ほか，後期相画像を併用して嚢胞全体の形状や壁の不整，壁在結節の有無，サイズの評価を行う．次いで門脈相・後期相画像を観察し，膵実質相で検出した病変の造影パターンを確認する．多くの膵癌は門脈相・後期相画像において漸増性に増強する．また後期相では病変内の造影不良域の有無を評価し，腫瘍内壊死の有無を評価する．

2）手術治療の適応とその際に必要な情報についての評価

具体的には病変の存在部位，サイズに加え，進展範囲，転移の有無評価を行う．

①被膜外浸潤，神経叢浸潤の有無と進展範囲：主に膵実質相〜後期相画像の横断像を観察し，腫瘍の頭尾・前後方向での被膜外浸潤の有無を評価する．とくに膵鉤部病変では被膜外浸潤がみられた場合には後方神経叢に沿っての進展がみられ，周囲脂肪組織内の毛羽立ち状陰影として描出され，この神経叢浸潤の範囲が重要である[19]．

②脈管系・胆管系浸潤の有無と範囲：動脈相〜門脈相の横断像とMPR像を観察し，進展が想定される動門脈と腫瘍の関係を多方向から観察し，評価を行う．その際には手術適応と術式に関係する脈管系の浸潤の有無から評価し，順次，末梢動脈の浸潤の有無の評価を行う．また，上腸間膜静脈〜門脈本幹への浸潤が横断像で疑われる際には，MPR像を用いて浸潤が疑われる範囲（浸潤長）の評価を行う．神経内分泌腫瘍や腺房細胞癌が疑われる際には，膵管内・門脈内の鋳型腫瘍栓形成など特殊な進展形式に留意して評価を行う．

③リンパ節・肝転移の有無：リンパ節転移の評価は主に門脈相画像で検出するが，膵癌ではサイズが5mm程度の小さなものでも所属リンパ節には転移がみられることが多く，CTでの評価には限界があり，CTの役割としてはむしろ，大動脈周囲など手術治療時に郭清範囲外に当たるリンパ節腫大の有無を評価することを重視する．肝転移に関しては単純〜後期相までのすべての画像を入念に観察し，評価を行う．とくに膵癌の肝転移ではAPシャント様の早期濃染を呈することがあり，膵頭部癌症例では胆汁うっ滞に伴うAPシャントとの鑑別が困難な場合があり，そのような症例ではangio CTやEOB-MRIによる評価を併用する．

④腹膜播種の有無：後期相画像の横断像で腹部〜骨盤部全体を観察し，とくに大網や腸間膜脂肪組織内の播種性結節や濃度上昇（omental cake）の有無，腹膜の不整像や肥厚像の有無を評価する．

⑤その他の評価項目：動脈解剖，腫瘍末梢膵実質の萎縮と線維化の程度，膵管拡張の有無．動脈解剖に関しては，とくに破格の有無に関して動脈相画像の横断像，MPR/VR像で評価し，把握しておく．また手術適応そのものには直接関与しないものの，手術時の膵管再建，膵液瘻の予測に重要なことがあり，膵実質相画像で拡張膵管径を評価するとともに，貯留嚢胞の有無に関しても評価しておくとよい．

2 急性膵炎

1）CT Grading

実質壊死の有無，炎症の波及範囲の評価．膵実質相〜後期相の横断像を観察し，実質の造影不良域を評価する．急性膵炎では，膵実質相では浮腫状変化であっても正常膵に比較して造影効果が低下することがあり，病変の検出には有用であるが実質壊死とは判断できないため，必ず後期相画像での造影効果を確認する必要がある．また炎症波及の範囲の評価は，膵実質相・門脈相画像にて間膜や腎筋膜などの解剖学的構造を把握した上で後期相画像と併せて評価する．

2）脈管系の合併症の有無（膵周囲動脈の仮性動脈瘤，門脈血栓など）の評価

とくに膵周囲動脈の仮性動脈瘤，門脈血栓の有無に留意して動脈相〜門脈相画像を評価する．これらの合併症が疑われた際には，MPR像を用いて仮性動脈瘤の形状や前後動脈の形態，血栓の進展範囲を評価する．とくに膵周囲動脈の仮性動脈瘤は迅速な対応が必要なことが多く，急性膵炎の評価の際には常に留意しておく

3）急性膵炎の成因の評価

単純CTにて胆石，総胆管結石，膵石の有無を評価するとともに，膵実質相～後期相画像を入念にチェックし，膵管拡張や限局性の異常濃染域などの腫瘍性病変の有無を評価する．

3 脈管系疾患

膵周囲動脈瘤は真性瘤と仮性動脈瘤が存在するため，形状や壁の有無を動脈相～後期相画像でMPR像を用いて評価を行う．また動静脈奇形では流入動脈，流出動静脈の本数と分岐形態などを評価する必要があるほか，病変前後の動静脈の性状，解離の有無，segmented arterial mediolysis（SAM），血管炎などの有無について，MPR像，VR像を併用して確認する．とくに血管内治療（interventional radiology：IVR）による治療を行う際には，これらの点について術前に十分評価しておくことが，塞栓術時のカテーテル，コイルなどの塞栓物質の準備，塞栓方法の計画に必須である．

4 膵疾患CT診断のピットフォール

1）groove膵癌

閉塞性黄疸の原因精査時のCTにおいて，胆管拡張のみを呈するような症例ではこのgroove膵癌に注意を要する．膵管拡張を呈さないことや，膵頭部に腫瘍形成がみられず，また胆管にも上流拡張があるものの結石や壁肥厚がはっきりしない場合に考慮すべきである．十二指腸下行脚と膵頭部の間に病変が存在し，意識してチェックを行わなければ認識できない場合や，膵実質相画像や後期相画像でのみ十二指腸，膵頭部とのコントラストが付いて認識可能な症例も存在するため，胆管拡張のみがみられるような症例においては必ずgroove領域の評価を心掛ける必要がある．またgroove膵炎との鑑別も困難な症例が多く，MRI，EUS-FNAを併用して診断に当たるべきである[20,21]．

2）自己免疫性膵炎（AIP）

IgG4関連疾患の膵病変として広く認識され，典型像は診断に迷うことはないが，限局性AIPでは常に膵癌との鑑別が問題となる．血清IgG4値や膵癌病変の有無の確認が鑑別に有用なことが多いが，IgG4関連疾患の約60％が膵単独病変で診断されていることや，膵癌でも血清IgG4値の上昇がみられる症例が存在することを鑑み，安易にCTのみで診断を行ってはならない．

膵疾患のCT診断に当たっては，上記のように疑われた疾患によって評価すべき項目が多岐にわたり，またそれぞれ適切に評価可能な画像が異なるため一見煩雑であるが，各疾患に対して「評価すべき項目，知りたい情報は何か」を常に明確に意識して各画像を観察する習慣を付けることで系統立てた読影が可能となる．

e 代表的膵疾患のCT画像

以下に代表的な膵疾患のCT画像を呈示する．各疾患の特徴的な画像所見を知っておくことで鑑別診断を絞ることができ，MRIやFDG-PET，ERCP，EUSと併せて一連の診断セッションの中で確定診断に至ることが可能である（図26～図33）[17,18,20-23]．

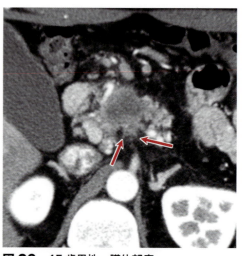

図26 45歳男性，膵体部癌

膵体部に膵実質相で内部不均一な乏血性腫瘤を認め，腹側・背側とも被膜外浸潤を伴い，とくに背側では周囲脂肪組織への索状の毛羽立ちが明瞭に描出されている（→）．

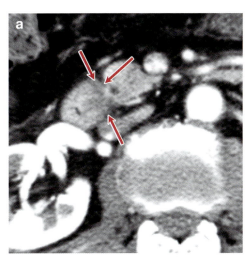
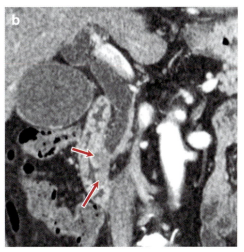

図27 68歳男性，groove膵癌
a：膵実質相で十二指腸下行脚と膵頭部の間に板状の低吸収構造を認める（➡）．他の相では十二指腸下行脚や膵頭部とのコントラストが不良で，病変の同定自体が困難であった．
b：冠状断像．

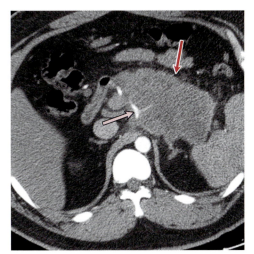

図28 28歳男性，膵悪性リンパ腫
膵体尾部に乏血性腫瘤を認める（➡）．境界は明瞭で動脈相では病変内を総肝動脈が貫通している（⇨）．

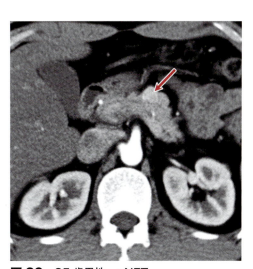

図29 35歳男性，pNET
膵体部に膵実質相で境界明瞭な多血性結節を認める（➡）．

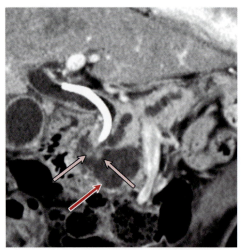

図30 72歳男性，IPMN（浸潤癌合併例）

膵頭部に主膵管と連続する多房性嚢胞性病変を認める（➡）．一部隔壁の不整肥厚を認め（⇨），同部は手術にて浸潤癌と診断された．

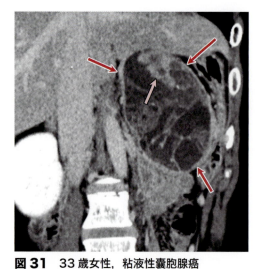

図31 33歳女性，粘液性嚢胞腺癌

膵尾部に境界明瞭な嚢胞性病変を認める．腫瘤辺縁部には厚い被膜構造がみられ（➡），内部は特徴的な cyst in cyst pattern を呈する．一部隔壁に不整肥厚を認める（⇨）．

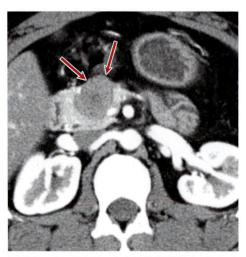

図32 34歳女性，充実性偽乳頭腫瘍（SPN）

膵頭部に境界明瞭な腫瘤を認める（➡）．膵実質相で比較的均一な濃染を呈する．

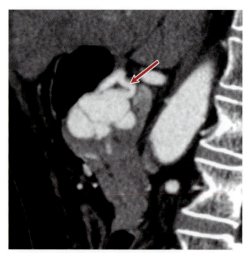

図33 66歳女性，膵動静脈奇形（AVM）

膵体部に動脈相で拡張した脈管構造を認める．矢状断像で拡張した後上膵十二指腸動脈（PSPDA；➡）が主な供血路であることが分かり，IVRにて塞栓を行った．

f 利点と欠点

膵疾患における dynamic CT の主な利点は以下の3点である.

① MDCT の多列化により撮像時間が短縮したため,入室から数分ですべての画像の撮像を終えることが可能となり,とくに重症急性膵炎や外傷など状態の悪い患者の撮像においても息止め不良の影響が少なく,安定した画像を得ることができることは,とくに MRI 検査に比較して大きなメリットである.また超音波検査では死角となる腸管ガスの影響が少ない.

② 体内金属,ペースメーカーなどの MRI 禁忌症例にも施行することが可能である.

③ MDCT の普及に伴い,実際のルーチン検査の後でも volume data が残っていれば読影時に必要な任意断面の MPR や VR 像を追加で作成することができる.

CT 検査の欠点は周知の如く X 線被曝である.とくに数相撮像を行う必要がある dynamic CT では被曝量が多く,安易に繰り返し施行することは厳に慎むべきである.また止むを得ず繰り返し施行する際には,患者の状態,評価したい項目を検査前に明確にし,必要最小限度の撮像に留めるように毎回プロトコールを変更する必要がある.

g 画像診断における位置づけ

MDCT の普及により dynamic CT ではとくにその高い時間分解能と空間分解能により,病変の vascularity や周囲組織との立体的な関係を評価することが可能であり,患者の状態や撮像技師の技量への依存性が少なく,安定した画像が得られるため,膵病変の画像診断においては中心的な役割を担っている.ただ,膵疾患の診断において CT のみで確定診断に至ることが困難な症例も存在することも知っておくべきである.病変内部の微細構造の描出・評価には濃度分解能の高い dynamic MRI が有用であるほか,組織診断も可能であり,濃度分解能の高い EUS も膵疾患の診断には不可欠である.常に「欲しい情報は何か,そのために必要な画像診断は何か」を明確に意識しながら画像診断に取り組むことが重要である.繰り返しになるが,膵疾患は安易な経過観察が取り返しのつかない結果を招いてしまうことがあり,最初の一連の診断セッションにおいて,可能な限り確定診断を行い,適切な治療に結びつけることが必要である.

Column 3

perfusion CT

　"灌流（perfusion）"の語源は，中世後期のラテン語 *perfundere* に求められ（*per-*：through と *fundere*：pour），"（対象に）液体が浸透し満たされ通過せしめること" という意味になり循環状態を意味する[1]．近年，臓器の灌流情報を取得するために，非侵襲的方法である perfusion CT[2] の応用が始まっている．Perfusion CT は造影 CT の一種であり，組織内の造影剤動態を解析し，組織血流速度/量，組織における造影剤の移行率，線維成分（間質）量などを算出する．こうした灌流（perfusion）関連要素を 1 ピクセルずつ算出し，カラーマップで可視化した画像を perfusion image と呼ぶ（図A）．

　Perfusion CT[3] は，正中静脈から 4〜5 mL/秒で 40〜60 秒間，造影剤を急速静脈投与し，同時に 4〜8 スライス（5〜8 mm 間隔）の断面を固定し撮像する．次いで各断面におけるピクセルごとの造影剤の移動を観察し，これを時間濃度勾配として解析し perfusion 関連因子を算出する．被曝線量は，低線量プロトコール（80 Kvp）では 3 相 CT に相当する程度（CTDIvol：80〜90 mGy）である．ノイズ低減技術（逐次近似や registration）を組み合わせれば，さらなる被曝線量の低減が可能である．撮像できる範囲は通常の 64 列 CT では 4 cm 程度だが，最新の技術である shuttling や volume CT と組み合わせれば全膵撮像が可能である．

　Perfusion CT を用いた膵疾患への応用は世界的に進みつつある．急性膵炎における膵壊死は予後に影響する重要な要素であるが，発症早期の壊死予測は通常 CT では限界がある．一方，perfusion CT を用いれば正確に診断できることがわが国より報告された[4]．この perfusion CT の壊死予測の正確性はインド[5]，ヨーロッパのグループ[6] からも報告・確認された．他にも，膵悪性疾患における化学放射線療法の効果予測に有用であると報告されている[7]．また病理所見との比較から，perfusion CT による線維成分の測定結果は一定の精度を有していることが示された[8]．

　今後は，perfusion CT を撮像することで，実臨床に有益な情報を取得し患者予後を改善できるかを検討する段階にきたと思われる．

文　献

1) Oxford English Dictionary ホームページ <http://www.oed.com/>
2) Miles KA, et al：Perfusion CT：a worthwhile enhancement? Brit J Radiol **76**：220-231, 2003
3) Tsuji Y, Takahashi N, Tsutomu C：Pancreatic perfusion CT in early stage of severe acute pancreatitis. Int J Inflam **2012**：497386, 2012
4) Tsuji Y, et al：Perfusion computerized tomography can predict pancreatic necrosis in early stages of severe acute pancreatitis. Clin Gastroenterol Hepatol **5**：1484-1492, 2007
5) Yadav AK, et al：Perfusion CT：can it predict the development of pancreatic necrosis in early stage of severe acute pancreatitis? Abdom Imaging **40**：488-499, 2015
6) Pieńkowska J, et al：Perfusion-CT--Can we predict acute pancreatitis outcome within the first 24 hours from the onset of symptoms? PLoS One **11**：e0146965, 2016
7) Park MS, et al：Perfusion CT：noninvasive surrogate marker for stratification of pancreatic cancer response to concurrent chemo- and radiation therapy. Radiology **250**：110-117, 2009
8) Koyasu S, et al：Evaluation of tumor-associated stroma and its relationship with tumor hypoxia using dynamic contrast-enhanced CT and 18F misonidazole PET in murine tumor models. Radiology **22**：150416, 2015

G. 膵の画像検査　Column 3. perfusion CT

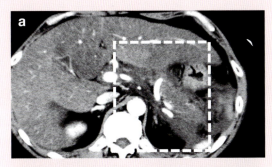
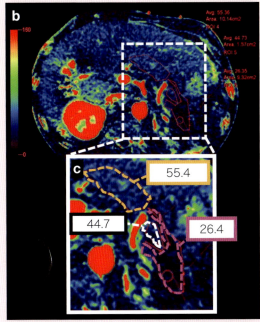
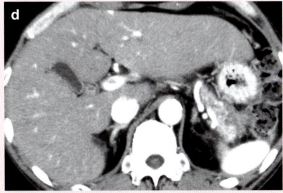
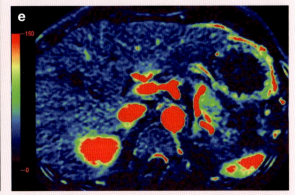

図A　perfusion CT による膵虚血の診断

a は発症初日の造影 CT．膵尾側の造影不良が認められ壊死化が予想された．b は a と同時に撮像した perfusion CT．膵血流は右側の scale bar によって表示され，赤色は血流が速く，青/紫色は血流が遅い状態を示す．b では，膵尾部の血流低下が著しい．c では白破線で囲まれた領域の拡大図と血流の測定結果が示され，膵頭部（黄色破線）；55.4，体部（白破線）；44.7，尾部（紫破線）；26.4（min^{-1}）であった．報告では 20（min^{-1}）を下回ると不可逆的な壊死が生じるとされ，本例では膵尾部の血流が回復することを期待して動注療法を施行したところ，初日の造影 CT の予想と異なり，壊死することなくほとんどの膵実質が回復し（d），血流も回復した（e）．

［倉敷中央病院　三谷洋介医師より提供］

4 MRI

a 機器・撮像法の進歩

最初のMRI商用機が1983年に発売されてから30年以上が経過したが，この間にMRI装置はソフトウェアとハードウェアの両面から技術的進歩を遂げた．ソフトウェアの面では高速撮像可能なパルスシーケンスが次々に登場し，ハードウェアの面では3T装置が臨床機として広く普及し，コイルにも改良が加えられた．さらに，パラレルイメージングなど高速撮像技術の導入は撮像時間短縮や空間分解能向上をもたらし，拡散強調像（diffusion weighted image：DWI）や膵胆管MRI（magnetic resonance cholangiopancreatography：MRCP）などの画像を得られるようになった．

撮像シークエンスでは，T1強調像として高速グラジエントエコー（GRE）法での撮像が行われるようになり，呼吸停止下でthin sliceの多相dynamic MRIを撮影できるようになった．また，DWIは普及初期には急性期脳梗塞の診断で臨床応用が進んだ[24]が，やがて腹部を含めた全身にも適用可能となり，現在は腫瘍性病変や炎症性病変の診断などに広く用いられるようになっている．

ハードウェアの進歩としては，より高磁場強度の装置が普及したことが挙げられる．静磁場強度が高いほど良好な信号雑音比（signal to noise ratio：S/N）が得られ，2000年頃から市販された3T装置では1.5T装置の約2倍のS/Nとなった．これにより，十分なS/Nを保ちながら，時間分解能や空間分解能を向上させることが可能となった．また，3T装置の導入当初は，大量腹水症例で誘電効果による信号の不均一が生じ，画質の劣化が認められる場合があったが，マルチチャンネル送信技術などの登場により，3T装置でも腹部領域において十分な画像を安定して得られるようになった．

b 単純MRIと造影MRI（dynamic MRI）

日本医学放射線学会，日本放射線科専門医会・医会から出版されている「画像診断ガイドライン2013年版」[25]に記載されている膵臓のMRI撮像プロトコールでは，ルーチンとしてT2強調像，T1強調像，DWI，造影dynamic MRI，MRCP（3D）の撮像が推奨されている．

1 単純MRI

T2強調像では，FSE（fast spin echo）法での撮影を行うが，高速撮像法である部分フーリエ法やbalanced SSFP（steady-state free precession）法を比較的短いTE（echo time）で用いると短時間での撮像が可能であり，息止めの難しい患者でもある程度の画像を得ることができる．

T1強調像では，脂肪抑制の併用が有用である．正常膵実質は膵腺房内に高蛋白含有水を有するため高信号に描出され，脂肪抑制併用により膵周囲に存在する脂肪の信号を抑制することで，正常膵の形状が明瞭となる．また，膵癌などの腫瘍，炎症，線維化など多くの病変は低信号を呈するため，脂肪抑制によるダイナミックレンジの拡大で正常膵と病変部のコントラストがより明瞭となる．

DWIは水分子の拡散の程度を画像化したものである．T2強調像に拡散傾斜磁場MPG（motion probing gradient）を印加してDWIを得るが，MPGの強さのパラメーターがb値であり，b値が大きいほど拡散がより強調された画像となる．水分子の拡散の程度は見かけの拡散係数（apparent diffusion coefficient：ADC）として定量でき，ADC値はb値の異なる2回以上の撮像により算出可能である．多くの腫瘍，炎症性病変は拡散制限により高信号として描出され，ADC値は低下する．この機序としては，細胞の浮腫などによる膨化，細胞外液の低下が考えられている．ADC値の計測は病変鑑

別の一助となることがあり，例えば，慢性膵炎や自己免疫性膵炎（AIP）の病勢評価や，膵管内乳頭粘液性腫瘍（IPMN）や粘液性囊胞腫瘍（MCN）での悪性病変の検出において ADC 値の測定が有用である[26]．しかし，急性膵炎の診断や囊胞性病変の鑑別における DWI の有用性は確立しておらず，さらには腫瘤形成性膵炎と膵癌を ADC 値に基づいて鑑別することは難しい[26]．また，ADC 値は撮像機種や b 値を含めた撮像パラメーターなどに依存し，絶対的な値ではないことに注意が必要である．

2 造影 MRI

Dynamic study での造影パターンから病変の血流評価が可能となり，病変鑑別に有用である．まずガドリニウム造影剤を急速静注し，動脈相，門脈相，後期相を撮影する．3D-GRE 法を用いると空間分解能が向上し，3 mm 程度の薄いスライス厚の画像が得られる．また，脂肪抑制を併用した方が正常膵実質と病変のコントラストが明瞭である．

通常，膵疾患の診断には臓器非特異性のガドリニウム造影剤を使用するが，膵癌が疑われる症例では肝転移の評価を併せて行うことを目的として，Gd-EOB-DTPA（EOB・プリモビスト®注シリンジ）を使用する場合もある．Gd-EOB-DTPA は，細胞外液性ガドリニウム造影剤の Gd-DTPA 類似の基本骨格に，ベンゼン環と脂溶性のエトキシベンジル基（EOB）が付加された構造を有し，脂溶性が高く，肝細胞内に取り込まれやすい．このため，投与後 10～20 分の肝細胞相では，病変部と周囲肝組織とのコントラストが明瞭となり，小病変の検出に有用である．Gd-EOB-DTPA を用いた dynamic study では病変の血流評価と肝細胞相での肝病変の評価が同時に可能であり，CT と比較して膵癌の検出能が同等，肝転移の検出能が高かったと報告されている[27]．

C MRCP, MR angiography（MRA），3D-MRI

1 MRCP

MRCP は，非侵襲的に胆管・膵管を描出可能な方法として広く普及している．1991 年に胆管の描出可能な方法として MRC（magnetic resonance cholangiography）が報告され[28,29]，その後，膵管の描出も加えた MRCP が 1994 年に報告された[30]．MRCP は膵管の形態的な評価が可能で，膵胆管合流異常や膵管癒合不全などの発生異常や，膵管の狭窄や拡張の評価が可能である．囊胞性病変においては，隔壁構造や結節構造などの内部性状，膵管との連続性などの情報を得ることができる．

MRCP は single thick slab 法と multiple thin slice 法がある．single thick slab 法は厚いスライスで撮像し，全体像が把握できる．撮像時間が数秒と短く，ぶれのない画像が得られる利点があるが，立体的位置関係把握が難しく，重なりの影響で結石や結節構造が不明瞭となる欠点がある．斜交軸・横断像などの複数断面を撮像しても比較的短時間で施行可能である．一方，multiple thin slice 法は thin slice のデータを元に MPR（multi-planar reconstruction），MIP（maximum intensity projection）を作成し，任意の方向からの評価が可能である．立体的位置把握が容易で，thin slice での元データから微細な構造の評価も可能である．ただし，撮像時間が長いため，呼吸性移動による位置ずれと画質低下を認める場合がある．

MRCP 撮影時には，胃・十二指腸内の消化液も同時に描出され，膵管・胆管評価の妨げとなる．経口陰性造影剤を投与すると，胃・十二指腸の消化液の信号が抑制され，明瞭な MRCP を得ることができる．現在，経口造影剤として認可されているのはフェリセルツ®とボースデル®の 2 種類であり，ともに T2 短縮効果を有し，T2 強調像で陰性造影剤として作用する．ボースデル®の主成分であるマンガンは腸管で

吸収された後，胆汁に排泄されるため，服用後長時間を経過するとMRCPでの信号低下をきたすことが報告されており[31]，検査時間の延長には注意が必要である．

2 MRA，3D-MRI

CTと比較するとMRIは空間分解能の点で劣っているため，MRAは一般的には行われておらず，3D撮影に関しても造影dynamic studyやMRCPを除くとルーチンでは撮影されていない．

d 読影法

膵MRIの読影においては，膵管，膵実質を観察し，病変部の評価を行う．正常膵組織は，T1強調像高信号，T2強調像軽度低信号として描出され，脂肪抑制T1強調像ではより明瞭な高信号として描出される．また辺縁には分葉状構造が観察される．

膵管の評価にはMRCPが有用で，single thick slab画像やmultiple thin slice法のMIP画像が全体像の把握に適しており，狭窄や拡張の有無を確認する．また，囊胞性病変の検出にもMRCPは有用である．主膵管の狭窄・拡張や囊胞性病変が認められた場合には，multiple thin slice法の元画像を観察すると，病変の性状をより詳細に評価することができる．囊胞性病変の場合には，主膵管との連続性や内部の隔壁や結節の有無を評価する．

膵実質については，腫大や萎縮，T1強調像・T2強調像・DWIでの異常信号域の有無を確認する．腫瘍性病変が認められる場合には，囊胞性・充実性の評価を行い，造影dynamic studyで血流の多寡を評価する．

悪性腫瘍が疑われる場合には，局所の病変の広がりやリンパ節転移，腹膜播種の評価を行うが，このときにDWIが病変の拾い上げに有用である．

e 代表的膵疾患のMRI画像

1 膵癌（浸潤性膵管癌）（図34）

境界不明瞭なT1強調像低信号・T2強調像軽度高信号腫瘤を呈する．上流の主膵管拡張や膵実質の萎縮を伴うことが多い．MRCPでは主膵管の途絶が明瞭に描出される．造影dynamic studyでの早期造影効果に乏しく，豊富な線維性間質を反映した遅延性の染まりを示す．

2 膵管内乳頭粘液性腫瘍（IPMN；図35）

IPMNは主膵管型，分枝型，混合型に分類される．IPMN/MCN国際診療ガイドライン[32]では，主膵管型IPMNの画像的な特徴は，他に閉塞機転を認めない5mmを超える部分的あるいはびまん性の主膵管拡張であるとしている．分枝型IPMNは，多房性囊胞性腫瘍の形態を示し，いわゆる"ブドウの房状"と形容される分葉状構造が典型的で，しばしば多発する．主膵管との交通を診断するにはMRCPが有用であるが，必ずしも描出できるとは限らない．ガイドラインでは，悪性を強く示唆する所見として10mm以上の主膵管拡張，閉塞性黄疸あるいは造影される充実部を伴う分枝型IPMNを"high-risk stigmata"と，悪性の疑いを示す所見として3cm以上の囊胞，5〜9mmの主膵管拡張，造影される壁肥厚を伴う囊胞，造影されない壁在結節，尾側の膵実質萎縮を伴う主膵管狭窄を"worrisome features"と称している[32]．壁在結節の評価にはmultiple thin slice法の元画像を観察することが重要である．

3 自己免疫性膵炎（AIP；図36）

びまん性あるいは限局性に膵腫大をきたし，膵辺縁の分葉状構造が消失する．また，膵周囲には緩徐な造影効果を示す被膜様構造が認められる．MRCPでは主膵管狭細化を認める．T1強調像で低信号，DWIで高信号を示し，病変の範囲や活動性の評価に有用である．撮像範囲の胆道系，腎，後腹膜に膵外病変を認める場合もある．

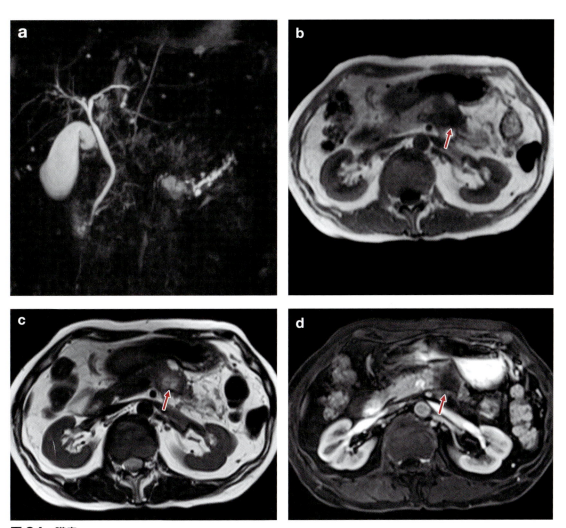

図34 膵癌
a：MRCP, b：T1強調像, c：T2強調像, d：dynamic 早期相
　MRCPでは膵体部に主膵管途絶を認め，T1強調像低信号，T2強調像軽度高信号の腫瘤を認める．dynamic 早期相では周囲膵実質よりも造影効果が乏しい．

4 慢性膵炎（図37）

　慢性膵炎臨床診断基準2009[33)]では，MRCPにおいて主膵管の不整な拡張とともに膵全体に不均一に分布する分枝膵管の不規則な拡張を認めた場合には「慢性膵炎準確診」となる．膵石は膵管内の低信号構造として描出されるが，MRI, MRCPでは膵石と蛋白栓との鑑別，また膵実質の石灰化の評価も困難である．膵実質の線維化が進行すると，膵実質は萎縮し，T1強調像低信号となり，造影では早期相での染まりが減弱し，遅延性濃染を示すようになる．

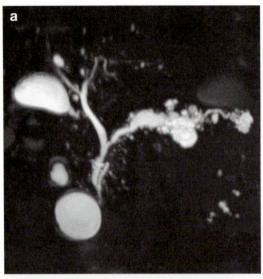
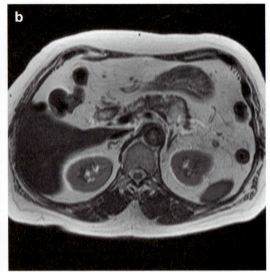
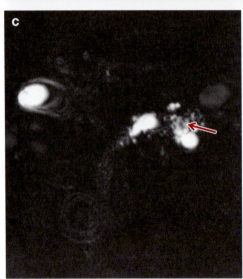
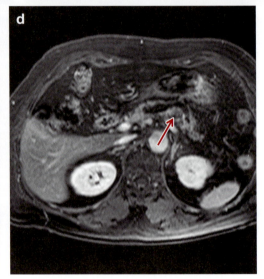
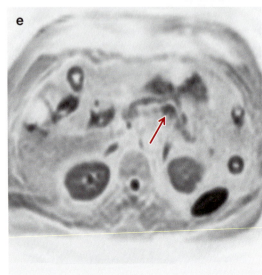

図 35 IPMN（組織診断：腺癌）
a：MRCP，**b**：T2 強調像，**c**：MRCP thin slice，
d：dynamic 早期相，**e**：DWI
　MRCP では主膵管拡張，体部と尾部に多房性嚢胞性腫瘤を認める．MRPC thin slice では体部腫瘤内に結節構造（➡）がみられ，造影効果と DWI 高信号を認める．

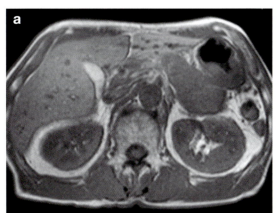
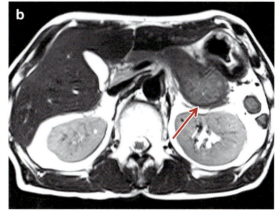
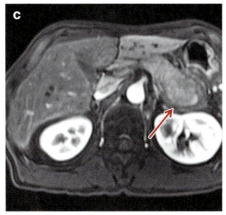
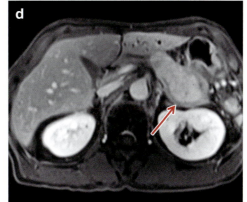
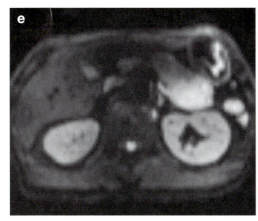

図36 AIP
a：T1強調像，**b**：T2強調像，**c**：dynamic早期相，
d：dynamic後期相，**e**：DWI
　膵体尾部に腫大が認められ，頭体部の正常膵実質よりもT1強調像低信号，DWI高信号を示す．膵尾部周囲には被膜様構造（→）が認められ，T2強調像低信号で，dynamic造影では緩徐な染まりがみられる．

f 利点と欠点

1 利点

　X線の被曝はなく，経静脈性造影剤を使用しない場合でもMRCP，DWIなどから多くの情報が得られる．MRCPはERCPと比較して低侵襲で，閉塞部の上流膵管も評価可能である．また，膵管の評価，囊胞性病変，膵管内病変の検出においてCTよりも優れている．DWIは，

　MRI全般における禁忌として，心臓ペースメーカーや人工内耳などの体内電子機器を装着した患者は検査を施行できない．また体内に金属のある患者では注意を払う必要があり，閉所恐怖症の患者では検査施行が困難な場合がある．

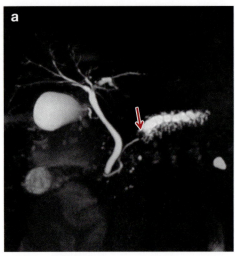 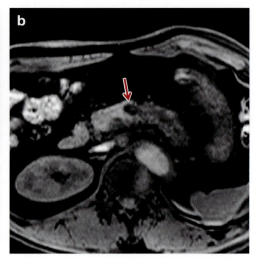

図37 慢性膵炎
a：MRCP，b：脂肪抑制T1強調像
　MRCPでは膵体尾部の主膵管拡張を認める．膵体部の主膵管内に低信号の結節構造（➡）が認められる（CTでは膵石であった）．

AIPなどでの病変検出，腫瘍性病変の質的診断に役立つ場合がある．造影でのコントラスト分解能はCTよりも高いため，神経内分泌腫瘍や腎癌膵転移などのdynamic studyで早期濃染を示す多血性病変の描出はCTよりも良好なことがある．

2 欠点

空間分解能が低いため，EUSと比較して小病変の検出には向いておらず，ERCPと比較すると分枝膵管などの詳細な評価は難しい．CTとの比較では，MRIの高いコントラスト分解能でも補えないほどの空間分解能の差があり，脈管浸潤・神経叢浸潤などの周囲浸潤の評価，動脈系・門脈系などの解剖学的評価にはCTの方が適している．また，ERCPのようにIDUS（intra-ductal ultrasonography）や膵液採取，細胞診，組織診などの検査手技あるいはドレナージなどの治療手技との組み合わせはできない．膵実質の石灰化の検出も困難である．

g 画像診断における位置づけ

CTとMRIを比較すると，圧倒的にCTの空間分解能が高く，解剖学的に詳細な評価を必要とする膵領域において，現時点ではthin slice画像で評価できるCTが第一選択といわざるをえない．MRIが優位とされるコントラスト分解能を生かせるのは，MRCPでの膵管の評価，嚢胞性病変の評価である．また，DWIでの病変検出やADC値の定量評価においてもMRIが有用と考えられる．

Column 4

膵機能動態 MRI

MRCP は膵管の形態観察に優れ，膵管狭窄病変の局在診断や膵管拡張程度の評価に有用であり，広く臨床応用されているが，膵液の排出動態や膵外分泌機能を評価することは困難であった．これに対し，空間選択的インバージョンリカバリー（inversion recovery：IR）パルスを用いた MRCP では局所的な膵液の流れを描出することができ[1]，連続撮像を行うことで，cine dynamic MRCP 画像として，膵液の排出動態を観察することが可能である．撮像には通常の 2D-thick-slab MRCP 冠状断像を用い（図A），これに 20 mm 幅の空間選択的 IR プレパルスを，膵頭部近傍で主膵管とほぼ直交するように印加する（図A）．インバージョンタイム（TI）を 2,200 msec に設定することで水信号抑制となり，流れのない膵液は 20 mm 幅の空間選択的 IR パルス内で低信号（図B-a）に描出されるが，流れのある膵液は空間選択的 IR パルス内の主膵管内に流入し高信号となる（図B-b）．1回の

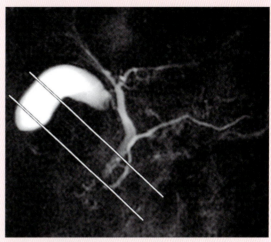

図A 空間選択的 IR パルス設定法

通常の 2D-thick-slab MRCP 像（呼吸停止下撮像）において，20 mm 幅の空間選択的 IR パルスを膵頭部近傍で主膵管および総胆管にできるだけ直交する角度で設定する（白色平行線）．この条件で空間選択的 IR パルス併用 cine dynamic MRCP 撮像を行う．

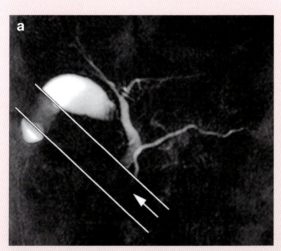
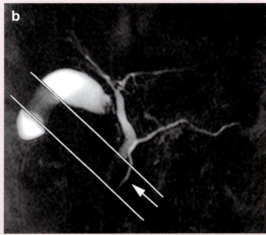

図B 空間選択的 IR パルス併用 cine dynamic MRCP 画像．
a：空間選択的 IR パルス内（白色平行線内）の主膵管内で膵液が流れていない場合，同領域は低信号を呈する（⇨）．
b：空間選択的 IR パルス内（白色平行線内）の主膵管内で膵液に流れが生じた場合，同領域には流入膵液が線状の高信号（⇨）として描出される．

撮像時間はTIも含めて約4秒で，呼吸停止下の撮像を行い，この4秒間の呼吸停止下撮像を，11秒の安静呼吸時間を挟んで15秒間隔で繰り返し，5～10分間で20～40回の連続撮像を行う．この手法を空間選択的IRパルス併用cine dynamic MRCPと呼び，膵機能動態イメージング法として，膵液の排出動態や膵外分泌機能の評価に応用可能である．機能動態評価は膵液の排出回数と流れた距離から算出した平均排出グレード（grade 0～5）に基づいて行う．

　健常成人ではcine dynamic MRCPでの膵液排出は高頻度であるが，そのタイミングは不規則で流れる距離も一定でなく，膵液の排出が間欠的で不規則であることが示されている．一方，急性膵炎では膵液の排出回数や平均排出グレードの低下がみられ，一時的な膵外分泌機能障害による膵液の排出量や流速の低下をきたしていると考えられている[1]．膵外分泌機能検査法（PFD試験，pancreatic function diagnostic test）の1つであるN-ベンゾイル-L-チロシル-p-アミノ安息香酸（BT-PABA）を用いたBT-PABA試験との比較では，尿中BT-PABA排泄率と空間選択的IRパルス併用cine dynamic MRCPにおける膵液排出グレードは有意な正の相関関係があり，簡便な膵外分泌機能検査としての役割を果たすことが期待される．また慢性膵炎症例では健常群と比較して，cine dynamic MRCPでの膵液の排出回数と平均排出グレードが有意に低下しており，膵管の形態診断に膵外分泌機能診断を加味することで，MRIにより非侵襲的に慢性膵炎の確定診断を行うことができるかもしれない[2]．一方で，cine dynamic MRCPでの膵液排出は加齢による影響があることが分かっており，高齢者での慢性膵炎の診断には注意を要する[3]．

文　献

1) Ito K, et al：The secretory flow of pancreatic juice in the main pancreatic duct：visualization by means of MRCP with spatially selective inversion-recovery pulse. Radiology 261：582-586, 2011
2) Yasokawa K, et al：Noninvasive investigation of exocrine pancreatic function：feasibility of cine dynamic MRCP with a spatially selective inversion-recovery pulse. J Magn Reson Imaging 42：1266-1271, 2015
3) Torigoe T, et al：Age-related change of the secretory flow of pancreatic juice in the main pancreatic duct：evaluation with cine-dynamic MRCP using spatially selective inversion recovery pulse. AJR Am J Roentgenol 202：1022-1026, 2014

5 PET, PET/CT

a 原理

　核医学検査は単光子（γ線）放出核種を用いるSPECT（single photon emission computed tomography）検査と陽電子放出核種を用いるPET（positron emission tomography）検査に大別される．陽電子放出核種は＋の電荷を持つ電子を放出して崩壊（β＋崩壊）し，放出された陽電子は近くにある電子と衝突して消滅する．このときに電子1個分の質量に相当するエネルギー（511 KeV）を持つ2本のγ線が180°方向に放出されるために，リング状に検出器を配列することにより，γ線を同時に検出した検出器を結ぶ直線上に発生源があることが分かる．このため，カメラの特性としてPETはSPECTに比べて空間分解能のよい画像が得られる．また検出するγ線のエネルギーが単一（511 KeV）のため定量性に優れている．

　陽電子放出核種の中で医療用には^{11}C, ^{13}N, ^{15}O, ^{18}Fなどが使用される．これらは生体構成元素あるいは近い元素のために，様々な生理・生化学的活性物質に直接標識できる特徴を持つが，半減期が短いために院内にサイクロトロンなど薬剤合成設備を設置する必要がある．ただし腫瘍イメージング製剤として使用されている^{18}F-FDG（2-[^{18}F]-fluoro-2-deoxy-D-glucose）は半減期が2時間弱のため輸送が可能であり，現在製薬メーカーにより商業的供給が行われている．

　FDGはブドウ糖類似物質であり，腫瘍の糖代謝を反映する．体内に投与されたFDGは細胞膜を通過してG-6-PO4（グルコース6リン酸）まではグルコースとまったく同じ代謝経路をたどるが，それ以上は反応が進まずに細胞内に蓄積する．一定濃度以上に蓄積したFDGは，今度は脱リン酸化反応によって逆方向への反応が働き，平衡状態に達する．がん組織は正常組織よりもFDGを細胞内に取り込むグルコーストランスポーターの働きが亢進しており，しかも脱リン酸化反応を仲介するホスファターゼ（脱リン酸化酵素）の働きが弱い．つまりがん細胞には正常組織よりも多くFDGが集積することになり，これがFDGの腫瘍に集積する機序である．

b 機器・撮像法の進歩

　PET単独では空間分解能が低いため，異常部位の解剖学的位置が明瞭になれば診断能が向上する．そこで開発されたのがPET/CTであり，PETとCTを同一寝台でほぼ同時に撮影するため，患者の位置ずれが起きず，PETの集積部位をCTで正確に同定できる．2006年にはPET/CTとしての保険点数も認可され，現在新規に導入されるPET装置のほとんどはPET/CTとなっている．造影CTとPETを同時に施行することも可能であり，画像の診断能が向上することはもちろん，患者にとっても従来は造影CTとPETと2回に分かれていた検査を1回ですますことができる．また，近年では空間分解能やSNR（信号雑音比）が改善されるTOF（time of flight）法やPSF（point spread function）法などのデータ処理技術も進歩しており，画質が向上している．

　現在，機器開発の分野で注目を集めているのがPET/MRIである．PET/CTと同様に本装置はMRIとPETが一体型になった装置であり，すでに国内でも数台が稼動している．胆膵領域をはじめとした体幹部においてPET/MRIがどのような有用性を持つか，今後の研究が待たれる分野である．

c 読影法

　FDGはブドウ糖の類似物質であるため，腫瘍や組織の集積には血糖値が影響する．膵疾患を有する場合には耐糖能異常のある場合も多いが，PET検査自体は禁忌にはならない．ただし

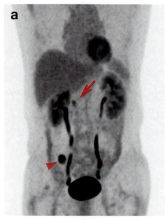
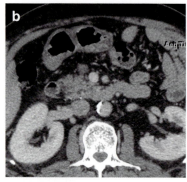
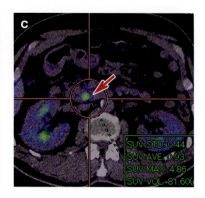

図38　上行結腸癌術前検査で発見された膵頭部癌
a：FDG-PET の MIP 像では上行結腸癌への集積（▶）のほか，右腎内側に点状集積を認める（→）．
b：造影 CT では膵腫瘤を指摘できなかった．
c：PET/CT では膵頭部に一致した集積（→）であり，上行結腸癌術後の精査で膵頭部癌が確認された．

血糖値が高いと組織-腫瘍コントラストが悪化し，腫瘍の検出能が低下するので，読影の際には偽陰性が増えることを念頭に置き，淡い集積の判断に注意する必要がある．

FDG の集積の強さはしばしば SUV（standardized uptake value）という数字で評価され，これは次式で計算される．

$$SUV = \frac{組織放射能(cpm/g)}{投与放射能(cpm)} \times 体重(g)$$

＊cpm：count/minute

つまり体重と同じ重さの水に放射性薬剤を均一に分布させた場合の SUV が 1 となり，測定部位の SUV はその何倍集積したかを表している．SUV はあくまで相対値であり，絶対的な数字ではなく，撮像時間や測定機器，血糖値など様々な要因によって変動する．したがって，治療効果判定に SUV を用いる場合には，可能な限り測定系のパラメーターを同一にする必要がある．なお臨床診断は SUV ではなく，視覚的評価で行っても診断能に有意差はないと報告されている．

ところで，糖代謝の亢進する細胞は腫瘍細胞だけでなく活動期の炎症細胞も同様なので，FDG の集積は特異性が低い．例えば急性期の膵炎と膵癌の鑑別は FDG の集積のみでは困難である．また，脳や心筋，消化管などへの生理的集積，そして尿中に排泄された薬剤による泌尿器系の描出は PET 画像を読影する上でしばしば病的集積とまぎらわしい．これらの非腫瘍性集積，生理的集積をいかに読影するかが診断のポイントといえる．

d　代表的膵疾患の PET 画像

1　浸潤性膵管癌

近年は PET 撮像カメラの性能が向上したため，小膵癌の存在診断においても PET の役割が増している．CT で不明瞭な場合でも FDG の集積があれば病変を疑い精査するべきである（図38）．膵炎との鑑別においては，急性期には集積がみられるため癌との鑑別は困難であるが，慢性期であれば腫瘤形成性膵炎との鑑別が可能である．病期診断の場合，リンパ節転移の診断能は不十分であるが，遠隔転移の検出や悪性度診断[34]に有用である．その他，治療効果判定[35]や再発診断[36]に PET の有用性が報告されている．

2　膵管内乳頭腫瘍

膵管内乳頭腫瘍は囊胞部分の所見だけでは悪性度の診断が難しく，充実部の明らかでない場

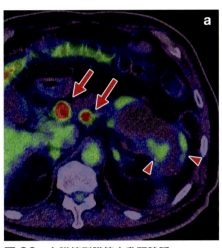
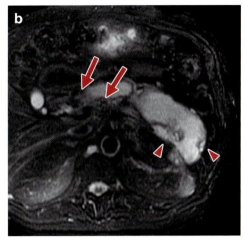

図39　主膵管型膵管内乳頭腺腫
a：PET/CTでは拡張した主膵管の充実性部分に一致した強い集積を認める（➡）．膵管内壁には淡い集積も散見される（▶）．
b：MRIの脂肪抑制T2強調像でも膵管内の腫瘍に一致した腫瘤が認められるが，悪性度評価は困難である．

合も多い．その点，FDGは悪性化した部分に集積するため，悪性度診断が可能である．小さいものは検出が困難であるが，PETで陽性になった場合には浸潤癌の成分がある可能性（陽性的中率）が高く，手術適応の決定に重要な役割を果たす[37]（図39）．

3 膵神経内分泌腫瘍（pNET）

膵島細胞腫はFDG集積の幅が広く，G1の集積が低いのに対して悪性度の高いものは集積も高い．つまりFDGの集積とWHOの病理組織学的分類とは相関し[38]，後述するソマトスタチン受容体シンチグラフィの集積と逆相関する．全身検索が可能なPETはNEC（neuroendocrine cancer）の転移診断にも有用である（図40）．

4 IgG4関連膵炎

IgG4関連膵炎の場合には，集積の強さよりも特徴的な膵外病変の検出によって悪性腫瘍との鑑別が可能である点が重要とされている[39]（図41）．また，ステロイドの早期治療効果判定にも有用である[40]．

e 利点と欠点

形態画像では腫瘍の大きさ，辺縁の明瞭性・規則性，あるいは濃度の均一性などが良悪性の鑑別に重要な指標である．しかし，形態画像上は悪性に類似する良性の腫瘍や，良性の形態を呈する悪性腫瘍も数多く存在する．このような腫瘍の鑑別にはPETのような機能画像が有効であり，一般的に悪性度が高い腫瘍は集積も強い．

また，PETは全身の検索が簡便にでき，病変をコントラストよく描出できる点も大きな長所である．転移や再発の検索には全身の広い範囲をスクリーニングする必要があるが，CTでは画像が膨大になる．その点，全身の撮影が可能であり，かつ病変コントラストに優れたPETは臨床的有用性が高い検査法といえる．

さらに，がんに対する治療効果の早期判定にもPETの有用性が報告されている（日本では保険未収載）．一般的にがんに対する化学療法や放射線治療の効果判定は腫瘍の大きさで判断するが，大きさの変化よりも早い段階で腫瘍の代謝に変化が起きることが知られている．この段階で治療効果の判定ができれば，次の治療計画をいっそう早く立てることが可能となるため，早期治療効果判定におけるPETの臨床的な有

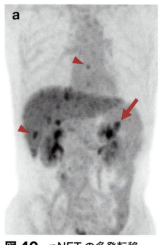 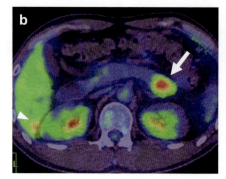 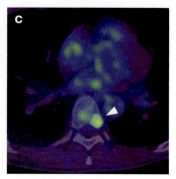

図40　pNETの多発転移
a：FDG-PETのMIP像では膵尾部の腫瘍（➡）のほか，多発肝転移や骨転移が描出されている（▶）．
b：PET/CTでは膵尾部腫瘤に一致した集積（⇨）や肝転移への集積が確認できる（▷）．
c：PET/CTにより骨転移も確認できる（▷）．

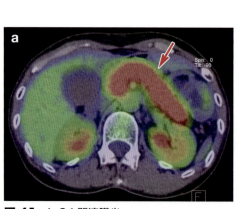 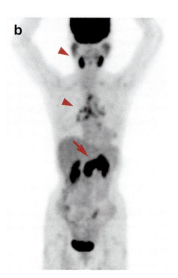

図41　IgG4関連膵炎
a：PET/CTでは膵全体にびまん性集積を認める（➡）．
b：FDG-PET MIP像では膵臓への集積のほか，左右対称性に唾液腺や肺門・縦隔リンパ節への集積が認められる（▶）．IgG4関連疾患に特徴的な膵外病変である．

用性が期待されている．

　PETの欠点は空間分解能の悪いことである．CTとの融合画像や最近の機器の向上により以前よりは向上しているものの，いまだ小さな病変の検出には不十分である．また，炎症や生理的集積など偽陰性や偽陽性となる集積が多く，特異度や感度も十分とはいえない．必ずMRIやエコー，血液検査所見など他の検査結果も参考にして判断する必要がある．費用面では依然として高価な検査になるが，以前より実施可能な施設が増えたため検査へのアクセスという面では改善している．

f | 画像診断における位置づけ

膵癌診療ガイドライン2013年版[41]によると，膵癌のスクリーニングにおける画像診断にはUSを用い（グレードB），膵癌を疑った場合にまず実施するべき画像診断が造影CT，MRI（グレードA），そして診断を確定するための精査目的として「EUSやMRCP，必要に応じてPETを加える」（グレードB）と記載されている．PETの膵癌における検出率は大きさとほぼ相関し，検出可能な最小の腫瘍径は1〜2cm程度であるが，耐糖能異常がある場合にはさらに悪くなる[42]．また腫瘍壊死が強い場合，あるいは線維化が強い場合には，これより大きい腫瘍でも集積が乏しいことがあり，検出できないことがある．したがって，原発巣の検出目的ではCT，エコー，MRIなどの形態診断が優先され，PETが付加する情報は限られる．またリンパ節転移の診断においても，膵癌におけるFDG-PETの診断率は不良であり，臨床的意義は乏しい．一方，遠隔転移の発見にはPETは優れている場合が多いものの，まだエビデンスは乏しい．

ところで膵疾患のCT・MRI診断に造影剤は不可欠であるが，腎機能や肝機能障害，アレルギー歴によっては使用できない場合がある．この点，PET検査はきわめて安全性が高く，既往に関係なく検査を施行できる特徴もあるため，造影剤が使用できない場合にはPETの優先順位が高くなる．

Column 5

膵機能PET

腫瘍イメージングのPET製剤は現在FDGのみが実用化されているが，次世代の有力な薬剤であるアミノ酸製剤，核酸製剤はいずれもFDGの短所を補うような特定の腫瘍における検出能や特異性を特徴とした薬剤が多い．胆膵腫瘍については，どちらも肝臓や膵臓への生理的集積が強いことが知られており，現時点ではFDGよりも優れた薬剤とはいえない．一方，アミノ酸製剤が膵臓に生理的集積を示すことを利用した膵機能解析の報告がある[1]．

pNETにおいてはソマトスタチン受容体シンチグラフィ（SRS）が膵機能画像に該当する．わが国では[111]In-オクトレオチド（[111]In-DTPA-D-Phe-octreotide）が2016年に保険収載され臨床で使用可能になったが，これはSPECT製剤であるため空間分解能が不十分である．一方，PET製剤では[68]Ga-DOTA-NOCや[68]Ga-DOTA-TATEなどの研究が行われており，[111]In-オクトレオチドよりも優れているという報告がある[2]．pNETの描出において，FDG-PETは組織学的に低分化であれば集積するため有用性が高いが，高分化の場合に描出能が不十分であり，SRSが相補的な役割を果たす．さらにSRSの集積は内用療法に直結するため，将来的に大いに期待される検査法である．

文 献

1) Kono T, et al：Clinical application of (11)C-methionine positron emission tomography for evaluation of pancreatic function. Pancreas **25**：20-25, 2002
2) Krausz Y, et al：68Ga-DOTA-NOC PET/CT Imaging of Neuroendocrine Tumors：Comparison with 111In-DTPA-Octreotide (OctreoScan®). Mol Imaging Biol **13**：583-593, 2011

6 膵管造影

a 膵管造影法

内視鏡的逆行性膵管造影(endoscopic retrograde pancreatography：ERP)は，膵管の形態的変化を反映する検査法であり，膵疾患の診断に重要な役割を果たしている．1968年にMcCuneらによって初めて報告[43]され，わが国でも翌1969年に大井らによって初めて膵管造影の成功が報告[44]された手技である．その後，十二指腸内視鏡の開発・改良がなされ，現在に至っている．

膵管造影手技は，まず基本的な局所解剖，生理機能，病態に習熟しておくこと，さらに対象となりうる患者の既往歴や併存疾患の把握をし，慎重な適応例の選択と危険因子の評価をしておく．さらに事前に検査や処置の説明(インフォームド・コンセント)を患者および家族に十分に行う．その際，手技の内容のみならず代替検査・治療，膵炎を含めた偶発症についても説明する．現在は膵管造影のみで手技を終えることは少なく，引き続いてERP関連手技，膵液細胞診，ブラシ擦過細胞診，生検，膵管内超音波(intraductal ultrasonography：IDUS)，経口膵管鏡(peroral pancreatoscopy：POPS)を行うことがあるので，それらの手技・内容についても説明しておく．

手技自体は，通常，左側臥位で側視型の十二指腸内視鏡を挿入し，十二指腸球部に到達したところで腹臥位に体位変換する．はじめから腹臥位で挿入を行う場合もある．十二指腸球部から乳頭部までの挿入にはpush法とpull法(ストレッチ法)があるが，基本的にはpull法により乳頭の正面視を行うことで乳頭に近接でき，深部挿管がしやすくなる．またpull法の方が目的の膵管がスコープと重ならない膵管造影像を得られる場合が多い．

正面視後，乳頭の詳細な観察を行い，形態(分離型，隔壁型，共通管型)を把握し，挿管部位や方向の見当をつける(膵管口は基本的に12～1時方向，十二指腸壁に垂直に走行している)．なお，十二指腸液がカテーテルの挿入に伴って混入するのを避けるため，カニュレーション前に乳頭を洗浄する．造影カテーテルをスコープ内に挿入し，スコープの外に先端を出した状態でカテーテル内の気泡を押し出すため造影剤をフラッシュする．気泡の膵管内注入は病変の正確な診断ができないばかりか，膵炎の原因となるので注意する．次にカテーテルを乳頭開口部の目的とする部位・方向に挿管する．カテーテルの先端を透視下で確認しながら，ゆっくりと造影剤を注入する．造影剤は薄すぎると病変の診断ができないばかりでなく，思わぬ過注入をすることがあるので注意する．また，濃すぎると小結石や粘液塊などがみえづらくなることもあるので，適度な濃さに調整する．造影剤の注入量は，透視下で造影される膵管像をみながら決める．症例によって異なるが，おおよそ1～4mL程度である．造影では分枝膵管(二次分枝程度)が描出されるまで注入する．その際，腺房造影にならないよう留意するが，尾部の造影を注視していると頭～体部が腺房造影になっていることがあるので注意する．尾部の造影には，カテーテルをガイドワイヤー下に体部あたりまで進めて造影するとよい．また膵管狭窄がある場合は，狭窄の頭部側は圧が上がりやすく過造影になりやすいので注意する．膵管は造影剤の排泄が早いことが多く，素早く撮影していくことも大事である[45]．病変を認めた際には，必要に応じてガイドワイヤー下にカテーテルを進めて病変部の造影を十分に行うとよい．病変部の詳細な観察のみならず，病変部以外の過造影といったリスクを軽減することができる．また造影終了後には，適宜，造影剤を吸引することも重要である．

術者はスコープ操作に習熟するとともに，盲目的かつ粗雑な操作は行わず，細心の注意を

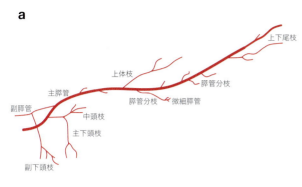
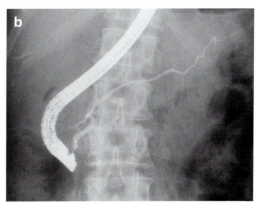

図42 正常膵管
a：基本像，b：造影像

払ってていねいに行う．愛護的な乳頭処置を心掛け，長時間の処置は避け，ある程度の時間を区切って行う．カニュレーションが困難な場合には熟練者へ交代するなど無理をしないことが大切である．

禁忌は，上部消化管内視鏡検査の禁忌症例，造影剤（ヨード剤）過敏症，膵炎の急性炎症期である．膵管造影およびその関連手技は偶発症の頻度が高い手技であり，その中でも膵炎はときに重篤化し死に至ることもある．そのため，処置後膵炎を予防するために万全の対策をしておくことが必要である[46]．

b 読影法

膵管像の読影に際しては，過剰に加圧されず分枝膵管まで造影されている膵管像が望ましい．微小病変の描出には第二〜三次分枝程度まで造影されていることが必要である．異常な膵管像を読影するには，正常膵管像から逸脱した所見を捉えて判断していくため，正常な膵管像を熟知しておく必要がある．

1 正常膵管像

正常膵管は大きく分けて，主膵管，副膵管およびそれらから順次分枝していく第一次，第二次，第三次膵管分枝，さらに細かい微細膵管，腺房像に分けられる[47]．発生学的には，膵頭〜鉤部は主膵管と上頭枝，主下頭枝，副膵管と副下頭枝，腹側膵領域は中頭枝，体尾部は背側膵管系に属しており，体部は上・下体枝に分けられる[47,48]．ただし膵管走行，膵管分枝の派生にはバリエーションが多く，その限りではない（**図42**）．なお総胆管下部は主膵管と副膵管の間を走行し，門脈は主膵管と中頭枝の間，あるいは中頭枝に接して走行する[48]．通常，腹臥位にての造影を基本とするが，膵頭部膵管系は斜位でよく描出される．左腰を挙上した際には膵頭部膵管系が，右腰を挙上した際には体尾部膵管系がよく描出される．

1）主膵管（main pancreatic duct：MPD）

主膵管（Wirsung管）は一般的に右第2腰椎から始まり，左第2または第1腰椎の高さに位置する．走行パターンは，上行型，水平型，シグマ型，下行型に分類される[47]．主膵管の長さは，男性16.4±2.2 cm，女性16.3±2.3 cmと報告[49]されている．主膵管径は，頭部で最大で尾部に向かってスムースにテーパリングするが，頭部，体部，尾部でそれぞれ3.1±1.0 mm，2.5±0.7 mm，2.1±0.6 mmと報告[49]されており，最大径5.0 mm，4.0 mm，3.0 mm（造影剤の注入量や圧によって多少の差がみられる）である[47]．ときに主膵管が尾部で2つに分かれる場合や生理的狭窄（乳頭近傍，主膵管と副膵管の分岐部，上腸間膜動静脈による圧排など），加齢による一様な拡張がみられることがある[47,49]．

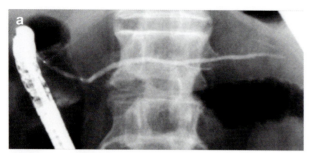
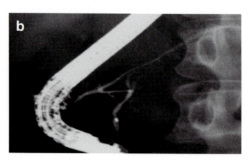

図43 膵管癒合不全

2）副膵管（accessory pancreatic duct）

主膵管の走行により種々の走行パターンを呈する．副膵管径は，最大2mm程度で頭部主膵管より細い場合がほとんどである[47]．

3）分枝（branch），微細膵管（fine pancreatic duct）

第一次分枝は頭部で不規則に，体部では主膵管に垂直かつ比較的規則的に分枝する（体部で平走する分枝もみられる）．分枝は尾部がもっとも造影されやすく，次いで頭部，体部の順である[47,49]．

4）腺房像（acinar filling）

過度な造影を行った際や主膵管損傷がある場合に認める．

2 異常膵管像

膵管像の異常として捉えられる形態学的変化には，閉塞（断裂・中断），狭窄，拡張，圧排，透亮像，囊胞形成などがあり，さらにその断端や周辺の状態，すなわち平滑か不整かなどの付随情報を注意深く観察することが重要である．実際には，まず主膵管の形態学的変化を捉えて，次に膵管分枝，微細膵管の状況を詳細に観察する．そしてそれに付随した膵野の形態学的変化（欠損像など）を捉えていく．

また異常像ではないが，主膵管が尾部で2つに分かれる場合や生理的狭窄（乳頭近傍，主膵管と副膵管の分岐部，上腸間膜動静脈による圧排など）を認めることがある[47,49]．また高齢者では，主膵管の一様な拡張を認めたり，軽微であるが主膵管の辺縁不整や蛇行あるいは分枝の辺縁不整を認めることがある．読影に際しては，加齢に伴う膵管径の拡張，軽微な辺縁不整像・蛇行を考慮する必要がある．

C 代表的膵疾患の膵管像

代表的膵疾患について，膵管の形態的変化を概説する．読影のポイントとすると，閉塞（断裂・中断），狭窄，拡張，圧排，透亮像，囊胞形成などの形態学的変化の①局在，②範囲（限局性・びまん性），③性状（平滑・不整），④偏位に留意して鑑別していく．

狭窄の鑑別では，限局性の狭窄とびまん性の狭窄に分けられるが，その際には膵癌と慢性膵炎の鑑別が問題となる．膵癌は一般的に高度な狭窄で走行の偏位がみられ，分枝膵管にも不整な狭窄を認める．一方，慢性膵炎は狭窄の程度は軽く，偏位や分枝膵管の狭窄は認めないことが多い．びまん性では自己免疫性膵炎などが鑑別に挙げられる．拡張の鑑別では，膵癌などの狭窄後拡張，膵管内乳頭粘液性腫瘍（IPMN）の粘液による拡張，慢性膵炎の分枝を含めたびまん性の拡張が挙げられる．

1 膵形成異常

1）膵管癒合不全（pancreas divisum）

膵の発生過程にて胎児期の腹側膵と背側膵の癒合不全から生じる（図43）．腹側膵の膵管は主乳頭に，背側膵の膵管は副乳頭にそれぞれ開口し，両膵管は正常と異なり交通がないことが多い（図43-a）．主乳頭からの主膵管は短く，馬尾状あるいは樹枝状に分岐している（図43-b）．

診断には副膵管からの造影が必須であるが，副乳頭は主乳頭の口側の前壁寄りに位置しており，主乳頭に比し開口が狭く小さい．様々な形態をとり，分かりにくい場合もある．その際にはインジゴカルミンなどの色素を散布すると分かりやすくなる．通常のpull法では正面視は難しいことが多く，push気味の方が正面視しやすい．挿管は先細カテーテルやガイドワイヤーを先行させるワイヤー・ガイド・カニュレーションが有用である．膵炎が起こりやすいので注意が必要である．

2）輪状膵（annular pancreas）

膵の発生過程にて，膵の発育不全（背側膵），腸の回転異常のために，膵が十二指腸を輪状に取り巻いた形態を呈する．十二指腸の狭窄を伴う．膵管造影では十二指腸を輪状に取り巻く膵管像を認める（図44）．

2 急性膵炎（acute pancreatitis）

急性膵炎において膵管造影は禁忌である．しかし，膵癌の発症機序の1つに急性膵炎がある．したがって，その寛解期に診断のために膵管造影を行うことがある．

3 慢性膵炎

慢性膵炎の診断項目のうち膵管像の確診所見は2つあり，1つは，膵全体にみられる主膵管の不整な拡張と不均等に分布する不均一（部位により所見の程度に差があること）かつ不規則（膵管径や膵管壁の平滑な連続性が失われていること）な分枝膵管の拡張であり（図45-a），もう1つは，主膵管が膵石，蛋白栓などで閉塞または狭窄している際に乳頭側の主膵管と分枝膵管の不規則な拡張を認めることである（図45-b）．また準確診所見としては，膵全体に分布するびまん性の分枝膵管の不規則な拡張，主膵管のみの不整な拡張，蛋白栓のいずれかが観察されることである．また早期慢性膵炎の診断所見は，膵管像で3本以上の分枝膵管に不規則な拡張が認められることである．なお腫瘤形成性膵炎では，不整な狭窄像と狭窄後拡張を呈することがあるが，膵管像のみからは診断が困難

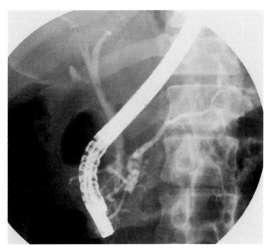

図44 輪状膵

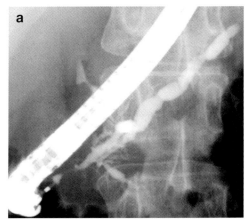

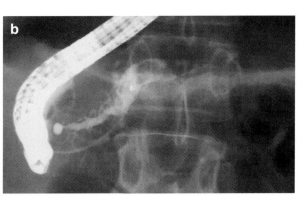

図45 慢性膵炎

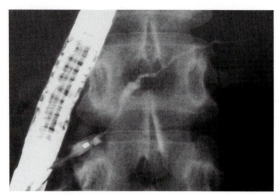

図46 自己免疫性膵炎

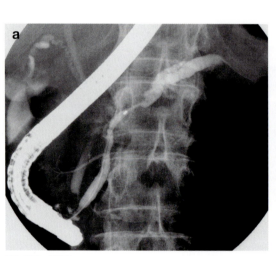
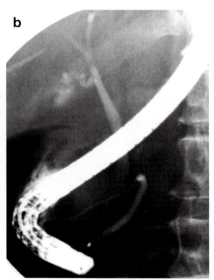

図47 膵癌
a：狭窄型，b：閉塞型

なことが多い．

4 自己免疫性膵炎（AIP）

　発症に自己免疫機序の関与が疑われる膵炎である．自己免疫性膵炎臨床診断基準2011による膵管像は，主膵管にびまん性，限局性に不整狭細像を認めることである（図46）．狭細像は閉塞像や狭窄像と異なり，ある程度広い範囲に及び，膵管径が通常より細くかつ壁の不整を伴っている像である．典型例では，狭細像が全膵管長の1/3以上を占めるが，限局性の病変でも狭細部より上流側の主膵管には著しい拡張を認めないことが多い．短い膵管狭細像の場合には膵癌との鑑別が困難である．主膵管の狭細部における分枝の存在や非連続性の複数の主膵管狭細像は膵癌との鑑別に有用である．

5 膵腫瘍

1）膵癌（膵管癌，腺房細胞癌）

　膵管癌は膵管上皮由来であり基本的に膵管に変化をきたすため，多くは狭窄や閉塞所見を呈する．主膵管の一部の狭窄とその尾側膵管の拡張を伴う狭窄型（図47-a）では，狭窄部の主膵管は硬く，周辺の分枝・微細膵管は乏しく，粗大腺房様の造影剤の滲み出しを呈することがある．一方，慢性膵炎では主膵管の狭窄部は比

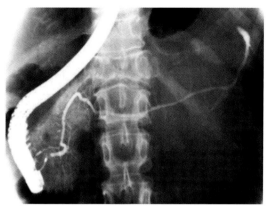

図 48　粘液性嚢胞腫瘍

較的滑らかで周辺分枝も比較的よくみられる．主膵管の狭窄・拡張などの変化が比較的広い範囲に及んでいるのが特徴である．主膵管の断裂・閉塞を示す閉塞型（図 47-b）では，主膵管は先細りをしながら閉塞し，そこまでの分枝・微細膵管はよく造影されている．膵野型では，主膵管はほぼ正常であるが，分枝・微細膵管からなる膵野の一部欠損がみられる．また不均一な腺房造影や主膵管がわずかに造影され，周囲に造影剤の貯留がみられる場合がある[47]．

2）膵神経内分泌腫瘍（pNET）/solid pseudo papillary neoplasm（SPN）

膵管造影の診断的意義は US，CT，EUS，MRI，血管造影などのモダリティと比べ低い．膵管像には所見を認めないか，主膵管や分枝膵管の圧排・偏位，あるいは膵野の欠損がみられる程度である．

3）転移性膵腫瘍

原発巣や転移の程度によっても様々な形態を呈するが，主膵管に変化をみないか，主膵管の圧排による平滑な狭窄や膵野の欠損などを認める．

6　膵嚢胞性疾患

1）非腫瘍性嚢胞

①仮性嚢胞（炎症性，外傷性）：嚢胞が造影されたり，主膵管の圧排，閉塞，膵野の欠損などがみられる．

②真性嚢胞（貯留性，単純性）：単純性のものは一般に膵管との交通はないとされる．貯留性のものは主膵管との交通があるものとないものとがある．

2）腫瘍性嚢胞

①漿液性・粘液性嚢胞腫瘍（SCN/MCN）：膵管造影では主膵管との交通はなく，膵管の圧排や走行偏位に留まることが多い（図 48）．MCNでは，非常にまれであるが主膵管との交通を認める場合がある．

②膵管内乳頭粘液性腫瘍（IPMN）：膵管内に粘液産生性上皮が乳頭状に増殖する嚢胞性腫瘍で主膵管型，分枝型，混合型に分類される．主膵管型は 6 mm 以上の部分的あるいはびまん性の主膵管拡張を認めるもの（図 49-a）で，分枝型は主膵管と交通する 5 mm 以上の拡張分枝（ブドウの房状）があり，主膵管径が 5 mm 以下のものである．混合型は主膵管型と分枝型の双方の基準に合致するものとされる．膵管造影では，十二指腸乳頭の膵管口は開大し粘液の排出を認めることが多い（図 49-b）．主膵管内や分枝嚢胞内の透亮像（粘液）や壁在結節が描出される．主膵管の拡張程度・範囲の診断能は高いが，嚢胞と主膵管との交通部が粘液によって閉塞している場合もあり，十分に描出されない場合がある．混合型では，拡張分枝から主膵管内に腫瘍が連続進展していることがある．IPMN/

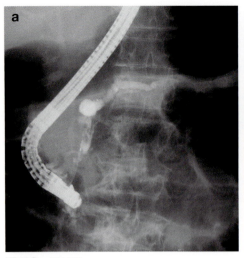
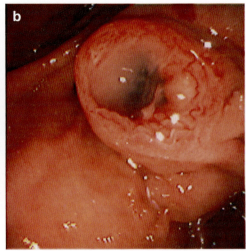

図49 IPMN
a：主膵管型，b：乳頭

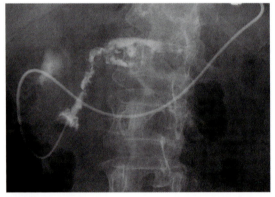

図50 ITPN
頭部の腫瘤と一致した部位の主膵管に狭窄を認め，それより尾側の膵管は拡張している．拡張した膵管の頭部〜体部にかけて不整な狭窄を認める．

MCN 国際診療ガイドライン 2012[50]によれば，壁在結節の存在や 10 mm 以上の主膵管拡張は，high-risk stigmata と定義されており，悪性を示唆する所見である．5〜9 mm の主膵管拡張や隔壁肥厚，30 mm 以上の分枝膵管の拡張は worrisome features と定義され，慎重な経過観察を要する．
③膵管内管状乳頭腫瘍（intraductal tubulo-papillary neoplasm：ITPN）：ITPN は，膵管内に発育する腫瘍で，腺腫と腺癌に分類される．腺腫で膵管内にポリープ状に発育し，腺癌では膵管内に膨張性に発育する．膵管造影ではIPMN に比較し粘液は少なく，腫瘤像より尾側膵管の拡張像が認められる（図50）．

7 膵外傷

主膵管の断裂と造影剤の周辺への滲み出しと pooling を認める．

d│利点と欠点

各種画像診断が進歩した現在でも，膵管造影検査は他の画像では得られない重要な情報が得られるため，膵臓疾患の診断・治療において欠かすことのできない検査・手技である．直接造影であるため鮮明な膵管像が得られ，十二指腸内視鏡所見と併せ総合的な判断ができる．さらに造影に引き続き，膵液採取や生検といった組織学的検査・診断が行えるという利点がある．しかし膵管造影を含めたERP関連手技は，手技的にある程度の熟練を要するとともに，様々な要因により100％手技を完遂できるとは限らないということがある．造影剤の注入圧や消化管ガスにより撮像の条件が悪くなることもある．さらに偶発症の頻度が高い検査手技であり，逆行性に造影することより急性膵炎を惹起することがある．術後膵炎はときに重篤化し致命的になることもある．通常，ERCP後膵炎は軽症が大部分で保存療法のみで改善することが多いが，一般的に海外の報告[51,52]では，ERCP後膵炎の発症率は1～9％程度，重症膵炎の発症頻度は0.3～0.6％と報告[51,52]されている．また危険因子を有するものではERCP後膵炎が11～40％まで上昇すると報告[51,52]されている．

術後膵炎の要因[51,52]として，カテーテルの膵管内深部挿管による損傷，腸液の膵管内への混入，頻回の膵管造影による膵管内圧や膵組織圧の上昇，術後の乳頭浮腫やOddi括約筋のスパスムが引き起こす膵液うっ滞による膵管内圧上昇などが考えられている．さらに術後膵炎の危険因子[51,52]として膵管造影や腺房造影が挙げられており，膵管造影を行う場合はスコープ操作に習熟するとともに，盲目的かつ粗雑な操作は行わず，細心の注意を払ってていねいに行うべきである．愛護的な乳頭処置を心掛け，長時間の処置は避け，ある程度の時間を区切って行う．カニュレーションが困難な場合には熟練者へ交代するなど無理をしないことが大切である．さらに膵炎予防に関しては，わが国における急性膵炎診療ガイドライン2015年版[53]やEuropean Society of Gastrointestinal Endoscopy Guideline[54]でも，高リスク群に対する予防的膵管ステント留置が有効であり推奨されている．

e│画像診断における位置づけ

膵管造影は直接造影であるため鮮明かつ微細な膵管像が得られ，他の画像では得られない病態を反映した重要な情報が得られるので，膵疾患の診断に欠かすことのできない検査・手技である．しかし前述したように，手技的にある程度の熟練を要することや膵炎などの偶発症の頻度が高い検査手技でもある．近年，対外式腹部US，MDCT，MRI/MRCP，EUSなどの各種画像検査の進歩により，侵襲なく膵管像や膵管の情報が得られるようになってきた．そのため，以前に比較して膵管造影検査が行われる機会は減少してきている．実際，膵の腫瘍性病変に対して膵管造影は行われなくなってきており，超音波内視鏡下穿刺吸引生検法（EUS-FNA）による組織採取の検査が主体となっている．しかしIPMNの診断，AIPを含めた膵癌と炎症性腫瘤との鑑別，小膵癌の診断，とくに腫瘤を形成しない膵管狭窄に対しては，膵管造影による分枝を含めた微細な変化を捉えたり，引き続いて膵液細胞診を行えるなど，膵癌の早期診断には有用でいまだに欠くことのできない診断検査法である．

Column 6
膵管像描出困難例に対する各種アプローチ

　スコープが十二指腸下行脚まで挿入された後の膵管像描出困難に対するアプローチにはいくつかの方法がある．一般的に胆管挿管に比べて膵管挿管は容易であるが，膵管挿管が困難で膵管像が得られない理由として次の3つが挙げられる．
①乳頭正面視：乳頭の正面視が困難あるいは適切な正面視ができていない．
②乳頭の性状：癌や腫瘍の直接浸潤，炎症（乳頭炎や慢性膵炎など）による硬化あるいは膵管口の狭小化によって，乳頭にカテーテルの挿管ができない．
③解剖学的障害：膵管癒合不全や傍乳頭憩室，憩室内乳頭など解剖学的に膵管挿管が難しい．

　乳頭の正面視は，膵管走行を想定した軸（カテーテルの進む方向）に合わせることが重要である．乳頭との距離，アングル操作，スコープの押し引きを用いて乳頭を適切な位置に持っていく．膵管口は基本的に乳頭の12～1時方向，十二指腸壁に垂直に走行しているので，乳頭の形態を把握し，鉗子起上を調整して挿管する．軸が合えば無理なく深部挿管される．うまく位置調整ができない場合にはパピロトームや湾曲型カテーテルを用いる．決して強く押したりせず，愛護的に乳頭を扱うようにする．強く押したりすることで乳頭の浮腫を助長し，術後膵炎の原因となるので注意する．

　乳頭炎や慢性膵炎など膵炎を繰り返している症例では，乳頭は線維化し硬化している．場合によっては膵管口が狭小化あるいは同定できない場合もある．通常のカテーテルで挿管が困難な場合には，先細カテーテルを用いてみる．うまく膵管口に挿管できた場合，このような症例では膵液の流出障害があるので膵管口切開を行うとよい．なお，先細カテーテルで強く押すことは粘膜下注入や粘膜損傷による出血などをきたし，膵管口がさらに分かりにくくなることもあるので注意する．その他のアプローチでは，ガイドワイヤーを先行させるワイヤー・ガイド・カニュレーション法も有効なことがある．ワイヤー・ガイド・カニュレーション法は造影剤を注入せず，ガイドワイヤーのみを先進させて選択的膵管挿管を試みる方法である．

　膵管癒合不全では，主乳頭からの造影は馬尾状にわずかに造影されるのみで，造影されない場合もある．その際には副乳頭からの造影を行う．後に他の画像で膵管像を確認すると膵管癒合不全であったという事例も経験している．ERPは偶発症の多い検査でもあり，事前に他のモダリティで病変について確認しておくことが重要である．

　傍乳頭憩室や憩室内乳頭では，two-devices in one channel methodが有効である．この手法は生検鉗子で十二指腸壁を把持し，乳頭を手前下方に引っ張り出し，同時に同じ鉗子口から造影カテーテルを挿入し，膵管挿管を行うものである．またパピロトームや湾曲型カテーテルが有効なことがある．とくにパピロトームは，スコープの押し引き，アングル，鉗子起上台の上下に加えて，ブレードに張力をかけることでカテーテル先端の向きやガイドワイヤーの進む方向にバリエーションをつけることができる．その他には，胆管にガイドワイヤーを留置後に膵管カニュレーションを行う胆管ガイドワイヤー法も有効なことがある．

文　献

1）糸井隆夫（編）：胆膵内視鏡の診断・治療の基本手技．改訂第2版，羊土社，東京，2012

7 膵管鏡（POPS）

a｜装　置

　経口膵管鏡（peroral pancreatoscopy：POPS）には親子スコープ方式が応用され，親スコープには鉗子口の大きい処置用スコープ（TJF-260 V，オリンパス社），子スコープ（POPS）には 2.6〜4 mm 径のスコープ（CHF-BP260，オリンパス社）などが用いられている．最近の電子スコープでは狭帯域特殊光（NBI）が使用でき，腫瘍内血管の同定に有用である（図51）[55]．また近年，ディスポーザブルタイプのスコープが使用されるようになってきた．このスコープ（SpyGlass™，ボストン・サイエンティフィック社）は4方向のアングル機能と2つの鉗子口を有している．このため，従来のスコープに比べ膵管内での操作性が格段に向上し，また送水と吸引が同時に行えることから膵管内の粘液や残渣を生理食塩液と置換しやすく，良好な視野を得ることができる．しかし，初代のSpyGlass™は画素数の少ないイメージファイバーでの観察しか行えず，鮮明な画像は得難かった．2015年よりCMOSイメージセンサーを搭載したSpyGlass™ DSが登場し，報告では従来のSpyGlass™に比べ4〜5倍の解像度とされている（図52）[56]．しかしながら，ディスポーザブルとしてはコストがかかりすぎるのが難点である．

b｜操作方法

　POPSの操作は経口胆道鏡と異なることはなく，十二指腸主乳頭から膵管内に挿入する．膵管内乳頭粘液性腫瘍（IPMN）のように乳頭開口部が開大している場合はスコープの通過は問題ないが，乳頭口が通常の場合には内視鏡的乳頭括約筋切開（endoscopic sphincterotomy：EST）が必要である．また，多くの場合は膵管内深部にスコープを挿入するために，ガイドワイヤーでの誘導が必要である．膵管内深部にスコープを挿入後，膵管尾部から頭部にスコープを引き抜きながら観察するが，膵管内が粘液などで観察困難なときは，鉗子孔を通して吸引と生理食塩液の注入を行い，視野を確保する．同時に，観察部位の同定をX線透視で適宜確認することも重要である[57]．

　POPSでは，組織サンプルを直視下に採取できることも利点の1つである．しかし，必ずしも良好な組織検体の採取を得ることは容易とはいえない．その理由として，生検鉗子のサイズ

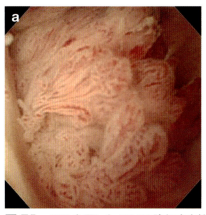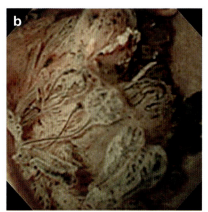

図51　NBIを用いたIPMN隆起病変検査
　通常観察（a）に比べ，NBI（b）では腫瘍内部の血管が明瞭である．

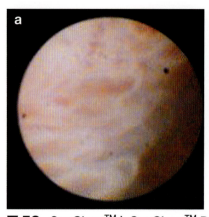 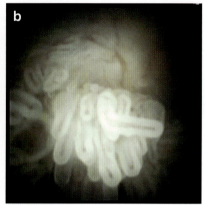

図52 SpyGlass™とSpyGlass™ DSとの画像比較
IPMNの隆起性病変に対する従来のSpyGlass™（**a**）とSpyGlass™ DS（**b**）の画像比較．明るさと解像度が格段に良好である．

が小さいことと，狭い膵管内での鉗子操作が容易ではないことが挙げられる．近年導入されたSpyGlass™では，組織採取のしやすい鉗子が使用でき，また4方向アングルにより鉗子の操作も良好となり，病理検索に十分な量の検体採取が可能と報告されている[56]．

実際の検査にあたっては，検査前にMRCPやERCPによって乳頭や膵管の状態を確認しておくことが必要である．その際のチェックポイントは以下のとおりである．

①乳頭口開大の有無
②膵管径
③病変部位
④膵管走行，とくに副膵管との合流部の状態

c | POPSの適応と代表症例

POPSはUS，CTなどの画像診断では確定診断が困難な膵管異常を呈する症例や最終診断に病理組織学的検査が必要な膵管内病変，あるいは膵石症例が施行対象となる．POPSの代表的な対象症例を挙げる．

1 膵管内乳頭粘液性腫瘍（IPMN）

IPMNは通常病変の主座によって，主膵管型，分枝型および混合型に分類される．IPMNは画像診断では良性・悪性の鑑別診断がしばしば困難である[32]．また，IPMNでは膵管内のスキップ病変が6〜19％にみられるとされており[58]，治療後の再発に関わる重要な因子と考えられている．したがって，術前に良悪性鑑別ならびにスキップ病変の評価は重要であり，その点でPOPSは有用な検査法である．

IPMNにおけるPOPSの成功率は90〜100％と高く[56,57,59,60]，また，ほとんどの症例でESTは必要なかったと報告されている．POPSによる腫瘍形態から隆起性病変は5型に分類され，腫瘤型，絨毛状および血管透見のあるイクラ状は悪性との関連性が高く[32,57]．血管透見のないイクラ状と顆粒状隆起は良性を示唆するとされている（**表6**）[32,57]．良性・悪性の診断能は感度50〜68％，特異度75〜100％，タイプ別では主膵管型で正診率88％に対し分枝型は68％と報告されている[59]．NBIを用いると腫瘍内血管がより鮮明になり，診断に有用である[55]．CTと比較した前向き研究では，76％の症例で最終診断，治療方針決定にPOPSの有用性が示されたとする報告がみられる[56]．

2 診断困難な主膵管異常（主膵管狭窄）

通常型膵癌のPOPS所見は，粗造で脆弱な異常粘膜に加え，多くは屈曲蛇行した表在血管が観察される．しかし，膵管狭窄の観察はしばしば困難であり，115例の検討では，病変部が観察可能であったのはわずか56％に過ぎなかっ

表6 IPMNの隆起形態別の病理組織診断（悪性化率）

Type	granular（顆粒状）	fish-egg-like（イクラ状）	villous（絨毛状）	vegetative（腫瘤結節状）
悪性化率	27%	65%	88%	85%

[Yamaguchi T, et al：Peroral pancreatoscopy in the diagnosis of mucin-producing tumors of the pancreas. Gastrointest Endosc 52：67-73, 2000／Hara T, et al：Diagnosis and patient management of intraductal papillary-mucinous tumor of the pancreas by using peroral pancreatoscopy and intraductal ultrasonography. Gastroenterology 122：34-43, 2002 より引用]

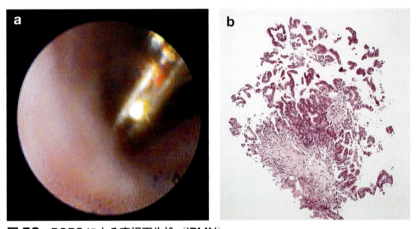

図53 POPSによる直視下生検（IPMN）
IPMN症例のSpyBite™を用いた直視下生検（a）．十分量の組織検体が採取される（b）．

たと報告されている[61]．その原因は，狭い膵管内で病変の正面視が困難であることと，膵管の屈曲・蛇行によりスコープの誘導が難しいことが挙げられる．したがって，単なる膵管狭窄の診断にはPOPSは多くの場合適さない．

3 膵管内病変に対する病理検体採取

POPSはERCPに比べ組織採取，とくに直視下による狙撃生検が可能な点に大きな有用性が認められる[62]．しかし，以前はPOPSによる生検はきわめて困難であったが，最近導入された生検鉗子（SpyBite™）は従来の鉗子に比べ組織採取が良好とされている（**図53**）．しかし，それでも悪性の病理診断能はわずか25%であったとされるが[63]，IPMNに限れば50%の感度，100%の特異度と報告されている[63]．

POPS下の膵液細胞診はIPMNにおいて有用であり，筆者らの成績では102例の検討で細胞診可能な膵液採取はほぼ100%であり，カテーテルによる細胞診と比較して悪性例に対する感度はほぼ2倍であった（68%対38%）[64]．

4 通常治療で困難な膵石の治療

膵管内膵石の治療にPOPSが有用とする報告がみられる[65,66]．三方らの報告では，通常の内視鏡治療，体外衝撃波結石破砕療法（ESWL）で治療困難な症例に対し，POPS下のレーザー砕石を12例に行い，完全破砕7例（58.3%），部分破砕5例（41.7%）で，全例腹痛の消失が得られ重篤な副作用もなかった（**図54**）．

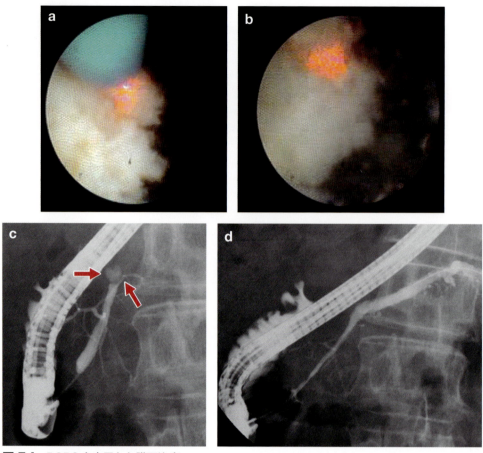

図54 POPSを応用した膵石治療
SpyGlass™を用いた膵石に対するレーザー砕石（**a**, **b**）．膵管造影で治療前（**c**）に膵頭部に認められた膵石（➡）は治療後消失した（**d**）．

［千葉大学消化器内科　三方林太郎医師より提供］

d｜合併症および限界

検査に伴う合併症として膵炎が挙げられる．実際，10〜12％において軽度または中等度の膵炎合併が報告されている[57,59,61]．その原因としては検査時の膵管内圧上昇がもっとも関連していると考えられ，検査にあたっては過度に内圧が上昇しないよう注意する必要がある．他の合併症として膵管内の感染があるが，きわめてまれであり，検査終了前に膵液を十分吸引することで発症予防可能である．

POPS施行を困難にするもっとも大きな原因は膵管の解剖学的要因であり，狭窄，蛇行膵石などによる閉塞や分枝型IPMNでは，POPSは十分な検査を期待することができない[61]．

e｜膵疾患診断における位置づけ

POPSにかかる費用は無視することはできず，費用対効果はPOPSの施行にあたって常に意識せざるをえない．したがって，POPSの適応を十分考慮することが必要であり，上記の適応に合わない場合は施行すべきではない．しかし，適応にあった症例ではPOPSによって得られる情報は有用な場合が非常に多いと考える．また，最近使用されるようになったSpyGlass™ DSの解像度はきわめて良好であり，今後，膵管病変の病態解明にも役立つことが期待される．

8 血管造影

かつては膵腫瘍の診断，血管浸潤の評価などに血管造影が重要視されていたが，MDCT，MRI の発達に伴い必ずしも施行される検査ではなくなった．

しかし，膵腫瘍術前の精査以外にも重症急性膵炎における動注療法，真性・仮性動脈瘤，動静脈奇形に対する動脈塞栓術，膵神経内分泌腫瘍（pNET）に対する経皮経肝門脈採血，arterial stimulation and venous sampling といった手技が存在し，現在でも膵の血管造影は重要な検査の1つである．

a 血管造影の方法

1 膵疾患精査

腹腔動脈（図 55）と上腸間膜動脈（図 56）の digital subtraction angiography（DSA）による造影を行い，動脈の走行・状態，腫瘍濃染，門脈系の走行・状態・側副路などを評価する．

病変が頭部にあれば，総肝動脈ないし胃十二指腸動脈造影を施行する．必要に応じ前・後上膵十二指腸動脈，下膵十二指腸動脈造影を追加する．病変が体尾部にあれば，必要に応じ脾動脈，背側膵動脈，大膵動脈などの造影を追加する．選択造影は適宜，拡大撮影を行う[67]．

膵頭部の血流は前上膵十二指腸動脈（anterior superior pancreaticoduodenal artery：ASPDA），後上膵十二指腸動脈（posterior superior pancreaticoduodenal artery：PSPDA），下膵十二指腸動脈（inferior pancreaticoduodenal artery：IPDA）によって供血されるが，これらの血管はアーケードを形成し，腹腔動脈および上腸間膜動脈いずれからも灌流しうる．そのため膵頭部に病変があり，とくに CT angiography（CTA）を撮影する場合は，血管造影検査にてどちらの血流が優勢なのか判断する必要がある．これは重症急性膵炎における動注カテーテルを留置する際にも，炎症の局在に応じたカテーテル留置血管を選択する際に重要な情報である．

筆者の施設では腫瘍性病変の場合，肝転移の評価も兼ねて経動脈性門脈造影下 CT（CTAP）

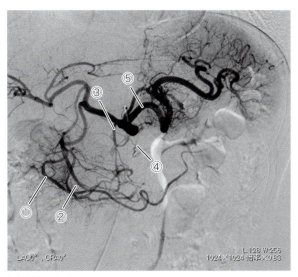

図 55　膵癌疑い
70 歳台，男性の腹腔動脈造影．①ASPDA，②PSPDA，③背側膵動脈，④横行膵動脈，⑤大膵動脈

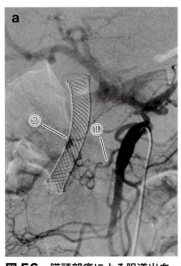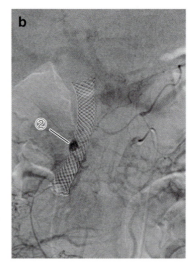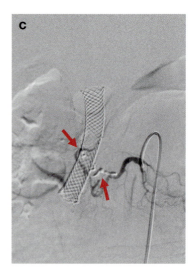

図56 膵頭部癌による胆道出血
60歳台，男性．**a・b**：上腸間膜動脈造影．①IPDA，②PSPDAに膵癌の浸潤による仮性動脈瘤の形成を認める．**c**：IPDA造影．シアノアクリレート系薬剤（n-butyl-2-cyanoacrylate：NBCA）にて仮性動脈瘤およびPSPDAは鋳型状（➡）に塞栓されている

を追加する．病変が頭部にあれば早期相も追加している．

また病変が頭部であれば総肝動脈からのCTA，体尾部であれば腹腔動脈からのCTAを施行する．遅延濃染をみる場合には300秒以降の後期相の撮影も追加する．

2 経皮経肝門脈採血法

経皮経肝的に門脈にカテーテルを挿入し，門脈本幹，上腸間膜静脈，脾静脈，膵内静脈において複数部位で採血し，ホルモン濃度を測定する．機能性pNETの局在診断に有用である[68]．

3 arterial stimulation and venous sampling

臨床的には機能性神経内分泌腫瘍が疑われるが，CT・MRIにて腫瘍が同定できない場合も存在し，そういった場合には選択的カルシウム動注負荷後肝静脈採血法（arterial stimulation and venous sampling：ASVS）が施行されることがある[69]（図57）．

膵内動脈を選択し，薬剤（インスリノーマならばカルシウム製剤，ガストリノーマならばセクレチンなど）負荷を行い，肝静脈にて採血を施行しホルモンないし代謝産物を測定すること

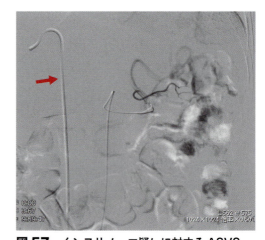

図57 インスリノーマ疑いに対するASVS
30歳台，女性の大膵動脈造影．右肝静脈に採血用のカテーテルがかかっている（➡）．

により局在診断を行う方法である．

b 画像診断での位置づけ

膵腫瘍術前の血管造影の主な役割は，血管走行および腫瘍による血管浸潤の評価である．現在ではMDCTの早期動脈相（造影剤急速注入後25秒より撮影）のthin slice（0.5～1mm程度）から作成されたCTAで詳細に血管解剖を検討

することが可能である．MRA に関しては膵移植後の血管性の合併症の評価に用いられる報告がみられる[70]が，空間分解能は CTA に劣るため，術前の検査としては現在のところ一般的ではない．また，血管造影は慢性膵炎などの炎症性疾患との鑑別診断，腫瘍の進展度診断にも重要な役割を担ってきたが，MDCT，MRI にて十分な情報が得られるようになった．しかし，膵あるいは膵周囲に病変があり，由来臓器が特定できない場合，栄養血管や膵血管の分布により類推することが可能となる場合がある．特別な状態を除くと，血管造影による膵疾患の診断的意義は，MDCT，MRI の進歩により低下してきている．

しかし真性動脈瘤や外傷，膵術後，膵炎後などによる仮性動脈瘤，動静脈奇形の治療に関して，動脈塞栓術は侵襲の少ない有効な治療法である（図56）．術前に MDCT にて責任血管の同定が必須であるが，必ずしも末梢の血管の同定ができるとは限らない．血管造影検査は侵襲的ではあるが，血管描出能において現時点でもっとも優れた検査といえる．

また，重症急性膵炎における動注療法，経皮経肝門脈採血，ASVS の手技はしばしば必要とされることのある有用な手技である．

膵の血管造影は技術の発達にて需要は確実に減ってきているが，現在でも重要な手技の1つである．

文献

1) 日本人間ドック学会画像検査判定ガイドライン作成委員会腹部超音波部門，日本消化器がん検診学会超音波検診委員会ガイドライン作成ワーキンググループ，日本超音波医学会用語・診断基準委員会腹部超音波がん検診のカテゴリーに関する小委員会：腹部超音波検診判定マニュアル．日消がん検診誌 **52**：471-493，2014
2) 厚生労働省難治性膵疾患に関する調査研究班・日本膵臓学会・日本消化器病学会：慢性膵炎臨床診断基準 2009．膵臓 **24**：645-708，2009
3) 厚生労働省難治性膵疾患調査研究班・日本膵臓学会：自己免疫性膵炎診療ガイドライン 2013．膵臓 **28**：717-783，2013
4) 日本超音波医学会用語・診断基準委員会，膵癌診断基準検討小委員会：膵癌超音波診断基準．Jpn J Med Ultrasonics **40**：511-518，2013
5) Niwa K, et al：Preclinical study of endoscopic ultrasonography with electronic radial scanning echoendoscope. J Gastroenterol Hepatol **18**：828-835, 2003
6) Niwa K, et al：Comparison of image quality between electronic and mechanical radial scanning echoendoscopes in pancreatic diseases. J Gastroenterol Hepatol **19**：454-459, 2004
7) Ishikawa H, et al：A comparison of image quality between tissue harmonic imaging and fundamental imaging with an electronic radial scanning echoendoscope in the diagnosis of pancreatic diseases. Gastrointest Endosc **57**：931-936, 2003
8) Matsubara H, et al：Dynamic quantitative evaluation of contrast-enhanced endoscopic ultrasonography in the diagnosis of pancreatic diseases. Pancreas **40**：1073-1079, 2011
9) Itoh Y, et al：Quantitative analysis of diagnosing pancreatic fibrosis using EUS-elastography（comparison with surgical specimens）. J Gastroenterol **49**：1183-1192, 2014
10) Hewitt MJ, et al：EUS-guided FNA for diagnosis of solid pancreatic neoplasms：a meta-analysis. Gastrointest Endosc **75**：319-331, 2012
11) Hara K, et al：Prospective clinical study of EUS-guided choledochoduodenostomy for malignant lower biliary tract obstruction. Am J Gastroenterol **106**：1239-1245, 2011
12) Inui K, et al：Standard imaging techniques in the pancreatobiliary region using radial scanning endoscopic ultrasonography Dig Endosc **16**（Suppl）：S118-S133, 2004
13) Yamao K, et al：Standard imaging techniques of endoscopic ultrasound-guided fine needle aspiration using a curved linear array echoendoscope. Dig Endosc **19**（Suppl 1）：S180-S205, 2007
14) 日本消化器がん検診学会超音波検診委員会ガイドライン作成ワーキンググループほか：腹部超音波検診判定マニュアル．日消がん検診誌 **52**：471-493，2014
15) 貴田岡正史ほか：膵癌超音波診断基準．超音波

医 **40**：191-198，2013

16) Gabata T, et al：Imaging diagnosis of hepatic metastases of pancreatic carcinomas：significance of transient wedge-shaped contrast enhancement mimicking arterioportal shunt. Abdom Imaging **33**：437-443, 2008

17) Sahani DV, et al：Gastroenteropancreatic neuroendocrine tumors：role of imaging in diagnosis and management. Radiology **266**：38-61, 2013

18) Kawamoto S, et al：Intrapancreatic accessory spleen：CT appearance and differential diagnosis. Abdom Imaging **37**：812-827, 2012

19) Mochizuki K, et al：MDCT findings of extrapancreatic nerve plexus invasion by pancreas head carcinoma：correlation with en bloc pathological specimens and diagnostic accuracy. Eur Radiol **20**：1757-1767, 2010

20) Raman SP, et al：Groove pancreatitis：spectrum of imaging findings and radiology-pathology correlation. AJR Am J Roentgenol **201**：W29-W39, 2013

21) Ishigami K, et al：Differential diagnosis of groove pancreatic carcinomas vs. groove pancreatitis：usefulness of the portal venous phase. Eur J Radiol **74**：e95-e100, 2010

22) Molvar C, et al：Nonneoplastic cystic lesions of pancreas：a practical clinical, histologic, and radiologic approach. Curr Probl Diagn Radiol **40**：141-148, 2011

23) Baek JH, et al：Small (＜or＝3 cm) solid pseudopapillary tumors of the pancreas at multiphasic multidetector CT. Radiology **257**：97-106, 2010

24) Norris DG, et al：Health and infarcted brain tissues studied at short diffusion times：the origins of apparent restriction and the reduction in apparent diffusion coefficient. NMR Biomed **7**：304-310, 1994

25) 日本医学放射線学会，日本放射線科専門医会・医会（編）：画像診断ガイドライン 2013 年版，金原出版，東京，p223-227，2013

26) Barral M, et al：Diffusion-weighted MR imaging of the pancreas：current status and recommendations. Radiogoly **274**：45-63, 2015

27) Motosugi U, et al：Detection of pancreatic carcinoma and liver metastases with gadoxetic acid-enhanced MR imaging：comparison with contrast-enhanced multi-detector row CT. Radiology **260**：446-453, 2011

28) Wallner BK, et al：Dilated biliary tract：evaluation with MR cholangiography with a T2-weighted contrast-enhanced fast sequence. Radiology **181**：805-808, 1991

29) Morimoto K, et al：Biliary obstruction：evaluation with three-dimensional MR cholangiography. Radiology **183**：578-580, 1992

30) Takehara Y, et al：Breath-hold MR cholangiopancreatography with a long-echo-train fast spin-echo sequence and a surface coil in chronic pancreatitis. Radiology **192**：73-78, 1994

31) Marugami N, et al：MR signal changes on hepatobiliary imaging after oral ingestion of manganese chloride tetrahydrate：preliminary examination. Jpn J Radiol **31**：713-723, 2013

32) Tanaka M, et al：International consensus guidelines 2012 for the management of IPMN and MCN of the pancreas. Pancreatology **12**：183-197, 2012

33) 大原弘隆ほか：診断基準の解説―2．画像所見―慢性膵炎臨床診断基準 2009．膵臓 **24**：655-660，2009

34) Okamoto K, et al：Preoperative 18F-fluorodeoxyglucose positron emission tomography/computed tomography predicts early recurrence after pancreatic cancer resection. Int J Clin Oncol **16**：39-44, 2011

35) Bang S, et al：The clinical usefulness of 18F-fluorodeoxyglucose positron emission tomography in the differential diagnosis, staging, and response evaluation after concurrent chemoradiotherapy for pancreatic cancer. J Clin Gastroenterol **40**：923-929, 2006

36) Ruf J, et al：Detection of recurrent pancreatic cancer：comparison of FDG-PET with CT/MRI. Pancreatology **5**：266-272, 2005

37) Sperti C, et al：18-fluorodeoxyglucose positron emission tomography enhances computed tomography diagnosis of malignant intraductal papillary mucinous neoplasms of the pancreas. Ann Surg **246**：932-937, 2007

38) Tomimaru Y, et al：Clinical utility of 2-[(18)F]fluoro-2-deoxy-D-glucose positron emission tomography in predicting World Health Organization grade in pancreatic neuroendocrine

tumors. Surgery **157**:269-276, 2016
39) Nakajo M, et al:The efficacy of whole-body FDG- PET or PET/CT for autoimmune pancreatitis and associated extrapancreatic autoimmune lesions. Eur J Nucl Med Mol Imaging **34**:2088-2095, 2007
40) Shigekawa M, et al:Is 18F-fluorodeoxyglucose positron emission tomography meaningful for estimating the efficacy of corticosteroid therapy in patients with autoimmune pancreatitis? J Hepatobiliary pancreat Sci **17**:269-274, 2009
41) 日本膵臓学会:科学的根拠に基づく膵癌診療ガイドライン 2013年版(第3版),金原出版,東京,2013
42) Diederichs CG, et al:FDG PET:elevated plasma glucose reduces both uptake and detection rate of pancreatic malignancies. J Nucl Med **39**:1030-1033, 1998
43) McCune WS, et al:Endoscopic canulation of the ampula of vater. Ann Surg **167**:752, 1968
44) 大井 至:Fiberduodenoscope による内視鏡的膵管造影.日消誌 **66**:880,1969
45) 竹本忠良・長廻 絞(編):消化管内視鏡診断テキスト3:ERCP,改訂第2版,文光堂,東京,1998
46) 糸井隆夫(編):胆膵内視鏡の診断・治療の基本手技,改訂第2版,羊土社,東京,2012
47) 久野信義(編):ERCPの基本手技と応用,改訂第2版,金芳堂,京都,p45-50,1997
48) 平松恭一(監),小川健二(編):新・画像診断のための解剖図鑑6:肝臓・胆道・膵臓・脾臓,改訂第3版,メジカルビュー社,東京,p206-223,1999
49) 三島邦基:加令に伴う膵管造影像の変化.加令と膵(第2編):397-408,1981
50) 国際膵臓学会:IPMN/MCN 国際診療ガイドライン・2012年版(日本語版・解説),医学書院,東京,2012
51) Freeman ML, Nalini M, Guda M:Prevention of post-ERCP pancreatitis:a comprehensive review. Gastrointest Endosc **59**:845-864, 2004
52) Sofuni A, et al:Endoscopic pancreatic duct stents reduce the incidence of post-endoscopic retrograde cholangiopancreatography pancreatitis in high risk patients. Clin Gastroenterol Hepatol **9**:851-858, 2011
53) 急性膵炎診療ガイドライン 2015 改訂出版委員会:急性膵炎診療ガイドライン 2015(第4版),金原出版,東京,2015
54) ESGE Guideline:Prophylaxis of post-ERCP pancreatitis. Endoscopy **42**:503-515, 2010
55) Itoi T, et al:Initial experience of peroral pancreatoscopy combined with narrow-band imaging in the diagnosis of intraductal papillary mucinous neoplasms of the pancreas(with videos). Gastrointest Endosc **66**:793-797, 2007
56) Arnelo U, et al:Single-operator pancreatoscopy is helpful in the evaluation of suspected intraductal papillary mucinous neoplasms (IPMN). Pancreatology **14**:510-514, 2014
57) Yamaguchi T, et al:Peroral pancreatoscopy in thediagnosis of mucin-producing tumors of the pancreas. Gastrointest Endosc **52**:67-73, 2000
58) Sauvanet A, Couvelard A, Belghiti J:Role of frozen section assessment for intraductal papillary and mucinous tumor of the pancreas. World J Gastrointest Surg **2**:352-358, 2010
59) Hara T, et al:Diagnosis and patient management of intraductal papillary-mucinous tumor of the pancreas by using peroral pancreatoscopy and intraductal ultrasonography. Gastroenterology **122**:34-43, 2002
60) Nagayoshi Y, et al:Peroral pancreatoscopy using the SpyGlass system for the assessment of intraductal papillary mucinous neoplasm of the pancreas. J Hepatobiliary Pancreat Sci **21**:410-417, 2014
61) Yamao K, et al:Efficacy of peroral pancreatoscopy in the diagnosis of pancreatic diseases. Gastrointest Endosc **57**:205-209, 2003
62) Dumonceau JM:Sampling at ERCP for cyto- and histopathologicical examination. Gastrointest Endosc Clin N Am **22**:461-477, 2012
63) Yasuda K, et al:The use of pancreatoscopy in the diagnosis of intraductal papillary mucinous tumor lesions of the pancreas. Clin Gastroeneterol Hepatol **3**:S53-S57, 2005
64) Yamaguchi T, et al:Pancreatic juice cytology in the diagnosis of intraductal papillary mucinous neoplasm of the pancreas:significance of sampling by peroral pancreatoscopy. Cancer **104**:2830-2836, 2005
65) Seven G, et al:Long-termoutcomes associated with pancreatic extracorporeal shock wave lithotripsy for chronic calcific pancreatitis. Gas-

trointest Endosc **75**:997-1004, 2012
66) Attwell AR, et al:Endoscopic retrograde cholangiopancreatography with per oral pancreatoscopy for calcific chronic pancreatitis using endoscope and catheter-based pancreatoscopes:a 10-year single-center experience. Pancreas **43**:268-274, 2014
67) Boijsen E:Pancreatic angiography. Abrams' Angiography, 4th ed, Geschwind J(eds), LWW, Philadelphia, p1383-1421, 1996
68) Ingermarsson SG:Pancreatic and intestinal vein catheterization with hormone assay. Bull Dep Radiol Uni Lund **13**:1-31, 1977
69) Doppman JL, et al:Insulinomas:localization with selective intraarterial injection of calctum. Radiology **178**:237-241, 1991
70) Hagspiel KD, et al:Evaluation of vascular complications of pancreas transplantation with high-spatial-resolution contrast-enhanced MR angiograpy. Radiology **242**:590-599, 2007

H 病理検査

1 細胞診，組織診

a 膵液細胞診，ブラシ擦過細胞診

膵液細胞診は内視鏡的逆行性膵管造影（endoscopic retrograde pancreatography：ERP）に引き続いて施行できる簡便な病理検査法である．また，ERP で膵管狭窄がみられた際には，ブラシ鉗子を用いた狭窄部のブラシ擦過細胞診，さらには内視鏡的経鼻膵管ドレナージ（endoscopic nasal pancreatic drainage：ENPD）チューブを留置した膵液細胞診（**図 1**）も施行される．膵管内乳頭粘液性腫瘍（IPMN）のように膵管内に腫瘍細胞が多く含まれるものや，画像では明らかな腫瘍として認識できない膵管狭窄などがよい適応となる．とくに近年では，膵上皮内癌診断における ENPD チューブ留置による複数回膵液細胞診の有用性が報告[1,2]されており，より早期での膵癌発見のための重要な検査法としても再認識されてきている．

以前は，セクレチン負荷による膵液細胞診が積極的に施行されていたが，現在ではセクレチンの入手ができないため，単に膵液の吸引細胞診を行うだけではなく，ブラシ擦過細胞診や ENPD チューブ留置による数日間の膵液細胞診などで，より精度の高い細胞診となるよう工夫されている．これまでに報告されている成績[3]としては，ERP 時の膵液吸引細胞診の感度はおおむね 33〜78％，ブラシ擦過細胞診の感度は 30〜92％と，その成績にはかなり開きがあるが，平均するとおおむね 50〜60％程度と決して高い数値とはいえない．しかしながら，他の画像診断で明らかな腫瘍として捉えられない際の病理検査法としては第一選択の手技であり，原因が明らかでない膵管狭窄症例に対しては上皮内癌も考慮して積極的な施行を考えてよい．一方，膵管内での操作がもたらす術後急性膵炎には十分な注意が必要である．ENPD チューブを

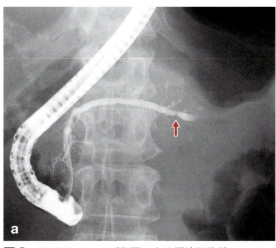 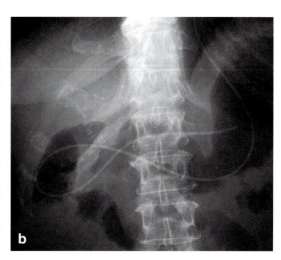

図 1　ENPD チューブ留置による膵液細胞診
 a：ERP では主膵管の部分的な狭窄が観察されている（➡）．他の画像診断で腫瘍は観察されない．
 b：膵管内に ENPD チューブを留置し膵液細胞診を施行．

留置する場合は，基本的には膵液流出が確保されれば術後膵炎の危険は少ないが，IPMN症例においてはその粘液によりチューブの流出不良を引き起こし，術後膵炎発症のリスクが高まるとの報告もある[1]．また，膵管狭窄部に対してブラシ擦過細胞診を施行した際には，同部の浮腫性変化や乳頭部への過負荷により術後膵炎を引き起こす可能性もあり，施行後の膵管ステント留置は考慮すべき処置である．

ブラシ擦過細胞診は，ガイドワイヤー誘導式のブラシカテーテルが使用しやすい．ガイドワイヤーを狭窄部を越えて留置し，膵管狭窄部内でブラシを数回前後動させる．そのブラシをプレパラート上に塗布し，細胞診に提出する．また，ブラシ後には膵液を吸引採取することも診断率向上のためには重要なプロセスである．5 FrのENPDチューブを使用し，数時間ごとに数回吸引採取し（施設により方法が異なるが，筆者の施設では当日に1回，翌日に5回，翌々日に1回），細胞診に提出する．基本的にはチューブ留置は48時間以内に留める．

b│膵管生検

膵管生検は，膵管の狭窄や閉塞部，膵管内に存在する腫瘍から組織を採取する手技であり，ERP下で経乳頭的に行う（**図2**）．とくに，画像で膵管内発育を示す腫瘍の病理診断においては第一選択となりうる手技である．

膵管生検の成績は，膵癌症例において，感度は32～73％［平均44％（n = 218），95％CI：37.3～50.9％］と報告されており[4-7]，決して高い数値とはいえない．とくに，膵管狭窄が筆尖状の形態を呈する際には，生検陰性のことが多いとされている[4]．また，細い膵管内で生検鉗子を操作するため，術後の急性膵炎や膵管穿孔などの重篤な偶発症を引き起こすこともある．膵管生検の施行に際しては，このようなことを十分に理解して適応を考えなくてはならない．実際には，超音波内視鏡（endoscopic ultrasonography：EUS）下に穿刺可能な腫瘍が同定される

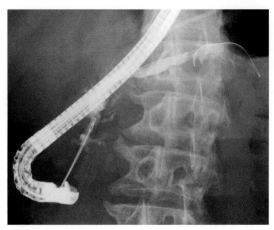

図2　膵管生検
膵管内の隆起性病変に対して生検鉗子を用いて膵管生検を行っている．

場合は，EUS下穿刺吸引生検法（EUS-guided fine-needle aspiration：EUS-FNA）の高い正診率と低い偶発症発生率を考えても，EUS-FNAを優先させるべきであろう．なお，施行にあたっては，膵管内で生検鉗子の開きが制限されるため採取検体量が不十分であることも多く，膵液細胞診やブラシ擦過細胞診を併用してより診断精度を上げる必要がある．

使用機材としては，膵管内での挿入性・操作性を考慮して，先端にガイドワイヤールーメンを造設した片開き生検鉗子（ロープウェイ式）は有用性が高い．また，0.035インチのガイドワイヤーが通るERCPカテーテルを病変部まで誘導し，その後，カテーテル内に0.75 mmの生検鉗子を挿入して目的部位から生検を行うのもよい方法である．また，近年では膵管鏡での直接観察下に病変部から生検を施行することも積極的に試みられている．とくに，2015年に上梓されたSpyGlass DS™（ボストン・サイエンティフィック社）は良質な画像での観察が可能な操作性の高いスコープであり，適応は膵管拡張症例に限定されるものの，このスコープを用いた直視下生検はその診断能を大きく向上させるものと期待される．

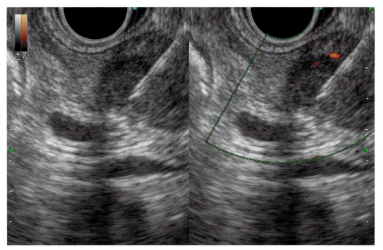

図3 EUS-FNA
膵腫瘤性病変に対して，22 G 穿刺針を用いて EUS-FNA を施行している．

C 超音波内視鏡下穿刺吸引生検法（EUS-FNA）

1 概略

EUS-FNA とは，文字通り経消化管的に超音波で病変を確認しながらリアルタイムに穿刺生検を行う手技である（図3）．1992 年に初めて臨床応用されて以来，簡便かつ安全に膵腫瘍の病理診断を得る手法として急速に普及してきた．わが国でも 2010 年に保険収載され，現時点では膵腫瘤性病変診断には必要不可欠な診断法といっても過言ではない．

適応としては，膵腫瘍性病変の鑑別診断，癌の進展度診断（腹水，腫大リンパ節の評価など），手術不能癌症例における化学療法施行前の組織学的な検証および化学療法後での評価が挙げられる．化学療法施行前の EUS-FNA は必須であるが，近年では，手術前の症例においても積極的に EUS-FNA が施行されている．閉塞性黄疸のない切除不能と考えられる膵腫瘤性病変の鑑別診断においては，診断能と安全性を考慮して ERCP よりも EUS-FNA を第一選択としてよい[8]．また，現時点でのわが国におけるコンセンサスでは膵囊胞性腫瘍は非適応病変とされているが，画像診断で質的診断が困難（良悪性の鑑別も含む）な場合は，十分なインフォームド・コンセントのもとで施行することも考慮できる．膵充実性腫瘍に対する EUS-FNA の診断能は[9]，近年のシステマティックレビューでは，感度 86.8％・特異度 95.8％と高い数値が示されている．また，3,000 例を超える膵腫瘍に対する EUS-FNA の解析[10]では，出血や穿孔といった偶発症の可能性はきわめて低いこと（出血が 0.23％，穿孔は 0％）が示されている．穿刺による腫瘍播種は危惧されることであるが，切除可能膵腫瘍に対する手術前の EUS-FNA 施行であっても，術後の再発や生存期間に影響を与えないことが報告[11,12]されており，現在では EUS-FNA は安全かつ確実な病理検体採取法として広く認識されている．EUS で腫瘍が確認できる場合は，膵液細胞診や膵管生検よりも優先して施行される病理診断法である．

2 機器および穿刺針

使用する超音波機器は，スコープ軸と平行に 90～180°の範囲の超音波画像が得られるコンベックス走査式 EUS およびその観測装置である．カラードプラ機能の搭載により血管の同定が容易となり，穿刺をより安全に行うことがで

穿刺針に関しては19から25Gまでの太さのものが各メーカーから発売されており，現在では22Gが比較的多く用いられている．とくに強いアップアングル操作での穿刺の際には25Gの操作性が高いことは経験則的に理解されているが，穿刺針の選択に関するシステマティックレビュー[13]においては，針の太さによる診断能や偶発症発生率に差はないことが報告されている．とくに自己免疫性膵炎などしっかりとした組織採取が必要である際には，以前は19G針が比較的多く使用されてきたが，近年の報告では22Gであっても組織診断に十分な検体採取が可能との報告もある[14]．また，組織採取用穿刺針として開発された針先に鉋のような逆刃構造を付加された特殊形状針（ProCore®, Cook社）は，通常の生検針に比して明らかな診断的優位性がないことがメタアナリシスで示されている[15]．しかしながら最近は，組織を確実に採取することを目的とした特殊な形状をした針（ProCore® 20G：Cook社，Acquire® 22G：ボストン・サイエンティフィック社）が開発・発売され，今後の展開が期待されている．穿刺針の選択に関しては，術者の経験や好みによるものが大きいと考えられるが，前述の報告からは，22G穿刺針を第一選択として，操作性が悪い場合などに25G針が勧められる．

3 穿刺方法

基本的なEUS-FNAの手技[16]を以下に記す．

まず，目的とする病変を描出する．次に病変および穿刺ラインに血流がないことをカラードプラで確認する．穿刺デバイスを内視鏡鉗子口に固定する．消化管壁表層から対象物のほぼ中心までの距離を測定し，その距離をもとにデバイスのストッパーを固定する．穿刺針先端の視認性を高めるためにスタイレットを5〜10 mmほど引き抜いておく．持続吸引により消化管壁とスコープの間を密にした上で穿刺する．穿刺後，あらかじめ引いておいたスタイレットを押し込み，採取針内部に混入してきた組織を穿刺針外に押し出す．その後，スタイレットを抜き，吸引シリンジを装着し陰圧をかける（一般的には10〜20 mL）．デバイスを操作し，病変内で穿刺針のpush・pullを10〜20回ほど繰り返す．吸引シリンジを取り外し，穿刺針内腔の陰圧を解除した後，穿刺針を病変から引き抜く．なお，EUS-FNA施行時には迅速細胞診併用により正診率の向上および偶発症発生率低下に繋がるというメタアナリシス結果も報告されており[17]，積極的な施行が望まれる．

4 利点と欠点

EUSを用いることで，経胃的および経十二指腸的走査により膵臓すべてを観察できるため，EUS-FNAでほとんどの膵腫瘤は病理診断が可能である．先述のように，高い診断能と安全性を兼ね備えた手技であり，膵腫瘤性病変に対する病理学的診断の第一選択といっても過言ではない．しかしながら，きわめて少ないながらも腫瘍播種（needle tract seeding）を引き起こす可能性があることは十分に認識して検査に望む必要がある．また，EUS-FNAはあくまで画像診断を基本として成り立つ生検法であり，適切な部位から採取できなければ診断能は低下する．EUS-FNA施行にあたってはEUS画像診断にも精通する必要がある．一方，病理医にとっても微小検体の取り扱いや診断に慣れが必要となる．よりよい診断能を得るためには，内視鏡医と病理医のlearning curveを理解することも重要である．

d 病理診断

1 採取細胞・組織の取り扱いと診断法

検体処理はその施設により若干の違いがある．以下に筆者の施設で施行している処理方法について簡単に記す．

1）採取膵液の取り扱い

ERPで採取された膵液は，膵液による細胞の膨化・自家融解など細胞変性を起こしやすいことなどから，迅速な対応が求められる．細胞採取時より検体を氷などで冷却して，直ちに病理

部に提出する．

2）ブラシ擦過細胞診検体の取り扱い

ブラシをプレパラートに塗布し，直ちに95％エタノール固定液に浸す．また，ブラシのみを切断し保存液（筆者の施設ではポリエチレングリコール製剤液）に浸し病理部に提出する．

3）EUS-FNA検体の取り扱い

吸引された検体をプレパラートやシャーレ上に回収し，組織診に提出可能な検体がある際にはその部分を切り出してホルマリン固定し，病理部に提出する（図4）．この際，肉眼的に4mm以上の白色調組織検体があれば十分な組織診断が得られるとされ[18]，採取検体の肉眼観察と取り分けは重要なプロセスである．また，組織診用の検体以外は細胞診用の検体として処理する．細胞診は，検体を2枚のプレパラートで圧搾し，1枚を95％エタノールに湿式固定とし，後日Papanicolaou染色を施行する．もう1枚は即座に乾燥させて迅速細胞診用の染色を行う（ギムザ染色系の迅速染色）．

また，十分な組織診断用の検体採取ができなかった場合は，セルブロックの処理を行うとよい[19]．HE染色のみでは診断困難な場合も，セルブロック法により免疫染色の追加が可能となるため，より診断能が向上するとされる．

2 代表的な病理所見（細胞診，組織診）

細胞診における重要な悪性所見としては，N/C比の増大，細胞の不規則な重積性，核異型，核の大小不同，核の極性の乱れ，核の偏在，クロ

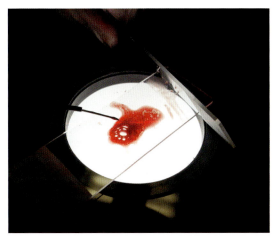

図4　病理検体処理
採取された検体を，プレパラート上に回収している．主に白色検体部分を取り分けてホルマリン固定を行う．

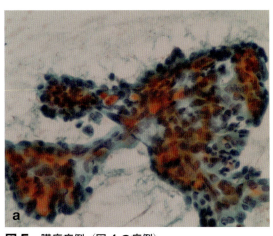
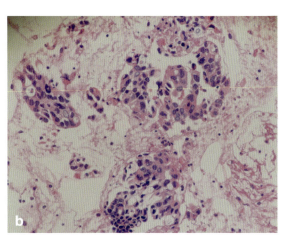

図5　膵癌症例（図4の症例）
a：EUS-FNAでの細胞診標本．N/C比の増大，細胞の不規則な重積性，核異型，核の大小不同，クロマチン増量など，悪性所見が観察され，腺癌と診断される．
b：EUS-FNAでの組織標本．不規則な索状，管状，癒合腺管状，小胞巣状に増殖する腺癌の像が観察される．核の腫大，大小不同，不整，濃集，配列の乱れなどの細胞異型もみられる．

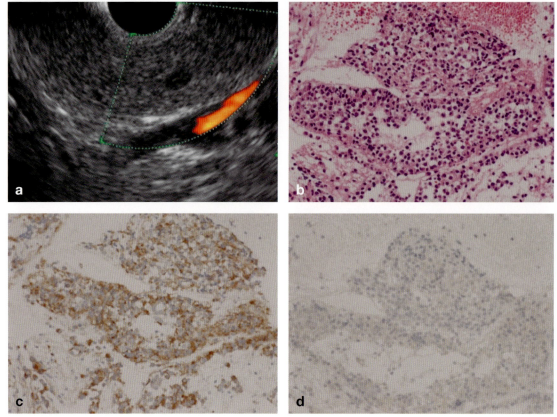

図6 膵神経内分泌腫瘍症例
a：膵体部の微小な腫瘤性病変に対して，25 G 穿刺針を用いて EUS-FNA を施行した．
b：HE 染色では淡好酸性細胞質と類円形核を有する均一な円形細胞が多数みられる．核分裂像は確認できず．
c：クロモグラフィン染色陽性，**d**：シナプトフィジン染色陰性

マチンの増量，核小体の明瞭化などが挙げられる．図5-a は，EUS-FNA を施行した膵癌症例（図4の症例）の細胞診であり，前述の所見が確認される．図5-b は同症例における組織標本である．また，図6 は径5 mm の微小な膵腫瘤に対して EUS-FNA を施行した症例である．微小検体ながら免疫染色の施行が可能であり，膵神経内分泌腫瘍の診断が得られた．

文献

1) 木村　公ほか：ENPD チューブ留置での連続膵液採取による細胞診の小膵癌診断への有用性の検討．日消誌 108：928-936，2011
2) Iiboshi T, et al：Value of cytodiagnosis using endoscopic nasopancreatic drainage for early diagnosis of pancreatic cancer：establishing a new method for the early detection of pancreatic carcinoma in situ. Pancreas 41：523-529, 2012
3) 土屋貴愛ほか：経乳頭的膵液細胞診・膵管生検．胆と膵 3：843-847，2010
4) 小山内学ほか：通常型膵管癌診断における経乳頭的生検・ブラッシング細胞診の成績．Gastroenterol Endosc 50：400-405，2008
5) 山崎裕之ほか：内視鏡的膵生検（Endoscopic Pancreatic Biopsy）の基礎的臨床的検討．Gastroenterol Endosc 27：2003-2011，1985
6) 内海　真ほか：内視鏡的膵生検（Endoscopic Pancreatic Biopsy：EPB）の臨床的検討―第2報：膵癌における有用性．Gastroenterol Endosc 28：1992-1998，1986
7) 真口宏介ほか：膵癌診断における内視鏡的膵生検（Endoscopic Pancreatic Biopsy：EPB）の有

8) Wakatsuki T, et al：Comparative study of diagnostic value of cytologic sampling by endoscopic ultrasonography-guided fine-needle aspiration and that by endoscopic retrograde pancreatography for the management of pancreatic mass without biliary stricture. J Gastroenterol Hepatol 20：1707-1711, 2005
9) Puli SR, et al：How good is endoscopic ultrasound-guided fine-needle aspiration in diagnosing the correct etiology for a solid pancreatic mass?：a meta-analysis and systematic review. Pancreas 42：20-26, 2013
10) Hamada T, et al：Severe bleeding and perforation are rare complications of endoscopic ultrasound-guided fine needle aspiration for pancreatic masses：an analysis of 3,090 patients from 212 hospitals. Gut Liver 8：215-218, 2014
11) Kudo T, et al：Influence of the safety and diagnostic accuracy of preoperative endoscopic ultrasound-guided fine-needle aspiration for resectable pancreatic cancer on clinical performance. World J Gastroenterol 20：3620-3627, 2014
12) Ngamruengphong S, et al：Risk of gastric or peritoneal recurrence, and long-term outcomes, following pancreatic cancer resection with preoperative endosonographically guided fine needle aspiration. Endoscopy 45：619-626, 2013
13) Affolter KE, et al：Needle size has only a limited effect on outcomes in EUS-guided fine needle aspiration：a systematic review and meta-analysis. Dig Dis Sci 58：1026-1034, 2013
14) Kanno A, et al：Diagnosis of autoimmune pancreatitis by EUS-FNA by using a 22-gauge needle based on the International Consensus Diagnostic Criteria. Gastrointest Endosc 76：594-602, 2012
15) Bang JY, et al：A meta-analysis comparing ProCore and standard fine-needle aspiration needles for endoscopic ultrasound-guided tissue acquisition. Endoscopy 48：339-349, 2016
16) Irisawa A, et al：Basic technique of FNA. Gastrointest Endosc 69 (2 Suppl)：S125-S129, 2009
17) Hébert-Magee S, et al：The presence of a cytopathologist increases the diagnostic accuracy of endoscopic ultrasound-guided fine needle aspiration cytology for pancreatic adenocarcinoma：a meta-analysis. Cytopathology 24：159-171, 2013
18) Iwashita T, et al：Macroscopic on-site quality evaluation of biopsy specimens to improve the diagnostic accuracy during EUS-guided FNA using a 19-gauge needle for solid lesions：a single-center prospective pilot study（MOSE study）. Gastrointest Endosc 81：177-185, 2015
19) Noda Y, et al：Diagnostic efficacy of the cell block method in comparison with smear cytology of tissue samples obtained by endoscopic ultrasound-guided fine-needle aspiration. J Gastroenterol 45：868-475, 2010

10章 膵疾患の診断（総論）

A 膵炎の診断

1 膵炎の診断手順と検査法

a 急性膵炎

急性腹症患者あるいは急性膵炎を疑う患者が来院した場合，図1のフローチャートに沿って急性膵炎診断基準および急性膵炎重症度判定基準により診断を行う（p129参照）[1,2]．アミラーゼ，または可能なら膵特異性の高いリパーゼやP型アミラーゼを含んだ採血検査を行う．尿中アミラーゼを用いてもよい．上腹部痛と血中・尿中膵酵素の異常高値を確認することで急性膵炎と診断可能である．しかし，腸閉塞や消化管穿孔などでも血中アミラーゼ高値となるため，鑑別に注意を要する．一般に基準上限値の3倍以上の高アミラーゼ血症では診断能が高いとされている．

急性膵炎は心窩部を中心とした上腹部痛が多いが，臍周囲の痛みや下腹部痛を訴える場合もある．また，発症初期には嘔吐を主訴に来院する場合もある．消化器症状や腹痛を訴える患者には，急性膵炎も念頭に置いていねいな腹部の診察とそれに引き続く超音波検査（US）を行い，その上で必要と認めた場合には腹部造影CTを行い診断する[1]．

急性膵炎の診断と同時に，成因の特定を行う．ここで重要なのは，胆石性急性膵炎が疑われた場合に緊急内視鏡治療の適応を判断することである．採血検査にて肝胆道系酵素の上昇を認める例では，US，CTまたはMRI/膵胆管MRI（MRCP）にて胆道結石および胆道通過障害の有無を診断する．実施可能であれば超音波内視鏡（EUS）の診断能が高い．

急性膵炎の診断後，引き続き重症度の評価を行う．重症度診断には，予後因子スコアと造影CT Gradeを用いる．どちらか一方が重症と診断されれば，その患者は重症と診断できる．予後因子スコアを評価するためには，動脈血ガス分析，血液生化学検査，バイタルサイン測定（体温，脈拍数，呼吸数）などが必要になる．予後因子スコアは，発症早期には実際の重症度を反映しない場合があり，急性膵炎診断後72時間以内は繰り返し実施することが重要である．

b 慢性膵炎

慢性膵炎を疑うまたは鑑別を要する場合，図2のフローに沿って慢性膵炎臨床診断基準2009により診断する[3,4]．まず病歴聴取と身体診察を

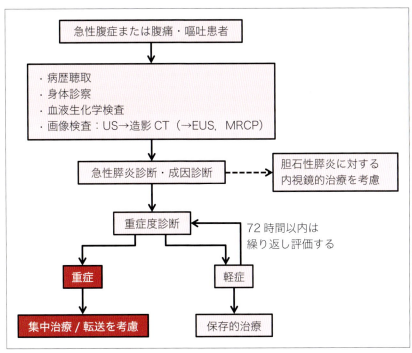

図1 急性膵炎診断のフローチャート

行うが，その際に反復する上腹部痛発作または再発性急性膵炎の有無，および純エタノールで1日80g以上の持続する飲酒歴の有無について聴取を行う．その後，生化学検査と画像検査を実施する．

生化学検査では，血中の膵酵素値を測定し，機能検査としてはBT-PABA試験を行い，70%以下の場合には確認を目的として再検査を行う．

画像検査として，USとCTをまず行う．USのみで膵石を診断し，慢性膵炎を診断できるが，膵全体を評価するためには造影CTおよびMRCPを実施することが望ましい．CTにて膵石または膵全体のびまん性石灰化を認めた場合は確診と診断できる．MRCPで主膵管の拡張を伴う分枝膵管の拡張所見が認められると準確診である．EUSは膵石や膵石灰化の診断も可能であるが，膵実質の点状高エコー（hyperechoic foci），索状高エコー（hyperechoic strand），分葉エコー（lobularity）などの早期慢性膵炎の所見を診断することができる．内視鏡的逆行性胆道膵管造影（ERCP）は，偶発症として急性膵炎を発症することがあるため，診断目的で行われることは少なくなった．しかし，膵癌との鑑別診断や膵石灰化を伴わない慢性膵炎または早期慢性膵炎を診断するために必要な場合がある．

慢性膵炎の診断手順として，US，CT，EUSにて膵石の存在または膵全体に分布する複数ないしびまん性の石灰化を診断することができれば確診となる．膵石灰化を認めない場合でもMRCP所見により準確診を診断できる場合がある．画像検査で準確診所見が得られる場合，①反復する上腹部痛，②血中・尿中膵酵素値の異常（複数回），③膵外分泌障害（BT-PABA試験で複数回70%以下）のうち，2項目以上を満たせば確診に格上げされる．EUSにて早期慢性膵炎の画像所見を認める場合，前述の①〜③に，④純エタノールで1日80g以上の持続する飲酒歴を含めた①〜④のうち，2項目以上が当てはまると早期慢性膵炎と診断できる．以上のモダリティにより診断できず，慢性膵炎の疑いがある場合にERCPが適応となる．

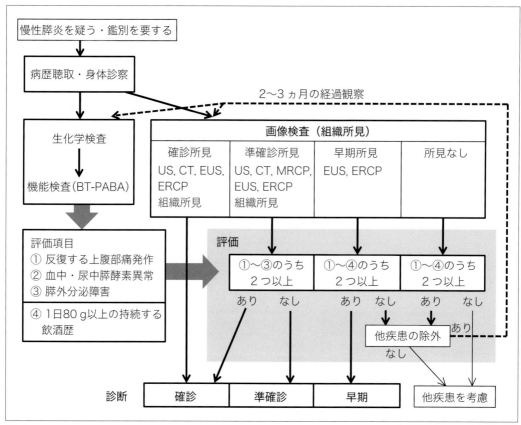

図2 慢性膵炎診断のフローチャート
[日本消化器病学会：フローチャート1：診断. 慢性膵炎診療ガイドライン2015, 改訂第2版, 南江堂, 東京, pxviii, 2015より転載]

C 自己免疫性膵炎

自己免疫性膵炎（AIP）を疑うまたは鑑別を要する場合，**図3**および**図4**のフローに従い，自己免疫性膵炎臨床診断基準2011（JPS2011）および国際コンセンサス診断基準（ICDC）により診断する[5-7]．無痛性の閉塞性黄疸を伴う膵腫瘤または腫大を指摘された患者は，AIPと膵癌の鑑別がしばしば必要となる．診断のために，腹部造影CT，血清IgG4値測定および膵外病変［硬化性胆管炎，硬化性涙腺炎・唾液腺炎（Mikulicz病）または後腹膜線維症］の検索を行う．造影CTで膵のびまん性腫大を認めた場合には，IgG4値135 mg/dL以上または膵外病変のどちらかを認めると，JPS2011にて確診となる．造影CTで膵に限局性腫大を認める場合

は，血清IgG4値135 mg/dL以上，膵外病変のどちらか一方または両方を認め，かつ内視鏡的逆行性膵管造影（ERP）にて膵管の特徴的な不整狭細像を認めた場合にJPS2011にて準確診と診断される（**図3**）．膵切除術が実施された場合や，病理学的に十分な検討が行える組織検体が生検により得られた例では，病理所見のみ，または病理所見を加えることによりJPS2011確診または準確診と診断される場合がある．

限局性膵腫大を示す例で，血清IgG4値135 mg/dL以上または膵外病変のどちらか一方を認めるが，ERPを実施できない場合は，ステロイドへの反応を評価し，反応があればICDCによる1型AIP確診または準確診と診断される（**図3**）．診断目的でステロイドを投与する場合は，必ずEUS下穿刺吸引生検法（EUS-FNA）

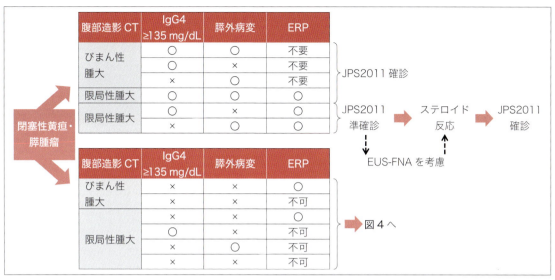

図3 一般病院でのJPS2011に基づく日本の自己免疫性膵炎診断アルゴリズム：ファーストステップ
○：診断基準を満たす，×：診断基準を満たさない
[廣田衛久ほか：ICDC，JPS2011を見据えた自己免疫性膵炎診断のアルゴリズム．膵臓 30：70-77, 2015 を改変して引用]

をまず実施し，膵癌または悪性リンパ腫などの悪性疾患を可能な限り除外する必要があり，専門施設で診断を行うことが望ましい．

びまん性または限局性膵腫大を認めるが血清IgG4値が135 mg/dL未満かつ膵外病変を認めない例では，診断のためにコア生検を考慮する．コア生検または膵切除が実施された例では，ICDCを用いて病理所見のみで1型または2型AIP確診と診断できる場合，病理所見に加え炎症性腸疾患（IBD）の有無およびステロイドへの反応を評価し，2型AIP確診または準確診と診断される場合がある．コア生検や膵切除を実施されない例では，IBDの合併を認め，かつステロイドへの反応が確認された例では2型AIP準確診と診断される（**図4**）．

びまん性または限局性膵腫大とERPによる膵管の不整狭細所見を認めるが，血清IgG4値が135 mg/dL未満で，膵外病変を認めず，コア生検もしくは膵切除が実施されず，かつIBDの合併も認めない場合，ステロイドへの反応を確認できた例はICDCによりAIP-NOS（autoimmune pancreatitis-not otherwise specific）と診断される[7]（**図4**）．

2 膵炎の病期診断

a 急性膵炎

急性膵炎の国際分類である改訂アトランタ分類では，急性膵炎の病期を発症から1～2週間程度までの早期と，それ以降の後期に分けている[8]．早期の病態では膵臓の急性炎症によりサイトカインが活性化され，全身性炎症反応症候群（SIRS）を呈することがあり，SIRSが持続すると臓器不全発症リスクが高まる．重症例では持続するSIRSと臓器不全が主要な臨床症状となり，臓器不全が主な死亡原因となる．

軽症患者は早期のみで回復するが，重症化した場合には，発症から2週間以上経過しても炎症が持続する，もしくは局所合併症に伴う症状が主要な臨床症状となる．とくに，急性壊死性貯留（acute necrotic collection：ANC）を形成した場合，後期に壊死感染が顕在化する場合がある．後期における主な死亡原因は敗血症である．

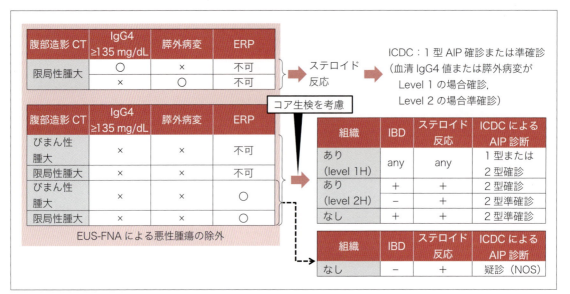

図4 専門施設におけるICDCによる自己免疫性膵炎診断アルゴリズム：セカンドステップ
○：診断基準を満たす，×：診断基準を満たさない
［廣田衛久ほか：ICDC，JPS2011を見据えた自己免疫性膵炎診断のアルゴリズム．膵臓 30：70-77，2015を改変して引用］

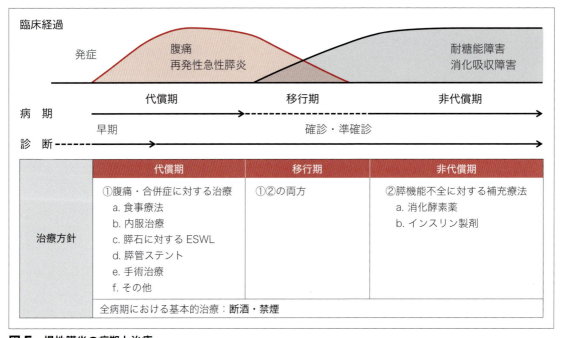

図5 慢性膵炎の病期と治療

b 慢性膵炎

日本では慢性膵炎の病期を膵機能の観点から分類し，代償期・移行期・非代償期と分けることが多く，それぞれの病期でその病態に応じた治療方針が提案されている[9]（図5）．膵内外分泌機能が保たれ，腹痛や急性膵炎の再燃を繰り返す代償期では，腹痛や急性膵炎に対する治療

が主となる．この時期では，症状緩和を目的として膵石に対する体外衝撃波結石破砕療法（ESWL），膵管狭窄に対する膵管ステント，膵管ドレナージ術などの適応が考慮され施行される場合がある．また，膵仮性嚢胞，仮性動脈瘤，膵性胸水・腹水などの合併症の治療が必要となるのもこの病期である．膵外分泌機能が低下する移行期では，次第に腹痛が軽減し，急性膵炎の再燃も少なくなる．やがて，膵外分泌機能が95％以上廃絶されると，膵外分泌機能不全の症状として消化吸収障害が出現する一方，腹痛は改善または完全に消失する場合もある．また，膵内分泌機能の障害による耐糖能障害も顕在化し，膵性糖尿病を発症する．非代償期ではこのように，膵内外分泌機能不全の症状が主体となり，外分泌機能不全に対しては消化酵素薬，膵性糖尿病に対してはインスリン製剤の補充療法が行われる．膵機能の廃絶は成因に依存し，アルコール性慢性膵炎では若年発症特発性慢性膵炎に比べ有意に早いことが知られている[10]．

C 自己免疫性膵炎（AIP）

AIPは，疾患概念が形成されたのが比較的最近であり，長期予後が明確となっていない．このため，現在のところ病期分類はされていない．

AIPの長期経過観察の報告によると，一定の割合で膵石の出現が報告されている[11,12]．また，慢性膵炎と診断された患者の7.4％に高IgG4血症を認めたとする報告もあり，AIPの一部が慢性膵炎へ進行する可能性が示唆されている[11]．

文献

1) 武田和憲ほか：急性膵炎の診断基準・重症度判定基準最終改訂案．厚生労働科学研究補助金（難治性疾患克服研究事業）難治性膵疾患に関する調査研究 平成17年度 総括・分担研究報告書，p27-34，2006
2) 武田和憲ほか：急性膵炎重症度判定基準最終改訂案の検証．厚生労働科学研究補助金（難治性疾患克服研究事業）難治性膵疾患に関する調査研究 平成19年度 総括・分担研究報告書，p29-33，2008
3) 厚生労働省難治性膵疾患に関する調査研究班ほか：慢性膵炎臨床診断基準2009．膵臓 24：645-646，2009
4) 日本消化器病学会：フローチャート1：診断．慢性膵炎診療ガイドライン2015，南江堂，東京，pxviii，2015
5) 日本膵臓学会・厚生労働省難治性膵疾患に関する調査研究班：報告 自己免疫性膵炎臨床診断基準2011．膵臓 27：17-25，2011
6) 廣田衞久ほか：ICDC，JPS2011を見据えた自己免疫性膵炎診断のアルゴリズム．膵臓 30：70-77，2015
7) Shimosegawa T, et al：International consensus diagnostic criteria for autoimmune pancreatitis：guidelines of the International Association of Pancreatology. Pancreas 40：352-358, 2011
8) Banks PA, et al：Classification of acute pancreatitis-2012：revision of the Atlanta classification and definitions by international consensus. Gut 62：102-111, 2013
9) 早川哲夫ほか：慢性膵炎の治療指針の改訂について．厚生省特定疾患難治性膵疾患調査研究班 昭和62年度 研究報告書，p23-27，1988
10) Ammann RW：Diagnosis and management of chronic pancreatitis：current knowledge. Swiss Med Wkly 136：166-174, 2006
11) Kawa E, et al：Long-term follow-up of autoimmune pancreatitis：characteristics of chronic disease and recurrence. Clin Gastroenterol Hepatol 7：S18-S22, 2009
12) Hart PA, et al：Long-term outcomes of autoimmune pancreatitis：a multicenter, international analysis. Gut 62：1771-1776, 2013

B 膵腫瘍の診断

1 膵腫瘍の診断手順と検査法

　膵臓は，解剖学的に周囲を胃や小腸をはじめとした多くの臓器に囲まれ，また比較的小さな臓器であるために画像的評価が難しく，診断に苦慮することが珍しくない．このため画像診断においては，超音波検査（US），CT，MRI，超音波内視鏡（EUS），内視鏡的逆行性胆道膵管造影（ERCP）をはじめ，複数の検査法を用いて進めていくこととなる．ここでは膵癌，膵神経内分泌腫瘍（pNET），膵囊胞性病変を中心に，膵腫瘍の画像診断について述べる．

a 膵 癌

　膵癌は黄疸や食欲不振，体重減少などの症状を契機に発見されることが多いが，特異的な症状に乏しく，早期発見が困難な疾患である．膵癌診断においてまず行われることが多いのはUSであり，Karlsonらは有症状患者を対象とした前向きコホート研究において，膵腫瘍に対するUSの検出感度は89％と報告している[1]．ただし，USは簡便性に優れるものの，診断能は病変のサイズや発生部位，術者に左右されやすい欠点があり，一般に小さな病変で膵頭部や尾部に発生するものや経験の乏しい術者のもとでは診断能が低下する可能性がある．
　膵臓以外の臓器も含めた広い範囲の撮像が可能で，空間分解能にも優れたCTは，膵癌の画像診断においてきわめて重要な役割を担っている．膵癌に対しては造影CTが必須であり，その検出感度は89〜97％とされている[2]．さらにその診断能は，多列検出器CT（MDCT）をはじめとした近年のCTの進歩により向上する傾向にある．造影CTによる膵癌の典型像は，動脈相では膵内の境界不明瞭な低濃度腫瘍であるが，後期相では腫瘍内の線維化を反映し濃度が上昇する．しかし，小さな病変では正常膵実質と等濃度を呈することも多く，このような場合には病変自体の同定はしばしば困難である（図1-a）．膵癌の間接的所見として，膵管や総胆管の途絶や拡張，さらに膵の輪郭変形や萎縮などがみられることがあり，このような所見がみられる場合には，より小さな病変の検出に優れたEUSなどの検査を行うべきである．また，膵頭部癌は閉塞性黄疸をきたすことが多いが，胆道ステント挿入は炎症性変化などを引き起こし，腫瘍の同定を困難にする．したがって，CT撮影前のステント留置は避ける必要がある．
　EUSは超音波の観測装置を備えた内視鏡であり，膵に隣接する胃や十二指腸内腔から観察を行うことによって，膵を詳細に観察することができる．EUSは他の画像検査で同定が困難な小さな病変の診断に優れており（図1-b），直径20 mm以下の病変に対する検出感度は，CTで40〜67％，MRIで33％であるのに対し，EUSでは90〜100％と報告されている[3,4]．さらにEUSの利点として，リアルタイムに病変を観察しつつ穿刺を行い，細胞や組織を得て病理学的診断を得ることが可能な点が挙げられる．この手技は超音波内視鏡下穿刺吸引生検法（EUS-FNA）と呼称されている．EUS-FNAの診断能についての報告は多くみられるが，近年の報告では感度約90％，特異度96％と高く[5]，さらにKrasをはじめとした遺伝子解析を加えることで，診断能が向上することが知られている[6]．
　ERCPにおける膵癌の所見としては主に主膵管の途絶や狭窄が挙げられるが，膵鉤部・尾部や副膵管領域に存在する病変では主膵管の変化が表われにくいために病変を見落とす恐れがあ

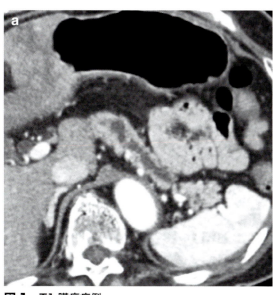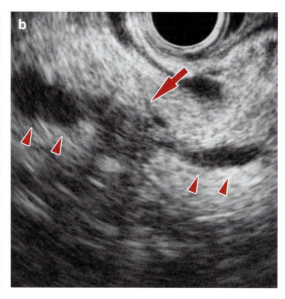

図1　T1膵癌症例
a：造影CT所見．拡張した主膵管が膵体部で途絶しているが，その頭側の腫瘤は明らかでない．
b：EUS所見（十二指腸球部走査）．主膵管（▶）が低エコー腫瘤（➡）により途絶している．引き続いて病変からEUS-FNAを行い，膵癌の診断が得られた．外科的切除が行われた結果，UICC分類Stage IAの膵癌であった．

り，注意が必要である．ERCPの利点として，閉塞性黄疸をきたした症例では検査と同時に胆管ステント留置を行うことができる点が挙げられる．ERCPでは擦過細胞診などにより病理診断を得ることもできるが，その感度は一般に50～60％程度と報告されており[7]，上記のEUS-FNAに比べると低い．加えて合併症として膵炎のリスクを伴うため，ERCPの適応は黄疸をきたし減黄を要する症例に限られる．

　膵癌は^{18}Fフルオロデオキシグルコースポジトロン断層法（FDG-PET）にて異常集積を示すことが知られており，検出感度は73～94％と報告されている[8]．しかし，高血糖や径2 cm以下の小さな病変に対して偽陰性を示すほか，自己免疫性膵炎（AIP）をはじめとした膵炎，胆管ステント挿入による局所の炎症などに対しては偽陽性を示すことが知られている．造影CTやMRIなど従来の検査との比較において，FDG-PETの診断上乗せ効果はみられなかったとする報告もあり[9]，膵癌の診断における本検査の意義については意見の分かれるところである．

b｜膵神経内分泌腫瘍（pNET）

　pNETは非機能性と機能性に大別される．非機能性の場合に臨床症状は腹痛など非特異的なものが主であるのに対し，機能性の場合には過剰に分泌される腫瘍性ホルモンにより特異的な症状を起こすことが多く，インスリノーマであれば低血糖発作，ガストリノーマであれば消化性潰瘍や下痢などをきたす．機能性pNETで病変のサイズが小さい場合には臨床症状が先行し病変の局在の同定が困難な場合があること，さらに多発性内分泌腫瘍症候群1型（multiple endocrine neoplasia type 1：MEN1）の合併に注意する必要がある．

　造影CTおよびMRIはともにpNETの原発および転移病変の検出に優れる．一般的にpNETは血流豊富であり，造影CTでは動脈相で造影された後，門脈相でwashoutされる．造影CTの検出感度は80％以上と報告されているが，径2 cm未満の小さな病変では検出能が低下することが知られている[10]．MRIではpNETはT1

強調像で低信号，T2強調像で高信号を呈することが多い．MRIによる診断能は脂肪抑制法など撮像技術の進歩により向上してきており，最近の報告では検出感度85％とされている[11]．またDromainらは肝転移巣の描出において，造影MRIの検出感度がCTやソマトスタチン受容体シンチグラフィ（SRS）よりも優れていることを報告している[12]．

EUSは小さな病変の同定に優れている．Jamesらはシステマティックレビューの中で，EUSのpNETに対する検出感度は97％と報告しているが，さらにCTなどの他の画像検査で病変の局在が同定できない症例の28％で，EUSによって診断が可能であったことを報告している[13]．またEUSの利点として，リアルタイムに観察を行いつつ，病変を穿刺し病理学的な検索をも行うことができるEUS-FNAを同時に行える点が挙げられる．

SRSはインジウム（^{111}In）によって標識されたソマトスタチンアナログを用い，これがpNETに多く発現するソマトスタチン受容体に結合することで，病変の局在を明らかにする．身体全体を機能的に検索することが可能であるが，インスリノーマや膵神経内分泌癌ではソマトスタチン受容体の発現が低いことが知られており，これらではSRSの検出能は低下する．一方，SRSはソマトスタチン受容体の発現を明らかにすることから，放射性核種標識ペプチド治療（peptide receptor radionucleotide therapy：PRRT）の効果予測に有用と考えられる．

選択的動脈内刺激物注入試験（selective arterial secretagogue injection test：SASIテスト）は他の画像検査で局在同定困難な機能性pNETに対して行われる検査であり，インスリノーマにはカルシウムが，ガストリノーマにはセクレチンが有用である．

また最近では，^{68}Ga-DOTATOCを用いたPET/CTの有用性も明らかとなっており[14]，今後はpNETの検出に優れたトレーサーの開発による，PETの診断能向上が期待される．

c│膵嚢胞性腫瘍

膵に生じる囊胞性病変は偶然発見されることが多いが，その診断においてもっとも重要なのは，仮性囊胞など非腫瘍性のものと，膵管内乳頭粘液性腫瘍（IPMN）や粘液性囊胞腫瘍（MCN）など腫瘍性のものとの鑑別である．非腫瘍性のものは無症候性であれば治療を要さないことが多いが，腫瘍性のものは癌化のリスクを有することが多く，外科的切除や慎重なフォローアップが必要となる．しかし，膵癌やpNETに対する画像診断が徐々に進歩を遂げているのに対して，膵囊胞性腫瘍の画像診断におけるエビデンスは不足しているのが現状である．前向きな報告においても，各画像検査の正診率はCT：38〜78％，EUS：51〜77％に過ぎない[15]．またEUSを用いた診断において問題になるのは，例え経験を積んだ観察者間であっても診断の不一致が認められる場合があることである[16]．このため膵囊胞性病変の診断においては，複数の検査法を組み合わせつつ慎重に検討することが重要である．

d│診断・鑑別診断のフローチャート

図2に示す．

2 膵腫瘍の存在・鑑別診断

近年の画像診断技術の進歩には目覚ましいものがあるが，サイズの小さな膵癌や機能性のpNETにおいては，今なお腫瘍の存在診断自体が問題となることがある．

a│膵　癌

臨床症状や血液検査などから膵癌の存在が疑われた場合，一般にはUSや造影CTを用いた存在診断がまず行われる．しかし病変のサイズ

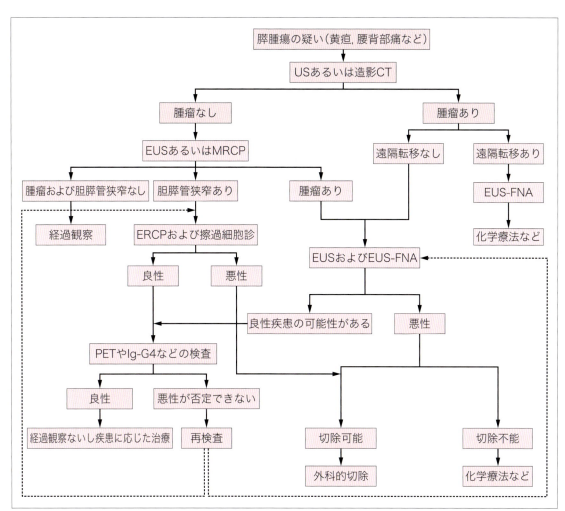

図2 膵腫瘍の診断におけるフローチャート

が小さくなるにつれて，これらの検査の診断能は低下することが知られており，Bronsteinらは，径2cmより大きな病変に対する造影CTの検出感度が100％であるのに対し，径2cm以下の病変では77％に低下することを報告している[18]．造影CTなどで腫瘍が同定できない場合には，小さな病変の診断に優れたEUSとEUS-FNAが有用であり，WangらはCTで診断がつかない症例を対象としたEUS-FNAの感度・特異度をそれぞれ87％，98％と報告している[19]．黄疸や主膵管の途絶や狭窄など，膵癌の存在を疑う所見を認めるものの造影CT検査で診断に至らない場合には，EUS-FNAを考慮する必要がある．一方，造影CT所見が膵癌に典型的な

ものであり明らかに切除可能と判断される場合，EUS-FNAを行うべきかどうかについては意見の分かれるところである．しかし，慢性膵炎やAIPなどは画像検査だけでの膵癌との鑑別は困難である（**図3-a, b**）．アルコール多飲歴や多発胆管・膵管狭窄が認められるなど，膵癌以外の疾患の可能性が否定できないときは，術前であってもEUS-FNAを考慮すべきである．

b 膵神経内分泌腫瘍（pNET）

ホルモン症状が先行する機能性pNETの場合，かつては病変の局在診断が困難なこともまれではなかった．しかし今日では画像診断の進歩により，造影CTあるいはMRI，SRS，EUS

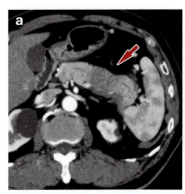 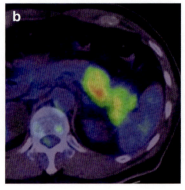 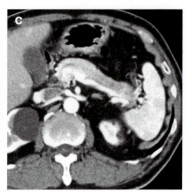

図3　自己免疫性膵炎症例
a：造影 CT 所見．膵尾部に境界不明瞭な低濃度腫瘤を認める（➡）．
b：FDG-PET/CT 所見．病変部に一致して異常集積を認める．各種腫瘍マーカーは正常範囲内だが，Ig-G4 の上昇を認めた．EUS-FNA を行った結果，炎症の所見を認めたことから，AIP と診断された．
c：ステロイド投与より 3 ヵ月後の造影 CT 所見．低濃度腫瘤は不明瞭化していた．

を組み合わせることで，大半の症例で局在診断が可能である．造影 CT および MRI の早期動脈相は，膵原発のみならず肝転移の描出にも優れる．また，EUS-FNA と組み合わせることで，外科的切除を行わずに pNET の病理学的診断を得ることができる利点がある[20]．これらの検査によっても病変の同定が困難な場合には，SASI テストを考慮する必要がある．

c 膵囊胞性腫瘍

膵囊胞性腫瘍の鑑別の要点を表1に示す．診断においては囊胞の形態や膵管との交通，充実成分の有無などに着目しつつ，複数の検査法を相補的に用い慎重に検討することが重要である．

3 膵腫瘍の病期診断

根治的外科切除は，膵癌に対して根治が得られる可能性のある唯一の治療であり，根治切除が得られた場合の 5 年生存率は 12〜20％である．一方，非切除病変における 5 年生存率は 1％に満たない．したがって膵腫瘍の中でも膵癌が疑われる場合，重要となるのは切除適応の可否を判断する病期診断が重要となる．この中でも，主要血管への浸潤と遠隔転移の有無は，膵癌の病期診断においてきわめて重要な因子である．

文献的には，膵癌の血管浸潤の評価において EUS がもっとも有用な検査であることがこれまで示されている．Tierney らは EUS と CT の診断能を比較により，血管侵襲の評価においては EUS の診断能が優れていることを述べている[21]．しかし CT の進歩によって EUS と造影 CT の診断能の差は埋まりつつあり，Zhao らはメタアナリシスの中で，血管浸潤の評価における造影 CT の統合感度は 77％であったものの，最近の研究に限定すると統合感度は 85％まで上昇することを述べている[22]．このように EUS と CT は血管浸潤の評価において有用であり，血管造影検査の診断的意義は今ではかなり限られてきている．

遠隔転移の検索においては，描出範囲の広い造影 CT および MRI が有用である．膵癌の遠隔転移として多いのは肝臓そして腹膜播種などであるが，両者の肝転移に対する検出感度はいずれも 90％近くに及ぶ[23,24]．Motosugi らはサイズの小さい肝転移の診断には造影 MRI が優れ

表 1 膵嚢胞性腫瘍の鑑別

	漿液性嚢胞腫瘍	粘液性嚢胞腫瘍	膵管内乳頭粘液性腫瘍（主膵管型）	膵管内乳頭粘液性腫瘍（分枝型）
好発年齢	60～70歳台	40～50歳台	50～70歳台	
性差	女性＞男性	ほとんど女性	男性＞女性	
好発部位	膵頭部＝膵体尾部	膵体尾部	膵頭部＞膵体尾部	
膵管との交通	なし	まれにあり	あり	
同時性多発	まれにあり（Von Hippel-Lindau病）	きわめてまれ	20～30％にみられる	
臨床症状	無症状，腹痛，腹部異和感など	無症状，腹痛，腹部異和感など	無症状，膵炎，膵外分泌機能不全など	無症状，膵炎など
画像的特徴	・小嚢胞～微小嚢胞（honeycomb appearance）からなる ・多房性嚢胞 ・共通被膜は有さない	・単房性あるいは隔壁を有する ・多房性嚢胞（cyst in cyst） ・被膜の石灰化 ・壁不整肥厚や充実成分を認める場合には癌化を疑う	・主膵管の拡張，膵実質の萎縮 ・結節を認める場合には癌化を疑う[17]	・分枝膵管の拡張 ・ブドウの房状の多房性嚢胞 ・結節を認める場合には癌化を疑う[17]
内容液	漿液あるいは淡血性	粘液	粘液	
細胞学的所見	立方円柱上皮 グリコーゲン陽性	円柱上皮 様々な異型を伴う	円柱上皮 様々な異型を伴う	
癌化リスク	ほとんどない	低い	高い	低～中等度（膵管癌の合併に注意）
治療	経過観察	外科的切除	外科的切除	経過観察（癌化を疑う場合には外科的切除）

［Tanaka M, et al：International consensus guidelines 2012 for the management of IPMN and MCN of the pancreas. Pancreatology 12：183-197, 2012 より引用］

ていることを報告しているが[24]，局所診断能において両者に差はなく，一般には造影CTが用いられることが多い．その一方で腹膜播種の診断は必ずしも容易でなく，腹水や小結節などの所見から間接的に診断するしかない．現状で腹膜播種の診断にもっとも優れているのは審査腹腔鏡であるが[25]，侵襲性などの問題からその適応は限られる．

造影CTは膵腫瘍の病期診断を行う上でもっとも重要な検査であり，遠隔転移診断のみならず，最近では局所診断での診断能も向上してきている．切除不能診断における造影CTの陽性的中率は89～100％と高いが，切除可能診断における陽性的中率は45～79％とやや低い傾向にある[2]．その一因として，直径20 mm未満などサイズの小さな病変や，小さな肝転移，腹膜播種に対する診断能には限りがあることが挙げられる．

EUSの報告をみると，サイズの小さな病変の同定やT診断，血管浸潤の診断において造影CTよりも優れているとするものが多く[26]，一般に局所診断に優れているといえる．一方，EUSでも肝転移や縦隔リンパ節の評価は可能だが，描出範囲が限られるため，遠隔転移の診断においてはCTに劣る．Sorianoらは膵癌の治療方針を決定する上でまず造影CTとEUSの両者を行うことが，診断精度と医療コストの両面でもっとも優れることを明らかにしており[27]，転移検索に優れたCTと局所診断に優れたEUSを組み合わせることが，膵癌の病期診断において現時点ではもっとも合理的であるといえる．

文献

1) Karlson BM, et al：Abdominal US for diagnosis of pancreatic tumor：prospective cohort analysis. Radiology **213**：107-111, 1999
2) Wong JC, et al：Staging of pancreatic adenocarcinoma by imaging studies. Clin Gastroenterol Hepatol **6**：1301-1308, 2008
3) Muller MF, et al：Pancreatic tumors：evaluation with endoscopic US, CT, and MR imaging. Radiology **190**：745-751, 1994
4) Legmann P, et al：Pancreatic tumors：comparison of dual-phase helical CT and endoscopic sonography. AJR Am J Roentgenol **170**：1315-1322, 1998
5) Chen J, et al：Diagnostic accuracy of endoscopic ultrasound-guided fine-needle aspiration for solid pancreatic lesion：a systematic review. J Cancer Res Clin Oncol **138**：1433-1441, 2012
6) Ogura T, et al：Clinical impact of K-ras mutation analysis in EUS-guided FNA specimens from pancreatic masses. Gastrointest Endosc **75**：769-774, 2012
7) Vandervoort J, et al：Accuracy and complication rate of brush cytology from bile duct versus pancreatic duct. Gastrointest Endosc **49**：322-327, 1999
8) Kauhanen SP, et al：A prospective diagnostic accuracy study of 18F-fluorodeoxyglucose positron emission tomography/computed tomography, multidetector row computed tomography, and magnetic resonance imaging in primary diagnosis and staging of pancreatic cancer. Ann Surg **250**：957-963, 2009
9) Lytras D, et al：Positron emission tomography does not add to computed tomography for the diagnosis and staging of pancreatic cancer. Dig Surg **22**：55-61；discussion 2, 2005
10) Khashab MA, et al：EUS is still superior to multidetector computerized tomography for detection of pancreatic neuroendocrine tumors. Gastrointest Endosc **73**：691-696, 2011
11) Thoeni RF, et al：Detection of small, functional islet cell tumors in the pancreas：selection of MR imaging sequences for optimal sensitivity. Radiology **214**：483-490, 2000
12) Dromain C, et al：Detection of liver metastases from endocrine tumors：a prospective comparison of somatostatin receptor scintigraphy, computed tomography, and magnetic resonance imaging. J Clin Oncol **23**：70-78, 2005
13) James PD, et al：Incremental benefit of preoperative EUS for the detection of pancreatic neuroendocrine tumors：a meta-analysis. Gastrointest Endosc **81**：848-856（e1）, 2015
14) Sadowski SM, et al：Prospective study of 68Ga-DOTATATE positron emission tomography/computed tomography for detecting gastro-entero-pancreatic neuroendocrine tumors and unknown primary sites. J Clin Oncol **34**：588-596, 2016
15) Brugge WR, et al：Diagnosis of pancreatic cystic neoplasms：a report of the cooperative pancreatic cyst study. Gastroenterology **126**：1330-1336, 2004
16) Ahmad NA, et al：Interobserver agreement among endosonographers for the diagnosis of neoplastic versus non-neoplastic pancreatic cystic lesions. Gastrointest Endosc **58**：59-64, 2003
17) Tanaka M, et al：International consensus guidelines 2012 for the management of IPMN and MCN of the pancreas. Pancreatology **12**：183-197, 2012
18) Bronstein YL, et al：Detection of small pancreatic tumors with multiphasic helical CT. AJR Am J Roentgenol **182**：619-623, 2004
19) Wang W, et al：Use of EUS-FNA in diagnosing pancreatic neoplasm without a definitive mass on CT. Gastrointest Endosc **78**：73-80, 2013
20) Hijioka S, et al：Diagnostic performance and factors influencing the accuracy of EUS-FNA of pancreatic neuroendocrine neoplasms. J Gastroenterol, 2016（doi：10.1007/s00535-016-1164-6）
21) Tierney WM, et al：The accuracy of EUS and helical CT in the assessment of vascular invasion by peripapillary malignancy. Gastrointest Endosc **53**：182-188, 2001
22) Zhao WY, et al：Computed tomography in diagnosing vascular invasion in pancreatic and periampullary cancers：a systematic review and meta-analysis. Hepatobiliary Pancreat Dis Int **8**：457-464, 2009
23) Satoi S, et al：Clinical impact of multidetector row computed tomography on patients with

pancreatic cancer. Pancreas **34**：175-179, 2007
24) Motosugi U, et al：Detection of pancreatic carcinoma and liver metastases with gadoxetic acid-enhanced MR imaging：comparison with contrast-enhanced multi-detector row CT. Radiology **260**：446-453, 2011
25) Allen VB, et al：Diagnostic accuracy of laparoscopy following computed tomography（CT）scanning for assessing the resectability with curative intent in pancreatic and periampullary cancer. Cochrane Database Syst Rev **11**：Cd009323, 2013
26) DeWitt J, et al：Comparison of endoscopic ultrasonography and multidetector computed tomography for detecting and staging pancreatic cancer. Ann Intern Med **141**：753-763, 2004
27) Soriano A, et al：Preoperative staging and tumor resectability assessment of pancreatic cancer：prospective study comparing endoscopic ultrasonography, helical computed tomography, magnetic resonance imaging, and angiography. Am J Gastroenterol **99**：492-501, 2004

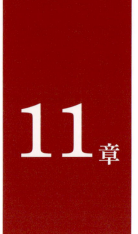

11章 膵疾患の治療（総論）

A 生活指導，食事指導

1 膵炎の生活指導，食事指導

膵疾患の治療の基本は成因の除去であるが，困難な例も多く，病期や病態を考慮した治療と生活指導が必要である[1]．まず，患者の飲酒歴，食生活，喫煙歴など生活習慣を記載したプロファイル（表1）を作成する．これに基づき成因，病態，病期や重症度だけでなく，年齢や選択した治療法を考慮して，生活指導や食事指導を行う．

疼痛（腹痛）は患者の生活の質（QOL）を低下させるだけでなく，適切な栄養摂取の妨げとなる．疼痛のパターン（図1）や増悪因子を把握して，痛みの治療と生活面での指導（断酒，禁煙など）を行い，十分な栄養摂取［目安として 30 kcal×標準体重（kg）］を目指す[2-4]．疼痛が持続する場合には，消化酵素製剤や成分栄養剤を試みる[5]．

膵臓は食物の消化と，吸収した栄養素の同化の過程で中心的な役割を果たす．成因が異なっても病気の進行や手術の結果，膵外分泌不全や膵性糖尿病という共通の病態が生まれる．食事指導では酵素補充療法を併用して十分な量の食事を摂り，同時にインスリンによる適切な血糖のコントロールと栄養バランスを得ることが重要になる．

主な疾患の生活指導のポイントを以下に示す．

① 急性膵炎では再発の予防が生活指導の中心である．アルコール性膵炎では断酒指導が再発予防に重要である[6]．高齢のため胆石の治療ができない胆石性膵炎では，高脂肪食を避ける必要がある．小児の急性膵炎では，背景に遺伝的素因や先天的異常を伴う可能性がある．特発性膵炎が多いが，慢性膵炎に進展するリスクが高い（遺伝性膵炎でおよそ50％）ので，思春期に飲酒や喫煙をしないよう指導する．

② 慢性膵炎では成因と病期（表2）や病態に応じた指導を行う．アルコール性膵炎では断酒と禁煙指導がもっとも重要である[6-8]．疼痛がある時期には，炭水化物主体の低脂肪食が勧められる．疼痛が治まれば，BMIと栄養状態の評価をしながら蛋白質や脂肪の摂取量を増やす．とくに飲酒が中心で食事を摂らない患者や特発性膵炎の患者では，過度の食事制限による低アルブミン血症や低コレステロール血症にならないよう指導する．慢性膵

表1 膵疾患患者の飲酒・生活習慣と食事の調査票

調査年月日： 　　年　　月　　日　調査者（　　　　　　　　　　）
氏名：　　　　　　　　性：男・女　生年月日：　　年　　月　　日
住所：　　　　　　　　　　　　　　　　　　　出身県（　　　　　）
職業：　　　　　労働時間（　：　～　：　）作業内容（　　　　）
身長：（　　　）cm　**体重**：（　　　）kg　**BMI**：（　　　）kg/m²
診断名：　　　　　　　　　　　成因：
診断年齢：　　　　　　歳　　　発症年齢：　　　　　　歳
合併症：
既往歴：1）膵疾患　　　2）胆道疾患　　　3）その他
家族歴：1）膵疾患　　　2）胆道疾患　　　3）その他
腹痛：なし・あり　痛みの強さ：　　（0～10点）　部位（　　　　　）
頻度：（　　回/日・週・月）持続的・間欠的・時々
増悪因子：飲酒（はい・いいえ）食事（はい・いいえ）ストレス（はい・いいえ）
飲酒歴：あり・なし　　　　（断酒：　　歳から）
開始年齢：　　　　歳（頃）
種類：ビール・日本酒・ワイン・焼酎・ウイスキー・その他（　　　）
1日量（mL），頻度：毎日　（　　）日/週　（　　）日/月
飲酒時の食事：あり・なし
家庭外飲酒：あり・なし　種類（　　）頻度（　回/週月）1回量（　mL）
年代別の飲酒量（日本酒換算：合）
20代（　　），30代（　　），40代（　　），50代（　　），60代（　　）
喫煙歴：なし　あり（　　本/日，　　歳～　　歳）禁煙：　　歳から
食生活：
食事の時間：朝食（　：　）昼食（　：　）夕食（　：　）
満腹感を感じるまで食べる：　なし　あり（　　回/日，　　回/月）
食べ過ぎること：　　　　　なし　あり（　　回/週）
主食：米飯（量：　　杯/回）パン（量：　　枚/回　食パン換算で）
肉類を食べる頻度：毎日，　　回/週，　　回/月，食べない
コーヒー　　：飲まない　飲む（　　杯/日，　　杯/週，　　杯/月）
日本茶・紅茶：飲まない　飲む（　　杯/日，　　杯/週，　　杯/月）
よく食べる料理：（　　）（　　）（　　）（　　）（　　）
避けている料理：（　　）（　　）（　　）（　　）（　　）

炎は，発癌のリスクが高いことが各国の疫学調査で明らかになっている[1,10,11]．飲酒と喫煙は膵石の合併と慢性膵炎の進行を促進する[1,7-9,12]．膵石を合併すると発癌の頻度が高いことも説明して，断酒と禁煙を勧める[1,4]．

③ 自己免疫性膵炎では腹痛は一過性であり，無痛性膵炎のパターンをとることが多い．膵外分泌不全やステロイドの長期内服による糖尿病ならびに骨粗鬆症に対する食事指導と，感染症を合併したときの対処法の指導が重要である．

④ 膵癌では疼痛の管理がもっとも重要である．食思不振時には経腸栄養剤などで栄養を補充し，身体能力の維持に努める．術後には十分な酵素補充療法を行い，適切な栄養摂取に努め，必要に応じてインスリンを使用する．

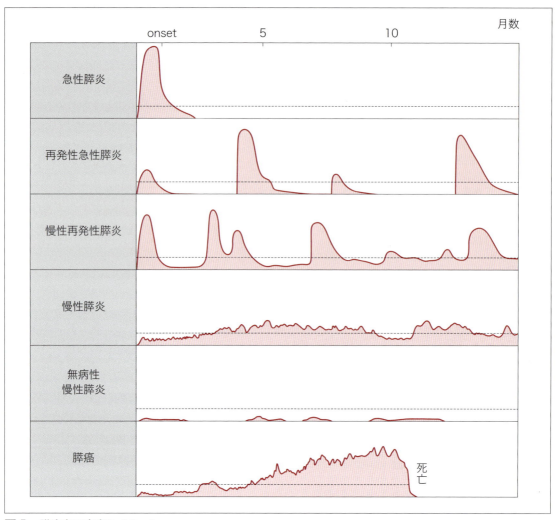

図1 膵疾患の疼痛のパターン

[戸田安士:症候からみた膵疾患.膵臓病診断学,名古屋大学医学部膵臓研究グループ(編),医歯薬出版,東京,p11-25,1974 より引用]

表2 慢性膵炎の病期と生活指導

stage	病　期	膵臓の形態	膵臓の病態	膵外分泌機能	膵内分泌機能	生活と食事の指導
0	無症状期	正常	正常	正常	正常	遺伝的ハイリスク群に対する生活指導
1	早期	早期慢性膵炎の所見	境界	正常/軽度障害	正常	疼痛の増悪因子の把握と成因の特定,食事指導と誘発因子の回避指導
2	中期(診断期)	確診/準確診所見	代償	膵外分泌障害	耐糖能異常/糖尿病,インスリン非依存	疼痛期と非疼痛期の食事指導,病変の進行の抑制(断酒・禁煙の指導)
3	後期(進行期)	確診所見	非代償	膵外分泌不全	糖尿病,インスリン依存	十分な栄養と生活の質の管理,(酵素補充療法,インスリン療法),膵癌ハイリスクの指導と定期的受診

文献

1) 日本消化器病学会：慢性膵炎診療ガイドライン2015．改訂第2版．南江堂，東京，2015
2) 戸田安士：症候からみた膵疾患．膵臓病診断学．名古屋大学医学部膵臓研究グループ（編），医歯薬出版，東京，p11-25，1974
3) 大槻　眞：膵臓の病気と栄養．メディカルレビュー社，大阪，2010
4) 下瀬川徹ほか：特集：慢性膵炎の断酒・生活指導指針．膵臓 25：617-681，2010
5) 坂上順一：高力価パンクレリパーゼ腸溶性製剤，成分栄養剤による治療．膵臓 30：761-766，2015
6) Nordback I, et al：The recurrence of acute alcohol-associated pancreatitis can be reduced：a randomized controlled trial. Gastroenterology 136：848-855, 2009
7) Hayakawa T, et al：Chronic alcoholism and evolution of pain and prognosis in chronic pancreatitis. Dig Dis Sci 34：33-38, 1989
8) Gullo L, et al：Effect of cessation of alcohol use on the course of pancreatic dysfunction in alcoholic pancreatitis. Gastroenterology 95：1063-1068, 1988
9) Lin Y, et al：Cigarette smoking as a risk factor for chronic pancreatitis：a case-control study in Japan. Research Committee on Intractable Pancreatic Diseases. Pancreas 21：109-114, 2000
10) Lowenfels AB, et al：Pancreatitis and the risk of pancreatic cancer. N Engl J Med 328：1433-1437, 1993
11) 大槻　眞ほか：慢性膵炎登録患者の予後および死因に関する検討．厚生労働科学研究費補助金難治性疾患克服研究事業 平成17～19年度総合研究 報告書，p153-157，2008
12) Maisonneuve P, et al：Cigarette smoking accelerates progression of alcoholic chronic pancreatitis. Gut 54：510-514, 2005
13) Maisonneuve P, et al：Impact of smoking on patients with idiopathic chronic pancreatitis. Pancreas 33：163-168, 2006

B 薬物療法

1 膵炎の薬物療法

　膵炎診療の場では，薬物療法は食事・栄養・生活指導とともに内科的保存療法の中心をなすものであり，内視鏡的治療，外科的治療の選択とともに適切な病期・病態診断の評価に基づいて治療薬が適用される．近年，膵炎領域において急性膵炎，慢性膵炎および自己免疫性膵炎の診療ガイドラインが作成され，膵炎の薬物療法に関するエビデンスの集積により，治療薬の適応・有効性が徐々に明らかになり，エビデンスレベルと推奨度も明示されている．本項では，現時点での膵炎における治療薬および薬物療法の位置づけについて概説し，総括する．

a 鎮痛薬

　急性膵炎に対する鎮痛の必要性について，急性膵炎診療ガイドライン2015[1)]では「急性膵炎における疼痛は，激しく持続的であり，十分なコントロールが必要（推奨度1，エビデンスレベルB）」とされている．

　急性膵炎では，不十分な鎮痛は患者を精神的に不安に陥れ，その後の臨床経過に悪影響を及ぼす可能性があるため，発症早期より十分な除痛が必要となる．ランダム化比較試験（RCT）[2)]では，非麻薬性オピオイド鎮痛薬のブプレノルフィン（レペタン®；初回投与0.3 mg静注，続いて2.4 mg/日の持続静脈内投与）は除痛効果に優れており，以前より非麻薬性鎮痛薬に指摘されてきたOddi括約筋の収縮作用による病態の悪化も認められず，Oddi括約筋弛緩作用をもつアトロピンの併用も必要なかったと報告されており，急性膵炎の疼痛コントロールに有用である．ペンタゾシン（30 mgの6時間ごと，静脈内投与）も急性膵炎の疼痛に対して有効であるとのRCTの報告がある．その他metamizole（スルピリン），モルヒネ，プロカインなどの鎮痛薬の比較において，除痛の優位性については明らかでない[1)]．

　慢性膵炎では，上腹部痛発作を中心とする疼痛と持続性反復性の上腹部痛と背部痛の頑固な疼痛を特徴とするが，疼痛の程度は個人差が大きく，治療への反応性も様々である．発作時の急激な疼痛に対しては，急性膵炎に準じた鎮痛薬が通常，初期治療とともに選択される．頑固な腹痛には，非ステロイド性抗炎症薬（NSAIDs）の内服または坐薬を用いる．慢性膵炎診療ガイドライン2015ではこのエビデンスレベルはCで，推奨度は強くない[3)]．このほかに，Oddi筋の緊張除去目的にCOMT阻害薬などの鎮痙薬，迷走神経を介した膵外分泌刺激抑制目的に抗コリン薬，コレシストキニン（CCK）を介した膵外分泌抑制目的に消化酵素薬，膵炎による痛み抑制に蛋白分解酵素阻害薬が用いられる．これらを含めたNSAIDs無効例では，次いで弱オピオイドの使用を考慮することが提案される．麻薬および中枢性鎮痛薬であるペンタゾシンは依存性が生じやすいことから，他の治療選択を探りながら，高度の腹痛時に限り最小限の使用に留める配慮が必要である[3)]．

b 抗菌薬

　感染症は急性膵炎の臨床経過や治療に大きな影響を与えるが，腸内細菌群による膵および膵周囲の感染症は，急性膵炎の予後を悪化させる原因となる．これら膵局所感染を予防し生存率を改善することが急性膵炎における予防的抗菌薬の目的となる．急性膵炎診療ガイドライン2015では，予防的抗菌薬投与[1)]について，「軽症

例に対しては感染性合併症の発生率・死亡率は低く，予防的抗菌薬は必要ない（推奨度 1，エビデンスレベル A）．重症例や壊死性膵炎に対する予防的抗菌薬投与は，発症早期（発症後 72 時間以内）の投与により生命予後を改善する可能性がある（推奨度 2，エビデンスレベル B）」としている．

急性膵炎に対する予防的抗菌薬投与に関するRCTとメタアナリシスの結果が詳細にまとめられ[1]，来院後 48 時間以内もしくは発症後 72 時間以内の重症急性膵炎もしくは壊死性膵炎に対する予防的抗菌薬早期投与の効果についてもRCTのメタアナリシスの結果，死亡率［odds ratio（OR）：0.48，95%CI：0.25〜0.94，$p=0.03$］と感染性膵合併症率（OR：0.55，95%CI：0.33〜0.92，$p=0.02$）の有意な改善効果が認められた．壊死性膵炎に感染合併が疑われた場合[4]や，急性膵炎発症後に胆道，尿路，呼吸器，体内留置カテーテルなど，膵以外の部位の感染合併が認められた場合には，抗菌薬を投与する必要がある．その場合，起炎菌を同定し，薬剤感受性検査に基づき適切な抗菌薬投与を行うことが望まれる．サブグループ解析では抗菌薬の中で膵組織への移行率のよいイミペネムは感染性膵合併症を有意に減少させ，またカルバペネム系抗菌薬は感染性膵合併症と膵外の感染症発生率を有意に減少させたと報告されている．抗菌薬の投与期間については明確な見解が得られていないが，感染徴候を認めない場合には 2 週間を超えて投与を継続することは避けるべきと推奨されている．

広域スペクトラムの抗菌薬の使用が真菌感染症の合併を増加させる危険性を指摘する報告もあり注意を要するが，急性膵炎において，膵への真菌感染は 5〜68.5% と報告に大きな幅があり，また先行抗菌薬治療に伴う深部真菌感染症の発生率や抗真菌薬投与の予防的効果を検討した最近の大規模なRCTはない．日本医真菌学会による「侵襲性カンジダ症の診断・治療ガイドライン（2013 年）」において，救急・集中治療領域では「予防投与は行わない」とされている．急性膵炎診療ガイドライン 2015 では，予防的抗真菌薬投与による急性膵炎の病態改善効果は明らかでなく，日常的な投与は推奨されない[1]．

C 蛋白分解酵素阻害薬

急性あるいは慢性の膵炎の発症・進展には，膵酵素の活性化が関与していると考えられており，蛋白分解酵素阻害薬は，膵酵素の活性化抑制作用により膵の炎症を抑制することから，膵炎の治療薬として広く用いられている．急性膵炎あるいは慢性膵炎急性再燃時では通常，強い腹痛発作状態で入院を要する病態であり，一般的には蛋白分解酵素阻害薬の経静脈的投与が行われる．急性壊死性膵炎では，発症早期からの蛋白分解酵素阻害薬と抗菌薬を併用した膵局所動注療法が行われている．一方，外来通院での慢性膵炎で腹痛を有する例では，経口蛋白分解酵素阻害薬の内服治療が一般的に広く行われている．投与ルートに関わらず，蛋白分解酵素阻害薬が急性膵炎と慢性膵炎において保険適用の下に実地診療で用いられているのは日本だけであり，海外のエビデンスはない[1,3]．

1 急性膵炎に対する蛋白分解酵素阻害薬の経静脈的投与

急性膵炎では，ガベキサート（エフオーワイ®），ナファモスタット（フサン®）やウリナスタチン（ミラクリット®）が静脈内投与製剤として一般的に用いられる．それぞれの製剤にはセリンプロテアーゼをはじめとする酵素阻害作用，血中半減期，線溶凝固系への影響などに差異があることから，これらを考慮して選択される．前二者は，播種性血管内凝固症候群（DIC）に対してその大量持続点滴静脈内投与の有効性から保険適用として認められている．急性膵炎診療ガイドライン 2015 では，重症急性膵炎に対するガベキサートの持続点滴静注に関するRCTが総括された[1]．RCTのメタアナリシスでは，重症例ではガベキサート（900〜4,000 mg/日の持続点滴静注を 4〜12 日間）は死亡率や手

術施行率を改善するには至らないものの，合併症の頻度を低下させる（OR：0.62，95%CI：0.41〜0.93，$p<0.01$）結果が示された．また，臓器不全を伴う重症急性膵炎に対してガベキサート 2,400 mg/日の持続点滴静注を 7 日間行った結果，合併症発生率および死亡率が有意に低下したと報告された．しかし，日本で加療された急性膵炎患者 3,373 例分の diagnosis procedure combination（DPC）データベースを用い，ガベキサート使用群と非使用群に分け，死亡率，入院期間，総医療費を後ろ向きに比較検討した結果が 2013 年に報告[5]されたが，重症例では，死亡率，入院期間，総医療費のいずれも投与群・非投与群で有意差を認めなかった．従来から重症急性膵炎は公費負担の難病として指定され，是が非でも救命しなければならないという医療側の責務から，重症例では DIC に準じた大量静脈内投与が一般的に行われてきたというわが国特有の医療事情があった．重症例ではガベキサート 2,400 mg/日の持続点滴静注を 7 日間，あるいは 900〜4,000 mg/日を 4〜12 日間投与が一般的に有用と考えられてきた経緯がある．しかし，実際には保険診療上の用量は 600 mg/日までである点が大きな問題であった．臨床現場的には，ナファモスタット 20 mg/日，ウリナスタチン 50,000 単位は，ガベキサート 200 mg/日に匹敵するとされている．日本において使用頻度の高いナファモスタットやウリナスタチンについては，多施設二重盲検法（ナファモスタット 20 mg/日，ウリナスタチン 50,000 単位）によりガベキサート（200 mg/日）との比較試験が行われ，それぞれガベキサートと同等の臨床効果が報告されているが，これらの報告は死亡例のない軽症膵炎を対象としているため，現在のところ，それぞれの蛋白分解酵素阻害薬の軽症例における臨床的な有用性は証明されていない．

急性膵炎診療ガイドライン 2015 では，「急性膵炎に対する，蛋白分解酵素阻害薬（ガベキサート）の経静脈的投与による生命予後や合併症発生に対する明らかな改善効果は証明されていない．重症例に対する大量持続点滴静注の効果については，さらなる検討が必要である（現時点で明確な推奨度を決定できない，エビデンスレベル B）」とされ，今後は質の高い RCT の必要性が提言された[1]．

2 蛋白分解酵素阻害薬・抗菌薬の膵局所動注療法

蛋白分解酵素阻害薬のナファモスタット（240 mg/日）および抗菌薬のイミペネム（1 g/日）を併用した膵局所動注療法はわが国で開発された治療法で，腹痛持続期間，全身性炎症反応症候群（SIRS）持続期間，入院期間，感染性膵壊死，合併症，致死率において有用性があるとして，急性壊死性膵炎に対する特殊治療として認知されてきた．実際には造影 CT での造影不良域をターゲットとして発症早期からの治療が推奨されてきた経緯[6]があるが，質の高い RCT はない[1]．今までに 4 回改訂された急性膵炎診療ガイドライン 2015 では，「膵局所動注療法は，重症急性膵炎または急性壊死性膵炎の膵感染率低下，死亡率低下において有効性を示す報告があるが有用性は確立されていない．なお，保険適用がないため動注療法は臨床研究として実施することが望ましい（推奨度なし，エビデンスレベル B）」として，見直し評価の上で総括されている．

3 慢性膵炎に対する経口蛋白分解酵素阻害薬

蛋白分解酵素阻害薬としてのカモスタット 600 mg/日の経口の内服は"腹痛を有する慢性膵炎治療薬"として保険適用のもとに長年広く実地診療の場で用いられている[7]．腹痛に対する短期的治療効果については一定の評価を得ているが，海外での使用はなく，RCT に基づくエビデンスがない．わが国での検証データでは，カモスタットの慢性膵炎の疑診例を含めた，初期段階からの内服治療での腹痛軽減効果と臨床的有効性が報告されている．慢性膵炎診療ガイドライン 2015 では，早期慢性膵炎が疑われる患者の腹痛に対しては，蛋白分解酵素阻害薬を使

用することが提案されている[3]．その経口薬は慢性膵炎における急性症状の寛解に適応があるが，慢性膵炎の確診例あるいは準確診例への有効性についてはエビデンスが乏しい（推奨度の強さ2，合意率100％，エビデンスレベルC）．

d｜胃酸分泌抑制薬

膵炎においては，急性あるいは慢性を問わず，膵の安静・庇護を目的に膵外分泌刺激の抑制が治療に必要と考えられてきた．胃酸による膵外分泌刺激を強力に抑制するヒスタミンH_2受容体拮抗薬やプロトンポンプ阻害薬（PPI）は膵炎治療に有用と考えられ，実地診療の場でしばしば用いられてきた．しかし，ヒスタミンH_2受容体拮抗薬（シメチジン）のRCTでは，急性膵炎に対する直接的な有効性は認められていない[1]．急性膵炎診療ガイドライン2015では，膵炎合併症発生率は改善せず，疼痛の持続期間を増悪させる恐れがあるため，消化管出血のリスクなどがなければ使用すべきではない（推奨度2，エビデンスレベルA）と総括されている．PPIの急性膵炎に対するRCTもなく，明らかなエビデンスはない[1]．しかし，急性胃粘膜病変や消化管出血の合併例，もしくは合併する可能性がある症例では，ヒスタミンH_2受容体拮抗薬またはPPIの投与を考慮する必要がある．

慢性膵炎においては，胃酸分泌抑制薬は消化酵素薬の併用において威力を発揮する．胃十二指腸内pHを上昇させることで消化酵素の効果発現の高めることから，膵外分泌機能障害による明らかな脂肪便を伴う症例では，消化酵素薬にヒスタミンH_2受容体拮抗薬やPPIといった胃酸分泌抑制薬の併用が有効であり，慢性膵炎診療ガイドライン2015では，「脂肪便を伴う慢性膵炎患者で消化酵素薬が効果不十分の場合に，胃酸分泌抑制薬の併用」が提案されている[3]．

e｜消化酵素薬

慢性膵炎診療では，日常的な食事摂取に伴う膵外分泌機能の補充ならびに食事負荷による傷害膵の負担軽減を目的に，消化酵素薬の食後内服が広く行われている．消化酵素薬の使用に際しては，剤形，腸溶性とpH，酵素活性の力価など製剤の特性をよく理解し，対象の慢性膵炎患者の病態・病期と治療のエンドポイントを見極めた上での処方が望まれる．消化酵素薬の有効性が明らかな病態は膵外分泌機能不全による脂肪便であり，消化酵素薬としてはリパーゼ力価の高い腸溶性パンクレアチン製剤が推奨される[3]（推奨の強さ1，合意率100％，エビデンスレベルA）．これに相当するいわゆるpancreatic enzyme replacement therapy（膵消化酵素補充療法）として有用性が明らかなのは，わが国では腸溶性マイクロスフィア製剤のパンクレリパーゼ製剤のみである．従来から用いられてきた他の消化酵素薬では承認用量の3倍量（～ときには12倍量）が必要とされ[3]，効力とともにコンプライアンスの面でも問題となる．

膵消化酵素補充療法は慢性膵炎が進行した非代償期でその有効性を発揮するが，一方では，従来から消化酵素の大量投与や高力価消化酵素薬の腹痛軽減効果が期待されてきた．海外のRCTでは消化酵素薬の腹痛軽減効果について一定ではないが，米国消化器病学会（AGA）の慢性膵炎疼痛治療ガイドライン[8]では，胃酸分泌抑制薬（ヒスタミンH_2受容体拮抗薬あるいはPPI）との併用で大量の膵消化酵素薬の8週間投与を推奨している．海外では消化酵素薬の大量投与での腹痛軽減効果は腸溶製剤よりもむしろ非腸溶製剤に認められる報告が多い．わが国で市販されてきた製剤の多くは欧米の製剤に比して酵素力価が低いことから腹痛に対する効果は期待できなかったが，ようやく2011年に膵外分泌不全治療薬としてわが国に導入された高力価の膵消化酵素薬（パンクレリパーゼ）は理論的に腹痛に効果を発揮することが期待でき，今後は早期慢性膵炎を含めた慢性膵炎患者の様々な腹部症状，栄養不良，QOLの改善対策としての検討に期待が大きい．慢性膵炎診療ガイドライン2015では，慢性膵炎の腹痛には消化酵素薬の

大量投与あるいは高力価の消化酵素薬を使用することを提案する（推奨の強さ2，合意率100％，エビデンスレベルB）とされている[3]．

f | 経腸栄養剤

経腸栄養剤には消化態栄養剤，半消化態栄養剤，成分栄養剤などがあり，消化酵素の必要性や各種栄養素の含有比率，粘性や浸透圧など製剤ごとに様々な特徴を有する．その中で，成分栄養剤（elemental diet：ED）は蛋白源がアミノ酸で構成され，脂肪をほとんど含まず，消化の必要もほとんどなく，また膵外分泌刺激性が他の製剤に比してきわめて低い特徴を有し，膵疾患に対して保険適用がある．

急性膵炎での経腸栄養については，急性膵炎診療ガイドライン2015では経腸栄養（EN）と完全静脈栄養（TPN）に関する複数のRCTおよびこれらを利用したシステマティックレビューのまとめから，以下のように総括されている[1]．重症例でも完全静脈栄養は可能な限り回避すべきであり（推奨度1，エビデンスレベルB），経腸栄養の意義と適応について，重症例では栄養補給経路としての意味以上に感染予防策としての意義が重要であり，腸管合併症のない重症例に適応があり実施すべきである（推奨度1，エビデンスレベルA）．経腸栄養は早期に開始すれば，合併症発生率を低下させ生存率の向上に寄与するので，遅くとも入院後48時間以内に開始することが望ましい（推奨度2，エビデンスレベルA）．投与経路については，原則としてTreitz靱帯を越えて空腸まで挿入した経腸栄養チューブを用いることが推奨される．ただし，空腸に経腸栄養チューブが挿入できない場合には，十二指腸内や胃内に栄養剤を投与してもよい（推奨度2，エビデンスレベルB）．さらにガイドラインでは，一部の経腸栄養剤の添付文書に急性膵炎が慎重投与の対象疾患として記載されているが，科学的な根拠に基づく記載ではないと提言している[1]．また，プロバイオティクス製剤を含めた免疫強化療法製剤のRCTについてはまだ議論の余地が多く，その投与の是非についてはさらなる検討が必要である．

2014年にはわが国での全国多施設共同調査594例の有痛性慢性膵炎に対するED（160 g/日，12週間内服）の臨床試験において，明らかな腹痛改善，アミラーゼやリパーゼの有意な低下とBMIを含めたQOL改善に有効であるという報告[9]がなされ，慢性膵炎診療ガイドライン2015にも記載された[3]ことから，国内でその活用が広がりをみせている．アンケート方式でのEDによる再評価においてもその有効性が示されている．腹痛発作を繰り返す症例では脂肪制限が食事療法の基本であり，栄養価を高めながら脂肪含有量がきわめて少ないED内服は，有痛時の慢性膵炎の食事・栄養管理の上でも合目的な治療薬であり，新たな治療的選択肢の1つとなる．

g | ステロイド

自己免疫性膵炎（AIP）は，2002年にわが国でその診断基準が公表され，その後の改訂を経て国際的にも認められた疾患であり，しばしば閉塞性黄疸で発症し，ときに膵腫瘤を形成する特有の膵炎であり，高IgG4血症と著明なIgG4陽性形質細胞浸潤と線維化を特徴とし，ステロイドに劇的に反応することを治療上の特徴とし，IgG4関連疾患に位置づけされている[10]．AIP診療ガイドライン2013では，治療におけるステロイドの臨床的位置づけについて以下のように総括されている[10]．ステロイド治療の適応は，AIP患者のうち，胆管狭窄による閉塞性黄疸例，腹痛・背部痛を有する例，膵外病変合併例などである（推奨度A）．実際の治療に際して，初期治療として黄疸例では胆道ドレナージを考慮し，糖尿病合併例では血糖のコントロールをまず行う．ステロイド寛解導入治療としては，経口プレドニゾロンを0.6 mg/体重kg/日から投与開始し，2～4週間の継続投与後漸減する（推奨度A）．その後，1～2週間ごとに血液生化学検査，血清γグロブリン・IgG・IgG4値，画

像所見（US, CT, MRCP, ERCP など），臨床症状などを参考にして5 mg ずつ減量し，2～3ヵ月を目安に維持量まで漸減する（推奨度B）．ステロイドの維持療法はAIPの再燃の抑制に有効で，経口プレドニゾロンを少なくとも5 mg/日で維持し（推奨度B），ステロイド治療の中止については個々の症例での活動性を見極めて中止する（推奨度B）．画像診断および血液検査で完全な改善が得られた症例では，ステロイド治療の期間として3年間が1つの目安とされる（推奨度B）．ステロイド治療抵抗例では免疫調整薬の投与を考慮する（推奨度B）．

ステロイド治療は，原則としてAIPと診断された症例に施行すべきであり，膵癌との鑑別を目的に安易なステロイドの試験投与は慎むべきである．

h その他

1 抗うつ薬

慢性膵炎の腹痛に対する抗うつ薬の有効性はきわめて不明確であり，ガイドライン[3]では"安易に使用しないことが提案"されている（推奨の強さ2，合意率90%，エビデンスレベルD）．三環系抗うつ薬，選択的セロトニン再取り込み阻害薬（SSRI），セロトニン・ノルアドレナリン再取り込み阻害薬（SNRI）を含めて，慢性膵炎の腹痛に対するRCTは国内・海外ともに行われておらず，推奨されるだけの根拠がない．

2 脂溶性ビタミン

脂肪便を伴う高度進行性の慢性膵炎非代償期では，脂溶性ビタミンD・E・Kの欠乏を生じるとともに，亜鉛やセレンといった微量元素も欠乏する例がある．脂溶性ビタミン欠乏例では適切な食事指導と栄養評価のもとに，まずは十分量の膵消化酵素補充療法（推奨の強さ1，合意率80%，エビデンスレベルB）を行い，その効果発現が期待できない場合には，脂溶性ビタミンの補充（推奨の強さ2，合意率100%，エビデンスレベルC）を考慮する[3]．

3 膵石（蛋白栓）溶解療法

トリメタジオンまたはクエン酸を用いた膵石（蛋白栓）溶解療法については歴史的経緯もあったが，慢性膵炎の腹痛に有効とするだけの根拠に乏しいことから，行わないことが提案されている（推奨の強さ2，合意率100%，エビデンスレベルC）．現状ではむしろ，腹痛を有する石灰化膵炎や蛋白栓症例では，内視鏡的治療の進歩と推奨できるエビデンスの集積から，体外衝撃波結石破砕療法（ESWL）を含む内視鏡的治療あるいは外科的治療へのアプローチを行うことが提案される[3]．

4 糖尿病治療薬

膵炎に伴う糖尿病，膵性糖尿病の治療は本来，経口糖尿病治療薬では十分な効果が期待できないことからインスリン治療が基本となる．膵性糖尿病患者の多くは膵外分泌障害に伴う吸収不良症候群を合併していることから，膵消化酵素薬による十分量の膵外分泌補充療法を併用した上での膵内分泌補充療法，すなわちインスリン治療が望まれる[3]．膵性糖尿病では治療に伴う低血糖を生じやすく，またその血糖レベルは不安定であることから細心の注意が必要である．インスリン抵抗性改善薬あるいはインクレチン関連薬の有効性を示すエビデンスはない．本項では詳細は割愛する．

膵炎診療に関する質の高いエビデンスは世界的にもまだまだ不足する中で，わが国では急性膵炎診療ガイドライン2015（第4版），慢性膵炎診療ガイドライン2015（第2版），自己免疫性膵炎ガイドライン2013（第2版）が，それぞれバージョンアップして発刊されている．いずれも良性疾患といえども，多彩な合併症や膵癌のリスクファクターを含めて，その生命予後は決して楽観視できない警鐘が発せられている．膵炎は総じて，食事，禁酒，禁煙を含めた生活習慣改善がその再発・再燃あるいは進展の抑制に重要性であり，例えば「患者さんと家族のための慢性膵炎ガイドブック」[11]の発刊などによ

り，医療者と患者側の情報共有のもとに双方向的に良質な医療を歩む環境が整ってきた．その中で，現状では薬物療法単独で膵炎すべてを克服することはできないが，エビデンスに基づいた適応と薬剤選択のもとに，患者のQOLの改善，病勢の進展抑制さらには生命予後改善への期待性をもって薬物療法に光がみえてきた．

2 膵癌の化学療法

a GEM，S-1，分子標的薬，FOLFIRINOX療法，ナブパクリタキセル

1 化学療法の位置づけ

現在，膵癌において根治が期待できる治療は切除手術のみであるが，実際には切除可能例は2〜30％程度であり，治癒切除ができても多くの場合，再発を認める．膵癌の予後改善には有効な化学療法が必須であり，切除手術の術前・術後補助療法および切除不能例に対する治療として行われている．

切除不能膵癌に対する治療は化学療法が主体となる．新しい治療法の確立により，確実に予後の改善が得られているが，副作用の発現は必発であり，ときに治療関連死も認められている．切除不能例に対する化学療法の目的は予後の延長と症状緩和が基本であり，治癒を目指すものではない．したがって，個々の患者の状態を適切に評価し，化学療法によりどの程度予後の改善が見込めるのか，重篤な有害事象の発現リスクはどうかなど，リスクとベネフィットを十分把握した後，適応を決定する必要がある．化学療法の基本的な適応基準は，①全身状態が保たれている，②重篤な合併症がない，③主要臓器機能が保たれている，④治療について十分な理解と同意が得られている，⑤薬剤の禁忌となる事項がない，である．

切除手術の補助療法は，術後補助療法のエビデンスが確立し，S-1あるいはゲムシタビン（GEM）が標準治療として用いられている．一方，切除手術の合併症や全身状態の低下により，術後補助療法が困難な場合も少なくない．したがって，切除不能例に対する新しい治療法が開発されるのに合わせて，全身状態が良好な術前に，強力かつ有効な化学療法，あるいは化学放射線療法を行う術前補助療法に期待が集まっている．また，切除したとしても治癒切除が難しい「borderline resectable」の概念も提唱されてきており，術前治療の確立が注目されてきている．

2 ゲムシタビン（GEM）

1997年，切除不能膵癌を対象としたGEMとフルオロウラシル（5-FU）による第Ⅲ相試験の結果が報告され，GEMによる有意な生存期間の延長と疼痛などの症状緩和効果が得られた（表1）[12]．以降，GEMが切除不能膵癌に対する標準治療として確立している．わが国でも第Ⅰ相試験が行われ[13]，第Ⅲ相試験の結果と合わせて2001年に適応が承認された．その後，多くの新しい治療開発が行われてきたが，依然GEMが標準治療の1つとして用いられている．主な毒性は，骨髄抑制，悪心，食欲低下，皮疹などであるが，忍容性は高い薬剤である．1％前後に間質性肺炎を認め，しばしば重症化するため，息切れ，呼吸困難，乾咳，発熱，全身倦怠などの初期症状に注意する必要がある．

膵癌の術後補助療法は5-FUとホリナートカルシウム併用（FF）療法による有用性が報告されていたが[14]，十分なコンセンサスは得られていなかった．GEMの切除不能例に対する有用性が確立し，直ちにGEMによる術後補助療法の比較試験（CONKO-001試験）が行われた．その結果，切除単独に比べGEMによる無病生存期間の有意な改善が報告され，その後の追跡調査により全生存期間の改善も得られている（表2）[15]．わが国においてもGEMと切除単独との比較試験（JSAP-02試験）が実施され，

表1 切除不能膵癌に対する一次化学療法の主な治療成績

レジメン	進行度	患者数	奏効率	全生存期間中央値	ハザード比（95%CI）p値	報告者（年）
フルオロウラシル	局所進行＋遠隔転移	63	0%	4.41ヵ月	―	Burris HA 3rd, et al (1997)[12]
GEM		63	5.4%	5.65ヵ月	0.0025	
GEM	局所進行＋遠隔転移	284	6.9%	5.9ヵ月	0.82（0.69-0.99）	Moore MJ, et al (2007)[22]
GEM/エルロチニブ		285	8.2%	6.2ヵ月	0.038	
GEM/エルロチニブ	局所進行＋遠隔転移	106	20.3%	9.23ヵ月	―	Okusaka T, et al (2011)[23]
GEM	局所進行＋遠隔転移	277	13.3%	8.8ヵ月		Ueno H, et al (2013)[20]
S-1		280	21.0%	9.7ヵ月	0.88（0.71-1.08）*	
GEM/S-1		275	29.3%	10.1ヵ月	0.72（0.617-0.835）	
GEM	遠隔転移	171	9.4%	6.8ヵ月	0.57（0.45-0.73）	Conroy T, et al (2011)[26]
FOLFIRINOX療法		171	31.6%	11.1ヵ月	<0.001	
FOLFIRINOX療法	遠隔転移	36	38.9%	11.1ヵ月	―	Okusaka T, et al (2014)[27]
GEM	遠隔転移	430	7%	6.7ヵ月	<0.001	Von Hoff DD, et al (2013)[28]
GEM/ナブパクリタキセル		431	23%	8.5ヵ月	―	
GEM/ナブパクリタキセル	遠隔転移	34	58.8%	13.5ヵ月	―	Ueno H, et al (2016)[29]

*97.5%, $p<0.001$ 非劣性, $p=0.15$

CONKO-001試験と同様の結果が報告された[16]．また，FF療法とGEMとの大規模な第Ⅲ相試験（ESPAC-3試験）が行われ，生存期間では両者に差はなかったものの，重篤な有害事象の発生割合は，FF療法群の11％に対し，GEM群では7.5％とGEM群で有意に低い発症であったと報告されている[17]．これらから，GEMは膵癌の術後補助療法の標準治療としても広く用いられている．

3 S-1

S-1はわが国で開発された経口フッ化ピリミジン薬であり，5-FUのプロドラッグであるテガフールにギメラシル（CDHP）とオテラシルカリウム（Oxo）を1：0.4：1の比率で配合した薬剤である．CDHPは5-FUの異化方向への代謝酵素であるジヒドロピリミジン脱水素酵素（DPD）の拮抗薬であり，5-FUの異化を遅らせることにより抗腫瘍効果を高めることが期待される．またOxoは経口投与により消化管に留まって，5-FUの活性体への代謝に必要な触媒 orotate phosphoribosyltransferase（OPRT）を阻害することで消化管毒性を軽減する．

遠隔転移を有する膵癌患者を対象としたS-1あるいはGEM＋S-1併用（GS）療法を比較した第Ⅱ相試験では，それぞれ奏効率37.5％，44.4％，全生存期間中央値9.2ヵ月，10.1ヵ月と良好な成績が報告された[18,19]．これらの結果をもとに，GEM単独，S-1単独，GS療法の3群による第Ⅲ相試験（GEST試験）がわが国と台湾の共同試験として実施された．その結果，GEMに対するS-1の非劣性が証明されたものの，GS療法では期待された有用性は得られなかった（**表1**）[20]．現在，S-1はGEMと同等の治療成績が期待できる標準治療の1つとして適応が推奨されている．

S-1が膵癌に適応承認され，術後補助療法としてもGEMを対照とした第Ⅲ相試験が実施された．S-1とGEMの比較試験（JASPAC-01試験）は当初S-1のGEMに対する非劣性を検証する目的で計画されたが，無病生存期間および全生存期間で大きな差がつき，GEMに対するS-1の優越性が証明された（**表2**）[21]．現在，わ

表2　術後補助療法の主な治療成績

レジメン	患者数	無病生存期間中央値	ハザード比(95%CI) p値	全生存期間中央値	ハザード比(95%CI) p値	報告者（年）
化学放射線療法なし	144	15.2ヵ月	-	17.9ヵ月	1.28(0.99-1.66)	Neoptolemos JP, et al (2004)[14]
化学放射線療法	145	10.7ヵ月	0.04	15.9ヵ月	0.05	
化学療法なし	142	9.4ヵ月	-	15.5ヵ月	0.71(0.55-0.92)	
化学療法あり	147	15.3ヵ月	0.02	20.1ヵ月	0.009	
切除手術単独	175	6.9ヵ月	-	20.2ヵ月	-	Oettle H, et al (2007)[15]
GEM	179	13.4ヵ月	<0.001	22.1ヵ月	0.06	
切除手術単独	60	5.0ヵ月	0.60(0.40-0.89)	18.4ヵ月	0.77(0.51-1.14)	Ueno H, et al (2009)[16]
GEM	58	11.4ヵ月	0.01	22.3ヵ月	0.19	
フルオロウラシル/ホリナートカルシウム	551	14.1ヵ月	0.96(0.84-1.10)	23.0ヵ月	0.94(0.81-1.08)	Neoptolemos JP, et al (2010)[17]
GEM	537	14.3ヵ月	0.53	23.6ヵ月	0.39	
GEM	191	23.2ヵ月	0.57(0.45-0.72)	not matured	0.54(0.35-0.83)	Fukutomi A, et al (2013)[21]
S-1	187	11.2ヵ月	<0.0001	25.9ヵ月	<0.0001	
GEM	217	11.6ヵ月	0.89(0.72-1.10)	26.5ヵ月	0.96(0.71-1.15)	Sinn M, et al (2015)[25]
GEM/エルロチニブ	219	11.6ヵ月	0.291	24.6ヵ月	0.406	

化学放射線療法：フルオロウラシル/ホリナートカルシウム＋放射線療法，化学療法：フルオロウラシル/ホリナートカルシウム

が国ではS-1が術後補助療法の第一選択薬として用いられている．一方，GS療法も高い奏効率が得られていたことからGEMとの比較試験（JSAP-04試験）が行われており，近い将来，結果が公表されるものと期待されている．また，GS療法を用いた術前補助療法の第Ⅲ相試験（Prep-02/JSAP-05試験）も実施されている．

4 分子標的薬

がんの分子生物学やバイオマーカー研究の進歩により，がんの発症や増殖進展のメカニズムが明らかになってきており，治療の対象となる多くの分子標的が同定されている．その結果，現在，新たに開発される抗癌薬の多くが分子標的薬となっている．膵癌でも多くの分子標的薬が単剤あるいはGEMとの併用で開発されてきたが，これまでのところ有効性が得られている分子標的薬はエルロチニブのみである．

エルロチニブは上皮成長因子受容体（EGFR）のチロシンキナーゼを選択的に阻害する分子標的薬である．膵癌では単剤での効果は認められず，GEMとの併用で用いられる．北米を中心に実施されたプラセボ対照第Ⅲ相試験（PA.3試験）において，GEMに比べ有意な生存期間の延長が認められた（表1）[22]．しかし，GEM単独との差はそれほど大きくなかったことと，皮疹，下痢，間質性肺炎などの副作用も多いことから，それほど積極的に使用されておらず，切除不能膵癌に対する治療の選択肢の1つとして位置づけられていた．とくに，わが国で行われた第Ⅱ相試験では106例中9例（8.5％）と高率に間質性肺障害の発症を認めており[23]，定期的に胸部X線やCT検査を行うことなど，適切な管理と対応が必要である．その後，フランスで行われた局所進行例を対象とした第Ⅲ相試験において，生存期間中央値がGEM単独群13.6ヵ月，エルロチニブ併用群11.9ヵ月とエルロチニブ併用で不良であり[24]，局所進行例では適応が推奨されていない．さらに術後補助療法としてもGEM単独に対する上乗せ効果は認められていない[25]．

5 FOLFIRINOX療法

フランスにおいて転移を有する膵癌患者を対象に，FOLFIRINOX療法（5-FU＋ホリナートカルシウム＋イリノテカン＋オキサリプラチ

ン）と GEM 単独との第Ⅲ相試験（ACCORD11 試験）が行われ，2010 年，FOLFIRINOX 療法による良好な成績が報告された（**表 1**）[26]．全生存期間において GEM に対するハザード比が 0.57 と大きな差がついたが，毒性も強く，骨髄抑制および末梢神経障害，嘔吐，下痢，疲労感などの非血液毒性が GEM に比べ有意に多く発現している．日本人での安全性と有効性を確認する第Ⅱ相試験が行われ，ほぼ同様の有効性を認めたものの，発熱性好中球減少が約 22％と高率に認められたほか，悪心・嘔吐，倦怠感，末梢神経障害などの副作用も強い[27]．FOLFIRINOX 療法の対象は，65 歳以下の非高齢者，全身状態が良好，減黄が十分，感染症のリスクがないなどの適切な患者選択と副作用管理が必要である．また，イリノテカンの代謝に影響を与える UGT1A1 の遺伝子多型において，*6 あるいは*28 のホモ接合体あるいはダブルヘテロ接合体の場合は十分な安全性や適切な用量が確立しておらず，適応を避けるのが妥当と考えられる．

FOLFIRINOX 療法は遠隔転移例のみで臨床試験が行われたため，切除不能局所進行膵癌に対する有効性は確認されていない．しかし，治癒切除不能として保険適用が可能であり，今後，有効性の確認が必要である．また，高い抗腫瘍効果から術前あるいは術後補助療法での臨床試験も実施されている．

6 ゲムシタビン＋ナブパクリタキセル併用療法

ナブパクリタキセルはパクリタキセルにアルブミンを結合させた 130 nm のナノ粒子製剤である．従来のパクリタキセルと異なり，ナブパクリタキセルは生理食塩液に懸濁することができるため，前投与が必要ないという利点がある．またナブパクリタキセルは血液中で速やかに崩壊し，組織に移行することでより多くのパクリタキセルが腫瘍組織に到達するという特徴をもつ．

膵癌では遠隔転移例を対象に GEM＋ナブパクリタキセル併用療法（G-nP 療法）と GEM 単独療法の第Ⅲ相試験（MPACT 試験）が欧米を中心に行われ，G-nP 療法群で有意な全生存期間の延長が報告された（**表 1**）[28]．主な有害事象として骨髄抑制，下痢，末梢神経障害が認められているが，十分な忍容性が得られている．日本でも安全性と有効性を確認する臨床試験が実施され，MPACT 試験を超える良好な成績から 2014 年 12 月，治癒切除不能な膵癌に対して適応が承認された[29]．G-nP 療法は GEM 単独に比べると骨髄抑制や倦怠感，末梢神経障害などが強く，全身状態の良好な患者に選択すべきである．

FOLFIRINOX 療法と G-nP 療法に共通した副作用として，手足のしびれなど末梢神経障害を高率に認める．現在のところ，末梢神経障害に対する有効な薬物療法はなく，重症化する前に，Grade 2 の段階でオキサリプラチンあるいはナブパクリタキセルをいったん休止することが勧められている．

G-nP 療法は FOLFIRINOX 療法と同様，切除不能局所進行例に対する有効性は確認されていない．しかし，原発巣の良好な腫瘍縮小も得られており，今後，局所進行例や切除術の補助療法に対する有用性の確立も期待されている．

b 開発中の膵癌治療薬

1 一次治療における新規薬剤の開発

一次化学療法における新規薬剤の開発として，現在 GEM 単独と GEM＋evofosfamide（TH-302）併用療法の第Ⅲ相試験が国際治験として実施された．Evofosfamide は低酸素状態で DNA アルキル化薬であるブロモイソホスマスタード（Br-IPM）を放出するプロドラッグである．海外で実施されたランダム化比較第Ⅱ相試験では無増悪生存期間の有意に良好な成績が得られ[30]，GEM 併用によるプラセボ対照第Ⅲ相試験が実施された．米国の 2016 Gastrointestinal Cancers Symposium で結果が報告され，evofosfamide 併用群で無増悪生存期間に有意

表3 切除不能膵癌に対する二次化学療法の主な治療成績

レジメン	患者数	奏効率	全生存期間中央値	ハザード比(95%CI)	p値	報告者(年)
支持療法	23	-	2.3ヵ月	0.45 (0.24-0.83)	0.008	Pelzer U, et al (2011)[34]
オキサリプラチン/フルオロウラシル/ホリナートカルシウム	23	-	4.8ヵ月			
フルオロウラシル/ホリナートカルシウム	84	-	3.3ヵ月	0.66 (0.48-0.91)	0.01	Oettle H, et al (2014)[35]
オキサリプラチン/フルオロウラシル/ホリナートカルシウム	76	-	5.9ヵ月			
S-1	71	19.7%	6.1ヵ月	0.82 (NA)	0.463	Ueno M, et al (2016)[36]
S-1/ロイコボリン	69	27.5%	6.3ヵ月			
フルオロウラシル/ロイコボリン	149	1%	4.2ヵ月	-	-	Wang-Gillam A, et al (2016)[37]
MM-398	151	6%	4.9ヵ月	0.99 (0.77-1.28)	0.9416	
MM-398/フルオロウラシル/ロイコボリン	117	16%	6.1ヵ月	0.67 (0.49-0.92)	0.0122	
カペシタビン/プラセボ	63	1.6%	129.5日	0.79 (0.53-1.18)	0.25	Hurwitz HI, et al (2015)[38]
カペシタビン/ルキソリチニブ	64	7.8%	136.5日			

差を認めたものの,全生存期間では有意差が得られなかった[31].しかし,日本を含むアジア人でのサブグループ解析では有意な生存期間の改善が得られており,今後の新規薬剤の開発に活かすためにも詳細な結果の解析が必要である.

日本を中心に開発中の薬剤として,GEM+Z360併用療法の臨床試験が進められている.Z360はガストリン/コレシストキニン-2受容体拮抗薬であり,少数例でのプラセボ対照比較試験により,GEMへの上乗せ効果が示唆されている[32].現在,第Ⅲ相試験に向けて有効性と用量決定のため,ランダム化比較第Ⅱ相試験が日本,韓国,台湾で実施されている.

膵癌は,細胞外マトリックスにヒアルロン酸が含まれており,腫瘍内圧の上昇,血管の圧迫,間質の線維化などにより薬剤の灌流を阻害することから,薬剤抵抗性の原因の1つと考えられている.PEGylated recombinant human hyaluronidase(PEGPH20)はヒアルロン酸を除去する酵素であり,抗がん薬との併用により効果の増強が期待できる薬剤である.膵癌の標準治療の1つGEM+ナブパクリタキセルにPEGPH20の上乗せ効果を期待したランダム化比較第Ⅱ相試験が行われている.2015年,途中経過の成績が報告されており,PEGPH20併用群でヒアルロン酸高発現群において良好な無増悪生存期間が得られている[33].合併症として血栓塞栓症の合併が認められ,低分子ヘパリンを併用して試験が進められている.今後,第Ⅲ相試験が予定されている模様である.

2 二次治療以降での開発

これまで二次化学療法の確立のため,いくつかのランダム化比較試験が行われているが,標準治療は確立していない(**表3**).ドイツではオキサリプラチン+5-FU+ホリナートカルシウム(OFF)療法が,支持療法のみあるいはFF療法に比べ良好な成績が得られたと報告されているが[34,35],試験の規模が小さかったこともあり,標準治療として確立しているとはいえない.わが国ではS-1を参照治療としてオキサリプラチンやイリノテカン併用の比較試験が行われているが,期待された効果は得られていない.一方,S-1とS-1+ロイコボリン併用療法のランダム化比較第Ⅱ相試験が実施され,ロイコボリン併用群で有意な無増悪生存期間の延長を認めたことから[36],現在,S-1とTAS118(S-1+ロイコボリン合剤)による第Ⅲ相試験が日本と韓国で実施されている.

最近,海外からGEM耐性切除不能膵癌患者において,リポゾーマルイリノテカン(MM-398)が開発されている.5-FU＋ロイコボリン治療群とMM-398単剤治療群,およびMM-398＋5-FU＋ロイコボリン併用療法群の3群による試験が行われ,5-FU＋ロイコボリン治療群に比べMM-398＋5-FU＋ロイコボリン併用療法群で有意に良好な生存期間が報告された(**表3**)[37].有害事象も,好中球減少,疲労,悪心などを多く認めたが,十分な忍容性が認められている.この結果に基づいて,2015年10月,MM-398が米国で適応が承認されている.現在,日本においても有効性を確認するため,5-FU＋ロイコボリン併用療法と5-FU＋ロイコボリン＋MM-398併用療法によるランダム化比較試験が行われている.

遠隔転移を伴う膵癌の二次治療として,新たな分子標的薬ルキソリチニブとカペシタビンとの併用療法がプラセボ対照ランダム化比較第Ⅱ相試験で試みられている[38].ルキソリチニブはJanus kinase(JAK)1/JAK2阻害薬であり,炎症性のサイトキニンによって生じるシグナル伝達を阻害する薬剤である.ランダム化比較第Ⅱ相試験では,血清C-reactive protein値が1.3 mg/dLを超える患者でとくに有効性が示されている(ハザード比0.47,95％CI：0.26-0.85).膵癌は体重減少,筋肉の減少,全身状態の悪化など炎症性の関与が大きいと考えられており,とくに病態の進行した二次治療での有効性が期待されるものと考えられる.

文献

1) 急性膵炎診療ガイドライン2015改訂出版委員会：急性膵炎診療ガイドライン2015,改訂第4版,金原出版,東京,2015
2) Jacobs R, et al：Buprenorphine or procaine for pain relief in acute pancreatitis. A prospective randomized study. Scand J Gastroenterol 35：1319-1323, 2000
3) 日本消化器病学会：慢性膵炎診療ガイドライン2015,改訂第2版,南江堂,東京,2015
4) Working Group IAP/APA Acute Pancreatitis Guideline：IAP/APA evidence-based guidelines for the management of acute pancreatitis. Pancreatology 13(4 Suppl 2)：e1-e15, 2013
5) Yasunaga H, et al：Effect and cost of treatment for acute pancreatitis with or without gabexate mesylate：a propensity score analysis using a nationwide administrative database. Pancreas 42：260-264, 2013
6) 下瀬川徹ほか：急性膵炎における初期診療のコンセンサス 改訂第3版.膵臓 26：651-683, 2011
7) 片岡慶正ほか：慢性膵炎診療における経口蛋白分解酵素阻害薬治療の実態調査.厚生労働省難治性疾患克服研究事業難治性膵疾患に関する調査研究 平成20～22年度 総合研究報告書, p211-217, 2011
8) American Gastroenterological Association Medical Position Statement：Treatment of pain in chronic pancreatitis. Gastroenterology 115：763-764, 1998
9) Kataoka K, et al：Effects of oral ingestion of the elemental diet in patients with painful chronic pancreatitis in the real life setting in Japan. Pancreas 43：451-457, 2014
10) 日本膵臓学会・厚生労働省難治性膵疾患に関する調査研究班：自己免疫性膵炎診療ガイドライン2013.膵臓 28：715-784, 2013
11) 日本消化器学会：患者さんと家族のための慢性膵炎ガイドブック,南江堂,東京,2010
12) Burris HA 3rd, et al：Improvements in survival and clinical benefit with gemcitabine as first-line therapy for patients with advanced pancreas cancer：a randomized trial. J Clin Oncol 15：2403-2413, 1997
13) Okada S, et al：Phase Ⅰ trial of gemcitabine in patients with advanced pancreatic cancer. Jpn J Clin Oncol 31：7-12, 2001
14) Neoptolemos JP, et al：A randomized trial of chemoradiotherapy and chemotherapy after resection of pancreatic cancer. N Engl J Med 350：1200-1210, 2004
15) Oettle H, et al：Adjuvant chemotherapy with gemcitabine vs observation in patients undergoing curative-intent resection of pancreatic cancer：a randomized controlled trial. JAMA 297：267-277, 2007
16) Ueno H, et al：A randomised phase Ⅲ trial

comparing gemcitabine with surgery-only in patients with resected pancreatic cancer : Japanese Study Group of Adjuvant Therapy for Pancreatic Cancer. Br J Cancer **101** : 908-915, 2009

17) Neoptolemos JP, et al : Adjuvant chemotherapy with fluorouracil plus folinic acid vs gemcitabine following pancreatic cancer resection : a randomized controlled trial. JAMA **304** : 1073-1081, 2010

18) Okusaka T, et al : A late phase II study of S-1 for metastatic pancreatic cancer. Cancer Chemother Pharmacol **61** : 615-621, 2008

19) Ueno H, et al : Multicenter phase II study of gemcitabine and S-1 combination therapy (GS therapy) in patients with metastatic pancreatic cancer. Jpn J Clin Oncol **41** : 953-958, 2011

20) Ueno H, et al : Randomized phase III study of gemcitabine plus S-1, S-1 alone, or gemcitabine alone in patients with locally advanced and metastatic pancreatic cancer in Japan and Taiwan : GEST study. J Clin Oncol **31** : 1640-1648, 2013

21) Fukutomi A, et al : JASPAC 01 : Randomized phase III trial of adjuvant chemotherapy with gemcitabine versus S-1 for patients with resected pancreatic cancer. J Clin Oncol **31** (suppl ; abstr 4008), 2013

22) Moore MJ, et al : Erlotinib plus gemcitabine compared to gemcitabine alone in patients with advanced pancreatic cancer. A phase III trial of the National Cancer Institute of Canada Clinical Trials Group. J Clin Oncol **25** : 1960-1966, 2007

23) Okusaka T, et al : Phase II study of erlotinib plus gemcitabine in Japanese patients with unresectable pancreatic cancer. Cancer Sci **102** : 425-431, 2011

24) Hammel P, et al : Comparison of chemoradiotherapy (CRT) and chemotherapy (CT) in patients with a locally advanced pancreatic cancer (LAPC) controlled after 4 months of gemcitabine with or without erlotinib : final results of the international phase III LAP 07 study. J Clin Oncol **31** (suppl ; abstr LBA4003), 2013

25) Sinn M, et al : CONKO-005 : Adjuvant therapy in R0 resected pancreatic cancer patients with gemcitabine plus erlotinib versus gemcitabine for 24 weeks--A prospective randomized phase III study. J Clin Oncol **33** (suppl ; abstr 4007), 2015

26) Conroy T, et al : FOLFIRINOX versus gemcitabine for metastatic pancreatic cancer. N Engl J Med **364** : 1817-1825, 2011

27) Okusaka T, et al : Phase II study of FOLFIRINOX for metastatic chemotherapy-naïve Japanese pancreatic cancer patients. Cancer Sci **105** : 1321-1326, 2014

28) Von Hoff DD, et al : Increased survival in pancreatic cancer with nab-paclitaxel plus gemcitabine. N Engl J Med **369** : 1691-1703, 2013

29) Ueno H, et al : Phase I / II study of nab-paclitaxel plus gemcitabine for chemotherapy naive Japanese patients with metastatic pancreatic cancer. Cancer Chemother Pharmacol **77** : 595-603, 2016

30) Borad MJ, et al : Randomized phase II trial of gemcitabine plus TH-302 versus gemcitabine in patients with advanced pancreatic cancer. J Clin Oncol **33** : 1475-1481, 2015

31) Van Cutsem E, et al : Evofosfamide (TH-302) in combination with gemcitabine in previously untreated patients with metastatic or locally advanced unresectable pancreatic ductal adenocarcinoma : primary analysis of the randomized, double-blind phase III MAESTRO study. 2016 Gastrointestinal Cancers Symposium. J Clin Oncol **34** (suppl 4S ; abstr 193), 2016

32) Meyer T, et al : A phase Ib/IIa trial to evaluate the CCK2 receptor antagonist Z-360 in combination with gemcitabine in patients with advanced pancreatic cancer. Eur J Cancer **46** : 526-533, 2010

33) Hingorani SR, et al : High response rate and PFS with PEGPH20 added to nab-paclitaxel/gemcitabine in stage IV previously untreated pancreatic cancer patients with high-HA tumors : Interim results of a randomized phase II study. J Clin Oncol **33** (suppl ; abstr 4006), 2015

34) Pelzer U, et al : Best supportive care (BSC) versus oxaliplatin, folinic acid and 5-fluorouracil (OFF) plus BSC in patients for second-line advanced pancreatic cancer : a phase III-study from the German CONKO-study group. Eur J Cancer **47** : 1676-1681, 2011

35) Oettle H, et al：Second-line oxaliplatin, folinic acid, and fluorouracil versus folinic acid and fluorouracil alone for gemcitabine-refractory pancreatic cancer：outcomes from the CONKO-003 trial. J Clin Oncol **32**：2423-2429, 2014
36) Ueno M, et al：A randomized phase Ⅱ study of S-1 plus oral leucovorin versus S-1 monotherapy in patients with gemcitabine-refractory advanced pancreatic cancer. Ann Oncol **27**：502-508, 2016
37) Wang-Gillam A, et al：Nanoliposomal irinotecan with fluorouracil and folinic acid in metastatic pancreatic cancer after previous gemcitabine-based therapy（NAPOLI-1）：a global, randomised, open-label, phase 3 trial. Lancet **387**：545-557, 2016
38) Hurwitz HI, et al：Randomized, double-blind, phase Ⅱ study of ruxolitinib or placebo in combination with capecitabine in patients with metastatic pancreatic cancer for whom therapy with gemcitabine has failed. J Clin Oncol **33**：4039-4047, 2015

C 内視鏡治療

1 十二指腸乳頭切開術，バルーン拡張術

a 胆石性膵炎治療

胆管と膵管は十二指腸乳頭部で合流し，共通管を形成し十二指腸へ開口する．胆汁，膵液の分泌は括約筋によって調整されており，共通管のみならず，胆管・膵管は別々に括約筋に取り巻かれている．このため，胆汁と膵液は別々に分泌され，混ざらないようになっている．腸の内容物や腸液の逆流を防ぐことも主な役割の1つである．胆管・膵管に対する内視鏡的治療を行う場合には，括約筋ごと乳頭部を広げて大きい開口部を得ることが重要であり，通常，内視鏡的乳頭括約筋切開術（endoscopic sphincterotomy：EST）が行われる．Sphincterotomeと呼ばれるカテーテル先端付近にバイオリンの弓のように金属のワイヤーを装着し，手元操作で張ったり緩めたりできるようになっている[1,2]．このsphincterotomeを胆管に挿入し，ワイヤー部分を内腔側乳頭部に当て，通電することで切開が得られる．通常，括約筋の機能も廃絶すると考えられている．一方，バルーンカテーテルを挿入して，乳頭部をバルーン拡張する技術もあり，内視鏡的乳頭バルーン拡張術（endoscopic papillary balloon dilation：EPBD）と呼ばれる．EPBDでは括約筋機能は保たれると考えられており，胆管結石の再発はEPBDの方が少ないと報告されている[3-6]．

1 手技の適応と禁忌

EST，EPBDともに主な適応は総胆管結石であり，他には胆管ステントや胆道鏡などのデバイス挿入の補助が目的である．

1）内視鏡的乳頭括約筋切開術（EST）

ESTは括約筋を切開する手技で，主な偶発症は出血である．そのため，肝硬変や透析など出血傾向を有する症例，抗凝固薬を服用している症例は禁忌である．抗血小板薬1剤のみでは絶対的な禁忌とはならないが，安全性を重視するのであれば中止の上，待機的な施行が望ましい．切開手技が安全に行えない症例では，無理して施行するよりはEPBDを選択した方がよいと考えられる．また，穿孔はもっとも重篤な偶発症であり，腹膜炎を惹起すると致死的な場合もあり，回復術が必要となるときも多い．これらの状況から回復できない可能性のある症例は，低侵襲な治療とはいっても禁忌に準じて考えるべきである．

2）内視鏡的乳頭バルーン拡張術（EPBD）

EPBDはバルーン拡張を行うので，出血は少ない．通常10 mm以下のバルーンを胆管径に合わせて選択する．ESTでの禁忌症例がEPBDの適応となる．出血が懸念される症例，安全にはESTが行えない症例である．出血傾向，抗凝固薬の服用，肝硬変，透析症例などのほか，ESTが難しい症例，術後腸管などが適応となる．この手技では大きな禁忌はないが，主な偶発症である膵炎が起きたときに回復不能と考えられる症例はやはり禁忌に準じて考えるべきである．膵炎の発症率は施設によって異なり，これはバルーン拡張に起因するのではなく，カニュレーションと結石除去の技術の差であると筆者らは考えている．

3）内視鏡的乳頭大径バルーン拡張術（EPLBD）

内視鏡的乳頭大径バルーン拡張術（endoscopic papillary large-balloon dilation：EPLBD）はlarge balloonを用いて乳頭を拡張し，大結石を効率よく除去する方法である[6]．通常12〜20 mm前後までのバルーンを用いる

が，最近では16 mm以下にした方が安全であるといわれている．基本的には小切開のESTを行ってからバルーン拡張を追加する補法であるが，切開なしで行ってよい成績が得られた報告もあり，切開が望ましくないときのオプションとして考慮する[7,8]．

2 総胆管結石

総胆管結石は胆嚢結石とは異なり，有症状率が高い．また，胆管炎発症時に重篤な状態となる可能性も高いので，症状がなくても治療の適応となる．胆管炎が起きているときには胆道ドレナージのみを行い，胆管炎が治まってからESTまたはEPBDを行って結石除去を行うことが胆管炎を重症化させないコツである．しかし，重症ではない胆管炎で一期的に結石を取り出すことの安全性を確認するべきであると考えられている[9]．

3 胆石性膵炎

総胆管結石はときとして共通管に嵌頓することがあり，このようなときに膵炎を発症する．このような症例では顕著に腫大した乳頭部が認められ，ときには開口部から一部結石が露出していることもある．結石の嵌頓を解除することが重要であり，方法としては，結石を胆管内に押し戻してEST施行またはステント挿入を行うことと，結石が嵌頓して腫大した乳頭をpre cutすることである[10]．Pre cutとは胆管内にカニュレーションせずに乳頭を切開する方法で，通常は胆管に挿入できないときに胆管開口部を探すために行う方法である．重要なことは，胆石の嵌頓による胆管・膵管内圧の上昇を改善することである．

膵炎が起きているときに内視鏡的逆行性胆道膵管造影（ERCP）を行うと増悪させる可能性があるため，ERCPの適応は併存する胆管炎の重症度による．現在まだ明確な基準は定められていないが，胆管炎が軽症な場合は勧められない．筆者らは閉塞性黄疸があり，胆管拡張がある症例を対象にしている．迷う症例では超音波内視鏡を施行し，明らかな結石がある場合を対

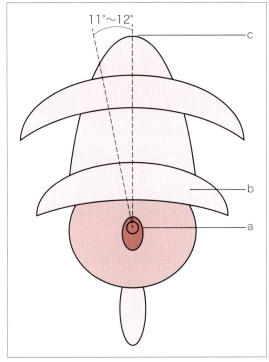

図1 乳頭部の名称
a：開口部．**b**：鉢巻ひだ．これを越える切開が中切開以上で，越えないものが小切開．**c**：口側隆起の上縁．ここまでが切開の限界で，ここまで切開するのが大切開．

象としている．

ERCPを施行することにより膵炎の重症化が防げるかはまだ議論があるところであり，発症からの時間にもよる．すでに重症化した場合には仕方ないが，中等症以下では重症化が防げる可能性があると考えている．

4 手技の実際

1) EST

乳頭から胆管にガイドワイヤーを留置し，ESTナイフを用いて切開を行う．通電可能なワイヤーを乳頭に押し当てて，通電することにより切開を行う．通常，鉢巻ひだを目安に切開範囲を決める（**図1**）．鉢巻ひだを切開しない方法が小切開，鉢巻ひだを越えて口側隆起の口側ギリギリまで切開するのが大切開で，その間が中切開である．結石除去の道具はバスケットカテーテルとバルーンで，大きい場合には胆管内

で結石を破砕する機械式バスケットカテーテルがある．これらの道具が改善されてきたことに伴い，切開は中切開がメインとなってきた．

2）EPBD

バルーン拡張に特別な技術は必要としないが，胆管径を超えたバルーンを選択しないことと，ゆっくり拡張することが重要である．ノッチができるまでは速く拡張してもよいが，その後はインフレーター1回ごとに15秒ほど効果を確認し，さらに1回ずつ追加していく．ノッチが消失するまでこれを繰り返し，なるべく低圧で拡張するようにする．拡張後に筆者らはすぐにデフレートしているが，最近では5分間拡張をキープした方が膵炎は少ないという報告がある．筆者らは拡張方法よりもいかに乳頭に負荷をかけずに結石を取り出すかが重要であると考えている．EST後の結石除去とEPBD後の結石除去は異なる技術であることを強調したい．バルーン拡張径よりも大きい結石はためらいなく砕くべきであり，結石の除去はできるだけ愛護的に行うべきで，デバイスを引くのではなく，スコープごと肛門側へ押すことで影響を最小限にする努力が必要である．

2 膵管・胆管ステント留置

a 慢性膵炎に対する膵管ステント留置

慢性膵炎は，様々な要因で膵実質における腺房細胞の脱落と線維化をきたし，進行すると膵外分泌・内分泌機能障害を呈する病態である[11]．その変化は不可逆的に進行し，線維化の進展に伴い主膵管が狭窄する．主膵管の狭窄により，尾側の膵管内圧上昇や膵液のうっ滞が生じて，蛋白栓や膵石の形成，腹痛，急性膵炎発作の原因となる．慢性膵炎の治療として，体外衝撃波結石破砕術（extracorporeal shock wave lithotripsy：ESWL）と内視鏡を用いた内科的治療が行われることがある．慢性膵炎診療ガイドライン2015[12]や膵石症の内視鏡治療ガイドライン[13]によると，有症状の主膵管内結石に対して，最初にESWLを含む内視鏡的治療が推奨されている．一方，主膵管狭窄に対する治療として内視鏡的膵管ドレナージ術（endoscopic pancreatic drainage：EPD）を行う．EPDは外瘻［内視鏡的経鼻膵管ドレナージ術（endoscopic nasopancreatic drainage：ENPD）（図2-a）］と内瘻［内視鏡的膵管ステント留置術（endoscopic pancreatic stenting：EPS）（図2-b）］に分類される．膵管を造影しながらESWLを施行する場合や膵液を採取する際にはENPDが選択され，比較的長期間留置する場合にEPSが選択される．慢性膵炎のEPDは，成功率，臨床的効果も高く，きわめて有効な治療である．しかし，実際は膵管の狭窄を越えてステントを留置することはきわめて難しい．さらにEPSは閉塞をきたすことが多く，3〜4ヵ月ごとの交換を必要とする．EPSによる膵管のブジー効果を期待し，数ヵ月後に抜去する報告も認められるが，内腔を一時的に拡張しても永続的な拡張効果は得られない場合も多い[2]．EPSの継続期間に関して結論は出ていないが，膵管ステントを永続的に挿入することは現実的ではない．さらに，慢性膵炎に対する内視鏡的治療と手術的治療によるランダム化比較試験によると[12]，長期的な治療成績における外科的治療の優位性が報告されていることから，一定期間膵管ステントを留置しても，膵管狭窄が残存し慢性膵炎急性増悪を繰り返す場合には，外科的治療による膵管減圧術への移行を考慮すべきである．慢性膵炎診療ガイドライン2015では，膵管ステント留置期間について1年を目安としている．

b 閉塞性黄疸に対する胆管ステント留置

膵癌，慢性膵炎や自己免疫性膵炎などの膵疾患が原因で閉塞性黄疸をきたす場合がある．閉

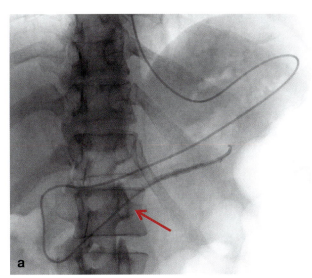
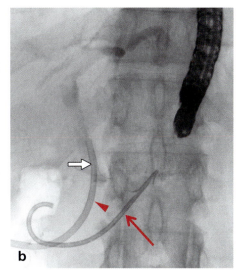

図2　膵管ステント
a：ENPD．慢性膵炎による膵頭部主膵管狭窄症例に挿入した．
b：EPS（→）．慢性石灰化膵炎症例．膵頭部に膵石（▶）を認める．胆管の狭窄を認めたため，endoscopic biliary stenting（EBS）（⇨）も挿入した．

塞性黄疸に対して，胆管ステント留置による胆道ドレナージが行われることが多い．胆道ドレナージの方法は，経皮経肝胆道ドレナージ術（percutaneous hepatic biliary drainage：PTBD），ERCPによる経乳頭的胆道ドレナージ術（endoscopic biliary drainage：EBD）のほかに，近年超音波内視鏡を用いた超音波内視鏡下胆道ドレナージ術（endoscopic ultrasonography-biliary drainage：EUS-BD）が挙げられる．EBDが最初に推奨されるが，症例に応じてPTBDやEUS-BDの適応が考慮される．EBDは内瘻（endoscopic biliary stenting：EBS）と外瘻（endoscopic nasobiliary drainage：ENBD）に分類される（図3-a）．用いられるステントは，プラスチックステントとself expandable metallic stent（SEMS）に大別され，SEMSは腫瘍のingrowthを防ぐために被覆されたcovered SEMSとuncovered SEMSに分類される（図3-b）．胆道ドレナージの方法とステントの種類は多彩なため，症例ごとにもっとも適した胆道ドレナージを選択することが重要である．

1　膵癌

膵癌はしばしば下部胆管を狭窄させ，閉塞性黄疸をきたす．切除不能膵癌の場合，化学療法を行う上で減黄術は必須である．また，予後の延長やQOLの改善も期待できることから，可能な限り減黄術は施行されるべきである[14]．切除不能膵癌の場合には，プラスチックステントよりも開存期間の長いSEMSの使用が推奨される．Covered SEMSの開存期間が長いことが報告されているが，症例や施設の診療体制に応じてステントを選択する[14]．

切除可能膵癌に対する術前胆道ドレナージに関して，一定の見解は得られていない．日本では術前に胆道ドレナージを行うことが多いが，欧米にて術前胆道ドレナージが合併症の増加を招く原因であると報告され[15]，減黄せず手術することが推奨された．しかし近年，術前補助化学療法後に手術を行う症例が増加してきたことから，切除可能膵癌に対する胆道ドレナージの必要性が見直されてきている．

2　慢性膵炎

「慢性膵炎診療ガイドライン2015」[12]による

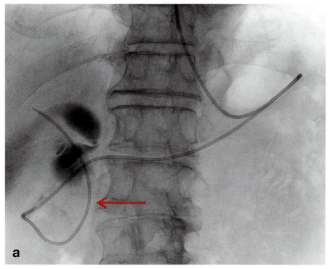
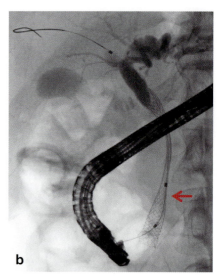

図3 胆管ステント
a：ENBD（➡）．膵頭部癌の閉塞性黄疸症例．胆管炎を発症していたため，ENBDを挿入した．
b：SEMS（➡）．閉塞性黄疸を伴った切除不能膵頭部癌症例．covered SEMSを挿入した．

と，胆道ドレナージは慢性膵炎に合併した胆管狭窄に有効で，初期治療としてプラスチックステントの挿入を推奨している．しかし，プラスチックステントは長期開存が望めず，頻回な交換を要する．近年，慢性膵炎に合併した胆管狭窄に対してcovered SEMSの有用性が報告されているが，エビデンスとしては不十分であることと，保険適用がないことから用いることは推奨されない．プラスチックステントを挿入しても胆管狭窄の改善がなく，胆管炎が頻回に発症する症例は，胆管空腸吻合術を検討する．

3 自己免疫性膵炎（AIP）

「自己免疫性膵炎診療ガイドライン2013」[16]において，胆管狭窄による黄疸症例が，AIPのステロイド治療の適応の1つとして挙げられ，胆道ドレナージを考慮するように記載されている．AIPの胆管狭窄はIgG4関連硬化性胆管炎によるものとされ，狭窄部位や範囲は症例により異なるため，適した胆道ドレナージ方法は症例ごとに検討する必要がある．

3 膵嚢胞ドレナージ（内瘻，外瘻）

a 仮性嚢胞，被包化壊死（WON）

仮性嚢胞，被包化壊死（walled-off necrosis：WON）ともに膵炎後に生じる局所合併症である．2012年に，臨床病期に基づいた画像診断または膵炎の病態を中心とした局所合併症の分類，いわゆる改訂アトランタ分類が報告された[17,18]．

膵炎の局所合併症としてみられる限局した液体貯留は，壊死の有無と発症からの経過時間により，急性膵周囲液体貯留（acute peripancreatic fluid collection：APFC），急性壊死性貯留（acute necrotic collection：ANC），膵仮性嚢胞（pancreatic pseudocyst：PPC），WONに分類され，さらに感染の有無によりinfectedあるいはsterileに分けられる．また，時間経過からみるとAPFCは通常4週以降はPPCとなり，ANCは4週以降にWONと定義されている（図4）．

1）急性膵周囲液体貯留（APFC）
膵周囲壊死に関連しない浮腫性膵炎後に発生

膵炎発症後4週未満	膵炎発症後4週以降
APFC 感染性（infected） 非感染性（sterile）	PPC 感染性（infected） 非感染性（sterile）
ANC 感染性（infected） 非感染性（sterile）	WON 感染性（infected） 非感染性（sterile）

図4 改訂アトランタ分類における膵炎局所合併症

する膵周囲の液体貯留であり，通常，浮腫性膵炎発症後4週以内に膵周囲に限局してみられ，被包化した形態を呈さない．造影CTでは液体成分は均一なdensityを呈し，膵に隣接するのみで膵実質には及ばない．

2）膵仮性囊胞（PPC）

膵外に存在し，成熟した明瞭な炎症性の壁により被包化された液体貯留で，基本的には内部に壊死は伴わない．造影CTでは周囲との境界明瞭，円形あるいは卵円形で，液体成分は均一なdensityを呈し，完全に被包化されている．通常，浮腫性膵炎発症後4週以降に形成される．

3）急性壊死性貯留（ANC）

壊死性膵炎後にみられ，様々な割合で液体成分と壊死物質を含んだ貯留物で，壊死は膵実質や膵周囲組織に及ぶ．造影CTでは被包化されておらず，貯留成分は不均一で様々な程度の固形成分を含有するdensityを呈し，膵実質または膵周囲に及ぶ．

4）被包化壊死（WON）

成熟した炎症性の壁により被包化された境界明瞭な膵および膵周囲壊死の貯留物で，通常，壊死性膵炎発症後4週以降に形成される．造影CTでは，膵実質あるいは膵周囲に完全に被包化された不均一な液体成分と，非液体成分のdensityを呈する貯留物としてみられる．内容物は，ある程度の固形成分を含有するdensityを呈し，膵実質または膵周囲に及ぶ．

1 症状と治療適応

膵炎局所合併症が引き起こす症状は，感染，出血，破裂，穿通がある．これまでの報告では経過観察例の30～50％で合併症の報告がなされている[19,20]．ただし，これらはPPC，WONともに含んだ成績が多く，個々の合併症の発症頻度は明らかではない．いずれにせよ，発生後6週を越えたPPCあるいはWONでは自然消退は期待できず，偶発症・合併症発生率も高いことが報告されている[21]．また，囊胞形成期間とはとくに関係なく，囊胞径が6 cmを超える場合には自然消退の可能性は低くなり合併症の発生が増えるとの報告もある[20]．

膵炎局所合併症は，感染を合併すると（infected）治療適応となり，非感染例（sterile）でも出血や腹痛などの有症状例，増大傾向にあるものは治療適応となる．膵炎局所合併症の治療は，急性膵炎診療ガイドライン2015[22]やIAP/APA evidence-based guidelines for the management of acute pancreatitis 2013[23]では発症後できるだけ時間をおいて実施することが推奨されている．すなわちAPFCやANCは積極的な治療対象にはならず，基本的には感染あるいは有症状のPPCもしくはWONが治療適応となる．

2 内視鏡治療（内瘻・外瘻）の実際

1）ドレナージ法とステントの選択

ドレナージ法には内瘻，外瘻，内外瘻併用の方法がある．内瘻は囊胞と消化管壁にステントを留置する方法である．外瘻とは異なり，患者の苦痛が比較的少なく，また外瘻で危惧される自己抜去の可能性がない．しかしながら，排液の性状や量の確認ができず，また囊胞内の洗浄ができない．これに対し，外瘻は，患者に与える苦痛が内瘻と比べると大きく，また自己抜去の危険がある．また外瘻から内瘻へ変更する場合には，再度の内視鏡処置が必要となる．両者の利点を同時に可能とするのが，内外瘻併用である．例え外瘻チューブを自己抜去されても，内瘻チューブが残存しているため，ドレナージルートは確保される．また，外瘻から内瘻へと変更する場合は，外瘻チューブを抜去するだけでよい．

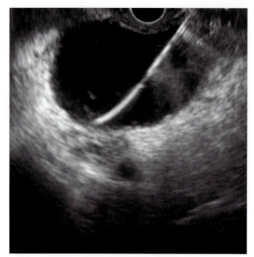

図5 嚢胞を穿刺後に超音波観察下にガイドワイヤーを挿入する

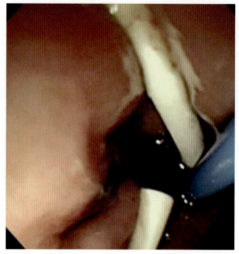

図6 プラスチックステントと経鼻ドレナージチューブを留置する

　ステントの種類は，大別するとプラスチックステント，メタリックステントがある．プラスチックステントの利点としては，安価であり，複数本の留置が可能である点が挙げられる．これに対し，メタリックステントはプラスチックステントに比べ，大口径であり，大きなドレナージルートが確保されるという利点を有する．しかしながら高価であり，また消化管壁と嚢胞壁にステントを留置するため，ステントの迷入・逸脱の危険は残る．ステント留置に伴う長期成績もいまだに明らかではない．わが国では使用できないが，lumen apposing 型の大口径のメタリックステントが報告されており，ドレナージ後に，そのままステントを介してネクロセクトミー可能なデバイスの有用性も報告されている[24]．

2）手技の実際

　穿刺用の超音波内視鏡としてコンベックス走査式を用いる．現在，市販されているチャンネル径は 3.7 mm あるいは 3.8 mm があり，種々の治療対応が可能である．穿刺にあたっては，嚢胞と消化管壁の癒着部位あるいは嚢胞との距離が最短となる部位で穿刺を行う[25]．

　穿刺針は通電針または非通電針があるが，どちらが優れているかの明確なエビデンスはない．通電針を用いるか非通電針を用いるかによって，双方の治療成功率には差はみられないが，通電針の場合の出血率は15.7％であった．一方で，非通電針では4.6％の出血率であったとの報告がなされているが，エビデンスは確立されているとはいえない．穿刺針にて嚢胞を穿刺後，吸引を行い内容液の性状を確認し，超音波画像とX線透視下に0.025あるいは0.035 inchガイドワイヤーを嚢胞内へ誘導する（**図5**）．穿刺の後に消化管壁と嚢胞との拡張を行う．拡張の方法は dilation catheter や拡張用バルーンにより行う方法のほか，ガイドワイヤー誘導下に通電を行い拡張可能な同軸の通電ダイレーターも市販され使用可能である．その後に内外瘻併用とするため，10 Fr の Soehendra® biliary dilation catheters などを嚢胞内へ誘導する．十分な拡張が得られたら，最初に内瘻としてプラスチックステントを，外瘻として経鼻ドレナージチューブを留置する（**図6**）．ステントの留置期間や抜去の時期については，長期留置を行った方が嚢胞の再燃は少ないとの報告がなされている[26]．

3 治療成績と偶発症

短期奏効率は83〜95％，6〜46ヵ月の長期観察期間で，再発は13〜16％に認められ長期の臨床的成功率は62〜100％であった[27,28]．ただし，これらの報告はPPC，WONともに含まれているものがあり，個々の成績については明らかではない．内視鏡治療の偶発症として，出血，囊胞感染，穿孔，ステント迷入・逸脱がある．偶発症の発生頻度は4.0〜28.8％と報告されている．その内訳は，出血（0〜18.2％），囊胞感染（0〜17.9％），穿孔・気腹症（0〜6.4％），ステント迷入・逸脱（0〜14.4％）である[29-31]．

4 内視鏡的ネクロセクトミー

a 感染性WON

壊死性膵炎の経過中に形成されるWONに感染が合併した病態は，抗菌薬投与のみでは治療困難なことが多く，しばしば敗血症性ショックから多臓器不全に陥り，死に至る例が少なくない（死亡率34〜40％）[22]．こうした保存的治療困難例に対しては，従来，標準的な治療法として開腹による壊死巣除去術（ネクロセクトミー）とドレナージが行われてきたが，その合併症発生率，死亡率はそれぞれ19〜62％，6〜28％と非常に高いものであった[32]．これに対して，より低侵襲な治療法として，経消化管的に壊死腔に直接内視鏡を挿入して壊死組織を除去する内視鏡的ネクロセクトミーが2000年にSeifertら[33]によって報告され，近年その有用性が数多く報告されている．

1 適応

内視鏡的ネクロセクトミーの適応は，感染性あるいは有症状のWONであるが，その治療戦略として最近step-up approachが普及しつつある．これは，最初から開腹ドレナージ・ネクロセクトミーを行うのではなく，まずは経皮的/内視鏡的ドレナージを行い，効果不良であれば鏡視下あるいは内視鏡的に低侵襲なネクロセクトミーを追加するというものである[34]．実際，感染性WONにおいても64％の症例は，ドレナージを含む保存的治療で治療可能であったとのメタアナリシスの結果が報告されており，低侵襲な治療法から段階的に侵襲のより大きな治療法へ切り替えていく考え方は理にかなっている[35]．

また，ドレナージやネクロセクトミーの施行時期については，入院後できるだけ待って，30日以降に行った方が予後がよいとされているが[36,37]，これは壊死腔が完全に液状壊死となり，被包化・明瞭化することによって処置が行いやすくなり，出血や穿孔といった偶発症のリスクが低下し，ドレナージ効率もよくなるためと考えられる．

2 手技の実際

以下に内視鏡的ネクロセクトミーの標準的な手技の概略について解説する．

① まず，超音波内視鏡（EUS）を用いて胃あるいは十二指腸から壊死腔を描出し，19G EUS-FNA用穿刺針で穿刺する．

② 内容液を吸引・確認した後（一部を細菌培養に提出する），ガイドワイヤーを針の内腔に挿入していき，透視画面で確認しながら壊死腔内にガイドワイヤーを十分挿入する．

③ 挿入したガイドワイヤー誘導下に胆管拡張用カテーテルあるいは同軸通電ダイレーターで穿刺経路を拡張し，さらに胆管拡張用バルーンで穿刺経路を拡張する．

④ ダブルピッグテイル型胆管ステントを複数本，あるいはダブルピッグテイル型胆管ステントと経鼻胆道ドレナージチューブを壊死腔に留置する．

⑤ 数日後に十二指腸内視鏡あるいは上部消化管用直視鏡を用いて，留置ステントの脇からERCPカテーテルなどを利用して壊死腔へガイドワイヤーを挿入し，15〜20mm径の大口径バルーンで瘻孔をゆっくり拡張する（図7）．

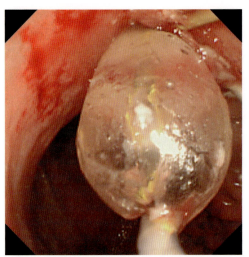

図7 大口径バルーンによる瘻孔拡張
径18 mmの大口径バルーンで胃壁および壊死腔壁を拡張した後, 内視鏡を壊死腔へ挿入する.

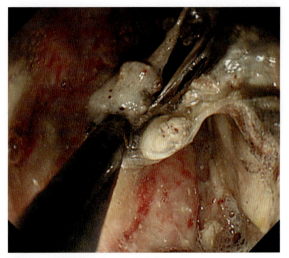

図8 内視鏡的ネクロセクトミー
五脚鉗子で壊死組織を除去している.

⑥内視鏡(前方送水機能付直視鏡が望ましい)を拡張した瘻孔部から壊死腔内に挿入し, 生理食塩液で壊死腔内を洗浄しながら, 血管損傷や穿孔に注意して壊死組織を鉗子などで取り除いていく(図8). なお, 空気塞栓症を予防するため, 術中の内視鏡送気は room air ではなく CO_2 ガスを使用する.

⑦ネクロセクトミーを週2回程度繰り返し行い, 壊死物質を取り除いていくと, ピンク色の良質肉芽が盛り上がってきて壊死腔が縮小・消失していく.

ドレナージについては, 従来, プラスチック製の外瘻あるいは内瘻チューブの複数本留置が行われてきたが, 内視鏡的ネクロセクトミーを行う際には, そのつど交換が必要であり, また瘻孔が狭くなった場合には, 再度のバルーン拡張も必要であった. これに対して最近, 内視鏡が内腔を通過可能で, 逸脱予防構造をもったドレナージ用の大口径メタリックステントが開発されている. このステントを用いれば, ネクロセクトミーのたびにドレナージチューブを入れ替える必要はなく, 治療終了までステントを留置したまま内視鏡的ネクロセクトミーを繰り返し行うことができることから, 処置時間を短縮できる[38].

3 治療成績

これまでに内視鏡的ネクロセクトミーの有用性を論じた報告は数多くあるが, 多施設・多数例での治療成績がドイツ[39], 米国[40], 日本[32]から報告されている. これらの成績をまとめると, 治療成功率は75〜91%, 偶発症発生率は26〜33%, 死亡率は5.8〜11%であり, もっとも多い合併症は出血, 続いて穿孔, 空気塞栓となっている. なお, 出血については, バルーン拡張後の瘻孔からのもの, ネクロセクトミー中の壊死腔壁からのもの, 待機中の脾動脈瘤破裂などがある. こうした偶発症を未然に防ぐには, バルーン拡張は初回のドレナージ留置時に一期的に大口径バルーンで拡張するのではなく, 初回ドレナージから2, 3日空けて二期的に拡張することが望ましく, またバルーン拡張はゆっくり行う方がよいとされている. さらに, ネクロセクトミー時の出血を避けるためには, できる限り良好な内視鏡視野を常に確保して壊死組織の除去を行うことが重要であり, そのためには前方送水機能付きのスコープを用いて壊死腔内を生理食塩液で強制洗浄しながら処置を行うことが有用である. また, 穿孔のリスクを軽減する

上でも壊死組織の除去は把持鉗子などの先端が硬い処置具ではなく，五脚鉗子やポリペクトミー用スネアなどの軟らかい処置具を使用するとよい．また，内視鏡的ネクロセクトミーを始める前には必ず造影CTを行い，壊死腔内に脾動脈瘤が指摘された場合には，あらかじめ経カテーテル的に塞栓術を行っておく．空気塞栓の頻度はそれほど高くないが，致死的な合併症であるため，このリスクをできるだけ避けるためには，術中の送気にroom airではなくCO_2ガスを用いることが推奨されている．

文献

1) Cotton PB, et al：Endoscopic sphincterotomy complications and their management：an attempt at consensus. Gastrointest Endosc **37**：383-393, 1991
2) Freeman ML, et al：Complications of endoscopic biliary sphincterotomy. N Engl J Med **335**：909-918, 1996
3) Fujita N, et al：JESED Study Group. Endoscopic sphincterotomy and endoscopic papillary balloon dilatation for bile duct stones：a prospective randomized controlled multicenter trial. Gastrointest Endosc **57**：151-155, 2003
4) Tsujino T, et al：Endoscopic papillary balloon dilation for bile duct stone：immediate and long-term outcomes in 1000 patients. Clin Gastroenterol Hepatol **5**：130-137, 2007
5) Isayama H, et al：Preserved function of the Oddi sphincter after endoscopic papillary balloon dilation. Hepatogastroenterology **50**：1787-1791, 2003
6) Yasuda I, et al：Long-term outcomes after endoscopic sphincterotomy versus endoscopic papillary balloon dilation for bile duct stones. Gastrointest Endosc **72**：1185-1191, 2010
7) Teoh AY, et al：Randomized trial of endoscopic sphincterotomy with balloon dilation versus endoscopic sphincterotomy alone for removal of bile duct stones. Gastroenterology **144**：341-345, 2013
8) Park SJ, et al：Factors predictive of adverse events following endoscopic papillary large balloon dilation：results from a multicenter series. Dig Dis Sci **58**：1100-1109, 2013
9) 急性胆道炎の診療ガイドライン作成出版委員会（編）：科学的根拠に基づく急性胆管炎・胆嚢炎の診療ガイドライン，医学図書出版，東京，2005
10) Tarnasky PR, Cotton PB：Early ERCP and papillotomy for acute biliary pancreatitis. N Engl J Med **336**：1835（author reply 1836）, 1997
11) 厚生労働省難治性膵疾患に関する調査研究班，日本膵臓学会，日本消化器病学会：慢性膵炎臨床診断基準2009．膵臓 **24**：645-646, 2009
12) 日本消化器病学会：慢性膵炎診療ガイドライン2015，改訂第2版，南江堂，東京，2015
13) 厚生労働省難治性膵疾患に関する調査研究班，日本膵臓学会：膵石症の内視鏡治療ガイドライン2014．膵臓 **29**：123-148, 2014
14) 日本膵臓学会膵癌診療ガイドライン改訂委員会（編）：科学的根拠に基づく膵癌診療ガイドライン2013年版，第3版，金原出版，東京，2013
15) van der Gaag NA, et al：Preoperative biliary drainage for cancer of the head of the pancreas. N Engl J Med **362**：129-137, 2010
16) 厚生労働省難治性膵疾患調査研究班，日本膵臓学会：自己免疫性膵炎診療ガイドライン2013．膵臓 **28**：717-783, 2013
17) Banks PA, et al：Classification of acute pancreatitis—2012：revision of the Atlanta classification and definitions by international consensus. Gut **62**：102-111, 2013
18) Sarr MG, et al：The new revised classification of acute pancreatitis 2012. Surg Clin North Am **93**：549-562, 2013
19) Williams KJ, Fabian TC：Pancreatic pseudocyst：recommendations for operative and nonoperative management. Am Surg **58**：199-205, 1992
20) Yeo CJ, et al：The natural history of pancreatic pseudocysts documented by computed tomography. Surg Gynecol Obstet **170**：411-417, 1990
21) Bradley EL, Clements JL Jr, Gonzalez AC：The natural history of pancreatic pseudocysts：a unified concept of management. Am J Surg **137**：135-141, 1979
22) 急性膵炎診療ガイドライン2015改訂出版委員会（編）：急性膵炎診療ガイドライン2015，第4版，金原出版，東京，2015
23) Working Group IAP/APA Acute Pancreatitis

24) Itoi T, et al：Clinical evaluation of a novel lumen-apposing metal stent for endosonography-guided pancreatic pseudocyst and gallbladder drainage (with video). Gastrointest Endosc **75**：870-876, 2012
25) 入澤篤志ほか：膵仮性囊胞/walled-off necrosisに対する超音波内視鏡ガイド下治療：ドレナージ，ネクロセクトミー．日消誌 **110**：575-584, 2013
26) Arvanitakis M, et al：Pancreatic-fluid collections：a randomized controlled trial regarding stent removal after endoscopic transmural drainage. Gastrointest Endosc **65**：609-619, 2007
27) Antillon MR, et al：Single-step EUS-guided transmural drainage of simple and complicated pancreatic pseudocysts. Gastrointest Endosc **63**：797-803, 2006
28) Aljarabah M, Ammori BJ：Laparoscopic and endoscopic approaches for drainage of pancreatic pseudocysts：a systematic review of published series. Surg Endosc **21**：1936-1944, 2007
29) Varadarajulu S, et al：Endoscopic transmural drainage of peripancreatic fluid collections：outcomes and predictors of treatment success in 211 consecutive patients. J Gastrointest Surg **15**：2080-2088, 2011
30) Melman L, et al：Primary and overall success rates for clinical outcomes after laparoscopic, endoscopic, and open pancreatic cystgastrostomy for pancreatic pseudocysts. Surg Endosc **23**：267-271, 2009
31) Weckman L, et al：Endoscopic treatment of pancreatic pseudocysts. Surg Endosc **20**：603-607, 2006
32) Yasuda I, et al：Japanese multicenter experience of endoscopic necrosectomy for infected walled-off pancreatic necrosis：The JENIPaN study. Endoscopy **45**：627-634, 2013
33) Seifert H, et al：Retroperitoneal endoscopic debridement for infected peripancreatic necrosis. Lancet **356**：653-655, 2000
34) van Santvoort HC, et al：A step-up approach or open necrosectomy for necrotizing pancreatitis. N Engl J Med **362**：1491-1502, 2010
35) Mouli VP, Sreenivas V, Garg PK：Efficacy of conservative treatment, without necrosectomy, for infected pancreatic necrosis：a systematic review and meta-analysis. Gastroenterology **144**：333-340(e2), 2013
36) Besselink MG, et al：Timing of surgical intervention in necrotizing pancreatitis. Arch Surg **142**：1194-1201, 2007
37) van Santvoort HC, et al：A conservative and minimally invasive approach to necrotizing pancreatitis improves outcome. Gastroenterology **141**：1254-1263, 2011
38) Mukai S, et al：Endoscopic ultrasound-guided placement of plastic vs. biflanged metal stents for therapy of walled-off necrosis：a retrospective single-center series. Endoscopy **47**：47-55, 2015
39) Seifert H, et al：Transluminal endoscopic necrosectomy after acute pancreatitis：a multicentre study with long-term follow-up (the GEPARD Study). Gut **58**：1260-1266, 2009
40) Gardner TB, et al：Direct endoscopic necrosectomy for the treatment of walled-off pancreatic necrosis：results from a multicenter U. S. series. Gastrointest Endosc **73**：718-726, 2011

D 体外衝撃波結石破砕療法（ESWL）

1 膵石治療

a｜適　応

　膵石に対する体外衝撃波結石破砕療法（extracorporeal shock wave lithotripsy：ESWL）は，主膵管または副膵管内に結石が存在し，腹痛を訴える慢性膵炎患者を適応として，膵石による膵液の流出障害を改善することを目的に行われている[1-4]．超音波検査（US）やCTで膵実質に著明な萎縮を認めず，膵内外分泌機能が残存している症例が望ましい．また，症状のない場合でも，膵石を除去することにより膵機能の温存が期待される症例には実施されることがある[3-5]．

　内視鏡単独で除去可能なのは比較的小さな膵石に限られているため，主膵管内の5 mm以上の膵石には，まずESWLで結石を破砕し，その後，内視鏡により破砕片を除去することが多い[1]．膵頭部から体部の膵石がよい適応であり，巨大結石や多発結石症例ではより多くの治療回数を要するが，内視鏡治療を併用することで治療期間を短縮することができる．併用する内視鏡治療には，乳頭切開術，膵管口切開術，膵管狭窄部の拡張術，膵管ステント留置術などがあり，個々の症例の病態に合わせてこれらの手技を組み合わせた治療が行われている．しかし，膵管の強い狭窄や屈曲蛇行などにより追加する内視鏡治療が容易ではないと予測される症例では，起こりうる偶発症や治療期間も考慮に入れた上で，当初より外科的治療を含めて治療方針を慎重に検討する必要がある[6]．一方，妊娠，腹部大動脈瘤または著明な出血傾向を有する患者，心臓ペースメーカー装着者へのESWLは禁忌である．

　なお，膵石症に対するESWLは，2014年に「体外衝撃波膵石破砕術（K699-2）」として保険収載されており，破砕された膵石を内視鏡を用いて除去した場合には「内視鏡的膵石除去加算」が加算される．

b｜手　技

　実際の治療にあたっては，腹部単純X線写真，US，CT，膵胆管MRI（MRCP），内視鏡的膵管造影などにより，主膵管内の結石の部位，数，膵管狭窄の有無などを確認して，治療計画を立てる．膵石への衝撃波の焦点合わせには，消化管のガスの影響を受けないX線を用いることが多い．X線透過性結石や小結石の場合には，内視鏡的経鼻膵管ドレナージカテーテルを留置し，膵管造影により結石を確認して砕石を行う[3,4]．

　1回の治療における衝撃波の照射数は2,000～4,000発，治療時間は30～40分で行い，週に1～3回実施する．治療回数は5～6回の治療を要することが多い．効果判定は腹部単純X線写真で行い，破砕片の大きさが3 mm以下になることを目標とし，排石が遷延する場合には適切な内視鏡治療を追加する[1]．衝撃波による疼痛には，ペンタゾシン，ジアゼパムなどの鎮痛薬あるいは鎮静薬を使用する．また，破砕片の嵌頓による急性膵炎への対応や残石除去などのためには，膵管口切開術や膵管内へのステント留置などの内視鏡治療を行える施設であることが不可欠である．

c｜治療成績

1 膵石の破砕・除去効果

　ESWLによる結石破砕効果は80～100％に良好な結果がみられており，ほとんどの膵石は

ESWL で破砕可能と考えられる[2-8]．また，ESWL 単独治療により破砕片が自然に排出・消失した症例の割合は 49.4〜81.8％と報告されている[4,6,9]が，内視鏡治療を併用した報告では結石の完全消失率は 76〜100％と，さらによい成績が得られている[4-6,8]．

2 結石の再発

治療後の長期経過における結石再発率は 20〜30％と比較的高いが，多くは ESWL や内視鏡による再治療が可能である[5,8]．一般に，主膵管に狭窄を有する症例では結石の再発率が高く，再発までの期間も短い傾向がみられる．また，結石再発の予防を目的とした膵管ステント留置の有用性は現在のところ証明されていない[9]．

3 臨床症状

膵石症の腹痛に対する ESWL の効果は，多くの報告では内視鏡治療を併用した症例を含めて検討されているが，短期的には 78〜100％に効果が得られており，きわめて有効とする報告が多い[2-8]．17 の論文を用いたメタアナリシスでもその有効性が明らかにされている[10]．一般には ESWL に内視鏡治療を併用すると臨床効果が向上すると考えられているが，内視鏡治療による ESWL への上乗せ効果はみられないとする報告[11]もあり，今後さらなる検討が望まれる．

長期経過では，平均観察期間 40 ヵ月で 79％に症状の改善が得られたが，治療成功例と不成功例の腹痛の改善率に差がみられないことから，ESWL と内視鏡による治療が膵石症における腹痛の改善に有効であることを証明できなかったとする報告がみられる[12]．しかし，1,018 例ともっとも多数例（8 施設）の検討では，観察期間 2〜12 年（平均 4.9 年）で，腹痛に対する有効率は 65％であり，治療成功例に症状が緩和する症例が多い傾向がみられている[13]．また，わが国の 11 施設，555 例の検討では膵石の消失が 72.3％にみられ，平均観察期間 48.7 ヵ月で症状の緩和が 91.9％に認められ，外科的治療への移行例は 4.7％のみであった[5]．平均 14.4 年ともっとも長く経過観察された報告でも，約 2/3 の症例に臨床症状の改善が得られ，入院回数は有意に減少したとしている[14]．比較的長期に観察した成績から，膵石症に対する内視鏡を併用した ESWL 治療は，選択された症例では長期的にも比較的良好な腹痛の消失，または緩和効果が得られると考えられる．

4 膵内外分泌機能

ESWL による膵石治療後の膵外分泌機能の評価では，BT-PABA 試験において 60〜80％の症例で改善がみられている[3,4,14]．山本らは，治療前の機能が保たれていたのは治療後 1 年以内に BT-PABA 試験を実施した 64 例では 45 例，1 年以降では 27 例中 17 例で，膵萎縮のない症例で良好な結果が得られたと報告している[15]．

一方，膵内分泌機能の評価では，糖尿病を合併した 6 例中 3 例で内分泌機能の改善を認めたとの報告[16]があるが，便通異常や糖尿病の改善はみられず，自然経過と差がなかったとする報告もみられる[12,17]．インシュリン分泌能や耐糖能を評価した他の報告でも明らかな改善は得られていない．したがって，治療後に膵外分泌機能が改善する可能性はあるが，内分泌機能の改善は乏しく，現在のところ，明らかに慢性膵炎の病態進行を阻止したとする報告はみられない．

d│安全性

ESWL における衝撃波の膵組織への直接傷害については，基礎的な検討では組織学的な傷害はほとんど認められていない[18]．ESWL による膵石治療の偶発症発生率は 3〜18％とされており，急性膵炎，仮性嚢胞内出血，急性胆管炎，血尿，肝または腎被膜下血腫，頭痛，腰痛などが報告されている[1-18]．わが国の多施設アンケート調査では，ESWL を施行した 555 例において偶発症は 35 例（6.3％）に認められ，そのうちもっとも多かったのは急性膵炎で，30 例（5.4％）にみられたと報告されている[5]．また，膵石の嵌頓によると思われる黄疸が 3 例，膵石嵌頓から急性胆管炎を発症し，血管内播種性凝

固症候群（DIC）を併発して死亡した症例を1例認めたとしている．ESWLによる膵石治療は比較的安全に施行できるが，上記のような偶発症に注意する必要がある．

文 献

1) 厚生労働省難治性膵疾患調査研究班・日本膵臓学会．膵石症の内視鏡的治療ガイドライン2014．膵臓 **29**：123-148，2014
2) Sauerbruch T, et al：Extracorporeal lithotripsy of pancreatic stones in patients with chronic pancreatitis and pain：a prospective follow up study. Gut **33**：969-972, 1992
3) Delhaye M, et al：Extracorporeal shock-wave lithotripsy of pancreatic calculi. Gastroenterology **102**：610-620, 1992
4) Ohara H, et al：Single application extracorporeal shock wave lithotripsy is the first choice for patients with pancreatic duct stones. Am J Gastroenterol **91**：1388-1394, 1996
5) Inui K, et al：Treatment of pancreatic stones with extracorporeal shock wave lithotripsy：results of a multicenter survey. Pancreas **30**：26-30, 2005
6) Suzuki Y, et al：Management for pancreatolithiasis：A Japanese multicenter study. Pancreas **42**：584-588, 2013
7) Brand B, et al：Prospective evaluation of morphology, function, and quality of life after extracorporeal shockwave lithotripsy and endoscopic treatment of chronic calcific pancreatitis. Am J Gastroenterol **95**：3428-3438, 2000
8) Tadenuma H, et al：Long-term result of extracorporeal shockwave lithotripsy and endoscopic therapy for pancreatic stone. Clin Gastroenterol Hepatol **3**：1128-1135, 2005
9) Sasahira N, et al：Outcomes after clearance of pancreatic stones with or without pancreatic stenting. J Gastroenterol **42**：63-69, 2007
10) Guda NM, Partington S, Freeman ML：Extracorporeal shock wave lithotripsy in the management of chronic calcific pancreatitis：a meta-analysis. JOP **6**：6-12, 2005
11) Dumonceau JM, et al：Treatment for painful calcified chronic pancreatitis：extracorporeal shock wave lithotripsy versus endoscopic treatment：a randomized controlled trial. Gut **56**：545-552, 2007
12) Adamek HE, et al：Long term follow up of patients with chronic pancreatitis and pancreatic stones treated with extracorporeal shock wave lithotripsy. Gut **45**：402-425, 1999
13) Rösch T, et al：European Society of Gastrointestinal Endoscopy Research Group：Endoscopic treatment of chronic pancreatitis：a multicenter study of 1000 patients with long-term follow-up. Endoscopy **34**：765-771, 2002
14) Delhaye M, et al：Long-term clinical outcome after endoscopic pancreatic ductal drainage for patients with painful chronic pancreatitis. Clin Gastroenterol Hepatol **2**：1096-1106, 2004
15) 山本智支ほか：膵石に対する非手術的治療の成績と長期経過．膵臓 **26**：699-708，2011
16) 滝　徳人ほか：膵石に対する体外衝撃波結石破砕療法の有用性の検討．日消誌 **94**：101-110，1997
17) Topazian M, Aslanian H, Andersen D：Outcome following endoscopic stenting of pancreatic duct strictures in chronic pancreatitis. J Clin Gastroenterol **39**：908-911, 2005
18) 大原弘隆ほか：膵石症に対する体外衝撃波結石破砕療法（ESWL）の基礎的，臨床的検討．日消誌 **88**：2861-2870，1991

E 放射線治療

1 膵癌治療

a 体外X線照射・術中照射

近年の治療技術や抗癌薬の発展により，様々な疾患において治療成績の向上を認める．しかし，膵癌においては依然として予後不良な疾患となっている．放射線治療においても術中照射などをはじめ様々な工夫をされてきた．最近では粒子線治療で有望な治療成績が報告されてきているが，それは次項に任せることとする．X線治療単独に関しては，明確に有効な手段とはいえない状況であった．近年，集学的治療法が膵癌でも確立してきているが，長期生存を得るには根治的切除が必須であることには疑いようがない．そのため，放射線治療も，切除可能膵癌（R膵癌），borderline resectable膵癌（BR膵癌），切除不能膵癌（UR膵癌）に分けて論じたいと思う．

1 切除可能膵癌（R膵癌）

切除可能膵癌の治療方針は外科的切除が第一選択である．放射線治療は，National Comprehensive Cancer Network（NCCN）guideline 2015には切除前または切除後の補助療法の1つとして化学放射線療法が掲載されている．

術後療法としては，2001年に手術に化学療法のみの追加群と化学放射線療法追加群のランダム化比較試験（ESPAC-1）を行い，その結果から術後化学放射線療法の有効性は否定された[1]．そのため，わが国の膵癌診療ガイドラインでも全身化学療法が推奨されている．最近のメタアナリシスでは，化学放射線療法が化学療法単独の追加に比べて予後を悪くしていることが示されている[2]．切除後の術中照射もわが国で盛んに実施された時期があった．術中照射では深部まで透過しない放射線である電子線を利用し，かつ放射線に弱い消化管などは術者により照射野の外に除け，高線量域を狙った部位に絞ることが可能であるため，1回に20〜30 Gyといった大線量の処方が可能となり，有効性が期待されたが，これまで明確な有効性は示せていない[3]．しかし，米国のNational Cancer Data Baseを利用したビッグデータ解析によって，R1切除群やpN1群では術後化学放射線療法により切除後化学療法単独追加よりも全生存期間を有意に改善したという結果も出ている[4]．今後，この解析のように三次元原体放射線治療（three-dimensional conformal radiation therapy：3D-CRT）以上の高精度放射線治療に関する論文が多数出てくると思われ，その結果が期待されるが，現時点では少なくともR0切除症例に放射線治療を追加する意義は少ない．

2 borderline resectable膵癌（BR膵癌）

BR膵癌のNCCNガイドラインによる定義として，①遠隔転移がない，②門脈・上腸間膜静脈に接し内腔が圧迫により狭くなっている，門脈・上腸間膜静脈に浸潤しているが，近接する動脈への浸潤がない，静脈が閉塞しているが安全に門脈再建が可能である，③胃十二指腸動脈への浸潤があるが，総肝動脈・固有肝動脈への短い浸潤または癌による圧迫を認めるもの．ただし，腹腔動脈幹への進展例は除く，④上腸間膜動脈に接しているものの，接触が180°を超えないもの，というものである．BR膵癌では術前の化学療法/化学放射線療法が有効であり，R0切除率の向上が期待され，術前補助療法が推奨されている．生命予後についても，BR膵癌の約1/3でR膵癌に匹敵するような予後が望める．術前治療の方が術後治療よりも有効性が見込める理由として，①術後には腫瘍内低酸素領域が

増えるとされ、放射線や抗癌薬への感受性が低下する可能性がある、②ダウンステージが起こり、切除可能症例の増加や R0 切除率の向上が得られる、③手術前のため全身状態が良好でありプロトコール完遂率が高くできる、④潜在的な遠隔転移が術前治療中に明瞭化し、無駄な手術を受ける症例を除外できる、などが挙げられる。

その一方、術前の放射線治療に関しては、手術時の操作が困難となり合併症の発生頻度の上昇が懸念されるが、近年の報告では増加しないといった報告が多い。術前化学療法と術前化学放射線療法のどちらが有効かはまだ明確でないが、JASPAC-04〔S-1+放射線治療（RT）vs. ゲムシタビン（GEM）+S-1〕や Prep-03（GEM+S-1+RT の phase I/II）の結果が待たれる。

3 切除不能膵癌（UR 膵癌）

膵癌全体のうち約 30％が遠隔転移のない UR 膵癌であり[5]、長期の予後が期待できない症例群である。治療方針として推奨されているのは化学療法単独あるいは化学放射線療法である。Chauffer らはシスプラチン（CDDP）+フルオロウラシル（5-FU）+RT→GEM vs. GEM 単独の比較試験を行い、GEM 単独の方が有効であったと報告した[6]。化学放射線療法群で grade 3・4 の障害発生率が高く、これは維持療法である GEM の総投与量が少なくなってしまったためと考えられる（予定投与量の 75％以上が実際に投与された症例は 42％に過ぎなかった）。これをもってわが国では UR 膵癌には GEM 単独療法が標準治療となっている。一方、Loehrer らから報告された GEM+RT vs. GEM 単独の比較試験では GEM+RT 群で有意に予後が良好であった[7]。しかし、現時点では化学療法単独と化学放射線療法のどちらを優先すべきかの結論は出ていない。Yang らはメタアナリシスにて、化学放射線療法において S-1+RT の方が GEM+RT よりも有意に生命予後を改善するとしており[8]、化学療法においては GEM 単独よりも 2 種類以上の抗癌薬（例：FOLFIRINOX 療法）の組み合わせの優位性が示されている。化学放射線療法においても GEM+S-1+RT など 2 種以上の抗癌薬との組み合わせが期待される[9]が、毒性を考えるとその後の維持化学療法の継続が難しくなるなどの理由から、NCCN ガイドラインでは、まずは化学療法を先行し、その間に遠隔転移が発生しない場合に S-1+RT にて地固め治療を行うのがよいとしている。集学的治療により、中には切除可能な程度までに縮小効果が得られ、conversion therapy として根治切除術が行えることもある[10]。

4 照射法と線量

1990 年代以降、CT シミュレーターを使用した 3D-CRT が一般化しており、わが国では現在もこれが主流である。さらに時間的な要素を利用した強度変調放射線治療（intensity modulated radiotherapy：IMRT）を行う施設も出てきている（図 1）。実際に 3D-CRT よりも正常組織の被曝線量を軽減できることから、副作用を有意に下げられる[11]。照射範囲については議論が多く、とくに予防域を含めるべきかどうかという問題がある。膵臓には周囲に放射線に比較的感受性が高い臓器が近接しているために、十分な線量を処方することがこれまでは不可能であった。そのため UR 膵癌では局所制御すらままならない状況であった。また、照射範囲が大きくなると重症な副作用の発生頻度が上昇することも知られており[12]、化学療法の継続が重要である状況では予防域をとることは控えた方が 3D-CRT ではよいかもしれない。前述の UR 膵癌への CDDP+5-FU+RT→GEM vs. GEM 単独の比較試験では、2 群リンパ節領域まで含めた照射野を取り、かつ高線量（60 Gy）処方のために毒性が強く、化学療法が十分投与できず、GEM 単独の方が成績がよかった可能性が高い[6]。前述の GEM+RT vs. GEM 単独の比較試験により GEM+RT 群で有意に予後が良好であった研究では、照射野は肉眼的病変のみ、かつ低線量（50.4 Gy）までであった[7]。

また、照射範囲を決定する場合、IM（internal

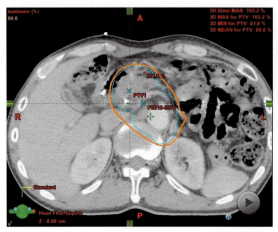
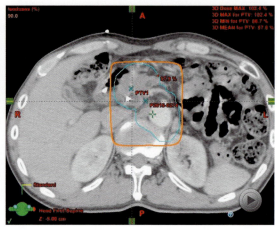

図1 IMRT(左)と3D-CRT(右)による線量分布図
水色の線はターゲットであり，オレンジのラインが処方線量の90％のラインである．IMRTは3D-CRTに比し，ターゲットに沿って高線量を照射可能である．

margin) が膵癌では重要である．筆者の施設での4D-CTによる呼吸性移動は頭尾方向には1.5 cm程度動いているため，呼吸性移動対策を施さない従来の照射法では照射範囲が大きくなっていた．しかし，近年の画像誘導照射技術の向上により，このIMを小さくすることが可能となっており，IMRTにより高線量域を絞る技術も普及してきていることから，線量，照射範囲ともに今後前向きな検討が必要である．

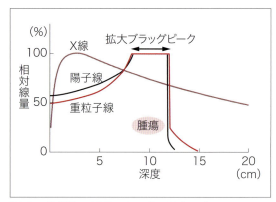

図2 放射線の種類による線量分布の違い

2 重粒子線治療

a 特徴

放射線治療で一般的に用いられているX線は，体表面近くで最大の線量となり，体内で徐々に減少しながら通過する．それに対し，重粒子線は飛程を有しており，体内に入射されると浅いところでは線量が小さく，ある深さのところで最大の線量となった後，急峻な線量の低下を示して停止する(図2)．この線量が最大となる点はブラッグピークと呼ばれる．重粒子線治療では，このブラッグピークの深さや幅を調節することにより，周囲の正常組織に対する線量を低減しつつ，腫瘍には最大の線量を照射することが可能である[13]．この重粒子線の特徴は，周囲を胃や十二指腸といった放射線感受性の比較的高い正常組織に囲まれた膵臓の解剖学的特徴に対して有利に作用すると考えられる．

放射線の細胞に対する生物学的効果は，水の電離作用によって生じるラジカルがDNAを損傷する間接効果と，DNAを直接損傷する直接効果に分類される．DNA損傷の1つであるDNA二重鎖切断はがん細胞に対する生物効果にもっとも影響を与える因子と考えられている．重粒子線のがん細胞に対する作用は直接効

果によるDNA二重鎖切断が主体であり，がん細胞の酸素濃度や細胞周期に依存せずに高い生物学的効果が期待できる．重粒子線は，線量の集中性という物理学的特性と，高い生物学的効果という特徴を備えており，膵癌のような放射線抵抗性腫瘍に対しても効果が期待できる．

b 膵癌に対する重粒子線治療

現在，膵癌に対する重粒子線治療は，切除可能例に対する術前照射と局所進行切除不能例に対する根治的照射が行われている．

1 術前重粒子線治療

膵癌に対する術前化学放射線療法や術前化学療法の有用性は，臨床試験で検討されているところであり，現時点で確立はしていない[14]．切除率の向上や手術による癌遺残の可能性を低減させるため，術前化学放射線療法や術前化学療法についての臨床試験が行われており，その成績についての報告が増加している[15]．放射線医学総合研究所（以下，放医研）では，2003年から術前重粒子線治療の臨床試験が行われた[16]．26人に対し術前照射（8回）が30.0 Gy（RBE）から36.8 Gy（RBE）まで5段階の線量増加をしながら行われ，術前に切除可能か再検討された上で21人（81％）に切除術が施行された．術後の局所制御率は5年100％であり，切除例の5年生存率は52％という結果であった．Grade 3以上の有害事象を2例に認めたが，いずれも術後に発生し，重粒子線治療との関連はないと考えられた．現在，放医研では，GEMを同時併用した術前重粒子線治療36.8 Gy（RBE）の臨床試験が進行中であり，その結果が待たれるところである．

2 根治的重粒子線治療

局所進行切除不能膵癌に対しては，一般的には化学放射線療法または化学療法単独による治療が行われているが，治療成績については改善の余地がある[14]．放医研では2003年から局所進行切除不能膵癌に対する重粒子線治療単独での治療が開始され，2007年からGEMを同時併用した根治的重粒子線治療の臨床試験が行われた[17]．GEMの投与量を400 mg/m^2から安全性を確認しながら増量し，その後，投与量を1,000 mg/m^2に固定して，重粒子線治療（12回）の線量を43.2 Gy（RBE）から55.2 Gy（RBE）まで増加させた．2年生存率は全例（72人）で35％，45.6 Gy（RBE）以上照射された42例では48％であった．用量制限毒性は3例（3％）に発生したが，晩期有害事象はGrade 3の胃潰瘍が1例のみ認められた．通常のX線を用いた放射線治療では，消化管に対する毒性を考慮し，通常よりも少量のGEMが同時併用されることが多いが[7]，重粒子線治療と併用する場合は，予防的リンパ節領域を含めた照射であっても，通常量であるGEM 1,000 mg/m^2が比較的安全に同時併用できることが特徴である．現在，放医研では，GEM 1,000 mg/m^2と重粒子線治療55.2 Gy（RBE）を同時併用する治療を先進医療として継続している．

文献

1) Neoptolemos JP, et al：Influence of resection margins on survival for patients with pancreatic cancer treated by adjuvant chemoradiation and/or chemotherapy in the ESPAC-1 randomized controlled trial. Ann Surg 234：758-768, 2001
2) Liao WC, et al：Adjuvant treatments for resected pancreatic adenocarcinoma：a systematic review and network meta-analysis. Lancet Oncol 14：1095-1103, 2013
3) Showalter TN, et al：Does intraoperative radiation therapy improve local tumor control in patients undergoing pancreaticoduodenectomy for pancreatic adenocarcinoma? A propensity score analysis. Ann Surg Oncol 16：2116-2122, 2009
4) Rutter CE, et al：Addition of radiotherapy to adjuvant chemotherapy is associated with improved overall survival in resected pancreatic adenocarcinoma：an analysis of the National Cancer Data Base. Cancer 121：4141-4149, 2015
5) Moertel CG, et al：Therapy of locally unresect-

able pancreatic carcinoma : a randomized comparison of high dose (6000 rads) radiation alone, moderate dose radiation (4000 rads + 5-fluorouracil), and high dose radiation + 5-fluorouracil : The Gastrointestinal Tumor Study Group. Cancer **48** : 1705-1710, 1981

6) Chauffert B, et al : Phase III trial comparing intensive induction chemoradiotherapy (60 Gy, infusional 5-FU and intermittent cisplatin) followed by maintenance gemcitabine with gemcitabine alone for locally advanced unresectable pancreatic cancer. Definitive results of the 2000-01 FFCD/SFRO study. Ann Oncol **19** : 1592-1599, 2008

7) Loehrer PJ Sr, et al : Gemcitabine alone versus gemcitabine plus radiotherapy in patients with locally advanced pancreatic cancer : an Eastern Cooperative Oncology Group trial. JCO **29** : 4105-4112, 2011

8) Yang YF, et al : Concurrent radiotherapy with oral fluoropyrimidine versus gemcitabine in locally advanced pancreatic cancer : a systematic review and meta-analysis. Onco Targets Ther **8** : 3315-3322, 2015

9) Motoi F, et al : Neoadjuvant chemotherapy with gemcitabine and S-1 for resectable and borderline pancreatic ductal adenocarcinoma : results from a prospective multi-institutional phase 2 trial. Ann Surg Oncol **20** : 3794-3801, 2013

10) Nitsche U, et al : Resectability after first-line FOLFIRINOX in initially unresectable locally advanced pancreatic cancer : a single-center experience. Ann Surg Oncol **2015**(Suppl 3) : 1212-1220, 2015

11) Bittner MI, Grosu AL, Brunner TB : Comparison of toxicity after IMRT and 3D-conformal radiotherapy for patients with pancreatic cancer- a systematic review. Radiother Oncol **114** : 117-121, 2015

12) Murphy JD, et al : Full-dose gemcitabine and concurrent radiotherapy for unresectable pancreatic cancer. Int J Radiat Oncol Biol Phys **68** : 801-808, 2007

13) Kanai T, et al : Biophysical characteristics of HIMAC clinical irradiation system for heavy-ion radiation therapy. Int J Radiat Oncol Biol Phys **44** : 201-210, 1999

14) 日本膵臓学会膵癌診療ガイドライン改訂委員会（編）：科学的根拠に基づく膵癌診療ガイドライン2013年版，金原出版，東京，2013

15) Gillen S, et al : Preoperative/neoadjuvant therapy in pancreatic cancer : a systematic review and meta-analysis of response and resection percentages. PLoS Med **7** : e1000267, 2010

16) Shinoto M, et al : Phase 1 trial of preoperative, short-course carbon-ion radiotherapy for patients with resectable pancreatic cancer. Cancer **119** : 45-51, 2013

17) Shinoto M, et al : Carbon-ion radiotherapy with concurrent gemcitabine for patients with locally advanced pancreatic cancer. Int J Radiat Oncol Biol Phys **95** : 498-504, 2016

F 外科的治療

1 急性膵炎の外科的治療

a｜適応

　急性膵炎に伴う膵壊死および膵周囲壊死に細菌感染を合併した場合（感染性膵壊死），炎症により十二指腸または結腸に狭窄をきたした場合，経皮的または内視鏡的ドレナージで軽快しない膵仮性囊胞において外科的治療の適応がある．

b｜術式

　感染性膵壊死に対しては壊死部の摘除（ネクロセクトミー，necrosectomy）を行う．開腹によるネクロセクトミー（open necrosectomy），内視鏡を用いた経胃的ネクロセクトミー，後腹膜アプローチによるネクロセクトミーがある．

　開腹ネクロセクトミーは発症早期にも行われることがあり，胃結腸間膜からのアプローチが困難な場合，腸間膜経由で膵周囲に到達するinflacolic approachも有用である．健常部を残し，壊死巣を可能な範囲で摘除する．内視鏡的経胃的ネクロセクトミーは壊死が周囲組織と区別される発症から4週以降の時期［walled-off necrosis（WON），被包化壊死］に対して行われることが多い．発症早期は壊死部のdemarcationがみられないため，壊死の摘出が困難で感染を拡げる恐れがある．また，早期は出血も多いため内視鏡的手法では止血困難となる．後腹膜アプローチではビデオスコープを用いる方法（videoscopic-assisted retroperitoneal approach）が低侵襲とされる．通常，左側腹部に8cm程度の切開を置き，後腹膜腔に到達する．術野が狭いためflexible typeのビデオスコープを用いてモニター画面をみながら直接後腹膜，腎前面，膵体尾部，脾門部の順序で壊死を摘出する．

　炎症により腸管の狭窄を認めた場合は，周囲の壊死を摘出することで狭窄が解除されることが多い．十二指腸狭窄で壊死部の摘出が困難な場合は胃空腸吻合術が行われることもある．

　仮性囊胞は発症から4週以降にみられる膵周囲の貯留液で周囲とは線維性に隔てられている．経皮的・内視鏡的ドレナージ（内瘻化）が困難な場合は，腹腔鏡下または開腹にて囊胞と空腸を吻合する（内瘻化）．

c｜感染性膵壊死に対するstep-up approach

　発症から2週間以内のネクロセクトミーは出血のリスクが高く，腸管損傷の可能性もある．早期手術では十分な壊死組織の除去ができず，感染を増悪することもある．また，臓器障害から脱出していない重症例では過大侵襲となることも多く，術後に再び多臓器障害が増悪することもある．できる限り保存的治療を継続しWONへの移行を待ってからアプローチすることで救命率は向上する．一方，早期には後腹膜経路で経皮的カテーテルドレナージを行うか，内視鏡的ドレナージで感染のコントロールを行い，軽快しない場合には後腹膜アプローチのネクロセクトミー，必要に応じて開腹ネクロセクトミーを行うstep-upの考え方があり，オランダのrandomized controlled trialで最初から開腹ネクロセクトミーを行うより低侵襲であることが示されている[1]．WONに対しても経皮的カテーテルドレナージの適応があり，抗菌薬との併用で改善する症例が少なからずみられ，step-up approachの治療方針は幅広く適応されている．

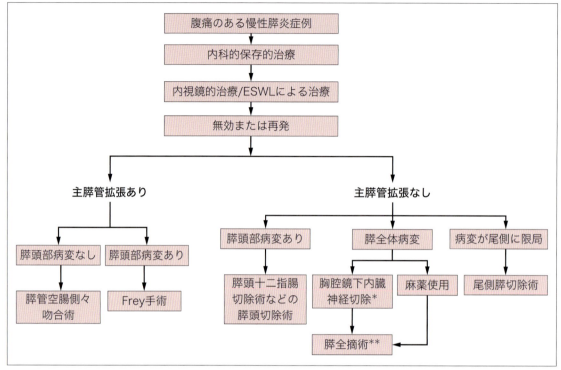

図1　慢性膵炎における外科的治療のアルゴリズム
　＊：交感神経由来の疼痛にのみ効果が期待できる．麻薬使用の可能性とその危険性を説明の上，治療方針を決定する．
＊＊：禁酒を含めた術後の厳格な生活指導が可能な症例のみ適応となる．
悪性腫瘍の存在が否定できない場合には，膵頭部ならPDまたはPPPDを，膵体尾部なら郭清を伴う膵体尾部切除を行う．
PD：膵頭十二指腸切除術，PPD：全胃幽門輪温存膵頭十二指腸切除術

2　慢性膵炎の外科的治療

a｜手術適応と手術時期

　慢性膵炎では，膵実質細胞が完全脱落するまでは，鎮痛薬に抵抗性の腹痛と背部痛を繰り返すことが特徴で，患者は社会的活動のみならず家庭生活も著しく障害される．本疾患に対する外科的治療は，主としてこの難治性疼痛に対して施行される．それ以外の適応としては，閉塞性黄疸，仮性嚢胞などの合併症の存在および癌の合併が否定できない場合が挙げられる．難治性疼痛に対して内視鏡治療や体外衝撃波結石破砕療法（ESWL）が奏効しない場合には外科的治療の適応であり，内視鏡治療が無効な場合には病態が複雑化する前にできる限り早く外科的治療を考慮すべきである．

b｜術式とその選択

　疼痛を有する慢性膵炎には，主膵管内の膵石により膵管内圧が上昇し主膵管が拡張する場合と，膵石が二次膵管や膵実質内に存在し主膵管拡張をきたさない場合が存在する．前者には膵管減圧術が，後者には膵切除術が適応となる（図1）．

c｜膵管減圧術

　膵管拡張がある場合には，膵管内圧上昇が疼

痛の原因と考えられ，膵管空腸側々吻合術（Partington 手術）のよい適応となる．ただし，膵頭部の主膵管内に結石が嵌頓している場合や，膵頭部の二次膵管にも結石が存在する場合などは，主膵管切開のみでは結石除去も困難で膵管減圧も不十分となるので，膵体尾部の主膵管切開に連続して膵頭部組織の芯抜き（coring out）を行い，膵管の十分な減圧とともに疼痛の原因である膵頭部病変の除去を一括して行いうる Frey 手術が考案され，広く実施応用されている[2-5]．

d 膵切除術

前述したように，主膵管拡張がない場合には膵管減圧術による疼痛緩和が期待できないので，疼痛が制御できない場合には膵切除を選択せざるをえない．しかし，膵切除を行えば膵内外分泌機能の低下は避けられないので，その選択には慎重であるべきである．病変が膵頭部に限局している場合には膵頭十二指腸切除や十二指腸温存膵頭切除などの膵頭切除が，膵尾部に限局している場合には尾側膵切除が選択される．そして，膵管拡張がなく膵病変が膵全体に拡がっている場合には，まず内臓神経切除などを行って，それでも効果が得られず，禁酒を含めた術後の厳格な生活指導が可能な症例に限って，膵全摘術が選択される．

e 術前検査，術前管理

本術式の対象患者は，膵内外分泌機能低下に加え，飲酒・喫煙などの生活習慣や疼痛による経口摂取障害など，低栄養状態であることが多い．高単位消化酵素薬や経腸栄養剤の補給などにより，積極的に栄養状態の改善を図る．また，膵性糖尿病を呈している場合には，術前入院の上でインスリン治療を開始し，血糖管理を十分に行った後に手術を行う．

アルコール性慢性膵炎でもっとも重要なことは，術後の断酒が手術施行の大前提であることを，患者および家族に十分に説明し，術後の断酒に同意を得ることである．手術はあくまでも疼痛緩和を目的とした手術であり，慢性膵炎は治らないこと，遺伝的・体質的に膵臓がアルコール摂取に耐えられないこと，膵臓を飲酒・喫煙を継続すれば再度腹痛が生じ，糖尿病が進行することを十分に説明する．

f 手術手技の実際

膵切除術は腫瘍性疾患に対する膵切除に準じて施行可能であるので，本項では慢性膵炎に特有の手術術式である膵管減圧術のうち，もっとも汎用性の高い Frey 手術の概要を紹介する．

1 体位と皮膚切開・開腹

体位は背臥位で，皮膚切開は上腹部にアプローチできればよい．筆者らは通常，皮膚切開は剣状突起と臍の間の横切開としている．

2 膵頭十二指腸授動

十二指腸外側の後腹膜を切開して膵頭十二指腸を授動する．十二指腸下行脚と膵頭部背面が授動されれば十分で，十二指腸水平脚の背面は剝離する必要はない．

3 膵頭前面の露出

結腸間膜を膵頭前面から剝離し，右胃大網動静脈を結紮・切離して膵頭部前面を十分に露出する．多くの場合，膵頭前面と結腸間膜には炎症性癒着が存在し，剝離が困難であれば，右副結腸静脈も結紮・切離した方が容易な場合もある．

4 網嚢開放

胃結腸間膜を胃大網動静脈アーケードの結腸側で切開する．多くの場合，胃結腸間膜は短縮しており，胃結腸間膜と胃の後壁，膵前面，あるいは結腸間膜が相互に癒着しており，網嚢腔が閉鎖している．膵頭前面の剝離面に連続させ，左は膵尾部が露出されるまで網嚢を開放する．

5 拡張膵管の同定と切開

術中超音波にて膵体部で膵管を同定し，膵管を切開する．続いて膵管に挿入した鉗子をガイドにして膵前面組織を電気メスにて切離し，膵

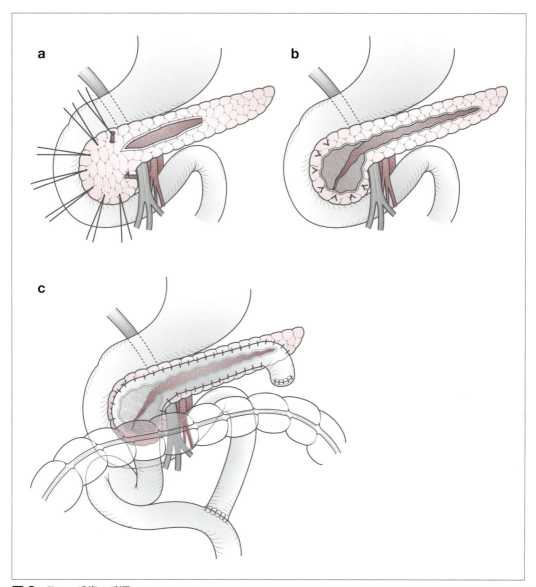

図2 Frey 手術の手順

管を長軸方向に切開・解放する．ただし尾側の二次膵管に結石が充満しているような場合には，尾側膵切除を付加する必要がある．

6 胃十二指腸動脈切離と膵頭部の止血操作

膵頭前面を走行する胃十二指腸動脈を膵の切開予定線の上下で結紮・切離する．続いて膵頭部芯抜きに先立って，出血量を抑制する目的で芯抜き部を取り囲むように膵実質に糸針をかける（図2-a）．

7 膵頭部の芯抜き

胃十二指腸動脈の右側では主膵管は膵頭部背面に深く潜り込んでいる．慢性膵炎では膵頭部は腫大しており，通常2cm以上の深さを切り込んでいくことになるが，あくまでも主膵管を目標として主膵管背側には切り込まないことが重要である．主膵管内や二次膵管内に嵌頓した膵石を除去しつつ，主膵管が十二指腸に流入する直前まで膵頭部を切開すると，切開線の底に主膵管が解放される．続いて上腸間膜静脈の右

側に沿ってかけた糸針の線のさらに数 mm 内側に沿って膵切離線を頭側に折り返して膵頭部を芯抜きする．主膵管が全長にわたって解放され，通常，長さが 10 cm 程度となる（**図 2-b**）．吻合操作に移る前に，膵切離部断面からの止血を十分に確認する．

8 膵空腸吻合

空腸起始部から 20 cm の空腸を切離し，後結腸性に挙上する．吻合は膵被膜と空腸漿膜筋層，および膵切開縁と空腸全層の 2 層吻合で行う．この吻合でもっとも注意すべきは，術後の消化管内出血である．胃十二指腸動脈処理部近傍や上腸間膜静脈近傍では縫合操作時の血管損傷に注意する．

最後に，膵空腸吻合から 30～40 cm 肛門側の空腸で Roux-en-Y 脚を作成し，間膜を固定・閉鎖する（**図 2-c**）．

9 ドレナージと閉腹

右側腹部より膵空腸吻合部の上縁に閉鎖非吸引式ドレーンを留置する．膵管内にはステントなどは一切留置しない．

g 術後管理

術後は一応膵液漏の診断のため，1 日目と 3 日目のドレーン排液のアミラーゼ濃度を測定するが，本術式では膵液漏はまず起こらない．通常，3 日後にドレーンは抜去可能である．注意すべき合併症は，吻合部からの消化管内出血である．術直後からみられることもあるが，経口摂取を開始したときや，術後抗凝固療法を再開したときなどに，吻合部から出血をきたす．黒色便とともに急激な貧血の進行がみられる．ほとんどが絶食にて保存的に止血されるが，それでも出血が続く場合には血管造影にて出血血管をコイリングする．

術後に排ガスがあれば飲水を開始し，血糖上昇に注意しながら食事量を増加する．ある程度経口摂取が可能となれば退院となり，外来での経過観察と生活指導に移行する．

最後に，手術にあたっては慢性膵炎患者の病態を理解し，術後には社会的・家庭的側面も含めた全人的サポートを行う覚悟が必要であることを明記しておきたい．

3 膵癌の外科的治療

a 膵癌治療法としての外科的治療

固形癌根治の根幹は外科的治療である．スクリーニング・診断の発展に伴い，多くの癌腫で早期癌が対象となり，外科的・内視鏡的切除により，治癒が得られるようになった．膵癌に対しても長期生存を可能にする方法は根治切除であるが，他の癌腫と異なり，有効なスクリーニング・早期診断が確立しておらず，切除のみで治癒する症例は非常に少ない．しかし，膵癌切除例の予後が不良であるからといって，安易に非手術療法を選択するのは望ましくない．Bilimoria らは，米国癌データベースの臨床病期 I の膵癌 9,559 例を解析し，切除例の 5 年生存率が 24.6％ で手術を選択されなかった 3,644 例の 5 年生存率 2.9％ より明らかに良好であることを報告している[6]．したがって切除可能性がある症例には，切除を軸とした治療戦略が推奨される．一方，2000 年代になり切除不能膵癌に有効な抗癌薬が登場，有効な併用療法も確立して治療成績は向上した．化学療法の確立に伴い切除後補助療法を行うことで，再発率を低下させ生存率が向上することが大規模比較試験で証明されている[7,8]．診断時にすでに局所療法の限界を超えている症例が多いため，膵癌に対する切除は，全身療法である化学療法と組み合わせた集学的治療の一部分として考えるべきである．

b 切除術式

膵癌の発生部位により，膵頭切除，尾側膵切除などの定型的膵切除が選択される．腫瘍浸潤

や随伴炎症により腫瘍の境界が判然としないこと，肉眼的根治切除でも進展が切離端に及ぶこともある．したがって小膵癌であっても，部分切除や核出術などの縮小手術は行われない．周囲リンパ節や膵外神経叢浸潤を伴うため[9]，所属リンパ節および膵外神経叢（周囲結合組織）の郭清を伴う膵切除が標準術式である．

1 膵頭切除

膵頭部と隣接する十二指腸，起始部空腸，遠位胆管，胆嚢と周囲結合組織を一塊に摘出する．過去には胃亜全摘が併施されたが，現在では亜全胃温存・全胃温存術式である．膵頭部は十二指腸間膜に存在するため，十二指腸間膜の全切除（扇型切除）が過不足ない切除範囲である．十二指腸間膜全切除のイメージは，発生学的な腸回転を戻して考えると理解しやすい（図3-a）．上腸間膜動脈・腹腔動脈根部（V点）と胃十二指腸動脈根部（G点），下膵十二指腸動脈根部（J点）の3点を結ぶ扇型を切除する（図3-b）．膵外神経叢郭清に伴い，術後に難治性下痢が発生することに注意が必要である．

2 尾側膵切除

膵体尾部，脾と周囲結合組織を一塊に摘出する．リンパ流から脾・腹腔・総肝・左胃動脈に沿うリンパ節の郭清が必要となる．良性疾患に適応される脾温存は，根治性の観点から行わない．膵頚部で膵を離断し，病理診断を確認する．進展陽性の場合には追加切除を行うが，膵頭切除と異なり追加切除可能な距離は短く，膵全摘に移行せざるをえない場合がある．

3 膵全摘

膵，十二指腸，起始部空腸，遠位胆管，胆嚢，脾と周囲結合組織を一塊に摘出する．膵頭切除と同様，胃温存術式が主流である．膵頭部・体尾部の所属リンパ節を郭清する必要があるが，腫瘍主座と進展様式で郭清範囲を決定する．膵全摘は術後に内・外分泌不全をきたすため，慎重に適応を決定する．予防的膵全摘は予後改善には繋がらず，全摘でR0切除が達成できる場合のみ，全身状態や年齢を考慮して適応される．ただし，胃温存，適切なインスリン・膵酵素補充療法で術後QOLも向上しており，適切な適応と管理の下では躊躇すべきではない術式である．

4 脈管合併切除

膵臓は，大動脈から分岐する腹腔・総肝・上腸間膜動脈および門脈，下大静脈などの大血管に隣接し，進行膵癌では大血管への進展がしばしば認められる．門脈系静脈のみへの浸潤は合併切除によりR0切除が得られるため，他に非治癒切除因子がない場合には合併切除・再建が推奨される．動脈合併切除の有効性は議論が分かれる．Hiranoらは膵頭部アーケードを温存して，腹腔動脈-総肝動脈を合併切除する膵体尾部切除（DP-CAR）の成績を報告している[10]．局所制御は向上することが期待できるが，進行膵癌では不顕性遠隔転移が多いため，症例選択が重要である．

5 治療施設（hospital volume）

膵癌に対する根治手術は，手術症例数が一定以上で専門医のいる施設で行うことが推奨される．膵頭切除に代表される膵切除術後の合併症発生率は依然高く，周術期死亡に繋がる可能性があり，大規模施設では在院死亡率が低いことがメタアナリシスで示されている[11]．膵癌診療では切除以外にも総合的な専門性が要求される．

C 切除可能性と切除後の評価

1 切除可能性

進行度と切除の安全性・根治性を加味して切除可能性が判断される．局在と大血管への浸潤所見の有無により，R0切除の可能性から，切除可能（resectable），切除境界（borderline resectable），切除不能（unresectable）に分類される．種々の定義が提唱され，細部で議論が分かれている．遠隔転移がなく大血管への接触がないものを切除可能，上腸間膜動脈に半周以上接触するものや遠隔転移を切除不能とする点は共通しているが，門脈への接触所見，DP-CAR[10]により摘出可能な腹腔動脈への浸潤をどのように扱

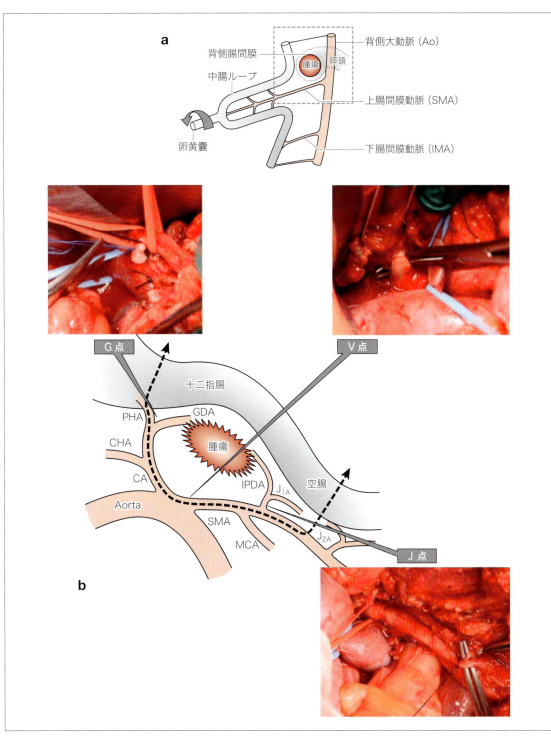

図3 膵頭部癌に対する十二指腸間膜全切除
a：腸回転前の段階に膵頭部癌を投影，b：十二指腸間膜全切除
V点：上腸間膜動脈・腹腔動脈の根部，G点：胃十二指腸動脈根部，J点：下膵十二指腸動脈根部
GDA：胃十二指腸動脈，PHA：固有肝動脈，CHA：総肝動脈，CA：腹腔動脈，SMA：上腸間膜動脈，MCA：中結腸動脈，IPDA：下膵十二指腸動脈，J_{1A}：第一空腸動脈，J_{2A}：第二空腸動脈

［日本消化器病学会東北支部第15回教育集会テキストを改変して引用］

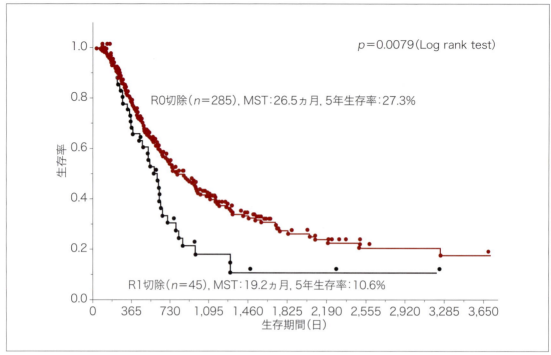

図4 癌遺残度別膵癌切除後の生存曲線

東北大学病院肝胆膵外科で2001〜2015年に手術先行で切除された浸潤性膵管癌（術前治療例を除く）中，肉眼的癌遺残および遠隔転移を除いた330例をR0切除（n=285）とR1切除（n=45）に層別化し，Kaplan-Meier法（Log rank test）により生存率を比較．
MST：median survival time（生存期間中央値）

2 癌遺残度

局所根治性の評価であり，切離端の病理検索で癌陰性が証明された場合にR0切除と定義される．切除標本の解剖学的複雑さとマージン確保の困難性により，断端陰性の評価は必ずしも容易ではない．膵頭十二指腸切除標本であれば，膵前後方剝離面・門脈剝離面・上腸間膜動脈剝離面をインキングすることで，正確な評価が可能となる．処理時のアーチファクトやエネルギーデバイスによる焼灼効果で判定が困難になることもあり，切離端1mm以内に癌が存在する場合をR1切除と評価することも提案されている．R0切除例の予後はR1切除例より良好である（図4）．しかし，R1切除例の生存率を低下させるのは，局所再発と同時に遠隔転移再発であることも留意すべきである．

3 切除後の評価

切除された膵癌の予後は，R以外にも種々の因子で規定される．代表的な因子として，腫瘍径，局所進展度，リンパ節転移，分化度，病期がある．腫瘍マーカーは局所以外に，顕性・不顕性転移を含めた腫瘍負荷を反映する．癌が局所に限局し遺残なく摘出されれば，腫瘍マーカーは切除後速やかに正常域に低下する．術前異常高値では，画像上転移を認めなくても，不顕性転移が疑われる．また，R0切除後でも腫瘍マーカーが正常域に低下しない場合があり，このような症例では不顕性肝転移が多い[12]．

d 拡大手術の限界と意義

1 拡大手術の定義

Fortnerのregional pancreatectomy以後，わが国では広範な後腹膜郭清，脈管合併切除が行

われた．拡大手術の意義を検証する前向き比較試験では，肝十二指腸間膜，総肝・腹腔・上腸間膜動静脈に沿うリンパ節，大動脈周囲リンパ節と膵外神経叢をすべて郭清する術式とされていた．

2 拡大手術の限界

欧州，米国，アジアで，標準郭清と拡大郭清を比較するランダム化比較試験が行われた．郭清範囲や程度，付加手術などで差があるが，いずれの試験でも拡大手術は予後を改善しなかった．一方で膵外神経叢郭清に伴う難治性下痢などの合併症は，拡大郭清群で有意に多いことが指摘されて，予防的な拡大郭清は推奨されない．

3 拡大手術の意義

膵癌根治を妨げるのは，高度な局所浸潤とともに，顕性・不顕性の転移の存在である．前者に対しては，R0切除を得るための脈管合併切除や結合組織一括郭清は重要である．後者に対しては，拡大手術は無効で，全身療法による補助が必要である．拡大手術に伴う術後合併症や回復遅延・QOLの低下は，術後補助療法の遂行率・完遂率を低下させ，生存率を下げる可能性が指摘されている．拡大手術の意義は局所制御であり，適応としては転移がないあるいは制御されていることが必須であるが，診断時に不顕性転移を見極めることは不可能である．全身療法で一定期間遠隔転移の出現がない，あるいは制御される症例に対して行われる adjuvant surgery[13] として意義づけられる可能性がある．

e 補助療法

1 術後補助療法

膵癌に対する切除単独では，高頻度に局所・転移再発し，肉眼的根治切除後5年生存率は10.4％に留まる[7]．ESPAC-01試験では術後補助化学療法が有意に生存率を改善し，CONKO-001試験ではゲムシタビン療法が5年生存率を約10％向上させた[7]．以後，ゲムシタビンが術後補助療法の標準薬剤であったが，わが国で行われた JASAPC-01試験で，S-1療法がゲムシタビン療法に比べ，有意に生存率を改善した[8]．わが国の膵癌診療ガイドライン2013年版では，根治切除後の補助療法としてS-1が推奨されている．

2 切除企図膵癌

診断時点あるいは治療企図時点で，切除可能と判断された場合（切除企図膵癌），標準治療戦略は切除＋術後補助化学療法である．しかし，切除企図膵癌には，①開腹時点で明らかになる転移，②肉眼的癌遺残，③遠隔転移を含む切除，④術後回復遅延などの理由により，企図治療が施行できない集団が存在し，その予後は不良である（図5）．術後補助療法の対象は，肉眼的根治切除で遠隔転移がなく，術後補助化学療法が開始可能な状態という，選択された集団の成績にすぎない．

3 術前補助療法

食道癌などで有効性が証明されている術前治療は，癌の進行度を下げて切除率を高め，手術時の癌撒布・遺残を減少させる効果が期待される．少数単アーム試験[14]や後ろ向き検討では有望な結果が示されているが，標準治療との比較はされておらず，臨床試験として行うべきである．術前治療の主な懸念は，術前治療の周術期安全性と治療無効による手術機会喪失であるが，大規模調査では術前治療による治療機会の有意な減少はなく，周術期成績の低下も観察されていない[15]．現在進行中の大規模前向き比較試験により，術前治療の意義が明らかになると考えられる．

4 その他の膵腫瘍の外科的治療

a 膵神経内分泌腫瘍（pNET）の外科的治療

1 原発巣に対する治療

肝やリンパ節に転移の認められない1.5cm以

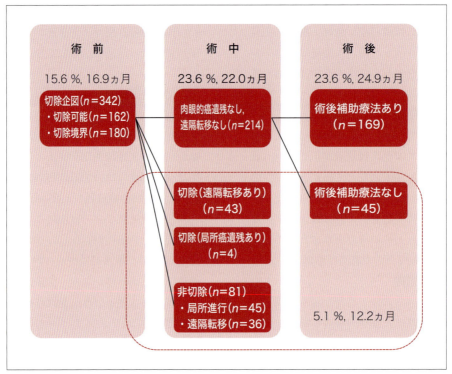

図5 切除企図膵癌の治療転帰
　東北大学病院肝胆膵外科で2001〜2015年に切除を企図して治療を開始した膵癌342例（術前治療例を除く）の治療転帰と生存成績．図中の数字は，Kaplan-Meier法で推定した各集団の5年生存率と生存期間中央値．点線枠内は，企図治療から除外された集団．

下の比較的小さな腫瘍，とくにホルモン産生の観点からいえば，良性のものが多いインスリノーマなどに対して，以下の術式が基本となる．腫瘍が膵頭部に存在する場合には，腫瘍核出術を行う．膵頭深部に存在するときには，十二指腸温存膵頭切除術を考慮しなくてはならない場合もあるが，膵内分泌腫瘍の多くは，径1mm以下の微小なものは別として[16]，しっかりとした被膜を有することが多いため，画像診断や手術時にしっかりした被膜が確認できれば腫瘍核出術が可能である．

　膵体尾部の腫瘍に対しては，やはり腫瘍核出術が適応となる場合が多い．しかし，腫瘍と主膵管との距離が非常に近く，主膵管を損傷したり，腫瘍核出後に膵実質の縫合閉鎖によって主膵管の狭窄などを引き起こし，術後に難治性膵瘻，腹腔内膿瘍や仮性囊胞が生じる可能性があるものに対しては，腫瘍核出術ではなく脾動静脈および脾臓を温存した膵体尾部切除術や膵体尾部切除＋脾摘出術などが適応となる．

　径の大きい腫瘍や近傍の門脈や脾静脈に浸潤しているような症例に対しては，通常の膵管癌に応じた手術を行う．すなわち，膵頭部の腫瘍に対しては，膵頭十二指腸切除術を，膵体尾部の腫瘍に対しては脾摘出術を加えた膵体尾部切除術を施行する．ガストリノーマのようにそのホルモン産生の性質からリンパ節転移をする可能性の高いもの，画像診断や種々の血液学的検査で悪性度の高いもの，リンパ節転移が疑われるもの，非機能性腫瘍[17]には予防的リンパ節郭清を考慮する．

2 肝転移巣に対する治療

　一般的に内分泌腫瘍は発育が緩徐（slow growing）であるため，肝転移巣に対しては，

切除可能ならば肝切除が治療の第一選択となる．転移性腫瘍の占拠部位，数に応じて部分切除，亜区域切除，区域切除，葉切除を施行する．

また，肝転移をきたした症例ではその大部分（86％）で肝転移巣発見時に多数の転移巣が存在するため，治癒切除が不可能なこともある．その場合でも，cytoreductive hepatic surgeryが有効であるという報告がある．腫瘍のnatural courseを遅らせること，腫瘍の体積を減らすことにより産生ホルモン量を下げ，症状の緩和により生存期間を延長することになるというのである．

b 外科手術の実際

1 pNET 核出術

1）腫瘍核出術の手術適応

1.5 cm以下のインスリノーマが腫瘍核出術の適応になることが多い．CT，腹部血管造影，超音波内視鏡（endoscopic ultrasonography：EUS）などにより，術前に[18]周囲膵実質に浸潤がないこと，被膜が存在することなどを確認しておく．

腫瘍と主膵管との距離が非常に近い症例では，術前に膵管ステントチューブを経乳頭的に挿入しておくとよい．術中の触診や術中超音波検査（intraoperative ultrasonography：IOUS）の際に主膵管の同定が容易となり，主膵管を損傷することなく安全に核出術を行うことができるようになる[19]．

なお，膵臓の手術を行うのであるから，基本的な膵臓の外科解剖[20]をきちんとマスターしておかなくてならないのはいうまでもない．

2）腫瘍核出術の手術手技

①開腹，視触診：開腹後，腫瘍の膵表面における露出・非露出について観察する．また，触診における腫瘍の触知・非触知，触知する場合の腫瘍の固さの程度を検索する．

②術中超音波検査（IOUS）：腫瘍と主膵管との距離や位置関係を詳細に観察する．主膵管を損傷しないようにするために重要である（**図6**）．

③腫瘍への到達：腫瘍表面を被っている膵実質

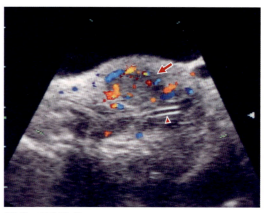

図6　IOUS像
腫瘍（➡）と主膵管（▶）との距離が非常に近くても，ポリエチレン製のステント留置により主膵管が明瞭に描出され，腫瘍との位置関係が把握しやすくなる．ステント：Geenen® Pancreatic Stent，ラジオペーク，5 Fr，3 cm．
［縄田昌子ほか：インスリノーマの診断と安全な膵頭部腫瘍核出術の工夫．膵臓 17：114-119，2002 より転載］

を結紮・切離しながら達する．

④膵の授動：腫瘍が膵頭部にある場合，Kocherの授動術を下大静脈左縁を越えて十分に施行しておくことが重要である．この手技により膵頭部全体を左手の掌中に収めることができる（**図7**）．腫瘍が膵体尾部にある場合は，Toldtの癒合筋膜の背面の層を剝離して，脾静脈とともに膵体尾部を後腹膜から起こす．

⑤パラシュート法：腫瘍表面の膵実質にパラシュートのように何本か糸をかけて牽引に使う（**図8**）．膵後面の左第2指によって腫瘍を前面に押し出そうとする圧力（**図9**）と，このパラシュートによる牽引とで剝離面にカウンター・緊張をかけ，腫瘍と膵実質との隙間を大きくして視野を広くしながら，その部分の剝離あるいは切離を施行する．

⑥腫瘍・膵実質間の切離：腫瘍の表面を囲む被膜と膵実質の間をていねいに剝離していく．インスリノーマは通常 hypervascular であるため，血管を丹念に結紮・切離する．Feeding arteryとdraining veinを術前の血管造影で確認しておけばやりやすい．その部分に近づいたら

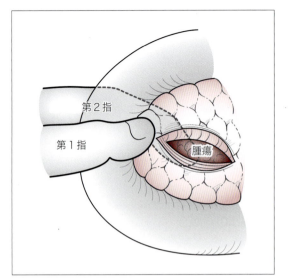

図7 膵後面に第2指を入れて腫瘍を押し出しているところ

　Kocherの授動術を下大静脈左側を越えて施行し，膵後面の授動を十分に行う．横行結腸を授動して膵頭部前面から十二指腸水平部まで十分に露出することにより，膵頭部全体を掌中に収めることができる．
［木村　理：膵腫瘍核出術―開腹的―．内分泌外科標準手術アトラス，日本内分泌外科学会（編），インターメルク，東京，p284-289，2003より引用］

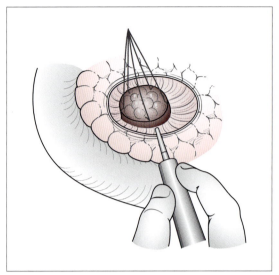

図8 パラシュート法

　腫瘍表面の膵実質にパラシュートのように何本か糸をかけて牽引に使うとやりやすくなる．
［木村　理：膵腫瘍核出術―開腹的―．内分泌外科標準手術アトラス，日本内分泌外科学会（編），インターメルク，東京，p284-289，2003より引用］

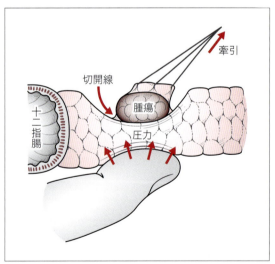

図9 膵後面から第2指の圧力とパラシュート法の協力

　膵後面の左第2指によって腫瘍を前面に押し出そうとする圧力と，このパラシュートによる牽引とで剝離面にカウンター・緊張をかけ，腫瘍と膵実質との隙間を大きくして視野を広くしながら剝離あるいは切離を施行する．
［木村　理：膵腫瘍核出術―開腹的―．内分泌外科標準手術アトラス，日本内分泌外科学会（編），インターメルク，東京，p284-289，2003より引用］

それらを探し出し，ていねいに結紮・切離する．常にIOUSで切離ラインが正しいことを確認しながら手術を進める．

⑦**止血の方法**：比較的太い血管から出血がみられたら，PDS® Ⅱで主膵管を傷つけないよう慎重に止血する．

⑧**アーケード血管の温存**：膵頭部に存在する（pNET以外の）大きな腫瘍では腫瘍が後面にまで達していることがある．この場合には腫瘍の核出によって膵後面に存在する疎性結合組織の膜（Treitzの癒合筋膜）に達する．しかし，腫瘍が膨張性に発育する場合，外科解剖学的にみてこの筋膜を越えて良性の腫瘍が深く発達することはない．したがって，核出術のコツは，膵実質後面とTreitzの癒合筋膜である疎生結合組織の膜との間に存在するアーケード血管の膵十二指腸動脈や膵十二指腸静脈などの重要な血管を傷つけないようにすることである[20]．

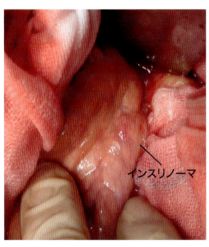
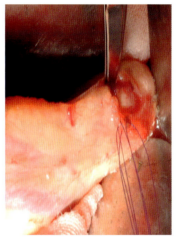
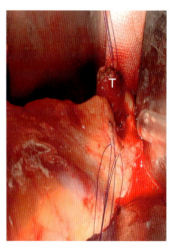
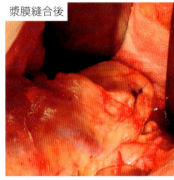
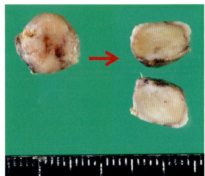

図10　膵尾部インスリノーマの核出術と摘出標本

⑨腫瘍切除後の膵実質の縫合閉鎖：径が1〜2cm以下の腫瘍であれば，摘出後の膵実質は縫合閉鎖が可能なことが多い．なぜなら，膵内分泌腫瘍における腫瘍以外の膵実質は正常膵で軟らかいことが多いからである．死腔を作らないように膵実質を結節縫合で合わせる．膵頭部の腫瘍では副膵管や胆管，前上膵十二指腸動脈（anterior superior pancreaticoduodenal artery：ASPDA）などの膵のアーケード血管の損傷にも注意が必要である．膵尾部にみられたインスリノーマの核出術を図10に示した．

⑩ドレナージ：縫合閉鎖された膵実質部分あるいは縫合閉鎖されなかった膵実質近傍に24 FrのFayconのドレーンを2本留置する．術後膵瘻などが生じた場合には洗浄が可能なようにしておく．Winslow孔にもドレーンを1本留置する．

2　脾動静脈および脾温存膵体尾部切除術（図11）

1）脾温存膵体尾部切除術の適応

良性の膵内分泌腫瘍で，腫瘍と主膵管との距離が近く，主膵管を損傷したり，核出後の膵実質の縫合閉鎖による主膵管の狭窄などを引き起こすことによって，術後の難治性膵瘻，腹腔内膿瘍が生じる可能性がある場合には，この手技の適応となる．また，腫瘍組織が皮膜を越えて周囲膵実質に及んでいることがあり，周囲との境界が必ずしも組織学的には明瞭ではない内分泌腫瘍も適応となる（図11-a）．

2）脾温存膵体尾部切除術の手術手技

①皮膚切開：約7 cmの上腹部正中切開をおく．脾臓および膵体尾部の脱転は腹腔鏡補助下に行う（hand-assisted laparoscopic surgery：HALS；図12）．

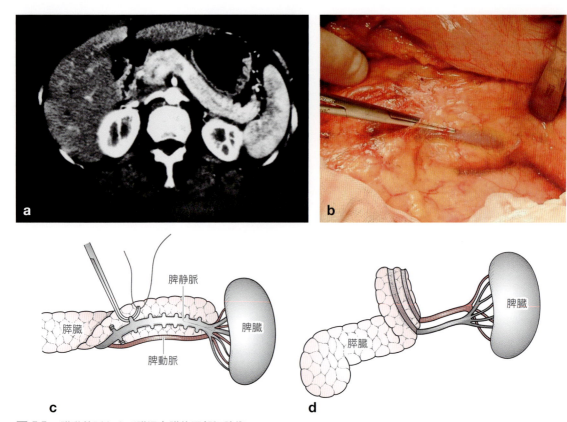

図11　膵動静脈および膵温存膵体尾部切除術
a：CT．**b**：術中写真．膵動静脈を温存し，膵体尾部を脱転したところ．
c：脾静脈分枝をていねいに1本ずつ十二指腸側から脾臓側へ結紮切離していくのが，この手技のもっとも重要なコツである．
d：脾動脈分枝を結紮切離し，脾動静脈および脾臓を温存して膵体尾部を周囲より遊離・脱転したところ．
［Kimura W, et al：Spleen-preserving distal pancreatectomy with conservation of the splenic artery and vein. Surgery 120：885-890, 1996 より引用］

②**膵前面の露出と脾外側の腹膜の切離**：大網を横行結腸の起始部で切離して，膵の前面を露出する．脾の下曲まで続け，脾外側の腹膜を切離する．

③**膵体尾部の後腹膜からの剝離と脾臓の脱転**：横行結腸間膜前葉とそれに続く膵被膜との間の腹膜を膵の下縁に沿って横に切離し，後腹膜腔を開ける．次いで尾側膵を後腹膜から剝離する．さらに脾臓を後腹膜から剝離する．膵尾部および脾門部は深いことが多いので，脾腎ヒダを切離して脾を後腹膜から脱転し，脾を手前の視野に持ってくる．

④**脾静脈の同定**：尾側膵を頭側に反転するようにして，膵の後面，疎性結合組織膜内に存在する脾静脈を同定する．脾静脈はToldtの癒合筋膜の腹側に脾静脈の後面が透見される[21]．

⑤**Toldtの癒合筋膜の切離と脾静脈の露出**：Toldtの癒合筋膜と脾静脈表面の間にケリー鉗子を挿入し（**図11-b**），両者の間をていねいに剝離する．脾静脈の長軸方向に沿ってToldtの筋膜を切離し，脾静脈後面を露出する[22]．この操作を膵尾部まで繰り返し，<u>脾静脈を長く露出する．脾静脈の剝離は想定膵切離線あたりから脾臓に向かって行う．これがKimura法のコツである．膵尾部の脾臓側末端から体部に向かって脾動静脈との剝離を行うのは，やりにくい．</u>

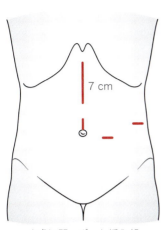
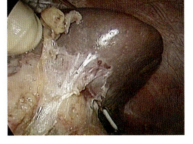
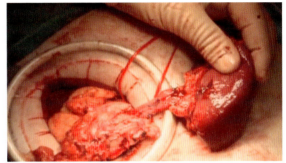

図12 腹腔鏡補助下膵体尾部切除術（HALS-SpDP）

その理由として，❶脾門部における脂肪組織と膵実質との区別が比較的困難であること，❷この部ではすでに複数に分枝した脾動静脈が存在し，これらを損傷する可能性があることが挙げられる[21-23]．

⑥脾静脈分枝の切離：脾静脈の分枝をていねいに結紮切離する（図12）．

⑦脾門部の処理：脾門部では動静脈が多分岐しているが，上記の操作を膵実質と脾静脈との関係で行っていれば容易に脾門部から膵尾部を遊離でき，多分岐した血管を傷つける危険はほとんどない．

⑧脾動脈と膵との剥離：膵実質を脾臓側末端まで脾静脈から剥離した後，今度は脾臓側から十二指腸側に向かって，脾動脈と膵との剥離を施行する（図11-cd）．

⑨膵の切離：膵の切離前に，横行膵動脈および上横行膵動脈を膵実質とともに二重結紮しておくと，膵切離のときの動脈出血を最小に防げる．膵を長軸に直角に切離し，主膵管を同定する．主膵管を確実に結紮し，膵断端を結節縫合で閉鎖する．自動膵切離器械を用いることもある[25]．

⑩Faycon ドレーン2本を，1本は大網を貫通させ，1本は小網を貫通させ，膵断端から脾門部に向けて留置する．

c 膵囊胞性腫瘍における手術

基本的には標準的な膵頭十二指腸切除術，膵体尾部切除術＋脾摘術を行う．膵体尾部における囊胞性良悪性境界病変などには，脾動静脈を温存した脾温存膵体尾部切除術（先述）は慎重な手術適応の上に行われる．

1 十二指腸温存膵頭亜全摘術

十二指腸温存膵頭亜全摘術は膵頭部の疾患に対する縮小手術の1つである[25,26]．Groove 領域の膵実質を温存させるため，胆管および十二指腸がすべて温存され，温存の度合いも大きい（図13）．しかし膵管内乳頭粘液性腫瘍（IPMN）の手術適応には隘路が存在する．十二指腸・胆管の温存を追求して膵実質の温存部位を増やせば，「悪性の可能性があり，一定以上の広がりを有する手術適応症例に縮小手術の概念を当てはめうるか」という問題に直面する．一

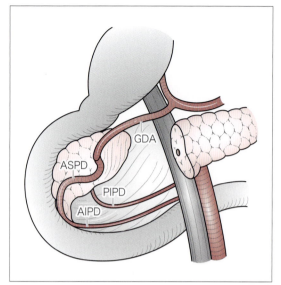

図13 十二指腸温存膵頭亜全摘術

方，膵頭部の膵実質をすべて切除すれば，胆管・Vater 乳頭部・十二指腸の一部の温存ができなくなり，温存の内容は狭まる．2012 年に IPMN/MCN 国際診療ガイドラインは改訂され，径 3 cm 以上でも隆起性病変がなければ経過観察可能な worrisome features になった．

では，十二指腸温存膵頭亜全摘術の存在意義として，どのような疾患を適応とすべきなのであろうか．Groove 領域に残存させる膵実質に腫瘍が進展しにくい疾患，それが術前の臨床診断で検索しやすい疾患に適応が存在する．この術式は，groove 領域の分枝膵管に腫瘍が進展していないことを十分に確認してから行うべき術式である．

膵頭部にできた悪性度の低い腫瘍，すなわち solid pseudopapillary neoplasm（SPN），漿液性嚢胞腫瘍（serous cystic neoplasm：SCN），膵神経内分泌腫瘍（pNET）などで，リンパ節転移などなく，浸潤性が低く膨張性発育をするものなどを慎重に選んで適応とする．患者の年齢も合わせ，十二指腸・胆管を温存するべきか，可能なのか，その悪性度とよく擦り合わせて適応を決めていくべきである．

文献

1) van Santvoort HC, et al：A step-up approach or open necrosectomy for necrotizing pancreatitis. N Engl J Med **362**：1491-1502, 2010
2) Frey CF, Smith GJ：Description and rationale of a new operation for chronic pancreatitis. Pancreas **2**：701-707, 1987
3) Frey CF, Amikura K：Local resection of the head of the pancreas combined with longitudinal pancreaticojejunostomy in the management of patients with chronic pancreatitis. Ann Surg **220**：492-504, 1994
4) Roch AM, et al：Frey procedure in patients with chronic pancreatitis：short and long-term outcome from a prospective study. J Gastrointest Surg **16**：1362-1369, 2012
5) Frey C：'Mentoring is about inspiring interest and excitement in others'. An interview with Charles Frey, MD, Professor Emeritus, University of California, Davis, Calif., USA. Interview by Martín E. Fernández-Zapico. Pancreatology **8**：415-419, 2008
6) Bilimoria KY, et al：National failure to operate on early stage pancreatic cancer. Ann Surg **246**：173-180, 2007
7) Oettle H, et al：Adjuvant chemotherapy with gemcitabine and long-term outcomes among patients with resected pancreatic cancer：the CONKO-001 randomized trial. JAMA **310**：1473-1481, 2013
8) Uesaka K, et al：Randomized phase III trial of adjuvant chemotherapy with gemcitabine versus S-1 for patients with resected pancreatic cancer（JASPAC-01 study）. J Clin Oncol **31** (suppl：abstr 145), 2013
9) Egawa S, et al：Clinicopathological aspects of small pancreatic cancer. Pancreas **28**：235-240, 2004
10) Hirano S, et al：Distal pancreatectomy with en bloc celiac axis resection for locally advanced pancreatic body cancer：long-term result. Ann Surg **246**：46-51, 2007
11) Hata T, et al：Effect of hospital volume on surgical outcomes after pancreaticoduodenectomy：a systematic review and meta-analysis. Ann Surg **263**：664-672, 2016
12) Motoi F, et al：Retrospective evaluation of the influence of postoperative tumor marker status

on survival and patterns of recurrence after surgery for pancreatic cancer based on RECIST guidelines. Ann Surg Oncol 18：371-379, 2011
13）Satoi S, et al：Role of adjuvant surgery for patients with initially unresectable pancreatic cancer with a long-term favorable response to non-surgical anti-cancer treatments：results of a project study for pancreatic surgery by the Japanese Society of Hepato-Biliary-Pancreatic Surgery. J Hepatobiliary Pancreat Sci 20：590-600, 2013
14）Motoi F, et al：Neoadjuvant chemotherapy with gemcitabine and S-1 for resectable and borderline pancreatic ductal adenocarcinoma：results from a prospective multi-institutional phase 2 trial. Ann Surg Oncol 20：3794-3801, 2013
15）Motoi F, et al：Influence of preoperative anti-cancer therapy on resectability and perioperative outcomes in patients with pancreatic cancer：project study by the Japanese Society of Hepato-Biliary-Pancreatic Surgery. J Hepatobiliary Pancreat Sci 21：148-158, 2014
16）Kimura W, Kuroda A, Morioka Y：Clinical pathology of endocrine tumor of the pancreas —Analysis of autopsy cases—. Dig Dis Sci 36：933-942, 1991
17）木村　理：膵内分泌腫瘍の診断と治療の現況 非機能性膵内分泌腫瘍の診断と治療の現況．日消化会誌 101：373-381，2004
18）木村　理：膵腫瘍核出術―開腹的―．内分泌外科標準手術アトラス，日本内分泌外科学会（編），インターメルク，東京，p284-289，2003
19）縄田昌子ほか：インスリノーマの診断と安全な膵頭部腫瘍核出術の工夫．膵臓 17：114-119，2002
20）Kimura W：Surgical anatomy of the pancreas for limited resection. J Hepato Pancreat Surg 7：473-479, 2000
21）Kimura W, et al：Spleen-preserving distal pancreatectomy with conservation of the splenic artery and vein. Surgery 120：885-890, 1996
22）木村　理：膵島腫瘍摘除特殊手術の Knack & Pitfalls，脾温存尾側膵切除術．内分泌外科の要点と盲点，改訂第 2 版，小原孝男（編），文光堂，東京，p378-381，2007
23）Kimura W, et al：Spleen-preserving distal pancreatectomy with conservation of the splenic artey and vein. World J Gastroenterol 13：1493-1499, 2007
24）木村　理：尾側膵切除術．外科 69：1732-1738，2007
25）Kimura W：Surgical anatomy of the pancreas for limited resection. J Hepatobiliary Pancreat Surg 7：473-479, 2000
26）木村　理：膵管内乳頭粘液性腫瘍（IPMT）の病態と治療の問題点―十二指腸温存膵頭切除術の隘路―．膵臓 18：175-179，2003

G 移植医療

1 膵移植

膵臓移植（膵移植）は1966年に米国ミネソタ大学で初めて臨床応用され，その後，免疫抑制法の進歩などから，他の臓器移植とともに普及・確立した治療法である．膵機能が廃絶した1型糖尿病（IDDM）患者に対して行われ，心移植や肝移植などと異なり，救命を目的とした臓器移植ではなく，生活の質（QOL）を向上させることを主たる目的としている[1]．

膵移植は，2015年末までに世界で28,000例以上が行われ[2]，日本では2015年末までに合計273例（脳死下243例，心停止下3例，生体膵移植27例）が行われた[3]．

a 適　応

わが国における膵移植の適応は，①腎不全に陥った糖尿病患者であること，②インスリン治療で血糖コントロールが困難なIDDM患者*，のいずれかに該当する者であり，耐術能を含めて，各施設の適応委員会において適応ありと判定された場合である．年齢は60歳以下が望ましい．

また，生体膵ドナーについては，ドナーの安全性が第一優先されなければならない．ドナーの適応として，❶レシピエントの親族，❷健常であること，❸年齢制限（65歳以下など），❹提供の自発的意思，❺正常膵機能，❻正常耐糖能，❼糖尿病家族歴がないこと，❽BMI（<25など），❾各施設の倫理委員会で承認などの条件が必要である．

*移植関係学会合同委員会，平成10年4月20日より改変

b 分　類

腎移植と同時性・異時性に行う方法があり，膵腎同時移植（simultaneous pancreas and kidney transplantation：SPK），腎移植後膵移植（pancreas after kidney transplantation：PAK），膵単独移植（pancreas transplantation alone）に分類される．膵移植症例の約8割がSPKである．また，提供者（ドナー）での分類では，脳死・心停止臓器提供者から移植する脳死あるいは心停止膵移植と，生体膵部分提供者から移植する生体膵移植がある．改正臓器移植法施行（2010年）以降は，脳死膵移植の占める割合が高い（2014年は100％）．

c グラフトの適合性

ドナーとレシピエントの間で必要な免疫学的検査として，①ABO血液型の一致あるいは適合，②リンパ球交差試験（クロスマッチ）陰性が条件となる．さらに，脳死ドナーからの移植の場合，日本臓器ネットワークへ登録されている患者の中から，上記の条件に加えてHLAの適合度（❶DR座，❷AおよびB座のミスマッチ数），待機期間などからレシピエントが選定される．

d 手術手技

脳死・心停止膵移植では，いったん冷保存された膵臓を移植施設まで運搬し，血管吻合に適するよう準備した後に，異所性にレシピエントに移植される．ドナー十二指腸と膀胱を吻合する膀胱ドレナージ（BD）と，小腸と吻合する腸管ドレナージ（ED）がある．また，ドナー門脈再建法では，外腸骨静脈などへ吻合する大循環ドレナージ法が主に行われているが，レシピエント上腸間膜静脈に吻合する門脈ドレナージ法

が行われることもある．

脳死膵移植では，膵グラフトは上腸間膜動脈，脾動静脈を含んだ全膵であり，必要に応じてあらかじめ back table で門脈の延長や，胃十二指腸動脈の再建を行う．一方，生体膵移植では，ドナーから膵体尾部切除を行い，冷保存の後，血管吻合し再灌流，さらに膵断端を吻合する．

e 免疫抑制薬，術後管理

膵移植における標準免疫抑制療法は，①抗T細胞療法（サイモグロブリン®，バシリキシマブなど）による導入，②カルシニューリン阻害薬（タクロリムスあるいはシクロスポリン），③代謝拮抗薬（ミコフェノール酸など），④ステロイドである．グラフトの拒絶反応は移植後数ヵ月までの早期に起こることが多く，免疫抑制療法は徐々に弱めることが可能である．代謝拮抗薬やステロイドを減量あるいは中止し，カルシニューリン阻害薬も拒絶反応に注意しながら血中濃度目標値を下げていく．

拒絶反応の診断は，外分泌マーカー（血中アミラーゼ，リパーゼ）や内分泌マーカー（血糖値など）による臨床診断や，膵生検による組織診断がある．組織診断はより確実であるが侵襲度が高い．

f 合併症，予後

膵移植術後合併症として，グラフト動脈/静脈血栓，グラフト壊死，縫合不全，創部感染（surgical site infection：SSI），グラフト膵炎などがあり，免疫抑制薬投与に伴う合併症として，細菌/真菌/ウイルス感染症，高血圧，骨粗鬆症，移植後リンパ増殖性疾患（posttransplantation lymphoproliferative disorder：PTLD），他の悪性腫瘍の発生などがある．

膵グラフト生着率は移植後1年で84.7％，5年で70.4％，移植後患者生存率は移植後1年で96.5％，5年で95.8％である（日本膵・膵島移植研究会）[1]．

2 膵島移植

膵臓は，消化酵素を分泌する外分泌細胞と，ホルモンを分泌する内分泌細胞というまったく異なる組織より構成されている．膵内分泌細胞は，直径が約0.1〜0.3 mm の細胞塊を形成しており，膵臓の中に島のように散らばっているその様子から，膵島と命名されている．人体には血糖を上昇させるホルモンはいくつか存在するが，低下させるのはインスリンだけなので，このインスリンを産生する膵島が働かなくなると，即座に糖尿病が引き起こされることになる．膵島移植とは，膵臓からのインスリン分泌がなくなった重症糖尿病患者を対象とする低侵襲な細胞移植療法である[4]．膵島移植の主たる目的は，インスリンの強化療法でも血糖コントロールが困難である重症1型糖尿病患者の血糖値を安定化させ，低血糖発作を解消することである．

a 適応基準

膵島移植は，血清Cペプチド濃度が0.1 ng/mL 未満であり，糖尿病専門医による治療によっても血糖のコントロールが困難である患者が適応となる（**表1**）．重症な感染症や悪性腫瘍の治療中の患者は，免疫抑制療法により感染症や癌の悪化が懸念されるため，移植対象外となる（**表1**）．国内において患者登録する際は，主治医より日本膵・膵島移植研究会の膵島移植適応検討委員会へ申請を行い，適応があると判断された場合は，日本膵・膵島移植研究会の膵島移植班事務局にレシピエント登録を行い，脳死あるいは心停止ドナーからの膵島の提供を待つことになる．

b 治療法

膵島移植を実施するには，膵臓からの膵島分

表1 膵島移植の適応・禁忌・判断基準・患者選択基準

適応	禁忌
(1) 内因性インスリンが著しく低下し，インスリン治療を必要とする	(1) 重度の心疾患，肝疾患（心移植または肝移植と同時に行う場合は考慮）
(2) 糖尿病専門医の治療努力によっても血糖コントロールが困難	(2) アルコール中毒
(3) 原則として75歳以下	(3) 感染症
(4) 膵臓移植，膵島移植につき説明し，膵島移植に関して本人，家族，主治医の同意が得られている	(4) 悪性腫瘍（5年以内に既往がないこと）
(5) 発症5年以上経過していること	(5) 重症肥満（BMI 25以上）
	(6) 未処置の網膜症（ただし失明例は除く）
	(7) その他移植に適さないもの

移植判断基準	患者選択基準
(1) 膵島量 5,000 IEQs/kg（患者体重）以上	(1) ABO血液型
(2) 膵島純度 30%以上	(2) すでに移植を受け，グラフト機能が確認されるものの，インスリン離脱が得られていない症例
(3) 組織量 10 mL以下	(3) 地域性
(4) Viability 70%以上	(4) 多施設臨床試験登録者
(5) Endotoxin 5 EU/kg（患者体重）以下	(5) 待機日数
(6) グラム染色陰性	

［日本膵・膵島移植研究会：膵島移植実施マニュアル，第3版，2006 より抜粋］

離作業が必須となる．膵島分離は，まず臓器提供者より膵臓を摘出し，細胞分離用酵素薬を膵管より逆行性に注入し，膵組織から膵島のみの抽出を行う．これは，膵管と膵島が交通していないという原理に基づいている．次に消化された膵組織より膵島のみを純化するために，比重遠心分離を行う．こうして回収された膵島を，超音波ガイド下に経皮的経門脈経路で肝内へ点滴の要領で約20～40分かけて移植を行う．膵島移植は，臓器を移植する膵移植に比し，はるかに安全・低侵襲であり，また免疫抑制薬の使用量も少なくてすむという利点を備えている．膵島移植を実施する際の判断基準および患者選択基準は，表1 に掲載したとおりである．わが国においては，日本膵・膵島移植研究会が認定する6つの認定施設（東北大学，福島医科大学，国立千葉東病院，京都大学，大阪大学，福岡大学）が一丸となり，保険収載を目指して先進医療Bを活用し，多施設共同臨床試験に取り組んでいる．同種膵島移植は，2014年に施行された"再生医療等の安全性の確保等に関する法律"が規定する第一種医療技術に組み込まれたため，今後国内で実施する際は特定認定再生医療等委員会の承認を得た上で，新法に準拠していくことが必須となる．膵島移植の技術は，膵移植と異なり，膵外分泌組織に病態を有する慢性膵炎や膵動静脈奇形などの疾患にも有用である[5]．これらの疾患では膵全摘術が必要であるため，糖尿病が必発となるが，摘出した膵臓より健常な膵島のみを抽出し，患者本人に戻す自家膵島移植術を実施することにより，糖尿病の重症化を回避することが可能となる．

c 合併症

膵島注入経路を確保するために皮膚を通して肝臓を穿刺する際に，穿刺部の皮下出血や肝臓内の血腫，腹腔内出血などが起こることがあるが，適切な処置で対応が可能である．また移植された膵島により門脈圧が上昇することもあるが，最近の移植方法ではこの発生頻度も低くなっている．膵島移植においても，拒絶反応を抑えるため複数の免疫抑制薬を長期にわたり服用することが必要となる．そのため，感染症にかかる頻度が高くなるが，これは現状の移植治療全般が抱える課題であり，膵島移植に特別なことではない．万一拒絶反応が起こった場合でも，移植した膵島は自然に消滅するため，膵島移植においてグラフト摘出術は必要ない．

d 予後

　移植膵島が生着すれば，血糖値の制御が容易になる．生着膵島が十分量であれば，移植後インスリン注射は不要となる．移植膵島の量が不足している場合，インスリン注射を続けながら次の膵島移植の機会を待つことになる．各国の状況により異なるが，通常，インスリン離脱が得られるまで，1人の患者に優先して2～3回連続的に膵島移植が実施される．膵島移植が治療の一選択肢となる可能性を初めて示した2000年の臨床試験では，膵島グラフトの機能は長期間保持されるものの，インスリン離脱率は5年後に大きく低下することが報告された[6]．その後，膵島分離技術の改良や免疫抑制プロトコールの至適化により，膵島移植に適した脳死ドナーを選択する条件下においては，移植5年後のインスリン離脱率が膵移植にほぼ匹敵するレベルまで到達したことが明らかとなった[7]．わが国における膵島移植は，社会事情により長らく心停止ドナーの活用に限られていたため，海外に比し移植成績が不良であったが[8]，2013年4月より一部の脳死ドナーを活用できることとなったため，今後の成績向上が期待される．

e 課題とその対策

　膵島移植は安全・低侵襲な魅力的治療法であるが，現状ではまだ1人の患者の治療に複数臓器を必要とし，その長期成績にも改善が求められている．したがってその対策として，膵島分離酵素の至適化[9]，移植後膵島グラフトの生着促進[10]，免疫抑制薬や移植部位の至適化[11]などの技術革新が導入されている．さらに今後は，多能性幹細胞を用いる再生医療とリンクさせることにより，免疫抑制薬使用の回避やドナー不足の解消が期待されている．

文献

1) 出月康夫ほか（監），伊藤壽記ほか（編）：膵臓移植：糖尿病根治を目指して，シュプリンガー・ジャパン，東京，2009
2) Gruessner RW, Gruessner AC：The current state of pancreas transplantation. Nat Rev Endocrinol 9：555-562, 2013
3) 日本膵・膵島移植研究会膵移植班：本邦膵移植症例登録報告（2016）．移植 51：171-177, 2016
4) Shapiro AM, et al：Islet transplantation in seven patients with type 1 diabetes mellitus using a glucocorticoid-free immunosuppressive regimen. N Engl J Med 343：230-238, 2000
5) Sakata N, et al：Clinical experiences in the treatment of pancreatic arteriovenous malformation by total pancreatectomy with islet autotransplantation. Transplantation 96：e38-e40, 2013
6) Ryan EA, et al：Five-year follow-up after clinical islet transplantation. Diabetes 54：2060-2069, 2005
7) Bellin MD, et al：Potent induction immunotherapy promotes long-term insulin independence after islet transplantation in type 1 diabetes. Am J Transplant 12：1576-1583, 2012
8) Anazawa T, et al：Long-term outcomes of clinical transplantation of pancreatic islets with uncontrolled donors after cardiac death：a multicenter experience in Japan. Transplant Proc 46：1980-1984, 2014
9) Dendo M, et al：Synergistic Effect of neutral protease and clostripain on rat pancreatic islet isolation. Transplantation 99：1349-1355, 2015
10) Jimbo T, et al：A novel resting strategy for improving islet engraftment in the liver. Transplantation 97：280-286, 2014
11) Rafael E, et al：Intramuscular autotransplantation of pancreatic islets in a 7-year-old child：a 2-year follow-up. Am J Transplant 8：458-462, 2008

第III部

臨床編
各　論

12章 膵疾患の臨床

A 急性炎症

1 急性膵炎

a 概念と定義

急性膵炎とは膵臓の急性炎症と定義される[1]．炎症は膵臓に隣接する臓器だけではなく，肺などの遠隔臓器にも影響を及ぼしうる．画像所見に基づく病態生理上は，間質性浮腫性膵炎と壊死性膵炎に大別される．

また，慢性膵炎の急性増悪も急性膵炎として取り扱う．

b 成因と特徴

日本ではアルコールと胆石が，急性膵炎の2大成因である．男性ではアルコール性が多く，女性では胆石性が多い．

1 アルコール性

アルコール性膵炎の発症には，アルコール摂取以外の環境要因や遺伝的素因が複雑に関与していることが示唆されている．北欧の調査では，アルコール消費量と膵炎による死亡率との関連を認めている[2]．

日本における調査では，女性は男性に比べてアルコール性膵炎の発症年齢は若く（男性平均50.5歳，女性平均43.0歳），飲酒期間は短く，累積飲酒量は少ない傾向にあった[3]．アルコール膵炎に関する6論文を対象としたシステマティックレビューでは，1日4ドリンク（エタノール48 g）以上では発症リスクは2.5倍になると報告され，発症リスクは飲酒量に依存しているといえる[4]．

2 胆石性

胆石がない患者と比較した，胆石患者における急性膵炎を発症する相対リスクは男性で14～35，女性で12～25と著明に高く，胆嚢摘出術により急性膵炎を発症するリスクは著減することが報告されている[5]．

胆石が小さい場合に，胆嚢管を経て総胆管に迷入し，膵炎の原因となるため，最小の胆石が5 mm以下の場合には，急性膵炎の発症率が4倍以上になるという報告がある[6]．胆石性膵炎では，急性胆管炎が併存すると重症化する場合があり，注意を要する．

3 特発性

成因を検索しても明確な成因がみつからない場合に特発性と分類されるが，極力原因を検索し，成因を特定する必要がある．特発性膵炎と思われた症例でも，その後の腹部超音波検査や

胆汁検査で胆砂を認めた症例では膵炎の再発率が高いと報告されており，とくに胆石が小さい場合に胆石性膵炎を生じやすいので，膵炎後の経過観察が重要である．

上記以外に，急性膵炎の成因として，内視鏡的逆行性胆道膵管造影検査（ERCP）などの内視鏡や手術などの手技や処置後，薬剤性，脂質異常症，ヒト免疫不全ウイルス（HIV），腫瘍性病変，遺伝性（遺伝子多型）などがある．

c｜発症機序

急性膵炎は，過剰な膵外分泌刺激，エンテロキナーゼを含む十二指腸液の逆流，膵管閉塞，炎症などにより膵内でトリプシノーゲンがトリプシンに活性化され，連鎖的に他の消化酵素前駆体が活性化されて，膵の自己消化が生じる病態である．

d｜病態

軽症膵炎の多くは自然に軽快することが多いが，重症症例では，サイトカインをはじめとする種々のメディエーターが過剰に産生され，膵臓だけではなく，隣接する他臓器や遠隔臓器にも炎症およびその影響が波及し，呼吸不全，循環不全，腎不全，播種性血管内凝固症候群（DIC）などを生じうる．

また，壊死に陥った膵ならびに膵周囲組織に感染をきたすと感染性膵壊死から敗血症，臓器不全から死に至ることも少なくない．

e｜臨床症状・所見

大多数の急性膵炎は突然発症し，上腹部痛を（ときに背部痛も）伴い，種々の腹部所見（軽度の圧痛から反跳痛まで）を伴う．急性膵炎は多くの場合，嘔吐，熱発，頻脈，白血球増加，血中または尿中の膵酵素の上昇を伴う．

f｜診断，成因検索

急性膵炎では以前から，厚生労働省（厚労省）の診断基準が使用されてきた（表1）．診断基準

表1　急性膵炎の診断基準

1. 上腹部に急性腹痛発作と圧痛がある
2. 血中または尿中に膵酵素の上昇がある
3. 超音波，CT または MRI で膵に急性膵炎に伴う異常所見がある

上記3項目中2項目以上を満たし，他の膵疾患および急性腹症を除外したものを急性膵炎と診断する．ただし，慢性膵炎の急性増悪は急性膵炎に含める．
注：膵酵素は膵特異性の高いもの（膵アミラーゼ，リパーゼなど）を測定することが望ましい．
［厚生労働科学研究費補助金（難治性疾患克服研究事業）難治性膵疾患に関する研究班　難治性膵疾患に関する調査研究　平成20年度　総括・分担研究報告書，2008 より引用］

では，膵酵素の上昇，腹痛，膵炎の画像所見のうちの2つ以上を満たすこととされており，海外でも同様な基準で診断を行っている．膵酵素は，血中・尿中のリパーゼなどの膵酵素の上昇がその判定項目となっており，上昇と判定する閾値は健常値上限の3倍以上とすることが多い．また，診断には他疾患を除外する必要がある．

また，胆石性膵炎の場合には治療方針が異なるため，問診，身体所見，血液・画像検査から成因を検索することが大切である．

g｜急性膵炎の重症度判定

日本では厚労省の急性膵炎重症度判定基準が従来から用いられており（表2），世界的にもその妥当性が示されている[7,8]．予後因子スコアと造影 CT Grade からなり，前者は3点以上，後者は CT Grade 2 以上が重症である．

発症当初は軽症でも急激に増悪し重症化することがあるため，発症72時間後までは繰り返し重症度を評価する．

h｜治療

急性膵炎の基本的診療方針は図1，表3のように示されている[1,9]．診断とともに，モニタリング，十分な輸液と除痛などの基本的治療を開始しながら，成因検索，重症度判定を行う．初期治療に関しては「Column 7．急性膵炎の初

表2　急性膵炎の重症度判定基準

Ⓐ 予後因子（予後因子は各1点とする）

1. Base Excess≦−3 mEq/L またはショック（収縮期血圧≦80 mmHg）
2. PaO_2≦60 mmHg（room air）または呼吸不全（人工呼吸管理を必要とする）
3. BUN≧40 mg/dL，Cr≧2 mg/dL），乏尿（輸液後も1日尿量が400 mL以下）のいずれか
4. LDH≧基準値上限の2倍
5. 血小板数≦10万/mm^3
6. 総Ca値≦7.5 mg/dL
7. CRP≧15 mg/dL
8. SIRS診断基準*の陽性項目数3以上
   *（1）体温＞38℃または＜36℃
   （2）脈拍数＞90回/分
   （3）呼吸数＞20回/分または $PaCO_2$＜32 mmHg
   （4）白血球数＞12,000/mm^3　もしくは＜4,000/mm^3　または10％超の幼若球出現
9. 年齢≧70歳

［厚生労働科学研究費補助金（難治性疾患克服研究事業）難治性膵疾患に関する研究班 難治性膵疾患に関する調査研究 平成20年度 総括・分担研究報告書，2008より引用］

Ⓑ 造影CT Grade

① 炎症の膵外進展度

前腎傍腔	0点
結腸間膜根部	1点
腎下極以遠	2点

② 膵の造影不良域

各区域に限局している場合，または膵の周辺のみの場合	0点
2つの区域にかかる場合	1点
2つの区域全体をしめる，またはそれ以上の場合	2点

膵を便宜的に3つの区域（膵頭部，膵体部，膵尾部）に分け，判定する．

①② スコア合計

1点以下	Grade 1
2点	Grade 2
3点以上	Grade 3

重症度の判定
- Ⓐ 予後因子が3点以上，または
- Ⓑ CT Grade 2以上

期治療」を参照のこと．

モニタリング，細胞外液の十分な輸液，除痛を行いながら，重症度判定を繰り返し行う．重症であれば，ICUへの転送，予防的抗菌薬の投与，早期の経腸栄養，abdominal compartment syndrome対策を心掛ける[1,10]．

蛋白分解酵素阻害薬（PI）の大量持続投与，PIと抗菌薬の持続動注療法の推奨度は下がったが，血液浄化とともに適応を検討する．

膵炎局所合併症の定義が変更され，図2のようになった[1,11]．近年は，感染性のacute necrotic collection（ANC，急性壊死性貯留）やwalled-off necrosis（WON，被包化壊死）でも保存的治療を行ったり，低侵襲な内視鏡的ドレナージや後腹膜アプローチでのドレナージが行われるようになってきた[1]．

治療の詳細は診療ガイドライン参照のこと[1]．

i 予後

1 再発率

急性膵炎の再発率は成因や治療の有無により異なる．アルコール性急性膵炎の46％に再発を認め，そのうちの80％は4年以内に生じたという報告もある．胆石性膵炎では，初回時に胆石に対する処置が行われなかった場合，32〜61％に再発を生じるとされている．日本における重症急性膵炎の予後調査では，20％に再発が認められ，とくにアルコール性膵炎の再発率は32％と高かった．断酒・減酒によって再発率が減少することが示されている．また，胆石性膵炎では胆嚢摘出術によって再発率が著減することも示されている．

2 慢性膵炎への移行

急性膵炎後の慢性膵炎への移行率は3〜15％といわれている．日本での重症急性膵炎を対象とした長期予後の全国調査では，遠隔時に膵石を17％（アルコール性33.5％，胆石性6.5％），尿糖を27％（アルコール性40％，胆石性14％）に認めたとされ，慢性膵炎への移行に膵炎の重症度や成因が関与すると考えられる．

3 死亡率

日本における2011年の全国調査によると，死

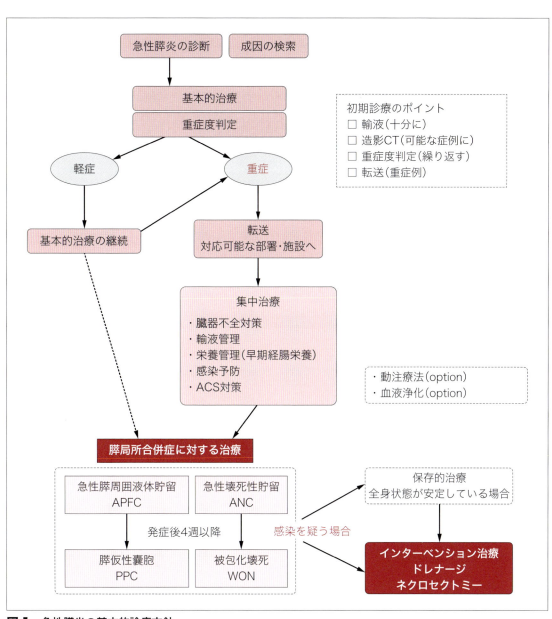

図1　急性膵炎の基本的診療方針
［急性膵炎診療ガイドライン2015改訂出版委員会：急性膵炎診療ガイドライン2015, 改訂第4版, 金原出版, 東京, p48, 2015より転載］

亡率は全体で2.1%, 重症例では10.1%である. 高齢者ほど死亡率は高くなる. 急性膵炎の再発例は初発例に比較し, 一般に死亡率は低いといわれている.

死亡例の約半数は発症後2週間以内の早期死亡であり, 主な死因は循環不全に伴う臓器不全であり, 後期死亡例は, 主に感染性合併症, とくに感染性膵壊死に起因する多臓器不全である場合が多い.

j 急性膵炎診療ガイドライン2015モバイルアプリ

急性膵炎の診断や重症度判定が可能で, フローチャートやbundlesも確認できるモバイルアプリが開発され, 無料で入手できるので, ぜひ活用いただきたい.

表3 基本的治療方針

1) 急性膵炎を疑った場合には，診断基準に基づいて診断を行うとともに，病歴聴取，血液検査および画像診断により成因を検索する．
2) 急性膵炎と診断した場合は入院治療を行うが，入室（転送）前から呼吸・循環モニタリングと初期治療を速やかに開始する．
    * この場合のモニタリングとは意識状態・体温・脈拍数・血圧・尿量・呼吸数・酸素飽和度などのモニタリングである．
    * 急性膵炎に対する初期治療は，絶食による膵の安静（膵外分泌刺激の回避），十分な初期輸液，十分な除痛が基本となる．
    * 胆石性膵炎では指針に従い，診療を進める．
3) 重症度判定を行い，重症度に応じたモニタリング，治療を行う．初診時に予後因子スコア2点以下であっても後に重症化することがあり，経時的に繰り返し重症度判定を行うことが重要である．
    * 予後因子スコア2点以下では，上記モニタリングを行い慎重に経過観察する．臨床症状が軽度で全身状態が安定している場合には，一般病棟での管理が可能であり，末梢静脈路を確保し十分に輸液を行う．しかし，予後因子スコア2点以下であっても臨床症状が強く持続する場合や全身状態が不安定な場合には，より厳重な呼吸・循環管理が可能な病棟で，十分な輸液を行いながら注意深く経過観察する必要がある．
    * 重症例では，厳重な呼吸・循環管理が必要であり，自施設で対応が困難な場合は重症急性膵炎患者に対応可能な施設への転送を考慮しなければならない．末梢静脈路・中心静脈路を確保するとともに，意識状態・体温・脈拍数・血圧・尿量・呼吸数・酸素飽和度・中心静脈圧（CVP）・酸塩基平衡・電解質などをモニタリングし，呼吸・循環の維持，酸塩基平衡・電解質バランスの補正に努める必要がある．重症例に対しては診断後すぐに抗菌薬の投与の可否を検討し，経腸栄養を開始する．
4) 急性膵炎の病態は病期により異なり，急性期を過ぎた後であっても感染合併症への注意が必要である．
    * 造影CTによる膵局所合併症（急性壊死性貯留：acute necrotic collection；ANCや被包化壊死：walled-off necrosis；WONなど）の評価を行う．
    * 局所合併症への感染を疑う場合には，インターベンション治療を考慮する．インターベンション治療は，可能であれば発症から4週間以上経過し壊死が完全に被包化されWONとなってから行うことが望ましい．全身状態が安定している場合には，保存的治療を継続することもできる．

［急性膵炎診療ガイドライン2015改訂出版委員会：急性膵炎診療ガイドライン2015，改訂第4版，金原出版，東京，p122，2015より転載］

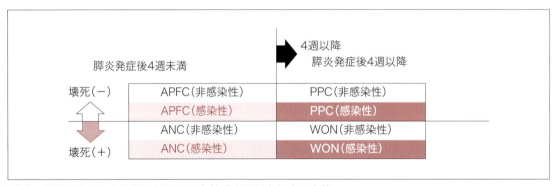

図2 改訂アトランタ分類2012での急性膵炎局所合併症の定義

4週以前か以降かで，また壊死を伴うか否かで4種類に分類される．さらに感染を伴うか否かで計8種類となる．APFC：acute peripancreatic fluid collection（急性膵周囲液体貯留），PPC：pancreatic pseudocyst（膵仮性囊胞）

［急性膵炎診療ガイドライン2015改訂出版委員会：急性膵炎診療ガイドライン2015，改訂第4版，金原出版，東京，2015／Banks PA, et al：Classification of acute pancreatitis-2012：revision of the Atlanta classification and definitions by international consensus. Gut 62：102-111, 2013を改変して引用］

Column 7 急性膵炎の初期治療

急性膵炎診療ガイドライン2015では，基本的診療方針としてアルゴリズムが示されている．そして，基本的治療方針として「急性膵炎」の項の表3（p312）のような初期対応が推奨されている．

急性膵炎と診断した場合には，成因を検索し，重症度判定基準の予後因子スコアを（可能であれば造影 CT Grade も）用いて重症度を評価する．

急性膵炎では入院加療が原則であり，入室（転送）前から呼吸・循環モニタリングと初期治療を速やかに開始する．

初期治療は，重症度に応じたモニタリングを行いながら，絶食による膵の安静（膵外分泌刺激の回避），十分な初期輸液，十分な除痛が基本である．なお，胆石性膵炎の場合にはその指針に沿って胆管炎や胆道通過障害などの評価を行う．

初期治療のポイントとして，①輸液（十分に），②造影 CT（可能な症例に），③重症度判定（繰り返す），④転送（重症例）がアルゴリズムに挙げられている．

①輸液

急性膵炎の早期の死亡原因は，サイトカインをはじめとした多種多量の炎症性メディエーターによる血管透過性亢進からの循環血液量減少性ショックや，それに伴う臓器障害からのものである．また，急性膵炎は初期には軽症でも急激に増悪・重症化し，死に至ることも少なくないため，初期からの十分な輸液が必要である．乳酸リンゲル液などの細胞外液を用い，ショックまたは脱水状態の患者に対し，短時間の急速輸液（150〜600 mL/時）を行う．ただし，過剰輸液とならないように，pancreatitis bundles の第6項目にあるように「平均動脈圧65 mmHg 以上と尿量 0.5 mL/kg/h 以上」が確保されたら，急速輸液を終了し輸液速度を下げる．この指標を維持するように輸液量を調整する．

脱水状態でない患者には，十分な輸液（130〜150 mL/h）とともにモニタリングを厳重に行う．

とくに，高齢者や併存疾患として心不全や腎不全を有する患者に対しては，厳密に循環血液量を評価し，輸液速度を決定する．

②造影CT，③重症度判定

重症度判定は予後因子スコアのみでも可能だが，造影 CT による Grade の判定や炎症の広がりを評価すると，より正確に重症度を判定できる．

また，初期には軽症でも急激に増悪し重症化する症例もあるので，発症72時間までは繰り返し重症度を評価する．

④転送

重症膵炎では ICU での厳密なモニタリングと迅速な対応が必要であり，ICU へ転棟する．また，胆石性膵炎で胆管炎や胆道通過障害が存在するときには，迅速な ERCP±ES ［endoscopic retrograde cholangiopancreatography（ERCP）with/without endoscopic sphincterotomy（ES）］などの対処が必要である．これらに対応できない場合には，適切な施設への転院も検討する．

Column 8

pancreatitis bundles

多数の良いことを束（bundle）として行えば，患者の予後を改善しうるという考えからガイドラインのとくに重要な項目を提示し，実際に行ってもらうために，bundles が提示されるようになってきた．Sepsis bundles や ventilator bundles などがあり，診療の際に行うと予後が改善すると思われる事項を簡潔にまとめた推奨事項である．実施すべき「時間内」に，「実施の有無」の評価が可能な項目で，これによってガイドラインの遵守率やその効果の評価も可能となる．

前版（2010 年版）の急性膵炎診療ガイドラインにて世界で初めて pancreatitis bundles が提唱された[1]．2011 年に日本で行われた全国調査の重症急性膵炎症例の検討で，bundles 第 6 項目の「初期の輸液とモニタリング：発症後 48 時間以内は，十分な輸液とモニタリングを行い，平均血圧 65 mmHg 以上，尿量 0.5 mL/kg/h 以上を維持する」が達成できた場合の死亡率が 9.5% だったのに対し，達成できなかった場合には死亡率は 19.4% であったこと，また bundles の 10 項目のうち 8 項目以上を実施できたものの死亡率は 7.6% と，実施が 7 項目以下の場合（13.7%）よりも有意に低かったことが報告され[3]，bundles 遵守の重要性が示唆された．もっとも第 6 項目は全身状態が悪いために達成できなかったことも考えられ，今後さらなる bundles の有用性の検討が必要である．

今回の改訂（2015 年版）では，第 9 項目の難病の公費申請が廃止されたことと実臨床での経

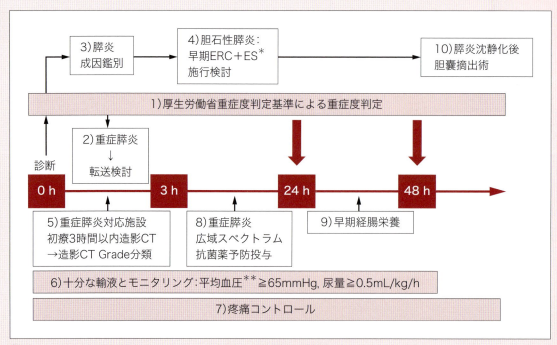

図 A Pancreatitis Bundles 2015 の実施すべき時間と内容
*ERC＋ES：endoscopic retrograde cholangiography with endoscopic sphincterotomy
**平均血圧：拡張期血圧＋（収縮期血圧－拡張期血圧）/3

表A　Pancreatitis Bundles 2015

急性膵炎では特殊な状況以外では原則的にすべての項が実施されることが望ましく，実施の有無を診療録に記載する．

1. 急性膵炎診断時，診断から24時間以内，および24〜48時間の各々の時間帯で，厚生労働省重症度判定基準の予後因子スコアを用いて重症度を繰り返し評価する．
2. 重症急性膵炎では，診断後3時間以内に，適切な施設への転送を検討する．
3. 急性膵炎では，診断後3時間以内に，病歴，血液検査，画像検査などにより，膵炎の成因を鑑別する．
4. 胆石性膵炎のうち，胆管炎合併例，黄疸の出現または増悪などの胆道通過障害の遷延を疑う症例には，早期のERC＋ES*の施行を検討する．
5. 重症急性膵炎の治療を行う施設では，造影可能な重症膵炎症例では，初療後3時間以内に，造影CTを行い，膵造影不良域や病変の広がりなどを検討し，CT Gradeによる重症度判定を行う．
6. 急性膵炎では発症後48時間以内は，十分な輸液とモニタリングを行い，平均血圧**65 mmHg以上，尿量0.5 mL/kg/h以上を維持する．
7. 急性膵炎では疼痛のコントロールを行う．
8. 重症急性膵炎では発症後72時間以内に広域スペクトラムの抗菌薬を予防的投与の可否を検討する．
9. 腸蠕動がなくても診断後48時間以内に経腸栄養（経空腸が望ましい）を少量から開始する．
10. 胆石性膵炎で胆嚢結石を有する場合には，膵炎沈静化後，胆嚢摘出術を行う．

*ERC＋ES：endoscopic retrograde cholangiography with endoscopic sphincterotomy
**平均血圧：拡張期血圧＋(収縮期血圧－拡張期血圧)/3
［急性膵炎診療ガイドライン2015改訂出版委員会：急性膵炎診療ガイドライン2015，改訂第4版，金原出版，東京，p52，2015より転載］

腸栄養の開始時期が遅いことを反映し，早期経腸栄養の実施に改訂された（図A，表A）[2]．

また，ガイドラインの巻末やモバイルアプリ（p311参照）には，Pancreatitis Bundles 2015チェックリストも掲載されている．

急性膵炎診療においては，このbundlesの実施を念頭に置き，実施すべき時間内に実施することが必要である．

文献

1) 急性膵炎診療ガイドライン2010改訂出版委員会：急性膵炎診療ガイドライン2010，改訂第3版，金原出版，東京，2009
2) 急性膵炎診療ガイドライン2015改訂出版委員会：急性膵炎診療ガイドライン2015，改訂第4版，金原出版，東京，2015
3) Hirota M, Mayumi T, Shimosegawa T：Acute pancreatitis bundles：10 clinical regulations for the early management of patients with severe acute pancreatitis in Japan. J Hepatobiliary Pancreat Sci 21：829-830, 2014

2 重症急性膵炎

a 概念と定義

急性膵炎は，膵内で病的に活性化された膵酵素により膵が自己消化をきたす，膵の無菌的急性炎症である．炎症が膵内に留まって数日で軽快する軽症例から，炎症が全身に波及して多臓器不全を惹き起こし生命に危険が及ぶ重症例まで，多彩な重症度を示すことが特徴である．軽症急性膵炎では炎症が膵に限局し，全身変化をきたすことは少ない．一方，重症急性膵炎では，活性化した膵酵素，炎症メディエーターやサイトカインが膵から逸脱し，炎症が腹腔内や全身に波及する典型的な全身性炎症反応症候群（systemic inflammatory response syndrome：SIRS）を呈する．炎症メディエーターやサイトカインによる血管内皮障害から全身の血管透過性が亢進し，血管内から水分が血管外へ漏出し，全身浮腫，腹水・胸水貯留をきたす．その結果，血管内の水分量が減少する血管内脱水をきたす（**図3**）．また，血管内皮障害から血液凝固機構が障害され，播種性血管内凝固症候群（DIC）を呈する．血管内皮細胞障害と血管内脱水が高度となると，臓器の血流障害から肝腎肺などの重要臓器障害や非閉塞性腸管虚血をきたし，ショック・重要臓器障害などから発症早期に死亡することがある．その時期を乗り切った数週間後に，膵や膵周囲の壊死部分に感染を併発して感染性膵壊死を合併すると，敗血症を合併し致死的経過を取ることがある．その感染源は，発症早期に腸管外に移行した腸内細菌であると考えられている．

ただし，重症であっても大部分の症例では膵の変化は可逆的であり，後遺障害を残さずに治癒する．

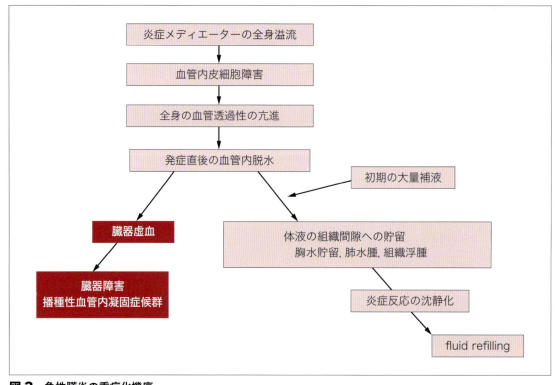

図3 急性膵炎の重症化機序

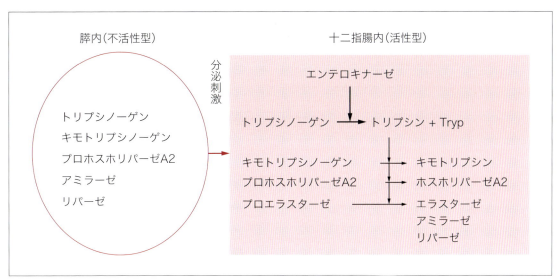

図4 膵酵素活性化機構

b 分類

膵腫大を伴うが膵内外に壊死を認めない間質性浮腫性膵炎と，膵実質と膵周囲組織のいずれかまたは両者に壊死を伴う壊死性膵炎に分類される．間質性浮腫性変化は炎症の軽快とともに消退するが，壊死性変化は，時間経過とともに周囲組織と境界が明瞭になり，内部に液体貯留をきたす．急性膵炎は無菌的に発症するが，経過中に壊死に陥った膵および膵周囲組織への感染が生じて予後を悪化させるので，感染性と非感染性を判別することも重要である．

c 発症機序

膵酵素は膵腺房細胞で生成され，消化作用のない不活性型として酵素原顆粒（チモーゲン顆粒）内に蓄えられている．摂食により分泌された消化管ホルモンであるコレシストキニンや迷走神経の刺激により，膵酵素は膵管内に放出され，やはり摂食により分泌された消化管ホルモンであるセクレチンの刺激により膵管の導管細胞から分泌された水や重炭酸イオンとともに，十二指腸内へ一気に分泌される．そこで，膵酵素の中のトリプシノーゲンが十二指腸内のエンテロキナーゼの作用により限定分解され，活性型であるトリプシンに転換する．そして，トリプシンが他の消化酵素を次々と活性化して食物消化に働く（**図4**）．急性膵炎の本体は，この膵酵素活性化が様々な病的要因により膵内で惹起され，膵が自己消化されることである．この膵内酵素活性化の原因としては，アルコール摂取と胆石が2大原因であるが，残りの大部分は原因が特定できない特発性である．

d 疫学

日本での発生頻度は49/10万人/年で男女比は約2：1であり，現時点では増加傾向にある．わが国における成因としては，アルコール性（33.5％）と胆石性（26.9％）が2大成因であり，成因が特定できない特発性（16.7％）がそれに次ぐ[12]．男性ではアルコール性が多く，発症年齢は40〜50歳台が多い．女性では胆石性が多く，発症年齢は60歳以上が多い．その他の成因としては，内視鏡的逆行性胆道膵管造影（ERCP）後，脂質異常症，遺伝性・家族性，膵管非融合，薬物性などがある．また，まれな成因としてムンプスウイルスやヒト免疫不全（HIV）ウイルスによるものなども知られている．

発症の最大の危険因子として挙げられるアル

表4 急性膵炎に伴う膵および膵周囲病変の分類（改訂アトランタ分類）

発症後の期間	発症時の膵炎の形態	組織変化や液貯留の形態	感染
4週以内	間質性浮腫性膵炎	急性膵周囲液体貯留（APFC）	なし
			あり
	壊死性膵炎	急性壊死性貯留（ANC）	なし
			あり
4週以降	間質性浮腫性膵炎	膵仮性囊胞（PPC）	なし
			あり
	壊死性膵炎	被包化壊死（WON）	なし
			あり

コール摂取に関しては，1日48g以上のアルコール摂取継続は，急性膵炎発症リスクを2.5倍にすると報告されている[4]．胆石に関しては，胆石保有者の急性膵炎発症リスクは10～20倍と報告されており[5]，とくに最小径5mm以下の胆石の存在が危険因子であるといわれている[6]．

わが国における急性膵炎の死亡率は2.1％，重症例に限ると10.1％と報告されており[13]，高齢者ほど死亡率は高い．死因としては，約半数が発症2週間以内の循環不全に伴う臓器不全であり，後期の死亡は感染性膵壊死から敗血症をきたしたものが多い．

e 病 理

膵と膵周囲組織の変化により，発症時の状態は間質性浮腫性膵炎と壊死性膵炎に分類されるが，実際はこれらの変化が様々に組み合わさっていることが多い．最新の臨床分類では，膵に壊死がなく膵周囲脂肪組織に壊死がある場合も壊死性膵炎に含めている．また，膵局所の形態的変化は時間的経過が重視されている．間質性浮腫性膵炎に伴う変化は，4週以内を急性膵周囲液体貯留（APFC）と分類するが，4週以降では周囲組織との境界が明瞭になるので膵仮性囊胞（PPC）と分類する．また，壊死性膵炎では，4週以内を周囲組織との境界が不明瞭な急性壊死性貯留（ANC）と分類するが，4週以降では壊死部と周囲組織の境界が明瞭となる被包化壊死（WON）と分類する[11]．そしてそれぞれの病態が，感染性と非感染性に分類され，膵および膵周囲の壊死巣に感染をきたすと感染性膵壊死となる（表4）．

f 臨床症状

1 自覚症状

発症時から高度の上腹部痛を呈することが特徴であり，それが経過とともに増強する．背部痛，悪心・嘔吐を伴うことも多い．

2 他覚症状

発症早期から発熱をきたす．腹部所見としては，発症直後には炎症が網囊内に限局するため腹膜刺激症状は軽度であるが，炎症が遊離腹腔に波及すると筋性防御やBlumberg徴候などの腹膜刺激症状を呈する．さらに，半数以上に鼓腸，イレウスを合併する．最重症例では，ショックや意識障害などの神経学的所見を呈することもあり，このような症例の予後はきわめて不良である．

膵周囲の出血が腹壁に波及して腹壁の皮下出血斑をきたすことがあり，Grey-Turner徴候（側腹壁），Cullen徴候（臍周囲），Fox徴候（鼠径鞍帯下部）などが知られているが，出現頻度は低く，診断的価値は高くない．

g 検査成績

1 血液・尿所見

急性膵炎の診断では血液中のアミラーゼやリパーゼなどの膵酵素値上昇が重要である．また尿中アミラーゼ値の上昇も参考となる．さらに，急性期には高度の血管内脱水からヘマトクリット値は上昇していることが多く，白血球増

加，CRP増加もみられる．ただし，ヘマトクリットは輸液療法後には減少し，かえって貧血を呈することが多い．

2 画像所見

急性膵炎を疑った場合には，胸腹部単純X線を撮影する．腹部単純X線所見として，イレウス，拡張した大腸の急激な途絶（colon cut-off sign），左上腹部の限局的小腸ガス像（sentinel loop sign）を認めることがある．また，胸部単純X線では，胸水貯留，急性呼吸促迫症候群（acute respiratory distress syndrome：ARDS）像，無気肺，肺炎像などを認める．これらの変化は急性膵炎に特異的な変化でなく，診断的価値は低いが，臨床経過の把握や他疾患との鑑別に不可欠である．

腹部超音波検査は，膵腫大や膵周囲の炎症の程度を捉えることが可能であり有用な検査であるが，膵炎症例では変性した脂肪組織やうっ滞した消化管ガスの存在により膵の描出が困難であることが多く，診断能には限界がある．

一方，腹部CTでは，消化管ガスなどの影響なく客観的に局所の状態を把握することができる．とくに，造影CTでは，膵および周囲臓器の造影程度から，壊死性膵炎の有無が判定可能であり，それのみで重症度を判定可能である．

h | 診　断

わが国では，2008年に厚生労働省が制定した診断基準により診断する（p309の表1参照）．そして，急性膵炎と診断されれば，直ちに重症度を判定する．急性膵炎の重症度は様々なものが提唱されているが，わが国では厚生労働省が2008年に制定した急性膵炎重症度判定基準にて判定する（p310の表2参照）．

この重症度判定基準では，それぞれ1点と計算される予後因子の合計で判定するシステムと，腹部造影CT所見から判定するシステムの，互いに独立したシステムで判定される．どちらか一方のみで重症と判定することが可能であるが，両者ともに重症と判定されたもので，より死亡率が高くなる．

i | 鑑別診断

腹痛をきたす急性疾患が鑑別診断の対象であり，消化管穿孔，急性胆嚢炎，イレウス，急性腸間膜動脈閉塞や急性大動脈解離などが挙げられる．

j | 合併症

急性膵炎には，重要臓器不全，腸管虚血などの全身性合併症から膵壊死，膵仮性嚢胞などの局所合併症まで様々な合併症がある．それらを以下のように病態別に分類できる．

1 病態別分類

1）自己消化性合併症

活性化された膵酵素が膵や膵周囲脂肪組織などの融解壊死を引き起こし，動脈に及ぶと動脈瘤形成や出血，腸管に及ぶと腸管穿孔などを惹起する．

2）虚血性合併症

高度の血管内脱水による動脈攣縮から臓器還流障害を生ずることがあり，膵以外には腸管に生ずる非閉塞性腸管虚血が典型的である．膵周囲の脂肪組織にも同様の変化が生じ，時間経過とともに壊死が完成されると考えられる．

3）臓器障害・不全

重症膵炎では高度のSIRSにより，全身の血管内皮細胞障害と好中球活性化が生ずる．この反応の遷延や，感染などによる再度の侵襲により，活性化した好中球が宿主臓器を傷害する．肺におけるARDSが典型例である．

4）感染性合併症

壊死性膵炎では，膵および膵周囲の壊死巣に感染をきたす感染性膵壊死を併発すると敗血症から治療に難渋する．膵壊死部は感染抵抗力に乏しい上に，腸管虚血などにより腸管壁が傷害されることで腸内細菌が腸管外へ移行するbacterial translocationが容易に起こり，その感染源となると考えられている．

k 内科的治療

1 全身管理

1）輸液療法

重症急性膵炎では，膵局所の強い炎症に加え SIRS を発症し，血管透過性亢進や血管拡張により急速に血管内脱水状態が進行する．その結果，循環動態が不安定となり，臓器灌流血液量が減少し，臓器虚血に陥る．膵局所が強い虚血状態となった場合，改善されなければ数日のうちに壊死へと進行する．また，SIRS の持続や臓器虚血は，腎不全や呼吸不全発症の原因となる．この病態では発症後比較的短時間のうちに十分量の細胞外液の輸液を行うことで全身の循環を保つ必要がある．ただし，過剰輸液は逆に重症急性膵炎患者の臓器不全発生率および致命率を上昇させるため，治療開始から24時間に限定し急速輸液を行い，以後は輸液量を漸減させることや，急速輸液を終了する指標を設定することが提唱されている[1,13]．日本では，平均動脈圧 65 mmHg 以上かつ尿量 0.5 mL/kg/h を確保することにより有意に致命率が改善したことが示され，この指標を急速輸液終了の指標とすることが推奨される[14]．重症急性膵炎では，臓器不全に対する支持療法として，CHF/CHDF (continuous hemofiltration/continuous hemodiafiltration) や人工呼吸などによる管理が必要となる場合があり，集中治療が必要になる．

2）抗菌薬

重症急性膵炎では，多量に産生される炎症性サイトカインや腸管虚血などの影響で腸粘膜のバリアー機能が障害され，腸内細菌が循環血液中に移行する．この bacterial translocation 現象は重症急性膵炎の発症早期から出現し，膵壊死感染の原因と考えられている．これを予防することを目的として，重症急性膵炎に対して抗菌薬の早期投与が実施されている．しかし，抗菌薬の予防投与についてはいくつかのランダム化比較試験（RCT）が報告されているが，そのメタアナリシスにて効果が否定されたことで，国際膵臓学会と米国膵臓学会による急性膵炎診療ガイドラインでは予防的抗菌薬投与は推奨されていない[15]．しかし，最近公表されたメタアナリシスでは，発症から72時間以内または入院から48時間以内に抗菌薬の投与が開始された6編のRCTを対象とした場合，死亡率と感染性膵壊死発生率が有意に低下したことを報告した[16]．重症急性膵炎とできる限り早く診断し，発症から72時間以内に抗菌薬投与を開始することが重要であるが，抗菌薬の長期継続は耐性菌や真菌感染の原因となるため，予防目的による投与は短期間に留めるべきである．

3）栄養療法

重症急性膵炎に対する治療として，発症早期（入院から48時間以内）に経腸栄養療法を実施することが推奨される[1,15]．経腸栄養には，急性膵炎で必要となるエネルギーの補給経路となると同時に，さらに重要な意義として感染予防の目的がある．これまで多くの経腸栄養と経静脈栄養を比較したRCTがあるが，そのメタアナリシスでは経静脈栄養と比較し，感染症発生率と外科的治療施行率の低下，入院期間の短縮を認めた[17]．また，入院から48時間以内に経腸栄養を開始することで，感染症発生率低下と入院期間短縮のほか，死亡率の低下も認めたことが報告されている[18]．

2 特殊治療

1）蛋白分解酵素阻害薬・抗菌薬膵局所動注療法

日本では，発症後早期に施行した造影 CT により膵虚血を意味する膵造影不良所見を呈する症例に対し，蛋白分解酵素阻害薬・抗菌薬膵局所動注療法（動注療法）が実施されている．本治療は，膵壊死が形成される前の虚血状態の膵臓に十分量の蛋白分解酵素阻害薬と抗菌薬を局所動注することによる膵の循環改善と感染予防効果を期待して実施される．ポーランドで実施された本治療を行った群と抗菌薬の経静脈的投与のみを行った群とを比較したRCTの結果，動注群では緊急手術の実施率，抗菌薬追加投与率

に加え致命率が対照群と比較して改善したことが報告されている[19]．しかし，この試験の対照群の設定が蛋白分解酵素阻害薬と抗菌薬両方の静脈内投与ではないことから，動注療法の真の有用性を証明するためには，適切な対照群を設定した質の高いRCT試験を実施し，治療効果を確認する必要がある．現時点では，保険収載されていない治療法である．

2）サイトカイン除去目的の血液浄化療法

急性膵炎，とくに重症急性膵炎では発症早期に大量の炎症性サイトカインが血中に出現し，SIRSの病態を呈する．SIRSの持続は臓器不全およびabdominal compartment syndrome（ACS）の発症に関与する．そのため，急性膵炎発症早期から血中のサイトカインを除去することにより病態を改善しようという目的でCHF/CHDFが行われる場合がある．しかしながら，本治療についてはいまだに十分な安全性と有効性が証明されておらず，日本の急性膵炎診療ガイドラインでは推奨されていない[1]．

3）選択的消化管除菌

重症急性膵炎では，前述のbacterial translocationにより腸内細菌が膵壊死組織に到達することで，感染性膵壊死を発症する．これを予防するために，非吸収性抗菌薬を腸管に投与する選択的消化管除菌（selective decontamination of the digestive tract：SDD）が実施される場合がある．これまでに1編のRCTが報告されており，SDD施行群の感染性膵合併症発症率の有意な低下が示された[20]．しかし，その後追試がなく，この結果は検証されていない．

3 合併症の治療

1）ACSの治療

重症急性膵炎では，血管透過性の亢進により後腹膜腔や腹腔内に多量の急性滲出液貯留および腹水貯留や腸管浮腫，さらに腸管麻痺により腸管内に腸液やガスが貯留することなどにより，腹腔内圧（intra-abdominal pressure：IAP）が上昇する．腹腔内圧が亢進すると臓器灌流血液量が減少し虚血となること，下大静脈が圧迫され静脈灌流が障害され循環動態が不安定となること，横隔膜挙上による換気障害が起こることなど，多臓器に障害が発生しうる．腹腔内圧亢進（IAP＞20 mmHg）に臓器不全を合併した病態をACSと呼び，高い致命率（～50％）となる[1]．重症急性膵炎で大量輸液が必要な患者に対してはIAPの非侵襲的な測定法である膀胱内圧測定によるIAPのモニタリングを実施する．IAPが上昇した場合にはまず内科的な減圧を試み，IAP≦15 mmHgを目標に管理を行う．適正輸液，消化管内減圧，腹腔内減圧などの内科的治療にも関わらずIAP＞20 mmHgとなり，かつ新規臓器障害を合併した場合は外科的減圧術を考慮する[1]．

2）膵炎局所合併症に対する治療

急性膵炎に合併する膵炎局所合併症は，発症から主に4週間までにみられる急性膵周囲液体貯留（APFC）と急性壊死性貯留（ANC），主に4週以降に認める膵仮性囊胞（PPC）と被包化壊死（WON）に分類される[11]．これらの合併症を認めた場合であっても，まず保存的治療が優先される．局所合併症に感染を合併した場合や，消化管や胆管の閉塞などの症状が生じた場合を治療対象とするが，早期手術は致命率が高いため，できれば発症から4週間以上経過して壊死が被包化されるまで侵襲的な治療は待機する．局所合併症に感染症を合併した場合には，低侵襲的アプローチである経皮的または経消化管的ドレナージをまず実施し，軽快しない症例に対してより侵襲性の高い経皮的または経消化管的アプローチによるネクロセクトミーや開腹によるネクロセクトミーを行う．このような治療手順（step-up approach）により，侵襲性のきわめて高い外科的ネクロセクトミーを要する症例が減少し，新規臓器不全発生率が低下，糖尿病発生率も減少し，医療コストも削減できたと報告されている[1,21]．

1 外科的治療

重症急性膵炎に対する外科的治療とは，膵ま

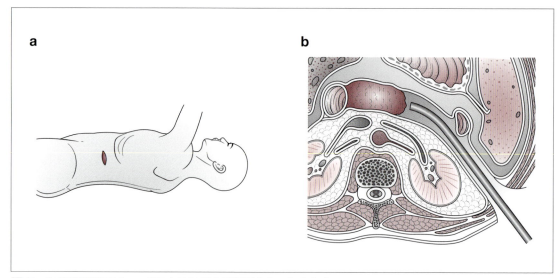

図5 左側後腹膜アプローチによるビデオ補助下ネクロセクトミー
a：皮膚切開，b：左腎と下行結腸の間隙から膵尾側へアプローチする．

たは膵周囲の壊死巣に感染して敗血症の進行を阻止できなくなった場合に行う壊死部切除術（ネクロセクトミー）のことを指すといってよい．膵壊死の範囲によっては大量膵切除になることもあり，さらに膵周囲を超えて壊死に陥った骨盤後腹膜や腸間膜の脂肪を大きく切除することもある．

1 重症急性膵炎に対する手術

重症急性膵炎のうちの多くの症例が膵実質や膵周囲脂肪組織の壊死を伴っており，腸内細菌の移行（bacterial translocation）により感染を合併すると，敗血症から致命的となることが問題となる．膵または膵周囲に壊死を伴う壊死性膵炎は，発症後4週以上経過すると内部が部分的に液状化し，壊死部が周囲組織により囲まれた状態になるが，2013年の改訂アトランタ分類では，これを被包化壊死（WON）と定義した[11]（p318の表4参照）．そして，感染性WONに対しては，まず経皮的または経消化管的ドレナージを行い，同時に行った細菌培養によって判明した起炎菌に対する抗菌薬治療を行う．それらが奏効しない場合には内視鏡的ネクロセクトミーを行い，それでも感染が制御できない場合に外科的ネクロセクトミーが選択されるが，大開腹でアプローチしていた2000年以前とは異なり，より侵襲の少ない小開腹や腹腔鏡による経腹腔的ネクロセクトミーや，左右の後腎傍腔から膵周囲に至る後腹膜アプローチが選択されるようになってきた（図5）．このような，多段階のアプローチをstep-up approachと称し，その有用性と安全性が報告されている[22]（図6）．

2 術後の病態

急性膵炎に対する壊死部切除を行う患者の状態は，感染合併から敗血症状態であることが多い．対象患者は術前から栄養障害，免疫能低下や血液凝固障害を伴っていると考えるべきである．したがって，術中・術後には以下に挙げるような合併症に対して留意すべきである．

1）出血と空気塞栓

WONが十分に完成していれば，壊死組織とその周囲組織との境界が明瞭になっており，出血の危険は少ない．しかし，壊死組織の掻爬が静脈壁の損傷を引き起こして大量の出血をきたすことがある．内視鏡や腹腔鏡などの鏡視下では，無理な操作は大量出血に直結する．切除は確実に壊死に陥っている組織に留め，残存壊死

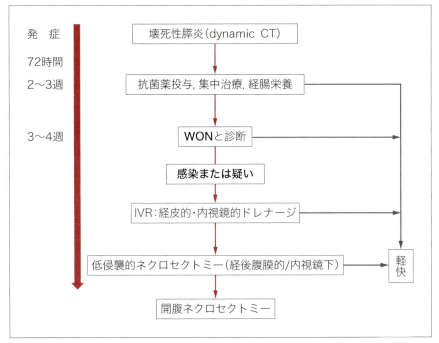

図6 壊死性膵炎に対する step-up approach
IVR：interventional radiology

組織の除去は再切除や洗浄ドレナージに期待すべきである.

さらに，内視鏡的ネクロセクトミーの場合には，損傷された静脈壁から空気または炭酸ガスが致命的な空気塞栓をきたすことも報告されている[23]．視野確保のための送気に際しては，圧調整に細心の注意を払い，常に患者の呼吸・循環動態を連続モニタリングする必要がある．

2）腸管穿孔

多くの場合，活性化膵酵素曝露や血流障害により，膵近傍の腸管壁が脆弱・菲薄化している．もちろん，術前から腸管穿孔を伴っていることもある．結腸穿孔ならば回腸人工肛門造設などを行うが，空腸起始部や十二指腸穿孔の場合には，胆汁外瘻やソマトスタチンアナログ投与で瘻孔化を期待せざるをえない．それでも効果がないときには，幽門を閉鎖して穿孔部より肛門側の小腸と胃を吻合する，十二指腸の憩室化を考慮する．

3）膵液漏

膵実質の壊死部を切除した場合に，様々な程度で膵液漏が生じる可能性がある．二次膵管の損傷によるものや，頭側膵の膵管断端からのものであれば，絶食やソマトスタチンアナログ投与により瘻孔化を促進し，十分な栄養による肉芽形成促進により瘻孔閉鎖が期待できる．

しかし，残存した血流のある尾側膵組織からの膵液漏が生じた場合には，保存的治療では治癒は期待できない．このような場合には，尾側膵と消化管の吻合，または尾側膵の切除を考慮する．十分量の膵組織が残存しており，尾側膵の炎症性変化が軽度であれば，消化管との吻合も可能である．しかし，残存膵組織が小さい場合や，周囲との癒着が高度な場合には切除を選択する．

3 予後

1）膵機能障害

壊死部切除により膵内外分泌のレベルが低下し，一定の水準を下回ると，膵機能障害が顕在

化する．外分泌機能に関しては，脂肪便の有無を確認するとともに，体重，血清アルブミン，血清コレステロールやリンパ球数などの栄養指標を，退院後も外来にて定期的にモニタリングする．膵外分泌機能不全と診断したら，高単位消化薬の内服を開始する．さらに，HbA1cを継続してモニタリングし，7.5％を超えるようであればインスリン治療を考慮する．血糖コントロールを目的としたカロリー制限は行ってはならない．

2）慢性膵炎への移行

急性膵炎から慢性膵炎への移行頻度はそれほど高くはなく，5～20％などと報告されている．しかし，壊死部切除後の創傷治癒起点により主膵管狭窄をきたした場合には，上流の膵に閉塞性膵炎をきたし，膵管拡張や膵石形成などをきたすことがある．定期的に造影CTや膵胆管MRI（MRCP）などで経過を観察して，このような変化があり，腹痛や仮性嚢胞形成などの合併症をきたした場合には，内視鏡的膵管ステント留置や膵管空腸側々吻合などの膵管減圧術を行う．

m 経過，予後

軽症膵炎は数日の絶食による保存的治療で，後遺症なく軽快する．これに対して重症膵炎は，死亡率約10％の重篤な疾患である．発症後3～4週間は，全身への高度の炎症波及により循環障害や重要臓器障害をきたすことが多く，死亡例の半数以上が発症後2週間以内に死亡する．その時期を集中治療にて乗り切った後には，膵および膵周囲壊死巣の感染から敗血症をきたして重篤化する場合があり，適切に治療されなければ致死的となる．

しかし，軽快例では重症例であっても膵は形態学的・機能的に回復することが多く，慢性膵炎への移行率は3～15％といわれている．

文 献

1) 急性膵炎診療ガイドライン2015改訂出版委員会：急性膵炎診療ガイドライン2015，改訂第4版，金原出版，東京，2015
2) Ramstedt M：Alcohol and pancreatitis mortality at the population level：experiences from 14 western countries. Addiction 99：1255-1261, 2004
3) 正宗 淳，粂 潔，下瀬川徹：生活習慣と膵疾患—アルコール性膵炎の実態調査．膵臓 27：106-112, 2012
4) Irving HM, Samokhvalov AV, Rehm J：Alcohol as a risk factor for pancreatitis. A systematic review and meta-analysis. JOP 10：387-392, 2009
5) Moreau JA, et al：Gallstone pancreatitis and the effect of cholecystectomy：a population-based cohort study. Mayo Clin Proc 63：466-473, 1998
6) Diehl AK, et al：Gallstone size and risk of pancreatitis. Arch Intern Med 157：1674-1678, 1997
7) Mounzer R, et al：Comparison of existing clinical scoring systems to predict persistent organ failure in patients with acute pancreatitis. Gastroenterology 142：1476-1482, 2012
8) Ueda T, et al：Utility of the new Japanese severity score and indications for special therapies in acute pancreatitis. J Gastroenterol 44：453-459, 2009
9) Yokoe M, et al：Japanese guidelines for the management of acute pancreatitis：Japanese Guidelines 2015. J Hepatobiliary Pancreat Sci 22：405-432, 2015
10) Isaji S, et al：Revised Japanese guidelines for the management of acute pancreatitis 2015：revised concepts and updated points. J Hepatobiliary Pancreat Sci 22：433-445, 2015
11) Banks PA, et al：Classification of acute pancreatitis—2012：revision of the Atlanta classification and definitions by international consensus. Gut 62：102-111, 2013
12) 下瀬川徹：厚生労働科学研究費補助金（難治性疾患克服研究事業）難治性膵疾患に関する調査研究 平成23年度〜25年度 総合研究報告書，p61-73, 2014
13) Fisher JM, et al：The "golden hours" of management in acute pancreatitis. Am J Gastroenterology 107：1146-1150, 2012

14) Hirota M, et al：Acute pancreatitis bundles：10 clinical regulations for the early management of patients with severe acute pancreatitis in Japan. J Hepatobiliary Pancreat Sci **21**：829-830, 2014
15) Working group IAP/APA Acute pancreatitis guidelines：IAP/APA evidence-based guidelines for the management of acute pancreatitis. Pancreatology **13**(4 Supple 2)：e1-e15, 2013
16) Ukai T, et al：Early prophylactic antibiotics administration for acute necrotizing pancreatitis：a meta-analysis of randomized controlled trials. J Hepatobiliary Pancreat Sci **22**：315-321, 2015
17) Marik PE, et al：Meta-analysis of parenteral nutrition versus enteral nutrition in patients with acute pancreatitis. BMJ **328**：1407, 2004
18) Li JY, et al：Enteral versus parenteral nutrition within 48 hours of admission improves clinical outcome of acute pancreatitis by reducing complications：a meta-analysis. PLoS One **8**：e64926, 2013
19) Piascik M, et al：The results of severe acute pancreatitis treatment with continuous regional arterial infusion of protease inhibitor and antibiotics：a randomized controlled study. Pancreas **39**：863-867, 2010
20) Luiten EJ, et al：Controlled clinical trial of selective decontamination for the treatment of severe acute pancreatitis. Ann Surg **222**：57-65, 1995
21) van Santvoort, et al：A step-up approach or open necrosectomy for necrotizing pancreatitis. N Engl J Med **362**：1491-1502, 2010
22) Gooszen HG, et al：Surgical treatment of acute pancreatitis. Langenbecks Arch Surg **398**：799-806, 2013
23) Bonnot B, et al：Fatal gas embolism after endoscopic transgastric necrosectomy for infected necrotizing pancreatitis. Am J Gastroenterol **109**：607-608, 2014

Column 9

改訂アトランタ分類

1992年に制定された急性膵炎の国際診断基準であるアトランタ分類[1]は20年間にわたり使用されてきたが，臓器不全や局所合併症の定義が不明確であるなど，問題が指摘された．そこで，Acute Pancreatitis Classification Working Groupを中心に改訂作業が進められ，2013年に改訂アトランタ分類が公表された[2]．本項では改訂アトランタ分類について解説する．

1 急性膵炎の診断

急性膵炎の診断は以下の3項目のうち2項目を満たす場合である．①急性膵炎に矛盾しない腹痛，②正常上限の少なくとも3倍以上の血清リパーゼ（またはアミラーゼ）値，③腹部造影CT，MRIまたはUSによる急性膵炎に特徴的な画像所見．

2 急性膵炎の病型

急性膵炎は間質性浮腫性膵炎（interstitial oedematous pancreatitis）と壊死性膵炎（necrotizing pancreatitis）の2つの病型に分けられる．壊死性膵炎は膵炎の5～10％で認められ，膵実質や膵周囲に壊死を生じる．膵壊死は数日かけて形成され，1週間後には造影されない膵実質として認識できる．

膵実質と膵周囲の壊死は1週間を経過すると感染を生じうる．

3 急性膵炎の合併症
1）臓器不全の定義

改訂アトランタ分類では，臓器不全として呼吸不全，循環不全および腎不全が定義された．これらは，それぞれのmodified Marshallスコア

表A　modified Marshall スコア

organ system		スコア				
		0	1	2	3	4
呼吸（PaO$_2$/FiO$_2$）		>400	301〜400	201〜300	101〜200	≦101
腎	血清クレアチニン（μmol/L）	≦134	134〜169	170〜310	311〜439	>439
	血清クレアチニン（mg/dL）	<1.4	1.4〜1.8	1.9〜3.6	3.6〜4.9	>4.9
循環（収縮期血圧，mmHg：昇圧薬なし）		>90	<90，輸液に反応	<90，輸液に反応せず	<90，pH<7.3	<90，pH<7.2

人工呼吸器を装着していない患者の場合，FiO$_2$は下記による	
O$_2$投与量（L/分）	FiO$_2$（%）
room air	21
2	25
4	30
6〜8	40
9〜10	50

[Banks PA, et al：Classification of acute pancreatitis-2012：revision of the Atlanta classification and definitions by international consensus. Gut 62：102-111, 2013 より引用]

（表A）が2点以上であれば臓器不全ありと診断される．臓器不全はSOFA（sequential organ failure assessment）スコアを用いて診断することも可能であるが，modified Marshall スコアが推奨される．

2）局所合併症の定義

局所合併症の存在は腹痛の持続や再発，膵酵素の再上昇，臓器障害の進行，敗血症の臨床症状がある場合に疑われる．画像診断は造影CTによりなされる．

①急性膵周囲液体貯留（acute peripancreatic fluid collection：APFC）：発症から4週間以内に認める，壊死のない間質性浮腫性膵炎に伴う膵周囲の滲出液貯留．

②膵仮性囊胞（pancreatic pseudocyst：PPC）：通常，発症から4週間以上経過してから完成する，膵に隣接し突出する壁に覆われた球状の液体で，内部にはほとんど壊死物質を含まない．急性膵炎に伴い主膵管または分枝膵管が破綻し，漏出した膵液が被包化され形成されると考えられ，急性膵炎で形成されるのはまれとされる．

③急性壊死性貯留（acute necrotic collection：ANC）：発症から4週以内に認める，壊死性膵炎に伴う液体と壊死の両者を含んだ多様な内容の貯留物．膵実質または膵周囲組織の壊死，またはその両者を含む．明瞭な壁で被包されておらず，内部は不均一かつ多様であり，液状化していないdensityを含む（図A）．

④被包化壊死（walled-off necrosis：WON）：通常，発症から4週間以上経過後に認める，膵実質あるいは膵周囲壊死に明瞭な炎症性の壁が形成された病変．WONは膵実質または膵周囲組織の壊死，またはその両者からなり，液体と壊死物質を内部に含む．膵内・膵外のいずれに存在してもよい（図B）．内部にガスが出現した場合，感染を疑う．

3）全身性合併症の定義

急性膵炎に伴う基礎疾患の悪化，例えば冠動脈疾患や慢性肺疾患の悪化については，全身性合併症と定め，臓器不全とは区別する．

4）急性膵炎の病期

①早期：発症から通常1週間まで，長くても2週間を早期とする．この時期の病態は，膵局所の炎症により過剰産生された炎症性サイトカインによるSIRSであり，SIRSが持続した場合には臓器不全発症のリスクが上昇する．48時間以上臓器不全が持続した場合，重症と診断する．

②後期：後期の病態は全身性の炎症の持続または局所合併症の存在であり，中等症または重症

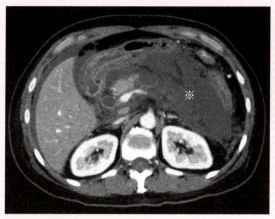

図 A　急性壊死性貯留（ANC）
　壊死性膵炎の発症から1週間後．膵体尾部が造影されない壊死となり，周囲の広範な脂肪壊死と一塊となっている（※）．

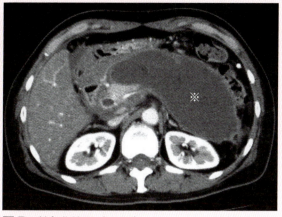

図 B　被包化壊死（WON）
　壊死性膵炎の発症から6週間後，図Aと同一症例．※で示す一塊となった膵および膵周囲壊死は壁により被包化されている．

患者にのみ後期が存在する．局所合併症については画像検査により診断・鑑別し，所見および病状に応じた対応をとることが重要である．この時期の重症度の決定は，臓器不全および局所合併症により決定される．

5）重症度分類
①軽症：軽症急性膵炎は，臓器不全および局所合併症の両方が存在しない場合に診断される．致命率はきわめて低い．
②中等症：中等症急性膵炎は，一過性（48時間以内に改善する）臓器不全の存在または，持続性臓器不全を伴わない局所または全身性合併症の存在により診断される．重症に比較すると致命率は低い．
③重症：重症急性膵炎は，48時間を越えて持続する臓器不全の存在により診断される．発症から2～3日のうちに持続性臓器不全となった場合，致命率は36～50%と報告されている．また，持続性臓器不全と壊死感染を合併した場合，きわめて高い致命率となる．

文　献

1) Bradley EL 3rd：A clinical based classification system for acute pancreatitis. Summary of the international symposium on acute pancreatitis, Atlanta, GA, September 11 through 13, 1992. Arch Surg **128**：586-590, 1993
2) Banks PA, et al：Classification of acute pancreatitis-2012：revision of the Atlanta classification and definitions by international consensus. Gut **62**：102-111, 2013

Column 10

感染性被包化壊死（WON）の治療

1 step-up approach 法

感染性膵壊死の治療は，可能であれば発症から4週以降のWONの状態になるまで保存的に行うのが基本である．しかし，保存的治療に抵抗性かつ感染症状が悪化する場合には侵襲的治療が必要になる．感染性WONの治療については，以前実施されていたようにはじめから開腹ネクロセクトミーを行う治療方針は見直され，まずドレナージを行い，その後，必要であれば低侵襲的手技によるネクロセクトミーを施行し，それでも改善しない例に開腹手術が行われるstep-up approach法による治療戦略へと変化した．本項ではstep-up approach法の有用性を初めて報告したPANTER試験および低侵襲外科手術について解説する．

1）PANTER 試験

オランダの20施設が参加して行われた多施設共同ランダム化比較試験である．対象は，造影CTにて膵壊死または膵周囲壊死が認められ，かつ壊死感染（疑い）にて外科的治療が必要と判断された急性膵炎患者である．被験者は無作為にA群，B群の2群に割り付けられた．A群はドレナージをまず行い，その後必要であればビデオスコープ補助下後腹膜デブリドメント（videoscopic-assisted retroperitoneal debridement：VARD）（後述）を実施するstep-up approach群，B群は開腹ネクロセクトミーを行う群である．主要評価項目は，死亡または重大な合併症の発症率と規定された．副次的評価項目は，軽度な合併症発生率，新たに発症した敗血症またはSIRS，手術回数，入院期間，ICU入室期間，QOL，医療費である．必要症例数は88名と見積もられ，3年間の症例登録期間で開始された[1]．

その結果，A群には43名の患者が，B群には45名の患者が登録され，解析対象となった．主要評価項目では，A群が40%であったのに対しB群は69%であり，有意にstep-up approach法が実施されたA群で低かった．主要評価項目では，致命率には差はなかったが（A群19%，B群16%，$p=0.70$），新規発症の臓器不全または全身性合併症の発症率が有意にA群で低かった（A群12%，B群42%，$p=0.001$）．副次的評価項目では，A群では切開創ヘルニア発生率が有意に低く（A群7%，B群24%，$p=0.03$），新規糖尿病発生率も有意に低く（A群16%，B群38%，$p=0.02$），膵酵素製剤使用率も有意に低かった（A群7%，B群33%，$p=0.002$）．また，手術回数は有意にA群で少なく，血管内治療（interventional radiology：IVR）後のICU入室率もA群で有意に低く，医療費は12%削減できた．入院期間とICU入室期間は両群間で差がなかった[2]．

このように，step-up approach法の臨床的有用性が明らかにされたが，とくにstep-up approach群の35%の患者がドレナージだけで軽快し，その後の侵襲的な治療を必要としなかった．つまり，step-up approach法による治療手順を実施することで無駄な手術が避けられることが明らかにされ，臨床上意義のある結果であった[2]．

2）低侵襲外科手術

低侵襲手術として，一般に行われているのはVARDと経皮的ネクロセクトミー（minimally invasive retroperitoneal pancreatectomy：MIRP）である[3,4]．VARDは左肋骨下のドレーン留置部位に隣接して5 cmの切開を置き，ビデオスコープによる観察下に手術器具を用いてネクロセクトミーを行う．一方，MIRPは，先に留置されているドレナージカテーテルをガイドワイヤーに置き換え，そのガイドワイヤーを利用してバルーンダイレーターを用いて30 Frに拡張し，そこからnephroscopeによる観察下にネクロセ

クトミーを行う方法である．どちらの方法も，術後洗浄用のドレーンを留置して生理食塩液で洗浄が行われる．

これらの手技の合併症として，術後のSIRSまたは菌血症，出血，瘻孔形成（消化管，皮膚），disconnected tailなどがある．出血は術中の出血と後出血があるが，止血目的の緊急開腹手術は致命率が高いため可能な限り回避される．出血した場合は圧迫止血を行い，止血できない場合は血管造影下の塞栓術を施行する．大腸に瘻孔を形成した場合は敗血症が持続するため手術適応である．皮膚瘻に対しては，経十二指腸乳頭的な膵管ドレナージが奏効する．Disconnected tailとは，膵体部が壊死となったものの尾部は壊死とならずに残存したために，体部の破綻した膵管から膵液が持続的に漏出する病態を意味する．このような病態に対しては手術が考慮される場合もある[5]．

これらの治療法は，壊死が形成された位置が左右どちらかの側腹部に近い場合によい適応となる．壊死が心窩部または膵頭部近傍に形成された場合は，後述する内視鏡的ネクロセクトミーが選択される場合が多い．一方，心窩部に壊死が形成された場合に，腹腔鏡を用いて経皮経胃的にアプローチする治療法も報告されているが，現時点では十分に検証された方法ではない[6]．

2 内視鏡的ネクロセクトミー

低侵襲治療として，手術と同様に内視鏡的なドレナージおよびネクロセクトミーも検討されてきた．感染性膵壊死に対しIVRが必要な患者を対象として，内視鏡的経胃的ネクロセクトミー群（内視鏡群）とVARDもしくは開腹ネクロセクトミー群（手術群）に被験者を無作為に割り付けて比較した，多施設共同ランダム化比較試験がオランダで実施された．この試験では，22名の被験者が内視鏡群と手術群に割り付けられたが，2名の脱落があり，最終的に10名対10名で比較された．報告によると，内視鏡群では，手術群と比較して術後の血清IL-6濃度が有意に低く（$p=0.004$），死亡または重大な合併症発生率は内視鏡群では20%であったのに対し手術群では80%（$p=0.03$），死亡率は内視鏡群が10%に対し手術群が40%と有意差はないものの（$p=0.30$）前者が低い傾向を示し，新規臓器不全発症率（内視鏡群0%，手術群50%，$p=0.03$），膵瘻形成率（内視鏡群10%，手術群70%，$p=0.02$），長期合併症としての膵酵素製剤使用率（内視鏡群0%，手術群50%，$p=0.04$）は内視鏡群で有意に良好な結果であったが，治療回数は内視鏡群で有意に多かった（内視鏡群3回，手術群1回，$p=0.007$）．一方，IVRが必要な出血発生率，新規糖尿病発症率，入院期間には両群間で差が認められなかった[7]．このように，小規模の比較試験であるが，内視鏡的ネクロセクトミーが手術と比較して臨床的に有用であることが示された．しかし，この研究では手術群に低侵襲手術を受けた患者と侵襲の大きな開腹手術を受けた患者が混在しており，対照として必ずしも適切ではなかった．そのため，同じオランダのグループにより，内視鏡的なstep-up approach法と低侵襲手術によるstep-up approach法の比較が計画されている[8]．

日本では，厚生労働省難治性膵疾患研究班による内視鏡的ネクロセクトミー施行症例を対象とした多施設共同のレトロスペクティブ研究が報告されている[9]．この研究では全国の16施設から57名の患者が集積されたが，治療成功率は75%，治療回数は中央値で5回（21日間）であった．治療に伴う合併症は33%に認められ，致命率は11%であった．合併症としては，出血がもっとも多く，合併症全体の47%を占め，次に穿孔が16%であった．その他，脾動脈瘤破裂，空気塞栓，突然の心肺停止，誤嚥性肺炎など重篤なものが含まれていた．死亡例の原因には，敗血症による多臓器不全，空気塞栓，脾動脈瘤破裂，Mallory-Weiss症候群および原因不明なものが含まれていた．このように，内視鏡的ネクロセクトミーは開腹手術と比較して低侵襲であり，多くの患者にとって有益な治療である

が，一方で重篤な状態の患者が適応となる治療であるため，相応の合併症や術後の敗血症などを覚悟し，十分な技能と経験を持った専門医が重症患者の集中管理を実施可能な専門施設で行う治療である．

最近，内視鏡的に作成した胃とWONまたは仮性囊胞間の瘻孔に，新規に開発された金属ステントを留置することで十分なドレナージ効果と，その後の内視鏡的ネクロセクトミーを安全かつ容易に施行可能とする報告が相次いでいる[10-14]．今後，前向き比較試験が行われることで検証され，さらに開発・改良が進むことで臨床的によりよい治療法の確立が望まれる．

文献

1) Besselink MG, et al：Minimally invasive 'step-up approach' versus maximal necrosectomy in patients with acute necrotizing pancreatitis (PANTER trial)：design and rationale of a randomized controlled multicenter trial [ISRCTN13975868]. BMC Surg 6：6, 2006
2) van Santvoort, et al：A step-up approach or open necrosectomy for necrotizing pancreatitis. N Engl J Med 362：1491-1502, 2010
3) Horvath KD, et al：A technique for laparoscopic-assisted percutaneous drainage of infected pancreatic necrosis and pancreatic abscess. Surg Endosc 15：1221-1225, 2001
4) Carter CR, et al：Percutaneous necrosectomy and sinus tract endoscopy in the management of infected pancreatic necrosis：an initial experience. Ann Surg 232：175-180, 2000
5) Logue JA, et al：Minimally invasive necrosectomy techniques in severe acute pancreatitis：role of percutaneous necrosectomy and video-assisted retroperitoneal debridement. Gastroenterol Res Pract 2015：693040, 2015
6) Gibson SC, et al：'Step-port' laparoscopic cystgastrostomy for the management of organized solid predominant post-acute fluid collections after severe acute pancreatitis. HPB (Oxford) 16：170-176, 2014
7) Bakker OJ, et al：Endoscopic transgastric vs surgical necrosectomy for infected necrotizing pancreatitis. A randomized trial. JAMA 307：1053-1061, 2012
8) van Brunschot S, et al：Transluminal endoscopic step-up approach versus minimally invasive surgical step-up approach in patients with infected necrotizing pancreatitis (TENSION trial)：design and rationale of a randomized controlled multicenter trial [ISRCTN09186711]. BMC Gastroenterol 13：161, 2013
9) Yasuda L, et al：Japanese multicenter experience of endoscopic necrosectomy for infected walled-off pancreatic necrosis：The JENIPaN study. Endoscopy 45：627-634, 2013
10) Itoi T, et al：Clinical evaluation of a novel lumen-approaching metal stent for endosonography-guided pancreatic pseudocyst and gallbladder drainage. Gastrointest Endosc 75：870-876, 2012
11) Yamamoto N, et al：Preliminary report on a new, fully covered, metal stent designed for the treatment of pancreatic fluid collections. Gastrointest Endosc 77：809-814, 2013
12) Mukai S, et al：Endoscopic ultrasound-guided placement of plastic vs. biflanged metal stents for therapy of walled-off necrosis：a retrospective single-center series. Endoscopy 47：47-55, 2015
13) Walter D, et al：A novel lumen-apposing metal stent for endoscopic ultrasound-guided drainage of pancreatic fluid collections：a prospective cohort study. Endoscopy 47：63-67, 2015
14) Gornals JB, et al：Endoscopic necrosectomy of walled-off pancreatic necrosis using a lumen-apposing metal stent and irrigation technique. Surg Endosc Surg Endosc 30：2592-2602, 2016

B 慢性炎症

1 慢性膵炎

a 概念と定義

慢性膵炎は膵臓の内部に不規則な線維化, 細胞浸潤, 実質の脱落, 肉芽組織などの慢性変化が生じ, 進行すると膵内外分泌機能の低下を伴う病態である[1]. 多くは非可逆性である. 膵内部の病理組織学的変化は基本的に膵臓全体に存在するが, 病変の程度は不均一で, 分布や進行性も様々である. これらの変化は持続的な炎症やその遺残により生じる. 成因によりアルコール性慢性膵炎と非アルコール性慢性膵炎(特発性, 遺伝性, 家族性など)に分類する. 自己免疫性膵炎(AIP)と閉塞性膵炎は治療により病態や病理所見が改善することがあり, 可逆性であることから, 現時点では膵の慢性炎症として別個に扱う.

b 成因

2011年の受療患者を対象とした全国調査[2]によると, 男性ではアルコール性78.0%, 特発性14.0%の順であるのに対して, 女性では特発性が53.6%ともっとも多く, アルコール性が30.2%と続く. 女性は男性に比べて, より少ない累積飲酒量で, より若年でアルコール性慢性膵炎を発症するという性差もみられる. 飲酒のみならず喫煙も慢性膵炎の発症リスクを増大させる. まれな成因である遺伝性膵炎は, 2015年より厚生労働省の指定難病となり, 医療費助成の対象となっている.

c 病態のメカニズム

1 アルコール性慢性膵炎の発症機序

大酒家のうち膵炎を発症するのは2～5%程度に過ぎず[3], 臨床的に膵炎が成立するためには, もともと何らかの先天的素因=遺伝的背景があり, アルコールはそれを増強する後天的要因の1つと考えた方が妥当である. アルコールによる膵炎発症機序として, ①直接膵腺房細胞を傷害するというアルコール毒性説, ②蛋白栓や膵石によって膵液の流出障害・うっ滞と上流膵管内圧の上昇をもたらすという蛋白塞栓説, ③フリーラジカルが膵組織を傷害するという活性酸素・過酸化脂質産生説などがある[4]. またエタノールやアセトアルデヒドは膵星細胞の活性化やコラーゲン産生を刺激し膵線維化形成を促進するという説や, エタノールによる免疫系の異常が急性膵炎発作からの健全な創傷治癒を阻害し慢性膵炎に至るという説もある.

2 膵腺房細胞レベルからみた慢性膵炎の発症機序

生体内には異所性のトリプシノーゲン活性化, さらに活性化したトリプシンを介する他の消化酵素の活性化による自己消化から膵臓を守るための防御機構が存在している[5]. 第1の防御機構は膵分泌性トリプシンインヒビター(PSTI, SPINK1)がトリプシンと結合してその活性を抑制することである. 第2の防御機構は, トリプシン自身やキモトリプシンC(CTRC)といったプロテアーゼが, トリプシンやトリプシノーゲンを分解して不活化することである. 遺伝子異常などによりこれらの安全機構がうまく働かないと, トリプシンと自己防御機構とのバランスが崩れて自己消化すなわち膵炎が起こる.

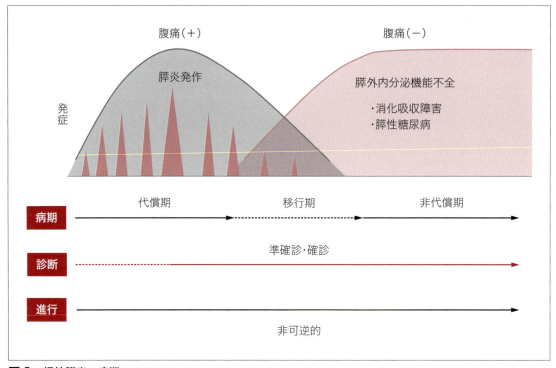

図1 慢性膵炎の病期

［正宗　淳ほか：アルコールと膵炎．日消会誌 **109**：1526-1534，2012 を改変して引用］

3 膵導管細胞レベルからみた慢性膵炎の発症機序

慢性膵炎の発症機序として small duct theory と呼ばれる仮説がある．腺房細胞からの蛋白分泌の増加と，導管細胞からの HCO_3^- と水分泌の減少により，小葉内-小葉間膵管内に蛋白栓（protein plug）が形成され，炭酸カルシウムの沈着により膵石となる．これらによる膵液のうっ滞が，膵管内圧の上昇による疼痛や，上流の膵組織の破壊と線維化を引き起こすというものである．

4 膵星細胞からみた膵線維化形成機序

慢性膵炎における膵線維化形成には膵星細胞が中心的役割を果たす[6]．膵が障害されたり炎症が起こると，膵星細胞は活性化し筋線維芽細胞様の形態を呈する（活性化の initiation）．活性化が initiate された膵星細胞は，活性化刺激や炎症が持続的あるいは反復して作用することにより活性化が持続する（perpetuation）．活性化が持続された膵星細胞は，さらに増殖や細胞外基質産生を活発に行い，膵線維化を形成する．一方，活性化刺激や炎症が持続しない場合には，アポトーシスや静止期の膵星細胞に戻ることにより，線維化が進展しないあるいは改善する可能性が考えられる．すなわち膵線維化とは，活性化刺激が持続あるいは反復して作用することにより膵星細胞の持続的な活性化が起こり，膵組織内の細胞外基質の組成・量の病的変化を起こしたものと捉えられる．

d 臨床症状・所見

慢性膵炎は腹痛，背部痛，食欲不振，悪心・嘔吐といった臨床症状を繰り返す時期（代償期）と脂肪便，下痢といった消化吸収障害（膵外分泌機能不全）や膵性糖尿病（膵内分泌機能不全）が前面に出てくる非代償期，その間の移行期に分けられる（図1）．代償期は膵機能が保たれている時期である．腹痛発作を繰り返しながら，膵腺房細胞の脱落と線維化の進行に伴い，膵外内分泌機能が低下していく．血中膵酵素の高値

が持続する場合には，膵石の主膵管内嵌頓に伴う尾側膵管の拡張や仮性囊胞など，膵液のうっ滞を示唆する．発症後期になると，膵機能は20〜30％以下に低下し，血中膵酵素は低値を示すことが多くなる．栄養素の中では脂肪の消化吸収障害がもっとも起こりやすい．この時期になると腹痛は消失あるいは軽減することが多い．脂肪便が出現するようになると，低栄養状態をきたすとともに，脂溶性ビタミンや微量元素の吸収障害が臨床上問題となることがある．

慢性膵炎は通常，非可逆的と考えられる．しかし，最新の臨床診断基準では早期慢性膵炎（Column 11 参照）が定義され，病態進行阻止や改善のための早期介入が期待されている[1]．

Column 11　早期慢性膵炎

慢性膵炎臨床診断基準2009[1]では早期慢性膵炎が定義された．①反復する上腹部痛発作，②血中/尿中膵酵素値の異常，③膵外分泌障害，④1日80 g以上（純エタノール換算）の持続する飲酒歴，のいずれか2項目以上と，超音波内視鏡または内視鏡的逆行性胆道膵管造影検査（ERCP）にて早期慢性膵炎の画像所見が認められた場合，早期慢性膵炎と診断する．厚生労働省難治性膵疾患に関する調査研究班が最近行った全国調査[2]では，わが国における早期慢性膵炎の推計受療患者数は5,410人（うち新規1,330人）と推計されており，慢性膵炎患者数の約8％に相当する．

文　献
1) 厚生労働省難治性膵疾患に関する調査研究班，日本膵臓学会，日本消化器病学会：慢性膵炎臨床診断基準2009．膵臓 **24**：645-646，2009
2) 早期慢性膵炎の全国調査．厚生労働科学研究費補助金（難治性疾患克服研究事業）難治性膵疾患に関する調査研究 平成26年度 総括・分担研究報告書，p127-144，2015

---

e｜診　断

慢性膵炎の診断は慢性膵炎臨床診断基準2009[1]（**表1**）に基づいて行う．この診断基準では，画像診断と組織診断に確診所見と準確診所見が設けられており（**表2**），いずれかが認められる場合，慢性膵炎確診・準確診の診断が下せる．一方，準確診例でも診断項目③〜⑤の3項目中2項目以上が認められる場合には診断を確診に格上げできる．膵外分泌機能検査法としてはBT-PABA試験（PFD試験）が行われている．慢性膵炎の診断フローチャートを**図2**に示す[7]．鑑別診断としてはとくに膵癌や膵管内乳頭粘液性腫瘍（IPMN）の可能性を念頭に置く．

f｜治　療[8]

慢性膵炎治療の基本は，"患者の背景（成因）を踏まえ，臨床経過上の各病期に出現する症状とその重症度・活動性（再燃と寛解）に応じて集学的に治療する"ことにある．すなわち，代償期においては急性増悪の予防と腹痛のコントロールならびにその原因や増悪因子の除去，非代償期には膵内外分泌機能の適切な補充が治療の主眼となる．急性増悪時には急性膵炎に準じた治療が必要である．一方，慢性膵炎は多分に生活習慣病的な側面をもつため，①断酒，禁煙といった生活指導，②病期に応じた食事指導・栄養管理，③薬物療法，④内視鏡治療や外科的治療が治療の柱となる．薬物療法や内視鏡治療などを考える際には，生活指導や栄養指導の徹底が前提になる．

1 疼痛治療
1）生活指導

膵外分泌に対する刺激を減らすために，飲酒や過食などの生活習慣を改善させることが重要である．断酒・禁煙とし，コーヒーや炭酸飲料，香辛料は制限する．患者指導に際しては，厚生労働省難治性膵疾患に関する調査研究班が作成した慢性膵炎の断酒・生活指導指針[9]や患者指導用の電子書籍アプリ「『慢性膵炎』の話をしよ

表1 慢性膵炎臨床診断基準2009

慢性膵炎の診断項目
① 特徴的な画像所見
② 特徴的な組織所見
③ 反復する上腹部痛発作
④ 血中または尿中膵酵素値の異常
⑤ 膵外分泌障害
⑥ 1日80g以上（純エタノール換算）の持続する飲酒歴

慢性膵炎確診：a, bのいずれかが認められる．
 a．①または②の確診所見
 b．①または②の準確診所見と，③④⑤のうち2項目以上
慢性膵炎準確診：①または②の準確診所見が認められる．
早期慢性膵炎：③〜⑥のいずれか2項目以上と早期慢性膵炎の画像所見が認められる．

注1：①，②のいずれも認めず，③〜⑥のいずれかのみ2項目以上有する症例のうち，他の疾患が否定されるものを慢性膵炎疑診例とする．疑診例には3ヵ月以内にEUSを含む画像診断を行うことが望ましい．

注2：③または④の1項目のみ有し早期慢性膵炎の画像所見を示す症例のうち，他の疾患が否定されるものは早期慢性膵炎の疑いがあり，注意深い経過観察が必要である．

付記：早期慢性膵炎の実態については，長期予後を追跡する必要がある．

[厚生労働省難治性膵疾患に関する調査研究班，日本膵臓学会，日本消化器病学会：慢性膵炎臨床診断基準2009．膵臓 24：645-646, 2009 より引用]

表2 慢性膵炎の診断項目

①特徴的な画像所見
 確診所見：以下のいずれかが認められる．
  a．膵管内の結石
  b．膵全体に分布する複数ないしびまん性の石灰化
  c．ERCP像で，膵全体にみられる主膵管の不整な拡張と不均等に分布する不均一かつ不規則な分枝膵管の拡張
  d．ERCP像で，主膵管が膵石，蛋白栓などで閉塞または狭窄しているときは，乳頭側の主膵管と分枝膵管の不規則な拡張
 準確診所見：以下のいずれかが認められる．
  a．MRCPにおいて，主膵管の不整な拡張とともに膵全体に不均一に分布する分枝膵管の不規則な拡張
  b．ERCP像において，膵全体に分布するびまん性の分枝膵管の不規則な拡張，主膵管のみの不整な拡張，蛋白栓のいずれか
  c．CTにおいて，主膵管の不規則なびまん性の拡張とともに膵辺縁が不規則な凹凸を示す膵の明らかな変形
  d．US（EUS）において，膵内の結石または蛋白栓と思われる高エコーまたは膵管の不整な拡張を伴う辺縁が不規則な凹凸を示す膵の明らかな変形

②特徴的な組織所見
 確診所見：膵実質の脱落と線維化が観察される．膵線維化は主に小葉間に観察され，小葉が結節状，いわゆる硬変様をなす．
 準確診所見：膵実質が脱落し，線維化が小葉間または小葉間・小葉内に観察される

③血中または尿中膵酵素値の異常
 以下のいずれかが認められる．
  a．血中膵酵素が連続して複数回にわたり正常範囲を超えて上昇あるいは正常下限未満に低下
  b．尿中膵酵素が連続して複数回にわたり正常範囲を超えて上昇

④膵外分泌障害
 BT-PABA試験で明らかな低下を複数回認める．

[厚生労働省難治性膵疾患に関する調査研究班，日本膵臓学会，日本消化器病学会：慢性膵炎臨床診断基準2009．膵臓 24：645-646, 2009 より引用]

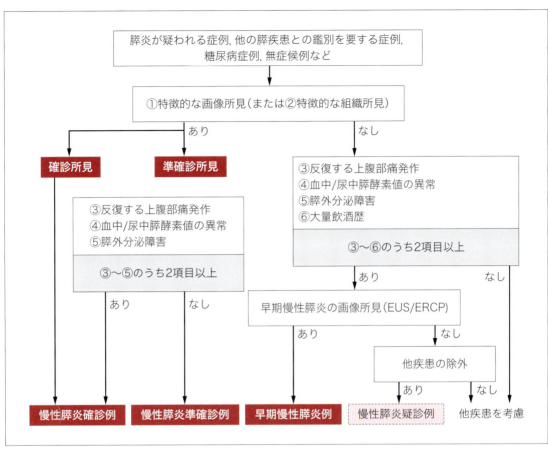

図2 慢性膵炎の診断フローチャート

［下瀬川徹：診断基準の概要と経緯．膵臓 24：647-651，2009 を改変して引用］

う．生活習慣の改善と断酒の手引き」を活用されたい．

2）薬物療法

代償期には，経口蛋白分解酵素阻害薬であるカモスタットが疼痛軽減や膵炎発作の予防を目的によく使用される．Oddi筋を弛緩させ膵管内圧の上昇を防ぐためにカテコール-O-メチルトランスフェラーゼ（COMT）阻害薬などの鎮痙薬，迷走神経を介する膵外分泌刺激を抑制するために抗コリン薬，コレシストキニンを介する膵外分泌刺激を抑制するために消化酵素薬を用いる．H_2受容体拮抗薬やプロトンポンプ阻害薬は，胃酸分泌抑制による膵外分泌抑制の結果，膵の安静に寄与する．腹痛が軽度の症例に対しては非ステロイド性抗炎症薬などの投与，無効時は中枢系鎮痛薬の使用を検討する．

3）体外衝撃波結石破砕療法（ESWL），膵管ステント

主膵管内の膵石や蛋白栓によって膵液の流出障害が起こり，膵管内圧の上昇が腹痛や膵炎進展の原因と考えられる例には，内視鏡的膵管口切開術後に単独あるいは体外衝撃波結石破砕療法（extracorporeal shock wave lithotripsy：ESWL）を併用した内視鏡的砕石術が行われる．主膵管に狭窄がある場合には内視鏡的に膵管ステントの留置が行われる．膵石症の内視鏡治療ガイドライン[10]によると，治療対象は原則として膵石が主膵管または副膵管に存在する症例で，疼痛が持続する場合や急性発作を繰り返す場合である．疼痛のない症例でも，膵実質の萎縮を認めず膵石が主膵管に嵌頓している場合は，膵機能温存のために治療を行うこともあ

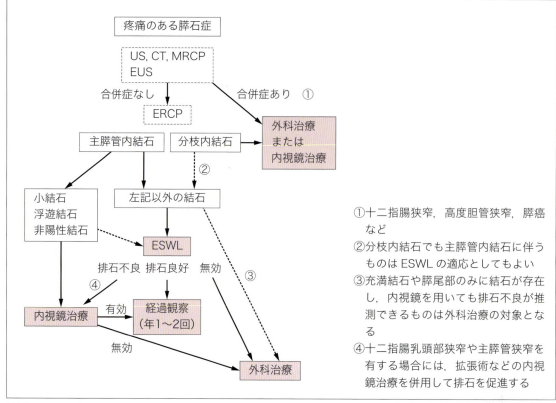

図3 膵石治療のフローチャート
[厚生労働省難治性膵疾患調査研究班・日本膵臓学会：膵石症の内視鏡治療ガイドライン2014. 膵臓 29：123-148, 2014を改変して引用]

る．膵石治療のフローチャートを図3に示す．膵頭部から体部の膵石がよい適応である．膵管狭窄や仮性囊胞を伴う場合は膵石除去に加えてその治療も行う．

2 食事指導，栄養管理

代償期における食事指導の基本は脂肪制限である．とくに疼痛発作を繰り返している有痛性症例では，30〜35 g/日に脂肪を制限する．有痛性症例に，脂肪含有量の少ない成分栄養剤を経口摂取させることにより，疼痛や栄養管理ができたとの報告もある．

一方，非代償期においては十分な消化酵素薬を服用の上，1日あたりの摂取カロリーを30〜35 kcal/kg体重とし，脂肪制限も40〜60 g/日と緩くする．非代償期における過度なカロリー制限，脂肪制限は栄養状態の悪化を招く．脂溶性ビタミンや微量元素の欠乏にも注意する．

3 膵外分泌不全の治療

消化吸収障害に対して高力価のパンクレリパーゼあるいは通常量の3〜4倍の消化酵素薬を用いる．慢性膵炎ではHCO_3^-分泌が低下しており上部小腸内のpHが上昇しないことから，H_2受容体拮抗薬やプロトンポンプ阻害薬を併用して胃酸分泌を抑制し，消化酵素が失活しないようにする．

4 膵性糖尿病の治療

糖尿病に対しては十分量の消化酵素薬の投与を行った上で，インスリン治療を中心に血糖のコントロールを行う必要がある．膵性糖尿病の場合にはα細胞障害によるグルカゴン欠乏が併存するために，インスリン治療中の低血糖発作が重症化，遷延しやすい特徴がある．超速効型インスリンと持効型インスリンを組み合わせて用い，生理的インスリン分泌に近いきめ細かい

投与法を行う．なお，急激な糖尿病コントロールの悪化を認めた際には膵癌の合併に十分な注意が必要である．

5 合併症の治療

1）胆管狭窄

無症候性胆管狭窄は治療の対象とならないが，胆管炎・閉塞性黄疸を発症する症例，ALP高値が遷延する症例，悪性疾患との鑑別が困難な症例は治療の対象となる．初期治療として内視鏡的胆管ステント（プラスチックステント）挿入が第一選択となる．12～24ヵ月間の胆道ステント治療非奏効例，治療コンプライアンスの悪い患者などには外科手術を検討する．

2）internal pancreatic fistula（IPF，膵性胸腹水）

IPF は膵管もしくは膵仮性囊胞の破綻により生じる．内視鏡的膵管ステント挿入が第一選択として検討される．

3）膵仮性囊胞

慢性膵炎に合併する膵仮性囊胞の多くは貯留囊胞，すなわち膵管自体の狭窄や，膵石などによる膵管の二次的閉塞に伴う膵液流出障害により惹起される．膵仮性囊胞の治療適応は，原則として感染，腹痛，消化管や胆道の閉塞などの有症状例であり，囊胞径のみにより判断しない．ERCP の際に膵管破綻部から囊胞にアプローチする経乳頭的囊胞ドレナージや，超音波内視鏡（EUS）ガイド下に経胃的に仮性囊胞を穿刺する囊胞ドレナージが行われる．経皮的ドレナージの有効性は限定的であり再発の頻度が高いため，全身状態不良など限られた患者のみに行う．

4）hemosuccus pancreaticus

主膵管を介する十二指腸乳頭部からの出血はhemosuccus pancreaticus と呼ばれ，仮性動脈瘤の膵管内破綻などが原因となる．動脈瘤塞栓術などの血管内治療（interventional radiology：IVR）が第一選択として行われる．

g 外科的治療

慢性膵炎の外科的治療は，多くの場合疼痛対策として行われる．胆管狭窄，IPF などの合併症対策，膵癌との鑑別が困難な症例も外科的治療の適応になることがある．

1 疼痛対策および膵石症合併例

慢性膵炎の疼痛に対しては，まず鎮痛薬投与などの内科的治療が行われる．2015年に改訂された慢性膵炎診療ガイドライン2015では治療のフローチャートを提示しており[8]，薬物療法の無効例に対しては内視鏡治療/ESWL による治療が提示され，その無効例・再発例に対して外科的治療が推奨されている．外科的治療については，独自のフローチャートが作成され（図4），主膵管拡張例と主膵管非拡張例に分類し，その後，病変部位により再分類して，それぞれの場合の推奨術式を提示している．術式は，膵管ドレナージ術と膵切除術に分類される．膵管ドレナージ術の術式は様々だが，膵管を広く切開して空腸と側々吻合する Partington 手術，それに膵頭部の core out を加えた Frey 手術が行われる頻度が高い．

膵石症合併例に対する治療について，2009年に膵石症に対する内視鏡治療ガイドライン2009[11]が作成され，2014年に改訂された（膵石症の内視鏡治療ガイドライン2014）[10]．膵石症に対する治療の第一選択は，内視鏡的膵管ステント留置および2014年に保険収載されたESWL で，無効例に対して外科的治療を考慮することが推奨されている．しかし，膵石症に対する内視鏡治療と外科的治療を比較する試験が4件あり，短期的な合併症率，入院期間などについては内視鏡治療は外科的治療と比較して同等または良好であるが，長期の除痛率，再手術率では外科的治療が有意に良好であると報告されている[12-15]．膵石症の内視鏡治療ガイドライン2014の推奨文に「治療対象となる膵石症例に対しては，まずESWL と内視鏡治療の適応を検討するが，当初から外科治療の適応となる症例

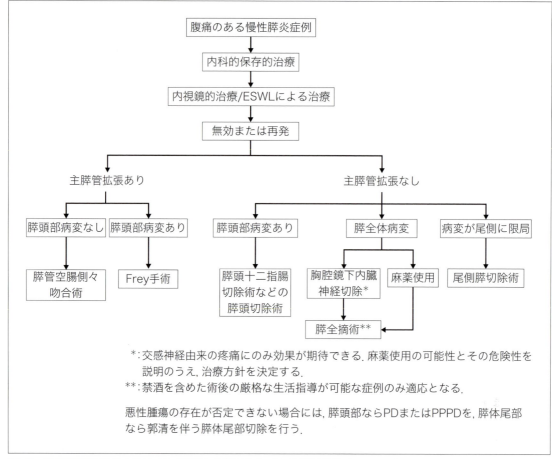

図4 慢性膵炎診療ガイドライン2015で提示されている外科的治療フローチャート
PD：膵頭十二指腸切除術，PPPD：幽門輪温存膵頭十二指腸切除術
［日本消化器病学会：慢性膵炎診療ガイドライン2015，改訂第2版，南江堂，東京，pxxi，2015より転載］

がある」と記載されている[10]ように，当初から外科的治療の適応，もしくは外科的治療をまず行うことに利点がある症例がある．これらの症例を明確に選別する基準はないが，治療法を決定する際には留意する必要がある．膵石症合併例に対する外科的治療の考え方は，疼痛を有する症例と本質的に変わるところはない．

2 慢性膵炎の合併症に対する外科的治療

慢性膵炎の合併症の中で外科的治療が必要な病態として，胆管狭窄，IPF，仮性動脈瘤出血，hemosuccus pancreaticus（HP）などが挙げられる．

慢性膵炎に合併する胆管狭窄については，2012年 ESGE（European Society of Gastrointestinal Endoscopy）ガイドライン[16]が発表され，第一選択の治療として胆道ステント，とくにプラスチックステント複数挿入を推奨している．慢性膵炎診療ガイドライン2015でも外科的治療の適応について「12〜24ヵ月間の胆道ステント治療非奏効例，治療コンプライアンスの悪い患者などに外科手術（胆管空腸吻合など）を行うことを推奨する」と記載しており[8]，胆道ステント挿入後12〜24ヵ月での自然寛解を期待することが一般的である．また一方で，胆道ステントは閉塞・感染による胆管炎の発症が問題となり，3ヵ月ごとの待機的 endoscopic retrograde cholangiography（ERC）実施によるステント交換が多くの研究で推奨されている．治療

コンプライアンスの悪い症例に対する胆道ステントの適応は慎重に検討する必要があり，外科的治療を第一選択として実施することも選択肢になる．選択される術式は，胆管空腸吻合術（Roux-Y）が一般的で，疼痛を合併する主膵管拡張例に対しては，膵管空腸吻合を併置することがある．

　IPFに対する外科的治療について，慢性膵炎診療ガイドライン2015では推奨文で「膵管ステント治療の無効例，増悪例，腹腔内感染症などの合併症患者に対しては外科手術を行うことを推奨する」と記載している[8]．IPFは，膵性胸水，膵性腹水だけではなく，縦隔内仮性嚢胞・心嚢内仮性嚢胞・膵管気管支瘻などの総称で，様々な病態を含んでいるが，基本的に膵管の破綻による液体貯留で，主膵管をドレナージすることが治療の本質である．そのための第一選択の治療は，内科的治療（膵管ステント留置など）である．この病態は緊急に対処が必要なことはまれで，まず内科的治療を行い，無効例に外科的治療を考慮する．外科的治療の基本的な考え方は，膵管破綻部の処理は行わず，膵管空腸側々吻合（Partington手術）などの膵管ドレナージもしくは膵切除術を行うことである．IPFの病態は症例により様々で，その適応になる術式についても個別の検討が必要である．

　慢性膵炎に合併する仮性動脈瘤，HPの外科的治療について，慢性膵炎診療ガイドライン2015では「IVR不能例，IVR非奏効例に対しては，膵切除術・動脈瘤切除術などの外科手術を行うことを推奨する」と記載している[8]．治療の第一選択はIVRによる動脈塞栓術であるが，仮性動脈瘤の破綻による出血が大量で生命の危機がある際は，緊急に開腹手術が必要になる症例がある．外科的治療の基本は，緊急症例においては最小限の侵襲で止血を行うことで，待機例では多くの場合，動脈瘤は脾動脈にあり，動脈瘤切除を第一選択として，必要に応じて膵切除術，脾摘術を考慮する．

3 膵癌との鑑別が困難な症例

　腫瘤形成性の慢性膵炎，自己免疫性膵炎では，ときに膵癌との鑑別が問題となる．厚生労働省難治性膵疾患調査研究班のプロジェクトとして実施された「膵癌の疑いで切除された慢性膵炎（非膵癌）症例と，慢性膵炎と考え経過観察した膵癌症例のプロファイル調査」によれば，この調査に参加した29施設において膵癌疑いで切除された慢性膵炎（非膵癌）症例が125例報告され，その内訳は慢性膵炎71例（56.8％），自己免疫性膵炎31例（24.8％），その他19例（15.2％）であった[17]．そのうち組織診・細胞診を実施した22例中12例で細胞診ClassⅣ以上，腺癌の疑いという悪性を示唆する結果であったことは興味深い．またCA19-9高値が17.1％にみられ，DUPAN-2値は950,000 U/mLを示した症例があった．これらの臨床経過および画像診断上の特徴をまとめたアトラスが出版されている[18]．慢性膵炎症例の中には，膵癌との鑑別がきわめて困難な症例があり，膵癌の予後不良な点を考慮すると，切除術が行われることはある程度許容されると考えられるが，鑑別診断力を向上し不要な切除の頻度を低下させることは重要な臨床上の課題である．

h 予　後

1 疼痛対策および膵石症合併例

　疼痛を有する症例，膵石症を合併する症例に対するそれぞれの術式についての短期合併症率は報告される年代，施設により様々であるが，多くは硬化膵に対する手術であり，致命的な合併症はまれである．慢性膵炎診療ガイドライン2015では，CQ3-15「外科的治療は内視鏡的治療（ESWL併用を含む）が無効な腹痛に有効か？」，CQ3-17「膵管ドレナージ術は慢性膵炎の腹痛に有効か？」，CQ3-17「膵切除術は慢性膵炎の腹痛に有効か？」という3つのCQが設定されており，いずれも100％の合意で推奨もしくは提案されている．除痛率はそれぞれの研究により様々であるが，おおむね80％以上の高

い除痛率が報告されている[8].

2 慢性膵炎の合併症に対する外科的治療

慢性膵炎診療ガイドライン2015によると，胆道狭窄に対する外科的治療の合併症率，死亡率はそれぞれ9〜30％，7％以下といずれも内視鏡治療より高率である一方，奏効率は73〜90％と内視鏡治療より高い[8]．IPFに対しては，膵管ドレナージ術が第一選択であるが，10〜50％の症例に対して膵切除術が実施されている．再発率，死亡率とも低下傾向で，2000年以降のケースシリーズではいずれも5％以下と報告されている[8]．仮性動脈瘤，HPの外科的治療について，2000年以降発表された4本のケースシリーズでは，IVR非奏効例，緊急症例の合計41％に手術治療が実施され，術式は80％以上の症例で膵体尾部切除術をはじめとした膵切除術が行われ，死亡率は5％と報告されている[8]．

3 膵癌との鑑別が困難な症例

これらの症例のまとまった短期合併症率，長期的予後の成績は報告されていない．それぞれの術式（膵頭十二指腸切除術，膵体尾部切除術など）の成績と，本質的に変わるところはないと考えられる．

Column 12

慢性膵炎と膵癌

慢性膵炎が膵癌のリスクファクターであることは，疫学研究により確立されている[1]．海外の6コホートおよび1症例対照研究のメタ解析によると，慢性膵炎の膵癌リスクは一般人口に比べて13.3倍であり，慢性膵炎の診断2年以内の膵癌症例を除いた場合でも5.8倍であった[2]．わが国では厚生労働省難治性膵疾患に関する調査研究班が全国調査を行い，慢性膵炎と診断後2年以上経過観察された506例を解析した[3]．中央値5.6年の経過観察期間中，19例（3.7％）に膵癌を認めた．同時期の「地域がん登録全国推計がん罹患データ」をもとに標準化罹患比（SIR）を算出したところ，11.8と高かった．さらにサブグループ解析により，慢性膵炎手術と慢性膵炎診断後の飲酒習慣が，膵癌リスクと関連することが明らかになった．すなわち手術例における膵癌リスクは，非手術例に対して0.11倍と低下を認めた．また慢性膵炎診断後に飲酒を継続すると，断酒した場合に比べて膵癌リスクは5.1倍であった．膵石症における膵癌リスクはSIRが27.2と高いことが笹平ら[4]によって報告されている．これらの結果は，わが国においても慢性膵炎が膵癌のリスクファクターであることを示すとともに，手術や断酒により膵の炎症を抑えることで，膵癌の発生を低下させうる可能性を示唆する．

遺伝性膵炎では，飲酒や喫煙の影響が少ない若年より膵炎発作を繰り返すことから，膵の慢性炎症における膵癌リスクを考える上で重要な知見を与える．慢性膵炎の中でも遺伝性膵炎における膵癌リスクは，メタ解析によると69.0倍と非常に高い[2]．とくに喫煙により，そのリスクはさらに増加し，膵癌発症年齢も低年齢化することが知られている．2004年に報告された欧州の遺伝性膵炎患者418例についての大規模研究[5]では，418人中26人（6％）に膵癌が発症し，年齢，国籍などを一致させた一般人口に比べて約70倍の高頻度であった．膵癌の累積危険率は50歳までは3.4％と緩やかな上昇を示すが，それ以降は急上昇し，70歳では18.8％に上る．さ

らに，フランスにおける大規模全国調査において，膵癌の累積危険率は50歳，60歳，75歳でそれぞれ10.0，18.7，53.5%であり，一般人口に比べて87倍であった[6]．遺伝性膵炎における膵癌リスクが高いことは，通常の慢性膵炎に比べて遺伝性膵炎の発症が幼少時と若く有病期間が長いことや，炎症が反復・持続し高度となりやすいことを考え合わせると理解しやすい．

慢性膵炎における発癌メカニズムとして K-ras 変異の重要性や間質細胞との相互作用，細胞老化（senescence）回避機構の関与が明らかとなりつつある．

一方，実臨床において慢性膵炎に合併した膵癌を早期発見することは容易ではない．膵石灰化や膵石，膵萎縮，主膵管拡張の存在は膵癌の診断を困難とする．前述の全国調査[3]において，膵癌発症をみた19例中18例が Stage Ⅲ以上の進行癌であり，切除手術が施行可能であったのは6例（32%）に過ぎなかった．とくに膵石灰化を認めた13例のうち，切除手術が施行できたのは1例（8%）のみであった．初診時には必ず精査を行い，主膵管拡張などの所見が，膵癌による二次性変化でないことを確認する．そして慢性膵炎に加えて，膵癌の家族歴や糖尿病，喫煙といった膵癌のリスクファクターを複数有する症例，慢性膵炎の経過が長い症例については，膵癌合併の高リスク群として定期的なスクリーニング検査を行っていくのが現実的である．一方，膵癌の早期検出が困難であることから，膵癌予防がさらに重要となる．断酒により急性増悪の頻度を減らすことや禁煙指導が，膵炎のコントロールのみならず膵癌予防という観点からも重要といえる．

文 献

1) 正宗　淳，濱田　晋，下瀬川徹：慢性膵炎と膵癌．日消化器会誌 112：1464-1473，2015
2) Raimondi S, et al：Pancreatic cancer in chronic pancreatitis；aetiology, incidence, and early detection. Best Pract Res Clin Gastroenterol 24：349-358, 2010
3) 田中雅夫ほか：慢性膵炎と膵癌の関連性についての調査研究．厚生労働科学研究費補助金　難治性疾患等克服研究事業（難治性疾患克服研究事業）難治性膵疾患に関する調査研究　平成24年度　総括・分担研究報告書，p166-173，2013
4) 笹平直樹ほか：膵発癌関連因子．肝胆膵 58：531-539，2009
5) Howes N, et al：Clinical and genetic characteristics of hereditary pancreatitis in Europe. Clin Gastroenterol Hepatol 2：252-261, 2004
6) Rebours V, et al：Risk of pancreatic adenocarcinoma in patients with hereditary pancreatitis：a national exhaustive series. Am J Gastroenterol 103：111-119, 2008

2 自己免疫性膵炎

a 概念と定義

　自己免疫性膵炎（autoimmune pancreatitis：AIP）の疾患概念は，1995年にYoshidaらにより提唱されたが，2001年のHamanoらによる高IgG4血症の報告[20]を機に疾患概念自体も変遷し，2011年1型と2型AIPの亜型を診断できる国際コンセンサス診断基準（International Consensus of Diagnostic Criteria：ICDC）が提唱され，国際的にもAIP亜型（1型，2型）の概念と診断法が確立された．しばしば閉塞性黄疸で発症し，ときに膵腫瘤を形成する特有の膵炎であり，リンパ球と形質細胞の高度な浸潤と線維化を組織学的特徴とし，ステロイドに劇的に反応することが治療上の特徴とされる．わが国のAIPは主として1型であり，単なる「自己免疫性膵炎」とは1型を意味する．60歳台にピークがあり，男女比は2：1〜5：1と男性に多い．血清IgG4の上昇とIgG4陽性形質細胞の著しい浸潤を伴う膵外病変が特徴であり，新規疾患であるIgG4関連疾患（IgG4-related disease）の膵病変（IgG4-related pancreatitis）と考えられる．IgG4関連疾患の罹患臓器には，膵以外に中枢神経系，涙腺・唾液腺（Mikulicz病），甲状腺，肺，胆管（硬化性胆管炎），肝臓，消化管，胆囊，腎臓（尿細管間質性腎炎），前立腺，後腹膜腔（後腹膜線維症），リンパ節などの報告がある．

　1型AIPはlymphoplasmacytic sclerosing pancreatitis（LPSP）と同義で，①導管周囲を中心とする，著しいリンパ球および形質細胞の浸潤，②特徴的な花筵状線維化（storiform fibrosis），③閉塞性静脈炎（obliterative phlebitis），④多数のIgG4陽性形質細胞浸潤を特徴とする．上腹部不快感，閉塞性黄疸，糖尿病を認めることが多い．長期予後は不明であるが，しばしば再燃し，慢性膵炎移行や膵石合併の報告もある．慢性膵炎の約2〜5％程度の頻度とされるが，ステロイドにより改善するため，現状では非可逆的病変と定義される慢性膵炎とは別な範疇に位置づけられる．

b 成因

　病因は不明である．1型AIPでは血中IgG4高値やIgG4形質細胞浸潤の病的意義は不明であるものの，免疫学遺伝学的異常を背景に自然免疫や獲得免疫系異常など何らかの免疫異常の関与が示唆される．

c 発生機序，病態（図5）

1 免疫遺伝的背景

　家族発症の報告はほとんどなく，遺伝子異常の検討は少ないが，1型AIPでは*HLA A31*, *DR4*を多く認め，HLA-ハプロタイプ（*DRB1*0405-DQB1*0401*），ATP-binding cassette, sub-family F（*ABCF1*）遺伝子，Fc receptor-like 3遺伝子，cytotoxic T lymphocyte antigen 4（*CTLA4*；*CD152*）遺伝子，potassium voltage-gated channel, shaker-related subfamily, member 3 gene（*KCNA3*）などの変異やSNP異常の可能性がある．

2 IgG4と疾患関連抗体

　1型AIPでは血清学的に高IgG血症，高IgG4血症，抗核抗体をしばしば認めるが，病態におけるIgG4の意義は不明である．IgG4はFc部位が容易に乖離・結合するFab arm exchangeを介して抗原抗体反応を阻害するとともに，IgG1, IgG2, IgG3などとFcを介して結合（Fc-Fc結合）することより，リウマチ因子（RF）様機能を有する可能性も示唆されている．疾患関連抗体として，1型AIPでは膵以外にも高頻度に侵される臓器（胆道，唾液腺，肺，腎など）に分布する蛋白［ラクトフェリン，炭酸脱水酵素（CA），PSTI，αアミラーゼなど］に対する自己抗体が報告されている．また，*Helicobacter pylori*関連蛋白とヒト膵蛋白との分子相同性

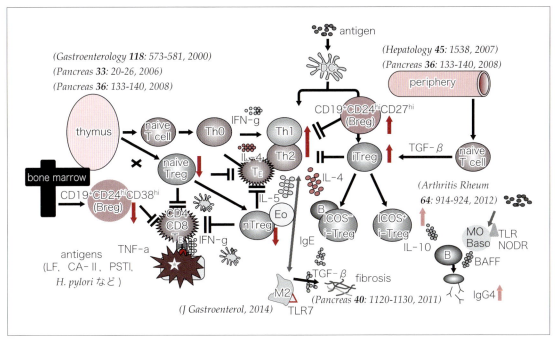

図5 AIPにおける発症機序（仮説）
[Okazaki K, Uchida K：Autoimmune pancreatitis：the past, present, and future. Pancreas **44**：1006-1016, 2015 より引用]

[α-CA とヒト CA-Ⅱ, plasminogen binding protein（PBP）とヒト膵腺房細胞の ubiquitin-protein ligase E3 component n-recognin 2（UBR2）]による *H. pylori* 関連抗体などの報告がある．また最近，結合組織を認識する自己抗体が病因と関連する報告がなされた．現状では疾患特異的な抗原や抗体は確認されていない．

3 獲得免疫系異常

1）Th2 免疫

1型 AIP 患者の膵や IgG4-SC の肝組織には著しい IgG4 陽性細胞の浸潤やリンパ濾胞形成に加え，好酸球，CD4/CD8 陽性活性化 T 細胞や制御性 T 細胞（regulatory T cell：Treg）の浸潤を認める．初期病変形成や末梢血に Th1 型免疫を示唆する報告もあるが，血中に B 細胞活性化因子（BAFF：Bcell activating factor family）の増加を，また局所では IL-10 や Th2 サイトカインの発現増強を認め，Th2 免疫優位である．

2）制御性 T・B 細胞由来の IL-10 を介する病態と IgG4 産生機序

疾患マーカーである IgG4 の病因的意義は不明であるが，その産生には IL-4, IL-10, IL-13 などの Th2 系サイトカインの関与が知られている．AIP 患者末梢血中では胸腺由来のナイーブ Treg（naïve regulatory T cell：n-Treg）や骨髄由来制御性 B 細胞（Breg）の CD19$^+$CD24^{hi}CD27$^+$ Breg の低下を認め，発症に関わる可能性が指摘されている．一方，末梢で誘導されるメモリー Treg（inducible memory regulatory T cell：i-Treg）や CD19$^+$CD24^{hi}CD38$^+$ Breg の増加より，IL-10 を介する制御機構が示唆されている．

4 自然免疫系異常の関与

自然免疫に重要な Toll-like receptor（TLR）や NOD-like receptor（NLR）の活性化が B 細胞活性化因子（B cell-activating factor：BAFF）や a proliferation-inducing ligand（APRIL）シグナル伝達経路を介して IgG4 を産生する．また形質細胞様樹状細胞や TNF-α 分泌好中球によ

Column 13

1型と2型AIP（表A）

　欧米ではLPSP以外に，好中球病変（granulocytic epithelial lesion：GEL）による膵管上皮の破壊像を特徴とする例もAIP with GELやidiopathic duct-centric chronic pancreatitis（IDCP）と報告されてきた．平均年齢は約40歳とLPSPより若年層にみられ，男女差は認めず，ときに炎症性腸疾患を伴い，再燃はまれとされる．自己抗体や高IgG・IgG4血症などの血液所見に乏しく，LPSPとは別の病態であるが，同じAIPとして報告されてきた．LPSPを1型AIP，IDCPを2型AIPとする国際コンセンサスが得られた．2型は欧米のAIPの約20%であるが，わが国ではきわめてまれであり，5%前後とされる．

表A　自己免疫性膵炎の国際分類

亜型	1型AIP	2型AIP
同義語	LPSP IgG4関連硬化性膵炎	IDCP AIP without GEL AIP with GEL
疫学的背景	アジア＞USA，EU 中高年齢 男＞＞女	アジア＜USA＜EU 比較的若年 男＝女
膵腫大/膵腫瘤	あり	あり
免疫学的血液所見	高IgG/IgG4血症 高γグロブリン血症 自己抗体（ANAなど）	正常
病理組織		
膵管上皮破壊像	なし	あり
炎症細胞浸潤リンパ球/IgG4陽性形質細胞	著明	少ない
好中球浸潤	少ない	多い
花筵状線維化(storiform fibrosis)	あり	なし（普通の線維化）
閉塞性静脈炎	あり	なし
膵外病変合併 　硬化性胆管炎 　硬化性唾液腺炎 　後腹膜線維症など	しばしば	なし
潰瘍性大腸炎合併	まれ	しばしば
ステロイド	有効	有効
再燃	高頻度	まれ

る neutrophil extracellular traps（NETs）現象などの自然免疫系の関与も指摘されている．

d 臨床症状・所見

特異的な症状はない．1型AIPでは腹痛は無〜軽度であり，閉塞性黄疸，糖尿病症状，随伴する膵外病変による症状を呈することが多い．中高年の男性に多く，長期予後は不明であるが，約半数で再燃する．血中IgG高値，非特異的自己抗体（抗核抗体，リウマトイド因子など）の存在は1型AIPの可能性がある．血中IgG4は血清診断法で，単独でもっとも診断価値が高いが，疾患特異的ではない．約80%に膵外分泌障害を，約70%に膵内分泌障害（糖尿病）の合併を伴う．一方，2型AIPでは腹痛が多く，しばしば急性膵炎を伴う．免疫検査所見は正常であるが，血中膵酵素・肝胆道系酵素・総ビリルビンの上昇が多い．腹部超音波，CT，MRIなどの膵画像検査で"ソーセージ様"を呈する膵のびまん性腫大はAIPに特異性の高い所見であるが，限局性腫大は膵癌との鑑別診断を要する．造影CTで遅延性増強パターンと被膜様構造（capsule-like rim）を認めれば，AIPの可能性が高い．胆管狭窄や主膵管の狭細像を呈するが，後者については膵胆管MRI（MRCP）では正確な評価はできず，内視鏡的逆行性胆道膵管造影検査（ERCP）で判定できる．FDG-PETやGaシンチグラムでは膵ならびに膵外病変部位に ^{67}Ga，FDGの集積を認め，ステロイド治療後に速やかに消失するため，ステロイド治療後の判定に有用である．

e 診 断

膵癌や胆管癌など悪性疾患の否定とともに，画像所見，血液所見，病理組織所見，膵外病変，ステロイド反応性などにより，総合的に診断する．ICDCは1型・2型AIPの診断が可能であるが，専門医向きで一般臨床医には煩雑である．わが国ではほとんどを占める1型AIPを対象に作成された「自己免疫性膵炎臨床診断基準2011」（表3）を用いて診断する．

f 鑑別診断

ステロイドに反応する膵の腫大・腫瘤やしばしば閉塞性黄疸を認める胆管狭窄などによる，膵癌や胆管癌などとの鑑別がもっとも重要である．

g 治 療

AIP患者のうち，胆管狭窄による閉塞性黄疸，腹痛・背部痛，膵外病変合併例などがステロイド治療の適応となる．黄疸例では胆道ドレナージを考慮し，糖尿病合併例では血糖のコントロールをまず行う．ステロイド寛解導入では，経口プレドニゾロンを30〜40 mg（0.5〜0.6 mg/体重kg/日）から投与を開始し，2〜4週間の継続投与後漸減する．経口プレドニゾロンの初期投与量を2〜4週間の継続投与後，1〜2週間ごとに血液生化学検査，血清γグロブリン・IgG・IgG4値，画像所見（US，CT，MRCP，ERCPなど），臨床症状などを参考にしつつ，5 mgずつ減量し，2〜3ヵ月を目安に維持量まで漸減する（図6）．国際的なコンセンサスはないが，1型AIPでは再燃率が高いため，わが国では低用量経口プレドニゾロン（5〜10 mg/日）の維持療法が再燃の抑制に有効とされる．その他，欧米を中心に再燃例やステロイド抵抗例にはアザチオプリンなどの免疫抑制薬やリツキシマブ（抗CD20抗体）などが有効とされる．

h 予 後

自然軽快することもあるが，ステロイドによる寛解導入率は90%以上と高く，短期的には比較的良好な転帰が期待できる．しかし投薬中止後，約半数で1年以内に再燃が認められ，膵機能，悪性腫瘍併発など，長期の予後（転帰）に関してはいまだ不明な点が多い．また，通常の慢性膵炎や膵石症合併の報告もある．AIP患者にステロイド治療を行うと，半数程度に膵内外分泌機能の改善を認めるが，2型糖尿病の既往

表3 自己免疫性膵炎臨床診断基準 2011

A. 診断項目

Ⅰ．膵腫大
　a．びまん性腫大（diffuse）
　b．限局性腫大（segmental/focal）

Ⅱ．主膵管の不整狭細像：ERP

Ⅲ．血清学的所見
　高 IgG4 血症（≥135 mg/dL）

Ⅳ．病理所見：以下の①〜④の所見のうち
　a．3つ以上を認める
　b．2つを認める
　①高度のリンパ球，形質細胞の浸潤と，線維化
　②強拡1視野当たり10個を超える IgG4 陽性形質細胞浸潤
　③花筵状線維化（storiform fibrosis）
　④閉塞性静脈炎（obliterative phlebitis）

Ⅴ．膵外病変：硬化性胆管炎，硬化性涙腺炎・唾液腺炎，後腹膜線維症
　a．臨床的病変
　　臨床所見および画像所見において，膵外胆管の硬化性胆管炎，硬化性涙腺炎・唾液腺炎（Mikulicz 病）あるいは後腹膜線維症と診断できる．
　b．病理学的病変
　　硬化性胆管炎，硬化性涙腺炎・唾液腺炎，後腹膜線維症の特徴的な病理所見を認める．

＜オプション＞　ステロイド治療の効果
　専門施設においては，膵癌や胆管癌を除外後に，ステロイドによる治療効果を診断項目に含むこともできる．悪性疾患の鑑別が難しい場合は EUS-FNA 細胞診まで行っておくことが望ましいが，病理学的な悪性腫瘍の除外診断なく，ステロイド投与による安易な治療的診断は避けるべきである．

Ⅰ．確診
　①びまん型：Ⅰa＋＜Ⅲ/Ⅳb/Ⅴ(a/b)＞
　②限局型
　　Ⅰb＋Ⅱ＋＜Ⅲ/Ⅳb/Ⅴ(a/b)＞の2つ以上
　　または
　　Ⅰb＋Ⅱ＋＜Ⅲ/Ⅳb/Ⅴ(a/b)＞＋オプション
　③病理組織学的確診：Ⅳa

Ⅱ．準確診
　限局型：Ⅰb＋Ⅱ＋＜Ⅲ/Ⅳb/Ⅴ(a/b)＞

Ⅲ．疑診*
　びまん型：Ⅰa＋Ⅱ＋オプション
　限局型：Ⅰb＋Ⅱ＋オプション

　AIP を示唆する限局性膵腫大を呈する例で ERP 像が得られなかった場合，EUS-FNA で膵癌が除外され，Ⅲ/Ⅳb/Ⅴ(a/b) の1つ以上を満たせば，疑診とする．さらに，オプション所見が追加されれば準確診とする．
　疑診*：わが国ではきわめてまれな2型の可能性もある．
［日本膵臓学会・厚生労働省難治性膵疾患に関する調査研究班：自己免疫性膵炎臨床診断基準2011．膵臓27：17-25，2012 より転載］

がある症例ではステロイド治療で耐糖能は悪化する場合が多い．

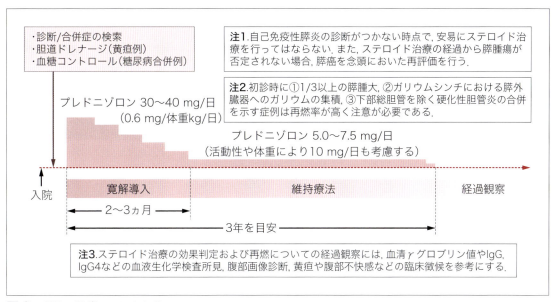

図6 AIPの治療のコンセンサス
[日本膵臓学会・厚生労働省難治性膵疾患に関する調査研究班：自己免疫性膵炎診療ガイドライン2013. 膵臓 28：717-783, 2013 より引用]

3 IgG4関連疾患

a 疾患, 概念

IgG4関連疾患とは，リンパ球とIgG4陽性形質細胞の著しい浸潤と線維化により，同時性あるいは異時性に全身諸臓器の腫大や結節・肥厚性病変などを認める原因不明の疾患である．罹患臓器としては，膵臓（AIP），胆管（IgG4関連硬化性胆管炎），涙腺（IgG4関連涙腺炎），唾液腺（IgG4関連唾液腺炎），後腹膜（IgG4関連後腹膜線維症），腎臓（IgG4関連腎臓病），肺（IgG4関連呼吸器疾患）などの頻度が高いが，中枢神経系，甲状腺，肝臓，胆囊，消化管，前立腺，動脈，リンパ節，皮膚，乳腺などにも認められる（図7）．IgG4関連涙腺・唾液腺炎は従来Mikulicz病と呼ばれており，またAIPは腫瘤形成性膵炎といわれてきた病変の一部である．病変が複数臓器に及び，全身疾患としての特徴を有することが多いが，単一臓器病変の場合もある．臨床症状は，罹患臓器と病勢により異なり，臓器の腫大や肥厚による閉塞・圧迫症状を呈することが多いが，無症状例もある．また，細胞浸潤や線維化に伴う臓器機能不全など，ときに重篤な合併症を伴うことがある．治療にはステロイドが有効であるが，再燃しやすい[21,24]．

b 疫学

IgG4関連疾患の診療は種々の診療科にまたがるのでその患者数の推定は困難であるが，石川県で行われた調査では，年間336人から1,300人のIgG4関連疾患の新規発症があり，わが国で26,000人の患者がいると推定された[25]．わが国で2011年に行われたAIPの全国調査では，AIPの年間推計受療者数は5,745人，年間罹患者数は1,801人，有病率4.6人/10万人，罹患率1.4人/10万人と推定された．罹患患者数は，2007年の調査時より倍増しており，疾患概念の普及が大きな要因と考えられる[26]．臓器によって多少異なるが，一般に高齢の男性に多く発症する傾向がある．

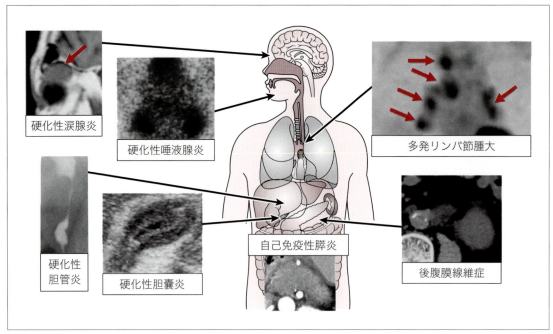

図7 IgG4関連疾患の主な病変分布

c 病理

病理組織像は特徴的で，高度のリンパ球とIgG4陽性の形質細胞の浸潤，紡錘形細胞が錯綜配列を示す花筵状線維化（storiform fibrosis），閉塞性静脈炎，IgG4陽性形質細胞の密な浸潤を呈する．ただし，臓器によってIgG4陽性形質細胞浸潤の程度は異なり，また線維化や閉塞性静脈炎がみられないこともある．AIPの膵臓の病理像はLPSPと呼ばれる[21,24]．

d 症状

臨床症状・徴候は罹患した臓器によって異なるが，臓器腫大や肥厚による閉塞・圧迫症状が主体である．AIPやIgG4関連硬化性胆管炎では膵腫大や胆管閉塞による閉塞性黄疸，IgG4関連涙腺・唾液腺炎では涙腺・唾液腺腫大，後腹膜線維症では尿管圧迫による水腎症や腎機能障害などがみられる．また，病態が持続進行すると，涙腺・唾液腺機能障害による乾燥症状や，膵内外分泌機能低下などが生じうる[21,24]．

e 診断

臨床・画像所見，高IgG4血症，病理組織所見，他のIgG4関連疾患の合併，ステロイドの反応性の組み合わせで診断する．自己免疫性膵炎[20]，IgG4関連硬化性胆管炎[27]，IgG4関連涙腺・唾液腺炎[28]，IgG4関連腎臓病[29]，IgG4関連呼吸器疾患[30]では，それらの診断基準を用いるが，他の臓器ではIgG4関連疾患包括診断基準[21]（**表4**）を用いる．できる限り組織診断を加えて，各臓器の悪性腫瘍（癌や悪性リンパ腫など）や類似疾患（原発性硬化性胆管炎，シェーグレン症候群，Castleman病，二次性後腹膜線維症，Wegener肉芽種，サルコイドーシス，Churg-Strauss症候群など）と鑑別することが重要である．

血中IgG4値の上昇は高率に認められるので，その診断的価値は高いが，IgG4値の上昇は他疾患（アトピー性皮膚炎，天疱瘡，喘息など）や一部の癌でも認められるので注意を要する．

病理組織検査は，生検などにて十分な組織が採取できれば確定診断を下すことができる．し

表4 IgG4関連疾患包括診断基準2011

1) 臨床的に単一または複数臓器に特徴的なびまん性あるいは限局性腫大，腫瘤，結節，肥厚性病変を認める．
2) 血液学的に高IgG4血症（135 mg/dL以上）を認める．
3) 病理組織学的に以下の2つを認める．
   ①組織所見：著明なリンパ球，形質細胞の浸潤と線維化を認める
   ②IgG4陽性形質細胞浸潤：IgG4/IgG陽性細胞比40％以上，かつIgG4陽性形質細胞が10/HPFを超える

1)＋2)＋3)	確定診断群	(definite)
1)＋3)	準確診群	(probable)
1)＋2)	疑診群	(possible)

［厚生労働省難治性疾患克服研究事業奨励研究分野 IgG4関連全身硬化性疾患の診断法の確立と治療方法の開発に関する研究班・新規疾患，IgG4関連多臓器リンパ増殖性疾患（IgG4＋MOLPS）の確立のための研究班：IgG4関連疾患包括診断基準2011．日内会誌 **101**：795-804，2012より引用］

かし，膵臓，胆管や後腹膜などの生検により採取できる組織が小さい臓器では，悪性腫瘍の否定はできてもIgG4関連疾患の確定診断は難しいことが多い．

画像診断では，それぞれの病変で特徴的所見を呈する．AIPでは膵癌との鑑別がとくに問題となり，腹部dynamic CTにおける遅延性増強パターンと被膜様構造（capsule-like rim）と，内視鏡的膵管造影による主膵管の不整狭細像が両者の鑑別に有用である[20]．IgG4関連硬化性胆管炎は，原発性硬化性胆管炎（PSC）や肝門部胆管癌との鑑別が問題となる．特徴的な胆管像や，胆管狭窄のない部位の胆管にも及ぶ広範囲の壁肥厚が鑑別に有用である[27]．IgG4関連涙腺・唾液腺炎では，シェーグレン症候群や悪性リンパ腫などとの鑑別が問題となるが，多くは対称性に涙腺，顎下腺，耳下腺，舌下腺，小唾液腺のいずれかが腫脹し，シェーグレン症候群に比べて抗SS-A/SS-B抗体が陰性であり，乾燥性角結膜炎や唾液腺分泌障害が軽度である[28]．IgG4関連腎臓病では，びまん性腎腫大，腎実質の多発性造影不良域，腎腫瘤，腎盂壁肥厚などの特徴的な画像所見を呈する[29]．IgG4関連後腹膜線維症では，腹部大動脈周囲や尿管周囲の軟部組織の肥厚が特徴で，腫瘤を形成したり水腎症を起こしたりする．IgG4関連呼吸器病変では，肺門縦隔リンパ節腫大，気管支壁/気管支血管束の肥厚，小葉間隔壁の肥厚，結節影，浸潤影，胸膜病変などの胸郭内病変を呈することが多い[30]．

IgG4関連疾患はステロイドが奏効するので，その良好な反応性は診断をより確実にさせる．しかし，診断目的の安易なステロイドの使用は慎むべきである．また，ステロイドによって悪性腫瘍でも臨床・血液所見などが改善することがあるので，ステロイドトライアルを行う際には，改善の有無を判定できる画像所見などの指標が必要である[31]．

f 治療

経口ステロイド治療がIgG4関連疾患の標準的治療法である．経口プレドニゾロン0.6 mg/kg/日の初期投与量を2〜4週間投与し，その後，画像検査や血液検査所見などを参考に約2週間の間隔で5 mgずつ漸減し，3〜6ヵ月ぐらいで維持量まで減らす．治療への反応が悪い例では悪性腫瘍などを疑診して，再検査を行う必要がある．IgG4関連疾患ではステロイド中止後にしばしば再燃が起こるので，再燃予防に少量のプレドニゾロン（5 mg/日程度）の維持療法を1年程度行うことが多い．とくに，血中IgG4値の著しい上昇，複数のIgG4関連疾患の合併例などは，ステロイド治療後に再燃をきたしやすい傾向がある．ただし，IgG4関連疾患は

基本的に予後良好な疾患であることに加え，高齢者発症が多いので，ステロイド長期投与の副作用（腰椎圧迫骨折，大腿骨頭壊死，耐糖能異常など）を考慮して，画像診断および血液検査で十分な改善が得られた症例では，ステロイド投与の早期中止が望まれる．ステロイドを中止する際には，個々の症例における活動性を見極め，できる限り少量投与に切り替えて中止する方が安全である．また，ステロイド治療中止後も慎重な経過観察が必要である[31]．

再燃例では，ステロイドの再投与や増量により寛解が得られることが多い．欧米では，再燃例に対して，アザチオプリンなどの免疫抑制薬や，Bリンパ球の表面免疫グロブリンのCD20抗原に対する抗体であるリツキシマブ（キメラ型抗CD20抗体）を投与して，良好な成績が報告されているが，わが国では保険適用ではない[24,31]．しかし，リツキシマブの治療成績は良好であり，わが国でも試験使用などを検討中である．

g 予後

IgG4関連疾患はステロイドが奏効するので，短期的予後は良好であるが，再燃する例が少なからず存在し長期的予後は不明である．AIPでは，再燃を繰り返す例では膵石が形成されることがある[31]．また，IgG4関連疾患では悪性腫瘍が合併しやすいとの報告もあり，注意を要する．

今後，IgG4関連疾患の病因の解明と確実性のより高い血清学的マーカーの開発および国際的な標準的治療法の確立が望まれる．

文献

1) 厚生労働省難治性膵疾患に関する調査研究班，日本膵臓学会，日本消化器病学会：慢性膵炎臨床診断基準 2009．膵臓 24：645-646, 2009
2) 慢性膵炎の実態に関する全国調査．厚生労働科学研究費補助金（難治性疾患克服研究事業）難治性膵疾患に関する調査研究 平成25年度 総括・分担研究報告書, p167-172, 2014
3) Yadav D, et al：The epidemiology of pancreatitis and pancreatic cancer. Gastroenterology 144：1252-1261, 2013
4) 正宗 淳ほか：アルコールと膵炎．日消会誌 109：1526-1534, 2012
5) 正宗 淳ほか：慢性膵炎．専門医のための消化器病学，改訂第2版，下瀬川徹ほか（編），医学書院，東京，p593-601, 2013
6) Erkan M, et al：StellaTUM：current consensus and discussion on pancreatic stellate cell research. Gut 61：172-178, 2012
7) 下瀬川徹：診断基準の概要と経緯．膵臓 24：647-651, 2009
8) 日本消化器病学会：慢性膵炎診療ガイドライン 2015，改訂第2版，南江堂，東京，2015
9) 下瀬川徹ほか：慢性膵炎の断酒・生活指導指針．膵臓 25：617-681, 2010
10) 厚生労働省難治性膵疾患調査研究班・日本膵臓学会：膵石症の内視鏡治療ガイドライン 2014. 膵臓 29：123-148, 2014
11) 乾 和郎ほか：慢性膵炎の合併症に対する内視鏡治療ガイドライン 膵石症の内視鏡治療ガイドライン．膵臓 25：553-577, 2010
12) Hong J, et al：Endoscopic versus surgical treatment of downstream pancreatic duct stones in chronic pancreatitis. Am Surg 77：1531-1538, 2011
13) Dite P, et al：A prospective, randomized trial comparing endoscopic and surgical therapy for chronic pancreatitis. Endoscopy 35：553-558, 2003
14) Cahen DL, et al：Endoscopic versus surgical drainage of the pancreatic duct in chronic pancreatitis. N Engl J Med 356：676-684, 2007
15) Cahen DL, et al：Long-term outcomes of endoscopic vs surgical drainage of the pancreatic duct in patients with chronic pancreatitis. Gastroenterology 141：1690-1695, 2011
16) Dumonceau JM, et al：Biliary stenting：indications, choice of stents and results：European Society of Gastrointestinal Endoscopy（ESGE）clinical guideline. Endoscopy 44：277-289, 2012
17) 黒河内顕ほか：膵癌の疑いで切除された慢性膵炎（非膵癌）症例と，慢性膵炎と考え経過観察した膵癌症例のプロファイル調査．膵臓 30：649-653, 2015
18) 佐田尚宏, 厚生労働科学研究費補助金難治性疾

患克服研究事業難治性膵疾患に関する調査研究班，日本膵臓学会（編）：診断が困難な慢性膵炎・膵癌症例アトラス，アークメディア，東京，2014
19) Shimosegawa T, et al：International Consensus Diagnostic Criteria for Autoimmune Pancreatitis：Guidelines of the International Association of Pancreatology. Pancreas **40**：352-358, 2011
20) 日本膵臓学会・厚生労働省難治性膵疾患に関する調査研究班：自己免疫性膵炎臨床診断基準2011．膵臓 **27**：17-25，2012
21) 厚生労働省難治性疾患克服研究事業奨励研究分野 IgG4 関連全身硬化性疾患の診断法の確立と治療方法の開発に関する研究班・新規疾患，IgG4 関連多臓器リンパ増殖性疾患（IgG4＋MOLPS）の確立のための研究班：IgG4 関連疾患包括診断基準2011．日内会誌 **101**：795-804，2012
22) 日本膵臓学会・厚生労働省難治性膵疾患に関する調査研究班：自己免疫性膵炎診療ガイドライン 2013．膵臓 **28**：717-783，2013
23) Okazaki K, Uchida K：Autoimmune pancreatitis：the past, present, and future. Pancreas **44**：1006-1016, 2015
24) Kamisawa T, et al：IgG4-related disease. Lancet **385**：1460-1471, 2015
25) Umehara H, et al：A novel clinical entity, IgG4-related disease（IgG4-RD）：general concept and details. Mod Rheumatol **22**：1-14, 2012
26) Kanno A, et al：Nationwide epidemiological survey of autoimmune pancreatitis in Japan 2011. Pancreas **44**：535-539, 2015
27) IgG4 関連全身硬化性疾患の診断法の確立と治療方法の開発に関する研究班，厚生労働省難治性の肝胆道疾患に関する調査研究班，日本胆道学会：IgG4 関連硬化性胆管炎臨床診断基準2012．胆道 **26**：59-63，2012
28) 日本シェーグレン症候群研究会ミクリッツ病検討会：IgG4 関連 Mikulicz 病診断基準，2008
29) IgG4 関連腎臓病ワーキンググループ：IgG4 関連腎臓病診療指針．日腎会誌 **53**：1062-1073，2011
30) Matsui S, et al：Immunoglobulin G4-related lung disease：clinicoradiological and pathological features. Respirology **18**：480-487, 2013
31) Kamisawa T, et al：Amendment of the Japanese Consensus Guidelines for Autoimmune Pancreatitis, 2013 Ⅲ. Treatment and prognosis of autoimmune pancreatitis. J Gastroenterol **49**：961-970, 2014

C 膵嚢胞（非腫瘍性）

1 真性嚢胞

a 概念と定義

　膵嚢胞は膵に発生する嚢胞性疾患の総称で，様々な疾患が含まれる広い概念である．嚢胞と正常膵とは被膜・隔壁などが構造として存在し，内腔の上皮の有無により仮性嚢胞と真性嚢胞に分類される．真性嚢胞は腫瘍性嚢胞と非腫瘍性嚢胞に分類されるが，「真性嚢胞」という用語は通常非腫瘍性嚢胞に用いられる．臨床的な膵嚢胞の分類として古くは Howard & Jordan 分類[1]が，最近では WHO 分類[2]が用いられている．真性嚢胞は嚢胞内腔が上皮により裏打ちされていることが特徴で，成因には先天性と後天性がある．

b 発症機序

　真性嚢胞は先天性と後天性に分類される．その発生機序については，いずれも明らかでないものが多い．先天性真性嚢胞には，嚢胞性線維症，polycystic disease などの遺伝性のもの，単純嚢胞（simple cyst），類皮嚢胞（dermoid cyst）などが含まれる．類皮嚢胞は成熟嚢胞性奇形腫に分類される良性腫瘍で，皮脂腺など皮膚付属器を含む表皮成分が内皮にみられ，皮脂・毛髪などが嚢胞内容となっている．後天性真性嚢胞としては，膵管狭窄・閉塞機転により生じる貯留嚢胞（retention cyst），寄生虫性嚢胞などが挙げられる．寄生虫性嚢胞はエキノコックスによるものが知られているが，わが国ではきわめてまれである．

c 臨床症状・所見

　非腫瘍性真性嚢胞は一般的に嚢胞径が小さく，特異的な症状はない．腫瘍径が大きな真性嚢胞では腫瘤触知，閉塞性黄疸，消化管通過障害などの嚢胞による圧迫症状がみられる．真性嚢胞は，腹部不定愁訴の診断のためなどに施行される画像診断で偶然発見されることがほとんどである．

d 診　断

　膵嚢胞の診断は超音波検査，CT，MRI（MRCP）など低侵襲の画像診断検査でスクリーニングが行われ，超音波内視鏡検査（EUS），管腔内超音波検査（intraductal ultrasonography：IDUS），内視鏡的逆行性胆道膵管造影（ERCP）などが精査として行われる．真性嚢胞の診断は，低侵襲の腹部超音波検査，CT，MRI などで行われる．真性嚢胞の多くは比較的小さく，球形であり，比較的大きなものは仮性嚢胞，膵管内乳頭粘液性腫瘍（IPMN）・粘液性嚢胞腫瘍（MCN）などの腫瘍性嚢胞との鑑別診断が臨床上問題となる．超音波検査では内腔が均一な低エコー域として，CT でも均一な低吸収域として描出され，造影効果がないことが特徴である．MRI では T2 強調像で high intensity となることが多い．画像所見はそれぞれの病態で異なり，類皮嚢胞の嚢胞内容液は CT では通常の水分よりも high density に描出され，MRI の T2 強調像では通常の嚢胞と異なり low intensity となる．また，多房性の類皮嚢胞では，それぞれの嚢胞の内容物が異なり，画像所見が多彩になることがある[3]．その他の真性嚢胞の診断および鑑別診断では，被膜の性状，石灰化の有無，血流量，膵管との交通の有無，嚢胞内隆起性病変，主膵管の拡張・狭窄などが重要な所見であ

る．貯留嚢胞では，仮性嚢胞，単純嚢胞，分枝型IPMNなどとの鑑別診断が困難なことがある．

e 治療

無症状の真性嚢胞は，原則的に治療の対象にはならない．ただ，切除して初めて真性嚢胞と診断がつく病変も多く，診断的な治療として外科的切除が実施されることがある．巨大な嚢胞では消化管通過障害，閉塞性黄疸などの症状が出現する場合があり，それらの症状緩和のために切除が必要になることがある．腫瘍性嚢胞との鑑別診断が困難な場合は外科的切除の適応となる．

2 仮性嚢胞

a 概念と定義

膵嚢胞は真性嚢胞と仮性嚢胞に分類される．仮性嚢胞は，嚢胞内腔面に上皮がないことが特徴で，膵臓の仮性嚢胞は一般的に膵仮性嚢胞（pancreatic pseudocyst：PPC）と呼称される．膵仮性嚢胞は膵炎・膵外傷などで，膵液，炎症性滲出液が膵周囲に貯留し，周辺臓器により被覆されて生じる．その内容液は成因により異なる．従来は，壊死性急性膵炎後に生じる壊死物質が融解した粘稠度の高い暗赤色の液体を内容とした液体貯留も膵仮性嚢胞と称されていたが，2012年に公表された改訂アトランタ分類[4]では，壊死後の液体貯留として acute necrotic collection（ANC，急性壊死性貯留），walled-off necrosis（WON，被包化壊死）が別の診断カテゴリーとして新たに定義された[5]（p312の図2参照）．また，壊死のない場合の膵炎局所合併症も発症28日以内は acute peripancreatic fluid collection（APFC，急性膵周囲液体貯留）と呼称されることとなった．そのため，膵仮性嚢胞は壊死のない発症後28日以上経過した膵炎局所合併症だけを指す用語と定義され，今後この改訂アトランタ分類により定義された膵仮性嚢胞だけを「膵仮性嚢胞」と呼称することになる．改訂アトランタ分類以前の論文で用いられている膵仮性嚢胞という用語はANC，WON，APFCを含む「広義の膵仮性嚢胞」であることが多い．

b 発症機序

改訂アトランタ分類により定義された膵仮性嚢胞の多くは慢性膵炎急性増悪もしくは膵外傷で生じる．壊死性急性膵炎後にみられる液体貯留は従来膵仮性嚢胞と称されていたが，その多くは壊死を含むANCもしくはWONであり，壊死のない急性膵炎で発症28日以上経過してみられる液体貯留だけが膵仮性嚢胞である．膵仮性嚢胞は透明な純粋膵液を内容とすることが多く，アミラーゼなど膵酵素値が高いのが特徴である．急性膵炎症例では約40％の症例に液体貯留がみられ，10％程度に膵仮性嚢胞を形成するといわれている[6]が，これは改訂アトランタ分類以前の報告でWONなどとの区別が明らかではない．慢性膵炎では約30％に仮性嚢胞が合併すると報告されている[7,8]．

c 臨床症状・所見

膵仮性嚢胞の症状は，その成因・部位により異なる．急性膵炎，慢性膵炎，膵外傷など，膵仮性嚢胞を生じる基礎疾患の重症度および発症からの時期により多彩な症状を呈する．それに加えて，形成される腫瘤による腹部膨満感，圧迫症状，消化管通過障害などの症状がみられる．臨床的に認められる頻度としては腹痛がもっとも多く，腹部腫瘤，悪心・嘔吐などがそれに次ぐ[9,10]．膵仮性嚢胞が膵頭部に近い位置に存在する場合，胆道圧迫により閉塞性黄疸，十二指腸圧迫による消化管通過障害を生じることがある．膵体尾部に近い位置にあると，小腸・大腸の圧迫や狭窄によるイレウスがみられることがある[5]．膵仮性嚢胞内に出血・感染な

表1　改訂アトランタ分類による膵炎局所合併症のCT所見

APFC（acute peripancreatic fluid collection，急性膵周囲液体貯留）
・浮腫性膵炎でみられる
・均一な液体濃度
・膵との境界明瞭
・明らかな被膜形成がない
PPC（pancreatic pseudocyst，膵仮性囊胞）
・境界明瞭な円形もしくは楕円形
・均一な液体濃度
・固形成分を認めない
・明瞭な被膜形成
・浮腫性膵炎発症4週以上経過後にみられる
ANC（acute necrotic collection，急性壊死性貯留）
・壊死性膵炎でみられる
・様々な濃度の固形成分の混在（発症早期は均一な濃度を呈することがある）
・明らかな被膜形成がない
・膵内外に存在する
WON（walled-off necrosis，被包化壊死）
・様々な濃度の液体成分・固形成分の分葉状混在（均一な濃度を呈することもある）
・明瞭な被膜による被包化
・膵内外に存在する
・壊死性膵炎発症4週以上経過後にみられる

［Banks PA, et al；Acute Pancreatitis Classification Working Group：Classification of acute pancreatitis--2012：revision of the Atlanta classification and definitions by international consensus. Gut 62：102-111, 2013 より引用］

どが合併した際は，それに伴う症候・所見を示す[5]．

d｜診　断

　膵仮性囊胞の多くは，先行する急性膵炎，慢性膵炎，膵外傷を経時的に造影CTなどで評価することで診断される．急性膵炎後では，発症早期にみられる腹水，炎症性滲出液，壊死組織が周辺臓器に被覆されて「広義の膵仮性囊胞」が形成される．改訂アトランタ分類では，それぞれの診断カテゴリーのCT所見について**表1**のように記載している[4]．形成早期は被膜が薄く，経時的に被膜が厚くなり，感染・出血・瘻孔形成などの合併症がみられなければ徐々に吸収される．感染などの合併症がみられたときは積極的な治療の適応となる．原因のはっきりしない膵仮性囊胞では，小膵癌により生じている可能性を常に念頭に置いて精査する必要がある．具体的な診断モダリティの位置づけ，診断法，所見については，厚生労働省難治性膵疾患に関する調査研究班で作成された「膵炎局所合併症（膵仮性囊胞，感染性被包化壊死等）に対する診断・治療コンセンサス」（以下，診断・治療コンセンサス）[11]に詳しく記載されている．

e｜治　療

　膵仮性囊胞の治療について，厚生労働省難治性膵疾患に関する調査研究班が2009年膵仮性囊胞の内視鏡治療ガイドラインを報告した[12]．その後，改訂アトランタ分類が発表されたこともあり，改訂版として診断・治療コンセンサス[11]が作成された．膵仮性囊胞の治療は，診断・治療コンセンサスに記載されている「APFC→PPCの治療」を基本に，ケースバイケースに検討する[12]．感染・出血・瘻孔形成などの合併症がみられない際は，「6週間6cmルール（6cm以下の膵仮性囊胞は，6週間程度は経過観察する）」が1つの目安となり，経過観察，内科的治療が優先される．感染合併例，その他の合併症発症例，自然消退しない有症状例

が，内視鏡治療（経乳頭的治療，経消化管的治療），外科的治療（経皮的治療を含む）の対象になる．到達法に関わらず囊胞のドレナージが基本であり，実施する施設で経験のある侵襲の少ない方法を選択することが推奨される．2000年代後半から行われるようになった内視鏡的ドレナージ，腹腔鏡ドレナージなどの施行については，十分に熟練した施設，専門医により実施されることが望ましい．外科的治療としては，外科的外瘻術，経皮的外瘻術，内瘻術［開腹もしくは腹腔鏡（補助）下の囊胞胃吻合術，囊胞空腸吻合術］が選択肢となる．囊胞の大きさ，囊胞と消化管の位置関係，囊胞出現からの期間などを総合的に判断して治療方針を決定する．

文献

1) Howard JM Jr, et al：Pancreatic cysts. Surgical Diseases of the Pancreas, Lippincott Williams & Wilkins, Philadelphia, Montreal, p283, 1960
2) Klöppel G：Histological Typing of Tumours of the Exocrine Pancreas（WHO. World Health Organization. International Histological Classification of Tumours）, 2nd ed, corrected printing, Springer, Berlin, et al, 1998
3) 佐田尚宏：膵囊胞：膵類皮囊胞．日本臨牀別冊：膵臓症候群（第2版）―その他の膵臓疾患を含めて―，日本臨牀社，大阪，p243-245, 2011
4) Banks PA, et al：Acute Pancreatitis Classification Working Group：Classification of acute pancreatitis--2012：revision of the Atlanta classification and definitions by international consensus. Gut **62**：102-111, 2013
5) 佐田尚宏：胆膵―膵臓：急性膵炎の新アトランタ分類と今後の展望．Annual Review 消化器 2014，中外医学社，東京，2014
6) Klöppel G：Pseudocyst and other non-neoplastic cysts of the pancreas. Semin Diagn Pathol **17**：7-15, 2000
7) Lankisch PG, et al：Natural course in chronic pancreatitis. Pain, exocrine and endocrine pancreatic insufficiency and prognosis of the disease. Digestion **54**：148-155, 1993
8) Miyake H, et al：Clinical course and prognosis of chronic pancreatitis. Pancreas **2**：378-385, 1987
9) 廣岡芳樹ほか：膵仮性囊胞．日本臨牀別冊：膵臓症候群（第2版）―その他の膵臓疾患を含めて―，日本臨牀社，大阪，p231-236, 2011
10) Sanfey H, et al：Pseudocysts of the pancreas, a review of 97 cases. Am Surg **60**：661-668, 1994
11) 厚生労働省科学研究費補助金（難治性疾患克服研究事業）難治性膵疾患に関する調査研究班：膵炎局所合併症（膵仮性囊胞，感染性被包化壊死等）に対する診断・治療コンセンサス．膵臓 **29**：777-818, 2014
12) 厚生労働省難治性膵疾患に関する調査研究班，日本膵臓学会：膵仮性囊胞の内視鏡治療ガイドライン．膵臓 **24**：571-593, 2009

D 膵外分泌腫瘍

1 膵癌

a｜概念と定義

膵癌は膵臓に原発した癌腫であり，膵内胆管，十二指腸あるいは十二指腸乳頭部に発生したものは含まれない．膵原発の癌腫の約90％は膵管上皮から発生する浸潤性膵管癌であり（表1）[1]，一般的に膵癌といえば浸潤性膵管癌を指す．わが国の膵癌診療ガイドラインも浸潤性膵管癌を対象にしている．

b｜分類，病理

浸潤性膵管癌は組織学的には腺癌，腺扁平上

表1 膵原発腫瘍の組織学的分類

[1] 上皮性腫瘍　Epithelial neoplasms
　A．外分泌腫瘍　Exocrine neoplasms
　　1．漿液性腫瘍　Serous neoplasms（SNs）
　　2．粘液性嚢胞腫瘍　Mucinous cystic neoplasms（MCNs）
　　3．膵管内腫瘍
　　　a）膵管内乳頭粘液性腫瘍　Intraductal papillary mucinous neoplasms（IPMNs）
　　　b）膵管内管状乳頭腫瘍　Intraductal tubulopapillary neoplasms（ITPNs）
　　　c）膵上皮内腫瘍性病変　Pancreatic intraepithelial neoplasia（PanIN）
　　4．浸潤性膵管癌　Invasive ductal carcinomas（IDCs）
　　　a）腺癌　Adenocarcinoma
　　　　ⅰ）高分化型　Well differentiated type（wel）
　　　　ⅱ）中分化型　Moderately differentiated type（mod）
　　　　ⅲ）低分化型　Poorly differentiated adenocarcinoma（por）
　　　b）腺扁平上皮癌　Adenosquamous carcinoma（asc）
　　　c）粘液癌　Mucinous carcinoma（muc）
　　　d）退形成癌　Anaplastic carcinoma
　　　　ⅰ）多形細胞型退形成癌　Pleomorphic type
　　　　ⅱ）紡錘細胞型退形成癌　Spindle cell type
　　　　ⅲ）破骨型多核巨細胞を伴う退形成癌　with osteoclast-like giant cells
　　5．腺房細胞腫瘍　Acinar cell neoplasms（ACNs）
　B．神経内分泌腫瘍　Neuroendocrine neoplasms（NENs）
　　1．神経内分泌腫瘍　Neuroendocrine tumors（NETs，G1，G2）
　　2．神経内分泌癌　Neuroendocrine carcinoma（NEC）
　C．併存腫瘍　Combined neoplasms
　D．分化方向の不明な上皮性腫瘍　Epithelial neoplasms of uncertain differentiation
　　1．充実性偽乳頭状腫瘍　Solid-pseudopapillary neoplasm（SPN）
　　2．膵芽腫　Pancreatoblastoma
　E．分類不能　Unclassifiable
　F．その他　Miscellaneous
[2] 非上皮性腫瘍
　各当該規約などで規定．
　（血管腫 Hemangioma，リンパ管腫 Lymphangioma，平滑筋肉腫 Leiomyosarcoma，悪性リンパ腫 Malignant lymphoma，傍神経節腫 Paraganglioma，その他 Others）

［日本膵臓学会：膵癌取扱い規約，改訂第7版，金原出版，東京，2016を改変して引用］

表2　膵癌の膵局所進展度（T）分類とリンパ節（N）分類

膵局所進展度（T）分類

主病巣の膵局所進展度はT分類で記載するが，さらに詳細には，局所進展度因子（CH, DU, S, RP, PV, A, PL, OO）の記号で記載できる．

TX：膵局所進展度が評価できないもの
T0：原発腫瘍を認めない
Tis：非浸潤癌
T1：腫瘍が膵臓に限局しており，最大径が20 mm以下である
　　T1a　最大径が5 mm以下の腫瘍
　　T1b　最大径が5 mmを超えるが10 mm以下の腫瘍
　　T1c　最大径が10 mmを超えるが20 mm以下の腫瘍
T2：腫瘍が膵臓に限局しており，最大径が20 mmを超えている
T3：腫瘍の浸潤が膵を越えて進展するが，腹腔動脈幹（CA）もしくは上腸間膜動脈（SMA）に及ばないもの
T4：腫瘍の浸潤が腹腔動脈幹（CA）もしくは上腸間膜動脈（SMA）に及ぶもの

リンパ節（N）分類

領域リンパ節（Regional lymph nodes）

膵臓における領域リンパ節は腫瘍の占拠部位に関わらず5，6，7，8a，8p，9，10，11p，11d，12a，12b，12p，13a，13b，14p，14d，17a，17b，18と定義する．これ以外のリンパ節（1，2，3，4，15，16a2，16b1）および3群リンパ節を越えるリンパ節（16a1，16b2など）に転移を認めた場合は予後不良であることより M1 として扱う．

リンパ節転移の記載法

切除例では，リンパ節番号ごとに郭清個数と転移個数を記載する．
（1）リンパ節転移の程度（N）
　　NX：領域リンパ節転移の有無が不明である
　　N0：領域リンパ節に転移を認めない
　　N1：領域リンパ節に転移を認める
　　　　N1a：領域リンパ節に1〜3個の転移を認める
　　　　N1b：領域リンパに4個以上の転移を認める

［日本膵臓学会：膵癌取扱い規約，改訂第7版，金原出版，東京，2016を改変して引用］

皮癌，粘液癌，退形成癌に分けられ（**表1**），もっとも多いのは腺癌で浸潤性膵管癌の86％を占める．膵癌登録報告2007のデータでは腺癌切除例の3年生存率は，高分化型29.6％，中分化型15.4％，低分化型5.9％と，分化度が低くなるにつれ予後が悪くなる[2]．

膵癌は解剖学的な発生部位（頭部，体部，尾部）により臨床症状，進展様式，術式，予後が異なる．発生部位分類は日本膵臓学会（JPS）膵癌取扱い規約第6版ではUnion for International Cancer Control（UICC）第7版と体部の定義が異なっていたが，JPS膵癌取扱い規約第7版では同じになった．頭部（鉤状突起を含む）と体部の境界は上腸間膜静脈（SMV）・門脈（PV）の左縁で，体部と尾部の境界は大動脈の左縁とされた．すなわち，体部は腹腔動脈（CA）と上腸間膜動脈（SMA）の根部にあたるので，膵体部癌はCAやSMAに浸潤しやすい癌といえる．

進展度分類（TNM，Stage）もJPS膵癌取扱い規約第6版とUICC第7版で大きく異なっていたが，JPS膵癌取扱い規約第7版ではUICCとの整合性が図られた（**表2**）．膵局所進展度（T）分類では，T4はCA，SMAへの浸潤例であり，これは一般的には切除の対象とはならない局所進行膵癌に相当する．さらにT1は腫瘍径からT1a，T1b，T1cに細分された．リンパ節（N）分類は，JPS膵癌取扱い規約第6版までの

表3 膵癌の切除可能性分類（resectability classification）

切除可能（Resectable）：R
SMV/PVに腫瘍の接触を認めない，もしくは接触・浸潤が180度未満でみられるが閉塞を認めないもの．SMA，CA，CHAと腫瘍との間に明瞭な脂肪組織を認め，接触・浸潤を認めないもの．

切除可能境界（Borderline resectable）：BR
門脈系と動脈系の浸潤により細分する．
　BR-PV（門脈系への浸潤のみ）
　　SMA，CA，CHAに腫瘍の接触・浸潤は認められないが，SMV/PVに180度以上の接触・浸潤あるいは閉塞を認め，かつその範囲が十二指腸下縁を越えないもの（注1）．
　BR-A（動脈系への浸潤あり）
　　SMAあるいはCAに腫瘍との180度未満の接触・浸潤があるが，狭窄・変形は認めないもの．CHAに腫瘍の接触・浸潤を認めるが，固有肝動脈やCAへの接触・浸潤を認めないもの（注2）．

切除不能（Unresectable）：UR
遠隔転移の有無により細分する．
　UR-LA（局所進行）
　　SMV/PVに腫瘍との180度以上の接触・浸潤あるいは閉塞を認め，かつその範囲が十二指腸下縁を越えるもの．SMAあるいはCAに腫瘍との180度以上の接触・浸潤を認めるもの．CHAに腫瘍の接触・浸潤を認め，かつ固有肝動脈あるいはCAに接触・浸潤が及ぶもの．大動脈に腫瘍の接触・浸潤を認めるもの．
　UR-M（遠隔転移あり）
　　M1（領域リンパ節以外の転移を有する場合も含む）症例．
　　3群以遠のリンパ節転移・群分類に入らないものも遠隔転移とする．

注1：画像上，腫瘍のSMV/PVへの接触・浸潤あるいは閉塞が，十二指腸下縁以遠に進展している場合，再建が困難となるため．
注2：門脈系と動脈系ともに接触もしくは浸潤例はBR-Aとする．
SMV：上腸間膜静脈，PV：門脈，SMA：上腸間膜動脈，CA：腹腔動脈，CHA：総肝動脈

［日本膵臓学会：膵癌取扱い規約，改訂第7版，金原出版，東京，2016を改変して引用］

群分類が予後を必ずしも反映しないことから，第7版ではより予後を反映するリンパ節転移個数が採用された．腫瘍の占拠部位に関係なく領域リンパ節が定義され（表2），N1はリンパ節転移個数によりN1aとN1bに細分された．Stage分類もJPS膵癌取扱い規約第7版とUICC第7版はほぼ同様となった．これまでのわが国のStage分類は膵癌登録のデータをもとに，生存曲線が層別化できることを目的に作成されてきたが，膵癌取扱い規約第7版では予後の層別化よりも治療方針に重点をおいて作成された．すなわち，StageⅡまでは切除可能（R）膵癌であり，StageⅢは切除可能境界（BR-A）膵癌あるいは局所進行切除不能（UR-LA）膵癌，StageⅣは遠隔転移（UR-M）膵癌に相当する．なお，R，BR，UR分類については後述する．

膵癌が切除の対象となる頻度が他の消化器癌に比べてきわめて低いのは，局所因子として大血管浸潤をきたしやすいことが挙げられる．局所因子により切除が困難な膵癌については，その定義を明確にしないと治療成績や治療方針を論議することはできない．わが国では局所進行膵癌に対する切除適応基準は統一されたものがなかったが，JPS膵癌取扱い規約第7版では切除可能性分類が定義された（表3）．この分類は膵dynamic CT画像に基づくものであり，膵臓外科医が中心となり，内科医，画像診断医，病理医との協議を重ねることで，客観的で受け入れやすい基準を目指して作成された．膵癌切除術式の根治度の目安は，癌遺残度（R）から判定され，肉眼的にも組織学的にも癌遺残のないR0，組織学的に癌遺残のあるR1，肉眼的に癌

遺残のある R2 に分類されるが，R 分類は重要な予後規定因子である．膵癌の切除可能性分類を癌遺残度からみると，R は通常の切除（標準切除）により R0 が達成可能なもので，BR は標準切除のみでは R1/R2 となる可能性の高いもので，UR は遠隔転移のあるもの（UR-M）と遠隔転移を認めないが他臓器浸潤や大血管浸潤を伴い通常は切除の対象外とされるもの（UR-LA）である．

c 疫　学

膵癌は全世界的に増加傾向にあり，厚生労働省の2014年人口動態統計をみると，悪性新生物による総死亡数は 368,103 人で，うち男性 218,397 人，女性 149,706 人であり，部位別死亡順位では膵癌は男性で5位，女性で4位である．

膵癌の年間罹患数を推計値でみると，2015 年のがん統計予測（がん情報サービス ganjoho.jp）では，罹患数は 38,700 人で，死亡数推計は 32,800 人である．膵癌は罹患数と死亡数がほぼ同数であることから，いかに難治癌であるかが分かる．米国では1975年から癌登録が開始され，部位別の罹患率，死亡率，5 年相対生存率が公表されているが，2013 年のデータをみると，膵癌の罹患数は 45,220 人で死亡数は 38,460 人なのに対して，乳癌の罹患数は 234,580 人で死亡数は 40,030 人である[3]．米国ではいずれ膵癌の死亡数が乳癌を超えると予測されている．

膵癌の性差，好発年齢について日本膵臓学会膵癌登録 2001～2004 年の集計 2,617 例でみると[2]，男女比は 1.5：1.0 で，年齢別の割合は 60～69 歳が 35.8％ともっとも多く，次いで 70～79 歳が 30.9％，50～59 歳が 22.4％となっている．

d 発生機序

浸潤性膵管癌の大部分は，微小な膵管分枝を発生母地とした前癌病変である膵上皮内腫瘍性病変（pancreatic intraepithelial neoplasia：PanIN）から発生する．PanIN は異型の程度により軽度異型の PanIN-1，中等度異型の PanIN-2，高度異型の PanIN-3 に分けられる．PanIN-1, -2 は従来の呼称では過形成・異形成とされる病変にあたり，PanIN-3 は上皮内癌と同義である．PanIN 分類は形態的特徴により行われるが，それぞれに遺伝子学的異常が関連している．PanIN-1 ではテロメア長の短縮と KRAS の活性化型突然変異がみられ，PanIN-2 では CDKN2A の発現消失がみられ，PanIN-3 では TP53, SMAD4 の発現消失がみられる．PanIN が浸潤性膵管癌に進展するには分子異常の蓄積が必要である．

KRAS は PanIN-1 の 99％に変異がみられることから，発癌の初期段階に重要な役割を果たしている．CDKN2A（サイクリン依存性キナーゼ阻害 2A，p16）は癌抑制遺伝子で，細胞周期を促進させる CDK4 に結合し，cyclin D1 との相互作用を阻害して細胞回転を止め，細胞増殖を抑制する．TP53 はヒト癌でもっとも広範に異常をきたしている腫瘍抑制遺伝子で，TP53 は転写因子として働き，主に DNA 障害性の刺激に反応して下流遺伝子を活性化し，細胞回転の停止，細胞死の誘導などを行う．SMAD4 は PanIN-3 の 50％程度，浸潤性膵管癌の 90％ほどで発現が消失している．SMAD4 の発現消失は TGF-β からの増殖抑制的信号の喪失を意味し，膵癌の予後不良や広範な転移との相関が指摘されている．

e リスク因子

膵癌のリスク因子には以下のものがある．家族歴としては膵癌家族歴，家族性膵癌，遺伝性疾患としては遺伝性膵炎，遺伝性乳癌卵巣症候群，Peutz-Jeghers 症候群，家族性異型多発母斑黒色腫症候群，遺伝性非ポリポージス大腸癌（Lynch 症候群），家族性大腸腺腫ポリポージスがある．合併疾患としては糖尿病，慢性膵炎，膵管内乳頭粘液性腫瘍（IPMN），膵囊胞，肥満が挙げられ，嗜好としては喫煙，大量飲酒，職業として塩素化炭化水素環境での労働従事者が指摘されている．わが国でも欧米と同様に膵癌

患者の 3〜7% は膵癌の家族歴がある．家族性膵癌とは「第一度近親者（親，兄弟姉妹，子）に 2 人以上の膵癌患者の家系に発生する膵癌で，既知の遺伝性膵癌症候群を除いたもの」と定義されるが，この家族における膵癌標準化罹患率は一般集団の 6.79 倍と高い．

IPMN は膵癌の発癌母地となる．IPMN 由来浸潤癌は主膵管型 IPMN に多く，IPMN に併存した通常型膵管癌は分枝型 IPMN に多い．壁在結節のない分枝型 IPMN の患者 349 人を 3.7 年（中央値）経過観察した研究では，2.5% に IPMN 由来膵癌，2% に併存膵癌が認められたと報告されている[4]．

f 病 態

浸潤性膵管癌の進展様式としては，リンパ節転移や肝転移などの遠隔転移のほか，直接浸潤として膵内胆管浸潤による閉塞性黄疸，十二指腸浸潤による消化管閉塞があるが，膵癌に特徴的なものは膵内神経周囲浸潤と膵外神経叢浸潤であり，それぞれ膵癌の 90%，70% にみられる．膵内神経周囲浸潤は，神経束に沿って癌が進展し，膵外神経叢に連続的に及ぶことが多い．膵臓の解剖学的特徴としては，SMA や CA などの大血管と膵実質との間に膵外神経が分布していることである．浸潤性膵管癌は，神経親和性に富み，膵内神経周囲浸潤から膵外神経叢浸潤へと進展し，さらに大血管周囲神経叢浸潤をきたして治癒切除を困難なものとし，これが予後不良の大きな要因となっている．

癌の神経周囲浸潤は，膵癌以外でも予後不良因子として注目され，最近では膵癌をはじめ，様々な癌で分子生物学的アプローチによる病態の解明が進んでいる[5]．膵癌細胞の周囲では神経線維が太くなっていることから，膵癌細胞から何らかの神経増殖因子が放出されていると考えてきた．向神経因子として膵癌では，Artemin などの glial cell-derived neurotrophic factor（GDNF）family が知られており，これらは末梢神経浸潤を促し，腫瘍細胞の増殖と生存を促進する．

膵癌は診断時にすでに 80% の症例が転移を伴っているが，膵癌は発育・進展が他の固形癌に比べて早いのかについてはこれまで議論のあるところであった．Yachida ら[6]は，転移を伴う膵癌患者の剖検献体から主腫瘍巣と転移巣の詳細なゲノム比較解析を行い，発癌から転移までの時間をシミュレーションした．発癌から親クローンが出現するまでの時間（T1）の平均は 12 年，初代クローンの中に転移性のサブクローンが出現するまでの時間（T2）の平均は 7 年，その後死亡するまでの時間（T3）の平均 3 年であることを明らかにした．膵癌患者のほとんどは，この計 22 年間の最後の段階で診断されており，膵癌の予後が不良な理由は，癌の自然史の中で診断が遅れているためと結論づけている．膵癌の腫瘍径別の転移陽性率が腫瘍径 1 cm で 28%，2〜3 cm で 73〜94% であることから[7]，膵癌は径 1 cm 未満で診断されないと他の固形癌と予後が同等とはいえない．径 2 cm 以下の小膵癌の割合は，ここ 20 年間 10% 程度で変化していないことから，小膵癌の診断方法の開発が望まれる．

g 臨床症状・所見

膵頭部癌では，胆道の狭窄・閉塞による黄疸，瘙痒，褐色尿，発熱，右季肋部痛が出現し，膵管の狭窄・閉塞による膵炎症状や，腫瘍の膵外神経叢浸潤による背部痛がみられる．膵の内外分泌機能低下により糖尿病の発生や急性増悪，脂肪性下痢や体重減少がみられる．とくに数ヵ月から半年単位での急激な体重減少は，膵頭部膵管閉塞による尾側膵の萎縮に起因する膵外分泌機能低下に伴う消化吸収障害による．癌の消化管浸潤のため，食欲不振，嘔吐，消化管出血などを症状として訴えることがある．腫瘍そのものを腹部腫瘤として触知したり，腹膜転移をきたすと腹水の発生による腹部膨満やさらには腸閉塞を発生することもある．

膵体尾部癌では無症状で発見される場合もあ

るが，初発症状としては上腹部痛，背部痛が多い．体重減少，腹部膨満感，糖尿病の増悪などが診断のきっかけになることもある．無症状率は膵体尾部癌では20％と頭部癌の7％より高い．膵体尾部癌では無症状であることが多いため，より進行した状態で発見されることが多い．なお，背部痛を伴う膵癌は膵外神経叢浸潤を強く示唆し，背部痛は予後不良因子といわれている．

h 診　断

　膵癌の診断法には，各種腫瘍マーカーを用いた血清学的診断，腹部超音波検査（US）や腹部CTなどの画像診断，細胞診・組織学的診断がある．診断の基本は，非侵襲的な検査でスクリーニングを行い，膵癌の疑いのある症例を絞り込んだ上で，より精度の高い検査で質的診断を進めることである．JPSの膵癌診療ガイドライン[8]によれば，診断のファーストステップとして血中膵酵素測定，CA19-9，DUPAN-2，Span-1，CEAなどの腫瘍マーカー測定，腹部USを行う．腹部USなどのスクリーニング検査で膵管拡張や囊胞性病変，腫瘍性病変を検出し，膵癌が疑われたなら，さらにセカンドステップとして治療方針決定のための質的診断，臨床病期の情報を得るために，腹部造影CTやMRI（MRCP），超音波内視鏡検査（EUS）を行い，さらに内視鏡的逆行性膵管造影（ERP），PET（PET-CT）を行う．確定診断法としては，細胞診・組織診があるが，R症例で切除を先行させる場合は必須ではない．しかし，BRやUR症例で術前化学療法や化学放射線療法を行う場合は，細胞診または組織診で腺癌の確定を得ることが必須である．

　膵酵素は，癌により膵管が狭窄し膵炎をきたすことで血中に逸脱し上昇するため，小膵癌でも高値を示すことがあるが，組織の破壊が著しくなる進行膵癌ではむしろ基準値ないし低値を示す傾向にある．エラスターゼ1は膵炎で血中へ逸脱後，アミラーゼよりも長期にわたって残存し高値を示すことから，膵癌の早期発見における有用性は高いとされる．

　腫瘍マーカーは，CA19-9が進行度ともよく相関し，スタンダードであるが，DUPAN2はCA19-9が陰性のときや腫瘍径が小さいときでも高値を示すことがある．Span-1はCA19-9と相関するのでDUPAN-2の有用性が高い．

　造影CTは，膵dynamic CTなど膵に特化したプロトコールで撮影することが勧められており，thin-slice MDCTによる3相・4相撮影が推奨される．なお，膵癌取扱い規約第7版では膵dynamic CTの具体的な撮影法が記載されている[1]．膵癌は，単純CTでは正常膵実質と差を認めないことが多いが，造影剤を用いると早期相（動脈相）では膵実質と比較して全体あるいは一部がlow densityを示し，後期相（門脈相）では線維化を反映してやや造影される腫瘤像として描出される．

　EUS-FNA（EUS下穿刺吸引生検法）は，EUSを用いてリアルタイムに観察しながら，病変内に19〜25Gの穿刺針を刺入・吸引し，細胞・組織を採取し，病理診断を得る方法である．本法による膵癌の診断能（細胞診・組織診）は高く，正診率は90％以上と報告されている．

i 内科的治療

1 全身化学（放射線）療法

　切除不能膵癌に対する初回化学療法は，1990年代後半にゲムシタビン（GEM）の有効性が確認され，わが国で2001年に保険承認されたことから始まる．その後，様々な治療開発が行われてきたが，最近，FOLFIRINOX療法とGEM＋ナブパクリタキセル併用（G-nP）療法の確立により，切除不能膵癌に対する初回化学療法が大きく変わってきた．これらの2つの治療は従来のGEM単独に比べ，非常に優れた効果が期待できるものの，膵癌は依然として難治癌であり，病状の増悪は必発である．そこで，有効な二次化学療法が必要となるが，標準的な二次化学療法は確立しているとはいえない．わが国で

Column 14

膵癌の早期診断

1 膵癌の発癌機序と早期診断

膵癌（PC）は大半が膵管癌であり，Kras, p16, p53, SMAD4 などが正常膵管上皮に関与し発癌に至る可能性が推測されている[1]．近年，正常膵管上皮から癌化に約11.8年，癌の増大に約6.8年，転移に約2.6年を要する可能性が報告され[2]，癌が膵管内から浸潤するまでの間に画像診断・検査を介入できれば，早期診断へ繋がる可能性が示唆されている[3]．

2 危険因子・家族歴と地域病診連携

膵癌診療ガイドライン2013年版では，危険因子を複数以上有する場合を高危険群として膵に関する検査を推奨している[4]．とくに膵嚢胞と膵管内乳頭粘液性腫瘍（IPMN）を前癌病変に位置づけ，慎重な経過観察を推奨している．近年，IPMNの経過観察にEUSを定期的に介入すると，併存するPCの早期診断に繋がる可能性が報告されている[5]．また欧米に引き続き国内でも家族性膵癌の登録研究が開始され，今後，早期診断に関する成果が期待される．一方，地域病診連携を基軸として危険因子を地域医療圏に啓発し，医師会との協働で早期診断の成果を挙げている地域もみられる[3]．

3 早期診断の目標

2012年に日本膵臓学会が公表した膵癌登録では，腫瘍径1cm以下の5年生存率は約80%と報告されており，約2/3の症例がStage Iaに相当することから[1]，今後，長期予後が期待できる早期診断の目標として"腫瘍径1cm以下"は妥当であると考えられる．

4 腫瘍径1cm以下の膵癌の臨床像

約40%が無症状であり，CEAやCA19-9の陽性率も低率である．大半は膵嚢胞性病変，膵管拡張などの間接所見を契機に診断されている．腹部USや造影CTでは腫瘍の直接描出率は低率であるが，EUSは高率に直接描出が可能で，EUS-FNAの正診率も良好と報告されている[3]．

5 膵上皮内癌の診断

さらに長期予後が期待される膵上皮内癌の報告例はきわめて少数であるが，USやCTで指摘された主膵管の軽微な拡張を契機にMRCP，EUSおよび内視鏡的逆行性胆道膵管造影（ERCP）で限局的膵管狭窄を同定し，内視鏡的経鼻膵管ドレナージを留置して，複数回の膵液細胞診を行う方法の有用性が報告され[6]，膵癌診療ガイドライン2013年版でも推奨されており，今後さらなる検討が必要である．

膵癌早期診断成績の向上には，従来のUSやCTを用いた"腫瘍を同定"からMRCPやEUSを用いた"膵管の異常"の捕捉に診断のアルゴリズムを変換する必要がある．

文献

1) Hruban RH, et al : Pancreatic intraepithelial neoplasia : a new nomenclature and classification system for pancreatic duct lesions. Am J Surg Pathol **25** : 579-586, 2001
2) Egawa S, et al : Japan Pancreatic Cancer Registry ; 30th Year Anniversary. Pancreas **41** : 985-992, 2012
3) Hanada K, et al : Effective screening for early diagnosis of pancreatic cancer. Best Pract Res Clin Gastroenterol **29** : 929-939, 2015
4) 日本膵臓学会膵癌診療ガイドライン改定委員会：科学的根拠に基づく膵癌診療ガイドライン2013年版，金原出版，東京，2013
5) Kamata K, et al : Value of EUS in early detection of pancreatic ductal adenocarcinomas in patients with intraductal papillary mucinous neoplasms. Endoscopy **46** : 22-29, 2014
6) Iiboshi T, et al : Value of cytodiagnosis using endoscopic nasopancreatic drainage for early diagnosis of pancreatic cancer. Pancreas **41** : 523-529, 2012

はS-1が保険承認されていることから，実際の臨床における二次治療は，一次治療がGEMベースであればS-1を中心としたフッ化ピリミジン系薬の治療を行い，一次治療がフッ化ピリミジン系薬ベースであればGEMベースの治療を行うことが適当であると考えられる．また，膵癌診療ガイドライン2013年版では，化学放射線療法（chemoradiotherapy：CRT）は化学療法と並んで局所進行膵癌に対する一次治療として推奨され，標準治療の1つとして位置づけられている[9]．

1）遠隔転移例の治療戦略

わが国では2013年12月にFOLFIRINOX療法，2014年12月にG-NP療法が承認され，現在，遠隔転移例に対する治療はGEM単剤，S-1単剤，GEM＋エルロチニブ（GE）療法に2つの治療法を加えた5つから選択できる時代となった．FOLFIRINOX療法は非常に強力な治療であり，日本人では発熱性好中球減少症の頻度が22.2％と報告されていて[10]，重篤な副作用が高頻度に認められることから，適用には厳格な基準を必要とする（**表4**）．さらに，化学療法に十分な経験のある医師のもとで，緊急時に適切な対応ができる施設で行う必要がある．FOLFIRINOX療法の適格基準に合致しない，もしくは患者が希望しない場合はG-NP療法の適用を検討し，ECOG performance status（PS）2の症例や75歳以上の高齢者にはGEM単剤が適当である．間質性肺炎合併例ではS-1が選択肢となりうるが，GEMに比べて消化器毒性が強い傾向にあり，腎機能低下例ではクレアチニンクリアランス値に応じて減量することが勧められる．GE療法はGEM単剤と比較し優越性を示しているものの，有効性の差はそれほど大きくなく，間質性肺炎や皮疹などの副作用が問題となることから，G-NP療法が承認された後はほとんど使用されなくなっている．

2）局所進行例の治療戦略

FOLFIRINOX療法やG-NP療法は遠隔転移例のみを対象として有効性が証明され，局所進行例では十分に評価されていない．したがって，2014年の膵癌診療ガイドライン一部改訂では，局所進行膵癌に対する化学療法はGEM単剤とS-1単剤のみが推奨されている．局所進行例に対するGE療法はGEMとの比較試験でむしろ全生存期間の成績が不良であった[15]ことから推奨から外れている．FOLFIRINOX療法やG-NP療法の良好な治療成績は局所進行膵癌に関しても期待されているため，今後臨床試験の実施が必要と考えられる．

一方，局所進行膵癌の治療はCRTも選択肢の1つであり，日本ではS-1併用，欧米ではカペシタビン併用のCRTが多く行われている．CRTにより長期生存が得られる症例が存在する一方，早期に遠隔転移が出現し，本来CRTが適応とならない症例も存在する．このことはCTなどの画像では捉えられない微小な転移の存在，あるいは診断時には局所進行であっても潜在的に遠隔転移の性質をもった症例が存在することを示唆する．CRTは化学療法と比較すると有害事象が強い傾向にあり，「真に局所進行」に行うべきである．この「真に局所進行」の患者を選択するために，CRTの前に導入化学療法を実施することも検討されている．

これまでのところ局所進行膵癌の治療において，化学療法とCRTの優劣はついておらず，どう使い分けるかも含め，一定の見解は得られていない[11-15]（**表5**）．

表4 FOLFIRINOX療法：適応の原則

- ECOG PS 0-1
- 65歳未満
- 良好な骨髄機能
  - 好中球数 2,000/mm³以上
  - 血小板数 10万/mm³以上
- 黄疸を認めない
- 下痢がない
- 以下の*UGT1A1*遺伝子多型をもたない
  - ホモ（*UGT1A1*6/*6, UGT1A1*28/*28）接合体
  - ダブルヘテロ（*UGT1A1*6/*28）接合体
- 中等度～高度の腹水がない

表5 化学放射線療法と化学療法の主なランダム化比較試験

報告者・Group（年）	導入化学療法	レジメン	維持化学療法	n	MST（月）	p値
ECOG[11]（1985）	—	40 Gy+5-FU	5-FU	47	8.3	n.s.
		5-FU	5-FU	44	8.2	
GITSG[12]（1988）	—	54 Gy+5-FU	SMF	22	10.5	0.02
		SMF	SMF	21	8.0	
FFCD/SFRO[13]（2008）	—	60 Gy+5-FU+CDDP	GEM	59	8.6	0.03
		GEM	GEM	60	13.0	
ECOG[14]（2011）	—	50.4 Gy+GEM	GEM	34	11.1	0.017
		GEM	GEM	37	9.2	
Hammel[15]（2016）	GEM or GEM+エルロチニブ	54 Gy+Cape	なし or エルロチニブ	133	15.2	0.8295
		GEM or GEM+エルロチニブ		136	16.4	

MST：median survival time，生存期間中央値．n.s.：not significant，非有意．SMF：ストレプトゾシン＋マイトマイシンC＋5-FU，CDDP：シスプラチン，Cape：カペシタビン，5-FU：フルオロウラシル

　日本臨床腫瘍研究グループ（Japan Clinical Oncology Group：JCOG）は導入化学療法の意義をみる臨床試験を実施している．S-1併用CRTから開始する群（A群）とGEMによる導入化学療法を3ヵ月施行した後にS-1併用CRTを行う群（B群）とを比較したランダム化比較第Ⅱ相試験（JCOG1106試験）であり，結果の公表が待たれる．

2 疼痛管理

　膵癌は早期から腹痛や背部痛などの症状を認めることが多く，膵癌診療ガイドライン2013年版では診断初期から疼痛管理をはじめとした支持療法の重要性が記載されている[9]．痛みの治療は鎮痛薬や神経叢ブロック，放射線治療などが行われるが，鎮痛薬の使用が主役となる．がん性疼痛は発生する部位により，侵害受容体性疼痛（内臓痛/体性痛，炎症を伴う/伴わない），神経障害性疼痛（知覚神経の圧迫・浸潤）が混合的に起きて生じると考えられている．鎮痛薬それぞれの特徴を理解し，痛みの原因にあったものを使用する．

1）非ステロイド性抗炎症鎮痛薬（non-steroidal anti-inflammatory drugs：NSAIDs）

　NSAIDsはプロスタグランジン生合成阻害薬である．骨転移による体動痛や腫瘍による局所の炎症が痛みに関与していると考えられる場合に有効である．

2）オピオイド

　比較的弱い痛みに対してはコデインやトラマドールが用いられ，強い痛みに対してはモルヒネ，オキシコドン，フェンタニルを用いる．特定のオピオイドを用いて用量調節をしても痛みがとれない場合は，オピオイドの種類変更により有効となることがある．オピオイドは嘔気，眠気，便秘などの副作用を認め，あらかじめ患者に不安のないよう対策を十分説明しておく必要がある．副作用が強い場合はオピオイドの種類を変えることで軽減することが多い．オピオイドの副作用に十分な量が使えない場合や鎮痛効果が不十分なときに他のオピオイドに変更することをオピオイドローテーションという．オピオイドローテーションは換算表（表6）[16]を参考に行う．

3）鎮痛補助薬

　鎮痛補助薬は主たる薬理作用には鎮痛作用を有しないが，鎮痛薬と併用することにより鎮痛効果を高め，特定の状況下で鎮痛効果を示す薬物であり，神経障害性疼痛が疑われるときに併用する．膵癌では，原発巣が腹腔神経叢に浸潤

表6 オピオイドの換算表

	静脈内投与・皮下投与	経口投与	直腸内投与	経皮投与
モルヒネ	10～15 mg	30 mg	20 mg	
コデイン		200 mg		
トラマドール		150 mg		
オキシコドン	15 mg	20 mg		
フェンタニル	0.2～0.3 mg			※

　モルヒネ経口 30 mg を基準とした場合に，計算上等力価となるオピオイドの換算量を示す．
※フェンタニル貼付剤については添付文書の換算表を参照．12.5 μg/時に相当する．
［日本緩和医療学会緩和医療ガイドライン委員会（編）：がん疼痛の薬物療法に関するガイドライン 2014 年版．金原出版．東京，p50, 2014 より引用］

した際の疼痛でNSAIDsやオピオイドのみでは効果が不十分な場合にプレガバリンが著効することをしばしば経験する．

4）レスキュー

　痛みが出てきたら，定時オピオイドの1日量の10～20％の速効性薬を内服する．痛みが出始めた時点で，より早く内服させることがレスキューをより有効にする．1日の決まった時間に痛みが出る場合はその時間に定時内服させ，ある特定の動作に伴い痛みが出る場合はその30分前に内服させる．

5）腹腔神経叢ブロック

　「がん疼痛の薬物療法に関するガイドライン」では腹腔神経叢ブロックは，膵癌などによる上腹部の痛みを中等度緩和するとともに，オピオイド使用量を低下させることにより便秘を軽減する可能性があるとされている[16]．最近では，内視鏡超音波下にEUSガイド下腹腔神経叢ブロックも行われている．

3 栄養管理

　膵癌の臨床症状として高頻度で悪液質がみられる．悪液質は，癌によって惹起される全身性の炎症反応として生体内から生じるIL-6, IL-1β, IL-8, TNF-α などのサイトカインが原因とされる．これらのサイトカインがインスリン抵抗性の増悪，脂質分解の亢進，蛋白代謝の亢進に関与し，食欲低下，体脂肪・筋肉の喪失による著明な体重減少，PS低下の原因となる．切除不能進行膵癌に対しては，全身の炎症が関与するという疾患の特性上，栄養指導のみで栄養状態の改善を達成することは難しい．現状では食べたいときに食べたいだけ食事を摂る，食べやすくてカロリーの高いものを摂るというようなことを指導して対応していくほかない．

　近年，炎症性サイトカインの産生を抑制するn-3系脂肪酸や化学療法では，Janus kinase 1/2阻害薬が期待されている．

4 合併症に対する治療

1）胆管閉塞

　膵癌は胆管への浸潤・圧排により胆管閉塞が起こり，閉塞性黄疸や胆管炎を発症する．適切な胆道ドレナージはQOLの改善のみならず，安全な化学療法が可能となり，予後の改善が期待できる．ここ最近，FOLFIRINOX療法やG-NP療法が用いられるようになり，好中球減少などのリスクも高くなった．これらのレジメンを安全に実施するためには，胆道ドレナージを適切に行うことがますます重要となっている．切除不能膵癌に対する中下部胆管閉塞へは開存期間の長い自己拡張型金属ステント（self-expandable metallic stent：SEMS）を内視鏡的に留置することが推奨されている．SEMSの種類としてはcovered typeとuncovered typeがあり，covered typeでより開存期間が長いとされているが，施設ごとの診療体制や患者の状態を考慮してステントを選択する．

2）十二指腸閉塞

膵癌は進行に伴って，十二指腸閉塞を起こすことがある．診断には CT や内視鏡，あるいは内視鏡下での十二指腸造影が有用である．閉塞性黄疸も合併することが多く，その後の治療介入のため，十二指腸主乳頭との位置関係を把握しておくことも重要である．

十二指腸閉塞に対する治療は，予後や全身状態，患者本人や家族の希望を総合的に判断して選択する．全身状態が良好で比較的長期の予後が期待される症例には外科的胃空腸吻合術，それ以外の症例には 2010 年 4 月にわが国で承認された内視鏡的十二指腸ステント挿入術が推奨される[9]．そのほか，胃管や胃瘻による減圧，消化管運動促進薬・制吐薬・オクトレオチドなどの薬剤を使用する緩和医療がある．

j 外科的治療

1 手術療法

通常型膵癌の切除率は日本膵臓学会膵癌登録において 35.4％と報告されている[17]．切除単独での治療成績には限界があり，合併症を最小限に抑えるように努め，術後補助化学療法に速やかに移行することが重要である．

1）根治切除術式

①膵頭十二指腸切除術：以前は 2/3 ほど胃を切除する膵頭十二指腸切除が行われていたが，最近は機能温存の観点から亜全胃温存膵頭十二指腸切除術や幽門輪温存膵頭十二指腸切除術が行われることが多い．National Clinical Database（NCD）において 2013 年の 1 年間で登録された膵頭十二指腸切除術の件数は 10,068 件であり，手術関連死亡率は 3.0％と報告されている[18]．術後合併症は膵瘻が問題となっているが，主膵管径 3 mm 以下の症例に対しては膵管ステント留置による膵瘻予防効果が Motoi らによって示されている[19]．最近では，ソマトスタチンアナログである pasireotide の周術期投与が術後膵瘻の発生率を有意に低下させることが海外の前向き試験で報告されている[20]．

②膵体尾部切除術：膵脾を左側から右側へ脱転して膵切離を行う方法が一般的であるが，治癒切除率の向上目的で，前方アプローチにより先に膵切離を行い，右側から左側へ膵後方組織を確実に剝離していく radical antegrade modular pancreatosplenectomy（RAMPS）を行う施設もある．腹腔動脈や脾動脈根部，総肝動脈に進展を認める場合は，腹腔動脈幹合併膵体尾部切除術（DP-CAR）を適応とし，積極的に R0 切除を目指す施設が増えてきている．Hirano らは，DP-CAR 施行症例 23 例の検討で，5 年生存率 42％と良好な成績を報告した[21]．DP-CAR は通常の膵体尾部切除術とは異なり，術後合併症発生率が高く，虚血性胃炎の合併に注意が必要である．DP-CAR の術前処置として，術後の肝虚血予防に総肝動脈を塞栓する施設が多い．

③膵全摘術：病変が膵全体に広範囲に進展する場合に適応となる．以前は術後低血糖や栄養面の問題があるため，膵全摘術の適応には消極的な施設が多かったが，インスリン製剤やパンクレリパーゼの登場による膵消化酵素補充薬の発達により，血糖管理や栄養管理が進歩し，膵全摘術を安全に行えるようになってきている．

2）姑息的手術

最近の胆道ステントや消化管ステントを用いた内視鏡治療の目覚ましい発達により，姑息的手術を行う機会は少なくなった．日本膵臓学会の膵癌診療ガイドライン 2013 年版では，切除目的に開腹し非切除となった黄疸を伴う膵癌に対して，胆管空腸吻合術による減黄術，予防的胃空腸吻合術を推奨している[9]．

2 集学的治療

1）術後補助療法

膵癌は外科的切除単独で長期予後が得られる症例は少なく，予後向上のために術後補助療法を行うことが推奨される．術後補助化学療法として S-1 と GEM の治療効果を比較した多施設共同ランダム化比較第Ⅲ相試験（JASPAC-01）では，GEM 群の 2 年生存率 53％に対し S-1 群は 70％で有意に良好であった[22]．この報告に基

づき，わが国ではS-1が術後補助化学療法の第一選択薬となっている．その一方で術後補助化学放射線療法は，R1切除症例に対する有用性を示唆する報告もあるが[23]，現在のところ明確な有用性を示すエビデンスは得られていない．

2）術前補助療法

さらなる治療成績の向上を目指して術前補助療法が試みられている．エビデンスは確立されておらず，臨床研究的治療の位置づけで行われているが，術前補助療法の利点は，術後と比べて全身状態が良好なためコンプライアンスが良好であること，微小転移の制御や切除率の向上により治療成績の向上が期待できること，術前治療の薬剤感受性から術後補助化学療法の薬剤選択に応用できること，などが挙げられる．しかし，感受性が不良な症例では切除機会を喪失する可能性があることや，周術期合併症のリスクを上昇させる可能性があるなどの欠点も伴う．筆者の施設を中心に施行したGEM・S-1併用療法（GS療法）単アームによる術前治療の多施設共同試験では，2年生存率は45.7％，MSTはintention-to-treat（ITT）で19.7ヵ月とポテンシャルを有する結果が示された[24]．現在，国内で手術先行群とGEM・S-1併用による術前治療群を比較する多施設共同ランダム化比較第Ⅲ相試験（Prep-02/JSAP-05）が行われており，近い将来，術前補助療法の効果が明らかにされる予定である．

3）adjuvant surgery（conversion therapy）

近年の化学療法や放射線療法の進歩に伴い，adjuvant surgeryの症例が増えてきている．Satoiらはわが国のadjuvant surgery症例を集計した後方視的研究において，adjuvant surgery施行症例の5年生存率は34％であり，切除しなかった症例と比較して有意に良好なこと，術前治療期間が240日以上の症例は，240日未満の症例よりも有意に予後良好なことを報告している[25]．化学療法や化学放射線療法の治療効果は必ずしもCT所見に反映するとは限らず，resectabilityを治療中に評価する場合には，PETや腫瘍マーカーも含めて総合的に判断するべきである．

k 予 後

日本膵臓学会膵癌登録の報告によると[26]，浸潤癌全体の生存期間中央値（MST）と5年生存率は，1981年から1990年の登録症例では6.7ヵ月・6.7％，1991年から2000年では9.8ヵ月・10.9％，2001年から2007年では14.7ヵ月・13.0％と報告されており，依然として予後不良ではあるが，経時的に予後の向上がみられる（**図1**）．切除例においても1981年から1990年では10.6ヵ月・10.9％，1991年から2000年では12.3ヵ月・13.7％，2001年から2007年では21.0ヵ月・18.8％と予後は改善してきている．切除不能膵癌においても，3年生存率は，1981年から1990年は0.9％，1991年から2000年では0.9％，2001年から2007年では3.1％と報告されており，化学療法の進歩による影響がうかがえる．リンパ節転移は重要な予後規定因子である．膵癌登録報告2007においては[17]，リンパ節転移陰性のMSTは18.5ヵ月，リンパ節転移陽性のMSTは11.7ヵ月であり，リンパ節転移陽性は有意に予後不良である（$p<0.0001$）．Union for International Cancer Control（UICC）の病期別MSTは，膵癌登録報告2007によると，Stage IAで30.8ヵ月，Stage IBで40.0ヵ月以上，Stage ⅡAで26.6ヵ月，Stage ⅡBで17.3月，Stage Ⅲで14.0ヵ月，Stage Ⅳで7.8ヵ月であった[17]．Stage IAやIBの予後は，経時的な改善はみられていないものの，Stage ⅡA以降では経時的な予後の改善がみられている[26]．全国がん（成人病）センター協議会の生存率共同調査で膵癌の10年相対生存率が2016年初頭に公表されたが，全症例895例で4.9％，手術症例334例で11.1％と報告されている．

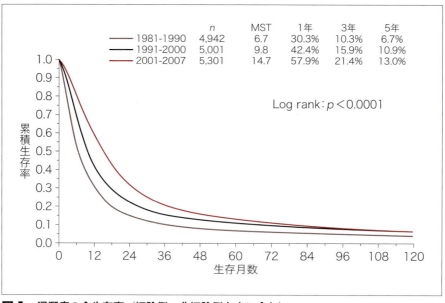

図1 浸潤癌の全生存率(切除例,非切除例ともに含む)

[Egawa S, et al:Japan Pancreatic Cancer Registry;30th year anniversary:Japan Pancreas Society. Pancreas 41:985-992, 2012 を改変して引用]

文献

1) 日本膵臓学会:膵癌取扱い規約,改訂第7版,金原出版,東京,2016
2) 日本膵臓学会膵癌登録委員会:膵癌登録報告2007.膵臓 22:el-e94,2007
3) Siegel R, et al:Cancer statistics, 2013. CA Cancer J Clin 63:11-30, 2013
4) Maguchi H, et al:Natural history of branch duct intraductal papillary mucinous neoplasms of the pancreas. A multicenter study in Japan. Pancreas 4:364-370, 2011
5) Marchesi F, et al:Molecular mechanisms of perineural invasion, a forgotten pathway of dissemination and metastasis. Cytokine & Growth Factor Reviews 21:77-82, 2010
6) Yachida S, et al:Evolution and dynamics of pancreatic cancer progression. Oncogene 32:5253-5260, 2013
7) Egawa S, et al:Clinicopathological aspects of small pancreatic cancer. Pancreas 28:235-240, 2004
8) 日本膵臓学会:膵癌診療ガイドライン 2013,金原出版,東京,2013
9) 日本膵臓学会:科学的根拠に基づく膵癌診療ガイドライン 2016 年版,金原出版,東京,2016
10) Okusaka T, et al:Phase Ⅱ study of FOLFIRINOX for chemotherapy-naive Japanese patients with metastatic pancreatic cancer. Cancer Sci 105:1321-1326, 2014
11) Klaassen DJ, et al:Treatment of locally unresectable cancer of the stomach and pancreas:a randomized comparison of 5-fluorouracil alone with radiation plus concurrent and maintenance 5-fluorouracil--an Eastern Cooperative Oncology Group study. J Clin Oncol 3:373-378, 1985
12) Treatment of locally unresectable carcinoma of the pancreas:comparison of combined-modality therapy (chemotherapy plus radiotherapy) to chemotherapy alone. Gastrointestinal Tumor Study Group. J Natl Cancer Inst 80:751-755, 1988
13) Chauffert B, et al:Phase Ⅲ trial comparing intensive induction chemoradiotherapy (60 Gy, infusional 5-FU and intermittent cisplatin) followed by maintenance gemcitabine with gemcitabine alone for locally advanced unresectable pancreatic cancer. Definitive results of the 2000-01 FFCD/SFRO study. Ann Oncol 19:1592-1599, 2008
14) Loehrer PJ, et al:Gemcitabine alone versus gemcitabine plus radiotherapy in patients with

locally advanced pancreatic cancer : an Eastern Cooperative Oncology Group trial. J Clin Oncol **29**:4105-4112, 2011

15) Hammel P, et al : Effect of chemoradiotherapy vs chemotherapy on survival in patients with locally advanced pancreatic cancer controlled after 4 months of gemcitabine with or without erlotinib: The LAP07 Randomized Clinical Trial. JAMA **17**:1844-1853, 2016

16) 日本緩和医療学会緩和医療ガイドライン委員会(編):がん疼痛の薬物療法に関するガイドライン 2014 年版,金原出版,東京,2014

17) 日本膵臓学会:膵癌登録報告 2007. 膵臓 **22**:e29, e126, e132, 2007

18) 若林 剛ほか:National Clinical Database(消化器外科領域)Annual Report 2014. 日消外会誌 **48**:1032-1044,2015

19) Motoi F, et al : Randomized clinical trial of external stent drainage of the pancreatic duct to reduce postoperative pancreatic fistula after pancreaticojejunostomy. Br J Surg **99**:524-531, 2012

20) Allen PJ, et al : Pasireotide for postoperative pancreatic fistula. N Engl J Med **370**:2014-2022, 2014

21) Hirano S, et al : Distal pancreatectomy with en bloc celiac axis resection for locally advanced pancreatic body cancer : long-term results. Ann Surg **246**:46-51, 2007

22) Uesaka K, et al : Randomized phase Ⅲ trial of adjuvant chemotherapy with gemcitabine versus S-1 for patients with resected pancreatic cancer(JASPAC-01 study). J Cin Oncol **31**(suppl ; abstr 145), 2013

23) Stocken DD, et al ; Pancreatic Cancer Meta-analysis Group : Meta-analysis of randomised adjuvant therapy trials for pancreatic cancer. Br J Cancer **92**:1372-1381, 2005

24) Motoi F, et al : Neoadjuvant chemotherapy with gemcitabine and S-1 for resectable and borderline pancreatic ductal adenocarcinoma : results from a prospective multi-institutional phase 2 trial. Ann Surg Oncol **20**:3794-3780, 2013

25) Satoi S, et al : Role of adjuvant surgery for patients with initially unresectable pancreatic cancer with a long-term favorable response to non-surgical anti-cancer treatments : results of a project study for pancreatic surgery by the Japanese Society of Hepato-Biliary-Pancreatic Surgery. J Hepatobiliary Pancreat Sci **20**:590-600, 2013

26) Egawa S, et al : Japan Pancreatic Cancer Registry ; 30th year anniversary : Japan Pancreas Society. Pancreas **41**:985-992, 2012

Column 15

緩和医療

　緩和ケアと聞いて「終末期医療（ターミナルケア）」を想起する一般市民はいまだ多いが，少なくともがん診療に携わる医師は正しく理解してほしい．世界保健機構（WHO）による緩和ケアの定義は，「生命を脅かす疾患による問題に直面している患者とその家族に対して，痛みやその他の身体的問題，心理社会的問題，スピリチュアルな問題を早期に発見し，的確なアセスメントと対処を行うことによって，苦しみを予防し，和らげることで，クオリティ・オブ・ライフを改善するアプローチ」であり，わが国でも2007年に施行された『がん対策基本法』に関連して，緩和ケアはがん治療の柱の1つとして「早期」からの介入が推奨されている．これは単なる概念論ではなく，進行癌と「診断された時点」から適切な緩和ケア支援を受けることで，患者のQOLがよりよく保たれ，生存期間まで延長することが科学的に立証されている[1]．この場合の支援には，疼痛や嘔気のような身体症状のマネジメントだけでなく，先述の「全人的苦痛」への対処に加え，当該疾患についての教育や治療法の選択（例えば，抗癌薬治療を続けるべきか止めるべきか）に関わる補助なども含まれる．

　もちろん，担当医がそれらすべてに対処するのは困難であり，多職種の専門家で構成された「緩和ケアチーム」と連携することが有用とされるが，少なくとも「基本的な症状マネジメント」は積極的に実践してほしい．実際，WHOが推奨する「三段階除痛ラダー」に沿った鎮痛薬の使用（**図A**）により，がん性疼痛の多くは対処可能であるが，緩和ケアも抗癌薬治療と同じく，標準療法から外れると十分な効果を発揮できない．例を挙げれば，①第一段階であるNSAIDsやアセトアミノフェンを「十分量」用いずにオピオイドのみで対応しようとする，②各薬剤の効果を確認せずに用法用量や薬剤の変更を安易に行う，③（便秘や嘔気など）副作用への対策が不十分，などである．その他の症状としては「せん妄」の合併を見逃し，抗精神薬を用いないまま安易にオピオイドの追加や睡眠薬が使われて，状況を悪化させている例も非常に多い．そのような症例の担当医に共通するのは「自身の未熟さ」を自覚していないことである．基本的緩和ケアを学ぶ第一歩はごく簡単なテキストを一冊熟読することでもよいが，各地で行われている「緩和ケア研修会（PEACEプロジェクト）」に参加することで理解が深まるだろう．がん診療連携拠点病院では「初期研修終了後3年目までの医師」は同研修の受講率を100%とするよう国から義務づけられているが，がん診療に携わる医師は年齢を問わず，同研修を受講し緩和ケアスキルの向上に努めてほしい．

　進行がんのように治癒困難な疾患を有する患者にとって，医療の真の目的（エンドポイント）は「よりよい時間をより長く提供すること」であり，「抗癌薬や放射線照射によるがんの制御」はその手段の1つに過ぎない．筆者はがん薬物療法専門医として抗癌薬の有用性も熟知しているが，進行がんに対して抗癌薬が効果を発揮できる時期は限られている．つまり，進行がん治療の基本は緩和ケアであり，抗癌薬は全身状態良好で臓器機能も保たれているなどの「条件付きの選択肢」であることを，患者には比較的早い段階から説明することをぜひお勧めしたい．そうすることで，患者は冒頭のような緩和ケアに対する誤解や不安を持つことなく，将来的に緩和ケアに専念すべき時期がきた際も受け入れがよいように思う．効果も定かでない抗癌薬治療を延々と続けたあげくに，「もう治療手段がないから緩和ケア」というような説明は最悪である．進行がん患者が，残された時間を「より

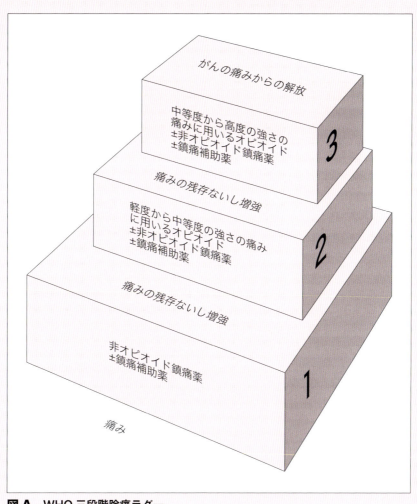

図A WHO三段階除痛ラダー

よく生きる」ことを支援するため，がん治療医と緩和ケア医が連携を深めて互いの役割を担うことが理想と考える．

文献

1) Temel JS, et al：Early palliative care for patients with metastatic non-small-cell lung cancer. N Engl J Med **363**：733-742, 2010

Column 16

術前化学（放射線）療法

　膵癌に対して根治が期待できる唯一の治療法は切除術であるが，切除術のみで治癒が得られることはまれであるため，これまでに術前，術中，術後に様々な治療法を追加する試みがなされてきた．根治切除がなされた患者に術後化学療法を行うことが長期生存率を改善することは臨床試験によってすでに明らかとなっており[1]，その結果に基づき術後化学療法が標準的に行われているのに対し，切除が可能な症例に対して術前に化学（放射線）療法を行うことが長期生存率を改善するかどうかについては大いに期待はされているものの，これまでのところ明確な証拠は得られておらず，現時点では標準治療とはなっていない[2]．

　術前療法に対する期待として，術前に癌の進行度を下げることによって切除率が上がる可能性や，癌細胞が術中に遺残・散布する機会を減少させる可能性，また微小転移巣の消失により治療成績が向上する可能性などが期待されており，さらには術前療法中に遠隔転移を診断しえた場合には不要な開腹術を回避しうるということもむしろメリットと考えられている．一方で，切除可能症例に対して術前療法を行えば，その施行中に膵癌が増大・転移して切除術の適応がなくなるのではないかという危惧や，術前療法によって術中・術後の合併症率や死亡率が上昇するのではないかという危惧が懸念されている．これらの様々な期待や危惧を考慮し，切除可能膵癌に対する術前療法として様々な薬剤が試みられたり，放射線治療が併用されたりしているのが実情である．それら種々のプロトコールを用いた小規模な比較試験や症例集積研究が存在するのみであるため，その有用性の評価や推奨されるプロトコールの策定もなされておらず，現時点では混沌としている．術前療法がその後に予定されている切除術にどのような影響を及ぼすのかについても，これまでのレトロスペクティブな集計では周術期合併症率や死亡率を明らかに上昇させることはないとも報告されているものの，エビデンスレベルが高いものではなく，その結果は慎重に解釈する必要がある．さらに，すでに有効性が証明されている術後療法に対しても，術前療法がその導入率に影響はないのかどうかも明らかにされるべき課題である．

　切除が可能かどうか微妙とされる，いわゆる切除可能境界（BR）膵癌に対する術前療法については，切除先行の治療方針では長期生存率がきわめて不良であることから，切除可能膵癌の場合よりもさらに積極的に術前療法が試みられている．BR膵癌に対する術前療法もやはりエビデンスレベルの高い臨床試験は存在しないが，これまでのところ，切除先行の治療方針に比べて顕微鏡的根治切除率が上昇するという報告や，根治切除を施行しえた症例の長期生存率が良好であったという報告が複数あり，米国のガイドラインでは積極的に行うことが推奨されており[3]，わが国でも切除可能膵癌に対する術前療法よりも，BR膵癌に対する術前療法の方にさらに期待が高まっている．ただし，BR膵癌に対して術前療法を行っても画像検査上明らかに切除可能とはならない場合も多く，どの時点で手術を行うべきなのか，どの程度まで郭清すべきなのかなど曖昧な点が多い．さらにBR膵癌症例や切除不能膵癌症例に術前療法を行ってから根治術を施行した場合，一定の確率で周術期合併症が発生する危険性が報告されていることにも留意する必要がある[4,5]．

　以上のように，現時点では術前療法に本当に予後改善効果があるのか，あるとすればどのような進行段階の膵癌患者に行うべきなのか，さらには治療薬剤・方法・治療期間はどうすべき

か，治療後に手術に踏み切るかどうかの判断はどうすべきかなど，未解決な問題が山積している．これらの問題点は臨床試験で明らかにされるべきであり，わが国で進行中の臨床試験に期待が寄せられている．

文献

1) Oettle H, et al：Adjuvant chemotherapy with gemcitabine and long-term outcomes among patients with resected pancreatic cancer：the CONKO-001 randomized trial. JAMA 310：1473-1481, 2013
2) 日本膵臓学会膵癌診療ガイドライン改定委員会：科学的根拠に基づく膵癌診療ガイドライン2013年版，金原出版，東京，2013
3) National Comprehensive Cancer Networkホームページ＜https://www.nccn.org/＞(2016/6)
4) Laurence JM, et al：A systematic review and meta-analysis of survival and surgical outcomes following neoadjuvant chemoradiotherapy for pancreatic cancer. J Gastrointest Surg 15：2059-2069, 2011
5) Gillen S, et al：Preoperative/neoadjuvant therapy in pancreatic cancer：a systematic review and meta-analysis of response and resection percentages. PLoS Med 7：e1000267, 2010

Column 17

家族性膵癌とレジストリ

1 概念と定義

1970年代から，膵癌の家族性集積を認めた家系が多数報告されるようになり，家族性膵癌という概念が徐々に形成されてきた[1,2]．現在では，一対以上の第一度近親者（親子・兄弟姉妹）に膵癌患者がいる家系を家族性膵癌家系と定義している（図A）．家族性膵癌家系に発生した膵癌を家族性膵癌と呼ぶ．一方，Linch症候群，Peutz-Jeghers症候群，familial atypical multiple mole melanoma（FAMMM），familial adenomatous polyposis（FAP）などの遺伝性腫瘍症候群，SPINK1変異などによる遺伝性膵炎の家系においても，膵癌の集積が認められる[2]．しかし家族性膵癌という用語は，遺伝的なメカニズムが明らかでない家族性集積に注目したものであるため，通常，上記の遺伝性腫瘍症候群や遺伝性膵炎の家系に発生した膵癌は，家族性膵癌には含めない．

2 疫学

諸外国の報告では，全膵癌症例の3.9～10.2%

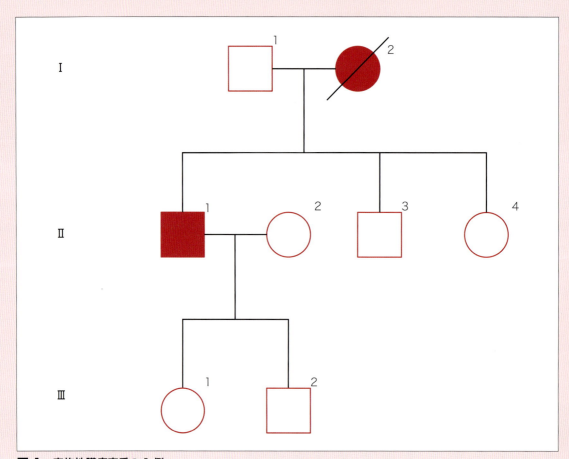

図A　家族性膵癌家系の1例
　第I世代の個人2は膵癌で死亡，第II世代の個人1は膵癌に罹患している．その他の個人は現時点では膵癌を発症していない．

が家族性膵癌であることが示されてきた[2]．わが国における頻度はまだ明らかでないが，Matsubayashi らの調査したコホートにおける家族性膵癌の頻度は 6.9% であったと報告されている[3]．現在，わが国では，年間約 35,000 人が膵癌で死亡しており，そのうち家族性膵癌は 2,000 人前後と推定される．家族性膵癌の平均罹患年齢は，散発性膵癌の平均罹患年齢に比較して低い傾向にあり，若年発症の膵癌では家族性膵癌を疑う必要があるとされている．家族性膵癌家系における個人の膵癌発症リスクは一般家系よりも有意に高く，第一度近親者に 2 人膵癌患者がいる場合には標準化罹患比は 6.4 倍（95%CI：1.8-16.4），3 人では 32 倍（95%CI：10.4-74.7）であった[4]．

3 病態

家族性膵癌には，通常の膵癌に高頻度で認められる KRAS，CDKN2A，TP53，SMAD4 などの代表的な遺伝子異常が同様に認められており，その病態は散発性膵癌と変わらないと考えられる[5]．しかし，これらの遺伝子異常が蓄積していく過程において独自のメカニズムが介在しているのであれば，家族性膵癌に特異的な治療法を開発できる可能性はある．

4 レジストリ

家族性膵癌の研究を進めるためには，レジストリ（登録制度）が重要である．1990 年代から，欧米でレジストリが設置されてきた．わが国では，2012 年に初めて家族性膵癌レジストリ創設のためのキックオフミーティングが行われ[2]，2013 年に日本膵臓学会が家族性膵癌レジストリ委員会を設置した．同委員会は，オンラインシステムによる全国レジストリを立ち上げ，2014 年 11 月に京都大学医学部附属病院において試験登録を開始した．2016 年現在，全国 21 施設で登録準備が進められている．レジストリの目的は疫学的研究であるが，さらに付随研究の基盤として利用される．付随研究としては，家族性膵癌家系におけるスクリーニング法に関するエキスパートコンセンサス，家族性膵癌におけるスクリーニングに関する前向き試験，家族性膵癌に対する化学療法の前向き試験，家族性膵癌家系における次世代ゲノムシークエンスを用いた遺伝子解析などが予定されている[6]．

文献

1) MacDermott RP, Kramer P：Adenocarcinoma of the pancreas in four siblings. Gastroenterology 65：137-139, 1973
2) Wada K, et al：Clinical importance of Familial Pancreatic Cancer Registry in Japan：a report from kick-off meeting at International Symposium on Pancreas Cancer 2012. J Hepatobiliary Pancreat Sci 20：557-566, 2013
3) Matsubayashi H, et al：Risk factors of familial pancreatic cancer in Japan：current smoking and recent onset of diabetes. Pancreas 40：974-978, 2011
4) Klein AP, et al：Prospective risk of pancreatic cancer in familial pancreatic cancer kindreds. Cancer Res 64：2634-2638, 2004
5) Norris AL, et al：Familial and sporadic pancreatic cancer share the same molecular pathogenesis. Fam Cancer 14：95-103, 2015
6) 家族性膵癌登録制度ホームページ＜http://jfpcr.com/＞（2016/6）

E 膵囊胞性腫瘍

1 膵管内乳頭粘液性腫瘍（IPMN）

a｜概念と定義

膵管内乳頭粘液性腫瘍（intraductal papillary mucinous neoplasm：IPMN）は，1982年に大橋らにより予後のよい膵癌として初めて報告された[1]．膵管内に発生し，乳頭状に増生する上皮性腫瘍で，多量の粘液を産生する．主膵管および分枝膵管の拡張や十二指腸乳頭の開大と粘液の排出を特徴とし，腺腫から浸潤癌まで様々なスペクトルを有する腫瘍である．

b｜分類，病理

IPMNは腫瘍の局在により，主膵管内に病変の主座があり主膵管のみの拡張をきたす主膵管型（**図1**），分枝膵管内の病変により分枝膵管が拡張し主膵管拡張を認めない分枝型（**図2**），主膵管と分枝膵管いずれにも病変を認め，両者の拡張をきたす混合型（**図3**）に分類される．国際診療ガイドライン[2]では主膵管の拡張径が5 mmを超えるものを主膵管型と定義し，主膵管径5 mm以下で主膵管と交通する5 mm以上の分枝膵管の拡張を伴うものを分枝型と定義している．また，主膵管型と分枝型の両者の特徴を呈するものを混合型に分類している．

良悪性の分類に関して，膵癌取扱い規約では異型度の違いにより腺腫，非浸潤癌，微小浸潤癌，浸潤癌と分類されているが，WHO分類では，low-grade dysplasia, intermediate-grade dysplasia, high-grade dysplasia, invasive carcinomaと分類されている．両者の相違はときに混乱をきたすこともあるが，膵癌取扱い規約第7版では，腺腫の同義語としてIPMN with

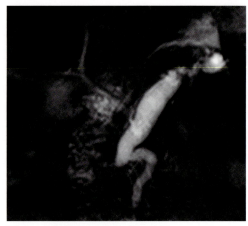

図1 主膵管型 IPMN（MRCP）

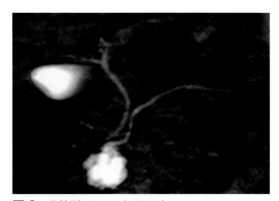

図2 分枝型 IPMN（MRCP）

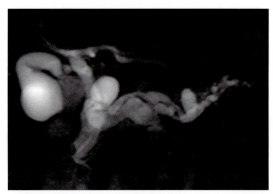

図3 混合型 IPMN（MRCP）

表1 IPMNの乳頭状増殖の上皮成分の分類

	頻度	MUC1	MUC2	MUC5AC	MUC6
胃型（gastric type）	49%	（－）	（－）	（＋＋）	（－）（＋：幽門腺）
腸型（intestinal type）	36%	（－）	（＋＋）	（＋＋）	（－）
胆膵型（pancreatobiliary type）	7%	（＋）	（－）	（＋＋）	（＋）
好酸性細胞型（oncocytic type）	8%	（±）	（－）	（＋）	（＋＋）

low-or intermediate-grade dysplasia，非浸潤癌の同義語として high-grade dysplasia，浸潤癌の同義語として invasive carcinoma と明記される予定である．欧米では invasive carcinoma のみを悪性とし，high-grade dysplasia は悪性と考えられていない．しかし，わが国では high-grade dysplasia は再発転移をきたす病変もあるため悪性病変と考えられている．また，微小浸潤癌の扱いが曖昧であるため，ガイドラインでは T1a（浸潤範囲が≦0.5 cm），T1b（＞0.5 cm，≦1 cm），T1c（1～2 cm）と亜分類を設けることでその位置づけを明確にしている．

一方，腫瘍上皮の組織学的構築と細胞形態の特徴により，胃型（gastric type），腸型（intestinal type），胆膵型（pancreatobiliary type），好酸性細胞型（oncocytic type）の4型に亜分類される（**表1**)[3]．頻度は胃型がもっとも多く，次いで腸型が多い．これらは，ムチンコア蛋白（MUC）発現形質と臨床病理学的特徴とが相関し，胃型は予後良好であり，胆膵型は悪性の頻度が高く予後不良である．

c 発生機序

IPMN は adenoma-carcinoma sequence の関与が強く示唆される．IPMN の発生機序に関しては，通常型膵癌の前癌病変として認識されている PanIN との相違が重要である．通常型膵癌の90%にみられる Kras 遺伝子異常に関しては，PanIN では PanIN-2 になるとその頻度が増加する．IPMN では異型度の低い adenoma の時点よりみられ，carcinoma では30～70%と高率となる．一方，p53 の異常に関しては膵癌では約半数に認めるが，IPMN では腺腫や境界病変には認めず，腺癌のみに認められる．

近年，IPMN における高頻度の GNAS 遺伝子異常が報告されている[4]．GNAS 遺伝子は cAMP 経路の活性化に関与しているが，通常型膵癌では GNAS 変異が認められなかったことから，IPMN と通常型膵癌は互いに分子生物学的特徴が異なることが示された．

d 病態

IPMN は膵管内の粘液により膵液のうっ滞をきたし，急性膵炎の合併や膵実質の線維化と萎縮による随伴性膵炎を併発する．さらに，膵内分泌機能の低下により糖尿病の合併・増悪がみられることがある．通常型膵癌に比べ slow-growing のため，経過観察が可能な症例も多い．完全切除により長期生存が見込めるため，他臓器へ浸潤するような腫瘍でも積極的に合併切除が推奨される．

IPMN は約1.9～9.2%に通常型膵癌を合併し，IPMN が早期膵癌発見の契機になる可能性がある[5]．また，約30%に他臓器癌を合併する[6]．とくに，アジアでは胃癌や大腸癌などの消化器癌，米国では皮膚癌，乳癌，前立腺癌が多い．

e 臨床症状・所見

膵臓学会の全国調査では症状を有する症例は37%であった．最多は腹痛（21%），次いで多いのが腰背部痛（6%）である[7]．62%が無症状であり，健康診断や人間ドック，他疾患の精査中に発見される場合が多い．また，33%に膵疾患や膵の異常所見の合併を認め，最多は糖尿病（19%）であり，次いで急性膵炎（7%）が多い．

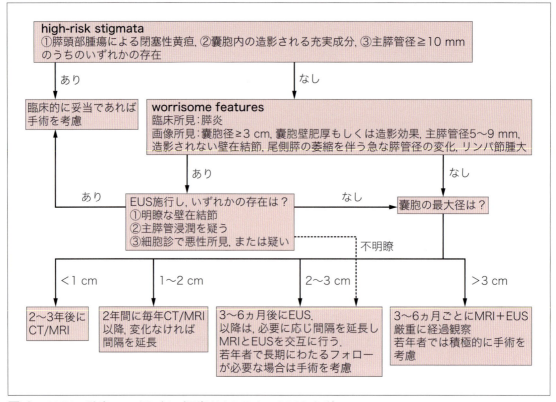

図4 IPMNの診療アルゴリズム（国際ガイドライン2012より）

[Tanaka M, te al：International consensus guidelines 2012 for the management of IPMN and MCN of the pancreas. Pancreatology 12：183-197, 2012 を改変して引用]

f｜診　断

1 局在診断

　ガイドラインでは，直ちに手術適応となるhigh-risk stigmataとさらなる精査が必要となるworrisome featuresが設けられている（**図4**）．初回検査としてはCTやMRI/MRCP，超音波検査（US）などの低侵襲なモダリティが推奨される．

　MRI（MRCP）は低侵襲に膵管を描出できる．とくに分枝型における拡張分枝膵管と主膵管との交通の描出に優れている．さらに，壁在結節は陰影欠損像として描出され，拡張膵管と壁在結節とのコントラストが良好に描出できる．

　術式決定と局在診断には病変の主座と進展範囲の正確な把握が求められ，膵管の全貌を描出でき，分解能の高いモダリティが必要となる．

MRCPは非侵襲的に拡張膵管の全貌を捉えるのにもっとも有用なモダリティの1つである．内視鏡的逆行性胆道膵管造影検査（ERCP）では粘液により十分に膵管を描出できない場合があるが，MRCPは低侵襲かつ明瞭に膵管拡張を描出できる．また3D-MRCPや3テスラMRIにより空間分解能が向上し，小囊胞や小結節，微細な主膵管の変化の描出が可能になる．

　CTも近年の進歩が目覚ましく，multidetector-row CT（MDCT）と多列化による解像度の向上により短時間で様々な画像構築が可能となり，膵頭部の動脈系・門脈系血管のマッピングや詳細な膵管像も低侵襲的に行えるようになった．

　CTもMRIも小結節や小膵癌の描出には限界があるが，IPMNの局在診断にはMRI（MRCP）やCT（MD-CT）が低侵襲で優れている．

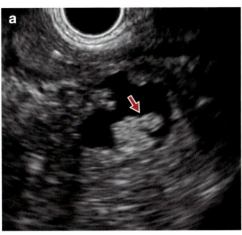 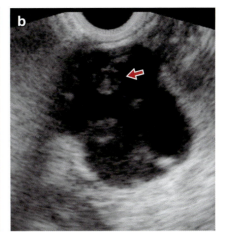

図5 壁在結節（a）と粘液塊（b）（EUS）
　壁在結節は乳頭状の高エコー病変であるが，粘液塊は辺縁高エコーで内部は低エコーである．

2 悪性度診断

　High-risk stigmata を有する病変では悪性を強く疑う．一般的に，主膵管型や混合型の60～70％，分枝型の20～30％が悪性と考えられている．

　IPMN の悪性度診断において，膵実質や膵外への高度な浸潤の描出はCTやMRIでも十分可能であるが，high-grade dysplasia やT1a のようなわずかに膵実質に浸潤する病変の描出はきわめて難しい．IPMN の良悪性診断でもっとも感度が高いものは壁在結節であり，小さな壁在結節の描出には超音波内視鏡検査（EUS）が有効である．EUS はCTやMRIに比べ侵襲度も高く，全例に施行すべきか否かは施設によって見解が異なるが，ガイドラインでは worrisome features を認める症例への施行を推奨している．

　壁在結節径のカットオフ値は施設により異なるが，ガイドラインでは径のカットオフ値は設定されておらず，EUS にて壁在結節が描出されれば悪性と考え切除を推奨している．また，拡張膵管内の粘液塊と壁在結節との鑑別も可能である（図5）．上皮内癌や微小膵管癌では膵管像に変化をきたさない場合もあり，EUS などの解像度の高いモダリティが有効である．

　悪性度診断における囊胞径の有用性はいまだ議論が多い．第1版のガイドラインでは径3cm 以上を手術適応としたが，第2版では囊胞径は手術適応決定因子に含まれていない．2011年の膵臓学会による多施設調査で，径3cm 以上と3cm 未満とは腫瘍の進展率に差はなく（3cm＞：17.1％，≦3cm：21.0％），その後切除に至った症例においても悪性例の割合に差がなかった（3cm＞：30.8％，≦3cm：31.3％）[8]．以上から，囊胞径は手術適応決定因子には適さない，と考察されたことがこの根拠の1つである．しかしフォローアップに関して，若年者では径3cm を超える場合は積極的に手術を考慮する，と記されている[2]．

　EUS の関連手技として，EUS 下穿刺吸引生検法（EUS-FNA）が様々な腫瘍に対し行われている．IPMN にも欧米では積極的に行われているが，わが国では穿刺後に漏出した囊胞内容液による腹膜播種が危惧され推奨されていない．

　ERCP も悪性度診断のための有用なモダリティの1つである．しかし，貯留粘液の影響で正確に膵管全体が造影されない場合が多い．また，壁在結節は粘液塊との鑑別が困難な場合も多い．しかし，膵液細胞診や細胞診，生検によ

る組織診断が可能である．しかし，分枝型や末梢膵管を主座とする病変については病変への深部挿管に難渋することも多く，組織採取には工夫が必要である．また，IPMNは同一病変に良悪性混在することが多く，診断能を上げるためにはもっとも悪性が疑われる部位より正確に採取することと，可能な限り多くの量を採取することが重要である．

g 治 療

IPMNはslow growingな腫瘍であるため，原則として腺癌が切除対象となり，腺腫は経過観察が可能である．術後長期成績は非浸潤癌までは良好であるが，浸潤癌になると不良になるため，非浸潤癌での切除が妥当である．

しかしながら，術前・術中での非浸潤癌・微小浸潤癌・浸潤癌の診断は困難であり，郭清を伴った定型手術が標準術式として選択される．膵頭部病変に対しては膵頭十二指腸切除術，膵体尾部腫瘍に対しては脾合併尾側膵切除術，病変が広範囲で残膵温存が困難であれば膵全摘術が適応となる．膵全摘術後は内外分泌機能不全による脂肪便や糖尿病に対して，高力価パンクレアチン製剤の投与やインスリン治療を行う．郭清範囲に関して，リンパ節転移はほとんどが浸潤癌で1群リンパ節転移であるため，微小浸潤癌までは1群郭清，浸潤癌に対しては2群郭清を加えた定型手術が妥当である．

近年，膵切除術に対しても腹腔鏡下手術が行われるようになった．成績も短期成績は開腹手術と同等であるが，長期成績は不明であり，膵体尾部の非浸潤癌までが適応となる．

縮小手術は切除範囲を縮小させ，内外分泌機能や腸管機能の温存を図る手術である．膵頭部では十二指腸温存膵頭切除術や十二指腸胆管温存膵頭切除術，膵頭十二指腸第2部切除術，腹側膵切除術，膵鉤部切除術，下頭膵切除術など，膵体尾部では脾温存尾側膵切除術，膵体部に限局する腫瘍では膵中央切除術など術式は多彩である．本来，非腫瘍性病変や良性腫瘍などに行われている術式であるが，低悪性腫瘍であるIPMNに適用すべきか否かは議論も多い．非浸潤癌であれば積極的な縮小手術を適応とすべきという意見もあれば，表層進展や異時多発というIPMNの生物学的特徴から慎重に判断すべき，という意見もある．ほとんどのIPMNは完全切除により長期生存が期待できる．縮小手術施行後の大規模な長期成績も明らかでなく，IPMNに対する安易な縮小手術は控えるべきであると考えられる．縮小手術を選択した場合でも，術中所見で根治性に疑問を持った場合や術後合併症が懸念される場合などは定型手術に移行すべきである．ガイドラインでも，術中所見で悪性が示唆された場合や術中迅速診断で高度異型であった場合，浸潤癌であった場合はリンパ節郭清を伴った標準手術に切り替えるべきと記している．

h 予 後

IPMNは予後のよい膵腫瘍として認識されている．5年生存率では良性〜非浸潤癌では90％以上と良好であるが，浸潤癌ではおよそ30〜70％と低下する．2003年の全国調査でも良性の5年生存率は99〜100％ときわめて良好であったが，非浸潤型腺癌は98.4％，微小浸潤型腺癌88.9％，浸潤型腺癌は57.7％と，癌の進展度に応じて5年生存率が低下する傾向がみられた[6]．

IPMNの死因（腫瘍死・再発死）としてもっとも多かったものは腹膜播種によるものであり（29.9％），次いで肝転移（25.4％）によるものを多く認めた．

Column 18

IPMN 由来癌と併存癌

　IPMNは主膵管型，分枝型，混合型の肉眼型に関わらず，時とともに悪性化する．悪性化の頻度は主膵管型，次いで混合型が高く，分枝型は低い．IPMN/MCN国際診療ガイドラインによれば，悪性の頻度は主膵管型が平均約70%，分枝型が平均約25%である[1]．混合型は主膵管型に準ずる．これらIPMNの悪性化による浸潤癌をIPMN由来癌と称する．悪性に高度異型（high-grade dysplasia：HGD）を含めるか否かについて，WHO分類に従い，国際診療ガイドライン2012年版ではHGDを悪性に含めない立場を推奨した[2]．HGDを悪性に含めない場合，主膵管型の浸潤癌すなわち悪性の頻度は平均43%，分枝型では15%とずっと少なくなるが，主膵管型の3倍近い悪性の頻度は同等である[1]．ところがわが国では，上皮内癌を早期癌として取り扱ってきた歴史があってHGDを良性とは受け入れ難く，海外からさえその後もHGDを上皮内癌として悪性に含める報告が相次いでいる[3,4]．また，切除後の組織学的検索でHGDと確定したIPMNが遠隔転移で再発した例も報告されている[5-7]．臨床的にはHGDを悪性と認めるべきなのは明らかであるが，病理のWHO分類とは相容れない．混乱を避けるため，最近はIPMNでは悪性という表現を使用すべきでないとさえ主張されている[8]．

　IPMNの腫瘍上皮には組織学的に胃型，腸型，胆膵型，顆粒細胞型といった亜型がある[9]．胃型から胆膵型への移行を示す例や分類不能例もある．IPMNが由来癌になったときの生物学的悪性度とこの組織学的亜型が関連することが知られ，臨床的にも大きな意義を持つが詳細は他項に譲る[10]．

　IPMN由来癌の悪性診断を術前に確定することは細胞診以外では困難であるが，推定することは比較的容易である．国際診療ガイドライン2012年版では，悪性の確率が高いために切除を推奨すべき指標としてのhigh-risk stigmata（Fukuoka criteria），悪性の可能性を考慮してEUSによる精査を推奨すべき指標としてのworrisome featuresを提唱した[2]．その詳細は他項に譲るが，このFukuoka criteriaは国際診療ガイドライン初版のいわゆるSendai criteriaと比較してその優位性が認められ，一般によく受け入れられている[11]．

　一方，IPMNを有する患者には，そのIPMNと離れた部位に通常型膵癌が発生することがある．これをIPMN併存癌と呼ぶ．その報告は1997年，田中ら[12]のIPMNの精査中に膵液細胞診で診断され切除された膵上皮内癌の症例報告に始まった．本例では，小さな単発の分枝型IPMN例に行った膵液細胞診が陽性となり，その所在が膵頭部か膵体尾部かを決めるためにバルーンカテーテルを使って分節細胞診を行い，膵体尾部切除を行った結果，IPMN近傍の膵管分枝にHGDがみつかった．その後，同様の症例がみつかり，IPMNが膵癌診断の契機になりうることを報告し[13]，さらに76例の分枝型IPMNの中に7例（9.2%）の併存癌を報告した[14]．これに続いてわが国の各施設から多くの報告がなされ，海外からも報告されるようになった（**表A**）．多田ら[15]は平均3.8年間観察したIPMN 80例とIPMNと確認できない囊胞117例の計197例に5例の併存癌を発見し，頻度は2.5%，年率0.68%ですべて後者の群にみられたと報告した．上原ら[16]は平均87ヵ月の間に蓄積された10 mm以下で膵液細胞診陰性の分枝型IPMN 60例の中に5例（8%）の併存癌，2例（3%）の由来癌を見出した．5年間での併存癌発生率は6.9%で年率1.1%となり，70歳以上の高齢者に多かった．Ingkakulら[17]は22年間に蓄積されたIPMN 236例の解析で，IPMN併存癌は9.3%にみ

表A　IPMN 併存癌の例数と頻度

著者	年	総数	分枝型	主膵管型	併存癌例数（%）	経過観察期間
Yamaguchi[14]	2002	76	76		7（9.2%）	該当せず
Tada[15]	2006	80	80		2（2.5%）	平均 3.8 年
Uehara[16]	2008	60	60，<10 mm		5（8.0%）	平均 87 ヵ月
Ohno[α]	2009	73	48	25（混合型）	3（4.1%）：分枝型 2，混合型 1	該当せず
Ingkakul[17]	2010	236	200	36	22（9.3%）	該当せず
Kanno[β]	2010	159	159		7（4.4%）	該当せず
Tanno[19]	2010	168	168		9（5.4%）	該当せず
Ikeuchi[γ]	2010	145	145		5（3.5%）	平均 55.9 ヵ月
Maguchi[20]	2011	349	349		7（2.0%）	中央値 3.7 年
Ohtsuka[δ]	2012	172	128	44	17（9.9%）	平均 64 ヵ月
Khannoussi[21]	2012	53	53		2（3.8%）	中央値 87 ヵ月
Sahora[ε]	2013	563	563		21（3.7%）	該当せず
He[*]	2013	130	130 切除例のみ		5（3.8%）	中央値 38 ヵ月
Ohtsuka[**]	2013	179	記載なし	記載なし	分枝型 20（11.2%）	該当せず

[α]：Ann Surg 249：628-634, 2009. [β]：J Gastroenterol 45：952-959, 2010. [γ]：World J Gastroenterol 16：1890-1895, 2010. [δ]：Am J Surg 204：44-48, 2012. [ε]：Ann Surg 258：466-475, 2013. [*]：J Am Coll Surg 216：657-665, 2013. [**]：J Hepatobiliary Pancreat Sc 20：356-361, 2013

つかり，CA19-9 の上昇，糖尿病の発症，既存の糖尿病の悪化などが併存癌出現を示唆する所見であることを報告した．丹野ら[18]は中央値 64 ヵ月間（25～158 ヵ月）の経過観察をした分枝型IPMN 89 例の中に 4 例の併存癌を発見し，頻度は 1,000 例・年に 7.2 例と報告した．70 歳以上の高齢者と女性に有意に多くみられた．同グループは 168 例の分枝型IPMN の中に，同時性・異時性合わせて 9 例（5.4%）の併存癌を見出し，囊胞径が小さく主膵管拡張がない例に有意に多くみられたと報告している[19]．

日本膵臓学会による分枝型IPMN 349 例と多数例の多施設解析でも中央値 3.7 年の観察期間に 7 例（2.0%）の併存癌がみられ，年率は 0.41%であった[20]．一方でIPMN 由来癌は 62 例（17.8%）であった．欧米からも後にIPMN 併存癌の報告がみられるようになり，フランスの Hôpital BeaujonからはCT/MRIで5年以上経過観察された分枝型IPMN 53 例の中に 2 例の併存膵癌が報告され，いずれも 84 ヵ月以上経過した後であったことから，画像診断による経過観察は 5 年を過ぎても必要であると結論している[21]．米国のMemorial Sloan Kettering Center からは分枝型IPMN 170 例の中央値 40 ヵ月の観察期間で 5 例の併存癌が報告され[22]，IPMN の治療戦略には膵全体での発癌リスクを考慮する必要があると述べられている．同じくフランスの Haut Leveque Hospital からの 1 例報告[23]や米国 Johns Hopkins University からの 2 例報告[24]の著者らも，IPMN 併存癌を早期診断するためにIPMN 例における膵全体の画像診断精査の重要性を強調している．

IPMN 併存癌は通常型膵癌であるから早期診断は依然として困難である．前述したように 70 歳以上の糖尿病悪化やCA19-9 の異常値に注意し，CT，MRI，EUS などの画像診断を駆使して診断する．IPMN に high-risk stigmata や worrisome features が出現しない例にむしろ多いという報告があるので油断できない[19]．半年間隔でCT，MRI を施行していても発見したときには肝転移を伴っていたという報告があり[25]，経過観察の方法と間隔について，より有効で経済的な方策を見出さなければならない．鎌田ら[26]の報告では，102 例の壁在結節のない分枝型IPMN を中央値 3.5 年間追跡して併存癌を 7 例診断したが，EUS の検出率 100%に対しUS，CT，MRI の検出率は各々 0%，43%，43%に過ぎなかった．より早期に併存癌を診断するために，膵液細胞

診の役割を重視する報告もある[27]．また，いつまで観察すればよいかも分かっておらず，米国からは医療経済を重視して，変化のないIPMNの経過観察は5年で打ち切るべきとするガイドラインが刊行され論議の的となっている[28]．

文献

1) Tanaka M, et al：International Association of Pancreatology. International consensus guidelines for management of intraductal papillary mucinous neoplasms and mucinous cystic neoplasms of the pancreas. Pancreatology 6：17-32, 2006
2) Tanaka M, et al：International consensus guidelines 2012 for the management of IPMN and MCN of the pancreas. Pancreatology 12：183-197, 2012
3) Fritz S, et al：Pancreatic main-duct involvement in branch-duct IPMNs：an underestimated risk. Ann Surg 260：848-855, 2014
4) Chebib I, et al：The role of cytopathology and cyst fluid analysis in the preoperative diagnosis and management of pancreatic cysts＞3 cm. Cancer Cytopathol 122：804-809, 2014
5) Tamura K, et al：Treatment strategy for main duct intraductal papillary mucinous neoplasms of the pancreas based on the assessment of recurrence in the remnant pancreas after resection：a retrospective review. Ann Surg 259：360-368, 2014
6) Kang MJ, et al：Long-term prospective cohort study of patients undergoing pancreatectomy for intraductal papillary mucinous neoplasm of the pancreas：implications for postoperative surveillance. Ann Surg 260：356-363, 2014
7) Yoon WJ, et al：Peritoneal seeding in intraductal papillary mucinous neoplasm of the pancreas patients who underwent endoscopic ultrasound-guided fine-needle aspiration：the PIPE Study. Endoscopy 46：382-387, 2014
8) Adsay V, et al：Pathologic evaluation and reporting of intraductal papillary mucinous neoplasms of the pancreas and other tumoral intraepithelial neoplasms of pancreatobiliary tract：Recommendations of Verona Consensus Meeting. Ann Surg 263：162-177, 2016
9) Furukawa T, et al：Classification of types of intraductal papillary-mucinous neoplasm of the pancreas：a consensus study. Virchows Arch 447：794-799, 2005
10) Sadakari Y, et al：Invasive carcinoma derived from the nonintestinal type intraductal papillary mucinous neoplasm of the pancreas has a poorer prognosis than that derived from the intestinal type. Surgery 147：812-817, 2010
11) Aso T, et al："High-risk stigmata" of the 2012 international consensus guidelines correlate with the malignant grade of branch duct intraductal papillary mucinous neoplasms of the pancreas. Pancreas 43：1239-1243, 2014
12) Tanaka M, et al：Segmental balloon cytology for preoperative localization of in situ pancreatic cancer. Gastrointest Endosc 46：447-449, 1997
13) Yamaguchi K, et al：Pancreatic cyst as a sentinel of in situ carcinoma of the pancreas. Report of two cases. Int J Pancreatol 22：227-231, 1997
14) Yamaguchi K, et al：Intraductal papillary-mucinous tumor of the pancreas concomitant with ductal carcinoma of the pancreas. Pancreatology 2：484-490, 2002
15) Tada M, et al：Pancreatic cancer in patients with pancreatic cystic lesions：a prospective study in 197 patients. Clin Gastroenterol Hepatol 4：1265-1270, 2006
16) Uehara H, et al：Development of ductal carcinoma of the pancreas during follow-up of branch duct intraductal papillary mucinous neoplasm of the pancreas. Gut 57：1561-1565, 2008
17) Ingkakul T, et al：Predictors of the presence of concomitant invasive ductal carcinoma in intraductal papillary mucinous neoplasm of the pancreas. Ann Surg 251：70-75, 2010
18) Tanno S, et al：Pancreatic ductal adenocarcinomas in long-term follow-up patients with branch duct intraductal papillary mucinous neoplasms. Pancreas 39：36-40, 2010
19) Tanno S, et al：Incidence of synchronous and metachronous pancreatic carcinoma in 168 patients with branch duct intraductal papillary mucinous neoplasm. Pancreatology 10：173-178, 2010
20) Maguchi H, et al：Natural history of branch duct intraductal papillary mucinous neo-

plasms of the pancreas : a multicenter study in Japan. Pancreas 40 : 364-370, 2011
21) Khannoussi W, et al : The long term risk of malignancy in patients with branch duct intraductal papillary mucinous neoplasms of the pancreas. Pancreatology 12 : 198-202, 2012
22) Lafemina J, et al : Malignant progression in IPMN : a cohort analysis of patients initially selected for resection or observation. Ann Surg Oncol 20 : 440-447, 2013
23) Jarry J, et al : Can an intraductal papillary mucinous tumor be a potential indicator of concurrent adenocarcinoma of the pancreas? JOP 11 : 55-57, 2010
24) Law JK, et al : Concomitant pancreatic adenocarcinoma in a patient with branch-duct intraductal papillary mucinous neoplasm. World J Gastroenterol 20 : 9200-9204, 2014
25) Tamura K, et al : Unresectable pancreatic ductal adenocarcinoma in the remnant pancreas diagnosed during every-6-month surveillance after resection of branch duct intraductal papillary mucinous neoplasm : a case report. JOP 14 : 450-453, 2013
26) Kamata K, et al : Value of EUS in early detection of pancreatic ductal adenocarcinomas in patients with intraductal papillary mucinous neoplasms. Endoscopy 46 : 22-29, 2014
27) Ohtsuka T, et al : Role of pancreatic juice cytology in the preoperative management of intraductal papillary mucinous neoplasm of the pancreas in the era of international consensus guidelines 2012. World J Surg 38 : 2994-3001, 2014
28) Vege SS, et al : Clinical Guidelines Committee ; American Gastroenterology Association. American gastroenterological association institute guideline on the diagnosis and management of asymptomatic neoplastic pancreatic cysts. Gastroenterology 148 : 819-822, 2015

Column 19

粘液形質と悪性度

　膵管内腫瘍の話題になると，最近，必ずといっていいほど粘液形質の話になる．形質とは，生物分類の基準となる形態的特徴であり，また表現型として表れる性質のことであり，粘液形質とは，その細胞が産生する粘液の種類のことである．

　上皮細胞が産生・分泌する粘液の主成分はムチン（mucin）と呼ばれ，古くから消化器粘膜の保護・潤滑作用が主たる機能であると理解されてきた．ムチンの骨格をなすコア蛋白は，それぞれ異なる大きさとアミノ酸組成やその配列を有し，個別のムチン遺伝子によりコードされている[1]．

　ヒトのムチンコア蛋白はその頭文字をとって「MUC」と呼ばれ，MUC1～4，5AC，5B，6～9，11，12と発見された順に背番号が付けられている．MUC1は膜結合型ムチンの，MUC2やMUC5ACは分泌型ムチンの代表であり，その発現部位についても明らかにされてきた．それをみると，例えばMUC2は小腸・大腸の杯細胞に，MUC5ACは胃腺窩上皮細胞に，MUC6は胃の幽門腺上皮細胞，副細胞，十二指腸Brunner腺細

胞や胆囊粘膜上皮などに発現している．そして，癌などの異常な粘膜と非腫瘍性粘膜とではコア蛋白の発現量，種類そして局在が異なることも知られるようになり，このことから細胞分化を示すマーカー以外にも，腫瘍の悪性度の指標としての意義も明らかになってきている[1]．

膵腫瘍の中で，もっともよく粘液形質の発現や臨床予後などとの関連が検索されているのは膵管内腫瘍である．米澤らによって，通常の膵管癌がMUC1（＋），MUC2（－）のパターンを示すのに対し，IPMN（腸型）はMUC1（－），MUC2（＋）というかなり明瞭な違いを示すことが最初に報告されたのは1993年のことである[2]．その後，MUCをもとにしたIPMNの組織亜型（胃型，腸型，胆膵型，好酸性細胞型）が提唱され，臨床病理学的な特徴の違いが明らかにされてきている．

胃型IPMNは，構成細胞が胃腺窩上皮に類似した形態と粘液形質（MUC1/2/5AC/6：－/－/＋/±）を示し，分枝型に多く，一般に異型性が弱く緩徐な発育を示すものが多い．腸型IPMNは，腸絨毛に類似した形態と粘液形質（MUC1/2/5AC/6：－/＋/＋/－）を示し，主膵管型に多く，膵管壁を破壊して周囲に浸潤すると粘液癌の像を示すことが多い（管状腺癌像が併存する場合も少なくない）．胆膵型IPMNは，樹枝状の発育形態を示し異型性の強いものが多く，MUC5ACは陽性を示すが，胃型・腸型とは異なる粘液形質（MUC1/2/5AC/6：＋/－/＋/±）を示す．好酸性細胞型IPMNは，豊富な好酸性胞体を有する細胞が樹枝状に発育するのが特徴である．粘液形質はMUC1/2/5AC/6：±/±/＋/＋を示し，MUC6が広範囲で陽性になる．胆膵型・好酸性細胞型IPMNでは管状腺癌像での浸潤が多い[1,3]．古川らの283例のIPMN（胃型139例，腸型101例，胆膵型19例，好酸性細胞型24例）を検討した結果では，Kaplane-Meier解析でこの亜型は予後にも明らかな違いが出ることが示されており，5年生存率も異なる（胃型93.7％，腸型88.6％，胆膵型52.0％，好酸性細胞型83.9％）[4]．また，一般的に予後の悪い膵癌の中では，MUC4（＋）を示すものはとくに予後が悪いと報告されている[1]．

一方，膵管癌の前駆病変の1つとされる膵上皮内病変では，high-grade（PanIN-3）になると膵管内病変にも関わらず浸潤性膵管癌とほぼ同様の染色パターンを示すとの報告もあり，腫瘍組織発生や発育進展の新たな理解に繋がっている．

文献

1) Yonezawa S, et al：Mucins in human neoplasms：clinical pathology, gene expression and diagnostic application. Pathol Int **61**：697-716, 2011
2) Osako M, et al：Immunohistochemical study of mucin carbohydrates and core proteins in human pancreatic tumors. Cancer **71**：2191-2199, 1993
3) Adsay NV, et al：Intraductal neoplasms of the pancreas. WHO Classification of Tumours of the Digestive System, 4th ed, Bosman FT, et al（eds）, IARC Press, Lyon, p304-313, 2010
4) Furukawa T, et al：Prognostic relevance of morphological types of intraductal papillary mucinous neoplasms of the pancreas. Gut **60**：509-516, 2011

2 粘液性嚢胞腫瘍（MCN）

a 概念と定義

粘液性嚢胞腫瘍（mucinous cystic neoplasm：MCN）は，1978年にCompagnoとOertelにより提唱された疾患概念であり[9]，外科切除された膵嚢胞性病変の約8％程度を占めると報告されている[10]．中年女性の膵体尾部に好発する単発性の嚢胞形成性の腫瘍であり，粘液産生性の上皮を有することが特徴である．当初は，膵管内乳頭粘液性腫瘍（IPMN）との混同がみられたが，1997年のAFIP[11]により，MCNは粘液を産生する上皮で構成される嚢胞性の腫瘍で特徴的な卵巣様間質（ovarian-type stroma：OS）を有するものと定義され，両者は明確に区別された．WHO分類[12]でもMCNの診断にはOSの存在が要求されると記載されている．肉眼的にMCNに類似するもののOSを伴わない例は，現時点では indeterminate mucin-producing cystic neoplasm として別に取り扱うことが推奨されている[13]．

b 病理

MCNの典型は，線維性の厚い共通の被膜を有する球状の嚢胞を形成し，内腔に凸の嚢胞内嚢胞（cyst in cyst）が独立した腔（independent cyst）として存在し，多房性を呈する．ときに単房性を呈するが，被膜の壁内に小さな嚢胞（壁内嚢胞）を伴う．病理学的には，嚢胞を裏打ちする腫瘍性上皮と上皮下のOSの2つの構成要素からなり，上皮は粘液産生性の高円柱上皮細胞で，構造異型および細胞異型度によりMCN with low-grade, intermediate-grade, high-grade dysplasia に分類される．異型度が高いものでは内腔に乳頭状増生を示すことが多い．さらに浸潤を伴う例はMCN with an associated invasive carcinoma とされる．OSは被膜および隔壁構成部の上皮下の間質にみられる紡錘形細胞の密な増殖であり，卵巣の間質に類似し，免疫組織化学ではプロゲステロンレセプター，エストロゲンレセプターなどに陽性を示す（図6）[12]．膵管との交通はないと考えられているが，周囲の炎症波及による膵管破綻により交通を認める例もある．

c 発生機序

いくつかの仮説が存在するが，内胚葉由来上皮と幼若な間質がホルモン刺激に反応して増殖し嚢胞腫瘍を形成するという説，OSの存在から胚発生の間に膵臓に迷入した異所性卵巣組織に由来するという説があり[14]，女性の膵体尾部（発生早期に左の原始生殖腺に近接する）に好発することを説明できる．その他，OSがinhibinに陽性であることから，散布されたsex-cord stroma由来の過誤腫という説もある[15]が，統一した見解は得られていない．

d 臨床症状・所見

腫瘍径が小さな段階では症状を呈することは少ないが，増大により腹痛，背部痛などが出現し，周囲膵管の圧排などにより急性膵炎を発症する例もある．わが国での多施設共同研究[16]では，OSを認めたMCN 156例の男女比は3：153，平均年齢は48歳であり，有症状は48.6％，膵疾患の合併は13.1％で半数が急性膵炎であった．腫瘍の発生部位は1例を除き膵体尾部に存在し，腫瘍径は65.3 mmであったと報告されている．欧米からもMCN 163例の95％が女性，年齢中央値45歳であり，有症状は75％，うち膵炎は9.2％であり，膵体尾部が97％，腫瘍径は50 mmと報告されている[17]．

e 診断

1 局在診断

局在診断はUS，CTあるいはMRI（MRCP）を行うことで容易であるが，他の嚢胞性腫瘍（漿液性嚢胞腫瘍，IPMN）や充実性腫瘍の嚢胞

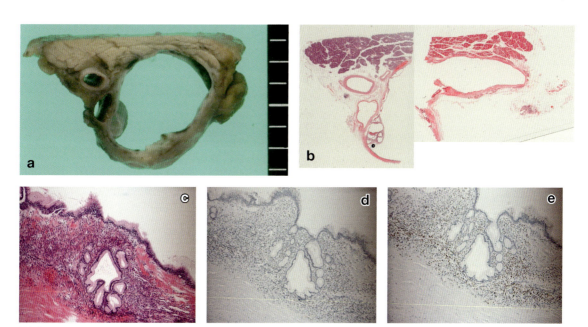

図6 MCN の病理所見
a・b：切除標本割面像．厚い被膜に覆われた囊胞性腫瘍であり，内腔に凸の囊胞内囊胞（cyst in cyst）を認める．
c：組織像（HE 染色）．**d**：ER．**e**：PgR．囊胞内腔は異型に乏しい粘液産生上皮で裏打ちされ，上皮下には ER および PgR 陽性の紡錘形細胞が錯綜する OS を認める．

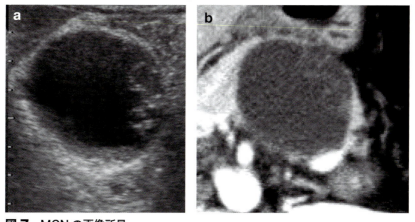

図7 MCN の画像所見
a：US，**b**：CT．囊胞内腔に凸に向かう cyst in cyst を認める．

変性，仮性囊胞などとの鑑別が問題となる．共通の被膜を有する球形の囊胞性病変で内部に cyst in cyst を伴う MCN の典型例では，US あるいは CT にて診断は可能である（**図7**）．また，囊胞間には交通はなく，MRI/MRCP では各々の内容液の性状が異なった信号を呈する所見が特徴的であり，周囲主膵管の拡張を認めることはほとんどない．一方，単房性の場合は鑑別が難しくなるが，被膜の壁内の小さな cyst in cyst の指摘が重要であり，EUS が有用である（**図8**）．鑑別診断に際し，欧米では EUS-FNA による細胞診，アミラーゼや CEA の測定が行

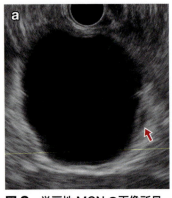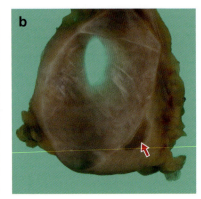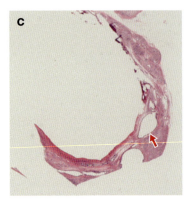

図8 単房性MCNの画像所見
a：EUS．単房性を呈するが，被膜の壁内に小さな囊胞を認める（➡）．
b・c：切除標本割面像．病理学的にも，被膜の壁内に存在するcyst in cystである（➡）．

われている[18]）が，わが国では囊胞性膵腫瘍に対するEUS-FNAは，腹膜播種の危険性から原則禁忌もしくは慎重に行うべきとされている．

2 悪性度診断

以前は悪性および浸潤癌の頻度は高いと考えられていたが，OSを認める例をMCNと定義したわが国の報告[16]）では，156例中129例（82.7％）が腺腫（low～intermediate-grade dysplasia）であり，悪性27例でも非浸潤癌（high-grade dysplasia）が21例（13.4％），微小浸潤癌4例（2.6％），浸潤癌2例（1.3％）であった．海外の報告[17,19]）でも浸潤癌の頻度は12～16％であり，OSを有するMCNの悪性および浸潤癌の頻度は高くはない．悪性および浸潤癌を疑う所見としては，腫瘍径に加えて内腔の乳頭状隆起（壁在結節）の存在が重要であり，造影CTおよびEUSの施行が推奨される．腺腫（low～intermediate-grade dysplasia）と腺癌（high-grade dysplasia）を比較すると，囊胞径と壁在結節の有無に有意差を認め，さらに浸潤癌では囊胞径が大きく，全例に壁在結節を認めたと報告されている[16]）．また，浸潤癌を示唆する所見として径1cm以上の壁在結節，大きな囊胞径，血清CA19-9が有意であり，径3cm未満のMCNには浸潤癌は認めなかったとする報告がある[19]）．

f 治療と予後

Potential malignancyと考えられており，診断時ほとんどの患者が比較的若年であること，浸潤癌への進展リスクがあること，膵体尾部に多いことから，外科切除が推奨されている．通常は膵体尾部切除術が行われるが，壁在結節を認めず囊胞径が小さい場合は脾温存膵体尾部切除術や分節切除術，腹腔鏡下膵体尾部切除術などの適応が考慮される．非浸潤癌（high-grade dysplasia）までは完全に切除されれば根治が得られ，原則として術後の経過観察は必要ない．わが国での報告[16]）によるMCN全体の術後3年，5年，10年生存率は97.6％，96.6％，96.6％と良好であり，微小浸潤癌では死亡例を認めなかったが，浸潤癌では83.3％，62.5％，62.5％であり，浸潤癌に至る前の段階での手術的治療が重要となる．

3 漿液性囊胞腫瘍（SCN）

a 概念と定義

膵漿液性囊胞腫瘍（serous cystic neoplasm：SCN）は，グリコーゲンに富む淡明な立方上皮細胞で構成される大小不同の囊胞が集簇することにより形成される薄い被膜に覆われた上皮性腫瘍と定義されている[20,21]．発生頻度は全膵腫瘍の1〜2％と比較的まれな腫瘍であり，中年女性に多く，膵体尾部にやや多い[21,22]．散発性（sporadic）に発症するものがほとんどであるが，von Hippel-Lindau（VHL）病関連腫瘍として発見されることもある[21,22]．

b 病理

SCNはそのほとんどが良性であるが，1〜2％程度に悪性のものがある．大きな囊胞の集簇を主体とした腫瘍や，充実性の腫瘍などの亜型もある．

1 漿液性囊胞腺腫（serous cystadenoma）

割面は肉眼的にスポンジ様で，大小不同の囊胞が蜂巣状に集簇している．薄い被膜に覆われた腫瘍内腔には透明な漿液が含まれている．中心部に石灰化を伴う星芒状の線維化（central stellate scar）を伴うことがある．主膵管との交通はまれである[20-22]．顕微鏡下では，単層の立方あるいは扁平な上皮が囊胞上皮を構成している．細胞質はグリコーゲンに富み，淡明である．上皮周囲の間質には豊富な毛細血管網が存在する[20-22]．SCNは肉眼形態からいくつかの亜型に分類される．わが国では以下の4型に分類されることが多い[22,23]（図9）．

①microcystic type（58〜70％）：1cm以下の小さな囊胞が多数集簇しており，一部分葉状となることがある．ときにcentral stellate scarや

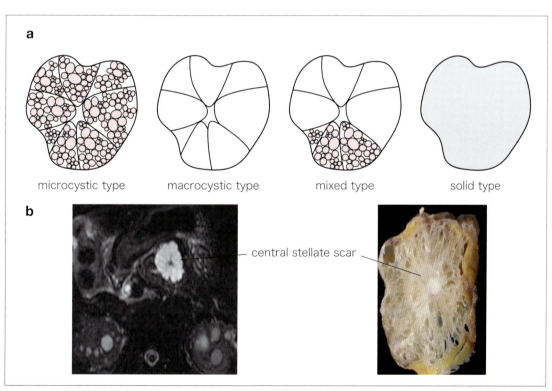

図9 SCNの形態分類と典型像
a：SCNの肉眼的分類，b：MRCPと肉眼所見（microcystic type）

石灰化を伴う．
②macrocystic type（20〜21％）：1 cm 以上の嚢胞が不均一に集簇した形態を呈し，単房性のこともある．
③mixed type（7〜16％）：microcystic type と macrocystic type の混在型．
④solid type（2〜3％）：顕微鏡的な嚢胞から構成される腫瘍であり，肉眼的には嚢胞構造を認めず充実性腫瘍様である．

2 漿液性嚢胞腺癌（serous cystadenocarcinoma）

組織像から漿液性嚢胞腺腫との鑑別は困難であり，臨床上，転移が確認された場合にのみ診断される[20,21]．

c 発生機序

SCN の多くが MUC1，MUC6 に染色されることから，腺房細胞由来と考えられている[24]．

d 病態

VHL 病関連腫瘍でない散発性 SCN でも VHL 遺伝子が存在する染色体の異常を約 40％に認めており，この結果として VEGF，GLUT-1，CA-IX，HIF-1α の発現が増加し，腫瘍化，血管形成が促進されると推測されている[25,26]．

e 臨床症状・所見

無症状例が 50〜80％であり，検診などの画像検査で発見されることが多い．有症状例でもっとも多いのが腹痛である．その他，腫瘤触知，背部痛，耐糖能の低下，黄疸，下血，嘔気などで発見されることもある．また，急性膵炎や慢性膵炎を呈することもある[21-23]．

f 診断

画像診断で特徴的な所見を認めることが多い．CT では境界明瞭な腫瘍として描出され，共通被膜と内部の隔壁が造影早期から後期まで濃染する（honeycomb pattern）．中心部の線維化・石灰化を反映した central stellate scar や sunburst appearance を認めることがある．Solid type は造影早期から著明に濃染される充実性腫瘍として描出され，膵内分泌腫瘍との鑑別が困難である．MRI では T2 強調像で嚢胞部分が高信号，隔壁部分が低信号を呈する．MRCP 上は著明な分葉状の高信号腫瘍として描出される．通常，腫瘍マーカーは上昇せず，生検による診断率は 9〜14％と低い[21-23,27]．

g 治療

SCN はそのほとんどが良性腫瘍であり原則的に切除の適応はないが，有症状，他の悪性疾患との鑑別が困難，腫瘍サイズが大きい，増大しているなどの場合は切除の適応がある[22,28]．手術術式としては，リンパ節郭清を省略した縮小手術を行う[22]．

h 予後

悪性例も含めて SCN で病死することはまれであり，予後は良好である[22]．

4 solid pseudopapillary neoplasm（SPN）

a 概念

嚢胞内腔を被覆する上皮を有するものは真性嚢胞，有しないものは仮性嚢胞とされる．腫瘍性嚢胞は真性嚢胞の範疇に入り，漿液性嚢胞腫瘍（SCN），粘液性嚢胞腫瘍（MCN），膵管内乳頭粘液性腫瘍（IPMN）分枝型が代表的なものである．主膵管型 IPMN は嚢胞の概念に含められている．

SPN や膵神経内分泌腫瘍（pNET）は中心部が変性や出血によって壊死に陥ることがある．このような中心部の壊死による嚢胞状変化は，腫瘍性嚢胞には含めずに二次性膵嚢胞（腫瘍性真性膵嚢胞）として別の概念で捉えることが多い．なお，二次性膵嚢胞には，膵癌を原因とし

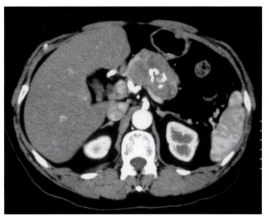

図10 造影 CT 動脈相
腫瘍は全体的に造影効果を認める．

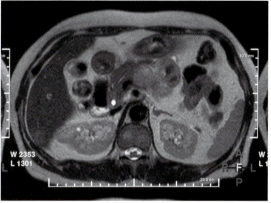

図11 MRI T2 強調像
腫瘍の一部は低信号を呈し，出血が疑われる．

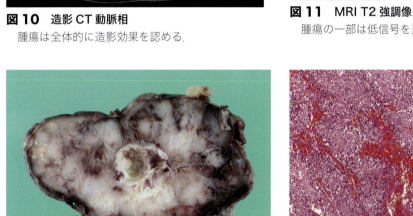

図12 図10, 図11症例の標本の割面像
中心部に石灰化を認める．

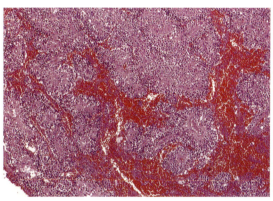

図13 病理学的所見
充実性部分から出血部分への移行部．血管を軸とした偽乳頭構造が目立つ．

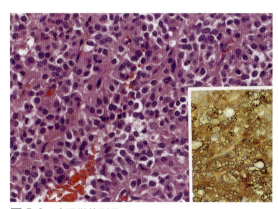

図14 病理学的所見
核は円形〜類円形で好酸性細胞からなる．一部 α1-antitrypsin 陽性．

て発生した貯留囊胞や仮性囊胞も含める場合もある[29]．

b 定義と病理（図10〜図16）

SPN は充実性膵腫瘍の二次性囊胞化として代表的な腫瘍である[29]．1981 年に Kloeppel らによって最初に報告された[30]．若年の女性に好発し，予後良好である点が特徴である．多くは線維性被膜で被われた壊死傾向の強い充実性の腫瘍で，充実性部分と囊胞性部分からなる．囊胞の成因は腫瘍中心部の出血，変性壊死などの退行変性などによる．出血壊死部には血管を軸とした偽乳頭状構造がみられる．腹部 US, CT では腫瘍中央部の出血，変性壊死部が囊胞状に

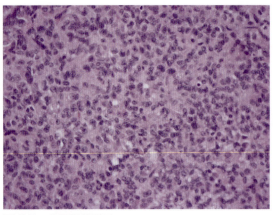 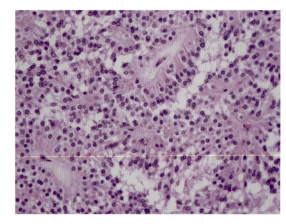

図15　病理学的所見
ミクロ：SPN の solid な部分（左図），pseudopapillary な部分（右図）．

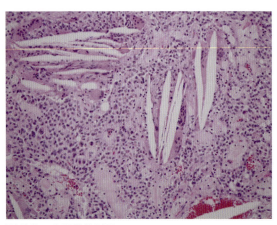 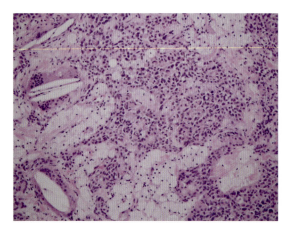

図16　病理学的所見
コレステリン裂隙（左図）や泡沫細胞（右図）が目立つ．

描出され，囊胞と辺縁の充実部が混在した特徴的所見を呈する．

c｜発生機序

不明である．

d｜病態，臨床症状・所見

- SPN は若年女性に好発する（男女比は約 1：3）が，膵における好発部位はない．膵腫瘍全体の 0.17〜2.7％である．
- SPN は細い血管で養われ，大きくなると充実性腫瘍の中心部が出血壊死で囊胞状になる．
- SPN の囊胞成分は二次的に生じたもので，血管周囲の細胞のみが残って乳頭状のようにみえる．

e｜診　断

- SPN は球形の腫瘍で，充実性腫瘍の内部に出血壊死をきたす．充実成分は造影効果が認められる．
- 腫瘍内部は充実成分と囊胞成分が混在する．ただし，小さいと充実成分のみの場合もある．
- 腫瘍径数 cm 以上になると境界明瞭な線維性被膜がみられるようになる．約 30％の症例で腫瘍辺縁や内部に石灰化が認められる．
- MRI の T1 強調像では出血を反映して高信号

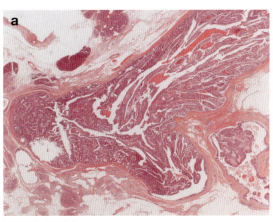
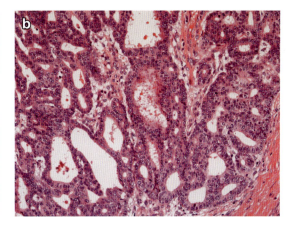

図 17 ITPN
a：HE 染色（3.125 倍），**b**：HE 染色（50 倍）．膵管内に充満する結節状腫瘍で，高度異型上皮の管状増殖がみられる．

なことが多い．T2 強調像では低〜高信号が混在する．
・鑑別診断が困難な場合にはEUS-FNAを行う．

f 治療

外科的手術が第1選択で，5年生存率は約95％である．ただし術後10年後でも再発例が認められる．

g 予後

多くは良性の進展様式をとるが，基本的に悪性のポテンシャルをもつとされ，ときに肝転移（約2〜3％），あるいは局所再発する low-grade malignancy な腫瘍である．

5 その他の膵嚢胞性病変

その他の膵の嚢胞性疾患のうち，鑑別診断に必要な代表的なものを提示する．

a 膵管内管状乳頭腫瘍（ITPN）

膵管内管状乳頭腫瘍（intraductal tubulopapillary neoplasm：ITPN）（図17）は膵管内腫瘍のうち膵管内乳頭粘液性腫瘍（IPMN）と違って粘液産生の乏しいもので，従来の膵管内管状腫瘍（intraductal tubular neoplasm：ITN）を基盤に山口らにより提唱され[31]，WHO分類（2010）[32] に採用されたまれな腫瘍である．臨床的には拡張した膵管内を充満する結節状の腫瘍で，肉眼的な粘液産生は認められない[33]．組織学的には管状・篩状ないし乳頭状を示す立方上皮で，細胞質は好酸性で粘液産生に乏しい．病変全体が一様に高度異型上皮からなり，免疫組織化学的にはIPMNと異なりMUC5ACの発現がみられないことが特徴である．MUC6の発現は60％ほどとされている．リンパ節転移や遠隔転移を伴うこともある．診断に関しては経乳頭的生検・細胞診が有用であり，術前の確定診断も可能である[34]．

b 嚢胞変性を伴う膵神経内分泌腫瘍（pNET）

膵神経内分泌腫瘍（pancreatic neuroendocrine tumors：pNET）（図18）はしばしば出血や変性壊死をきたし，まれに嚢胞様形態を示すことがある[32,35]．その半数以上はMEN1症例であり，複数個みられることもある．単房性と多房性があるが，画像上は造影CTで嚢胞辺縁に造影されるリムがみられることが特徴である．

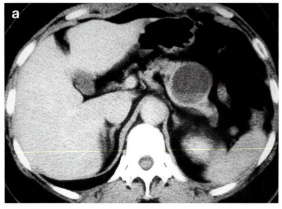
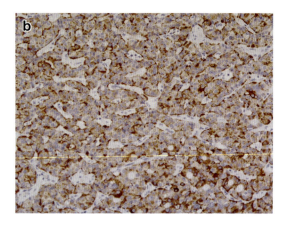

図 18 囊胞形成 pNET
a：CT（平衡相）．膵体部に囊胞性病変．b：クロモグラニン A 染色（50 倍）．

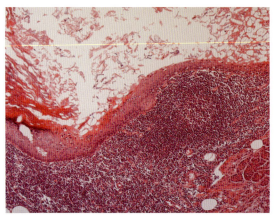

図 19 リンパ上皮腫
囊胞は扁平上皮で裏打ちされ，外側にリンパ組織がみられる．HE 染色（10 倍）．

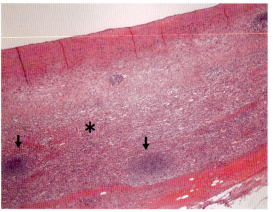

図 20 膵内副脾類表皮囊胞
白脾髄（➡）と赤脾髄（＊）．HE 染色（10 倍）．

機能性腫瘍が40％，リンパ節転移が30％と報告されており，膵囊胞で膵内分泌腫瘍が疑われるときは手術が勧められる[35]．

c｜リンパ上皮腫

リンパ上皮腫（lymphoepithelial cyst）（**図19**）は膵内にみられる単房性ないし多房性の良性囊胞である[36]．囊胞の内容は漿液性であるが，しばしば角化物が含まれる．囊胞は扁平上皮に裏打ちされ，外側にリンパ組織を認めることが特徴である．画像は囊胞の内容により様々である．

d｜膵内副脾類表皮囊胞

膵内異所性脾の内部に類表皮囊胞（epidermoid cyst in intrapancreatic accessory spleen）を伴うことがある（**図20**）．膵の体尾部にみられることが多く，単房性ないし多房性で，ときに cyst in cyst の所見を示す[37]．内容は漿液性，ケラチン様，ゼラチン様など様々であり，画像にも反映される．US，EUSでは単房性ないし多房性囊胞で，造影では周囲が造影される．造影CT，造影MRIでも囊胞周囲が脾臓と同様に造影され，MRIの拡散強調像では同部が脾臓に類似した陽性像を示す．組織学的には囊胞は扁平

上皮に lining されており，その外側に白脾髄・赤脾髄からなる通常の脾組織がみられる．Elastica Masson 染色などで脾類洞を確認することで確定診断が可能である．

文献

1) 大橋計彦ほか：粘液産生膵癌の4例—特異な十二指腸所見を中心として—. Prog Dig Endosc **20**：348-351, 1982
2) Tanaka M, et al：International consensus guidelines 2012 for the management of IPMN and MCN of the pancreas. Pancreatology **12**：183-197, 2012
3) Furukawa T, et al：Prognostic relevance of morphological types of intraductal papillary mucinous neoplasms of the pancreas. Gut **60**：509-516, 2011
4) Wu J, et al：Recurrent GNAS mutations define an unexpected pathway for pancreatic cyst development. Sci Transl Med **3**：92ra66, 2011
5) Yamaguchi K, et al：Pancreatic ductal adenocarcinoma derived from IPMN and pancreatic ductal adenocarcinoma concomitant with IPMN. Pancreas **40**：571-580, 2011
6) Sugiyama M, et al：Extrapancreatic neoplasms occur with unusual frequency in patients with intraductal papillary mucinous tumors of the pancreas. Am J Gastroenterol **94**：470-473, 1999
7) Suzuki Y, et al：Cystic neoplasm of the pancreas：a Japanese multiinstitutional study of intraductal papillary mucinous tumor and mucinous cystic tumor. Pancreas **28**：241-246, 2004
8) Maguchi H, et al：Natural history of branch duct intraductal papillary mucinous neoplasms of the pancreas：a multicenter study in Japan. Pancreas **40**：364-360, 2011
9) Compagno J, Oertel JE：Mucinous cystic neoplasms of the pancreas with overt and latent malignancy（cystadenocarcinoma and cystadenoma）. A clinicopathologic study of 41 cases. Am J Clin Pathol **69**：573-580, 1978
10) Kosmahl M, et al：Cystic neoplasms of the pancreas and tumor-like lesions with cystic features：a review of 418 cases and a classification proposal. Virchows Arch **445**：168-178, 2004
11) Solcia E CC, Kloppel G：Tumors of the pancreas. Atlas of Tumor Pathology, 3rd Series, Armed Forces Institute of Pathology, Washington DC, Fascicle 20, 1997
12) Zamboni G, et al：Mucinous cystic neoplasm of the pancreas. WHO Classification of Tumours of the Digestive System, 4th ed, Bosman FT, et al（eds）, IARC Press, Lyon, 2010
13) Tanaka M, et al：International consensus guidelines 2012 for the management of IPMN and MCN of the pancreas. Pancreatology **12**：183-197, 2012
14) Zamboni G, et al：Mucinous cystic tumors of the pancreas：clinicopathological features, prognosis, and relationship to other mucinous cystic tumors. Am J Surg Pathol **23**：410-422, 1999
15) Ridder GJ, et al：Ovarian-like stroma in an invasive mucinous cystadenocarcinoma of the pancreas positive for inhibin. A hint concerning its possible histogenesis. Virchows Arch **432**：451-454, 1998
16) Yamao K, et al：Clinicopathological features and prognosis of mucinous cystic neoplasm with ovarian-type stroma：a multi-institutional study of the Japan pancreas society. Pancreas **40**：67-71, 2011
17) Crippa S, et al：Mucinous cystic neoplasm of the pancreas is not an aggressive entity：lessons from 163 resected patients. Ann Surg **247**：571-579, 2008
18) Thornton GD, et al：Endoscopic ultrasound guided fine needle aspiration for the diagnosis of pancreatic cystic neoplasms：a meta-analysis. Pancreatology **13**：48-57, 2013
19) Jang KT, et al：Clinicopathologic characteristics of 29 invasive carcinomas arising in 178 pancreatic mucinous cystic neoplasms with ovarian-type stroma：implications for management and prognosis. Am J Surg Pathol **39**：179-187, 2015
20) Japanese Pancreas Society：General Rules for the Study of Pancreatic Cancer, 6th ed. 金原出版, 東京, 2009
21) Hruban R, et al：Serous cystic neoplasms. AFIP Atlas of Tumor Pathology：tumors of the pancreas, Silverberg S, et al（eds）, ARP Press, Washington DC, p33-50, 2007

22) Kimura W, et al：Multicenter study of serous cystic neoplasm of the Japan pancreas society. Pancreas 41：380-387, 2012
23) Reid MD, et al：Serous neoplasms of the pancreas：a clinicopathologic analysis of 193 cases and literature review with new insights on macrocystic and solid variants and critical reappraisal of so-called "Serous Cystadenocarcinoma". Am J Surg Pathol 39：1597-1610, 2015
24) Kosmahl M, et al：Serous cystic neoplasms of the pancreas：an immunohistochemical analysis revealing alpha-inhibin, neuron-specific enolase, and MUC6 as new markers. Am J Surg Pathol 28：339-346, 2004
25) Moore PS, et al：Molecular characterization of pancreatic serous microcystic adenomas：evidence for a tumor suppressor gene on chromosome 10q. Am J Pathol 158：317-321, 2001
26) Thirabanjasak D, et al：Is serous cystadenoma of the pancreas a model of clear-cell-associated angiogenesis and tumorigenesis? Pancreatology 9：182-188, 2009
27) 一二三倫郎ほか：CT，MRI所見からみたSCT―良・悪性の鑑別は可能か―．胆と膵 24：245-253，2003
28) Tseng JE, et al：Serous cystadenoma of the pancreas：tumor growth rates and recommendations for treatment. Ann Surg 242：413-419, 2005
29) 木村　理，佐田尚宏，武藤徹一郎：二次性嚢胞性病変を伴う膵腫瘍．病理と臨 12：804-811，1994
30) Kimura W, Makuuchi M：Operative indications for cystic lesions of the pancreas with malignant potential--our experience-. Hepatogastroenterology 46：483-491, 1999
31) Yamaguchi H, et al：Intraductal tubulopapillary neoplasms of the pancreas distinct from pancreatic intraepithelial neoplasia and intraductal papillary mucinous neoplasms. Am J Surg Pathol 33：1164-1172, 2009
32) Adsay NV, et al：Intraductal neoplasms of the pancreas. WHO Classification of Tumours of the Digestive System. Bosman FT, et al（eds）, IARC Press, Lyon, p304-313, 2010
33) 山口　浩ほか：膵管内腫瘍―膵管内管状乳頭腫瘍（ITPN）を中心に―．病理と臨 31：262-267，2013
34) Ito K, et al：Intraductal tubular adenocarcinoma of the pancreas diagnosed before surgery by transpapillary biopsy：case report and review. Gastrointest Endosc 61：325-329, 2005
35) Ligneau B, et al：Cystic endocrine tumors of the pancreas：clinical, radiologic, and histopathologic features in 13 cases. Am J Surg Pathol 25：752-760, 2001
36) Adsay NV, et al：Lymphoepithelial cysts of the pancreas：a report of 12 cases and a review of the literature. Mod Pathol 15：492-501, 2002
37) 平田祐一ほか：Cyst in cyst様構造を呈し，膵粘液性嚢胞腫瘍（mucinous cystic neoplasm；MCN）との鑑別が困難であった膵内副脾に発生したepidermoid cystの1例．日消誌 112：1858-1867，2015

F 膵内分泌腫瘍

1 膵神経内分泌腫瘍（pNET）

a 概念と定義

膵神経内分泌腫瘍（pancreatic neuroendocrine tumor：pNET）は膵の神経細胞と内分泌細胞から発生する腫瘍の総称であり，膵腫瘍全体の1～2％を占めるまれな疾患である[1]．pNETはホルモン過剰分泌症状を伴う機能性NETと非機能性NETに分類され，さらに組織分化度と腫瘍増殖能で細分化され，一部のpNETは遺伝性疾患に合併する．pNETは生物学的にも臨床的にも異なる様々な腫瘍が含まれたheterogeneousな疾患群である（表1）[1,2]．

b 病理

WHO分類（2010）ではKi-67 indexとmitotic index（核分裂像）の2項目を用いたgradingをもとに，neuroendocrine tumor（NET G1/G2）とneuroendocrine carcinoma（NEC）に大別される（表2，表3）[3]．高分化NETの組織像は腫瘍細胞が索状またはリボン状に配列され，核はsalt-and-pepper patternと呼ばれる類円形〜楕円形で粗い核クロマチンが核内に均等に分布する特徴的所見を呈する[4]．低分化なNECでは核異型が強く，多形性あるいはびまん性に増殖し，内分泌腫瘍に特徴的な所見が乏しくなる[4]．免疫染色はクロモグラニンA（CGA）とシナプトフィジンが感度・特異度ともに高い内分泌マーカーとして推奨されているが，CGAでは分化度が低くなるにつれ，その発現が低下する[3]．

近年，NECに含まれる腫瘍の中には高分化型のいわゆるNET G3と，低分化型である真のNECの2つの疾患が含まれていることが考察されている[5]．今後はWHO分類の改訂と，それに対応した治療法選択の確立が求められる．

c 発生機序

pNETの発生機序についてはいまだに不明な点が多いが，次世代シークエンサーを用いた網羅的ゲノム解析によって，高分化pNETにおけるいくつかの遺伝子変異が明らかになった[6]．*MEN1*遺伝子の変異が44％に，*DAXX/ATRX*のいずれかに変異が約43％に認められた．mTOR pathwayの遺伝子では*TSC2*（8.8％），*PTEN*（7.3％），*PIK3CA*（1.4％）に変異を認めた．また，p53の標的遺伝子である*PHLDA3*でもヘテロ接合性の喪失が72％と高頻度に検出された[6]．NECでは*p53*や*KRAS*の他に，*RB1*の変異やBCL-2蛋白の高発現が認められている[5]．

d 病態

pNETの病態は機能性の有無，腫瘍分化度，遺伝性疾患合併の有無によって異なる．pNETの一部は遺伝性疾患に合併し，多発性内分泌腫瘍症1型（multiple endocrine neoplasia type 1：MEN1），von Hippel-Lindau病，神経線維腫症1型，結節性硬化症が知られている[1]．わが国のpNET患者では全体の4.3％にMEN1が合併するが，その割合は欧米と比較して少ない[7]．MEN1の合併の有無はpNETの治療方針を左右するため，血中カルシウム濃度とintact PTHを測定し，MEN1をスクリーニングする[1]．

e 臨床症状・所見

機能性NETではそれぞれ特異的な症状をきたす（表1）[1,2]．非機能性ではサイズが小さければ無症状であることが多いが，増大すると近接臓器への圧迫や浸潤により症状をきたす．

表1 膵神経内分泌腫瘍の臨床的分類と症候群

pNET		疾患名	分泌ホルモン	症候，症状	新規発症者数（/10万人/年）	悪性頻度
機能性NET	インスリノーマ	インスリノーマ	インスリン	低血糖症状（100%）	1-3	5-15%
	ガストリノーマ	Zollinger-Ellison症候群	ガストリン	腹痛（79-100%） 下痢（30-75%） 食道症状（31-56%）	0.5-1.5	60-90%
	VIPオーマ	Verner-Morrison, pancreatic cholera, WDHA症候群	VIP	下痢（90-100%） 低K血症（80-100%） 脱水（83%）	0.05-0.2	70-90%
	グルカゴノーマ	グルカゴノーマ	グルカゴン	壊死性遊走性紅斑（67-100%） 耐糖能異常（80-100%） 体重減少（83%）	0.01-0.1	60-75%
	ソマトスタチノーマ	ソマトスタチノーマ	ソマトスタチン	糖尿病（63-90%） 胆石症（65-90%） 下痢（45-90%）	<0.1 きわめてまれ	40-60%
	GRFオーマ	GRFオーマ	GRF	末端肥大症（100%）	不明	30-50%
	ACTHオーマ	ACTHオーマ	ACTH	クッシング症候群（100%）	<0.1 きわめてまれ	95%
	カルチノイド症候群を伴うpNET	カルチノイド症候群を伴うpNET	セロトニン タキキニン	カルチノイド徴候	<50 きわめてまれ	60-90%
	高カルシウム血症を伴うpNET	PTHrPオーマ	PTHrP その他，不明	高Ca血症	<0.1 きわめてまれ	>85%
非機能性NET		非機能性NET	症状をきたすホルモン分泌なし	特異的症状なし	1-3	60-90%

VIP：vasoactive intestinal polypeptode，GRF：growth hormone releasing factor，ACTH：adrenocorticotropic hormone，PTHrP：parathyroid hormone-related protein

[Ito T, et al：Pancreatic neuroendocrine tumors：clinical features, diagnosis and medical treatment：advances. Best Pract Res Clin Gastroenterol 26：737-753, 2012／Jensen RT, et al：ENETS consensus guidelines for the management of patients with digestive neuroendocrine neoplasms：functional pancreatic endocrine tumor syndromes. Neuroendocrinology 95：98-119, 2012／日本膵神経内分泌腫瘍研究会（JNETS）：膵・消化管神経内分泌腫瘍（NET）診療ガイドライン2015年（第1版），金原出版，東京，2015 より引用］

表2 膵神経内分泌腫瘍のWHO分類（2010）

1. Neuroendocrine tumour（NET）
   NET G1（carcinoid）/ NET G2
   （神経内分泌腫瘍 G1/G2）
2. Neuroendocrine carcinoma（NEC）G3
   large cell or small cell type
   ［神経内分泌癌（大細胞癌あるいは小細胞癌）］
3. Mixed adenoneuroendocrine carcinoma（MANEC）
   （複合型腺神経内分泌癌）
4. Hyperplastic and preneoplastic lesions
   （過形成前腫瘍病変）

G：grade.
[Bosman F, et al：WHO Classification of Tumours of the Digestive System, IARC Press, Lyon, 2010 より引用］

表3 膵神経内分泌腫瘍における grading

Grade	核分裂像*（10 HPF）	Ki-67 index**（%）
G1	<2	≦2
G2	2〜20	3〜20
G3	>20	>20

*核分裂像（mitotic index）は少なくとも高倍視野（2 mm^2）を視野以上検討し，10視野あたりの核分裂像を計測．
**Ki-67 index はもっとも核の標識率が高い領域で，2,000個の腫瘍細胞における陽性率．

[Bosman F, et al：WHO Classification of Tumours of the Digestive System, IARC Press, Lyon, 2010 より引用］

f 診断，鑑別診断

　機能性 pNET が疑われた場合には，それぞれのホルモンに特異的な検査を施行し，存在診断を行う[2]．インスリノーマでは絶食試験，ガストリノーマでは上部内視鏡検査による潰瘍の検索，胃内 pH モニタリングなどが有用である[1,8]．腫瘍マーカーでは神経特異性エノラーゼ（NSE）や Pro-GRP が高値となることが多い．欧米においては血清 CGA が用いられており，わが国においても診断に有用であることが報告されている[9]．画像診断は腹部造影 CT・MRI 検査，EUS などの複数のモダリティを組み合わせて慎重に行う．典型例では類円形，境界明瞭，多血性の病変として描出される．しかし，乏血性の場合や，腫瘍増大に伴い内部壊死や嚢胞変性，主膵管狭窄をきたす症例もあり，その他の膵腫瘍との鑑別に難渋する．機能性 NET では腫瘍サイズが小さく，多発することもあるため，選択的動脈内刺激物注入法（SASI テスト）が局在診断に不可欠である[2,8]．

　2016 年よりインジウムペンテトレオチド（^{111}In）を用いたソマトスタチン受容体シンチグラフィ（SRS）が臨床使用可能となった．一般的に高分化 NET では FDG-PET/CT の陽性率が 13〜53％ と低いが，SRS では高分化 pNET で感度 46〜93％ とされ，高い検出率を示している．一方，NEC では SRS 陽性率は低く，FDG-PET/CT で高い陽性率を示す[10]．

g 治　療

1 手術療法

　手術適応は機能性や遺伝性疾患合併の有無，腫瘍分化度などで異なる．切除可能例では外科的手術が第一選択であるが，治癒切除が困難な場合でもホルモン症状改善を目的に腫瘍ボリュームの 90％ を目標に減量手術も施行される[8]．各機能性 NET と非機能性 NET については各論に記載されるため，ここでは MEN1 合併症例における手術療法について述べる．MEN1 に合併する pNET は十二指腸・膵から同時性・異時性に多発することが多い．散発性 NET と比較し，小サイズであること，肝転移の頻度が高いことも特徴である[8]．機能性 pNET であれば，腫瘍サイズに関わらず手術適応となる．腫瘍が多発している場合には SASI テストを用いて，どの腫瘍が機能性であるかを術前に検討しなければならない[1]．非機能性 pNET ではサイズにより手術適応が決定される．径 1 cm 未満の腫瘍であれば経過観察が推奨されるが，径 2 cm 以上と，径 1〜2 cm で増大傾向にある腫瘍は切除対象となる[8]．

2 化学療法

1）NET G1/G2 における抗腫瘍薬

①分子標的薬

　エベロリムスは mTOR 阻害薬であり，腫瘍の増殖や細胞分裂，腫瘍血管新生を抑制し抗腫瘍効果を示す．進行性 pNET（G1/G2）を対象とした第Ⅲ相試験（RADIANT-3）で，無増悪生存期間（PFS）をエベロリムス群：11.0 ヵ月，プラセボ群：4.6 ヵ月と有意に延長させた（表 4）[11]．副作用では肺結核や B 型肝炎再活性化などの感染症や肺臓炎に注意が必要である．

　スニチニブはマルチキナーゼ阻害薬であり，直接的な抗腫瘍活性と腫瘍血管新生阻害作用を示す．進行性 pNET（G1/G2）を対象にした第Ⅲ相試験でスニチニブは PFS を有意に延長した（スニチニブ：11.4 ヵ月，プラセボ群：5.5 ヵ月）（表 4）[12]．副作用には骨髄抑制，高血圧，左室駆出力低下，QT 延長，心室性不整脈，消化管穿孔，出血などがあり，十分な観察が必要である．

②細胞障害性薬剤

　ストレプトゾシン（STZ）はグルコーストランスポーター 2 を介して細胞に取り込まれ，DNA 合成を阻害し，腫瘍増殖を抑制する．わが国の国内第Ⅰ/Ⅱ相試験［GEP-NET（G1/G2）対象］では奏効率が 9.5％（2/21 例），病勢コントロール率は 100％（21/21 例）であり，腫瘍縮小効果および増殖抑制効果を認めた．副作用で

表4 膵・消化管神経内分泌腫瘍（G1/G2）における分子標的薬・ソマトスタチンアナログ療法

報告者	対象	レジメン	患者数	RR（%）	PFS（月）	HR
Yao JC, et al[11] 2011	pNET	エベロリムス	207	5	11	0.35
		プラセボ	203	2	4.6	
Raymond E, et al[12] 2011	pNET	スニチニブ	86	9.3	11.4	0.42
		プラセボ	85	0	5.5	
Caplin ME, et al[13] 2014	GEP-NET*	lanreotide	101	NA	Not reached	0.47
		プラセボ	103	NA	18	
	pNETのみ	lanreotide	42	NA	Not reached	0.58
		プラセボ	49	NA	12.1	

*pNET・midgut-NET・hindgut-NET・unknown-NETを含む．
RR：response rate，NA：not available，HR：hazard ratio

は腎障害や悪心・嘔吐，肝障害があり，十分な対策が必要である．海外ではSTZ＋ドキソルビシンやSTZ＋フルオロウラシル（5-FU）の併用療法やダカルバジンやテモゾロミドをベースとした化学療法も用いられているが，わが国では保険未承認である．

③ソマトスタチンアナログ療法

オクトレオチドはこれまで機能性pNETにおけるホルモン症状改善目的に用いられてきた．抗腫瘍効果については少数の検討でその有用性が報告されているが，ランダム化比較試験がなく，わが国では保険未承認である．一方で，lanreotideはGEP-NETを対象としたプラセボ対照二重盲検試験（CLARINET試験）にてPFSを有意に延長させており，今後はわが国でもpNETへの保険承認が期待される（表4）[13]．

2）NECにおける抗腫瘍薬

NECでは臨床的・病理学的に類似した肺小細胞癌の治療に準じてイリノテカン＋シスプラチン療法とエトポシド＋シスプラチン療法が推奨されている[8]．奏効率は6.6～67％と比較的高いことが報告されているが，生存期間中央値は5.8～19ヵ月とされ予後不良である．今後はNECが細分化され，治療も最適化していくことが予想される．

h 予 後

pNET全体の5年生存率は70％程度であり，通常型膵癌と比較し良好である．pNETにおけるNET G1，G2，G3の5年生存率はそれぞれ95.7％，73.4％，27.7％とされ，TNM分類（ENETS）ではStgae Ⅰ，Ⅱa，Ⅱb，Ⅲa，Ⅲb，Ⅳの5年生存率がそれぞれ100％，100％，93％，70％，59％，35％と報告されている[14]．予後予測因子としては，Ki-67 indexやTNM分類のほかに，原発巣切除の有無や肝転移などが重要である．そのため，肝転移に対しては積極的な治療が推奨され，切除術，腫瘍塞栓術，ラジオ波焼灼術，peptide receptor radionuclide therapy（本邦未承認），肝移植（本邦未承認）などが行われる[8,15]．

Column 20

MEN1, MEN2

多発性内分泌腫瘍（MEN）は，2つ以上の内分泌腺に腫瘍または過形成が生じる疾患である．*MEN1*遺伝子の異常により発生するMEN1（Werner症候群[1]）と*RET*遺伝子の異常により発生するMEN2に分類される．MEN1，MEN2の海外における発生率は，いずれも約3万人に1人程度とされており，これを当てはめると日本では約4,000人の患者が存在すると推測される．

MEN1は下垂体腫瘍，副甲状腺腺腫・過形成，膵・消化管神経内分泌腫瘍（NET）が三大病変であり，他に副腎や皮膚，胸腺などにも腫瘍が発生する．

MEN2はさらに3種類に分類できる．MEN2A（Sipple症候群[2]）はMENの中ではもっとも多く，甲状腺髄様癌がほぼ全例にみられ，副腎の褐色細胞腫が約6割の患者で発症し，そのうちの約半数では両側にみられる．また1〜2割に副甲状腺機能亢進症が現れる．MEN2Bは甲状腺髄様癌や褐色細胞腫を発症するが，副甲状腺機能亢進症は現れない．この型では眼瞼や口唇，舌に粘膜下神経腫と呼ばれる小さな隆起が多発し，痩せ形で手足の長い体型になる．第3の型はfamilial medullary thyroid carcinoma（FMTC）で，甲状腺髄様癌が家系に多発するが，その他の疾患は現れない．

MEN1の大部分は癌抑制遺伝子*MEN1*の，MEN2は癌遺伝子*RET*の変異に起因することが明らかにされている．ただし遺伝子変異によって特定の臓器に腫瘍が形成される機序については不明な点が多い．最近MEN1の一部症例の原因として*CDKN1B*や*CDKN2C*遺伝子の変異も報告されている．

MEN1では，副甲状腺機能亢進症に伴う消化性潰瘍，尿路結石，易骨折性のほか，下垂体腫瘍や膵・消化管NETでは，過剰に分泌されるホルモンによる臨床症状（先端巨大症，クッシング病，無月経，消化性潰瘍，低血糖など）と，腫瘍による圧迫症状（頭痛，視野狭窄など）を認める．MEN2では褐色細胞腫による発作性の高血圧や副甲状腺機能亢進症による症状を呈するが，甲状腺髄様癌は頸部腫瘤として発見されるまで無症状であることが多い．またMEN2Bでは顔面の粘膜神経腫による特徴的な顔貌のほか，Marfan症候群のような体型を呈する．

MEN1における胸腺腫瘍は悪性度が高く有効な治療法が存在しないため，早期に骨や肝臓に転移して病的骨折や疼痛を招き直接死因となる．また現在のところ，一部の病変を除いて治療はいずれも手術が第一選択であるため，手術に伴い各臓器の機能不全を生じることも多く，とくに膵・消化管NETに対する治療では部分切除であっても術後の糖尿病罹患リスクが高い．

MEN2では甲状腺髄様癌は早期に治療を行わないと，骨，肺，肝臓などに早期に転移をきたす．一方，甲状腺全摘術後は生涯にわたって甲状腺ホルモンの補充を要する．褐色細胞腫も適切な診断と治療が行われないと，発作性高血圧や不整脈を引き起こし突然死の原因となる．両側褐色細胞腫を外科的に摘出した場合は，術後副腎皮質機能不全に対する糖質ステロイドの投与が永続的に必要となる．

MENによる腫瘍の発生や増殖を阻止する方法は存在せず，治療の原則は定期検査により病変を早期に発見し，外科的治療を行うことである．罹患臓器が多岐にわたるため，患者は多数の定期検査を受ける必要があり，多くの場合，複数回の手術が必要である．MEN2では患者の子どもに対して遺伝学的検査を施行し，変異を有する場合には発症前の予防的甲状腺全摘術を行うことが推奨されているが，長期的な便益と不利益の検討や，適切な手術時期については議論の余地がある．

文献

1) Wermer P：Genetic aspects of adenomatosis of endocrine glands. Am J Med **16**：363-371, 1954
2) Sipple JH：The association of pheochromocytoma with carcinoma of the thyroid gland. Am J Med **31**：163-166, 1961

2 インスリノーマ

a 概念と定義

インスリノーマは腫瘍化した膵β細胞から過剰に分泌されるインスリンにより低血糖を呈する疾患と定義される．2010年に改訂されたWHO分類では，従来の病理組織学的分化度や生物学的悪性度分類とは異なり，Ki-67 indexが重要とされている[16]．膵神経内分泌腫瘍 (pNET) の中では非機能性pNETに次いで多く，機能性pNETの中ではもっとも多い．

b 病理

インスリノーマは高分化型が多く，2004年のWHO分類では高分化型神経内分泌腫瘍 (well-differentiated endocrine tumor：WDET) に，2010年に改訂されたWHO分類ではneuroendocrine tumor (NET) G1に多くは分類される．この分類ではKi-67 indexが重要であり，例え肝転移を伴っていてもKi-67 indexが低ければNET G1と分類される[16]．

c 発生機序

pNETの発生母地としては，多分化能を持つ組織幹細胞やランゲルハンス島内の内分泌幹/前駆細胞などが考えられているが，インスリノーマの発生機序はよく分かっていない．

遺伝性疾患の中にはpNETを合併するものが知られており，インスリノーマはMEN1の合併が多い．MEN1は下垂体前葉・副甲状腺・膵臓や十二指腸などの消化管にpNETが常染色体優性遺伝形式で発症し，原因遺伝子は11qに存在するmenin遺伝子である．MEN1はこの遺伝子の変異により生じると考えられているが詳細は不明である．

d 病態

正常では血糖低下により膵β細胞からのインスリン分泌に抑制がかかるが，機能性腫瘍のインスリノーマではインスリンの自律的分泌過剰により低血糖状態が起こる．

e 臨床症状・所見

インスリンの自律性過剰分泌による低血糖症状を呈し，自律神経症状と中枢神経症状が生じる．自律神経症状としては発汗，動悸，振戦，空腹感が出現する．空腹感を避けるため摂食過剰となり，体重増加が認められることも多い．認知症や脳血管障害として治療されることもある．また，自律神経症状の自覚がないまま昏睡が初発症状となるケースもある[17]．中枢神経症状としては，頭痛，めまい，意識障害，痙攣，失神などがあり，精神疾患やてんかん発作と誤診されるケースもある．

f 診断

①空腹時や運動時の意識障害などの中枢神経症状，②発作時の血糖値が50 mg/dL以下，③ブドウ糖負荷による症状の改善，というWhippleの三徴は初期診断の基本である．高インスリン血症の指標としてFajan's index (血漿インスリン濃度/空腹時血糖>0.3) があるが，感度・特異度ともに不十分である．ブドウ糖負荷試験によるインスリン過剰反応が認められた場合，インスリン負荷後も血中Cペプチドの抑制が認められない場合もインスリノーマの存在が示唆される．

1 存在診断
1) 絶食試験

インスリノーマでは，低血糖にも関わらず膵β細胞からのインスリン分泌が抑制されないので，72時間の絶食試験による低血糖症状の誘発は診断的価値が高い．

2 局在診断

インスリノーマは通常単発で，大部分は膵内

に存在する．多くは腫瘍径が小さいこと，また腫瘍径が小さい時期からホルモン症候を呈するため，術前の局在診断が重要である．症例に応じて様々なモダリティを組み合わせて診断する．

インスリノーマは典型例では血流に富む腫瘍として検出される．

1）腹部 CT

典型例では dynamic CT の動脈相で非常に強く造影される．膵癌との鑑別点となるが，線維化の強い症例では造影効果が乏しいこともある．MDCT によりさらに検出率は向上している．

2）MRI

T1 強調像で低信号，T2 強調像で高信号となるが，線維化の強い症例では T1 強調像と T2 強調像ともに低信号となる．

3）超音波内視鏡検査（EUS）

1 cm 以下の微小な腫瘍の検出も可能であるが，膵尾部では頭部・体部に比べて検出能が落ちる．

4）選択的動脈内カルシウム注入法［arterial stimulation and venous sampling（ASVS），selective arterial calcium injection（SACI）］

腹部動脈造影の際に肝静脈内にカテーテルを留置し，膵臓の支配動脈からカルシウムを注入後，肝静脈中のインスリン値を測定する．注入する動脈は脾動脈，胃十二指腸動脈，上腸間膜動脈，肝動脈が一般的である．インスリンの上昇が前値の 2 倍以上で陽性とし，局在を判定する[18]．

5）FDG-PET

インスリノーマのような増殖能が低く糖代謝の亢進が認められない腫瘍では検出感度は高くない[19]．

g 鑑別診断

1）MEN1

インスリノーマと診断された場合，MEN1 の検索を行う必要がある．血清カルシウム値と intact PTH 値を用いてスクリーニングする[18]．下垂体か副甲状腺に病変があれば MEN1 と診断されるが，確定診断には *menin* 遺伝子の解析を行う．

2）膵　癌

典型例ではインスリノーマは血流に富む腫瘍であるため，画像診断で鑑別可能であるが，前述したように線維化の強いインスリノーマでは鑑別困難なケースもある．

3）膵島細胞症（nesidioblastosis）や膵島過形成

これらの病態ではグルコースに対するインスリンの過剰分泌が生じる．食後 1～3 時間に生じることが多い．インスリノーマとの鑑別として，72 時間絶食試験や画像診断では陰性である．

h 治　療

1）外科的治療

インスリノーマの大部分は良性で単発であるため，腫瘍と主膵管が離れている場合，腫瘍核出術が標準術式である．しかし，腫瘍と主膵管が近接しており主膵管損傷の危険がある場合，膵切除を考慮すべきである．術後の補助化学療法は標準的ではない[20]．

2）MEN1 に合併するインスリノーマの外科的治療

膵内に多発する症例が多く，腫瘍核出術と膵切除を組み合わせた手術を行うとする報告が多い．悪性が疑われる場合やガストリノーマを合併する場合はリンパ節郭清を行う[21,22]．

3）内科的治療

悪性 pNET では肝転移の治療が予後を規定するが，悪性インスリノーマの治療法はいまだ確立されていない．肝転移も他の部位に転移がなければ積極的に切除を行う．遠隔転移例に対しては悪性 pNET に対する薬物療法に準じる．ストレプトゾシンや，分子標的薬であるエベロリムス（mTOR 阻害薬）とスニチニブ（マルチキナーゼ阻害薬），さらにソマトスタチンアナログが key drug となる[23]．

i 予後

インスリノーマの大部分は良性であり，完全切除により良好な予後が期待できる．転移を有する悪性インスリノーマの予後は，10年生存率29％との報告がある[21]．

3 ガストリノーマ

a 概念と定義

ガストリノーマはガストリンを過剰分泌する神経内分泌腫瘍である．胃酸分泌亢進が起こり，難治性の消化性潰瘍をきたす疾患で，90％以上の患者に消化性潰瘍が認められる．①難治性胃潰瘍，②胃酸の過剰分泌，③非B細胞性膵島腫瘍の三徴が認められるものをZollinger-Ellison症候群という．多くは膵臓または十二指腸に生じ，リンパ節転移や肝転移をきたす悪性疾患である．

b 病理

膵・消化管神経内分泌腫瘍の中では，非機能性腫瘍，インスリノーマに次いで多い．消化性潰瘍患者全体の1％を占め，男女比は1.5〜2．20〜25％は家族性（遺伝性）であり，MEN1の部分症である．神経内分泌組織にある腸クロム親和性細胞から発生し，神経内分泌マーカーのクロモグラニンA，シナプトフィジンと，ガストリン抗体で染色陽性となる．

c 発生機序

MEN1のガストリノーマの大多数で腫瘍抑制遺伝子MEN1に機能失調変異がみられる．散発性ガストリノーマでもMEN1の関与が示唆されている．ガストリノーマの44％で染色体1qのloss of heterozygosity（LOH）が認められる．このLOHを伴う腫瘍は増殖が急速であり，肝転移を伴う．また，トポイソメラーゼⅡαの強発現が悪性度のマーカーとなる．

d 病態

胃酸分泌亢進が起こり，消化性潰瘍が発生する．75％の患者では，一般的な消化性潰瘍と同様，十二指腸第一部に径1cm以下の単発性潰瘍を生じる．一方，14％の患者では十二指腸遠位部に，また11％の患者では空腸など異常な部位に潰瘍を生じる．潰瘍は難治性・再発性である．幽門側胃切除術を施行しても，ガストリンの栄養効果のために壁細胞が増殖し，再び胃酸分泌過剰となり，吻合部潰瘍や空腸潰瘍が発生する．診断時や長期経過の中で肝転移を確認できる場合を除き，悪性度を予測することは困難である．

e 臨床症状・所見

難治性消化性潰瘍，胃酸の過剰分泌，非B細胞性膵島腫瘍の存在の三徴が認められる．高ガストリン血症によって胃酸の過剰分泌が起こり，再発性・難治性の消化性潰瘍が生じ，潰瘍に随伴する心窩部痛，吐血，下血が起こる．食道潰瘍，十二指腸遠位部潰瘍，空腸潰瘍などの非定型的な部位に潰瘍を認める．

多量の胃液が産生されるため，頻回の水様下痢を呈する．また，十二指腸内・空腸内pHが酸性となり，膵性消化酵素の活性を障害し，また胆汁による脂肪分解が阻害され，消化吸収障害による脂肪便となる．

肝転移をきたすと腫瘍による肝機能障害，黄疸，圧迫症状など肝腫瘍の症状が加わる．

f 診断

空腹時血清ガストリン値が1,000pg/mL以上あればガストリノーマを疑う．24時間pHモニタリングでpH<2維持時間が90％以上のとき，あるいは空腹時胃内pH<2のときは過酸状態と判定する．血清ガストリン値が150〜1,000pg/mLでは鑑別のため負荷試験を行う．膵ガスト

表5 高ガストリン血症を呈する疾患

高　酸	低　酸
・ガストリノーマ	・萎縮性胃炎
・G細胞機能亢進	・悪性貧血（巨赤芽球性貧血）
・胃排出障害	・迷走神経切離後
・短腸症候群	・胃癌
・胃切除後前庭遺残	・腎疾患（慢性腎不全，尿毒症）
・高カルシウム血症	・関節リウマチ
・副甲状腺機能亢進症	・尋常性白斑

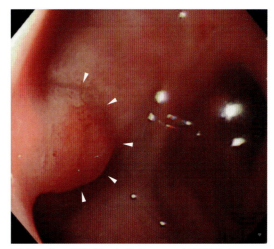

図1　十二指腸ガストリノーマの内視鏡所見

リノーマは十二指腸ガストリノーマよりも高値を示す．胃切除術を受けた患者は低値を示す．表5に高ガストリン血症となる病態を示した．

内視鏡検査で十二指腸粘膜下腫瘍が認められる（図1）．またはUS，CT，MRI，EUS検査で造影効果を受ける膵内腫瘍が認められる[24,25]．

カルシウム静注負荷試験で存在診断，選択的動脈内刺激物注入試験（selective arterial secretagogue injection test：SASIテスト）で局在診断が可能である．また，ソマトスタチン受容体シンチグラムが行われる[26]．

確定診断は，内視鏡下生検またはEUS下穿刺吸引生検（EUS-FNA）で，神経内分泌腫瘍の組織所見があり，ガストリン染色が陽性であればガストリノーマの診断となる．

g｜鑑別診断

高ガストリン血症を呈する疾患を鑑別する（表5）．*Helicobacter pylori* 菌感染を起点とする萎縮性胃炎，ビタミンB_{12}欠乏症，悪性貧血（巨赤芽球性貧血），制酸薬の長期内服時などがある．

h｜治　療

SASIテストで局在診断ができれば切除手術を行う（図2）．膵ガストリノーマは術中USで局在を確認し，膵頭十二指腸切除術または膵体尾部切除術を行う．リンパ節郭清は必須である．十二指腸ガストリノーマは，術中内視鏡や十二指腸切開による視診・触診によって，経十二指腸腫瘍摘除術を行う．多発であれば膵頭十二指腸切除術または全膵温存十二指腸全摘術[27]を選択する．

肝転移は，化学塞栓療法，放射線塞栓療法，動脈塞栓療法，ラジオ波焼灼療法などで治療する．化学塞栓療法は低侵襲で症状緩和や生存期間の延長に効果がある．^{90}Yを用いた放射線塞栓療法は化学塞栓療法よりもさらに低侵襲である．

薬物治療は，単剤ではストレプトゾシンがもっとも効果があり，転移性ガストリノーマに対する奏効率は最大50％である[28]．5-FU，シスプラチン，ストレプトゾシンを組み合わせたレジメンはストレプトゾシン単剤の結果と変わらない．

最新の薬物治療として，血管内皮増殖因子阻害薬であるスニチニブ[29]と，増殖とアポトーシスを制御する細胞内シグナルであるmTORの阻害薬であるエベロリムス[30]がある．

i｜予　後

制酸薬によって胃酸分泌が制御可能になったため，胃全摘術などの外科的治療を必要とする状況は少ない．ガストリノーマ患者212人の14年間の観察では，胃酸分泌過剰が原因で死亡した患者はなかった[31]．14年間で31％が死亡し，

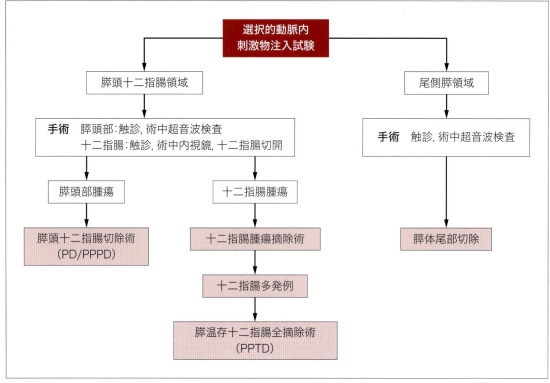

図2 ガストリノーマの診断と治療

その半数は腫瘍死であった.

初期の報告では15〜30％で治癒切除が可能とされていたが,十二指腸ガストリノーマの存在が広く認識され局在診断法が進歩したことで,60〜90％が開腹手術で腫瘍が同定され切除されるようになった[25].50％の患者で根治的切除が可能で,根治的切除が行えた患者の10年生存率は95％,10年無再発生存率は34％であった[32].

Column 21

Zollinger-Ellison 症候群

　Zollinger-Ellison 症候群（ゾリンジャー・エリソン症候群）は米国オハイオ州立大学の外科医であった Zollinger と Ellison が，特徴的な共通点をもつ2人の患者を報告したことからこう呼ばれる．胃切除や迷走神経切離を繰り返し，最後は胃全摘まで行った2人の患者の膵臓に，1人は剖検時に，もう1人は手術中に，当時すでに知られていたインスリノーマとは違う膵島腫瘍が存在することを発見した．彼らは1955年4月にフィラデルフィアで行われた米国外科学会（American Surgical Association）で発表し，後に Annals of Surgery に掲載したのである[1]．

　1975年に初めてヒスタミン H_2 受容体拮抗薬が，また1980年代にプロトンポンプ阻害薬が導入されて以降，優れた制酸効果により，例え潰瘍が出血や穿孔を起こしたとしても，胃切除手術を行うことはまれになった．しかし，それ以前は消化性潰瘍の患者は酸分泌腺領域の胃切除術と，場合により迷走神経切離術が行われていた．これはその時代の報告である．

　1例目は1952年に入院した36歳の白人女性で，10年間にわたり腹痛と頻回の水様下痢で苦しんだ末に亡くなった．亡くなるまでの2年間に6回の手術が行われた．激しい腹痛と下血から，高酸症と消化管潰瘍が疑われ，初回の手術は空腸潰瘍に対して，①空腸切除術が行われたが症状は治まらず空腸潰瘍を再発し，約1ヵ月後に，②前回の吻合部切除術，胃空腸側々吻合，横隔膜下迷走神経切離が行われた．さらに1ヵ月後に吻合部潰瘍を発症したため，③70％胃切除術，横隔膜上迷走神経切離が行われた．一時的に軽快したものの，約1年後に吻合部潰瘍ができ，④吻合部切除術，胃十二指腸切除術が行われた．この吻合は離開し消化管皮膚瘻を形成したため，⑤胃チューブ外瘻と十二指腸チューブ外瘻が作成された．さらに，⑥胃全摘術が行われたが吻合は離開し，全身状態の悪化で1954年6月7日に死亡した．全経過を通じて，1日2,000〜5,000 mL の胃液産生が確認されている．剖検が行われ1 cm の膵尾部腫瘍と小さな腫瘤が数個発見され，組織学的にはB細胞由来ではない膵島細胞腫瘍であった．

　2例目は19歳の白人女性．2年半近く腹痛や腸閉塞症状で苦しんでいた．初回手術は，①試験開腹で虫垂切除術が行われた．その5ヵ月後に2ヵ所の空腸潰瘍による腹膜炎を発症し，②空腸潰瘍閉鎖が行われた．腸閉塞を併発し，3ヵ月後に，③腸閉塞解除術が行われた．高酸症状と胃液排出が2,800 mL あることが判明し，④胃亜全摘術と横隔膜下迷走神経切離が行われた．それでも高酸症状は軽快せず，再度吻合部潰瘍を併発したため，残胃に放射線照射を実施した後に，⑤胃全摘術が行われた．この最後の手術の際に2個の膵腫瘍を摘除した．一番大きなものは膵島細胞腫瘍であり，小さなものは同様の腫瘍を含むリンパ節であった．報告時点（1955年2月15日）では食道吻合部狭窄に苦しんでいるが生存している．

　この2例はいずれも膵腫瘍であるので，オリジナルの報告に従えば，❶難治性胃潰瘍，❷胃酸の過剰分泌，❸膵臓の非B細胞性膵島腫瘍の存在，の三徴があれば Zollinger-Ellison 症候群ということになる．現在では十二指腸ガストリノーマも同様の病態を示すことから，広義の Zollinger-Ellison 症候群に含まれる．

　同様の患者は Zollinger と Ellison の報告までに4例報告されており，もっとも古いものは1946年の Sailer らの報告である[2]．ただし Zollinger と Ellison が2症例の共通点に気づき，これを報告した意義は大きく，やはり Zollinger-Ellison 症候群と呼ばれるべきなのであろう．

文献

1) Zollinger RM, Ellison EH：Primary peptic ulcerations of the jejunum associated with islet cell tumors of the pancreas. Ann Surg **142**：709-723, 1955
2) Sailer S, Zinninger MM：Massive islet cell tumor of the pancreas without hypoglycemia. Surg Gynecol Obstet **82**：301-305, 1946

4 VIP産生腫瘍（VIPオーマ）

a 概念と定義

VIPオーマはVIP（vasoactive intestinal polypeptide）を産生・分泌する内分泌腫瘍で，VIPの作用によりWDHA症候群（Column 22参照）や膵性コレラとも称される症状を呈する．原発臓器は膵臓が9割程度を占めるが，肺や消化管のほか，小児を中心に交感神経幹や副腎にも発生する[1]．

b 病理

VIPオーマは約7割が膵臓の体尾部に発生し，血流に富む充実性の腫瘍を形成する．病悩期間が数ヵ月から数年と長く，比較的大きな（径>3cm）腫瘍として発見される場合が多い．原発巣の組織像から悪性（pNEC，G3）と診断されることはまれだが，多くは診断時に肝臓などへの転移がある[1,7,33]．免疫染色ではVIPが限局性に染まる．

c 発生機序

VIPやこれと受容体を共有するpituitary adenylate cyclase-activating polypeptide（PACAP）は神経ペプチドであって，中枢神経や腸管の神経系で生理的な役割を担っている．ただし，膵島内にはVIP陽性細胞が存在して電顕的にはD1細胞に分類され，これがVIPオーマの発生母地と考えられる[34]．

d 病態

腫瘍から分泌されるVIPが末梢組織の受容体（$VPAC_1$と$VPAC_2$）に作用して症状を発現する．$VPAC_1$は腸管粘膜上皮や筋層間神経叢に，$VPAC_2$は腸管や血管の平滑筋などに広く発現するため[35]，多彩な症状を呈する．

e 臨床症状・所見

大量の水様下痢と低カリウム血症，低クロール血症，代謝性アシドーシスを呈し，電解質異常や脱水により疲労感，筋力低下，筋肉の痙攣などを訴える．その他に，悪心・嘔吐，皮膚潮紅，高血糖，高カルシウム血症も生じる．

f 診断

WDHA症候群の存在，空腹時血中VIP濃度の高値（基準値の2～10倍）で存在を診断し，US，CT，MRI，EUSで内分泌腫瘍を同定する．ソマトスタチン受容体シンチグラフィは転移巣の発見や他の腫瘍との鑑別に有用である（保険未収載）．

g 鑑別診断

本症の下痢は1日に700mL以上，数Lに及び，便は紅茶色で便臭を欠き，osmotic gap［便の場合，290−（Na濃度＋K濃度）×2］が50以下で，絶食により軽快しない．腫瘍の鑑別診断は，他の膵内分泌腫瘍に準じる．

h 治療

まず輸液などにより電解質異常や脱水を補正する．ソマトスタチンアナログやスニチニブ[36]はVIP分泌を抑制し，補正を容易にする．腫瘍にはR0を目指した外科的切除が原則で，これが困難な場合も症状緩和のために減量手術を行い，ソマトスタチンアナログなどを追加する．肝転移巣への治療やその他の化学療法などは他の膵内分泌腫瘍に準じる．

i 予後

腫瘍の進行度や患者年齢などによるが，米国がん登録の集計によると，組織学的に悪性のVIPオーマ24例（転移ありが68%）の生存期間中央値は7.9年で，インスリノーマ（12.7年）やガストリノーマ（10.2年），グルカゴノーマ（7.7年）と有意差がなかった[37]．

Column 22

WDHA 症候群

　WDHA（watery diarrhea hypokalemia achlorhydria）症候群は，VIP オーマから分泌される VIP によって惹起される症候群で，水様下痢，低カリウム血症と無（低）酸症などを呈する．

　1958 年，Verner と Morrison は大量の水様便と低カリウム血症や高カルシウム血症などを呈し，剖検によって膵内分泌腫瘍が確認された 2 症例を報告した[1]．ただし，この論文では無酸症への言及はなく，類似症例として文献的に集められた水様便を呈する 7 例の中には消化性潰瘍を発症した Zollinger-Ellison 症候群と思われる症例も含まれている．その後，消化性潰瘍を併発しない水様便・低カリウム血症・膵内分泌腫瘍の症例報告が蓄積され，1967 年には，Marks らが同様の症例を 1 例報告する論文の中で，Zollinger-Ellison 症候群から独立した疾患単位として "WDHA syndrome" の名称を使用した．ここで報告された症例には，膵の原発腫瘍のほかにリンパ節転移や肝転移があり，これらを切除した後に一時的に下痢が軽快し，また，その後再発した下痢もステロイド投与で軽快したと報告しており，Verner らが「難治性（refractory）」とした下痢を，「回復可能な（reversible）」下痢と表現している[2]（注：この疾患に対するステロイド使用を推奨する意図はない）．

　VIP は 1970 年に Said と Mutt によってブタ小腸から抽出された 28 アミノ酸残基からなるペプチドで[3]，グルカゴン，glucose-dependent insulinotropic polypeptide（GIP）や PACAP などとともにセクレチンファミリーに属する．VIP の作用は多岐に及ぶが，強力な血管拡張，気管支平滑筋の弛緩，小腸の水・電解質分泌および膵外分泌亢進，胃酸分泌抑制，胆嚢平滑筋の弛緩，肝グリコーゲン分解，血清カルシウム上昇，抗炎症作用などがあり，近年では肺・心臓・中枢神経などの疾患に対する治療応用も模索されている．

　WDHA 症候群の原因物質としては 1970 年代初頭にはセクレチンや GIP などが候補として報告されたが，1973 年に Bloom ら[4]が患者の腫瘍内や血中での VIP 高値を報告し，1975 年には Said ら[5]が膵腫瘍のみならず気管支癌や褐色細胞腫，神経芽腫の患者で腫瘍内と血中での VIP 上昇を報告して決着した．

文　献

1) Verner JV, et al：Islet cell tumor and a syndrome of refractory watery diarrhea and hypokalemia. Am J Med 25：374-380, 1958
2) Marks IN, et al：Islet tumor of the pancreas with reversible watery diarrhea and achlorhydria. Gastroenterol 52：695-708, 1967
3) Said SI, et al：Polypeptide with broad biological activity：isolation from small intestine. Science 169：1217-1218, 1970
4) Bloom SR, et al：Vasoactive intestinal peptide and watery-diarrhea syndrome. Lancet 2：14-16, 1973
5) Said SI, et al：Elevated plasma and tissue levels of vasoactive intestinal polypeptide in the watery-diarrhea syndrome due to pancreatic, bronchogenic and other tumors. N Engl J Med 293：155-160, 1975

5 グルカゴノーマ症候群

a 概念と定義

グルカゴノーマ症候群はBeckerらにより,広範な皮疹・耐糖能異常・体重減少・貧血などを呈する症例として初めて報告された[38]。後年,グルカゴンが同定されてアッセイ系が確立したことにより,1966年にMcGavranらが,グルカゴノーマ症候群を呈する患者で,血中のグルカゴン値の上昇を伴うグルカゴン分泌性膵島腫瘍によることを証明した。これによりグルカゴノーマがこの症候群の原因であることを示した[39]。

b 疫学

pNETの2010年全国集計によると,1,273例のpNETのうちで機能性腫瘍が439例(34.5％)で,インスリノーマがもっとも多く,次いでガストリノーマ,グルカゴノーマ,VIPオーマ,ソマトスタチノーマ,その他腫瘍の順であった。グルカゴノーマは42例(3.2％)が集計され,診断時に遠隔転移を有する症例が8.3％,MEN1合併が8.3％と報告されている[40]。多くの報告によると,原発巣の局在は90％以上が膵臓で,膵尾部,体部,頭部の順で局在頻度が高く,膵外原発はまれである[41-43]。

c 病態,臨床症状

グルカゴノーマ症候群は別名 diabetes-dermatitis syndrome（DDS）とも称され,特徴的な症状は,壊死性遊走性紅斑（necrolytic migratory erythema）,耐糖能異常や糖尿病,血中アミノ酸低下,体重減少,貧血などで,いずれも高率に発現している。病態的には,高グルカゴン血症が耐糖能異常の原因であり,血中アミノ酸低下も高グルカゴン血症による肝での糖新生に起因するといわれている。またグルカゴンによる異化亢進が,体重減少や壊死性遊走性紅斑に関与すると考えられている。静脈内アミノ酸投与が壊死性遊走性紅斑を改善することより血中アミノ酸低下の関連も示唆されている[44]。

d 診断,鑑別診断

膵・消化管神経内分泌腫瘍（NET）診療ガイドライン[45]によるとグルカゴノーマの診断は症状から疑うことが推奨され,検査は血中グルカゴン値測定と血中アミノ酸濃度測定が推奨されている。いずれもグレードAの推奨度分類である。鑑別診断としては,成人糖尿病・ビタミンや亜鉛欠乏・非特異的皮疹などが挙げられようが,多くのグルカゴノーマ症例の血中グルカゴン値が500 pg/mLを超えることが多く,鑑別は比較的容易である。またMEN1合併の有無の検索として血中カルシウム値とintact PTH値測定が推奨されている[45]。しかしながらグルカゴノーマ自体がまれな腫瘍であるし,実臨床では,DDSに対する理解不足や疑診例での血中グルカゴン値測定の遅れも否めない。グルカゴノーマは,比較的大きな腫瘍や転移を有する状態で発見されることが多く,診断が遅れている可能性もある。

画像診断はpNETに準じた局在診断を行う。USでは境界明瞭な円形あるいは卵円形の低エコー腫瘤として描出され,検出能は体外式USよりEUSが良好である。造影dynamic CTやMRIで,境界明瞭な多血性充実性として描出される。ソマトスタチン受容体シンチグラフィがわが国でも最近保険収載され,その有用性が期待される。

e 治療

グルカゴノーマの診断が確定した時点で,適切な局在診断のもとに外科的切除を考慮する。リンパ節転移が高率であり,リンパ節郭清を伴う膵切除術が推奨されている（グレードA）[46]。肝転移に対する治療方針は,高分化型のpNETと同様に肝切除術が基本となる。同時性では膵

切除を伴う肝切除を考慮し，異時性では肝外病変の有無により切除以外のラジオ波焼灼・肝動脈化学塞栓などの局所療法や，抗癌薬・分子標的薬による全身療法を選択する．根治切除が不可能な場合でも，減量手術によりDDSに対する症状緩和効果が得られる場合がある[42,44]．

薬物治療に関しては，内分泌症状に対してはソマトスタチンアナログが有用である．ランダム化比較試験で有用性が証明された抗腫瘍薬はストレプトゾシン，エベロリムス（アフィニトール®），スニチニブ（スーテント®）が挙げられ，最近になって保険適用が得られている．なおR0手術が得られた場合の術後療法は一般的には行われていない．

f | 予後

日本神経内分泌腫瘍研究会などでの大規模調査結果が待たれる．

6 ソマトスタチノーマ

a | 概念，定義

ソマトスタチノーマは1977年に報告された，ソマトスタチンの過剰産生による症状をきたす機能性pNETの1つである[47]．膵，十二指腸，あるいは空腸に発生する．

b | 病理

ソマトスタチノーマは他のpNETと類似した病理組織像を示す．確定診断には免疫組織化学染色によりソマトスタチン陽性細胞を確認する．ソマトスタチノーマに特徴的な砂粒体（psammoma body）は，膵よりも十二指腸ソマトスタチノーマにみられることが多い[48,49]．

c | 発生機序

2010年のわが国の調査によると，ソマトスタチノーマは全膵神経内分泌腫瘍の0.3%とまれであり，いずれも非遺伝性に発症したものであった[7]．一方，MEN1，von Hippel-Lindau病，あるいはvon Recklinghausen病などの遺伝性疾患の部分症として発症することも知られている．

d | 病態

ソマトスタチンは各種の下垂体ホルモン・膵島ホルモン・消化管ホルモンの分泌を抑制する．ソマトスタチノーマでは，ソマトスタチンの過剰産生によりこれらのホルモンの分泌が抑制され種々の症状をきたす．

e | 臨床症状・所見

糖尿病・脂肪便・胆石症が古典的な三主徴とされている．それぞれ，インスリンの分泌抑制，セクレチン分泌抑制による胆汁・膵外分泌の抑制，コレシストキニン分泌抑制による胆嚢運動の抑制に起因する．その他，腹痛や体重減少に加え，貧血やガストリン分泌抑制による低酸症などの症状をきたす[48,49]．

f | 診断

空腹時の血漿ソマトスタチン濃度を測定し，160 pg/mL以上である場合には疑われる．腹部エコー，CT，MRI，EUS，ソマトスタチン受容体シンチグラフィ，PET/CTなどによる局在診断の上，EUS-FNAによる組織診断を行う．

g | 鑑別診断

糖尿病を合併する膵内分泌腫瘍の場合には，グルカゴノーマとの鑑別がなされる．

h | 治療

治癒切除が可能な場合には外科的治療が推奨される．ホルモン過剰分泌による症状が乏しい場合が多く，根治切除が不可能な場合には症状改善目的の減量手術は行わずに内科的治療・集学的治療が選択される．

i 予 後

径 2 cm 以上の病変では転移のリスクが上昇するとされる．十二指腸よりも膵ソマトスタチノーマで，また家族性よりも散発性のソマトスタチノーマに転移が多いとされる[48,49]．

7 膵ポリペプチド産生腫瘍（PP オーマ）

a 概 念

膵ポリペプチド産生腫瘍（pancreatic polypeptidoma：PP オーマ）は膵ポリペプチド（pancreatic polypeptide：PP）を主に産生する腫瘍で，pNET の 1 つである．一般的には腫瘍内に PP が免疫組織学的に証明され，かつ血中 PP 値が高値である場合に PP オーマと診断される．腫瘍内に PP 産生細胞が認められても，他のホルモン産生細胞を併存することが多く，純粋な PP オーマの頻度は低い[50]．

PP は，1968 年 Kimmel らがニワトリの膵臓から単離し初めて報告[51]したホルモンで，1972 年 Chance らによりヒトを含む哺乳動物でもその存在が確認された[52]．PP の作用としては，in vivo にて膵外分泌抑制作用[53]，胆嚢弛緩作用[54]，総胆管内圧上昇作用，迷走神経を介した腸運動亢進作用などが知られている．最近の報告では，動物およびヒトで PP は食欲を低下させ，摂食行動の調節ホルモンとして働く可能性が指摘されている．しかしながら，PP の生体内における役割に関しては不明な点も多い．

PP は 36 個のアミノ酸残基よりなる分子量 4,180 のポリペプチドで，その大部分は膵由来である．PP を分泌する細胞（PP 細胞）は，膵ランゲルハンス島の辺縁部および膵外分泌細胞間に存在[55]し，ヒトでは膵体尾部よりも膵頭部に多く分布するという特徴を有している．

b 病 因

PP オーマは散発性に発生するもののほか，MEN1 に関連して発症するものがある[56]．MEN1 は下垂体腫瘍，副甲状腺過形成，pNET を特徴とする常染色体優性遺伝の家族性腫瘍であり，原因遺伝子として染色体 11q13 上に MEN1 遺伝子が特定されている．PP オーマの MEN1 随伴率は他の非機能性 pNET に比べてもっとも高率であるとされる[57]．

c 病態，症状

前述したように PP オーマはまれな疾患であり，以下の知見は文献報告例をもとにしたものである．PP オーマの多くは膵原発であるが，肝臓，胆嚢，消化管（胃，十二指腸）などに発生した報告例もある．膵内における PP オーマ発生部位は，膵頭部と膵体尾部とでほぼ同程度とされる．発症年齢はほぼ成人年齢域をカバーしており，平均は 50 歳台で，男女比はほぼ同率とされる．

PP は内分泌活性が乏しいため，PP オーマに特徴的症候は知られていない．このため PP オーマは WHO 分類（2010）においても非機能性腫瘍に分類されている[16]．主な症状としては腹痛，体重減少，下痢，黄疸，消化管出血などである[58]．リンパ節や肝臓への転移，周囲への浸潤性増殖や脈管侵襲などがみられる PP オーマの頻度は 44％と高率である[57]．

d 診 断

PP オーマの場合，血中 PP 値は 1,000 pg/mL 以上を呈することが多い．しかしながら PP オーマ以外の pNET でも，血中 PP 値は高値となることが知られている[59]．この性質を利用して，血中 PP（保険未収載）を pNET のマーカーとして利用する試みも報告されている[60]．一方，pNET 以外でも，下痢，慢性腎不全，肝硬変，慢性膵炎，食事摂取，低血糖，ストレス，糖尿病患者の空腹時にも血中 PP 値は高値となる．これら非腫瘍性の血中 PP 上昇と腫瘍性

(pNET) の血中 PP 高値とを鑑別するため，アトロピンによる分泌抑制試験が有用との報告がある[61]．これはアトロピン投与により非腫瘍性の PP 分泌は抑制される一方，pNET の PP 分泌は抑制されない性質を利用した鑑別法である．具体的にはアトロピン 1 mg の筋肉内注射により，pNET の血中 PP 値は変動がみられないのに対し，非腫瘍性の血中 PP 高値症例は注射後 30〜60 分で前値の半分以下に低下すると報告されている[61]．

画像診断的には他の pNET と同様に多血性腫瘍であり，造影 CT，造影 MRI にて早期相より腫瘍内部が濃染されることが多い．超音波像（腹部 US，EUS）では，腫瘍サイズにもよるが，境界明瞭な内部低エコー腫瘤として描出されることが多い．

e 治療，予後

治療の原則は腫瘍の根治的切除術である．腫瘍増大速度が比較的緩徐な場合，減量目的の切除術でも症状緩和，生存期間延長が期待できる．ハイリスク，多発転移，局在不明などにより手術困難な症例，術後再発例に対しては，他の pNET と同様に薬物療法が選択される．

PP オーマはまれな腫瘍であるため，PP オーマに特化した治療法はとくに設定されておらず，pNET に対する治療方針が原則的に適用される．すなわちソマトスタチンアナログ（オクトレオチド）は腫瘍抑制効果の観点からは有用と考えられる．高分化型に対しては，ストレプトゾシン単独，IFN-α，5-FU，ドキソルビシンなどとの併用療法，カペシタビンとオキサリプラチン併用療法（XELOX 療法）が選択される．低分化型に対してはシスプラチンとエトポシド，あるいはイリノテカンとの併用療法が選択される．また分子標的薬（スニチニブ，エベロリムス）も有用性が期待される．

予後は，悪性例の頻度からも予後不良例の多いことが推測されるが，小数例の検討ながら比較的予後良好であったとする報告もある[50]．

8 非機能性腫瘍

a 概念と定義

膵癌取扱い規約第 6 版[62]では，ホルモン過剰症状を認めない pNET を非機能性（無症候性）腫瘍と定義している．したがって，切除標本の免疫染色でホルモン産生能を認めたり，血中ホルモン値が高値を示したりしていても，ホルモン特異症状がない場合には非機能性腫瘍として扱う．

b 病 理

WHO 分類（2010）[16]では核分裂像数と Ki-67 index による Grade 分類（G1，G2，G3）が用いられている．G1 と G2 が高分化型神経内分泌腫瘍（NET），G3 が低分化型神経内分泌癌（NEC）に相当する．NET の典型例では腫瘍細胞が細血管に接して索状・リボン状に増殖し，ロゼットあるいは偽ロゼットを形成することもある．免疫染色でクロモグラニン A，シナプトフィジンなどの神経内分泌マーカー陽性を確認する．また各種ホルモン産生能の確認も必要であるが，非機能性腫瘍でも複数のホルモン産生を認めることがある．

c 発生機序

pNET はランゲルハンス島あるいは膵管上皮内の神経内分泌細胞の腫瘍化により発生するものと考えられている．発生機序については十分解明されていないが，遺伝子異常として *DAXX/ATR*，*MEN1*，mTOR 経路の異常が報告されている[6]．また遺伝性疾患である MEN1，von Hippel-Lindau 病，von Recklinghausen 病，結節性硬化症への合併が知られている．一方，NEC では *p53*，*Rb*，*bcl-2* などの NET とは異なる遺伝子異常が報告されており[63]，両者の発生機序は異なるものと考えられている．

d 病態

わが国の最新のpNETの疫学調査[7]では，非機能性腫瘍は全体の65.5%であり，有病率は10万人当たり1.81人と推定されている．遠隔転移を21.3%に認め（NET 12.9%，NEC 51.9%），MEN1合併を4.0%に認めた．多くは単発腫瘍で発見されるが，遺伝性疾患では多発することもある．NETの進行は緩徐であるが，腫瘍径が大きくなるとリンパ節転移や遠隔転移の頻度が高くなる．非機能性NETが増大し，後にホルモン産生能を獲得し，機能性腫瘍となることもある．NECの悪性度は高く，診断時に遠隔転移を認めることも多い．

e 臨床症状・所見

非機能性pNETに特異的な症状はなく，最近では検診時の画像診断で偶然発見される機会も増えてきている．腫瘍が増大すると腹痛や腹部の違和感を訴えることがある．また閉塞性黄疸や膵管狭窄に伴う膵炎，糖尿病で発症することもある．

f 診断

典型的な非機能性pNETは超音波では境界明瞭で内部均一な低エコー像として，造影CTでは早期濃染像を示す境界明瞭な腫瘤影として捉えられる．またMRIではT1強調像で低信号，T2強調像で高信号を示す．腫瘍が大きくなると内部壊死による囊胞変性が画像所見として反映されることもある．遠隔転移検索にはソマトスタチン受容体シンチグラフィが有用であるが，微小な肝転移の検出には造影MRIが優れている．また血中クロモグラニンA濃度測定は治療効果や病勢コントロールの評価，切除後再発の検索に用いられる．一方，膵NECは造影CTで境界不明瞭な不整な低濃度腫瘤として描出される．pNETの確定診断にはEUS-FNAが必須で，十分な検体量が採取できればWHOのGrade分類も可能である．肝転移に対しては超音波もしくはCTガイド下経皮的生検が行われる．

g 鑑別診断

画像診断で非機能性pNETと鑑別を要する疾患・病態として，膵腺房細胞癌，膵充実性偽乳頭腫瘍（SPN），膵漿液性囊胞腫瘍（solid type），腎癌膵転移，膵内副脾などが挙げられる．また膵NECは通常型膵癌との鑑別が必要である．ほとんどがEUS-FNAで鑑別可能である．

h 治療

非機能性pNETは診断がついたら原則として切除を行うが，画像診断で偶然発見された無症状の径1cm未満の腫瘍は，手術侵襲と患者の全身状態を考慮して，切除を行わず経過観察を行う場合もある[8]．EUS-FNAによる組織grade分類はすべての施設で行えるものではなく，感度の問題もあり，切除法の決定は画像診断（腫瘍径，リンパ節転移，周囲への浸潤傾向など）に基づいて行われることが多い．術式としては縮小手術（腫瘍核出術，臓器温存膵切除術）とリンパ節郭清を伴う定型的膵切除術があり，縮小手術の際も周囲リンパ節のサンプリングは必須である．わが国のガイドライン[8]ならびに米国NCCN（National Comprehensive Cancer Network）[64]ガイドラインでは，画像診断で浸潤傾向やリンパ節転移のない径2cm未満の腫瘍を縮小手術の適応としている．NETに対する術前・術後補助化学療法の有効性に関するエビデンスはなく，一般的には行われない．

非機能性pNETの遠隔転移でもっとも頻度が高いのが肝転移であり，その多くが多発し，診断時にすでに多発転移を認めるものから，根治切除術後10年以上経過して診断されるものもある．遠隔転移病変も切除可能であれば切除を行い，切除不能例には全身薬物療法，肝動脈塞栓化学療法，肝移植などを行う．完全切除不能例であっても，90%以上の腫瘍量減量が可能であれば予後延長が期待できるため，減量手術を含む集学的治療を行う[65]．切除不能例への薬物

療法としてストレプトゾシンなどの抗癌薬，エベロリムスやスニチニブなどの分子標的薬，ソマトスタチンアナログが用いられるが，無症状で腫瘍量が少ない場合には無治療で経過観察し，増大傾向や症状が出てきたときに治療を開始する[8]．

非機能性膵 NEC も切除可能例には切除術と術後補助療法が行われるが，多くは診断時切除不能であり，その場合には化学療法が選択される．化学療法には肺小細胞癌に準じたプラチナ製剤併用のレジメンが用いられる．

i 予 後

NEC の予後はきわめて不良であるが，NET は根治切除術により比較的良好な予後が得られる．NET 根治切除後の再発危険因子として 75 歳以上の高齢，腫瘍径 3 cm 以上，低分化型腫瘍，リンパ節転移，遠隔転移などが挙げられる[66]．術後 10 年以上経過して再発をきたす例もあり，術後長期にわたるサーベイランスが必要である．NET の多発肝転移も減量手術を含む集学的治療を行うことで 5 年生存率 50％以上の成績が得られる[67]．

文 献

1) Ito T, et al：Pancreatic neuroendocrine tumors：clinical features, diagnosis and medical treatment：advances. Best Pract Res Clin Gastroenterol **26**：737-753, 2012
2) Jensen RT, et al：ENETS consensus guidelines for the management of patients with digestive neuroendocrine neoplasms：functional pancreatic endocrine tumor syndromes. Neuroendocrinology **95**：98-119, 2012
3) Bosman F, et al：WHO Classification of Tumours of the Digestive System, IARC Press, Lyon, 2010
4) 笠島敦子ほか：膵・消化管神経内分泌腫瘍の病理組織像と最近の話題．日内分泌・甲状腺外会誌 **31**：284-289, 2014
5) Hijioka S, et al：Does the WHO 2010 classification of pancreatic neuroendocrine neoplasms accurately characterize pancreatic neuroendocrine carcinomas? J Gastroenterol **50**：564-572, 2015
6) Jiao Y, et al：DAXX/ATRX, MEN1, and mTOR pathway genes are frequently altered in pancreatic neuroendocrine tumors. Science **331**：1199-1203, 2011
7) Ito T, et al：Epidemiological trends of pancreatic and gastrointestinal neuroendocrine tumors in Japan：a nationwide survey analysis. J Gastroenterol **50**：58-64, 2015
8) 日本膵神経内分泌腫瘍研究会（JNETS）：膵・消化管神経内分泌腫瘍（NET）診療ガイドライン 2015 年（第 1 版），金原出版，東京，2015
9) Hijioka M, et al：Serum chromogranin A is a useful marker for Japanese patients with pancreatic neuroendocrine tumors. Cancer Sci **105**：1464-1471, 2014
10) 窪田和雄：神経内分泌腫瘍の核医学．PET Journal **6**：21-25, 2015
11) Yao JC, et al：Everolimus for advanced pancreatic neuroendocrine tumors. N Engl J Med **364**：514-523, 2011
12) Raymond E, et al：Sunitinib malate for the treatment of pancreatic neuroendocrine tumors. N Engl J Med **364**：501-513, 2011
13) Caplin ME, et al：Lanreotide in metastatic enteropancreatic neuroendocrine tumors. N Engl J Med **371**：224-233, 2014
14) Scarpa A, et al：Pancreatic endocrine tumors：improved TNM staging and histopathological grading permit a clinically efficient prognostic stratification of patients. Mod Pathol **23**：824-833, 2010
15) Ito T, et al：Therapy of metastatic pancreatic neuroendocrine tumors（pNETs）：recent insights and advances. J Gastroenterol **47**：941-960, 2012
16) Klimstra DS, et al：Neuroendocrine neoplasms of the pancreas. WHO Classification of Tumours of the Digestive System, Bosman F, et al（eds），IARC Press, Lyon, p322-326, 2010
17) 五十嵐久人ほか：膵神経内分泌腫瘍の診断と内科的治療．インスリノーマ．膵臓 **23**：676-684, 2008
18) 今村正之（監）：膵・消化管神経内分泌腫瘍（NET）診断・治療・実践マニュアル．総合医学社，東京，2011
19) Kauhanen S, et al：Clinical PET imaging of

insulinoma and beta-cell hyperplasia. Curr Pharma Des **16**：1550-1560, 2010

20) 土井隆一郎ほか：膵内分泌腫瘍に対する外科的療法. 膵臓 **28**：699-706, 2013

21) Grant CS：Insulinoma. Best Pract Res Clin Gastroenterol **19**：783-798, 2005

22) Tucker N, et al：The management of insulinoma. Br J Surg **93**：264-275, 2006

23) 森実千種, 奥坂拓志：膵内分泌腫瘍に対する内科的療法. 膵臓 **28**：707-713, 2013

24) Wada M, et al：Intravenous calcium injection test is a novel complementary procedure in differential diagnosis for gastrinoma. World J Surg **26**：1291-1296, 2002

25) Imamura M, et al：Biochemically curative surgery for gastrinoma in multiple endocrine neoplasia type 1 patients. World J Gastroenterol **17**：1343-1353, 2011

26) Saga T, et al：Morphological imaging in the localization of neuroendocrine gastroenteropancreatic tumors found by somatostatin receptor scintigraphy. Acta Radiol **46**：227-232, 2005

27) Imamura M, et al：New pancreas-preserving total duodenectomy technique. World J Surg **29**：203-207, 2005

28) Moertel CG, Lavin PT, Hahn RG：Phase II trial of doxorubicin therapy for advanced islet cell carcinoma. Cancer Treat Rep **66**：1567-1569, 1982

29) Raymond E, et al：Sunitinib malate for the treatment of pancreatic neuroendocrine tumors. N Engl J Med **364**：501-513, 2011

30) Yao JC, et al：Everolimus for advanced pancreatic neuroendocrine tumors. N Engl J Med **364**：514-523, 2011

31) Yu F, et al：Prospective study of the clinical course, prognostic factors, causes of death, and survival in patients with long-standing Zollinger-Ellison syndrome. J Clin Oncol **17**：615-630, 1999

32) Norton JA, et al：Surgery to cure the Zollinger-Ellison syndrome. N Engl J Med **341**：635-644, 1999

33) Ghaferi AA, et al：Pancreatic VIPomas：Subject review and one institutional experience. J Gastrointest Surg **12**：382-393, 2008

34) Buffa R, et al：Vasoactive intestinal peptide (VIP) cells in the pancreas and gastro-intestinal mucosa. Histochemistry **50**：217-227, 1977

35) Schultz S, et al：Immunocytochemical identification of VPAC1, VPAC2, and PAC1 receptors in normal and neoplastic human tissues with subtype-specific antibodies. Clin Cancer Res **10**：8235-8242, 2004

36) de Mestier L, et al：Sunitinib achieved fast and sustained control of VIPoma symptoms. Eur J Endocrinol **172**：K1-K3, 2015

37) Keutgen XM, et al：Malignant-functioning neuroendocrine tumors of the pancreas：a survival analysis. Surgery **159**：1382-1389, 2016

38) Becker SW, et al：Cutaneous manifestations of internal malignant tumors. Arch Dermatol Syphilol **45**：1069, 1942

39) McGavran MH, et al：A glucagon-secreting alfa-cell carcinoma of the pancreas. N Engl J Med **274**：1408-1413, 1966

40) Ito T, et al：Epidemiological study of gastroenteropancreatic neuroendocrine tumors in Japan. J Gastroenterol **45**：234-243, 2010

41) Wermers RA, et al：The glucagonoma syndrome：clinical and pathological features in 21 patients. Medicine **75**：53-63, 1996

42) Kindmark H, et al：Endorine pancreatic tumors with glucagon hypersecretion：a retrospective study of 23 cases during 20 years. Med Oncol **24**：330-337, 2007

43) Soga J, et al：Glucagonoma/diabetic-dermatologenic syndrome (DDS)：a statistical evaluation of 407 reported cases. J Hepatobiliary Pancreat Surg **5**：312-319, 1988

44) Alexander EK, et al：Peripheral amino acid and fatty acid infusion for the treatment of necrolytic migrator erythema in the glucagonoma syndrome. Clin Endocrinol **57**：827-831, 2002

45) 日本神経内分泌腫瘍研究会 (JNETS)：膵・消化管神経内分泌腫瘍 (NET) 診療ガイドライン 2015年版 (第1版), 金原出版, 東京, p33-34, 2015

46) 日本神経内分泌腫瘍研究会 (JNETS)：膵・消化管神経内分泌腫瘍 (NET) 診療ガイドライン 2015年版 (第1版), 金原出版, 東京, p57-58, 2015

47) Ganda OP, et al："Somatostatinoma"：a somatostatin-containing tumor of the endocrine pancreas. N Engl J Med **296**：963-967, 1997

48) Garbrecht N, et al：Somatostatin-producing neuroendocrine tumors of the duodenum and pancreas：incidence, types, biological behavior, association with inherited syndromes, and functional activity. Endocr Relat Cancer **15**：229-241, 2008

49) Luna IE, et al：Somatostatin-immunoreactive pancreaticoduodenal neuroendocrine neoplasms：twenty-three cases evaluated according to the WHO 2010 Classification. Neuroendocrinology **103**：567-577, 2016

50) Kuo SC, et al：Sporadic pancreatic polypeptide secreting tumors（PPomas）of the pancreas. World J Surg **32**：1815-1822, 2008

51) Kimmel JR, et al：Isolation and characterization of chicken insulin. Endocrinoligy **83**：1323-1330, 1968

52) Chance RE：Polypeptides from bovine, ovine, human, and porcine pancreas. US Patent Office **842**：63, 1974

53) Konturek SJ, et al：Effect of human pancreatic polypeptide and its C-terminal hexapeptide on pancreatic secretion in man and in the dog. Scand J Gastroenterol **17**：395-399, 1982

54) Greenberg GR, et al：Inhibition of pancreas and gallbladder by pancreatic polypeptide. Lancet **16**：1280-1282, 1978

55) Larsson LI, et al：Pancreatic polypeptide- a postulated new hormone：identification of its cellular storage site by light and electron microscopic immunocytochemistry. Diabetologia **12**：211-226, 1976

56) Vinik AI, et al：Somatostatinomas, PPomas, neurotensinomas. Semin Oncol **14**：263-281, 1987

57) Soga J, et al：Pancreatic polypeptide（PP）-producing tumors（PPomas）：a review of the literature and statistical analysis of 58 cases. J Hep Bil Pancr Surg **1**：556-563, 1994

58) Strodel WE, et al：Pancreatic polypeptide-producing tumors. Silent lesions of the pancreas? Arch Surg **119**：508-514, 1984

59) Polak JM, et al：Pancreatic polypeptide in insulinomas, gastrinomas, vipomas, and glucagonomas. Lancet **14**：328-330, 1976

60) 高野順子ほか：膵内分泌腫瘍の腫瘍マーカー. 腫瘍内科 **7**：190-197, 2011

61) Adrian TE, et al：Secretion of pancreatic polypeptide in patients with pancreatic endocrine tumors. N Engl J Med **31**：287-291, 1986

62) 日本膵臓学会：膵癌取扱い規約, 第6版補訂版. 金原出版, 東京, 2013

63) Yachida S, et al：Small cell and large cell neuroendocrine carcinomas of the pancreas are genetically similar and distinct from well-differentiated pancreatic neuroendocrine tumors. Am J Surg Pathol **36**：173-184, 2012

64) National Comprehensive Cancer Network（NCCN）Clinical Practice Guidelines in Oncology. Neuroendocrine tumors, Version 1, 2015＜http://www.nccn.org＞（2016/6）

65) Steinmuller T, et al：Consensus guidelines for the management of patients with liver metastases from digestive（neuro）endocrine tumors：forgut, midgut, hindgut, and unknown primary. Neuroendocrinology **87**：47-62, 2008

66) Bilimoria KY, et al：Prognostic score predicting survival after resection of pancreatic neuroendocrine tumors. Analysis of 3851 patients. Ann Surg **247**：490-500, 2008

67) Filling A, et al：Treatment of liver metastases from neuroendocrine tumours in relation to the extent of hepatic diseases. Br J Surg **96**：175-184, 2009

G 膵先天性異常

a 膵の部分的無形成（膵体尾部欠損症）

1 概念，定義

腹側背側両原基および腹側膵原基の無形成の臨床的報告はなく，膵の部分的無形成のほとんどは背側膵原基の無形成による膵体尾部欠損症である．膵体尾部は解剖学的に門脈左縁より尾側の膵臓を指すため，背側膵原基欠損だけでなく，背側膵原基の形成不全や膵体尾部脂肪置換・萎縮も，膵体尾部欠損症と類似の画像を呈する．先天性の膵の形成異常という立場から，後天性の脂肪置換や萎縮を除き，発生段階における背側膵原基の欠損（狭義）や形成不全のみを膵体尾部欠損症とすることが多い（図1）[1,2]．

2 診断

本症に特有な症状はなく，他疾患の診療中に偶然発見されたり，糖尿病に関連する症状で診断されることが多い．画像診断では，CTやMRIなどにより膵体尾部が欠損している．さらに，十二指腸内視鏡にて副乳頭が認められず，主乳頭からの内視鏡的膵管造影において短小膵管を認め副乳頭が造影されなければ，狭義の膵体尾部欠損症と画像上診断される．血管造影では膵体尾部を栄養する血管が欠如する．主乳頭からの造影で副乳頭が造影された場合は，膵体尾部形成不全や後天性の変化が考えられる．開腹にて膵体尾部に相当する部位に脂肪組織がない，同部からの生検で病理組織学的にランゲルハンス島などの膵組織が存在しなければ，診断はより確実になる[1]．

b 膵管異常（膵管癒合不全）

1 膵管系の発生

胎生4週に，その先端が肝臓となる肝憩室と背側膵原基が前腸・十二指腸原基から相対して発生し，その後，肝憩室から腹側膵原基と胆嚢管および胆嚢の原基が突出する．胎生6週から内臓回転が始まり，腹側膵原基は肝憩室から生ずる原始総胆管とともに時計方向に回転し，7週には背側膵原基の下方に癒合する．腹側膵原基の主導管と，その上行枝と癒合した部位より上流の背側膵原基の主導管が主膵管を形成する．主膵管は，胆管とともに十二指腸主乳頭に開口し，膵体尾部および膵頭部後面などからの多くの膵液の流出路となる．背側膵原基の主導管の近位側は副膵管となり，副乳頭から十二指腸に開口するが，副膵管は発生過程において退行する例が多い（図1）[2]．

2 概念

腹側膵管と背側膵管の癒合が不十分な場合に，膵管癒合不全（pancreas divisum）が生じる（図1）．膵管癒合不全は，膵管非癒合と膵管不完全癒合に二分される．膵管非癒合は，両膵管の癒合がまったく行われない形成異常で，癒合過程において腹側–背側方向にずれが生じるか，腹側膵の低形成などにより生じる[3]．膵管不完全癒合は，本来は癒合しない分枝膵管により両膵管系が交通を持った場合に起こり，その交通枝は細いことが多い．膵管癒合不全は，欧米では剖検にて8～12.6％に，内視鏡的逆行性胆道膵管造影（ERCP）では6％前後に，膵胆管MRI（MRCP）では9.3～10.8％に認められるが，わが国では1％前後と少ない[4]．

3 病態と臨床像

膵管非癒合では，背側膵管と腹側膵管がそれぞれ独立して膵液排出機能を果たしている．膵管非癒合の背側膵管は多くの膵液をドレナージし主導管となっているが，その開口部である副乳頭は一般に，主乳頭に比べて大きさが小さく，膵液排出機能が低下していることが多い．副乳頭の閉塞因子と後天性の負荷因子の相互作

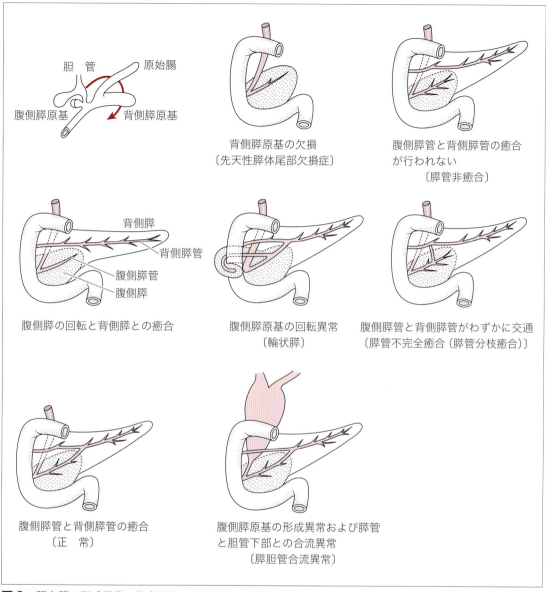

図1 膵と膵の形成異常の発生過程
[神澤輝実ほか：膵管癒合不全．十二指腸主乳頭と副乳頭，神澤輝実（編），アークメディア，東京，p118-134, 2009 より引用]

用により膵炎が発症することがある．とくに，背側膵のみに限局した背側性膵炎は本症に特徴的である．膵管不完全癒合も，多くの症例で背側膵管系が主導管になっており，膵管非癒合と類似の病態を呈すると思われる[4]．

最近では，再発性急性膵炎を呈する膵管癒合不全例において，cystic fibrosis transmembrane conductance regulator（CFTR）の遺伝子変異や機能異常との関連性が指摘されている[5]．

4 診断

膵管非癒合では，主乳頭からの造影にて馬尾状を呈する2～4 cm程度の短小膵管や小さな腺房造影が得られ，副乳頭からの造影で尾部膵管までの背側膵管が独立して認められる（**図2**）[4]．MRCPでは，上流膵管と変わらない太さのままの背側膵管が胆管下部を横切り十二指腸に開口

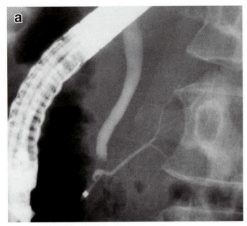
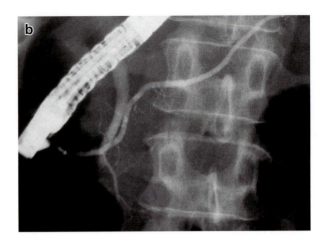

図2 膵管癒合不全のERCP像
主乳頭からの造影（**a**）にて馬尾状を呈する2cm程度の短小膵管が得られ，副乳頭からの造影（**b**）で尾部膵管までの背側膵管が独立して認められる．

[神澤輝実ほか：膵管癒合不全．十二指腸主乳頭と副乳頭，神澤輝実（編），アークメディア，東京，p118-134，2009より転載]

し腹側膵管と交通がない所見より，膵管癒合不全を確診ないし疑診できる．

5 治療

軽症膵炎や膵炎様疼痛などの症状の強くない症例では，代償期の慢性膵炎に準じた治療法を行う．内科的治療に抵抗する例では，最近は内視鏡的副乳頭切開術や副乳頭からのステント留置術などの内視鏡的治療が行われる．内視鏡的治療は，再発性急性膵炎例で奏効率が高くよい適応と考えられるが，慢性膵炎や膵炎様疼痛では無効例が多い．

c 迷入膵

1 概念

迷入膵とは，本来膵臓が形成される部位以外に発生する膵組織であり，異所性膵（ectopic pancreas, heterotopic pancreas）や副膵（accessory pancreas）と呼ばれることもある．剖検例における迷入膵の頻度は1％前後と報告されている．

ほとんどが消化管に発生し，中でも胃，十二指腸，空腸に発生することが多い．胃の迷入膵の大半が幽門前庭部にみられ，大彎側に多くみられる．まれに，胆嚢，総胆管，腸間膜，大網，臍，脾門部，縦隔，食道，肺，リンパ節などにも認められる[6]．

2 病理所見

ほとんどが単発であり，1〜5cm程度の大きさのものが多い．肉眼的には，粘膜面からみると粘膜下腫瘤の形態をとることが多く，被覆粘膜の中心部に小さな陥凹を認めることがある．組織分類としては，構成組織成分から3型に分けるHeinrichの分類が用いられる．Ⅰ型は膵導管細胞，膵腺房細胞，内分泌細胞（ランゲルハンス島）からなり，正常膵と同様の組織構造を示す．Ⅱ型は膵導管細胞と膵腺房細胞のみからなり，Ⅲ型は膵導管細胞のみで構成される．Ⅰ型36.1％，Ⅱ型51.2％，Ⅲ型12.7％との報告がある．迷入膵の消化管内腔への開口が必ずしも証明されるわけではない[6]．

3 症状，診断，治療

多くの例が無症状であり，内視鏡検査や開腹手術時に偶然発見されることが多い．しかし，迷入膵組織が大きくなって消化管狭窄症状をきたしたり，出血や腫瘍化を契機に診断される例もある．まれに迷入膵に急性膵炎を起こす例もある．

消化管に発生する迷入膵は通常内視鏡では粘

膜下腫瘍と診断されることが多く，深部生検で膵組織が認められれば確定診断される．超音波内視鏡では，胃の第3層内に存在する境界明瞭な腫瘤として描出される．

無症状の場合はとくに治療は必要ないが，消化管狭窄，出血，腫瘍化例は切除の対象となる[6]．

d 環状膵（輪状膵）

1 概念

環状膵は，十二指腸を膵組織が完全または不完全に取り囲む発生異常であり，輪状膵（annular pancreas）とも呼ばれ，腹側膵原基の異常と考えられている．発症機序としては，胎生早期に腹側膵原基右葉の頂点が何らかの機転で十二指腸壁に癒着し，その後十二指腸の回転につれて腹側膵が引き延ばされて環を形成する Lecco の説と，本来消失する腹側膵原基左葉が遺残して成長したか，右葉の過形成によるとする Baldwin の説が有力である．ERCP 施行時に輪状膵が発見される頻度は，1,000例中に1例ぐらいの報告が多い[7]．

2 病態と臨床像

新生児では頻回の嘔吐など著しい十二指腸の狭窄症状を呈する例が多いが，成人では無症状に経過する例も認められる．十二指腸狭窄や，合併する消化性潰瘍，胆石症，膵炎などによる症状が認められることがある．

3 診断

新生児では，胃と十二指腸球部に液状鏡面像がみられ double bubble sign と呼ばれるが，成人例ではほとんどみられない．ERCP にてスコープを取り囲むように輪状部膵管が造影されれば診断は確定され，輪状部膵管の形態により分類される．十二指腸造影では十二指腸下行脚の輪状の陰影欠損がしばしば認められる．CTでは，十二指腸下行脚を取り囲むように膵頭部から連続して膵実質が認められる．

4 治療

無症状であれば治療の必要はなく，軽度の十二指腸狭窄による上腹部の不快感，軽い膵炎症状や胃・十二指腸潰瘍などは内科的治療が第一選択となる．十二指腸狭窄や合併症の重篤な例は，バイパス術などの外科的治療の対象となる[7]．

e Schwachman-Diamond 症候群

膵外分泌機能障害と血球減少を主徴とするまれな症候群で，常染色体劣性遺伝である．*SBDS* 遺伝子の変異を多くの例で認める．骨格異常（低身長など）を伴うことが多く，また膵外分泌機能障害による消化吸収障害や，好中球減少による易感染性，貧血，血小板減少を呈する[8]．骨髄異形成症候群や急性骨髄性白血病を発症しやすい．

膵外分泌機能低下には膵酵素補充療法や脂溶性ビタミンの補充が行われる．輸血や G-CSF の投与，また著明な汎血球減少や骨髄異形成症候群への移行に対しては造血幹細胞移植が必要となることもある．

f von Hippel-Lindau 病

von Hippel-Lindau（*VHL*）遺伝子異常により，全身に様々な良性および悪性腫瘍が発生する常染色体優性の遺伝子疾患である．網膜や脳・脊髄に血管芽腫が発生するほか，腎細胞癌（clear cell carcinoma）や褐色細胞腫も好発する．また，高率に膵臓や腎臓に多発囊胞を形成する．

自覚症状としては，網膜血管腫や脳・脊髄血管芽腫の圧迫症状である視野欠損や頭痛・歩行障害・失調などを引き起こすことが多い．

本症では膵病変を伴うことが多く，とくに膵囊胞の合併頻度が高い．合併する膵囊胞は，囊胞内腔が一層の扁平な上皮により被われる先天性囊胞である．また，漿液性膵囊胞腫瘍や膵内分泌腫瘍を合併することもある[9]．

文献

1) 桐山勢生ほか：膵体尾部欠損症．胆と膵 **18**：229-233，1997
2) Adda G, et al：Development of the human pancreas：variations and pathology. A tentative classification. Anat Clin **5**：275-283, 1984
3) Kamisawa T, et al：Pancreatographic investigation of embryology of complete and incomplete pancreas divisum. Pancreas **34**：96-102, 2007
4) 神澤輝実ほか：膵管癒合不全．十二指腸主乳頭と副乳頭，神澤輝実（編），アークメディア，東京，p118-134，2009
5) Dray X, et al：Association of pancreas divisum and recurrence acute pancreatitis with the IVS8-5 T-12TG allele of the CFTR gene and CFTR dysfunction. Pancreas **35**：90-92, 2007
6) 杉山政則ほか：異所膵の病態と診断．胆と膵 **18**：267-271，1997
7) 神澤輝実ほか：輪状膵の発生と臨床．胆と膵 **18**：259-266，1997
8) Goobie S, et al：Shwachman-Diamond syndrome with exocrine pancreatic dysfunction and bone marrow failure maps to the centromeric region of chromosome 7. Am J Hum Genet **68**：1048-1054, 2001
9) 多田　稔：von Hippel-Lindau 症候群．別冊日本臨牀：膵臓症候群（第 2 版）．日本臨牀社，大阪，p409-410，2011

H cystic fibrosis

a 定義と概念

嚢胞性線維症(cystic fibrosis:CF)は,cystic fibrosis transmembrane conductance regulator (*CFTR*)の遺伝子変異を原因とする全身性の常染色体劣性遺伝性疾患である.気道内液,腸管内液,膵液などの全身の分泌液/粘液が著しく粘稠となり,管腔が閉塞し感染しやすくなる.典型的な症例では,胎便性イレウスを起こし,膵臓が萎縮して膵外分泌不全による消化吸収不良をきたし,呼吸器感染を繰り返して呼吸不全となる[1].汗中の塩化物イオン(Cl^-)濃度の高値は,CF に特徴的な所見であり,確定診断に用いられる.小児慢性特定疾患に加えて,2015年7月に指定難病となった.

b 疫学

CFの頻度は人種によって大きく異なる.欧州人種では,出生約3,000人に1人が発症するもっとも多い遺伝性疾患であるが,日本を含めてアジアではきわめてまれである.難治性膵疾患に関する調査研究班によるCF登録制度には,2016年9月現在,30名の患者が登録されている.1990~2009年に39名の患者が生まれており,日本におけるCFの出生頻度は約59万人に1人と推計されている[2].

c 発症機序

CFTR 蛋白は1,480アミノ酸残基より構成され,全身の上皮膜細胞の管腔膜に発現するcAMP依存性陰イオンチャネルである.CFは,*CFTR*遺伝子の両アレルに遺伝子変異がありCFTRチャネル機能が5%以下にまで障害された場合に発症する.片方のアレルのみに変異がある保因者(キャリア)はCFを発症しない.CFTRチャネル機能が障害されると,気道,腸管,膵管,胆管,汗管,輸精管の上皮膜/粘膜を介するイオンと水の輸送が障害される.そのため,管腔内の粘液/分泌液が過度に粘稠となり,管腔が閉塞したり,感染しやすくなる.典型的な症例では,生直後に胎便性イレウスを起こし,その後,気道感染症を繰り返し,膵外分泌不全による消化吸収不良をきたす.副鼻腔炎と男性不妊を高率に合併する.発汗時に汗が汗管を通過する際のCl^-の再吸収が障害されるため,Cl^-濃度の高い汗が排出され,確定診断に用いられる.

膵臓において,CFTRは腺房に近い末梢の細い膵管の上皮細胞と腺房中心細胞の管腔膜に局在し,膵液中の重炭酸イオン(HCO_3^-)の分泌を担っている.CFでは,CFTRの機能障害によりアルカリ性の水分泌が失われるため,蛋白濃度の高い酸性の腺房分泌液で膵管が閉塞する.そのため,腺房細胞が障害され,膵由来の蛋白が血中に逸脱する.この変化は胎内で始まり,出生時から血中トリプシン免疫活性(IRT)が高値を示す[3]が,その後,次第に膵実質の脱落と線維化が進行し,IRTは低下する.典型的な症例では2歳頃に膵外分泌不全の状態になる.

肺病変の形成は出生後早期に始まる.末梢の気管支が粘稠度の高い粘液で閉塞し,上流に気腫が起こる.貯留した粘液に病原細菌が定着すると細気管支炎や気管支炎を繰り返し,徐々に呼吸不全となる.

d 病型,病態

膵外分泌機能不全を伴う(pancreatic insufficiency:PI)症例が約85%,膵外分泌機能が比較的保たれる(pancreatic sufficiency:PS)症例が約15%である.

*CFTR*には1,900種類以上の遺伝子変異と多型があり,未成熟終止コドンが現れてCFTR蛋

白が合成されない Class Ⅰ，CFTR が細胞膜に移行しない Class Ⅱ，CFTR が細胞膜に発現するが活性化されない Class Ⅲ あるいは Cl⁻ の透過性が下がる Class Ⅳ，スプライシング変異により正常の CFTR の発現量が減る Class Ⅴ に分類される[4]．両方のアレルに重度(Class Ⅰ～Ⅲ)の変異を持つ重症例は，通常 PI となる．重度(Class Ⅰ～Ⅲ)の変異と軽度(Class Ⅳ，Ⅴ)の変異を 1 つずつ持つ軽症例は，通常 PS となる．膵外分泌機能不全の有無は CFTR 遺伝子変異からみた重症度との一致率が高いが，同一のCFTR 遺伝子変異を持つ症例でも呼吸器症状の重症度は様々であり，CFTR 以外の遺伝子と環境因子の関与が大きいと考えられている．

e 臨床症状・所見

- 胎便性イレウス（メコニウムイレウス）は 30～40% にみられる．粘稠度の高い粘液のために胎便の排泄が妨げられ，回腸末端部で通過障害が生じる．
- 汗への塩分喪失による代謝性アルカローシスが約 30% にみられる．
- 慢性的な気道感染症と副鼻腔炎はほぼ全例にみられる．多量の膿性痰が特徴的である．緑膿菌の慢性感染が，重症度と予後に影響する．CF の死因の約 95% は呼吸不全である．
- PI は約 85% の患者にみられ，脂肪便，栄養不良，低体重，成長不良をきたす．膵の画像所見としては，脂肪置換を呈する症例が多く，萎縮，囊胞，膵石，lipomatous pseudohypertrophy などの所見がみられる．囊胞径は通常 1～3 mm である．
- 胆汁うっ滞型肝硬変が約 20% にみられる．
- 男性患者のほぼ全例が先天性両側精管欠損による不妊である．

f 診 断

臨床症状，汗試験，CFTR 遺伝子検査により診断する．診断基準を**表 1** に示す．

原則として，ピロカルピンイオン導入法で行うが，簡便法（指先汗 Cl⁻ 試験）で代用できる[5]．

CFTR 遺伝子変異は，人種によって変異のスペクトルが異なり，日本人由来の CF アレルに F508del をはじめとする欧州人種タイプの遺伝子変異が検出されることはない．日本人由来の CF アレルでは，きわめてまれな変異が多く，しばしば新規変異が検出されるため，全エクソンのシーケンス解析が必要である．また，数エクソンが欠損する変異がしばしばみられるため，ゲノムリアレンジメントの有無を合わせて解析する必要がある[6]．

g 治 療

根本的な治療法はなく，呼吸器感染症と栄養状態のコントロールが中心となる．

呼吸器症状の治療は，肺理学療法，去痰薬，気管支拡張薬の組み合わせにより喀痰の排出を促進させ，呼吸器感染を早期に診断し適切な抗菌薬を使うことが基本である．ドルナーゼアルファは，気道内の膿性粘液中の DNA を分解することにより喀痰を排出しやすくする．高張食塩水（6～7%）の吸入も喀痰を排出しやすくする．喀痰培養で緑膿菌が検出された場合には，トブラマイシンの吸入薬あるいはアジスロマイシンの内服薬を用いる．

膵外分泌不全には膵酵素補充療法を行う．高力価のパンクレリパーゼ腸溶薬が使われることが多い．気道の慢性感染症と咳嗽による消耗が加わって，栄養状態が悪化することが多いので，十分な量の消化酵素製剤を補充して，健常な子どもよりも 30～50% 多いカロリーを摂る必要がある．栄養状態が良好になると肺機能が改善することが知られており，標準的な体格を目指す．

h 予 後

CF 登録制度事務局には，1994 年から 2016 年 9 月までに 103 症例（男性 53 例，女性 50 例）のデータが蓄積されており，平均生存期間は約 22 年である．

表 1 囊胞性線維症の診断基準と診断カテゴリー

診断基準

A．主要な症候
1. 膵外分泌不全
2. 呼吸器症状（感染を繰り返し，気管支拡張症，呼吸不全をきたす．ほとんどの症例が慢性副鼻腔炎を合併する．粘稠な膿性痰を伴う慢性咳嗽を特徴とする）
3. 胎便性イレウス
4. 家族歴
5. 胆汁うっ滞型肝硬変
6. 先天性両側精管欠損による男性不妊
7. 汗への塩分喪失による代謝性アルカローシス

B．検査所見：汗中塩化物イオン（Cl⁻）濃度測定
 異常高値：60 mmol/L 以上
 境界領域：40～59 mmol/L（生後 6 ヵ月未満では 30～59 mmol/L）
 正　常：39 mmol/L 以下（生後 6 ヵ月未満では 29 mmol/L 以下）

C．遺伝学的検査：CFTR 遺伝子解析

診断カテゴリー

Definite：下記のいずれか
- 汗中 Cl⁻ 濃度の異常高値に加え，特徴的な呼吸器症状を示すもの
- 汗中 Cl⁻ 濃度の異常高値に加え，膵外分泌不全，胎便性イレウス，家族歴のうち 2 つ以上を示すもの
- 臨床症状のうちいずれか 1 つを示し，2 つの病的 CFTR 変異が確認されたもの

Probable：下記のいずれか
- 汗中 Cl⁻ 濃度の異常高値に加え，膵外分泌不全，胎便性イレウスのいずれか 1 つを示すもの
- 汗中 Cl⁻ 濃度が境界領域であり，特徴的な呼吸器症状を示すもの
- 汗中 Cl⁻ 濃度が境界領域であり，膵外分泌不全，胎便性イレウス，家族歴のうち 2 つ以上を示すもの
- 臨床症状のうちいずれか 1 つを示し，1 つの病的 CFTR 変異が確認されたもの

文　献

1) Anderson DH：Cystic fibrosis of the pancreas and its relationship to celiac disease ; a clinical and pathological study. Am J Dis Child **56**：344, 1938
2) Naruse S, et al：Incidence and exocrine pancreatic function of cystic fibrosis in Japan. Pancreas **43**：1395, 2014
3) Sontag MK, et al：Genetic and physiologic correlates of longitudinal immunoreactive trypsinogen decline in infants with cystic fibrosis identified through newborn screening. J Pediatr **149**：650-657, 2006
4) Welsh MJ, et al：Molecular mechanisms of CFTR chloride channel dysfunction in cystic fibrosis. Cell **73**：1251-1254, 1993
5) 中莖みゆきほか：汗中クロライド濃度の簡便な測定法の開発．膵臓 **23**：486-493, 2008
6) Nakakuki M, et al：Detection of a large heterozygous deletion and a splicing defect in the CFTR transcripts from nasal swab of a Japanese case of cystic fibrosis. J Hum Genet **57**：427-433, 2012

Column 23

CFTR 遺伝子異常と慢性膵炎

慢性膵炎の発症早期に酵素分泌が保たれ膵液の液量と HCO_3^- 濃度の低下（すなわち膵導管細胞の機能低下）がみられる場合があること，慢性膵炎と嚢胞性線維症（CF）にみられる膵管内の蛋白栓が類似していることから，一部の慢性膵炎の発症にはCFTRの機能低下が関与すると考えられていた．実際に，CFの発症頻度が高い欧州人種では，特発性慢性膵炎患者の約30%に*CFTR*遺伝子変異が検出される．一方のアレルに重篤なCF原因変異，もう一方のアレルに軽症の変異を持つcompound heterozygote（CFTR機能が5〜50%残存）の慢性膵炎発症リスクは37倍[1]と報告されており，単一臓器が障害される非定型CFあるいはCFTR関連疾患[2]に相当する．他には，先天性両側精管欠損症とびまん性気管支拡張症がCFTR関連疾患に該当する．また，CFキャリア（CFTR機能が〜50%）の慢性膵炎発症リスクは4.3倍[3]，軽症のCFTR変異を1つ保有すると3倍[4]と報告されている．これらは，CFTR関連疾患に該当しない．軽度のCFTR機能低下を背景として，他の要因（*SPINK1*などの遺伝子変異，脂質異常症，飲酒など）が加わって，膵炎の発症リスクがより高まると考えられている[5]．最近，Cl^- 輸送は保たれるが HCO_3^- 輸送が障害されるR75Qをはじめとするいくつかの変異が，CFの原因とはならないが，慢性膵炎のリスクになると報告された[6]．欧州人種では，*CFTR*遺伝子変異とアルコール性慢性膵炎の関連は明らかではない．

日本人にはCFはまれであるが，慢性膵炎患者で汗中 Cl^- 濃度が高い（CFTR機能低下）場合がある[7]．*CFTR*遺伝子のエクソン部の解析[8,9]では，CF原因変異は検出されなかったが，アルコール性慢性膵炎患者では健常者に比べてL1156FとQ1352Hの頻度が高く（約8倍および4倍），特発性慢性膵炎患者ではR1453Wの頻度が高かった（約6倍）としている．いずれも，アジア人種特有の変異であり，M470Vと連鎖している．L1156F-M470V-CFTRとQ1352H-M470V-CFTRについては，実験的にそれぞれ HCO_3^- と Cl^- 輸送の低下が確認されている．非翻訳領域においては，イントロン8のTG repeat配列が長いほどエクソン9の欠損が誘導される．(TG)12では約30%がエクソン9欠損型となる．アルコール性慢性膵炎患者では健常者に比べ，(TG)12のホモ接合体の頻度が高い[8]．次世代シークエンサーを用いた研究[10]では，*SPINK1*の変異を保有する慢性膵炎患者25名のうち，7名がL1156FあるいはQ1352Hを保有しており，*CFTR*変異と*SPINK1*変異のトランスへテロ接合体が慢性膵炎の高リスク群であることを示唆している．このように，CFがまれな日本人においても，*CFTR*遺伝子変異・多型の組み合わせによる軽度〜中等度のCFTR機能低下を背景あるいはリスクとして，慢性膵炎が発症する場合があると考えられる．

文 献

1) Noone PG, et al：Cystic fibrosis gene mutations and pancreatitis risk：relation to epithelial ion transport and trypsin inhibitor gene mutations. Gastroenterology 121：1310-1319, 2001
2) Bombieri C, et al：Recommendations for the classification of diseases as CFTR-related disorders. J Cyst Fibros 10(Suppl 2)：S86-S102, 2011
3) Cohn JA, et al：Increased risk of idiopathic chronic pancreatitis in cystic fibrosis carriers. Hum Mutat 26：303-307, 2005
4) Weiss FU, et al：Complete cystic fibrosis transmembrane conductance regulator gene sequencing in patients with idiopathic chronic pancreatitis and controls. Gut 54：1456-1460, 2005

5) Whitcomb DC：Genetic aspects of pancreatitis. Annu Rev Med **61**：413-424, 2010
6) LaRusch J, et al：Mechanisms of CFTR functional variants that impair regulated bicarbonate permeation and increase risk for pancreatitis but not for cystic fibrosis. PLoS Genet **10**：e1004376, 2014
7) Hanawa M, et al：The significance of the sweat test in chronic pancreatitis. Tohoku J Exp Med **125**：59-69, 1978
8) Fujiki K, et al：Genetic evidence for CFTR dysfunction in Japanese：background for chronic pancreatitis. J Med Genet **41**：e55, 2004
9) Kondo S, et al：Functional characteristics of L1156F-CFTR associated with alcoholic chronic pancreatitis in Japanese. Am J Physiol Gastrointest Liver Physiol **309**：G260-G269, 2015
10) Nakano E, et al：Targeted next-generation sequencing effectively analyzed the cystic fibrosis transmembrane conductance regulator gene in pancreatitis. Dig Dis Sci **60**：1297-307, 2015

Column 24

新規治療薬の開発

早期診断と適切な対症療法および栄養管理の確立によって囊胞性線維症（CF）の予後は改善してきたが，さらに予後とQOLを改善するためには根本的治療が必要である．遺伝子治療が成功すれば，患者が保有するCFTR遺伝子変異のタイプに寄らず治療することができる．吸入によって患者の気道上皮細胞に正常なCFTR遺伝子を導入する研究が続けられているが，気道上皮に備わっている免疫応答を含む防御機構，CF患者の気道が痰で閉塞している場合が多いことが障害となり，臨床応用には至っていない[1]．

一方，各変異CFTRの分子病態に応じてCFTRチャネル機能を部分的に回復させる分子治療薬の研究が進められている．治療効果を得るにはCFTR機能を完全に回復させる必要はなく，遺伝子型・表現型相関のデータなどから，CFの肺病変を改善するにはCFTR機能を10％以上回復させればよいと考えられている[2]．変異CFTRを発現させた培養細胞に膜電位感受性色素を負荷し，薬剤のCFTRチャネル機能回復効果を解析する自動薬剤スクリーニングシステムを用いて，何十万種類もの化合物が試され，治療薬候補がみつけられた．内服による治療効果が確認され，欧米で一部臨床応用が始まっている．

はじめに臨床応用された分子治療薬は，CFTR potentiatorと呼ばれる薬剤である．細胞膜に発現するがチャネルの開口が障害されているClass IIIの変異CFTRに直接作用し，チャネルポアを開口させる．Ivacaftor（別名VX-770, Kalydeco®）が，まずG551D変異を保有する患者に用いられた（もう一方のアレルの遺伝子変異は問わない）．Ivacaftor投与により，肺機能（％予測1秒量）は平均10％改善，汗中Cl⁻濃度は平均48 mmol/L低下，体重は平均3.1 kg増加，入院回数が減ったと報告されている[3]．Ivacaftorは，2016年9月現在，G551を含む9種類のClass III変異のキャリア（もう一方のアレルの遺伝子変異は問わない）が適応になっている．

次に臨床応用された分子治療薬は，CFTR correctorと呼ばれる薬剤である．欧州人種のCFアレルの約70％を占めるF508del変異は，CFTR蛋白がmisfoldingにより成熟が障害され細胞膜に移行しないClass II変異である．Lumacaftor（別名VX-809）は，F508del変異体の成熟化を補助し細胞膜での発現を改善する．Lumacaftor単独では十分な効果が得られず，ivacaftorとの併用で，両アレルにF508delを保有する患者に用いられている．治療効果は大きくはないが，％予測1秒量は2.6～4.0％改善し，入院回数が減ったと報告されている[4]．

また，未成熟終止コドン（PTC）が現れてCFTR蛋白が合成されないClass I変異を持つ患者に対して，PTCのread through活性を持つataluren の治験が行われている（2016年9月現在）[5]．なお，ataluren は，ナンセンス変異を有するデュシェンヌ型筋ジストロフィの治療薬として，欧州で承認されている．

文献

1) Griesenbach U, et al：Moving forward：cystic fibrosis gene therapy. Hum Mol Genet 22：R52-R58, 2013
2) Cutting GR：Cystic fibrosis genetics：from molecular understanding to clinical application. Nat Rev Genet 16：45-56, 2015
3) Ramsey BW, et al：A CFTR potentiator in patients with cystic fibrosis and the G551D mutation. N Engl J Med 365：1663-1672, 2011
4) Wainwright CE, et al：Lumacaftor-Ivacaftor in patients with cystic fibrosis homozygous for Phe508del CFTR. N Engl J Med 373：220-231, 2015
5) Kerem E, et al：Ataluren for the treatment of nonsense-mutation cystic fibrosis：a randomised, double-blind, placebo-controlled phase 3 trial. Lancet Respir Med 2：539-547, 2014

I 膵外傷

a 頻度，分類

外傷性膵損傷は，腹部実質臓器損傷の中では2〜16％と比較的少ない[1]．欧米では銃創による穿通性損傷が多くを占めるのに対し[2]，わが国では90％以上が鈍的損傷である．受傷機転の多くは交通外傷で，中でもハンドル外傷が多い．ほか，産業事故やスポーツ外傷，暴力などによる[3]．

膵損傷の重症度は，被膜損傷の有無，膵実質損傷の形態，さらに主膵管損傷の有無で分類される（日本外傷学会膵損傷分類2008：**表1**）[4]．主膵管損傷例では，原則として手術が必要である[1,5,6]．

表1 日本外傷学会膵損傷分類2008

Ⅰ型	被膜下損傷	subcapsular injury
Ⅱ型	表在性損傷	superficial injury
Ⅲ型	深在性損傷	deep injury
	a. 単純深在性損傷	simple deep injury
	b. 複雑深在性損傷	complex deep injury

Ⅰ型：膵被膜の連続性が保たれて，膵液の腹腔内漏出がない損傷形態である．この損傷形態の中には，実質の挫滅（contusion）や実質内血腫を含む．
Ⅱ型：被膜が損傷され，実質損傷の深さは実質径の1/2未満とする．そして主膵管損傷の伴わないものをいう．
Ⅲ型：実質径の1/2以上の実質損傷，または主膵管の損傷を伴うものをいう．
aは実質径の1/2以上の損傷があるが，主膵管損傷を伴わないものをいう．bは実質径損傷の程度に関わらず，主膵管損傷を生じたものをいう．

［日本外傷学会臓器損傷分類委員会：膵損傷分類2008（日本外傷学会）．日外傷会誌 22：264，2008 より引用］

b 発生機序

外力と椎体間での膵の圧挫が鈍的損傷の主な発生機序である．膵臓は十二指腸，胃，横行結腸，脾臓，腸間膜に隣接し，門脈，上腸間膜動静脈，総肝動脈，脾動静脈，腹部大動脈，下大静脈などの主要大血管に複雑に取り囲まれて存在している．このため膵単独損傷の割合は低く，80％に多臓器損傷を認める．1症例あたり平均3.5〜4.5臓器の損傷を伴うとされ，関連損傷として肝臓，胃，大血管，脾臓，腎臓，結腸，十二指腸が多いと報告されている[1,2,5,6]．

c 臨床症状・所見

膵損傷の病態は，主膵管損傷の有無に加え，隣接する大血管損傷や他臓器損傷の程度と範囲により異なる．そのため，重症度も搬入時に出血性ショックを呈する症例から，受傷後数日を経過してから腹膜炎や膵炎，仮性囊胞が顕性化する症例まで，実に多様である[6]．

死亡率も病態により異なり，大血管損傷合併例で41％，ショック合併例で53.4％と報告され，早期死亡の多くは出血による．一方，主膵管損傷例の死亡率は35％で，晩期死亡例の多くは膵液漏を伴う感染性合併症による[1]．

d 診断と初期対応

外傷症例の初期対応では，診断よりも救命を優先し，初期治療と診断を同時に進める[3]（**図1**）．循環動態が不安定であれば直ちに開腹術を行うが，初期輸液反応例や循環動態の安定している症例では，CTで損傷の範囲と重症度を判定する．可能な限り造影下のthin slice MDCTが望ましい．CTによる膵損傷診断の特異度は90％と高いが，感度は60％と低いため，いったん経過観察とした症例でも，腹部症状の増悪例やアミラーゼが上昇を示す場合には，CTを繰り返し実施することが重要である[5-7]．

CTで主膵管損傷が疑われる症例には，可能な限り内視鏡的逆行性膵管造影（ERP）を行う．

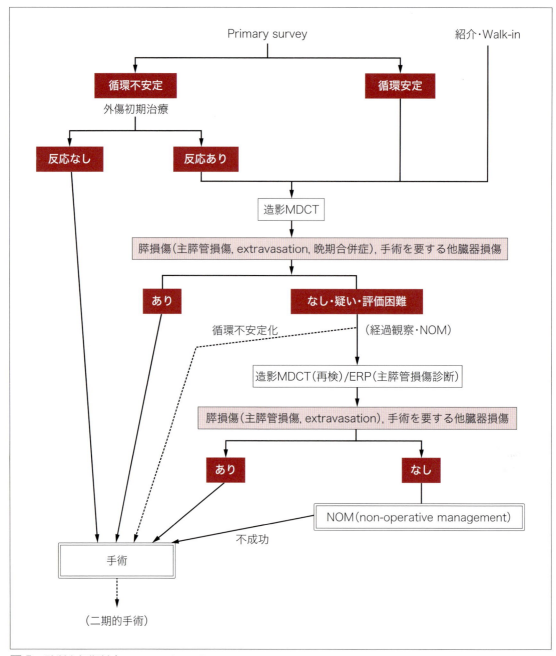

図1 診断と初期対応のフローチャート

ERPは主膵管損傷診断の精度が高いのみならず，内視鏡的ステントによって手術を回避できる場合もあり，術中の膵管同定のガイドや膵管減圧法としても有用である[6]．

e 治療

1 非手術的治療（non-operative management：NOM）

主膵管損傷やextravasationがなく，他臓器損傷も保存治療可能な場合にはNOMの適応とな

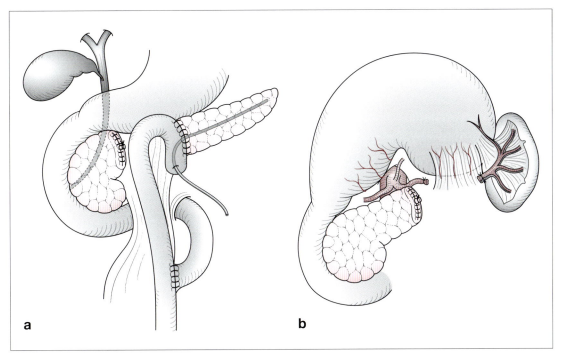

図2 膵体尾部損傷に対する手術
a：Letton & Wilson 手術，**b**：Warshaw 手術

る．Ⅲb型膵単独損傷では内視鏡的ステントのみで治療可能な症例も一部存在する．膵実質損傷により膵周囲に液体貯留をきたし感染の併発を疑う場合には，積極的に穿刺ドレナージを行う．なお，NOM不成功例では，外傷性膵炎が周囲臓器に波及して重症化する場合があることから，手術のタイミングを逸しないよう厳重な経過観察が必要である．

2 手術的治療

膵損傷手術の基本原則は，止血，壊死組織の完全除去，および適切な膵液ドレナージである．主膵管損傷を伴わないⅡ型，Ⅲa型にはドレナージと膵縫合で対応するが，Ⅲb型は原則として膵切除の適応となる．術式選択にあたっては，挫滅範囲の評価の難しさや，大量出血と輸液による再建腸管の浮腫，他臓器損傷の存在など，外傷独特の条件を理解した上で，damage control surgeryや段階的手術を含めて検討する必要がある[1,5-7]．

1）damage control surgery

循環動態が不安定で，出血性ショックが遷延し，低体温，代謝性アシドーシス，凝固障害（死の三徴）を認めた場合には，damage control surgeryを選択し，速やかに止血処置と汚染のコントロールを行う．集中治療により生理的異常を改善し，全身状態が安定化した後に，二期的修復術を行う[5]．

2）膵体尾部損傷

標準術式は膵体尾部切除であるが，長期的な膵内外分泌機能の保持の観点から膵温存手術も選択される．挫滅膵を切除し，尾側膵を空腸と再建するLetton & Wilson法[8]（**図2-a**），胃膵吻合を行うBracey法[9]などが用いられる．挫滅部位が限局的で，頭側と尾側の膵が直接再建可能な距離である場合には，膵管ステントを挿入して主膵管再建吻合法（Martin法）[10]を行う場合もある．

また，外傷に対する脾摘後重症感染症の発生率は健常者の50倍以上に及ぶとの報告もあ

り[11]．とくに若年者では可能な限り脾臓の温存を検討すべきである．脾温存膵体尾部切除術には，脾動静脈を温存する術式と非温存のWarshaw手術がある[12]（図2-b）．

3）膵頭部損傷

軽微な損傷や主膵管損傷の判断が困難な場合にはドレナージ手術に留めて経過観察し，その後判明した病態に応じて二期的に手術を行う．膵頭十二指腸切除は膵内胆管損傷や近位膵管損傷，複雑な膵頭損傷が適応となるが，通常，出血により生理学的状態が破綻し，一期的な切除・再建は困難なことも多い．麻酔科医とも密に連携しながら，damage control surgery，切除術，再建術を多段階的に行う可能性も含めて手術戦略を決定すべきである[1,5]．

文献

1) 袴田健一：膵頭部損傷に対する治療戦略．消化器外科 35：1235-1244，2012
2) Biffl W：Duodenum and pancreas. Trauma, 7th ed, Mattox KL, et al（eds）, McGraw-Hill, New York, p603-609, 2012
3) 袴田健一：外傷外科．標準外科学 14版．北野正剛ほか（編），医学書院，東京，p107-118，2016
4) 日本外傷学会臓器損傷分類委員会：膵損傷分類2008（日本外傷学会）．日外傷会誌 22：264，2008
5) 横田順一朗：膵損傷の治療戦略．日本外傷学会外傷専門診療ガイドライン，日本外傷学会外傷専門診療ガイドライン編集委員会（編），へるす出版，東京，2014
6) 栗栖 茂：膵損傷．手術動画とシェーマでわかる外傷外科手術スタンダード．日本Acute Care Surgery学会（編），羊土社，東京，p153-166，2012
7) 清水正幸：外傷性膵損傷に対する手術療法．JJACS 4：16-21，2014
8) Letton A, et al：Traumatic severance of pancreas treated by Roux-Y anastomosis. Surg Gynecol Obstet 109：473-478, 1959
9) Bracey D：Complete rupture of the pancreas. Br J Surg 48：575-576, 1961
10) Martin L, et al：Disruption of the head of the pancreas caused by blunt trauma in children：a report of two cases treated with primary repair of the pancreatic duct. Surgery 63：697-700, 1968
11) Hansen K, et al：Asplenic-hyposplenic overwhelming sepsis：postsplenectomy sepsis revisited. Pediatr Dev Pathol 4：105-121, 2001
12) Warshaw A：Conservation of the spleen with distal pancreatectomy. Arch Surg 123：550-553, 1988

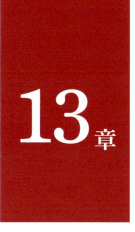

13章 特殊な膵炎

A　まれな成因による膵炎

1　薬剤性膵炎

a｜概念と定義

治療目的に投与された薬剤が原因で生じた膵炎は薬剤性膵炎（drug-induced pancreatitis）と呼ばれる[1]．薬剤性膵炎は急性膵炎としての臨床像を呈し，慢性化はしない．多くの症例は軽症で予後は良好であるが重症膵炎の報告もあり注意を要する．

厚生労働省の 2011 年の全国調査によると，急性膵炎の成因としてもっとも多かったのはアルコール性で，33.5％であった[2]．男性ではアルコール性 46.2％，胆石性 19.7％，特発性 13.4％の順に多く，女性では胆石性 40.3％，特発性 22.8％，アルコール性 9.9％の順に多かった．薬剤性と診断された症例は，男性で 0.5％，女性で 1.8％，全体では 0.8％と報告された[2]．

薬剤と膵炎の関連性を構成する要件には，①当該薬剤の投与中に膵炎を発症，②他に膵炎の原因がみられない，③薬剤の中止で膵炎が軽快（dechallenge），④薬剤の再投与で膵炎が再燃（rechallenge）の4項目がある．この4項目を

表1　薬剤を膵炎の原因とする要件と分類

①当該薬剤の投与中に膵炎を発症
②他に膵炎の原因がみられない
③薬剤の中止で膵炎が軽快（dechallenge）
④薬剤の再投与で膵炎が再燃（rechallenge）
1．膵炎との関連が確実な薬剤（definite association）：上記の4つの要件をすべて満たす場合．
2．膵炎との関連が疑われる薬剤（probable association）：上記の①-③の要件は満たすが，薬剤の再投与で膵炎が再燃（rechallenge）したエビデンスのない場合，あるいは複数の症例報告のある場合．
3．膵炎との関連が不確かな薬剤（possible association）：薬剤と膵炎発症との因果関係についてのエビデンスが不十分で，コンセンサスの得られていない場合．

満たせば当該薬剤による膵炎と診断可能であるが，上記3項目を満たすもののチャレンジテストが未施行な場合は疑診に留める[3,4]（**表1**）．

b｜発症機序

薬剤性膵炎の病態については不明な点が多いが，以下のメカニズムや基礎疾患の病態が複雑に関連し発症すると考えられる．

1 膵管閉塞

膵管閉塞が原因として考えられているのはコデインである[5]．オピオイドにはOddi括約筋を

表2 Summary of Drug-induced Acute Pancreatitis Based on Drug Class：Badalov and colleagues with modification

Class Ⅰa	Class Ⅰb	Class Ⅱ	Class Ⅲ	Class Ⅳ
メチルドパ	トレチノイン	アセトアミノフェン	アレドロン酸	副腎皮質ホルモン
azodisalicylate	アミオダロン	クロロチアジド	アトルバスタチン	アンピシリン
ベザフィブラート	アザチオプリン	クロザピン	カルバマゼピン	ベナゼプリル
cannabis	クロミフェン	ジデオキシイノシン	カプトプリル	ベタメタゾン
carbimazole	デキサメタゾン	エリスロマイシン	セフトリアキソン	カペシタビン
コデイン	イホスファミド	エストロゲン	クロルタリドン	シスプラチン
シタラビン	ラミブジン	L-アスパラギナーゼ	シメチジン	シクロホスファミド
ジアフェニルスルホン	ロサルタン	pegaspargase	クラリスロマイシン	シプロヘプタジン
エナラプリル	リネストレノール	プロポフォール	シクロスポリン	ダナゾール
フロセミド	methoxyethinylestradiol	タモキシフェン	金製剤	diazoxide
イソニアジド	メルカプトプリン(6-MP)		ヒドロクロロチアジド	ドキソルビシン
メサラジン	メグルミン		インドメタシン	ファムシクロビル
メトロニダゾール	チアマゾール		インターフェロン/リ	フルオロウラシル
ペンタミジン	nelfinavir		バビリン	フルバスタチン
プラバスタチン	norethindronate/mestranol		イルベサルタン	ロスバスタチン
プロカインアミド	オメプラゾール		イソトレチノイン	オクトレオチド
ピリチノール	premarin		ketorolac	ペニシリン
シンバスタチン	スルファメトキサゾール		リシノプリル	ラニチジン
stibogluconate	トリメトプリム		metalozone	リファンピシン
スルファメトキサゾール			メトホルミン	ロスバスタチン
スリンダク			ミノサイクリン	セルトラリン
テトラサイクリン			ミルタザピン	タクロリムス
バルプロ酸			パクリタキセル	ビンクリスチン　など
			プレドニゾロン	

［Badalov N, et al：Drug-induced acute pancreatitis：an evidence-based review. Clin Gastroenterol Hepatol **5**：648-661, 2007 より引用］

収縮させ，膵液の流出障害をきたし，膵炎をもたらすリスクがある[5]．

2 用量依存性

発症には薬剤固有の毒性および投与された個体の感受性が関わるとされる．薬剤固有の毒性による膵炎は比較的短時間（24時間以内）に発症すると考えられているが，薬剤毒性による膵炎発症の報告例はほとんどない[1]．投与後短期に膵炎を発症したと報告される薬剤としてアセトアミノフェン[6]，エリスロマイシン[7]が挙げられる．

3 アレルギーによる機序

投与された患者の体質が原因で生じる膵炎の多くはアレルギー機序によるもので，薬剤あるいはその代謝産物が抗原性を獲得し，免疫応答を惹起するものと考えられている[1]．膵炎の発症は投与後1〜6週で発症し，30日以内に発症する症例がほとんどである[1]．膵炎との関連が確実な薬剤としてアザチオプリン[8]，メルカプトプリン（6-MP）[9]，メサラジン（5-ASA）[10]，メトロニダゾール[11]などがある．比較的頻度の高い薬剤としては抗てんかん薬のバルプロ酸ナトリウムがある[12]．バルプロ酸ナトリウムによる膵炎は重症化の報告が多く，壊死性膵炎の報告もある[13]．

患者側のリスク因子も薬剤性膵炎の発症に関与するとされる．スウェーデンのcase control studyにおいて薬剤性膵炎の発症リスクとして有意な項目は，消化器系疾患の既往，炎症性腸疾患，1日20本以上の喫煙，1週間に420g以上のアルコール摂取であった[14]．

表3 膵炎を誘発する可能性のある薬剤

薬効別	膵炎との関連が確実な薬剤 (definite association)	膵炎との関連が疑われる薬剤 (probable association)	膵炎との関連が不確かな薬剤 (possible association)
精神神経用薬	バルプロ酸ナトリウム（抗てんかん薬） コデイン（麻薬性鎮咳薬）		カルバマゼピン（抗てんかん薬） エルゴタミン（片頭痛薬）
消化器官用薬	サラゾスルファピリジン（SASP） メサラジン（5-ASA）	シメチジン（ヒスタミンH_2拮抗薬） ラニチジン（ヒスタミンH_2拮抗薬） オメプラゾール（PPI）	オクトレオチド（ソマトスタチンアナログ）
免疫抑制薬/ 抗悪性腫瘍薬	アザチオプリン メルカプトプリン（6-MP） L-アスパラギナーゼ	シクロスポリン イマチニブ インフリキシマブ タクロリムス（FK506）	シスプラチン シタラビン（Ara-C）
ホルモン製剤	エストロゲン		副腎皮質ステロイド
痛風治療薬 抗リウマチ薬 非ステロイド性抗炎症薬/ 鎮痛解熱薬	スリンダク（NSAIDs）	サリチル酸（NSAIDs）	アセトアミノフェン コルヒチン 金製剤 インドメタシン（NSAIDs） ケトプロフェン（NSAIDs） メフェナム酸（NSAIDs） ピロキシカム（NSAIDs）
脂質異常症 治療用薬	シンバスタチン プラバスタチン ベザフィブラート（フィブラート系薬）	ロスバスタチン アトルバスタチン	フルバスタチン フェノフィブラート（フィブラート系薬）
抗菌薬/ 抗真菌薬/ 抗原虫薬	メトロニダゾール（抗トリコモナス薬） テトラサイクリン ペンタミジン（抗カリニ肺炎薬）	アンピシリン イソニアジド（INH）（抗結核薬）	エリスロマイシン ロキシスロマイシン リファンピシン（抗結核薬）

[日本消化器病学会マニュアル作成委員会，日本病院薬剤師会，重篤副作用総合対策検討会：重篤副作用疾患別対応マニュアル（医療関係者向け）：急性膵炎（薬剤性膵炎）＜www.info.pmda.go.jp＞より引用]

c 膵炎を惹起しやすい薬剤

Badalovら[15]は薬剤性膵炎を5個のカテゴリーに分類した．Class Iaは少なくとも1つの症例報告があり，チャレンジテスト陽性で他の膵炎の原因が除外されたもの，Class Ibは少なくとも1つの症例報告があり，チャレンジテスト陽性だが他の膵炎の原因が除外できなかったもの，Class IIは少なくとも4つの症例報告がある薬剤で，報告例の75％の症例に対し，薬剤の投与期間が矛盾しないもの，Class IIIは少なくとも2つの症例報告はあるが，チャレンジテストがない，もしくは膵炎発症までの投与期間が合わないもの，Class IVは，チャレンジテストは未施行であるが1つの症例報告があるものである（**表2**）．日本では，医薬品医療機器総合機構（Pharmaceuticals and Medical Device Agency：PMDA）[16]に膵炎誘発の可能性のある薬剤が報告され，先の薬剤と膵炎の関連性を構成する要件を満たす薬剤は2009年時，19種類が報告されている（**表3**）[1]．

d 薬剤性膵炎の治療

薬剤が急性膵炎の原因と考えられた場合は原因薬剤を速やかに中止し，急性膵炎に準じた治療を行うことが望ましい．しかし原因薬剤の同定が困難な場合も多く，病態によっては原因と思われる薬剤の即時中断が困難な症例もあり，患者個人の病態と膵炎の重症度に応じた対応が必要とされる．

2 脂質異常症と膵炎

a 脂質異常症の分類

血清リポ蛋白の増加により，血中の脂質が増加する病態を脂質異常症と呼ぶ．増加するリポ蛋白の種類によってI，IIa，IIb，III，IV，Vと6つのタイプに分類される（Fredrickson分類；表4）[17]．一般に，血中トリグリセリド（TG）が1,000 mg/dLを超えると急性膵炎のリスクが高くなる．TGが著明な高値をとるタイプはI型とV型であるが，アルコール，糖質，脂質の過剰摂取によるIV型からV型への移行があり，IV型にも注意が必要である．

脂質異常症は原因によって原発性と続発性に大別される．原発性には，家族性アポリポ蛋白C-II欠損症（常染色体劣性遺伝），家族性リポ蛋白リパーゼ欠損症（常染色体劣性遺伝），常染色体劣性遺伝様式で発症するリポ蛋白リパーゼインヒビター保有者などの先天的な遺伝子異常症，原因が特定できない家族性の脂質異常症，特発性高トリグリセリド血症などがある[18,19]．続発性にはコントロール不良の糖尿病（とくにI型糖尿病），肥満，アルコール大量飲酒，妊娠，エストロゲンやステロイド投与，薬剤性（利尿薬，β遮断薬，選択的セロトニン受容体阻害薬，プロテアーゼ阻害薬）などがある．

b 脂質異常症における膵炎の合併

脂質異常症の中で高TG血症は急性膵炎の成因の1つとして知られ，hypertriglycemia-induced pancreatitisとも呼ばれる[17]．膵炎発症の頻度は，TG値が1,000 mg/dL以上で8%，TG値が2,000 mg/dL以上で10〜20%と，TG値が高くなるにつれて頻度が上昇する[20]．

高TG血症による急性膵炎の発症機序は明らかにされていないが，血中のTGが膵臓，その周辺の血管やリンパ管内でリパーゼにより加水分解され，その結果生じた遊離脂肪酸が微小塞栓，毛細血管の障害を引き起こし，膵炎を惹起するという説や，高カイロミクロン血症により血液の粘稠度が増加し，膵毛細血管に微小血栓を形成し膵臓の虚血を引き起こすという説が考えられている[21,22]．

一般に，急性膵炎のうち，高TG血症によるものは1〜4%と報告されている．脂質異常症による膵炎は，頻度は少ないが若年発症で重症化しやすく，再発しやすいと考えられている．脂質異常症による膵炎発症例のうち71.5%が重症であったとの報告もある[23]．

診断は通常の急性膵炎と同様，腹痛，膵酵素の上昇，画像所見により行う．血中のTG値が著明に上昇し，血清は乳白色に混濁し，いわゆる乳糜血清となる．なお，高TG血症は，血清アミラーゼの測定系に干渉し，血清アミラーゼが偽陰性となることがあるため[24]，尿中アミラーゼやCTなどの画像所見を総合し，診断および重症度判定を行うべきである．

表4 脂質異常症のWHO分類

表現型	I	IIa	IIb	III	IV	V
増加するリポ蛋白分画	カイロミクロン	LDL	VLDL LDL	β-VLDL or IDL	VLDL	カイロミクロン VLDL
血清脂質	TC〜 TG↑↑↑	TC↑〜↑↑↑ TG〜	TC〜↑↑ TG↑〜↑↑	TC↑↑ TG↑↑	TC〜or↑ TG↑↑	TC↑〜↑↑ TG↑↑↑

LDL：low-density lipoprotein, VLDL：very low-density lipoprotein, IDL：intermediate-density lipoprotein, TC：総コレステロール

治療は急性膵炎に対する基礎的な治療に加え，高カイロミクロン血症に対する治療を同時に行う．なお，高カロリー輸液や脂肪乳化製剤の静脈内投与は，病態を増悪させる可能性がある．

脂質異常症に伴う膵炎発症時には，血中のTG値がしばしば2,000 mg/dLを超え重症化することが多い．急性膵炎を起こした場合はTG値を500 mg/dL以下に低下させることで臨床症状の改善が期待される[25]．そのため，TG値を下げる目的で血液浄化療法が行われる．

高TG血症に対する血液浄化療法には血漿交換，アフェレーシス，プラズマフェレーシス，LDLアフェレーシスなどがある．急性膵炎に対する血液浄化療法としてはcontinuous hemofiltration/continuous hemodiafiltration（CHF/CHDF）が保険適用となっているが，リポ蛋白質の直径を考慮すると脂質除去については効果が期待できないと考えられる[26]．LDLアフェレーシスは血中のLDLを選択的に除去する治療であるが，アポリポ蛋白Bを含むVLDLの除去も可能であり，TGの低下作用もある[27]．血漿交換はLDLアフェレーシスと比較してサイトカインの除去に優れ，膵炎の病態を改善させる効果が期待される[28]．血液浄化療法は血中のTG値を確実に低下させるため，高TG血症による膵炎の改善に寄与すると思われるが，現時点では大規模な比較試験がなくエビデンスに乏しい．しかし，有効例が数多く報告されており，救命のため，発症早期に試みられるべき治療法と考えられる．

インスリン，ヘパリン療法も，TGの低下作用がある．インスリン，ヘパリンともにリポプロテインリパーゼ（LPL）を活性化させ，TGの分解を促進することで血清TG値を下げる効果がある[29]．

膵炎軽快後は再発予防が重要となる．予防は食事療法が中心となるが，血中TG値を500 mg/dL以下にコントロールする．アルコール摂取者は禁酒．高血糖や甲状腺機能低下症など，脂質代謝に影響する病態ではそれぞれの治療を行う．薬剤は，フィブラート系薬剤（フェノフィブラート，ベザフィブラート），ニコチン酸製剤（ニセリトロール，ニコモール，ニコチン酸トコフェロール），デキストラン硫酸などが用いられる．

c 膵炎における脂質異常症

急性膵炎では，原因に関わらず軽度から中等度の高TG血症を1/3の症例に認める[30]．

脂質異常症に伴う膵炎では，血中のTG値がしばしば2,000 mg/dLを超えるが，85％が3,000 mg/dL以上，65％が5,000 mg/dL以上になるとの報告もある[23]．

3 術後膵炎

a 概念

術後膵炎は広義には腹部外科手術後のすべての膵炎を指すが，発症のメカニズムからは外科手術に起因する膵液の流出障害が成因となった膵炎ということができる[31]．

b 成因

表5に術後膵炎の原因となる術式と発症時期ごとにみた炎症のメカニズムを示す．

c 病態と診断

胃切除術や十二指腸操作により副膵管の流出障害が起き，主膵管との交通がなければ重症急性膵炎の病態となり，術後早期に重篤な後腹膜の出血壊死をきたす．ドレーン排液や血清中の膵酵素上昇と，造影CTによる膵実質の虚血の程度や膵周囲の滲出液貯留を適切に評価・診断する．膵切除術後の膵瘻は膵炎ではないが，鑑別は必要である．膵頭十二指腸切除や胃切除術後長期に発生する膵炎は膵管空腸吻合部の狭窄

表5　術後膵炎の成因

術式と術後発症時期	考えられるメカニズム
膵頭十二指腸切除術，早期	膵瘻，膵管空腸吻合部狭窄，膵虚血
膵頭十二指腸切除術，長期経過後	膵管空腸（胃膵）吻合部狭窄，輸入脚流出障害
膵尾部切除，早期	膵瘻，膵虚血
脾摘術，早期	膵管損傷
十二指腸憩室切除術，早期	副膵管損傷
十二指腸乳頭形成術，早期	膵管流出障害
Partington, Beger, Frey手術，長期経過後	膵尾部のドレナージ不足
胃切除術，早期	副膵管損傷，膵虚血，乳頭括約筋攣縮
胃切除術，Billroth-Ⅱ法，長期経過後	輸入脚流出障害
胆石手術，早期	胆石落下

や輸入脚の流出障害の有無を確認する．慢性膵炎手術後の再燃は膵頭部にも膵尾部にも起こり，膵管が十分にドレナージされていないことによる[32]．

d｜治療と予防

術後早期に重症急性膵炎に進展した場合は，ICUでの集中治療と後腹膜の出血壊死に対する洗浄ドレナージをなるべく侵襲の少ない方法で行い，救命に努める．術後早期の再手術は避けるべきである．炎症の沈静化と感染予防に努め，感染した場合でも小切開や鏡視下の洗浄ドレナージで保存的に治療する．

術後長期経過後に膵管空腸吻合部狭窄が発生した場合は内視鏡的な吻合部拡張術が有効である．胃膵吻合の方が膵管空腸吻合よりも術後長期経過後の膵管狭窄をきたしやすい[33]．輸入脚の流出障害は食後の体位変換などでもかなり軽快させることができる．しかし，輸入脚の流出障害による膵炎を繰り返す場合は，Braun吻合やRoux-en-Y吻合への変更も有効である．Partington手術の欠点である膵頭部膵管のドレナージ不足を補うのがFrey手術だが，膵尾部に再燃することがあり，膿瘍を形成するような場合は膵尾部切除が有効である[32]．

術後膵炎の予防のためには，①郭清の際の膵実質に対する愛護的操作および十二指腸と膵の間に様々なバリエーションで存在する副膵管を損傷しないようにする，②輸入脚を長すぎないようにし，かつBraun吻合を置く，③膵胃吻合よりも膵空腸吻合を用いる，④Frey手術で十分に膵尾部まで切開するか，状況により膵尾部切除を併施するなどが有効である．カモスタットの予防的投与も有効な可能性はあるが，繰り返す場合は原因の解除が必要である．

4　遺伝性膵炎，家族性膵炎

a｜定義

遺伝性膵炎とは，遺伝により家系内に慢性膵炎が多発するまれな疾患である[34,35]．遺伝性膵炎の定義としてGross[36]は，①血縁者に3人以上の膵炎症例を認め，②若年発症，③大量飲酒など慢性膵炎の成因と考えられるものが認められず，④2世代以上で患者が発生していることを挙げている．わが国では少子化に伴い明確な家族歴を得ることが困難なため，後述する厚生労働省難治性膵疾患に関する調査研究班（以下，厚労省研究班）の策定した臨床診断基準[37]に基づき診断される．なお遺伝性膵炎の診断基準を満たさないが，同一家系内に2例以上の膵炎を認める場合，家族性膵炎として取り扱われる．家族性膵炎にはアルコール性など成因の明らかなものも含まれることに注意が必要である．遺伝性膵炎は2015年より難病に指定されている．

b 疫　学

　厚労省研究班が2011年に行った全国調査（回答率34.1％）[38]では，82家系214症例（男性118例，女性96例）が，2015年に行った全国調査（回答率57.2％）[39]では，98家系（男性145例，女性123例）が報告されている．

c 関連する遺伝子異常

　1996年にWhitcombら[40]は，遺伝性膵炎の原因遺伝子異常として，カチオニックトリプシノーゲン（*PRSS1*）遺伝子のp.R122H変異を報告した．2011年全国調査[38]で報告された遺伝性膵炎82家系中，59家系で遺伝子解析が行われ，42家系（71.2％）に*PRSS1*遺伝子あるいは膵分泌性トリプシンインヒビター（*SPINK1*）遺伝子異常が認められた．*PRSS1*遺伝子異常の頻度は25家系（42.4％）と欧米に比べて低く，*SPINK1*遺伝子異常が19家系（32.2％）と高頻度に認められた．とくに*SPINK1*遺伝子のIVS3＋2T＞C変異が6家系にみられ，わが国における特徴と考えられた．一方，約3割の家系では*PRSS1*および*SPINK1*遺伝子異常を認めず，未知の遺伝子異常の関与も想定された．

　膵炎発症の第一段階は，膵腺房細胞内でのトリプシノーゲンの異所性活性化である．生体内には異所性のトリプシノーゲン活性化，さらに活性化したトリプシンを介する他の消化酵素の活性化による自己消化から膵臓を守るための防御機構が存在している．SPINK1はトリプシンと結合し，異所性に活性化されたトリプシンの活性部位を阻害する．膵の総トリプシン活性の20％を阻害しうるため，自己消化から膵を守る第一の防御機構として働く．*PRSS1*遺伝子や*SPINK1*遺伝子異常によりトリプシンの過剰な活性化や防御機構の減弱が起こり，トリプシンの活性化・不活化のアンバランスを生じ，膵炎を発症すると考えられている．

d 症　状

　遺伝性膵炎は常染色体優性遺伝形式をとり，その浸透率は80～90％とされる．発症は10歳以下が多く，幼児期より腹痛，悪心・嘔吐，下痢などの急性膵炎様発作を反復し，多くは慢性膵炎へと進行する．14ヵ国の遺伝性膵炎112家系418人を対象としたEuropean Registry of Hereditary Pancreatitis and Familial Pancreatic Cancer（EUROPAC）のデータ[41]では，初発症状出現時の年齢中央値は12歳，20歳までに73％，30歳までに89％の患者が発症していた．膵外分泌機能障害は50歳までに37％，70歳までに60％の患者に認め，糖尿病は50歳までに48％，70歳までに70％と，高率に合併していた．一方，2009年に報告されたフランスでの遺伝性膵炎患者78家系200例に関する全国調査[42]によると，初発症状出現時の年齢中央値は10歳，診断時の年齢中央値は19歳であり，膵性疼痛を83％に，膵石灰化を61％の患者に認めている．また膵外分泌機能不全，糖尿病はそれぞれ34％，26％に合併し，発症年齢の中央値はそれぞれ29歳，38歳であった．

　遺伝性膵炎は膵癌の危険因子であり，一般人口に比べた膵癌リスクは57～70倍に上る[43,44]．とくに喫煙により，そのリスクはさらに増加し，発症年齢も若年化する．遺伝性膵炎における膵癌の発生頻度は，通常の慢性膵炎と比べても高い．このことは一般の慢性膵炎に比べて遺伝性膵炎の発症が幼少時と若く，有病期間が長いことや，炎症が反復・持続し高度となりやすいことを考え合わせると理解しやすい．

e 診　断

　厚労省研究班により作成された診断基準[37]を用いて診断する（**図1**）．慢性膵炎あるいは再発性急性膵炎患者のうち，①家系内に他に1人以上の再発性急性膵炎ないし慢性膵炎の患者がいること，②少なくとも1人の患者には，大量飲酒など成因と考えられるものが認められないこ

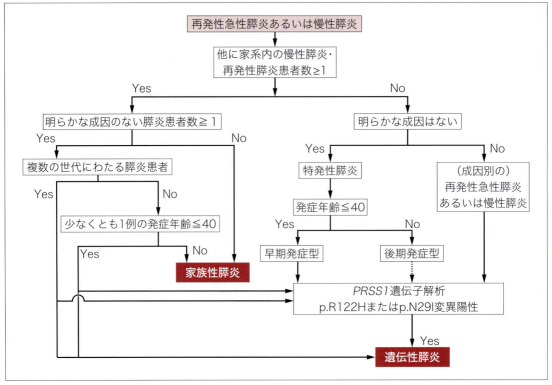

図1 遺伝性膵炎・家族性膵炎の診断フローチャート

と，③単一世代（すなわち兄弟姉妹）のみの場合，少なくとも1人の患者は40歳以下で発症していること，の3項目すべてを満たす場合，遺伝性膵炎と診断される．また，④PRSS1遺伝子のp.R122Hないしp.N29I変異を有する場合には，家族歴がなくても遺伝性膵炎と診断される．遺伝性膵炎以外の慢性膵炎，再発性急性膵炎との鑑別は，上述の診断基準に基づいて行う．また，膵癌の合併についてはとくに注意が必要である．

f 治療

治療は，特発性膵炎など他の慢性膵炎に準ずる．すなわち腹痛や背部痛のある代償期には，疼痛のコントロールと急性膵炎発作の予防と原因の除去，膵機能が低下した非代償期には膵内外分泌機能障害に対する補充療法が中心となる．急性増悪期には急性膵炎の治療に準ずる．疼痛のコントロールがつかない症例では，膵管内圧の減圧目的に体外衝撃波結石破砕療法（ESWL），内視鏡治療や外科的治療も選択肢となる．遺伝性膵炎患者，とくに経過の長い症例においては，膵癌の発症を念頭に置いた適切なスクリーニングが重要となる．断酒により急性増悪の頻度を減らすことや禁煙指導が，膵癌予防という観点からも重要となる．

遺伝性膵炎は通常の慢性膵炎と違い，幼少期に発症することが多いため，本人のみならず両親にも疾病に関する十分な説明が必要である．また遺伝子異常が確認された場合，適切な遺伝カウンセリングが必要となることがある（Column 25 参照）．

Column 25

遺伝カウンセリング

1 遺伝カウンセリングとは

　遺伝性疾患の原因遺伝子が次々と明らかになり，様々な遺伝性疾患にて遺伝子診断が可能になった．また次世代シークエンサーを用いたゲノム解析研究も進歩してきており，臨床医にとっても遺伝学的検査を含む遺伝子診療への理解と実践が重要になってきた．遺伝カウンセリングとは，「遺伝性疾患の患者・家族またはその可能性のある人（クライエント）に対して，生活設計上の選択を自らの意思で決定し行動できるよう臨床遺伝学的診断を行い，遺伝医学的判断に基づき遺伝予後などの適切な情報を提供し，支援する医療行為である（遺伝学的検査に関するガイドライン，2003年）」と定義されている．つまり，遺伝カウンセリングでは，遺伝性疾患（あるいはその可能性のある）患者や家族に，①適切な情報を提供するとともに，②心理的・社会的な支援をするという2つの目的を有する医療行為である．現在では，大学病院や地域の基幹病院に遺伝子診療部などが設置され，遺伝カウンセリングの提供体制が整ってきている．各施設によってその体制は異なるが，臨床遺伝専門医や認定遺伝カウンセラー，看護師，臨床心理士などがチームとして対応している施設も多い．通常60分から90分という時間をとり，遺伝形式・次子の再発率について，遺伝子診断が可能かどうか，家族内におけるリスクについてどのように対応するか，などについて患者・家族が遺伝に関わる情報をよく理解をした上で決定ができるよう支援する．

2 遺伝学的検査（生殖細胞系列での遺伝子検査など）を進めるにあたって

　遺伝学情報は，①普遍性（生涯変化しない），②共有性（家族で情報を共有している），③予測性（将来の発症を予測できる可能性）という側面を有するため，遺伝学的検査の実施にはその特殊性をよく理解した上で実施することが重要である．2011年の日本医学会の「医療における遺伝学的検査・診断に関するガイドライン」においては「すでに発症している患者の診断を目的とした遺伝学的検査であれば，原則として主治医が説明と同意を行い，必要に応じて遺伝カウンセリングを受けられるように配慮する」と記載されている．主治医が説明する場合にも，遺伝学的検査のメリット（確定診断することができ，治療方針に役立てる）やデメリット（心理的負担や血縁者への影響が生じる可能性）について情報を提供し，罹患者が十分に理解した上で意思決定をするというプロセスを得ることが必要である．また罹患者に対する遺伝学的検査とは異なり，未発症者に対する遺伝学的検査（発症前診断，保因者診断，出生前診断）においては，事前に適切な遺伝カウンセリングを行った後に施行する．未成年など同意能力のないものを対象にする遺伝学的検査についても，すでに発症している疾患の診断に対しては，代諾者の承諾を得るか本人の理解度に応じた説明とインフォームド・コンセント（アセント）を得ることが望ましいとしている．未成年に対する非発症保因者の診断や，成年期以降に発症する治療法のない疾患の発症前診断については，原則として本人が成人し自律的に判断できるまで実施を延期すべきとされている．

3 遺伝性膵炎における遺伝カウンセリング

　非症候群性の遺伝性膵炎の中で PRSS1 遺伝子の機能獲得性変異をもつ遺伝性膵炎は GeneReviews® でも PRSS1-related hereditary pancreatitis と，独立した疾患概念として記載されており，常染色体優性遺伝形式をとる[1]．頻度の高いミスセンス変異以外にも，PRSS1 遺伝子，あるいは PRSS2 も含む遺伝子の欠失・重複が同定されることもある．しかしながらその浸

透率は40%（スペイン）～93%（フランス）と様々であるため，変異を持つ人が発症するかどうかや，重症度の予測は難しいことも多い．PRSS1以外の関連遺伝子としてSPINK1なども同定されてきている[2]．SPINK1は原則常染色体劣性遺伝形式とされているが，その遺伝形式は明確ではなく，常染色体優性遺伝形式のように1つのバリアントが罹患者で共有されている家系もある．

遺伝性膵炎ではその発症は遺伝的背景のみならず，環境因子の影響を受ける．よってリスク予測はそれぞれの家系にて考えるべきであるが，メンデル遺伝形式以外の遺伝形式をとる家系ではリスクの予測が困難である場合も多い．次世代シークエンサーを用いた原因遺伝子検索も行われており，今後，その原因遺伝子や遺伝形式が解明されてくると思われる．

文献

1) Solomon S, et al：PRSS1-related hereditary pancreatitis. GeneReviews® [Internet], 2012 <http://www.ncbi.nlm.nih.gov/books/NBK84399/>（2016/6）
2) LaRusch J, et al：Pancreatitis overview. GeneReviews® [Internet], 2014 <http://www.ncbi.nlm.nih.gov/books/NBK190101/>（2016/6）

5 熱帯性膵炎

a 概念

熱帯性膵炎（tropical pancreatitis）はバングラデシュやインドなど熱帯地方の発展途上国でみられる慢性膵炎である．本疾患は1959年にZuidemaらがインドネシアにおいて膵石灰化を認める栄養失調患者16例を報告したのが最初とされる[45]．臨床的には特発性膵炎に似た特徴を有するが，発症年齢が若く，大きな膵石と，糖尿病を高頻度に合併する進行性の経過をとることが特徴である[45,46]．このため，報告により若年性熱帯性膵炎や熱帯性石灰化膵炎，fibro-calculous pancreatic diabetesなどの名称も用いられている．

b 疫学

熱帯地方にある発展途上国から多くの症例が報告されている[45,46]．大半はインドからであるが，他のアジアの国々（タイ，マレーシア，中国），アフリカ（ナイジェリア，ウガンダ，ケニア），中東や南アメリカ（ブラジル）からの報告もある．インド半島のあらゆる地域から報告されているが，もっとも多いのは南インドのケララ州からである．地域ベースの疫学調査はこれまでケララ州のものが唯一であり[47]，慢性膵炎の罹患率は10万人中126人，石灰化を伴う膵炎は10万人中98人であった．これはアルコールを主とする欧米の慢性膵炎罹患率（10万人中10～15人）や日本の罹患率（10万人中40人）に比べるとかなり高率である．なお熱帯性膵炎がケララ州の風土病である点に注意が必要であり，インドの他の地域での罹患率は低いようである．

アジア諸国における慢性膵炎の疫学調査では，熱帯性膵炎が慢性膵炎に占める割合はマレーシアでは30%，中国では46%，インドで58～70%であった（表6）[48]．最近のケララ州からの報告では，熱帯性膵炎は若年者の慢性膵炎においてもっとも主要な形態であるが，現在はアルコール性慢性膵炎が増加傾向にある．また熱帯性膵炎の明確な診断基準はないが，BMIが18 kg/m²未満もしくは18.5 kg/m²未満という厳しい基準を設定した場合，インドの慢性膵炎において熱帯性膵炎が占める割合はそれぞれ

表6 アジア諸国の慢性膵炎の成因

成因	オーストラリア	中国	北インド	南インド	日本	マレーシア	韓国	シンガポール
アルコール性（％）	95	18.8	41	25	54	35	70	39
熱帯性（％）	0	46.4	58	70	0	30	0	0
特発性（％）	5	25.1	0	0	34.83	30	26.2	61
遺伝性（％）	0	5.6	0	0	0.17	5	0.8	0
胆石性（％）	0	0	0	0	0	0	0	0
その他（％）	0	9.7	1	5	11	0	3	0

［Garg PK, et al：Survey on chronic pancreatitis in the Asia-Pacific region. J Gastroenterol Hepatol 19：998-1004, 2004 より引用］

3.8％と5.8％のみであるとする報告もある[49,50]．

c 発症機序

本疾患の患者では要因となる多量飲酒や胆管結石，代謝性疾患は存在しないことから，低栄養状態[51]や，キャッサバの摂取[52]といった環境的要因が病因と考えられていた．しかし近年，熱帯性膵炎が膵分泌性トリプシンインヒビター（SPINK1）遺伝子変異と強く関連することが明らかにされ[53,54]，他にもキモトリプシノーゲンC（CTRC）遺伝子変異との関連も報告されており[55]，これらの遺伝子変異が主たる原因として注目されている．

1 環境要因

これまでに関連が指摘されている主要な環境要因は，キャッサバの摂取と蛋白質の不足である．キャッサバは炭水化物を豊富に含んでいるが蛋白質は少なく，いくつかの品種は大量の青酸化合物を含んでいる．熱帯性膵炎の罹患率が高かったのは，ケララ州のうちキャッサバが主食である地域であった[52]．また動物実験では青酸化合物がラットに一過性に糖尿病を誘導することが報告されている[52]．これらの知見から，キャッサバ摂取により発生したシアン化水素が膵臓に対し有害である可能性が考えられていた．しかしながら，熱帯性膵炎は世界中やインド半島で，キャッサバが消費されていない地域でも認められていることや，キャッサバを1年以上摂取したラットにおいて，慢性膵炎の変化は認められなかったことなどから，今ではその関与は否定的と考えられている[56]．また過去のいくつかの報告では，熱帯性膵炎の患者は高度のるい痩を認め，経済的にも恵まれない環境にあった．しかし，低栄養が問題となっている世界の多くの地域において，熱帯性膵炎はまれであり，また，その後の調査ではすべての社会階層や経済的階層から報告されてきている．さらに低蛋白食を摂取したサルにおいて，膵の萎縮性変化を認めたが，炎症は認められなかった[57]．他の環境要因としては，酸化ストレスや微量元素の欠乏，感染，自己免疫的機序の関与などが考えられている．しかし，これらの役割について結論は得られていない．

2 遺伝的要因

熱帯性膵炎の家族集積性は，遺伝子異常が疾患に関与している可能性を示唆している[58]．しかし遺伝性膵炎とは異なり，明確な遺伝形式はない[58]．これまでに報告されている膵炎関連遺伝子のうち，SPINK1遺伝子異常が熱帯性膵炎の発症に関与するもっとも重要な遺伝的要因である．2002年に4つの異なるグループが，インドとバングラデシュの熱帯性膵炎患者を調査し，いずれの調査においてもSPINK1のp.N34S変異との間に強い関連を見出した．これらの報告を総合すると，351例の患者と973例の健常者が調査され，p.N34S変異が患者群の38.5％（ホモ接合9.4％，ヘテロ接合29.1％）に認められ，健常群の4.5％（ホモ接合0.2％，ヘテロ接合4.3％）に比べ有意に高頻度であった[53]．ランダム効果モデルによるメタアナリシスの結果，熱帯性膵炎とp.N34S変異との関連のオッズ比は19.15（95％CI：8.83-41.56）であった[54]．

CTRCはすべてのヒトトリプシンやトリプシノーゲンを分解することができ，膵炎防御機構の1つである．CTRCの遺伝子異常と熱帯性膵炎との関連も報告されている．インドの584例の慢性膵炎患者（熱帯性膵炎497例と特発性慢性膵炎87例）と598例の健常者を対象に，CTRCの8つのすべてのエクソン領域を解析した結果，非同義変異を患者の71例（12.2%）に同定し，健常者の22例（3.7%）に比べて有意に高頻度であった（オッズ比3.62，95%CI：2.21-5.93，$p=6.2\times10^{-8}$)[55]．なおカチオニックトリプシノーゲン（PRSS1）遺伝子変異は熱帯性膵炎においては同定されていない．

d 診断，病態

熱帯性膵炎の国際的に認められた診断基準は存在しない．これまで本疾患として報告された症例の特徴として，❶若年発症，❷栄養不良，❸キャッサバが関与している可能性，❹糖尿病，❺著明な主膵管拡張と石灰化，❻進行性の経過と壮年期の死亡などが挙げられる．これらの特徴を満たしたいわゆる熱帯性膵炎を診断するための診断基準として，①発症年齢30歳未満，②BMI 18 kg/m^{2}未満，③アルコールや他の成因を認めない慢性膵炎という新たな基準が設定されたが[49]，上述したとおり，現在これらの基準を満たす熱帯性膵炎は少ない．一方，熱帯性膵炎において，欧米の特発性慢性膵炎と同じ疾患感受性遺伝子，すなわちSPINK1遺伝子が同定されたことから，熱帯性膵炎と特発性慢性膵炎が異なる別の疾患ではなく，1つの疾患であると考えられつつある．

e 臨床症状・所見

患者は若年，通常15～30歳で診断される．主要な症候は繰り返す強い腹痛で，30～90%の患者に認められる[59]．しばしば体重減少を伴い，一般にインスリン依存性の糖尿病を40歳未満で合併するが，ケトーシスにはなりにくいとされる．膵石灰化は最終的には90%以上の患者にみられ，典型例では診断時にすでに膵臓は萎縮し，拡張した主膵管と，体外式超音波で観察可能なほど大きい膵管内結石を指摘できる．大半の患者は膵外分泌機能が著明に低下しているが，臨床的に脂肪便を認めることはまれである．また熱帯性膵炎に，膵癌が高率に発症することが知られている．熱帯性膵炎患者266人中，8年間に22人（8.3%）が膵癌を発生し，また熱帯性膵炎患者185人を平均4.5年間prospectiveに観察したところ，6人（3.2%）に膵癌の発生を認め，同地域の年齢と性別を合わせた対照群に比し，100倍の危険率であったと報告されている．

f 予後

熱帯性膵炎の治療は，他の慢性膵炎と同様であり，疼痛や糖尿病のコントロール，消化吸収障害の改善である．治療成績に明らかな違いはないが，強い腹痛を訴え，膵管内結石を有する患者に対しては，外科的もしくは内視鏡的な膵管減圧術が施行され，他の成因の慢性膵炎患者に比べ奏効率はやや高い[59]．主膵管内結石であり，膵管に高度狭窄もないことから内視鏡的治療のよい適応となるが，大結石の場合も多く，体外衝撃波結石破砕療法（ESWL）の併用が重要となる．本疾患は以前，低栄養状態や感染，膵炎あるいは糖尿病と関連した合併症により予後不良であるとされていた．しかし最近の報告では生命予後は改善し，死因は糖尿病合併症や膵臓の悪性腫瘍によるものが大半である[46]．慢性膵炎発症から35年後の生存率は83%であり，少なくとも60歳以上の平均寿命は期待できる[50]．

6 妊娠と膵炎

a 概　念

わが国では急性膵炎の成因としてアルコール性，胆石性が2大成因といわれており，男性ではアルコール性急性膵炎が，女性では胆石性急性膵炎が最多の成因となっている[60]．そのうち女性の場合は，膵炎の原因の1つとして妊娠が誘因となっていることが知られている．一般に妊娠に関わる膵炎は，腹部所見の修飾により他の産科関連疾患との鑑別診断が困難であり，また発生もまれであるため注意して診療するべきである．

b 頻　度

妊娠に関連した膵炎の頻度はまれで，厚生労働省全国調査2003年における妊娠女性の急性膵炎発症頻度は人口10万人当たり16.7人とされている[60]．

国際的には初産婦の発症頻度が低いとされているが，報告によればわが国での発症は初産婦56.5％，経産婦43.5％であり，そのうち初回妊娠が最多（37.5％）であった．そのためわが国における妊娠に関連する膵炎は，初妊初産の頻度が比較的高いと推定される[61]．

発生時期に関する報告では妊娠後期に発症する頻度が最多とする報告が大半だが，妊娠初期～中期，産褥期にも発症がみられる．

妊娠に関連した膵炎の成因では，欧米において胆石性が30～50％との報告があるが，わが国では脂質異常症によるものが20～35％と最多で，胆石性は6～7％と少ない．その他，膵・胆管合流異常9％，副甲状腺機能亢進症4％と報告されている[62]．

c 発症機序

妊娠中や産褥期では膵外分泌能の亢進が知られており，膵炎感受性が高い一因と考察されている．報告では妊娠以外にとくに成因の特定のできない特発性膵炎が32.8％を占めたこともあり，妊娠により膵炎発症リスクが高まっている

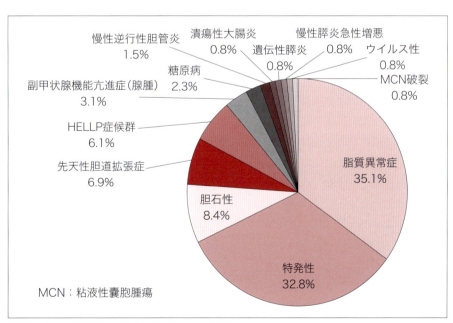

図2 わが国の妊娠に関する膵炎報告：成因

［阪上順一ほか：妊娠に関わる膵炎．胆と膵 **35**：1199-1205, 2014 より引用］

と考えられる[61]．ほか，経産婦では胆石保有率が高いことなども膵炎のリスク上昇になっていると推察される（図2）．

d 病態

1 脂質異常症性膵炎

一般に妊娠中期から後期にかけて生理的脂質異常症が存在する．これはインスリン抵抗性の増大やエストロゲンの上昇による血清脂質の上昇が原因であるが，とくに糖尿病合併妊娠においては中性脂肪の上昇が顕著である．脂質異常症では，中性脂肪がリパーゼにより分解されて生じた遊離脂肪酸による膵毛細血管の内膜障害・脂肪塞栓により膵炎が発症するとされている．

2 胆石性膵炎

妊娠時は胆囊容積が増加し胆囊収縮能が低下するため，胆石症の発生のリスクになると報告されている[63]．また，妊娠時に上昇するプロゲステロンが胆囊収縮能低下・Oddi筋収縮をもたらし胆汁うっ滞をきたすことも膵炎の一因とされる[64]．

e 臨床症状・所見

妊娠時の急性膵炎は，非妊娠時の診断と同様に，①上腹部に自発痛と圧痛が存在すること，②血中または尿中に膵酵素の上昇があること，③腹部US・CT・MRIで膵腫大や周囲の脂肪組織濃度上昇などの急性膵炎を示唆する所見があること，の3項目中2項目以上を満たし，他疾患を除外することで診断できる．しかし，妊娠に伴う腹部変化で身体所見が修飾されるため，腹痛をきたす産科疾患である妊娠悪阻や常位胎盤早期剝離などとの鑑別が困難となる場合があり，診断に難渋することがある．とくにHELLP（hemolysis, elevated liver enzymes, low platelets）症候群は90％に腹痛を伴い，急性膵炎の併発例も報告されているため，鑑別を要する疾患の1つである[65]．妊娠に関する膵炎では，脂質異常症性膵炎が多いため，妊婦に上腹部痛がみられる場合は膵炎を想起してアミラーゼ・リパーゼなどの膵酵素とともに中性脂肪値の測定を加えておく必要がある．

一般に急性膵炎の診断ではCTが非常に有用であり，重症度判定にもCT Gradeが用いられているが，同様に妊娠に関する膵炎の診断においても造影CTが有用であることが報告されている[66]．胎児の被曝リスクは必要な診断を実施しない場合のリスクよりはるかに小さいと考えられるが，妊娠中におけるヨード系造影剤投与に対する安全性が確立されていないことから，妊娠に関連する膵炎が疑われている場合でも造影CTを施行していない場合がみられる．そのようなことも妊娠に関連する膵炎の診断をさらに困難にしている．近年，妊娠に関する急性膵炎の診断にMRIが有用であると報告されている[67]．

f 治療

妊娠に関わる重症急性膵炎でも経腸栄養にて良好な経過をたどった報告がみられる[67]が，経腸栄養が困難な場合や脂質異常症性膵炎の場合，治療の一環として中心静脈栄養を実施している報告が多くみられる．中心静脈栄養を長期に実施することでの胎児の発育遅延などはみられないとされている．妊娠に関する膵炎発症は妊娠後期に多いが，妊娠後期における母体の低栄養は胎児発育遅延を惹起する可能性があるため，投与カロリーには留意すべきである．

わが国における急性膵炎治療の中心薬剤は蛋白分解酵素阻害薬であり，報告でも比較的積極的に，半数以上で使用されている[61]．重症急性膵炎や胆石性膵炎などで抗菌薬の使用を考慮する場合には，児の蛋白合成・核酸代謝を抑制しないペニシリン系・セフェム系が無難とされている[68]．妊娠中毒症に対する降圧，浮腫除去のために用いるサイアザイド系利尿薬は，薬剤性膵炎の報告があるため，妊娠に関わる膵炎での投与は避けるべきである[68]．

胆石性膵炎では一般に内視鏡的逆行性胆道膵

管造影（ERCP）での治療が推奨されており，妊娠に関連した膵炎でも母児救命のために必要となる場合がある．その際の被曝は流産などの確定的影響出現閾値とされる 50 mSv より格段に少ないが，検査のための体位が妊娠による修飾のため困難であることなども含め，適応には慎重になるべきである[69]．

g 予後

妊娠における膵炎の予後において，報告では母体致死率 1〜2％，児致死率 25％ 前後であるが[61,62]，とくに脂質異常症性膵炎に着目すると母体死亡率は 10〜31％，周産期死亡率は 20〜36％とされており，非常に予後が悪い[70]．母体死亡例はすべて重症急性膵炎であった．

児死亡が起こる場合，膵炎発症後 3 病日以内が多いとされる．胎児仮死を認めた場合，帝王切開を考慮する必要がある．胎児仮死を認めなくても，重症急性膵炎の発症や膵炎に対する治療効果が得られない場合には妊娠の終結を考慮すべき症例もある．妊娠の終結により膵炎症状が改善するか否かは統一した見解がない．わが国に多い妊娠中の脂質異常症性膵炎の場合，保存的治療に加え，帝王切開と並行した膵床ドレナージも治療の選択肢となりうる．

7 副甲状腺機能亢進症，高カルシウム血症と膵炎

a 原発性副甲状腺機能亢進症[71]

副甲状腺は，甲状腺の上下左右に接して 1 個ずつ，計 4 つ存在する小器官で，副甲状腺ホルモン（parathyroid hormone = parathormone：PTH）を分泌する．副甲状腺は細胞膜上にカルシウム受容体をもち，血液中のカルシウム濃度をモニターしている．カルシウム濃度が低下すると，PTH の分泌が亢進する．PTH は，①骨吸収促進，②腎尿細管におけるカルシウムの再吸収促進とリンの再吸収抑制，③ビタミン D の活性化により消化管からのカルシウムの吸収を促進することで，血中カルシウム濃度を上昇させる．

原発性副甲状腺機能亢進症は，副甲状腺の一部あるいはすべての腺において，血清カルシウム濃度による PTH の分泌調節系が破綻し，PTH の過剰分泌が生じた状態である．PTH 過剰分泌により，血液中のカルシウム濃度増加，血中リン濃度が低下する．原発性副甲状腺機能亢進症の発症頻度は 3,000〜5,000 人に 1 人，男女比は 1：2〜3 の割合で，とくに 45 歳以上の女性で多い．最近では血中カルシウム濃度が頻繁に測定されるため，症状のない人もたくさんみつかってきている．原発性副甲状腺機能亢進症の原因は，一部の遺伝性の場合［多発性内分泌腫瘍（MEN）；p401 参照］を除いて不明である．病因は病理組織学的に腺腫（90％），過形成（7％），癌（3％）と分類される．

原発性副甲状腺機能亢進症の症状は，主として❶高カルシウム血症，❷骨症状，❸腎症状，❹消化器症状などであるが，高カルシウム血症のみを呈する無症候性機能亢進症も少なくない．骨吸収の亢進により骨粗鬆症，異所性石灰化，病的骨折などがみられる．高カルシウム血症の結果，尿中カルシウム排泄増加，腎結石，腎石灰化，尿路結石を生じる．

b 原発性副甲状腺機能亢進症における膵炎

1957 年，Cope ら[72]によって，原発性副甲状腺機能亢進症に膵炎が合併した症例が報告されて以来，欧米では報告が続いたが，国内の報告は多くない[73-75]．原発性副甲状腺機能亢進症に，（急性および慢性）膵炎を合併した報告をまとめてみると，発生頻度は 1.5〜17.6％，平均すると約 4％である（表 7）[76,77]．一方，国内での報告例は少なく，慢性膵炎の成因の中でも，その発生頻度は 1％以下である[74]．Bal[76]らは 2012 年に，過去 30 年間に報告された 50 人以上の副

表7 原発性副甲状腺機能亢進症に合併した膵炎の頻度

報告者	報告年	原発性副甲状腺機能亢進症患者数	急性または慢性膵炎合併数（%）
Narayan, et al	2015	177	13（7.3%）
Shah, et al	2014	153	27（17.6）
Felderbauer, et al	2011	1,259	57（4.5%）
Khoo, et al	2009	684	10（1.5%）
Bhadada, et al	2008	59	9（15.3%）
Jacob, et al	2006	101	13（12.9%）
Agarwal, et al	2003	87	6（6.9%）
Carnaille, et al	1998	1,224	40（3.3%）
Shepherd	1996	137	7（5.1%）
Koppelberg, et al	1994	234	13（5.6%）
Sitges-Sera, et al	1988	86	7（8.1%）
Bess, et al	1980	1,153	17（1.5%）
計		5,354	219（4.1%）

［Bal HX, et al：The association of primary hyperparathyroidism with pancreatitis. J Clin Gastroenterol **16**：656-664, 2012／Janka-Zires M, et al：Decrease in the prevalence of pancreatitis associated with primary hyperparathyroidism：experience at a tertiary referral center. Rev Invest Clin **67**：177-181, 2015 より引用］

甲状腺機能亢進症患者を対象としているレビュー10件をもとに，①原発性副甲状腺機能亢進症と膵炎の間に因果関係があるか，②高カルシウム血症が病因なのか，③副甲状腺摘出は膵炎の再発を減らせるか，という3点について，解析と考察を行っている．結論は，①副甲状腺機能亢進症患者の中の膵炎発症頻度は，副甲状腺機能亢進のない（一般的な）入院患者の発生頻度より高い，②血中カルシウム濃度の高値が膵炎発症に関わっていると考えられるが，加えて遺伝的あるいは環境因子が関与する，③副甲状腺摘出は膵炎の再発を防止する，というものであった．原発性副甲状腺機能亢進症は，血中カルシウム濃度の上昇以外に自覚症状なく経過することが珍しくなく，たまたま膵炎を発症したことがきっかけとなって，原発性甲状腺機能亢進症が発見されることがあり，結果として原発性副甲状腺機能亢進症と膵炎の合併頻度が高くなったという可能性も否定はできない．しかし高カルシウム血症は，膵炎発症の原因となりうると考えられている．血中カルシウム濃度の上昇は，結果的に細胞内カルシウムシグナル伝達を亢進させ，腺房細胞内の蛋白分解酵素（とくにトリプシン）の病的な活性化，およびNF-κBの活性化を生じさせ，膵炎を起こすと考えられる[78]．また高カルシウム血症は，膵臓にカルシウム沈着あるいは膵石形成を生じ，導管閉塞，急性膵炎，慢性膵炎再燃を起こす可能性もある[72]．一方で，高カルシウム血症のほとんどは膵炎にならない，という報告もある[76]．Felderbauer[79,80]らは，原発性副甲状腺機能亢進症で膵炎を合併している集団の方が，原発性副甲状腺機能亢進症単独の患者よりも SPINK1, CFTR 遺伝子変異の発生頻度が高いことを報告している．

まとめると，今のところ，原発性副甲状腺機能亢進症は，膵炎発症のリスクの1つと考えるのが妥当であるように思われる．ほとんどの報告で，副甲状腺の病巣の摘出により，膵炎の再発・再燃がみられなくなったという点は一致しているので，国内外での症例数の蓄積と解析が進めば，因果関係がもっとはっきりすると思われる．

8 代謝異常による膵炎

a シトリン欠損症

1 概論

シトリンは肝ミトコンドリア膜に存在し，リンゴ酸・アスパラギン酸シャトルの一員を構成する輸送体である（図3）．リンゴ酸・アスパラギン酸シャトルは細胞質で生じた NADH 還元当量のミトコンドリアへの輸送に関与する．シトリン欠損症においては，シトリンの機能低下による細胞質内 NADH の蓄積が病態の根底にあると考えられている[81]．

シトリン欠損症は年齢依存的に2つの病型を呈する．新生児期から乳児期早期に黄疸や体重増加不良を呈し，胆汁うっ滞，肝障害，脂肪肝，低蛋白血症などを呈する［シトリン欠損による新生児肝内胆汁うっ滞症（neonatal intrahepatic cholestasis caused by citrin deficiency：NICCD）］．多くは1歳までに改善する．思春期以降では意識障害，失見当識，急性脳症様症状，行動異常，精神症状で発症し，検査にて高アンモニア血症，高シトルリン血症，脂肪肝を呈する［成人発症Ⅱ型シトルリン血症（adult-onset citrullinemia type 2：CTLN2）］．飲酒などが誘因になる．この2つの病期の間に「見かけ上健康」な適応・代償期が存在する．高蛋白・高脂肪を好み，糖質を忌避する特異な食癖が現れる．易疲労感や低血糖などの非特異的な症状を呈することが多い．

治療の原則は高蛋白・高脂肪・低炭水化物食であり[82,83]，中鎖トリグリセリド（MCT）オイルが有効とされる[84]．飲酒は厳禁である．NADH から NAD$^+$ への変換目的にピルビン酸

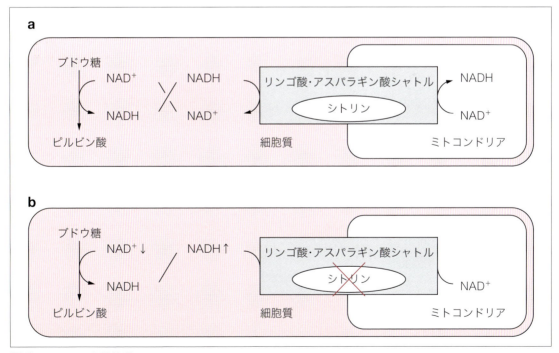

図3 シトリンと糖代謝
a：シトリンはリンゴ酸・アスパラギン酸シャトルの一員として細胞質からミトコンドリアへの NADH 還元当量の輸送に関与する．
b：シトリン欠損症では細胞質内が NADH 過剰・NAD$^+$ 枯渇状態となり，糖負荷でそれが助長される．

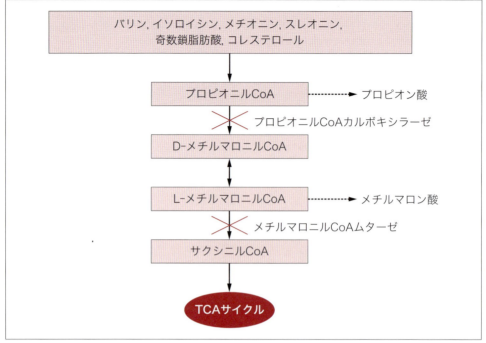

図4 プロピオン酸血症，メチルマロン酸血症の代謝経路

投与も試みられている[85]．CTLN2のコントロール困難な場合には肝移植を考慮する．

2 膵炎との関連

適応・代償期に急性膵炎，慢性反復性膵炎が認められた例が報告されている[86-88]．膵炎をきたすメカニズムは不明であるが，CTLN2では血清PSTI値が高いことが知られており，膵炎との関連が推測されている．膵炎合併例では膵炎5〜10年後にCTLN2を発症している．膵炎の治療としての低脂肪・高炭水化物食がCTLN2発症の誘因となっている可能性がある．

b プロピオン酸血症，メチルマロン酸血症

1 概論

プロピオン酸血症，メチルマロン酸血症は有機酸血症の代表的疾患であり，それぞれプロピオニルCoAカルボキシラーゼ，メチルマロニルCoAムターゼの遺伝的障害を原因とする(**図4**)[89,90]．バリン，イソロイシン，奇数鎖脂肪酸などの代謝経路に存在し，代謝産物はサクシニルCoAを介してTCAサイクルに流入する．

典型例では生後数日より哺乳不良，嘔吐，嗜眠で発症する．重篤な代謝性アシドーシス，高アンモニア血症を認める．遅発例や新生児救命例でも慢性期に飢餓，感染などを契機にケトアシドーシス発作を起こす．ほとんどの症例で精神発達遅滞を伴っている．長期的な合併症として腎不全（主にメチルマロン酸血症），心筋症，視神経萎縮を認める．

急性期の治療の原則は，蛋白摂取の中止と高張ブドウ糖液（10％以上）の投与による異化の抑制である．重篤な高アンモニア血症やアシドーシスを伴う場合には血液浄化療法（持続濾過透析など）を考慮する．二次的低カルニチン血症に対し，Lカルニチンの投与を行う．慢性期には低蛋白食事療法に加え，カロリーを十分に与え異化を抑えることが重要である．臓器移植（肝，腎）施行例が報告されている．

2 膵炎との関連

慢性期の合併症として急性膵炎，慢性反復性膵炎が報告されている[91-93]．膵炎はイソ吉草酸

血症，メイプルシロップ尿症や，抗てんかん薬であるバルプロ酸ナトリウム（分岐鎖アシル基をもつ）でも認められ，分岐鎖アシル CoA の蓄積に関連した合併症と考えられている．蓄積する有機酸による膵腺房細胞膜への毒性やカルニチン欠乏によるミトコンドリア機能低下などが推察されているが，詳細なメカニズムは不明である．

前述のようにプロピオン酸血症，メチルマロン酸血症の治療は低蛋白食・高脂質であるために，膵炎を合併した場合には治療にしばしば難渋する．

9 移植後膵炎

a 移植後膵炎（acute pancreatitis following liver transplantation）

肝移植は非代償性肝硬変ないしは急性肝不全に対する治療法として行われ，日本では，生体ドナーからの部分肝提供による生体部分肝移植が大部分を占める．肝移植なしでは救命が不可能と判断された症例を対象としているが，移植後 1 年生存率は成人で 80％，小児では 90％を超える．

肝移植術前に急性膵炎が問題となることは少ない．肝炎ウイルスの直接関与によるとする報告もあるが，急性肝不全における膵炎は，薬剤性肝炎や自己免疫性肝炎が原因となっている可能性もある[94]．急性膵炎自体が致命的となりうる病態であり，併発している急性肝不全，非代償性肝硬変に対して肝移植を行う場合は適応を慎重に検討する必要がある．

移植後膵炎の原因としては，術前要因，術中要因，および術後要因があるが，術前要因についてはすでに述べた．術中要因で臨床的に問題となる急性膵炎になることはほとんどないが，胆管や門脈操作の際に膵頭部由来の，脾摘術の際に膵尾部由来の高アミラーゼ血症や膵液漏を惹起することはありうる．とくに，門脈ないしは上腸間膜静脈に血栓がある場合，門脈を可及的に膵臓より剥離（場合によってはトンネリングした上で，門脈の足側への引き抜き）する必要があるが，愛護的な操作を心がけることで，リスクを最小限にできる．

術後要因は，薬剤性（後述）および内視鏡的逆行性胆道膵管造影（ERCP）関連合併症に大別される．ERCP 関連合併症は，胆管吻合部狭窄の治療の際に起こる可能性がある．これは，肝移植における胆道再建は可及的に胆管胆管吻合で行われており，吻合部狭窄に対する治療には ERCP が用いられることによる．発症頻度は数％で，非移植患者に比べて高いわけではない．

移植後の急性膵炎はまれではあるが，発症すると致命率が高いことから，その診断がきわめて重要である．腎移植患者を対象とした報告では，壊死性膵炎の頻度は，非移植患者で 20～30％のところが，移植患者では 50％となり，致命率に至っては，非移植患者で 5～15％のところが，移植患者では 50～100％になるとされる．移植患者では免疫能が低下しているため症状が出にくく発見が遅れること，また炎症反応が弱いため壊死物質の処理が遅れることなどが考えられる[95]．医療従事者としては，急性膵炎診断に対する検査の閾値を下げること，具体的には血中リパーゼをルーチンに測定し，少しでも疑われた場合には腹部 CT を撮影するといった対策が必要と考える[96]．原因不明の血管外への体液漏出に遭遇した場合も腹部 CT の適応と考えるが，これは必ずしも急性膵炎を疑わずとも，感染症除外目的に撮影されることが多いと考えられる．治療については，繰り返しになるが早期に開始することが肝要であり，治療法について非移植患者と基本的に代わるところはない．詳細は他項に譲るが，初期の十分な輸液，痛みのある場合の鎮痛，抗菌薬の予防的投与および蛋白分解酵素阻害薬の投与などを組み合わせて行う．膵仮性嚢胞を形成した場合，感染や出血

を合併したものではドレナージ術の適応となる[97]．

b | シクロスポリンの膵毒性と糖尿病

シクロスポリンは，同じカルシニューリン阻害薬のタクロリムスとともに，臓器移植におけるkey drugである．添付文書上では，急性膵炎（5％未満）を起こすことがあるとされているが，明確に術後急性膵炎の原因とされる場合は少なく，疑いレベルに留まることが多い．臓器移植においては免疫抑制薬が不可欠であるため，もし免疫抑制薬による薬剤性膵炎が強く疑われた場合は，カルシニューリン阻害薬間ないしは代謝拮抗薬へスイッチしていくことになる．臨床でより頻繁に問題となるのは，耐糖能異常である．カルシニューリン阻害薬はインスリン分泌能を低下させるとともにインスリン抵抗性を増大するため，移植後耐糖能異常を引き起こすとされる．タクロリムスやシクロスポリンはβ細胞に直接作用することが分かっており，インスリン遺伝子の転写阻害とインスリン分泌抑制によるとされている[98]．

10 ウイルス性膵炎

a | 概　念

様々な感染症が膵炎の原因となることがある．その中でもウイルス感染症が原因として考えられるものをウイルス性膵炎と呼ぶ．一般のウイルス感染症と同様，小児や免疫不全患者に多く認められるが，成人にも認められることがあると報告されている．ウイルスが膵炎の原因であることを診断するのは容易ではないが，①ウイルス感染症の中で膵炎を合併する頻度が高く，ウイルス自体に膵組織向性が証明されている場合や，剖検での膵組織培養からウイルスが

表8 膵炎の成因となるウイルス，または膵炎の原因として疑われているもの

(1) 膵炎発症の原因となることが確認されているもの
ムンプスウイルス
コクサッキーウイルス
(2) 膵炎発症との関係性が疑われるもの
肝炎ウイルス（A型，B型，E型）
サイトメガロウイルス
EBウイルス
(3) 膵炎のまれな原因として報告されているもの
インフルエンザ（A型，B型）ウイルス
単純ヘルペスウイルス
ウェストナイルウイルス
ヒト免疫不全ウイルス
水痘・帯状疱疹ウイルス
ロタウイルス　　など

同定されているもの，②複数の報告があり，膵炎発症にウイルス感染症の関与が疑われるもの，③頻度はきわめて低いがウイルス感染症のまれな合併症として膵炎が報告されているもの，などに分けることができる（**表8**）．

b | ウイルス性膵炎

1 ムンプスウイルス

ムンプスウイルスと急性膵炎発症については，1800年代から流行性耳下腺炎（ムンプス）の合併症として知られていたようであるが，文献としては1905年，フランスのLemoineらの報告が最初といわれている．1960年代にムンプスワクチンが導入されるまでは，世界的に何度もムンプスの大流行があったが，そのたびに急性膵炎が増加したことが報告されている[99,100]．ムンプスウイルスによるムンプスを発症した小児における膵炎発症率は15％という英国からの報告がある[101]．わが国でも村田らのDPCデータを解析した報告[102]によると，急性膵炎7,193例のうち，15歳未満の小児例は122例（1.7％）であり，うち13例（10.7％）はムンプスが原因であると報告している．さらに6歳未満の症例のうち16％，6歳以上では7％と報告され，海外からの報告と総合するとムンプス感染症のうち約7〜16％に急性膵炎を発症すると

考えられる．ムンプス膵炎の報告はほとんどが小児例である．若年成人でのムンプス発症においても膵炎の報告があるが，成人では小児と違いムンプス感染後に膵炎を合併する率は低い（0.3％）ようである[99]．古くは死亡例も報告されているが，近年は重症例の報告もなく保存的治療で改善するといわれている．

2 コクサッキーウイルス

コクサッキーウイルスは，ピコルナウイルスに属する一本鎖 RNA ウイルスである．成人の感染では，消化器・呼吸器症状を起こすものの症状は軽度であるが，小児や新生児においては，まれに心筋炎や心外膜炎，髄膜炎などの重篤な疾患の原因となる．Fechner らは，膵炎で死亡した症例の膵組織からコクサッキー B4 ウイルスを分離しており[103]，膵炎の原因となることが直接証明されている．コクサッキーウイルスによる膵炎はほとんどが軽症と考えられているが，まれには重症化した症例[104]も報告されており，注意が必要である．また成人で，コクサッキー A4 ウイルスが心筋炎や肝炎とともに膵炎を発症した症例も報告されており，コクサッキーウイルスは A 型も B 型も膵炎の原因となりうる．また最近では，詳細なメカニズムは明らかではないが，コクサッキー B などのエンテロウイルス感染が 1 型糖尿病発症の原因の 1 つともいわれており，エンテロウイルスに対するワクチンの開発が進められている．

3 その他のウイルス

その他の膵炎の原因となりうるウイルスとしては，サイトメガロウイルス，Epstein-Barr（EB）ウイルス，単純ヘルペスウイルス，水痘帯状疱疹ウイルス，肝炎ウイルス（A 型，B 型，E 型），インフルエンザウイルス（A 型，B 型），ヒト免疫不全ウイルス（HIV），麻疹ウイルス，ロタウイルスなどが報告されている．これらのウイルスによる膵炎はいずれも症例報告が主であり，まとまった報告はない．またこれらのウイルス感染症に合併した膵炎は，がんの治療中やステロイドなどの免疫抑制薬投与中，AIDS 患者などの免疫不全状態の患者がほとんどであると報告されている．近年では，E 型肝炎ウイルス感染症に合併する膵炎の報告が増加している[105]．

c 診断，治療，予後

ウイルス性膵炎と診断するためには，膵炎の発症に対するウイルスの関与を何らかの方法で証明する必要があるが，ウイルス性膵炎の多くは軽症から中等症膵炎であり，詳細に検索せずに治療されていることが多いと考えられる．治療は，通常の急性膵炎に対する治療であるが，明らかなウイルスの関与が疑われる場合のみ抗ウイルス薬が投与される場合がある．予後は一般的には良好であることが多い．

11 Reye 症候群と膵炎

a Reye 症候群

Reye 症候群（Reye syndrome または Reye's syndrome）は，急性上気道感染に引き続き，突然嘔吐，意識障害などの神経症状，トランスアミナーゼ値の上昇と凝固異常，血中アンモニア値の上昇，低血糖などの所見を呈する疾患群で，患者のほとんどは 18 歳以下の小児である．成人にも発症するといわれるが，きわめてまれである[106]．肝臓や筋組織に脂肪沈着とミトコンドリアの膨化などの組織学的な変化を認め，予後不良である．

1963 年に Reye らによって 21 例の症例としてまとめられ[107]，以後 Reye 症候群として呼ばれるようになった．1970 年代にはインフルエンザなどのウイルス感染の流行時に多発したことから，インフルエンザ，水痘などのウイルス感染との関係が明らかになった[108]．

その後 1980 年頃から，ウイルス感染の症状に対するアスピリン投与が Reye 症候群の原因で

あるという説が多数報告され[109-111]．小児のウイルス感染時に対してアスピリンの投与がされなくなって以降，年間の患者発症数は激減した．1990年代以降は新規患者の発生はほとんど報告されなくなった．

Reye症候群はアスピリン以外の薬剤，例えばバルプロ酸ナトリウムやホパテン酸カルシウムの投与によっても発生すると報告されている．その後の研究の進歩により，現在ではReye症候群はミトコンドリア病として認識されている．現在では，アスピリンなどのサリチル酸系薬剤などは，脂肪酸代謝などミトコンドリア機能を阻害することでReye症候群を引き起こすと考えられている．小児のインフルエンザや水痘，感染性胃腸炎などの発熱に対して，アスピリン投与が禁忌とされている根拠である．

Reye症候群の診断には，生検による肝病理所見がもっとも重要である．肝臓では，壊死，炎症細胞浸潤，線維化などはほとんどなく，脂肪滴の沈着を認める．電子顕微鏡では，さらにミトコンドリアの膨化やクリステの消失などの所見が認められる．臨床所見がReye症候群に類似していても肝生検による診断がない場合は，Reye様症候群と呼ばれる．また，Reye症候群は後天的なミトコンドリア機能不全性であるため，先天性のミトコンドリア酵素欠損症などによっても類似の症候群を呈する．小児の発熱に対してアスピリンの投与が禁忌とされて以降，新規患者発生はほとんどなくなったことから，現在では二次性ミトコンドリア病あるいは先天性脂肪酸代謝異常症の鑑別疾患の1つとして考えられているのみである．

b | Reye症候群に合併する膵障害，膵炎

Reye症候群では，後天的なミトコンドリア機能不全のため，ミトコンドリアでの代謝が障害される．罹患臓器としては脳，肝臓が主であるが，その他の臓器にも障害が起こる．

Reyeらの報告で，肝脂肪変性などに追加して，わずかな症例で膵腺房細胞の脂肪変性が報告されているが，膵炎の発症は報告されていない．1970年代から1980年代にごくわずかな報告の中で，Reye症候群の死亡例の中で明らかな膵炎を認めた症例があったこと[112-114]から，治療経過中に膵炎を発症するとReye症候群の予後が悪化する可能性について報告されたが，Reye症候群自体が膵炎の発症に関与するかどうかについては不明である．その後，世界中でReye症候群の発症がほとんどなくなったことから，Reye症候群と膵炎，膵障害の関係は確かめられていない．

12 寄生虫と膵炎[115,116]

a | 膵炎を生じる可能性のある寄生虫

世界中に多くの地域で寄生虫が急性膵炎の原因となっていることが報告されている．寄生虫は十二指腸乳頭から胆管内に侵入し乳頭部を閉塞することにより，膵液の流出障害を引き起こし膵炎が発症すると考えられている．また，頻度は少ないが直接膵管内に侵入し，膵炎を発症する症例も報告されている．寄生虫による膵炎の発症頻度は地域により大きく異なるが，欧米に比べて発展途上国において頻度は高い．

膵炎を生じる可能性がある寄生虫としては，回虫（*Ascaris lumbricoides*），無鉤条虫（Tapeworm），肝吸虫（*Clonorchis sinensis*），肝蛭（*Fasciola hepatica*），フィラリア（*Filariasis*），トキソプラズマ原虫（*Toxoplasma gondii*），マンソン住血吸虫（*Schistosoma mansoni*），リーシュマニア（*Leishmaniasis*），エキノコックス（*Echinococcus* hydatid disease），クリプトスポリジウム（*Cryptosporidiosis*），ランブル鞭毛虫（*Giardia lamblia*）などが報告されている．

b | *Ascaris lumbricoides*（回虫）による膵炎

　回虫症は，わが国では第二次世界大戦直後に一時的にピークとなり，その後，衛生状況の改善により激減した．回虫は通常は小腸内に寄生するが，胆道内に迷入し胆管炎や膵炎を発症する．回虫による膵炎の原因としては90％以上が十二指腸乳頭あるいは胆管内への迷入による膵液のうっ滞であり，膵管内への直接迷入は10％以下であると報告されている．膵管内迷入より乳頭部に虫体が嵌頓した場合に重症膵炎の頻度が高くなる．迷入した回虫は24時間以内に自然に脱出することが多いが，膵管内で回虫が死亡したり，虫卵が遺残すると慢性膵炎の原因となる．診断は内視鏡的逆行性胆道膵管造影（ERCP）により膵胆管内に虫体が描出されたり，乳頭部より虫体が観察できる場合もある．

c | その他の寄生虫による膵炎

　肝吸虫の主な寄生部位は胆管であるが，まれに膵管内寄生も認めることがある．ほとんどが無症状であるが，虫体による閉塞性黄疸や膵炎を認めることがある．膵管内の虫体が膵管上皮の肥厚や化生を起こす症例が報告されている．中国，香港において特発性膵炎患者で肝吸虫の感染率が高いことが報告されている．

　無鉤条虫は，数メートルにも及ぶ非常に長い条虫（サナダムシ）で，ヒトの小腸に長期間寄生する．ごくまれに膵管内に侵入し，膵炎を発症することが報告されている．

　肝蛭は，牛や羊の胆管に寄生するが，ヒトでも偶然感染することがある．胆管炎と膵炎の報告例がみられる．

　HIV感染者においてトキソプラズマ原虫が原因と考えられる膵炎が報告されている．

　エキノコックス感染では，肝臓に感染した包虫の胆管内破裂や胆管圧迫による胆管炎，膵炎の発症が報告されている．

13 scorpion膵炎

a | サソリ刺症

　サソリはクモ網サソリ目に属する節足動物で，南極を除くすべての大陸で発見され，とくに熱帯および亜熱帯地域での刺傷が問題になっている[117]．サソリの生物毒は神経毒性ペプチドとプロテアーゼ，ムコ多糖類とヒアルロニダーゼ，ホスホリパーゼ，さらに酵素インヒビターやセロトニン，ヒスタミンなどから構成され，複雑な薬力学的特性を有する[118]．刺傷による生理的反応は，神経過敏，嘔吐，多量の流涎，発熱および痙攣など多彩な神経症状を呈し，そのほとんどは副腎からのカテコールアミンの放出と副交感神経の節後ニューロンからのアセチルコリンの放出によるとされる[119]．アセチルコリン遊離の促進は持続的な神経末端の興奮を引き起こし，筋の収縮性麻痺や膵，唾液腺などの外分泌機能の亢進をもたらす．

　神経毒性ペプチドは，細胞膜におけるNaチャネルの電圧センサーを標的として異常な脱分極を生成し，Kチャネルの透過性を可逆的に遮断して痙攣などの中毒症状を引き起こす．さらにこの神経毒は神経細胞や筋細胞をはじめとする興奮性細胞において，Caチャネルの機能調節や活性を阻害する多数のペプチドから構成されている．このようなイオンチャネルへの作用は，神経や筋肉，ホルモン分泌，細胞増殖，感覚伝達，Naと水のバランスと血圧のコントロールなど，神経系に大規模な障害を引き起こす[120]．

　サソリ刺傷後にみられる多臓器不全の原因は，カテコールアミン，グルカゴン，コルチゾール，アンジオテンシンⅡなどの大量放出や，インスリン分泌低下による血糖値の上昇など，ホルモン環境の変化として特徴づけられる[117]．刺傷後には炎症メディエーターとして，

ブラジキニン，プロスタグランジン，ヒスタミン，一酸化窒素（NO）および多くのサイトカインの放出が誘導される．炎症性サイトカインとともに抗炎症性サイトカインも多量に放出され，それらの調節不全や過度な炎症応答により心不全，肺水腫やショックおよび免疫抑制状態などが発現する．

サソリ毒注入による実験系では，炎症性サイトカインのTNF-α，IL-1β，IL-6およびケモカインのIL-8，さらにIFN-γなどの高値が確認されている[117]．これらのサイトカインは，一般的な急性膵炎の初期病態として，膵腺房細胞内のトリプシノーゲンの活性化とは独立して産生され[121]，炎症細胞の浸潤や活性化を引き起こすことが知られている[122]．さらにこれらの炎症性サイトカインは，ランゲルハンス島においても浸潤したマクロファージとT細胞によって放出され，NO合成酵素（iNOS）を誘導して酸化ストレスを引き起こし，最終的にβ細胞をアポトーシスや壊死に至らせるとされ，動物モデルではTNF-αによってインスリン抵抗性を引き起こすことが実証されている[123]．

b サソリ毒による膵炎

サソリ刺傷後にみられる膵炎は，1938年Waterman[124]によって急性浮腫性膵炎，出血性膵炎，さらに膵仮性囊胞を伴った例が報告された．Bartholomew[125]はサソリ刺傷患者30例の経過観察から，24例が刺傷後すぐに急性膵炎を発症したが，このうち9例では腹痛がみられず，全例が急性浮腫性膵炎として軽快したと述べている．その後の研究で膵酵素分泌の誘発メカニズムは，支配神経からのアセチルコリンの放出刺激が膵腺房細胞に影響していることが明らかになった[126]．

急性膵炎のメカニズムの研究では様々な遺伝子改変マウスを用い，セルレイン膵炎を惹起させて行われることが多いが，膵外分泌機能の亢進作用を有するサソリ毒も実験的膵炎モデルの作成に用いられた[127]．中村ら[128]は北アフリカサソリ毒を用いて，組織学的な初期像から慢性膵炎に至るまでの経過を検討し，初期には膵小葉の浮腫や毛細血管の拡張，腺房細胞の空胞形成などがみられ，長期投与では継続的な過分泌状態による細胞疲労，消耗と思われる腺房細胞の変性，萎縮がみられたと報告している．ベネズエラサソリ毒を用いたNovaesら[129]の研究では，ラットへの投与4日後に間質の線維化，リンパ球浸潤や腺房の萎縮がみられ，20日後には慢性膵炎に関連するランゲルハンス島の過形成や膵島細胞症の所見がみられたと述べている．

SNARE蛋白質はシナプス伝達における神経伝達物質の細胞外放出に際し，必要不可欠とされる分泌小胞の膜融合を調節しているが，同様のメカニズムは膵腺房細胞の外分泌でも認識されている．急性膵炎の初期病態では，膵腺房細胞内のチモーゲン顆粒の分泌障害とともに，ライソゾームとの融合による細胞内での膵酵素の活性化が指摘されている[121]．最近の研究では，ブラジルサソリからの精製物質が，この膵腺房細胞の外分泌に必要なチモーゲン顆粒の膜融合を調節するSNARE蛋白質（VAMP2，VAMP8）を特異的に切断するとされ，膵炎発症との関連が報告されている[130]．さらに同様のサソリ毒からは，細胞外マトリックスを加水分解する亜鉛イオンを有するプロテアーゼ（Zn-metalloproteases）が抽出され，これによる膵腺房細胞内の小胞輸送の障害が急性膵炎の発症と関連して報告されている[131]．

14 化学物質による膵炎

a 膵炎を引き起こす化学物質

膵炎を引き起こす化学物質には様々なものが報告されている（表9）．そのほとんどは急性膵炎であり，慢性膵炎の報告は少ない．農薬などの自殺目的の飲用や誤飲・誤用が原因となるこ

表9 急性膵炎を引き起こすとされている化学物質

用 途	分 類	化学物質の例
殺虫剤	有機リン製剤	parathion
	カーバメート系	
	有機塩素化合物	ペンタクロロフェノール，リン化アルミニウム
除草剤	ビピリジニウム	paraquat
	グリホサート	ラウンドアップ®
有機溶剤		トルエン，メタノール

とが多いが，職業上の曝露による場合もある．中毒による多臓器障害の1つとして膵炎を起こすことが多い．血中膵酵素の上昇を伴う軽い腹痛から，壊死性膵炎まで重症度は様々である．ある化学物質を膵炎の原因と断定することは難しい場合も多いが，ここでは膵炎との関連が確かだと考えられている化学物質について概説する．

b 有機リン製剤による膵炎

有機リン製剤などの殺虫剤による膵炎の報告が多い．殺虫効果はコリンエステラーゼ阻害作用によるが，膵炎を引き起こすメカニズムも，コリンエステラーゼ阻害作用によってアセチルコリンが蓄積，膵液分泌の増加とOddi括約筋の収縮が起こり，膵管内圧が上昇するためと考えられている[132]．コリン作動性神経の過剰刺激の症状（多汗，悪心，下痢，流涎，縮瞳，筋攣縮，徐脈，意識混濁など）によって，腹痛などの膵炎症状が分かり難くなる場合が多いとされ，注意が必要である．多くは飲用によるが，皮膚接触によって膵炎を発症した例[133]が報告されている．Sahinらは，47例の有機リン製剤中毒患者のうち6例に膵炎がみられたとしている[134]．急性膵炎の重症度としては，比較的軽症例が多いとされている[134]が，飲用によって壊死性膵炎を発症することもある[135]．Parathionは有機リン系殺虫剤の中でもっとも毒性（コリンエステラーゼ阻害作用）が強く，現在，国内では使用が禁止されている．同様にコリンエステラーゼ阻害作用を持つカーバメート系殺虫剤の中毒（飲用）では，コリンエステラーゼ活性の回復は速い（1時間以内）が，やはり急性膵炎を伴うことがあり，壊死性膵炎の報告も散見される[136]．

c その他の化学物質による膵炎

除草剤の中毒で急性膵炎が発症することがある．もっとも毒性の強いparaquatを含有するグラモキソンなどの除草剤は，現在，国内では生産されていない．非選択的除草剤として一般に使われているグリホサート界面活性剤（ラウンドアップ®など）を自殺目的で飲用し，肺炎による呼吸不全と急性膵炎を起こした症例報告がある[137]．

有機溶剤への職業上の曝露が膵炎の原因になることが古くから知られているが，増永らはシンナー遊びによる急性膵炎が，再吸入後に再発したケースを報告している[138]．シンナーの主成分はトルエンである．

メタノール中毒に膵炎がしばしば合併することが古くから報告されているが，血中アミラーゼの上昇は唾液腺型アミラーゼによるものとする報告もある[139]．メタノール中毒の治療としてエタノールの静脈投与が行われることがあるが，膵障害を悪化させる可能性に留意すべきである．

防腐剤や殺菌剤として使われるペンタクロロフェノール（PCP）の職業上（皮革工場）の曝露（吸入）が，腎不全，肝障害，溶血性貧血，浮腫性膵炎を引き起こしたとする報告[140]がある．

殺虫剤の成分として用いられるリン化アルミニウムは，環境中の水分と反応して，ホスフィン（PH_3）というきわめて毒性の強いガスを生じる．経口摂取による中毒は致死率が高く，急性膵炎を伴った例が報告されている[141]．

排気ガスなどに含まれる炭化水素への曝露が，慢性膵炎の発症リスクを上げるとする報告[142]があるが，その後は検討されていない．

15 十二指腸病変による膵炎

a 傍乳頭憩室の概念

十二指腸憩室のほとんどは組織学的に固有筋層を欠く仮性憩室で，後天的に生じた圧出性憩室である．十二指腸憩室は乳頭近傍に好発し，明確な定義はないが，一般的には主乳頭から1〜3 cm以内に存在する憩室を傍乳頭憩室と呼ぶ[143]．乳頭近傍に憩室が好発しやすい理由として，発生学的・解剖学的な抵抗減弱部位であることが指摘されている[144]．十二指腸乳頭部は，胆管・膵管・脈管が貫通する部位であり，また胎生期の前腸末端と中腸頭側の接合部に相当するため，解剖学的に抵抗減弱部となる[144]．また膵は腹側膵原基と背側膵原基が癒合して形成され癒合部が抵抗減弱部となり，憩室は癒合線に沿って進展することが報告されている[144]．傍乳頭憩室における主乳頭開口部の位置は憩室縁や憩室内など様々である．

b 傍乳頭憩室の頻度

傍乳頭憩室の頻度は0.5〜27%とかなりばらつきがあり，報告によって異なるが[143,145]，十二指腸憩室全体の70〜90%を占めるとされている[143]．傍乳頭憩室の頻度および大きさは加齢とともに増大する傾向があり，これは加齢による消化管壁の脆弱化や腸管内圧の亢進などが関与していると考えられている[143,145]．

c 傍乳頭憩室と膵炎

傍乳頭憩室のほとんどは無症状であるが，まれに憩室が胆汁や膵液の排出を妨げることで胆管炎や膵炎を惹起することがあり，Lemmel症候群と呼ばれている[146]．その病態は，憩室内に食物残渣が入り込むことにより，または十二指腸蠕動時の内圧亢進により憩室が突出して膵管や胆管の物理的圧迫が生じることや，憩室炎や憩室周囲炎が乳頭へ波及して起きる乳頭機能不全による機能的な膵液や胆汁の排出障害と考えられている[143,145,147]．

Lemmel症候群による膵炎の症状や徴候には，一般的な急性膵炎や慢性膵炎と比べて特異的なものはない．診断にはアルコールや胆管結石などの他の膵炎の原因を除外し，傍乳頭憩室の存在を確認する必要がある．各種画像検査では膵液のうっ滞を反映して膵管拡張が捉えられることが多いが，実際には傍乳頭憩室と膵炎との因果関係を証明するのは困難である[143]．

治療に関しては蛋白分解酵素阻害薬などの一般的な膵炎の治療に加えて，傍乳頭憩室による膵液のうっ滞を解除することが必要である．内科的治療としては，憩室内に入り込んだ食物残渣の除去，内視鏡的膵管口切開術，内視鏡的膵管ステント留置術などが行われる[143,145,147]．外科的治療としては，憩室切除術，憩室形成術，憩室内翻埋没術などが行われている[148]．

16 膵管形成異常と膵炎

膵は発生学的に腹側・背側の両膵原基が胎生6〜7週頃癒合したものであり，それぞれの原基に由来する領域が腹側膵，背側膵と呼ばれる．この膵管が形成される発生過程で，将来膵疾患の要因となりうる形態のバリエーションが起こる．

a 膵発生

膵臓は腹側と背側の2つの原基から発生する．胎生6〜7週目に，腹側膵原基は十二指腸の発育・回転に伴って総胆管とともに時計方向の回転をして，背側膵原基の背側に移動し，十二指腸間膜の中に位置し，背側膵原基の後下方に癒合する．腹側膵原基は膵頭部の下方部分を構成し，背側膵原基は膵頭部の上方部分，体部，

ならびに尾部を構成する．一般に腹側膵原基の主導管と，これと癒合した部位より上流の背側膵原基の主導管が主膵管（Wirsung 管）を形成する．背側膵原基の主導管の近位部は副膵管（Santorini 管）と呼ばれ，十二指腸に開存するか退縮する[149-151]．

b 膵液ドレナージと膵炎との関連が推測される先天性の膵管形態のバリエーション

後天的な主膵管を急激に閉塞する病変では，急性膵炎の原因となりうる．また膵液の緩徐なドレナージ不全が起これば急性膵炎以外に慢性膵炎を起こしうる．先天性の膵管形態異常による膵液ドレナージの不良がある状態は，膵管内圧の持続的上昇を招き，急性・慢性膵炎の原因になりうる．膵管は上述のように腸管への排液ルートが主膵管と副膵管の 2 ルートあり，膵炎のリスクを減らす構造を持った器官形態となっているが[152,153]，個体発生の過程でこのルートの形成異常が起こる．膵管の発生過程における重要な腹側膵と背側膵の合流には複雑な形成過程がありバリエーションが起こる．これら両管の合流時期を含めた過程で輪状膵や，膵胆管合流異常，副乳頭口非開存，背側・腹側膵（管）欠損や膵管形成時の狭窄など膵液のドレナージ不全の原因となりうる異常が発生する．

c 膵管非癒合

膵管非癒合は，腹側膵管と背側膵管が完全に交通がみられず，それぞれ主乳頭と副乳頭から膵液が排出されるものをいうが，それ以外に分枝レベルの細い膵管で合流がみられるものを膵管分枝癒合（膵管不完全癒合）と呼び，これらを合わせて膵管癒合不全とする．膵管分枝癒合は，腹側膵管の上行枝の末端と背側膵管が癒合するもの，背側膵管の下頭枝と腹側膵管の下頭枝が癒合するもの，背側膵管の下頭枝と腹側膵管とが癒合する型に分けられる．また癒合の一形態として，腹側膵管上頭枝と背側膵管が正常

図 5　輪状膵症例
総胆管内に結石がみえる．副膵管は半周十二指腸を取り巻いている．膵実質は主乳頭と副乳頭のレベルで十二指腸下行脚全周を取り巻いている．副膵管と主膵管は Ansa pancreatica 型の合流をしている．

癒合し，腹側膵管下頭枝が迂回して背側膵管下頭枝と合流したものを Ansa pancreatica 型合流と呼ぶ[154]（図5）．膵管非癒合の頻度は欧米では 5％以上とされるが[155,156]，わが国では少なく 1％程度[157,158]と人種差がみられるようである．膵管非癒合においては膵液の大部分が，本来排泄口としての機能が劣る副乳頭に流れ，主乳頭からの排出は膵全体の膵液量からみればかなり少ない量となる．この副乳頭の慢性的な通過障害に対し，飲食による経口的負荷が加わり膵液のうっ滞，膵管内圧上昇をきたし，ひいては膵炎あるいは膵炎類似の臨床症状をもたらすと考えられる．膵管非癒合の膵炎発症率は，報告により異なるが 6.9～27.8％[155,156,159,160]とされる．膵管非癒合群と正常群を検討した報告によると，急性膵炎の発症率や慢性膵炎の発症率は膵管非癒合群で有意に高値であった[161]．また再発性膵炎例に膵管非癒合が多いこと[156]などから，膵管非癒合が膵炎を起こす要因になっていると推測される．膵管非癒合に類する膵炎例で背側膵管の拡張していない例も多く，膵液の分

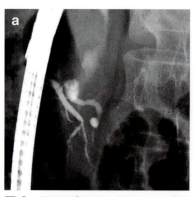
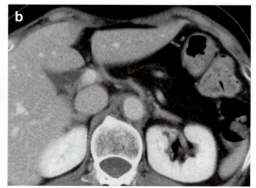

図6 胆石胆囊炎時に発見された膵低形成を伴う腹側膵管背側膵管非癒合例
 a：主乳頭と副乳頭それぞれから造影するも両管は交通していない．
 b：CTでは頭部は異常なく腫瘤などもない．膵体尾部は描出されず，ごくわずかな脂肪に置換され，膵低形成例と考えられた．

泌刺激が強まったときにのみ副膵管からの排液可能量を超えた膵液の分泌が起き，膵炎または腹痛が起こると考えられる．

d│その他の膵管形成異常

膵の発生異常による病態としては，腹側膵発生過程における異常として腹側膵欠損，腹側膵の回転過程における異常として輪状膵，背側膵発生過程における異常として膵体尾部欠損症，低形成症（図6）に副膵管非開存，膵管癒合過程における異常として膵管癒合不全，膵の位置異常として異所性膵，胆管との合流に関わる異常として膵胆管合流異常が挙げられる．これらの発生異常でも，常態的に膵液の排出不良があるときや，食事やアルコールによる刺激時にのみ膵管内圧の上昇が起こるようなドレナージ不全があれば膵炎を起こしうると考えられる．

先天的な膵形成異常を原因とする膵炎では，若年から症状が発生するものがみられる．比較的若年の原因不明な上腹部症状や膵炎例は，これらの疾患を念頭に，膵管を含めた膵の検査が望まれる．

17 虚血性膵炎

a│虚血性膵炎の概念と定義

膵炎と膵虚血の関係を理解することは非常に重要である．膵炎により炎症関連因子が放出され供血路の血管内皮障害から膵虚血は生じる[162]が，一方で，ショックなどの全身循環不全による虚血状態からも膵炎は発症する可能性が指摘されている．つまり，虚血は膵炎の原因とも結果ともいうことができる．本項では"虚血性膵炎"とは，後者の虚血によって引き起こされる二次性膵炎とし，以下に記述する．

b│病態のメカニズム

最近の理解では，膵炎発症には膵腺房細胞と腺房細胞周囲のマクロファージなどの血球因子の相補的な活性化が重要[162]であり，虚血性膵炎においても同様の機序が推測される．

虚血性膵炎発症に関して，膵腺房細胞において小胞体ストレス（ER-Stress）経路[163]の活性化が推測されている．事実，動物実験モデル[164,165]でもヒト[166]においても，ER-Stressにより膵炎を発症する．

一方，膵周辺のマクロファージは膵腺房細胞由来の damage associated molecular patterns（DAMPs）などにより活性化され[167,168]，さらなる炎症を膵に誘導する．また，ショックなどの全身循環不全によって生じる他臓器の損傷により，HMGB1 などの DAMPs が破壊された臓器から血流に拡散し，マクロファージなどの膵周囲の血球因子を刺激し，膵局所の炎症を増強すると考えられている[168]．

c 虚血性膵炎の病理像

Klöppel によると，急性膵炎における膵障害の病理学的な分類は Type 1～3 に分けられる．Type 1 は，アルコール性膵炎や胆石性膵炎などで認められ，自己消化を主とした病理像を呈する．一方，Type 2 は，虚血性膵炎などで認められ，ショックなど循環障害に起因し，ductal and periductal necrosis を主とする．Type 3 は，感染などに起因したまれなものである[169]．

d 虚血後の急性膵炎と慢性膵炎

1 急性虚血/循環不全による虚血性膵炎

ショック，急性心筋梗塞，たこつぼ型心筋症，心臓血管系の手術，血管炎，経カテーテル動脈塞栓療法（transcatheter arterial embolization：TAE）などの急性循環不全後[170]に膵炎を発症する場合がある．このような急性循環不全後の膵炎で，他の原因が否定された場合には，虚血性膵炎の可能性も検討した方がよいかもしれない．しかしながら，ショック後の急性膵炎患者では，救命処置，血管造影，手術手技などの複数の経路が膵炎発症に関与した可能性もある．また，必ず急性循環不全後に膵炎を発症するわけでもないことから不明な点も多く，虚血性膵炎の診断は慎重に行うべきとする意見もある[170]．

2 慢性虚血/循環不全による慢性膵炎

膵液の流出障害は膵血流障害を生じ，結果として慢性膵炎を生じる可能性がある．また，上述したように動脈硬化を背景に膵血流低下に常時曝された場合，慢性的な ER-Stress から徐々に膵へダメージが蓄積し，慢性膵炎の臨床像を呈するものもある[166]．

18 アレルギー性膵炎

a 概念

アレルギーに起因すると考えられる膵炎の発症頻度は低い．食物アレルギーと薬剤に起因する症例が報告されている．食物アレルギーによる膵炎はⅠ型（即時型）アレルギーの症状，ときにアナフィラキシーに合併して発症する．薬剤に起因する膵炎は遅延型アレルギーの関与が考えられ，投与後数時間から数週間で発症する．これらは，再摂取により急激に発症するため，アレルゲン除去による再発予防が肝要である．

b 発症機序

食物アレルギーによる膵炎は IgE 依存性の即時型反応であり，他臓器に多彩な症状を呈するが，急性膵炎合併の報告はまれである．現在までの報告15例を表10にまとめた．小児に多いが成人でも認められ，アレルゲンはピーナッツ，ソバ，小麦，卵，タラ，バナナなど多彩である．これらに対する局所アレルギー反応により Vater 乳頭部が腫大し，膵液うっ帯・胆汁の膵管内への流入をきたし，膵酵素の活性化が生ずると考えられている[171,172]．上部消化管検査で Vater 乳頭部が浮腫状であったと報告されている[173]．しかし，ほとんどの症例で胆道系酵素の上昇は認められず，実験的には膵実質のアレルギー反応機序も考えられる[174]．

薬剤に起因する膵炎は中毒性，アレルギー性，機序不明に分類され，アレルギー性は IgG 依存性の遅延型アレルギーと考えられている[175]．

表10 食物アレルギーによる急性膵炎報告例

症例	年齢	性	アレルゲン	膵炎	アミラーゼ	治療	再燃	報告年	報告者	Journal
1	2	男	小麦	軽症	2,109	ナファモスタット	あり	2006	野田映子	日小児栄消肝会誌
2	3	男	ピーナッツ	軽症	2,269	輸液	なし	2015	清水麻由	日小児アレルギー会誌[172]
3	6	男	卵黄	軽症	1,374	?		2011	小倉聖剛	アレルギー
4	7	女	タラコ	軽症	2,410	経過観察		1996	岩田富士彦	アレルギー
5	7	女	タラコ	軽症	2,410	輸液		1997	Iwata F	Eur J Pediatr[178]
6	8	男	タラ	軽症	2,559	ガベキサート	あり	2012	Pellegrino K	Ital J Pediatr[179]
7	8	女	ピーナッツ	軽症	777	ガベキサート		2009	中田昌利	日小児アレルギー会誌
8	9	女	ソバ	軽症	1,831	ナファモスタット	あり	2000	二階堂弘輝	苫小牧病医誌[176]
9	9	男	ソバ	軽症	667	?		2011	小倉聖剛	アレルギー
10	17	男	卵白, 牛肉, ポテト	軽症	2,150		あり	1990	Matteo A	Pancreas
11	23	男	ミルク	軽症	2,061	輸液	あり	1992	de Diego Lorenzo A	Int J of Pancreatol
12	40	男	卵白	軽症	(エラスターゼ 823)	カモスタット	あり	1994	豊島桂次	奈良医誌[177]
13	40	女	ミルク, 牛肉	軽症	2,038		あり	1990	Matteo A	Pancreas
14	47	女	バナナ	軽症	2,609	経過観察	あり	2003	稲村弘明	炎症・再生[173]
15	48	男	キウイフルーツ	軽症	835	輸液	あり	1998	Gastaminza G	Allergy[171]

c 臨床症状・所見

食物アレルギーによる膵炎は，摂取後に顔面発赤などの皮膚症状が全身に拡がり，咳嗽，喘鳴，ときに血液低下などアナフィラキシー症状を呈する．腹痛，悪心・嘔吐，下痢など消化器症状を認めるが，全例が軽症例で他臓器障害を呈する重症例は報告されていない．再摂取による再発が多くの症例で報告されている（**表10**）[171-173,176-178]．

薬剤性膵炎は投与後1〜6週間で急性膵炎として発症し，慢性膵炎への移行はみられない．アザチオプリン，メルカプトプリン，メサラジン，メトロニダゾールなどが起因薬剤として報告されている．通常のアレルギー反応で認められる発疹などはほとんど認められない[175]．

d 診断

食物アレルギーによる膵炎は，腹痛などの臨床症状に加え，血中・尿中アミラーゼの上昇，腹部超音波・CT検査などによる膵腫大などの画像所見で診断する．諸種検査法によりアレルゲン特異的IgE抗体を確認する．再摂取による再発は診断を補足するが，チャレンジテストは危険を伴うので勧められない[179]．除去食により発症が予防されることを確認する．

薬剤性膵炎の診断は難しいことが多い．①当該薬剤投与中に発症，②他に膵炎の原因がみられない，③投与の中止で膵炎が軽快，④再投与により発症，のすべての要件を満たせば確実であるが，①〜③の要件を満たした場合には関連が疑われる[4]．細胞依存性アレルギー疾患の検査法としてリンパ球刺激試験が施行される．

e 治療

食物アレルギーによる急性膵炎は軽症であり，アレルギーやアナフィラキシーに対する治療に加え，補液，抗トリプシン薬投与などにより数日で改善する．アレルゲン除去食による予防は重要で，アナフィラキシーに対するアドレ

ナリン自己注射の携帯が推奨される．

薬剤性膵炎についても，一般的な急性膵炎の治療を行い，起因薬剤の投与を直ちに中止し，再投与しないようにする．

19 ストレスと膵炎

ヒトに極度のストレスがかかると急性胃十二指腸粘膜病変（acute gastroduodenal mucosal lesion：AGDML）が発生することや，炎症性腸疾患（inflammatory bowel disease：IBD）の悪化要因になりうること[180]が知られている．しかし，ストレスと膵炎についての関連性を検討した臨床報告は限られている．

ストレスと膵炎に関係する動物実験に関する報告はReillyらの論文（1934年）[181]が初報であると考えられる．自律神経の過剰刺激により支配領域の諸臓器に出血性変化を生じるものであり，「Reilly現象：irritation syndrome」の名称で知られ，彼は膵の出血性変化についても述べている．

1990年，Yamaguchiらは，ラット・セルレイン誘発急性浮腫性膵炎モデルを用い，このモデルに水浸拘束ストレスを負荷すると，より重症な急性出血性膵炎に移行することを示し，ストレスと膵炎重症化の関連性を初めて報告した[182]．その後，ストレスと膵炎の関連に関するいくつかの実験報告がなされている．

a ストレスの概念

1934年のReilly現象に続き，1936年にはSelyeらが医学に初めてストレスという概念を導入し「外的刺激が加わったときに生じる生体内の歪みの状態」をストレスとして提唱した（Selye学説）[183]．ストレスの概念は，大きく外的ストレス，内的ストレス，社会的ストレス，心理的ストレスに分類されており，ストレス学研究は，ストレスの生理学，視床下部下垂体副腎系・交感神経系・免疫系のストレス反応のメカニズムから，心理社会的ストレス，分子生物学的ストレス，神経薬理学的ストレス，精神科学的ストレス，小児のストレス，動物のストレスなどの分野がある．

b ストレスの膵に対する作用機序

Yamaguchiらはラットに水浸ストレスを加えただけでは膵に何ら異常をきたさないが，セルレイン誘発急性浮腫性膵炎に水浸ストレスを負荷すると出血性膵炎に移行することを報告した．さらに，メジャートランキライザーを前投与しておくと出血性膵炎移行が抑制されたことから，下垂体-副腎系反応のストレス抑制作用が急性膵炎重症化を阻止すると考察した[182]．水浸ストレス-セルレイン膵炎ラットの膵は血管系の変化が激しくみられたことから，ストレスは膵微小循環障害を惹起することが示唆された．微小循環障害時には活性酸素や各種化学伝達物質が発生し，組織障害を惹起する．水浸ストレス-セルレイン膵炎ラットにradical scavengerであるsuperoxide dismutase（SOD），catalaseを投与すると出血性膵炎にならなかったことから，ストレスによる微小循環障害に引き続く活性酸素の発生が膵炎重症化の作用機序の1つと想定された．また，彼らはchemical mediatorの1つである血小板活性化因子（PAF）を抑制することにより，膵浮腫・血清アミラーゼ上昇が軽減されることを示し，活性酸素のみならず，PAF産生亢進がストレスによる膵炎重症化に関与するとした[184]．

c 各種ストレスによる膵炎

極度に職場ストレスがかかる業務初日に3回急性膵炎を再発した症例が報告されている[185]．アイルランドの報告で，失業者・退職者のアルコール性急性膵炎は再発率が有意に高いが（$p=0.027$），ソーシャルワーカー介入は再発に関連せず（$p=0.229$）[186]，適度の職場ストレスは急

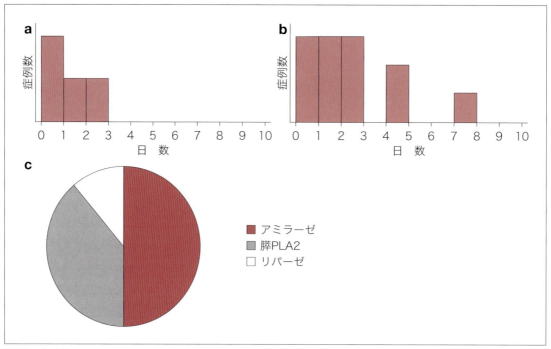

図7 心理的ストレスにて発症した膵炎12症例
a：ストレスから腹痛までの日数，b：ストレスから膵酵素上昇までの日数，c：上昇した膵酵素．アミラーゼ9，膵PLA2が7，リパーゼ2，重複あり．
[和賀政伸ほか：ストレスにより再発を繰り返した急性膵炎の1例．内科 98：935-938，2006／岡田道雄ほか：Accidental hypothermia 74例の臨床像と passive rewarming 法の検討．日内会誌 72：401-409，1983／阪上順一ほか：膵炎大全～もう膵炎なんて怖くない～膵炎各論：妊娠に関わる膵炎．胆と膵 35：1199-1205，2014 より作成]

性膵炎発症には無関係かもしれないことが示唆された．各種ストレスにより変性に陥った蛋白質を正常化する機能をシャペロン機能と呼称する．ストレス蛋白質である熱ショック蛋白（HSP）は分子シャペロンとも呼ばれ，シャペロン機能を有する．大高らは，HSP60を前誘導した後にセルレイン膵炎モデルを作成したところ，膵炎発症を完全に抑制できるため，適度なストレスは膵炎の予防に有用かもしれないと述べている[187]．

他方，極度のストレスが誘引となり，大規模被災地でしばしばみられる疾患として，ストレス型心筋症（たこつぼ心筋症）がある[188]．たこつぼ心筋症と同時発症した急性膵炎の報告が散見され[189,190]，極度のストレスが急性膵炎の増悪因子となる可能性は否定できない．心理的ストレスが膵炎発症の要因として考えられた既報（12例）をまとめたところ，ストレスから腹痛までの日数は全例が3日以内（0.75±0.86日），ストレスから膵酵素上昇までの日数は 2.0±0.6日であった（図7）．また，膵PLA2上昇が比較的目立っていた．

寒冷ストレスが膵炎を引き起こす可能性があり，低体温で死亡した剖検例11例中7例に急性膵炎が認められたとする報告がある[191]．

わが国で妊娠に関連する膵炎の32.8％は原因不明（特発性）であり[61]，妊娠・分娩のストレスが膵炎発症率を底上げしている可能性がある．

文 献

1) 日本消化器病学会マニュアル作成委員会，日本病院薬剤師会，重篤副作用総合対策検討会：重篤副作用疾患別対応マニュアル（医療関係者向け）：急性膵炎（薬剤性膵炎）＜www.

info.pmda.go.jp＞（2016/6）

2) 濱田　晋ほか：急性膵炎．重症急性膵炎の全国調査，厚生労働科学研究補助金（難治性疾患克服研究事業）難治性膵疾患に関する研究班　平成25年度　分担研究報告書，p51-56, 2014

3) McArthur KE：Review article：drug-induced pancreatitis. Aliment Pharmacol Ther **10**：23-38, 1996

4) Wilmink T, Frick TW：Drug-induced pancreatitis. Drug Saf **14**：406-423, 1996

5) Hastier P, et al：A new source of drug-induced pancreatitis：Codeine. Am J Gastroenterol **95**：3295-3298, 2000

6) Igarashi H, et al：Acetaminophen-induced acute pancreatitis. A case report. JOP **10**：550-553, 2009

7) Fang CC, et al：Erythromycin-induced acute pancreatitis. J Toxicol Clin Toxicol **34**：93-95, 1996

8) Guillaume P, Grandjean E, Malè PJ：Azathioprine-associated acute pancreatitis in the course of chronic active hepatitis. Dig Dis Sci **29**：78-79, 1984

9) Cappel MS, Das KM：Rapid development of pancreatitis following reuse of 6-meccaptopurine. J Clin Gastroenterol **11**：679-681, 1989

10) Trivedi CD：Drug-induced pancreatitis：an update. J Clin Gastroenterol **39**：709-716, 2005

11) Sura ME, Heinrich KA, Suseno M：Metronidazole associated panreatitis. Ann Pharmacother **34**：1152-1155, 2000

12) Gerster T, et al：Valproic acid induced pancreatitis：16 new case and a review of the literature. J Gastroenterol **42**：39-48, 2007

13) Conner DF：Severe acute necrotizing pancreatitis caused by sodium valproate：a cese report. Crit Care Resuse **1**：366-367, 1999

14) Blomgren KB, et al：A Swedish case-control network for studies of drug-induced mocbidity--acute pancreatitis. Eur J Clin Phamacol **58**：275-283, 2002

15) Badalov N, et al：Drug-induced acute pancreatitis：an evidence-based review. Clin Gastroenterol Hepatol **5**：648-661, 2007

16) 医薬品医療機器総合機構（PMDA）ホームページ＜https://www.pmda.go.jp/＞（2016/6）

17) Fredrickson DS：An international classification of hyperlipidemias and hyperlipoproteinemias. Ann Intern Med **75**：471-472, 1971

18) Brunzell JD, et al：Familial chylomicronemia due to a circulating inhibitor of lipoprotein lipase activity. J Lipid Res **24**：12-19, 1983

19) Kihara S, et al：Autoimmune hyperchylomicronemia. N Engl J Med **320**：1255-1259, 1989

20) Scherer J, et al：Issues in hypertriglyceridemic pancreatitis：an update. J Clin Gastroenterol **48**：195-203, 2014

21) Kyriakidis AV, et al：Plasmapheresis in the management of acute severe hyperlipidemic pancreatitis：report of 5 cases. Pancreatology **5**：201-204, 2005

22) Havel RJ：Pathogenesis, differentiation and management of hypertriglyceridemia. Adv Intern Med **15**：117-154, 1969

23) Lloret Linances C, et al：Acute pancreatitis in a cohort of 129 patients referred for severe hypertriglyceridemia. Pancreas **37**：13-20, 2008

24) Fallat RW, et al：Suppression of amylase activity by hypertriglyceridemia. JAMA **225**：1331-1334, 1973

25) Tsuang W, et al：Hypertriglyceridemic pancreatitis：presentation and management. Am J Gastroenterol **104**：984-991, 2009

26) 日本アフェレシス学会（編）：アフェレシスマニュアル，改訂第3版．学研メディカル秀潤社，東京，p22, 2010

27) 井戸佑美ほか：脂質代謝異常が原因と考えられた妊娠合併重症急性膵炎の1例．日消会誌 **109**：1236-1242, 2012

28) Stefanutti C, et al：Severe hypertriglyceridemia-related acute pancreatitis. Ther Apher Dial **17**：130-137, 2013

29) Alagozlu H, et al：Heparin and Insulin in the treatment of hypertriglyceridemia-induced severe acute pancreatitis. Dig Dis Sci **51**：931-933, 2006

30) Balachandra S, et al：Hyperlipidaemia and outcome in acute pancreatitis. Int J Clin Pract **60**：156-159, 2006

31) Wright WC, et al：Studies on so-called post-gastrectomy pancreatitis. Ann Surg **149**：737-743, 1959

32) Egawa S, et al：Assessment of Frey procedures：Japanese experience. J Hepatobiliary Pancreat Sci **17**： 745-751, 2010
33) Kurosaki I, et al：Pancreaticogastrostomy： unreliable long-term pancreatic duct patency. Hepatogastroenterology **50**： 545-549, 2003
34) 正宗　淳，下瀬川徹：遺伝性膵炎・家族性膵炎．別冊日本臨牀：膵臓症候群（第2版），日本臨牀社，大阪，p189-193，2011
35) 正宗　淳，中野絵里子，下瀬川徹：膵炎関連遺伝子異常の解析．肝胆膵 **67**： 121-128, 2013
36) Gross J：Hereditary pancreatitis. The Exocrine Pancreas Biology, Pathology and Disease, Go VLW, et al（eds），Raven Press, New York, p829-839, 1986
37) 大槻　眞ほか：家族性膵炎，若年性膵炎の疫学調査，および原因遺伝子の解析．厚生労働省科学研究費補助金（特定疾患対策研究事業）難治性膵疾患に関する調査研究班 平成13年度 研究報告書，p87-99，2002
38) Masamune A：Genetics of pancreatitis：the 2014 update. Tohoku J Exp Med **232**： 69-77, 2014
39) 正宗　淳ほか：遺伝性膵炎・家族性膵炎の全国調査．厚生労働科学研究費補助金 難治性疾患等政策研究事業（難治性疾患政策研究事業）難治性膵疾患に関する調査研究 平成27年度 総括・分担研究報告書，p166-185，2016
40) Whitcomb DC, et al：Hereditary pancreatitis is caused by a mutation in the cationic trypsinogen gene. Nat Genet **14**： 141-145, 1996
41) Howes N, et al：Clinical and genetic characteristics of hereditary pancreatitis in Europe. Clin Gastroenterol Hepatol **2**： 252-261, 2004
42) Rebours V, et al：The natural history of hereditary pancreatitis：a national series. Gut **58**： 97-103, 2009
43) Lowenfels AB, et al：Cigarette smoking as a risk factor for pancreatic cancer in patients with hereditary pancreatitis. JAMA **286**： 169-170, 2001
44) Rebours V, et al：Risk of pancreatic adenocarcinoma in patients with hereditary pancreatitis：a national exhaustive series. Am J Gastroenterol **103**： 111-119, 2008
45) Zuidema PJ：Cirrhosis and disseminated calcification of the pancreas in patients with malnutrition. Trop Geogr Med **11**： 70-74, 1959
46) Mittal N, et al：The clinical spectrum of fibrocalculous pancreatic diabetes in north India. Natl Med J India **15**： 327-331, 2002
47) Balaji LN, et al：Prevalence and clinical features of chronic pancreatitis in southern India. Int J Pancreatol **15**： 29-34, 1994
48) Garg PK, et al：Survey on chronic pancreatitis in the Asia-Pacific region. J Gastroenterol Hepatol **19**： 998-1004, 2004
49) Balakrishnan V, et al：Chronic pancreatitis. A prospective nationwide study of 1,086 subjects from India. JOP **9**： 593-600, 2008
50) Midha S, et al：Idiopathic chronic pancreatitis in India：phenotypic characterisation and strong genetic susceptibility due to SPINK1 and CFTR gene mutations. Gut **59**： 800-807, 2010
51) Shaper AG：Chronic pancreatic disease and protein malnutrition. Lancet **1**： 1223-1224, 1960
52) McMillan DE, et al：Dietary cyanide and tropical malnutrition diabetes. Diabetes Care **2**： 202-208, 1979
53) Witt H, et al：Genetic aspects of tropical calcific pancreatitis. Rev Endocr Metab Disord **9**： 213-226, 2008
54) Aoun E, et al：Pathways to injury in chronic pancreatitis：decoding the role of the high-risk SPINK1 N34S haplotype using meta-analysis. PLoS One **3**： e2003, 2008
55) Paliwal S, et al：Comprehensive screening of chymotrypsin C（CTRC）gene in tropical calcific pancreatitis identifies novel variants. Gut **62**： 1602-1606, 2013
56) Mathangi DC, et al：Long-term ingestion of cassava（tapioca）does not produce diabetes or pancreatitis in the rat model. Int J Pancreatol **27**： 203-208, 2000
57) Sandhyamani S, et al：Bonnet monkey model for pancreatic changes in induced malnutrition. Pancreas **18**： 84-95, 1999
58) Mohan V, et al：Familial aggregation in tropical fibrocalculous pancreatic diabetes. Pancreas **4**： 690-693, 1989
59) Tandon RK：Tropical pancreatitis. J Gastroenterol **42**： 141-147, 2007
60) 急性膵炎診療ガイドライン2015改訂出版委員

会：急性膵炎診療ガイドライン 2015，第4版，金原出版，東京，2015
61) 阪上順一ほか：妊娠に関わる膵炎．胆と膵 **35**：1199-1205，2014
62) 瀧井道明ほか：急性妊娠性脂肪肝に急性膵炎を合併した一症例．膵臓 **26**：538-543，2011
63) Bolukbas FF, et al：Risk factors associated with gallstone and biliary sludge formation during Pregnancy. J Gastroenterol Hepatol **21**：1150-1153, 2006
64) Tierney S, et al：Progesterone alters biliary-flow dynamics. Ann Surg **229**：205-209, 1999
65) 山田圭輔ほか：HELLP（hemolysis, elevated liver enzymes and low platelets）症候群及び急性膵炎を合併し帝王切開術を行った1症例．麻酔 **46**：373-375，1997
66) 笏本朱理ほか：急性膵炎合併妊娠の2例．日産婦中国四国会誌 **54**：150-154，2006
67) Ducarme G, et al：Management of necrotizing pancreatitis in the third trimester of pregnancy. Arch Gynecol Obstet **279**：561-563, 2009
68) 森 政樹ほか：妊娠の度に急性膵炎を繰り返した1症例．鳥取医誌 **18**：52-55，1990
69) 南谷智之ほか：妊娠中に急性膵炎を合併した一例．東海産婦誌 **48**：33-36，2012
70) 石橋里江子ほか：妊娠経過中に重症急性膵炎を発症した脂質異常症の一例について．The Lipid **21**：88-91，2010
71) 生山祥一郎：副甲状腺機能亢進症．内科学，金沢一郎ほか（総編集），医学書院，東京，p2195，2006
72) Cope O, Culver PJ, Mixter CG：Pancreatitis, a clue to hyperparathyroidism. Ann Surg **145**：857-863, 1957
73) 原 泰寛ほか：原発性副甲状腺機能亢進症にみられた膵石症の一症例．日消化会誌 **73**：677-684，1976
74) 若杉英之ほか：特殊型慢性膵炎：副甲状腺機能亢進症性．現代医療 **29**：113-120，1997
75) Takimoto T, Hara H：Mediastinal pancreatic pseudocysts that were resolved following parathyroidectomy for primary hyperparathyroidism. Intern Med **48**：1671-1676, 2009
76) Bal HX, et al：The association of primary hyperparathyroidism with pancreatitis. J Clin Gastroenterol **16**：656-664, 2012
77) Janka-Zires M, et al：Decrease in the prevalence of pancreatitis associated with primary hyperparathyroidism：experience at a tertiary referral center. Rev Invest Clin **67**：177-181, 2015
78) Mithofer K, et al：Acute hypercalcemia causes acute pancreatitis and ectopic trypsinogen activation in the rat. Gastroenterology **109**：239-246, 1995
79) Felderbauer P, et al：Pancreatitis risk in primary hyperparathyroidism：relation to mutations in the spink1 trypsin inhibitor（n34s）and the systic fibrosis gene. Am J Gastroenterol **103**：368-374, 2008
80) Felderbauer P, et al：Multifactorial genesis of pancreatitis in primary hyperparathyroidism：evidence for "protective"（PRSS2）and "destructive"（CTRC）genetic factors. Exp Clin Endocrinol Diabetes **119**：26-29, 2011
81) 梶 俊策：シトリン欠損症．先天代謝異常症候群（第2版）上，日本臨牀，大阪，p234-238，2012
82) 日本先天代謝異常学会：シトリン欠損症．新生児マススクリーニング対象疾患等診療ガイドライン 2015，診断と治療社，東京，p33-40，2015
83) Saheki T, et al：Reduced carbohydrate intake in citrin-deficient subjects. J Inherit Metab Dis **31**：386-394, 2008
84) Haysaka K, et al：Medium-chain triglyceride supplementation under a low-carbohydrate formula is a promising therapy for adult-onset typeⅡ citrullinemia. Mol Genet Metab Reports **1**：42-50, 2014
85) Kogure T, et al：Three cases of adult-onset typeⅡ citrullinemia treated with different therapies：efficacy of sodium pyruvate and low-carbohydrate diet. Hepatol Res **44**：707-712, 2014
86) 立元 貴ほか：慢性膵炎を合併したシトリン血症Ⅱ型の一剖検例．福岡医誌 **83**：43-50，1992
87) Ikeda S, et al：TypeⅡ（adult onset）citrullinaemia：clinical pictures and the therapeutic effect of liver transplantation. J Neurol Neurosurg Psychiatry **71**：663-670, 2001
88) Ikeda S, et al：Chronic pancreatitis associated with adult-onset typeⅡ citrullinemia：clinical and pathologic findings. Ann Intern Med

141: W109-W110, 2004
89) 大浦敏博：プロピオン酸血症．先天代謝異常症候群（第2版）上，日本臨牀，大阪，p360-364，2012
90) 坂本 修：メチルマロニル CoA ムターゼ欠損症．先天代謝異常症候群（第2版）上，日本臨牀，大阪，p352-355，2012
91) Kahler SG, et al：Pancreatitis in patients with organic acidemias. J Pediatr 124：239-243, 1994
92) Burlina AB, et al：Acute pancreatitis in propionic acidaemia. J Inherit Metab Dis 18：169-172, 1995
93) Marquard J, et al：Chronic pancreatitis in branched-chain organic acidurias--a case of methylmalonic aciduria and an overview of the literature. Eur J Pediatr 170：241-245, 2011
94) Kuo PC, Plotkin JS, Johnson LB：Acute pancreatitis and fulminant hepatic failure. J Am Coll Surg 187：522-528, 1998
95) Slakey DP, et al：Management of severe pancreatitis in renal transplant recipients. Ann Surg 225：217-222, 1997
96) Balthazar EJ, et al：Acute pancreatitis. Value of CT in establishing prognosis. Radiology 174：331-336, 1990
97) Lang EK, Paolini RM, Pottmeyer A：The efficacy of palliative and definitive percutaneous versus surgical drainage of pancreatic abscesses and pseudocysts：a prospective study of 85 patients. South Med J 84：55-64, 1991
98) 植田浩平，谷澤幸生：タクロリムス，シクロスポリン．日臨 63(Suppl 15)：333-337, 2005
99) Radin MJ：The epidemic of mumpus at Camp Wheeler, October 1917-March 1918. Arch Intern Med 22：354-369, 1918
100) Brahdy MB, Scheffer IH：Pancreatitis complicating mumps. Am J Med Sci 181：255-260, 1931
101) Edgecombe W：Metastatic affection of the pancreas in mumps. Practitioner 80：194-199, 1980
102) 村田篤彦，松田晋哉：DPC データからみた小児急性膵炎患者における成因および治療の現状の分析．小児診療 6：1003-1007, 2013
103) Fechner RE, Smith MG, Middlekamp JN：Coxsackie B virus infection of the newborn. Am J Pathol 42：493-505, 1963
104) 粂 潔ほか：コクサッキーウイルスの関与が考えられた小児重症急性膵炎の一例．膵臓 19：154-160, 2004
105) Haffar S, et al：Frequency and prognosis of acute pancreatitis associated with acute hepatitis E：a systematic review. Pancreatology 15：321-326, 2015
106) Belay ED, et al：Reye's syndrome in the United States from 1981 through 1997. N Engl J Med 340：1377-1382, 1999
107) Reye RD, Morgan G, Baral J：Encephalopathy and fatty degeneration of the viscera. A disease entity in childhood. Lancet 2：749-752, 1963
108) Corey L, et al：A nationwide outbreak of Reye's Syndrome. Its epidemiologic relationship of influenza B. Am J Med 61：615-625, 1976
109) Starko KM, et al：Reye's syndrome and salicylate use. Pediatrics 66：859-864, 1980
110) Waldman RJ, et al：Aspirin as a risk factor in Reye's syndrome. JAMA 247：3089-3094, 1982
111) Halpin TJ, et al：Reye's syndrome and medication use. JAMA 248：687-691, 1982
112) Ellis GH, Mirkin LD, Mills MC：Pancreatitis and Reye's syndrome. Am J Dis Child 133：1014-1016, 1979
113) Chaves-Carballo E, et al：Acute pancreatitis in Reye's syndrome：a fatal complication during intensive supportive care. South Med J 73：152-154, 1980
114) Glassman M, et al：Pancreatitis in patients with Reye's syndrome. J Clin Gastroenterol 3：165-169, 1981
115) 藤川 潤，久保勝彦：感染症と膵炎．最新内科学大系：膵疾患1．膵炎，中山書店，東京，p388-398, 1992
116) Howard JM：Pancreatitis secondary to parasites. Surgical Diseases of the Pancreas, 3rd ed, Howard JM (ed), Williams & Wilkins, Philadelphia, p173-175, 1998
117) Petricevich VL：Scorpion venom and the inflammatory response. Mediators Inflamm 2010：903295, 2010
118) Freire-Maia L, Pinto GI, Franco I：Mechanism

118) of the cardiovascular effects produced by purified scorpion toxin in the rat. J Pharmacol Exp Ther **188**: 207-213, 1974
119) Gwee MCE, et al: Autonomic effects of some scorpion venoms and toxins. Clin Exp Pharmacol Physiol **29**: 795-801, 2002
120) Quintero-Hernández V, et al: Scorpion venom components that affect ion-channels function. Toxicon **76**: 328-342, 2013
121) Steer ML, Meldolesi J: The cell biology of experimental pancreatitis. N Engl J Med **316**: 144-150, 1987
122) Dawra R, et al: Intra-acinar trypsinogen activation mediates early stages of pancreatic injury but not inflammation in mice with acute pancreatitis. Gastroenterology **141**: 2210-2217, 2011
123) Eizirik DL, Mandrup-Poulsen T: A choice of death—the signal-transduction of immune-mediated beta-cell apoptosis. Diabetologia **44**: 2115-2133, 2001
124) Waterman JA: Some note on scorpion poisoning in Trinidad. Trans Royal Soc Trop Med Hyg **31**: 607-624, 1938
125) Bartholomew C: Acute scorpion pancreatitis in Trinidad. Br Med J **14**: 666-668, 1970
126) Gallagher S, Sankaran H, Williams JA: Mechanism of scorpion toxin-induced enzyme secretion in rat pancreas. Gastroenterology **80**: 970-973, 1981
127) Fletcher MD, Possani LD, Fletcher PL Jr: Morphological studies by light and electron microscopy of pancreatic acinar cells under the effect of Tityus serrulatus venom. Cell Tissue Res **278**: 255-264, 1994
128) 中村直文：実験的膵炎に関する病理学的研究—Scorpion venomが特に膵に与える影響について．昭医誌 **42**: 321-334, 1982
129) Novaes G, et al: Induction of acute and chronic pancreatitis with the use of the toxin of the scorpion Tityus serrulatus: experimental model in rats. Arq Gastroenterol **35**: 216-222, 1998
130) Fletcher PL Jr, et al: Vesicle-associated membrane protein (VAMP) cleavage by a new metalloprotease from the Brazilian scorpion Tityus serrulatus. J Biol Chem **285**: 7405-7416, 2010
131) Ortiz E, et al: Antarease-like Zn-metalloproteases are ubiquitous in the venom of different scorpion genera. Biochim Biophys Acta **1840**: 1738-1746, 2014
132) Dressel TD, et al: Pancreatitis as a complication of anticholinesterase insecticide intoxication. Ann Surg **189**: 199-204, 1979
133) Marsh WH, et al: Acute pancreatitis after cutaneous exposure to an organophosphate insecticide. Am J Gastroenterol **83**: 1158-1160, 1988
134) Sahin I, et al: The prevalence of pancreatitis in organophosphate poisonings. Hum Exp Toxicol **21**: 175-177, 2002
135) Panieri E, et al: Severe necrotizing pancreatitis caused by organophosphate poisoning. J Clin Gastroenterol **25**: 463-465, 1997
136) Moritz F, et al: Acute pancreatitis after carbamate insecticide intoxication. Intensive Care Med **20**: 49-50, 1994
137) Hsiao CT, et al: Acute pancreatitis caused by severe glyphosate-surfactant oral intoxication. Am J Emerg Med **26**: 384. e3-5, 2008
138) 増永高晴ほか：シンナー吸入による急性膵炎の1例．日消誌 **86**: 2828-2832, 1989
139) Eckfeldt JH, et al: Hyperamylasemia following methyl alcohol intoxication. Source and significance. Arch Intern Med **146**: 193-194, 1986
140) Khurana V, et al: Pancreatitis induced by environmental toxins. Pancreas **22**: 102-105, 2001
141) Verma SK, et al: Acute pancreatitis: a lesser-known complication of aluminum phosphide poisoning. Hum Exp Toxicol **26**: 979-981, 2007
142) McNamee R, et al: Occupational exposure to hydrocarbons and chronic pancreatitis: a case-referent study. Occup Environ Med **51**: 631-637, 1994
143) 高山敬子ほか：傍乳頭憩室による膵炎—Lemmel症候群—．日本臨牀別冊：膵臓症候群（第2版），日本臨牀社，大阪，p210-213, 2011
144) Suda K, et al: A histopathological study on the etiology of duodenal diverticulum related to the fusion of the pancreatic analage. Am J Gastroenterol **78**: 335-338, 1983
145) 上田晃子ほか：十二指腸乳頭憩室症候群

（Papillensyndrome，いわゆる Lemmel 症候群）．胆と膵 **25**：778-780，2004

146) Lemmel G：Die klinische Bedeutung der Duodenal Divertikel. Arch Vendaungskrht **56**：59-70, 1934

147) 富田凉一：総説；Lemmel 症候群の病態生理について．Med Postgrad **45**：135-139，2007

148) 鬼澤俊輔ほか：Lemmel 症候群（傍乳頭憩室症候群）．日本臨牀別冊：肝胆道系症候群Ⅲ，日本臨牀社，大阪，p214-216，2011

149) 片桐健二ほか：副膵管および副乳頭の基礎的，臨床的研究．日消誌 **74**：10-19，1977

150) 安藤久實：膵の発生とその異常．胆と膵 **18**：217-221，1997

151) 神澤輝実ほか：膵の発生と形成異常―膵管癒合不全を中心に―．胆と膵 **35**：973-979，2014

152) Kamisawa T, et al：Patency of the human accessory pancreatic duct determined by dye-injection endoscopic retrograde pancreatography. Digestion **58**：78-82, 1997

153) 神澤輝実ほか：十二指腸副乳頭の機能と臨床的意義．十二指腸主乳頭と副乳頭，神澤輝実（編），アークメディア，東京，p112-117，2009

154) 広岡大司ほか：膵管癒合異常―不完全癒合，分枝癒合 Ansa pancreatica 型癒合と膵炎．胆と膵 **18**：273-279，1997

155) Delhaye M, et al：Pancreas divisum：congenital anatomic variant or anomaly? Contribution of endoscopic retrograde dorsal pancreatography. Gastroenterology **89**：951-958, 1985

156) Cotton PB：Congenital anomaly of pancreas divisum as cause of obstructive pain and pancreatitis. Gut **21**：105-114, 1980

157) 田尻久雄ほか：膵管癒合不全．肝胆膵 **8**：527-532，1984

158) Hayakawa T, et al：Pancreas divisum. A predisposing factor to pancreatitis? Int J Pancreatol **5**：317-326, 1989

159) Bernard JP, et al：Pancreas divisum is a probable cause of acute pancreatitis：a report of 137 cases. Pancreas **5**：248-254, 1990

160) 神澤輝実ほか：十二指腸副乳頭の臨床的意義．胆と膵 **29**：983-986，2008

161) Takuma K, et al：Pancreatic diseases associated with pancreas divisum. Dig Surg **27**：144-148, 2010

162) Afghani E, et al：Acute pancreatitis-progress and challenges：a report on an international symposium. Pancreas **44**：1195-1210, 2015

163) Logsdon CD, et al：The role of protein synthesis and digestive enzymes in acinar cell injury. Nat Rev Gastroenterol Hepatol **10**：362-370, 2013

164) Aho HJ, et al：Experimental pancreatitis in the rat. Sodium taurocholate-induced acute haemorrhagic pancreatitis. Scand J Gastroenterol **15**：411-416, 1980

165) Tsuji Y, et al：Pancreatic blood flow measurements in the pig pancreatitis model using perfusion CT with deconvolution method. Abdominal Imaging. Computational and Clinical Applications, Yoshida H（ed），Springer, Switzerland, p94-102, 2014

166) Witt H, et al：Variants in CPA1 are strongly associated with early onset chronic pancreatitis. Nat Genet **45**：1216-1220, 2013

167) Hoque R, et al：TLR9 and the NLRP3 inflammasome link acinar cell death with inflammation in acute pancreatitis. Gastroenterology **141**：358-369, 2011

168) Tsuji Y, et al：Sensing of commensal organisms by the intracellular sensor NOD1 mediates experimental pancreatitis. Immunity **37**：326-338, 2012

169) Klöppel G：Histopathology of acute pancreatitis. The Pancreas：an integrated textbook of basic science, medicine, and surgery, 2nd ed, Beger HG（ed），Blackwell Publishing, Hoboken, p209-213, 2009

170) Warshaw AL, et al：Susceptibility of the pancreas to ischemic injury in shock. Ann Surg **188**：197-201, 1978

171) Gastaminza G, et al：Acute pancreatitis caused by allergy to kiwi fruit. Allergy **53**：1104-1105, 1998

172) 清水麻由ほか：ピーナッツアレルギーが関与した急性膵炎の3歳男児例．日小児アレルギー会誌 **29**：255-259，2015

173) 稲村弘明ほか：バナナによる食物アレルギーが関与したと思われる急性膵炎の1例．炎症・再生 **23**：51-55，2003

174) 中神和清：実験的アレルギー性膵炎．昭和医会誌 **37**：243-252，1977

175) Mallory A, et al：Drug-induced pancreatitis：a critical review. Gastroenterology **78**：813-

820, 1980
176) 二階堂弘輝ほか：ソバアレルギーに起因されると思われた急性膵炎の1例．苫小牧病医誌 **14**：14-17，2000
177) 豊島桂次：卵白によるアレルギーが成因と考えられる膵炎の一例（原著論文/症例報告）．奈良医誌 **45**：320-323，1996
178) Iwata F, et al：Acute pancreatitis associated with food allergy. Eur J Pediatr **156**：506, 1997
179) Pellegrino K, et al：Severe reaction in a child with asymptomatic codfish allergy：food challenge reactivating recurrent pancreatitis. Ital J Pediatr **38**：16, 2012
180) Triantafillidis JK, et al：Psychological factors and stress in inflammatory bowel disease. Expert Rev Gastroenterol Hepatol **7**：225-238, 2013
181) Reilly J, et al：Hémorrhagie, lesions vasculaires et lymphatiques du tube digestif déterminées par l'injection perisplanchnique de substances diverses. C R Soc Biol **116**：24, 1934
182) Yamaguchi H, et al：Does stress play a role in the development of severe pancreatitis in rats? Gastroenterology **98**：1682-1688, 1990
183) Selye H（著），田多井吉之介（訳）：適応症候群の話(The Story of the Adaptation Syndrom)，医歯薬出版社，東京，1952
184) 山口裕也ほか：膵炎発症におけるストレスの関与．消化器科 **18**：186-196，1994
185) 和賀政伸ほか：ストレスにより再発を繰り返した急性膵炎の1例．内科 **98**：935-938，2006
186) Beagon C, et al：The impact of social work intervention in alcohol-induced pancreatitis in Ireland：a single-center experience. Alcohol Alcohol **50**：438-443, 2015
187) 大高道郎：ここが知りたい膵炎Q＆A：ストレスと膵炎：因果関係はあるのか？ 医薬の門 **43**：187-189，2003
188) Watanabe H, et al：Impact of earthquakes on Takotsubo cardiomyopathy. JAMA **294**：305-307, 2005
189) Bruenjes JD, et al：Acute pancreatitis-induced takotsubo cardiomyopathy in an African American male. ACG Case Rep J **3**：53-56, 2015
190) Cheezum MK, et al：Broken pancreas, broken heart. Am J Gastroenterol **105**：237-238, 2010
191) 岡田道雄ほか：Accidental hypothermia 74例の臨床像と passive rewarming 法の検討．日内会誌 **72**：401-409，1983

14章 加齢，多臓器疾患と膵病変

A 他臓器疾患と膵病変

1 糖尿病と膵病変

糖尿病はインスリン作用不足に基づく慢性の高血糖状態を主徴とする代謝症候群である[1]．糖尿病が膵疾患に影響を及ぼすだけでなく，膵病変に伴って糖尿病の病態も変化するため，膵内外分泌相関や膵癌との関係などに注意が必要である．近年，インクレチン関連治療薬やSGLT2阻害薬，血糖センサー機能付きインスリンポンプ（sensor augmented pump：SAP）などの新しい治療も現れ，膵疾患患者に合併する糖尿病治療で選択が可能となった．また，膵全摘症例に対する膵臓・膵島移植などの新しい治療法も考慮されるようになっている．糖尿病と膵病変は深い関係があり，その病態の関連を理解することが重要である．

a 糖尿病でみられる膵病変

組織学的に1型糖尿病では膵島萎縮と線維化を認め，周囲の外分泌組織にも線維化が及ぶ．萎縮や線維化を認めない膵島周囲では外分泌組織に変化は認めない．一方，2型糖尿病では1型糖尿病に認められるような膵島萎縮や線維化はなく，外分泌組織の変化もほとんど認めない[2,3]．膵島から分泌されたインスリンが，膵島腺房門脈系を介し膵腺房細胞に到達して増殖因子として作用する．この作用の喪失が1型糖尿病における膵腺房細胞の萎縮の原因と考えられる．

画像所見では，腹部超音波検査（USG）や内視鏡的超音波検査（EUS），さらにCT検査による検討で，糖尿病患者では健常者に比べ膵臓が小さいことや脂肪が沈着・蓄積することなどが報告されている．膵臓への脂肪沈着・蓄積については，非アルコール性脂肪性肝疾患（non alcoholic fatty liver disease：NAFLD）患者の半数に膵臓の脂肪沈着・蓄積と膵内分泌機能低下があり[4]，非アルコール性脂肪性膵疾患（non-alcoholic fatty pancreas disease：NAFPD）として定義する報告[5]もある．しかし，病態はまだ明らかにはなっていない．近年2型糖尿病モデルラットのZucker Diabetic Fatty（ZDF）ラットを高脂肪食で飼育すると，膵腺房細胞に脂肪滴の蓄積を認めるとした報告[6]もあり，今後，脂肪蓄積のメカニズムも含め病態の解明が期待される．

b 糖尿病と膵外分泌機能

1 糖尿病と膵外分泌機能

1型糖尿病の約半数，2型糖尿病の約2割が中程度の膵外分泌機能低下を示す．内因性インスリン分泌指標の血中Cペプチド濃度の低下とセクレチン試験で観察されるアミラーゼ分泌低下とHCO_3^-分泌低下が相関する．これは，残存膵細胞量の反映ではなく，インスリンの外分泌細胞への栄養効果のためと考えられている．

2 糖尿病治療薬が膵外分泌機能に及ぼす影響

α-グルコシダーゼ阻害薬は，小腸粘膜上皮細胞に存在する二糖類分解酵素（α-グルコシダーゼ）を阻害し，糖の分解を遅らせ，インスリン分泌とのタイミングを調整して血糖の急上昇を防ぐ．膵手術後の消化管吻合による急峻高血糖（oxyhyperglycemia）にも効果がある．しかし，膵性糖尿病ではアミラーゼの分泌障害もあるため，本薬の使用は難しい．αアミラーゼ阻害作用も併せ持つアカルボースは，補充している膵消化酵素薬のアミラーゼ成分も阻害する．腹部症状が強い場合にはボグリボースやミグリトールを使用する．

DPP-4阻害薬やGLP-1受容体作動薬は，インクレチン関連薬と総称される．膵β細胞に作用して血糖依存性のインスリン分泌を刺激するだけではなく，グルカゴン分泌抑制作用や膵β細胞保護作用，体重コントロール効果，血管・心筋保護作用などの膵外作用を持つ糖尿病治療薬である．インクレチン関連薬は，Denkerらの症例[7]以降，急性膵炎発症との関連性が報告されている．膵炎の発症メカニズムはまだ明確ではないが，米国の有害事象報告の集計をもとにした検討では，他の糖尿病薬と比較した急性膵炎の発症危険率は有意に高いとされ，投与後の腹痛出現への対処など慎重な使用が求められている[8]．

チアゾリジン誘導体は，骨格筋と肝臓でのインスリン感受性を改善する薬剤である．核内レセプターPPARγに結合して，インスリン抵抗性をもたらすアディポサイトカインを分泌する大型の脂肪細胞にアポトーシスを誘導する．一方，PPARγの活性化は，転写因子NF-κBの活性化を抑制し，抗炎症作用[9]や線維化抑制[10]をもたらすことが報告されており，急性膵炎の重症度改善や慢性膵炎の進行防止の効果が期待されている．

c 糖尿病と膵炎

1 1型糖尿病と膵炎

急性発症1型糖尿病は，口渇・多飲・多尿・体重減少などの高血糖症状の出現後，1～3ヵ月後に糖尿病ケトアシドーシス（diabetic ketoacidosis：DKA）や高血糖症状の悪化で受診して診断に至る糖尿病である．GAD抗体などの膵島関連自己抗体が陽性である．DKAでは腹痛や心窩部痛，嘔吐がしばしば認められ，採血すると高アミラーゼ血症が判明することがある．アミラーゼアイソザイムを測定すると唾液腺型アミラーゼが優位であり，急性膵炎ではないことが多いが，他の血清膵外分泌酵素検査や腹部CTなどでの鑑別を必要とする．

劇症1型糖尿病は，高血糖出現後，数日の経過で高度なインスリン分泌不全に陥り診断に至る1型糖尿病である．経過が急激なためHbA1cは高値とならないことが多く，GAD抗体などの膵島関連自己抗体は陰性である．このタイプの糖尿病では98％に発症時の血中膵外分泌酵素上昇を認める[11]．多くは唾液腺型アミラーゼであるが，急性膵炎との鑑別を必要とする．

緩徐進行型1型糖尿病では膵炎との関連は報告されていない．

2 2型糖尿病と膵炎

2型糖尿病と膵炎が直接的に関連するという報告はない．しかし，2型糖尿病に多い肥満症例では，胆石や高中性脂肪血症を合併する頻度が高く，これらはいずれも急性膵炎の原因となるので注意が必要である．

3 その他の疾患による糖尿病（二次性糖尿病）

膵疾患が原因で二次的に生じる糖尿病（二次

表1 主な膵性糖尿病の原因と病態

疾患	病期	内分泌機能	外分泌機能	その他
慢性膵炎	代償期	なし～軽度	なし～軽度	発作時にインスリン抵抗性（+）
	非代償期	高度	高度	
急性膵炎	急性期	なし～高度	評価不能	
	治癒後	改善	改善	
自己免疫性膵炎	急性期	なし～高度（高齢者は合併しやすい）	評価不能	ステロイド治療による病態修飾
	寛解期	なし～軽度（改善）	なし～軽度	維持量のステロイドによる
膵癌		軽度～高度	軽度	インスリン抵抗性が主
膵術後/外傷		膵頭部＜膵尾部	膵頭部＞膵尾部	障害範囲による

性糖尿病）を膵性糖尿病という．原因となる膵疾患は頻度順に慢性膵炎（40％），膵癌（24.6％），膵術後（10.2％），急性膵炎（7.5％），膵嚢胞性腫瘍（6.8％），自己免疫性膵炎（6.1％），膵内分泌腫瘍（1.1％），その他の腫瘍（0.9％），膵外傷（0.8％），膵ヘモクロマトーシス（0.5％），膵形成不全（0.1％），膵嚢胞性線維症を含むその他の膵疾患（1.5％）となっている[12]．

原因となる膵疾患によって膵内分泌機能の障害程度，膵外分泌機能障害の有無と程度，インスリン抵抗性の有無，耐糖能障害の可逆性などが異なる（**表1**）．

4 妊娠糖尿病と膵炎

妊娠中の急性膵炎の合併はまれであるが，米国における急性膵炎合併妊娠の集計では，妊娠期間中の糖尿病や妊娠糖尿病（gestational diabetes mellitus：GDM）合併の頻度が正常分娩例に比して急性膵炎で有意に増加しており，糖尿病は 4.6 倍，GDM は 1.9 倍であった[13]．妊娠中の糖尿病，GDM の有無は，妊娠期間中の急性膵炎発症を予測する因子になる可能性がある．

d 糖尿病と膵癌

1 糖尿病と膵癌

1）糖尿病に膵癌は合併しやすいか

日本膵臓学会膵癌登録[14]では，有効回答の 25.9％に糖尿病の既往歴を認める．基礎研究では，アディポサイトカインプロフィールの変化や高インスリン血症，遊離 IGF-1 の増加が PI3K/Akt/mTOR シグナルおよび MAPK シグナルを活性化し，発癌プロモーションに作用すると報告されている．糖尿病と *Kras* 遺伝子や *Trp53* 遺伝子などの関係は明らかにはなっていない．

疫学研究では，糖尿病は男性も女性もともに 1.4～2 倍の膵癌危険率増加とされているが，発症からの期間で危険率が異なることが示されている．36 研究のメタアナリシス[15]で，発症後 4 年以内の患者の膵癌発症リスクは，診断後 5 年以上の患者より 50％も高いが，糖尿病診断後 5 年以上を経過しても，糖尿病でない人より 1.5 倍の危険率増加があると報告されている．

2）手術を含む膵癌治療と糖尿病の関係

膵癌の手術後に糖尿病が生じる場合がある．糖尿病の程度は膵切除量（残存インスリン分泌）に依存するが，血糖変動パターンは消化管再建術式に依存するので注意が必要である．手術後の一定期間，経口摂取が困難であるために使用される高カロリー輸液や化学療法時に併用されるステロイドで，血糖値は上昇する．これらの高血糖の治療は内服薬では困難で，インスリン強化療法が必要になる．膵癌に対する化学療法にはゲムシタビン，TS-1，FOLFIRINOX 療法，ナブパクリタキセルなどが承認されているが，直接薬剤の影響で高血糖が生じるとする報告は

少ない．ただし，TS-1は糖尿病合併症例への使用はインタビューフォーム上，慎重投与である．

3）糖尿病治療薬と膵癌

インスリンの使用期間は膵癌のリスクとは関係がないとされているが，血中インスリン値の上昇は，膵癌を含む様々な癌のリスクであるとされている[16]．

メトホルミンは2型糖尿病の治療において，基本薬物の1つである．多くの研究がメトホルミンのLKB1/AMPKシグナルの活性化作用が癌抑制効果に働くことを報告している．メトホルミン服用患者は，他の血糖改善薬服用患者に比べて膵癌発症リスクが31％低下したとのメタアナリシス[17]や，12,225人の2型糖尿病を対象としたコホート研究[18]でメトホルミン服用患者の膵癌発症が7.3％であるのに対し，他の血糖改善薬服用患者では11.5％であったなど，多くの報告で疫学的にもメトホルミンの抗癌作用が証明されている．

4）膵癌患者における糖尿病治療

膵癌患者では切除が可能・不可能に関わらず，血糖値を変動させる様々な要因があり，血糖コントロールが困難となる場合が多い．術前からインスリンを導入し，血糖を安定化する．周術期は血糖スライディングスケールを用いたインスリン療法とする．経口摂取が安定するまでは，中心静脈栄養による高カロリー輸液が施行されることが多く，大量のインスリンが必要になる．必要に応じて静脈注射でインスリンを使用する．手術の再建様式も血糖変動に影響するため，血糖変動をみながらタイミングを合わせる．また，切除後の膵外分泌機能不全に対し消化酵素を補充すると糖質消化吸収が改善し，血糖コントロールが悪化する．しかし，これは今まで吸収されずに腸内細菌で発酵もしくは糞便中に排泄されてしまっていた炭水化物が正常に吸収されたことによるため，食事制限ではなくインスリン増量で対処する．化学療法時の高血糖の対処方法は原則的にインスリンで行うことが望ましい．消化管の閉塞，嘔吐，食思不振なども血糖変動に大きく影響する．膵癌の進行に伴いこれらの症状が強くなるが，血糖スライディングスケールを用いたインスリン療法で対処する．通常の糖尿病の治療目標である合併症の出現・進展防止ではなく，患者のQOLを維持し，急性代謝失調の予防を血糖コントロールの目標とする．

2 炎症性腸疾患（IBD）と膵病変

a Crohn病と膵病変

炎症性腸疾患（inflammatory bowel disease：IBD）では急性膵炎（acute pancreatitis：AP），慢性膵炎（chronic pancreatitis：CP），自己免疫性膵炎（autoimmune pancreatitis：AIP）などの膵病変の合併が報告されている[19-24]．明らかな膵炎の合併がなくても高アミラーゼ血症を10～20％に認め，腸管炎症のために腸管上皮の透過性が亢進し，血中に膵酵素が吸収される機序などが想定されている[22]．Crohn病（Crohn's disease：CD）に合併する膵病変について概説する．

1 頻度

CDでの膵炎の発生率は6～12％と報告されている[21,25]．一方，わが国ではCD患者でのAPの発生率は2.9％[19]，0.6％[20]，CPの発生率は1.3％[20]と報告されている．剖検例でCDの38％に膵小葉内や間質の線維化を認めたと報告されている[26]．

2 成因

CDでの膵炎の成因として胆石，薬剤，十二指腸病変，免疫異常などが考えられているが[22,25]，成因を特定することは困難である[21]．

1）胆石性

CDでは回腸病変や回腸切除，長期間の中心静脈栄養により胆石症が発生しやすく，発生率は一般人より有意に高い[20]．しかし，実際に

CDで胆石による膵炎の発生が多いと確認されてはいない[20]．

2）薬剤性

IBDではサラゾスルファピリジン（SASP），メサラジンなどの5-ASA製剤や，アザチオプリンなどの免疫抑制薬による薬剤性膵炎が知られている[21]．わが国の市販後調査によると，5-ASA製剤メサラジンによる膵炎の発現率は約0.01%とされている[19]．また，IBDにおけるアザチオプリンによる膵炎は2.3%と報告されている[19]．植木らの報告ではIBD 1,791例中10例が薬剤性膵炎と診断され，内訳はメサラジン6例，アザチオプリン2例，SASP 1例，高カロリー栄養1例であった．一般に，薬剤性膵炎はAPを呈するが，薬剤中止により軽快する[20]．5-ASA製剤による膵障害の機序は不明であるが，アレルギー機序が考えられている．

3）十二指腸病変

CDによる十二指腸病変の発生は0.5～4%である[22]．病変が乳頭部に及び，逆流性膵炎を惹起しうる．さらに，病変が膵に直接浸潤し，非乾酪性肉芽腫が認められる．十二指腸下行脚の狭窄による慢性膵炎も報告されている[20]．

4）免疫異常

2型AIPとの関連については後述する．原発性硬化性胆管炎（primary sclerosing cholangitis：PSC）に膵炎合併が報告され，PSCを合併したIBDは膵炎のリスクが高い可能性がある[20]．

3 症　状

若年から高齢まで認められ，一定の傾向はない．CDの活動性に伴い，膵炎を発症・再発する傾向が認められる[21]．一般にIBDによる腹痛と膵炎による腹痛の鑑別が困難であること，前述したようにIBDに高アミラーゼ血症を高頻度に合併することより，IBDそのものの症状からAPと診断されている可能性がある[21,22]．

4 治　療

多くはCDの寛解に伴い軽快する．抗トリプシン薬が投与される例もあるが，効果は不明である[20,21]．

b 潰瘍性大腸炎と膵病変

1 頻　度

潰瘍性大腸炎（ulcerative colitis：UC）患者での膵炎の発生率は8%[21,25]，APの発生率は0.8%，2%と報告されている[19,20]．CPの発生率は0.3%で，CDとUCで発生率に有意差はなかったが，一般人口に比し高率であった[20]．Ballらは，病理解剖所見からUCの53%に膵小葉内や間質の線維化を認めた[27]．UCに合併するAIPは後述するように2型と考えられる[24]．

2 成　因

UCと膵炎の合併機序について，薬剤性，低栄養，循環障害，腸内細菌による門脈菌血症を介した膵トリプシノーゲンの活性化などが考えられている[21]．UCと膵炎がほぼ同時に発症する例が認められること，UCの罹病範囲が広範で重症例に認められること，UCの病勢に並行することから，膵炎はUCの腸管外合併症とも考えられる[21]．

3 症　状

発症年齢に一定の傾向はなく，全大腸型に多い傾向を認める[21]．UCの活動期に発症する傾向を認め，多くは無痛性である[21]．

4 治　療

UCの寛解に伴い膵炎が軽快する例が多い．

c 炎症性腸疾患に合併する2型自己免疫性膵炎

AIPは1型，2型に分類され，組織学的に1型はlymphoplasmacytic sclerosing pancreatitisを呈し，2型は膵管上皮に好中球浸潤病変（granulocytic epithelial lesion：GEL）を特徴とするidiopathic duct-centric chronic pancreatitisを呈する．わが国のAIP報告例はほとんどが1型でIgG4関連疾患の膵病変と考えられているが，IBDには2型AIPが合併する．

1 頻　度

2型AIPの頻度は1型に比較して少なく，AIPの8%と報告されている．また，欧米（13.7%）

に比較してアジア（3.7%）からの報告は少ない[28]．IBD 1,751例中2型AIPの確診例は7例（0.4%）で，そのうちUC 961例中5例（0.5%），CD 790例中2例（0.3%）であった[23]．UCに合併しやすく，頻度はCDの2倍であった[24]．

2 成因

植木らはUC 5例の病型と2型AIPに関連性を認めなかったが，4例（80%）が活動期に発症していること，病理学的特徴であるGELはUCの特徴的所見であるcryptitisに類似していることより，UCの腸管外病変と考えられる[23]．また，CDでは膵外分泌腺に対する自己抗体を高率に認めたと報告があり，自己免疫の関与が示唆されている．

3 症状

発症平均年齢は40〜50歳で，男女差はない．黄疸例は少なく，AP様の腹痛を呈することが多い．IgG4の上昇は通常認められない．画像所見は1型AIPと類似していると報告されているが，わが国の調査では膵頭部腫大，下部胆管狭窄による閉塞性黄疸の頻度は1型AIPに比較して少なかった[24]．CDに合併するAIPの症状についても，UCと同様で，病型では大腸型や小腸大腸型に合併を多く認めた．

4 診断

2型AIP診断に有用な血清マーカーはなく，生検組織でGELを証明することにより診断され，確診例は少ない[24]．

5 治療

IBDを合併した2型AIP症例ではIBDが活動期であることが多いので，まずIBDの治療薬を投与し，膵炎が軽快しない症例にステロイド投与を検討する．

3 肝疾患と膵病変

膵臓と肝臓は，隣り合った前腸内胚葉から発生し，病態生理学的にも密な相関関係を有する．本項では，a) 肝疾患にみられる膵病変，b) 膵疾患における肝障害，c) 肝膵両臓器を侵す疾患についてそれぞれ概説する．

a 肝疾患にみられる膵病変

1 急性ウイルス性肝炎にみられる急性膵炎

急性ウイルス性肝炎に急性膵炎が続発することが知られている．A型・B型・C型肝炎ウイルスに加えて，E型肝炎ウイルスによる急性膵炎の報告が近年増えている．

急性肝炎が劇症化し肝不全となると，肝炎ウイルス感染とは関係なく急性膵炎が発症することはよく知られており，剖検例において約1/3の症例で膵炎の病理所見を認めたと報告されている．劇症肝炎，肝不全における急性膵炎発症の機序としては，微小循環障害や血清中の蛋白分解酵素活性上昇，フリーラジカルによる臓器障害などが想定されている．

肝不全や多臓器不全とは関係しない急性ウイルス性肝炎後の急性膵炎に関する検討として，Jainら[29]は劇症肝炎以外の急性肝炎124例（A型：16例，B型：54例，E型：54例）を前向きに観察しており，7例（5.65%）に急性膵炎が発症し，病因別発症率はA型が12.5%，B型が1.9%，E型が7.4%と報告している．膵炎は全例軽症で，保存的治療により，膵炎・肝炎ともに合併症もなく治癒している．Haffarら[30]は，E型肝炎ウイルスによる急性膵炎55症例の文献報告を解析している．それによると，南アジアに居住あるいは渡航歴を有する若年男性に多く，黄疸発症から膵炎発症までの期間は平均10日間で，10例（18%）が重症膵炎となり，2例（3.6%）が重症急性膵炎の合併症で死亡してい

る．ウイルス性肝炎に急性膵炎が続発する機序は不明であるが，B型肝炎ウイルス（HBV）の膵腺房細胞への感染や，肝臓からリソソームが逸脱し，トリプシノーゲンを活性化することなどが想定されている．肝炎後に胆囊内にスラッジが形成され，胆石性膵炎様の機序で膵炎が発生したとの報告もある．

2 ウイルス性肝炎にみられる膵腫瘍

B型肝炎ウイルスのDNAや関連抗原が，膵癌やその周囲の正常膵組織から高率に検出されており，膵癌の発生に関与している可能性が論じられている[31]．Fiorinoら[32]はシステマティックレビューを行い，B型・C型ウイルス感染が膵癌のリスクファクターである可能性を報告している．

b 膵疾患における肝障害

1 急性膵炎による肝障害

急性膵炎の早期合併症としてのショック，non-occlusive mesenteric ischemia/infarction（NOMI，非閉塞性腸管虚血），門脈血栓症，abdominal compartment syndrome（ACS）などにより，循環障害としていわゆるショック肝や肝梗塞が起こりうる．また，bacterial translocation，敗血症や急性胆管炎により，肝膿瘍が発症することがある．膵腫大や仮性囊胞が物理的に胆管を圧排し，閉塞性黄疸の原因になることも知られている．

2 慢性膵炎，膵癌術後の肝障害

炎症性腫瘤形成や膵実質の線維化により，膵内胆管が狭細化し閉塞性黄疸をきたす．非代償性慢性膵炎では，脂肪吸収障害により肝臓でのブドウ糖から脂肪への変換が亢進し，肝臓に脂肪が沈着することがある．近年，膵癌に対する膵頭十二指腸切除後に非アルコール性脂肪性肝疾患（NAFLD）が発症し，高力価消化酵素薬の投与により病態が改善することが報告されている[33]が，これも同様の機序が想定される．

c 肝膵両臓器を侵す疾患

1 IgG4関連疾患

自己免疫性膵炎（AIP）はIgG4関連疾患の膵病変とされ，わが国から発信された疾患概念であるが，自己免疫性肝炎の一部もIgG4関連疾患である可能性がわが国から報告されている．Umemuraら[34]は，AIP患者17例中15例の肝組織にIgG4陽性形質細胞を認め，陽性細胞数と血清IgG4値の間に相関関係もあったと報告している．また，自己免疫性肝炎60例の病理組織に抗IgG4抗体で免疫染色を行ったところ，IgG4陽性形質細胞が2例（3.3％）で陽性であり，血清IgG値，IgE値も高値であったとしている[35]．Canivetら[36]も自己免疫性肝炎28例の肝生検組織を検討したところ，7例（25％）がIgG4関連疾患であったと報告し，西欧においてもIgG4関連自己免疫性肝炎の存在が示唆されている．

2 アルコール性肝障害と慢性膵炎

アルコール多飲が慢性膵炎やアルコール性肝障害の誘因になることは明らかである．しかし，アルコール性慢性膵炎とアルコール性肝硬変が併存することは少ないとする報告が多く，アルコール多飲による臓器障害には選択性が存在するとの意見もある．Spicakら[37]は，生活習慣の観点からアルコール過剰摂取による臓器障害選択性を検討しており，より若年での飲酒開始や大量飲酒，喫煙習慣があると，肝硬変より慢性膵炎になる傾向が強いとしている．

3 薬剤

急性膵炎の原因となりうる薬剤はメチルドパ，ベザフィブラート，フロセミド，イソニアジド，メトロニダゾール，プラバスタチン，テトラサイクリン，バルプロ酸ナトリウムなど多岐にわたるが，ほぼすべての薬剤は肝障害も起こす可能性がある．

4 微生物

肝炎ウイルスによる急性膵炎は先に述べたが，サイトメガロウイルスやEBウイルスの感

染も，全身症状の1つとして肝炎や急性膵炎の原因となる．また，Helicobacter pylori 感染も肝細胞癌，肝硬変，NAFLD や膵癌，急性膵炎，慢性膵炎，AIP の病態生理に関わるとされる[38]．

5 囊胞性線維症（cystic fibrosis）

囊胞性線維症は，cystic fibrosis transmembrane conductance regulator（CFTR）の遺伝子変異を原因とする，白人に多い常染色体劣性遺伝性疾患である．全身の外分泌腺を障害し分泌物の粘度が高くなることにより慢性閉塞性肺疾患を引き起こす．膵外分泌機能不全や胆汁性肝硬変も合併し，患者の QOL を著しく損なうため，消化器病専門医がこの病気への理解を深めることが求められている[39]．

4 腎不全と膵病変

a 腎不全の療法別の膵病変

1 透析前

透析前の慢性腎不全患者における膵炎発症率は明らかではない．慢性腎不全と膵外分泌機能については小規模な症例集積がいくつかあるが，外分泌障害は生じないとする報告が多い[40]．

2 血液透析中

血液透析患者における急性膵炎の発症率に関しては諸家により意見が異なるものの，報告によると発症率はおおむね 0.01〜0.07％/年である[41,42]．わが国での一般人における急性膵炎発症率は0.049％/年（海外の報告では0.01〜0.08％/年）[43]であることから，血液透析患者における急性膵炎発症率は健常者と大きな差はないと考えてよい．

3 continuous ambulatory peritoneal dialysis（CAPD，連続携行式腹膜透析）

腹膜透析患者では血液透析に比較して膵炎発症が多いとされる．Lankisch らは 3,386 人の腹膜透析管患者のうち 9 人に急性膵炎を認めた（発症率は 0.26％/年）と報告しており，同研究での血液透析患者での発症率（0.067％/年）と比べても明らかに頻度が高い[44]．理由として，カテーテル挿入に伴う腹膜炎や灌流液による薬剤曝露などの関連が示唆されている[41]．

b 腎不全患者の膵組織病変

長期血液透析患者の剖検例での検討が報告されている．Avram らは長期透析患者の 56.8％（12/21 症例）に膵病変を認め，対照群（非透析患者）では膵病変が 11.6％（7/60）であったと報告している[45]．また，Vaziri らも長期透析患者の 60％（47/78）に膵病変を認めたと報告している[46]．具体的な組織学的所見として，腺房細胞の萎縮や膵管周囲の線維化が高頻度に認められ，末梢の腺管の拡張や間質の炎症細胞浸潤などが伴うこともある．これらのことから，腎不全患者では臨床的に膵炎の症状を認めない場合でも，ある一定の割合で組織学的に何らかの慢性変化を生じる可能性が示唆される．

c 急性膵炎の診断

急性膵炎の診断項目の1つであるアミラーゼやリパーゼなどの膵酵素は腎排泄であるため，腎不全患者では急性膵炎の診断がしばしば困難となる．Royse らは，血清アミラーゼ値の 3 倍以上の上昇や腹膜透析液中のアミラーゼやリパーゼの濃度上昇は，透析患者における急性膵炎の併存を疑う所見であると報告している[47]．また，膵炎の重症度判定には通常は厚生労働省の重症度判定基準を用いるが，腎不全患者では尿素窒素高値やアシドーシス，Ca 値異常などを認めることが多く，予後因子の正確な評価が困難である．また腎不全のため造影剤を使用しにくい状態であることも，膵壊死の判定を不確実なものにする．すなわち，腎不全患者の急性膵炎診断と重症度判定には，基準値のみに捉われずに腹痛症状や画像所見，検査所見などを総合的に判断することが重要である．

d 膵炎の成因因子

腎不全患者に生じる急性膵炎の成因としては，薬剤や代謝異常，感染症などの関与が知られている．薬剤には腎不全患者に使用されることが多い利尿薬や免疫抑制薬，活性化ビタミンD製剤などが報告されている[48]．急性膵炎ガイドライン2015において，class Ⅰ（1例以上のrechallenge test陽性例がある）に該当する薬剤のうち，腎疾患で用いられる頻度の比較的多い薬剤には，フロセミド，イソニアジド，アザチオプリン，デキサメタゾン，メルカプトプリン（6-MP），プレマリン®，エナラプリル，ロサルタンなどがある[43]．代謝異常の中でも高Ca血症は，Ca^{2+}がトリプシン産生を活性化し膵炎を進展させると考えられているが，副甲状腺機能亢進症に伴う膵炎の頻度はさほど高くなく，コンセンサスが得られていない．腎不全や腎移植後の患者では，免疫低下が生じ感染症に伴う膵炎のリスクが上昇する可能性がある．膵炎を引き起こす感染症としては，ムンプスやコクサッキー，サイトメガロウイルスなどのウイルスや，レジオネラやレプトスピラなどの細菌のほか，アスペルギルスやマイコプラズマなどが知られている．

e 腎不全に併発した膵炎の治療

腎不全患者に併発した急性膵炎の治療は，基本的に通常の急性膵炎治療に準じる．具体的には輸液，蛋白分解酵素阻害薬，早期の経腸栄養などである．しかしながらもっともエビデンスレベルの高い治療である大量輸液が腎不全の際に十分にできないことが問題となる．重症膵炎では，循環や呼吸管理がより困難となるため，人工呼吸管理やcontinuous hemofiltration/continuous hemodiafiltration（CHDF，持続血液透析濾過法）などを積極的に用いる場合が多い．

f 腎不全に併発した症例の予後

腎不全に併発した急性膵炎は重症化しやすく，予後は不良である．Rutskyらは1,001例の腎不全患者における急性膵炎の発症率が0.23%/年であり，うち死亡率は20.8%と報告している[41]．初期治療として大量輸液が施行できないことや，晩期合併症として膵仮性嚢胞感染など二次的な感染症を引き起こしやすくなることが原因と考えられている．

文献

1) 糖尿病診断基準に関する調査検討委員会：糖尿病の分類と診断基準に関する委員会報告．糖尿病 53：450-467，2010
2) Foulis AK, et al：The histopathology of the pancreas in type 1 (insulin-dependent) diabetes mellitus：a 25-year review of deaths in patients under 20 years of age in the United Kingdom. Diabetologia 29：267-274, 1986
3) Henderson JR, et al：The pancreas as a single organ：the influence of the endocrine upon the exocrine part of the gland. Gut 22：158-167, 1981
4) Uygun A, et al：The effect of fatty pancreas on serum flucose parameters in patients with non-alcoholic steatohepatitis. Eur J Int Med 26：37-41, 2015
5) Sepe PS, et al：A prospective evaluation of fatty pancreas by using EUS. Gastrointest Endosc 73：987-993, 2011
6) Matsuda A, et al：Pancreatic fat accumulation, fibrosis, and acinar cell injury in the Zucker diabetic fatty rat fed a chronic high-fat diet. Pancreas 43：735-743, 2014
7) Denker PS, et al：Exenatide (Exendin-4) -induced pancreatitis-A case report-. Diabetes Care 29：471, 2006
8) 丹藤雄介ほか：インクレチン関連薬と膵炎（解説/特集）．Medical Practice 29：106-110，2012
9) Konturek PC, et al：Pioglitazone, a specific ligand of peroxisome proliferator-activated receptor-gamma, protects pancreas against acute cerulean- induced pancreatitis. World J Gastroenterol 28：6322-6329, 2005
10) Masamune A, et al：Signal transduction in pan-

creatic stellate cell. J Gastroenterol **44**：249-260, 2009
11）花房俊昭ほか：劇症 1 型糖尿病調査研究委員会報告―疫学調査の解析と診断基準の策定―．糖尿病 **48**(suppl 1)：A1-A13，2005
12）Ito T, et al：Epidemiological study of pancreatic diabetes in Japan in 2005(a nationwide study). Pancreas **39**：829-835, 2010
13）Hacker FM, et al：Maternal and fetal outcomes of pancreatitis in pregnancy. Am J Obstet Gynecol **213**：568(e1-e5), 2015
14）日本膵臓学会膵癌登録委員会：膵癌登録報告2007．膵臓 **22**：e1-e427，2007
15）Huxley R, et al：Type Ⅱ diabetes and pancreatic cancer：a meta-analysis of 36 studies. Br J Cancer **92**：2076-2083, 2005
16）Strickler HD, et al：The relation of type 2 diabetes and cancer. Diabetes Technol Ther **3**：263-274, 2001
17）Li D, et al：Antidiabetic therapies affect risk of pancreatic cancer. Gastroenterology **137**：482-488, 2009
18）Libby G, et al：New users of metformine are at low risk of incident cancer：a cohort study among people with type 2 diabetes. Diabetes Care **32**：1620-1625, 2009
19）佐々木雅也ほか：炎症性腸疾患と肝胆膵：急性膵炎．肝胆膵 **45**：99-104，2002
20）植木敏晴ほか：炎症性腸疾患に伴う膵炎（解説/特集）．胆と膵 **35**：1221-1226，2014
21）石井　史ほか：炎症性腸疾患と膵病変．胆と膵 **15**：233-239，1994
22）Pitchumoni CS, et al：Pancreatitis in inflammatory bowel diseases. J Clin Gastroenterol **44**：246-253, 2010
23）植木敏晴ほか：本邦における 2 型自己免疫性膵炎（type 2 AIP）の実態について（解説/特集）．膵臓 **30**：116-122，2015
24）Kawa S, et al：Autoimmune pancreatitis complicated with inflammatory bowel disease and comparative study of type 1 and type 2 autoimmune pancreatitis. J Gastroenterol **50**：805-815, 2015
25）Oishi Y, et al：Abnormal pancreatic imaging in Crohn's disease：prevalence and clinical features. J Gastroenterol **39**：26-33, 2004
26）Chapin LE, et al：Regional enteritis：associated visceral changes. Gastroenterology **30**：404-415, 1956
27）Bor R, et al：Autoimmune pancreatitis in a patient with ulcerative colitis. Pancreatic tumor as a deceptive appearance. Orvosi Hetilap **155**：1000-1004, 2014
28）Hart PA, et al：Long-term outcomes of autoimmune pancreatitis：a multicentre, international analysis. Gut **62**：1771-1776, 2013
29）Jain P, et al：Acute pancreatitis in acute viral hepatitis. World J Gastroenterol **13**：5741-5744, 2007
30）Haffar S, et al：Frequency and prognosis of acute pancreatitis associated with acute hepatitis E：a systematic review. Pancreatology **15**：321-326, 2015
31）Jin Y, et al：Identification and impact of hepatitis B virus DNA and antigens in pancreatic cancer tissues and adjacent non-cancerous tissues. Cancer Lett **335**：447-454, 2013
32）Fiorino S, et al：Association between hepatitis B or hepatitis C virus infection and risk of pancreatic adenocarcinoma development：a systematic review and meta-analysis. Pancreatology **13**：147-160, 2013
33）Nagai M, et al：Effects of pancrelipase on non-alcoholic fatty liver disease after pancreaticoduodenectomy. J Hepatobiliary Pancreat Sci **21**：186-192, 2014
34）Umemura T, et al：Immunoglobin G4-hepatopathy：association of immunoglobin G4-bearing plasma cells in liver with autoimmune pancreatitis. Hepatology **46**：463-471, 2007
35）Umemura T, et al：Clinical significance of immunoglobulin G4-associated autoimmune hepatitis. J Gastroenterol **46**：48-55, 2011
36）Canivet CM, et al：Immunoglobulin G4-associated autoimmune hepatitis may be found in Western countries. Dig Liver Dis **48**：302-308, 2016
37）Spicak J, et al：Alcoholic chronic pancreatitis and liver cirrhosis：coincidence and differences in lifestyle. Pancreatology **12**：311-316, 2012
38）Rabelo-Gonçalves EM, et al：Extragastric manifestations of Helicobacter pylori infection：possible role of bacterium in liver and pancreas diseases. World J Hepatol **7**：2968-2979, 2015

39) Munck A, et al：Management of pancreatic, gastrointestinal and liver complications in adult cystic fibrosis. Rev Mal Respir **32**：566-585, 2015
40) 小口寿夫ほか：疾患と腎―膵疾患．腎と透析 **25**：596-600，1988
41) Rutsky EA, Robards M, Van Dyke JA：Acute pancretitis in patients with end-stage renal disease with- out transplantation. Arch Intern Med **146**：1741, 1986
42) Bruno MJ, et al：Acute pancreatitis in peritoneal dialysis and haemodialysis：risk, clinical course, outcome, and possible aetiology. Gut **46**：385-389, 2000
43) 急性膵炎診療ガイドライン 2015 改訂出版委員会：急性膵炎診療ガイドライン 2015（第 4 版），金原出版，東京，2015
44) Lankisch PG, et al：Frequency and severity of acute pancreatitis in chronic dialysis patients. Nephrol Dial Transplant **23**：1401-1405, 2008
45) Avram RM, et al：Pancreatic disease in uremia and parathyroid hormone excess. Nephron **32**：60-62, 1982
46) Vaziri ND, et al：Pancreatic pathology in chronic dialysis patients--an autopsy study of 78 cases. Nephron **46**：347-349, 1987
47) Royse VL, et al：Pancreatic enzymes in chronic renal failure. Arch Intern Med **147**：537-539, 1987
48) Badalov N, et al：Drug-induced acute pancreatitis：an evidence-based review. Clin Gastroenterol Hepatol **5**：648-661, 2007

B 加齢と膵病変

a 膵臓の加齢性変化

　老化の基本的形態変化としてまず挙げられるのは，臓器の重量ないし萎縮である．膵は脾，肝，腎に次いで比較的明瞭な加齢に伴う重量の減少を示す臓器とされている．また，肝ときわめて似た年齢推移を示し，膵の重量は60歳台までは肝の1/12，70歳以降は1/11と推定される．

　86例の日本人剖検膵の重量は49歳以前では94g，80歳以上では84gであり，その間，随時減少している[1]．膵腺房組織（**図1**）の推定重量は膵重量と同様の変化を示すが，脂肪重量は増加し，間質やランゲルハンス島の推定重量は加齢とともに変化しない．

　膵機能においても，膵腺房細胞の重量が加齢とともに減少するのと同様に，膵外分泌機能の低下が認められている[1]．

　膵管上皮の乳頭状増生，扁平上皮化生も50歳台から生じるとされている．

b 高齢者における膵石と膵管拡張

　慢性膵炎の診断を考えるときに避けて通れないのが膵の加齢による変化である．加齢による膵の変化には，膵石症や膵管の拡張，局所の線維化，膵管上皮の過形成などがあり，高齢者膵にごく当たり前に存在するこれらの所見が，慢性膵炎の診断基準にオーバーラップするため，その境界が曖昧となるからである．

　高齢者剖検膵における膵石症の検討は，Nagai & Ohtsubo[2]により詳細な報告がなされている．これによると，膵石症の頻度は418例全体で5.3％に認められ，69歳以下は0％，70歳台4.2％，80歳台7.7％，90歳台16.7％と加齢とともに高くなる．

1 高齢者剖検例の検索結果

　筆者らもNagaiらと時期を変えて，1984-1986年における高齢者剖検膵の単純X線写真および膵管造影像を検討した[3,4]．筆者らの高齢者剖検膵における膵石症および膵管像についての検討（85例，平均年齢80.6歳）では，

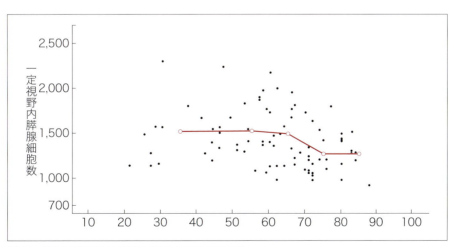

図1　膵腺房細胞数と年齢（在日日本人男子例）
［井上淳子：膵臓の老化過程についての地理病理学的研究—在ハワイ，在日日本人例の比較—．日老医誌 **14**：157-169，1977より引用］

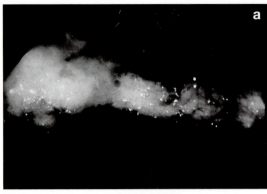
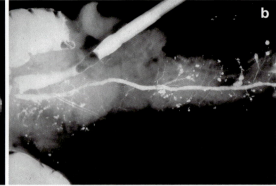

図2 膵石のみられた高齢者剖検例
膵石は小さく（**a**），膵管の性状は軽度に変化しているに留まる（**b**）．

① 単純軟X線撮影で膵石は6例，7.1%に認められた（**図2-a**）．膵石の存在部位は主に膵管分枝内で大きさは多くは1 mm以下であった．
② 膵管造影像85例の膵体部における主膵管径は2〜3 mmの症例が大部分を占め（**図2-b**），膵管の不正拡張・狭窄はほとんど認められなかった．
③ 組織学的検索では，膵全体の線維化は認められないか，ごく軽度で，膵石周囲の組織は，腺房細胞の脱落およびそれに随伴する線維化は認められず，正常の膵実質が認められた．膵石を認めない79例の組織学的検索では，局所のランゲルハンス島孤立巣[5]を除くと，線維化の程度はいずれもないかあるいは軽度であった．

2 慢性膵炎手術例の検索

膵石合併慢性膵炎16症例の主膵管径は約10 mmであったのに対し，膵石非合併14例のそれは平均6.1 mmであり，慢性膵炎膵石合併例における膵管拡張が著明であった．

ERCP像あるいは術中造影像から得られた主膵管径を**図3**に示した．主膵管径は3〜14 mmまで様々で，かつ均等に分布していた．

主膵管の不規則拡張は90%に，主膵管閉塞は20%に，仮性嚢胞40%に認められた．

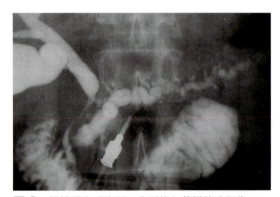

図3 慢性膵炎手術例の典型的な膵膵管造影像
主膵管および膵管分枝の不規則拡張が著明に認められる．

3 高齢者および慢性膵炎患者における膵石症・膵管拡張の比較

高齢者膵石症では，組織学的に膵実質の不規則脱落や高度の線維化を認めず，慢性膵炎の組織像を呈していない．一方，慢性膵炎膵石合併例は膵管の不規則拡張が高度であり，高齢者膵石症との間に明らかな違いがみられる．すなわち，膵石症をみた場合，膵管造影を施行して，加齢による変化か，慢性膵炎による変化かを見極める必要があるということである．

膵管拡張の点から高齢者の膵管像と慢性膵炎患者のそれを比較してみると，高齢者の膵管拡張が認められることはまれではないが，高齢者膵における膵管拡張はいずれも7 mm以下で，

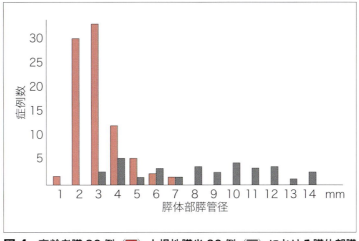

図4 高齢者膵86例（■）と慢性膵炎30例（■）における膵体部膵管径（mm）の分布

不規則拡張・狭窄は認められない（**図4**）．逆に慢性膵炎手術例における主膵管径7 mm以下の症例では，膵管の不整拡張・狭窄の程度が強く，かつ広い範囲にわたってみられることが多い．そのような所見がみられない場合には仮性嚢胞を伴っていた．このことは，膵管像から加齢性変化と慢性膵炎を鑑別することが可能なことを示唆している．また仮性嚢胞や胆管狭窄はその副所見を含め，腹部超音波検査，超音波内視鏡検査（EUS），CT，MRIなどでも明らかとなる．

C 高齢者の小嚢胞性病変にみられる上皮の化生および異型

通常型膵癌の発生機序における膵管分枝の限局性拡張性病変の意義については，これまで古くから報告してきた[6-8]．高齢者剖検膵1,374例を用い，約5 mmおきの肉眼的観察で認められた約1～2 mm以上の膵管分枝の限局性の拡張性病変を臨床病理学的に検索した．上皮を異型度別に，1群：正常，2群：過形成，3群：良悪性境界病変，4群：高度異型上皮，5群：浸潤癌，に分類した．膵管分枝の限局性の拡張性病変は1,374例中378例，27.5％に認められ，その発生頻度は加齢とともに高くなった[9]．膵管分枝の限局性の拡張性病変を有する268症例のう

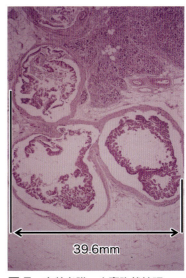

図5 高齢者膵の小嚢胞状拡張

ち，上皮の異型度は，正常47％，過形成29％，良悪性境界病変19％，高度異型上皮3.5％（**図5**），浸潤癌1.2％（**図6**，**図7**）に存在した（**図8**）[7]．嚢胞数507個における上皮の異型度と大きさの関係では，径4 mm以下の小さなものに高度異型上皮はより頻度が高かった（**表1**）[9]．微小嚢胞は頻度の高い病変だけに，剖検例の知見を直ちに臨床にフィードバックさせることには慎重でなくてはならないが，通常型膵癌の早期診断に1つの突破口を開くきっかけになるこ

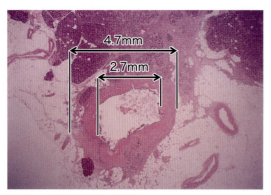

図6 高齢者小囊胞状拡張

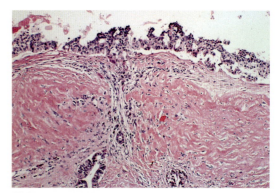

図7 すでに浸潤がみられる

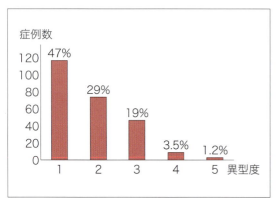

図8 膵囊胞上皮の異型度別症例数
囊胞保有剖検膵258例の検索.

表1 膵囊胞上皮の異型度と囊胞径との関係

囊胞径 (mm)	膵囊胞上皮の異型度（％）					囊胞数
	1	2	3	4	5	
≤2.0	48	30	19	3.4	0	147
2.1-4.0	40	39	17	2.6	0.5	189
4.1-6.0	53	27	18	1.0	2.0	100
6.1≤	52	28	18	1.4	0	71
囊胞数	236	165	91	12	3	507

径2mm以下，2〜4mmの小囊胞状拡張に高度異型上皮が高頻度にみられる.

d ランゲルハンス島（膵島）孤立巣[5]

　高齢者の膵には，局所的に腺房細胞の脱落と線維化，および脂肪浸潤がしばしばみられ，この部位には比較的よく温存されたランゲルハンス島が集簇して認められる．このいわゆるランゲルハンス島孤立巣（あるいはランゲルハンス島集簇巣）（**図10**）は，その頻度が加齢とともに高くなることから，後天性のものとみなされている．

　200例（男：女＝102：98，15〜98歳，平均年齢64.9歳）の剖検例のうち，53例（男：女＝22：31，平均年齢72.4歳），26.5％に認められた[5]．その年齢別頻度は，90歳までは加齢とともに増加した（**図11**）．

　ランゲルハンス島孤立巣の内部あるいはこれに隣接する小膵管は76.5％にみられたが，連続切片法による描画復構法により（**図12**），この小膵管がランゲルハンス島孤立巣と関係のある

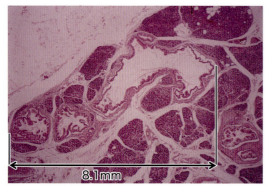

図9 IPMNの芽と思われる小囊胞状拡張

とが期待できる．
　またこれらの中には，IPMNの芽とも思われる小病変がみられた（**図9**）．

B. 加齢と膵病変

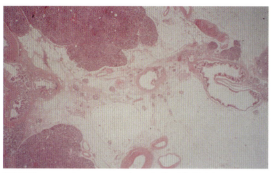

図10　ランゲルハンス島孤立巣（集簇巣）

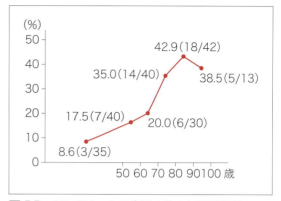

図11　ランゲルハンス島孤立巣の年齢別頻度
90歳までは加齢とともに増加した．
[Kimura W：Histological study on pathogenesis of sites of isolated islets of Langerhans and their course to the terminal state. Am J Gastroenterol 84：517-522, 1989 より引用]

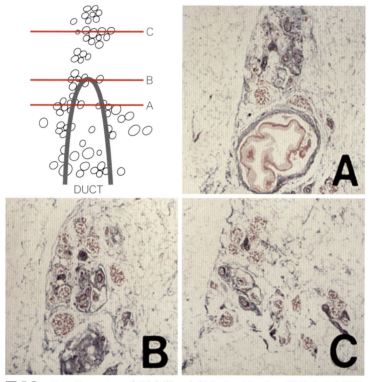

図12　ランゲルハンス島孤立巣の内部あるいはこれに隣接する小膵管
連続切片法による描画復構法
この小膵管がランゲルハンス島孤立巣と関係のある導管と考えられた．

導管であると考えられた．これらの小膵管上皮は，乳頭状増生を67%に伴っており，乳頭状増生が小膵管の内腔を埋めつくすほど旺盛なものは28.4%，膵管うっ滞所見は39.8%に認められた．さらに小膵管の上皮には，杯細胞化生といった化生性の変化を高率（89.8%）に伴っていた．杯細胞化生上皮から分泌された粘稠な粘液によって小膵管内圧が上昇することから，杯

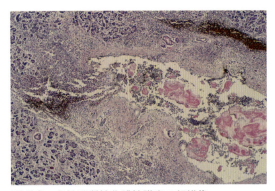

図13 急性間質性化膿性膵炎の組織像

菲薄化および破綻した末梢膵管壁とその周囲に形成された膿瘍を示す．膵管内には蛋白栓が認められる（HE 染色，48 倍）．

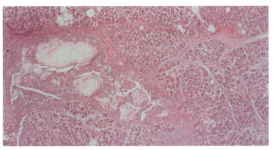

図14 急性間質性化膿性膵炎

破綻した主膵管の組織像（Elastica-Masson 染色，24 倍）．多核白血球浸潤が主膵管，小葉間および小葉内に多数認められる．

細胞化生の存在は小膵管における膵液のうっ滞の原因となりうる．

以上のことからランゲルハンス島孤立巣の成因としては，高齢者に比較的高頻度にみられる小膵管上皮の乳頭状増生や，杯細胞化生上皮から分泌された粘液による小膵管の閉塞機転が大きな要因となると考えられる．

e 高齢者急性膵炎

1 高齢者急性膵炎の特徴

高齢者の急性膵炎には，原発性急性化膿性膵炎と呼称されるべき高齢者ならではの特徴をもった一群が認められる[10,11]．

その特徴とは，①臨床症状に乏しい，②臨床経過は数日以内と短い，③生前に腹痛などを訴えて急性膵炎と診断されることはまれ，④剖検時の膵の肉眼所見では脂肪壊死や出血は軽度，⑤腹膜炎が認められる，⑥胆石の合併頻度は低い，⑦病理組織学的検索では膵管の破綻や菲薄化が広範にみられ，それに伴い小膿瘍形成や蜂窩織炎性の多核白血球浸潤が小葉間間質に広がっているが，脂肪壊死や実質壊死は軽度である（図13，図14），などである．

膵液による自己消化である実質壊死や脂肪壊死があっても軽度であるのは，膵の老人性変化を基盤にしていると考えられる．

文献

1) 井上淳子：膵臓の老化過程についての地理病理学的研究―在ハワイ，在日日本人例の比較―．日老医誌 14：157-169，1977
2) Nagai H, Ohtsubo K：Pancreatic lithiasis in the aged：Its clinicopathology and pathogenesis. Gas Gastroenterology 86：331-338, 1984
3) 木村　理，武藤徹一郎，幕内雅敏：慢性膵炎の診断基準：高齢者における膵石症および膵管拡張の考え方．消化器科 24：549-553，1997
4) 木村　理ほか：高齢者急性膵炎と膵石症および膵管拡張．老年消化器病 10：61-67，1998
5) Kimura W：Histological study on pathogenesis of sites of isolated islets of Langerhans and their course to the terminal state. Am J Gastroenterol 84：517-522, 1989
6) 木村　理：高齢者胆膵疾患の臨床病理．肝胆膵 16：761-772，1988
7) Kimura W, et al：Analysis of small cystic lesions of the pancreas. Int J Pancreatol 18：197-206, 1995
8) Kimura W, et al：Duct-ectatic type of mucin producing tumor of the pancreas--new concept of pancreatic neoplasia. Hepato Gastroenterology 43：692-709, 1996
9) Kimura W：How many millimeters do atypical epithelia of the pancreas spread intraductally before beginning to infiltrate? Hepatogastroenterology 50：2218-2224, 2003.
10) Kimura W, Ohtsubo K：Clinical and histological features of acute interstitial pancreatitis in the aged. Internal J Pancreatol 5：1-10, 1989
11) 木村　理，黒田　慧，森岡恭彦：急性膵炎の病理．外科 48：15-21，1986

15章 膵疾患のガイドライン

A 膵炎

1 急性膵炎診療ガイドライン2015（改訂第4版）

a 作成目的

　急性膵炎診療ガイドラインは2003年に第1版が作成発表された．その後改訂を重ねて2010年に第3版が出版され，急性膵炎の治療成績向上に大きく寄与してきた．しかし，それ以降もさらに急性膵炎の初期治療に関するエビデンスが蓄積されたこと，abdominal compartment syndrome（ACS）の重要性が認識されてきたこと，急性膵炎に伴う局所合併症の分類が2012年の改訂アトランタ分類により大きく改変され，それに基づいて診断・治療体系が変化し，「感染性膵壊死」に対する"step-up approach"が導入されてきたことなどを受けて，近年のエビデンスを取り入れて改訂を行った．

b 対象

　救急救命科，集中治療科，消化器内科，消化器外科，放射線科など急性膵炎診療に関わる医師と，チーム医療を支える看護師，薬剤師，栄養士，事務系職員．

c 作成法

　ガイドライン作成委員会が組織され，GRADE（The grading of Recommendation Assessment, Development and Evaluation）システム[1,2]に基づいて作成することとした．まず第3版までのクリニカルクエスチョン（CQ）を見直して，必要に応じて新規作成した．そして，それに対応した文献検索を行い，以下のようなシステマティックレビューを行った．すなわち，それぞれのCQから益と害のアウトカムを抽出し，検索された論文の分類と評価を行い，構造化抄録を作成し，CQに対するエビデンス総体として評価した．そして，治療の推奨文案を作成し，推奨度の強さはエビデンスの確かさ，患者の意向・希望，益と害，コスト評価を評価項目として委員会で投票を行って決定した．

d 特徴

①第3版で不明確であった早期治療としての予防的抗菌薬投与の是非，経腸栄養の開始時期，蛋白分解酵素阻害薬・抗菌薬膵局所動注療法（動注療法）の位置づけが，第4版では明確化された．
②急性膵炎におけるACSの重要性と診断，治

療に関する記載が追加された.

③急性膵炎に伴う局所合併症の分類が，国際的なコンセンサスのもとに改訂アトランタ分類として発表されたため，それに基づいて診断・治療体系が改変された.

④急性膵炎の局所合併症に伴う治療方針は，内視鏡的ドレナージや後腹膜ドレナージなど，低侵襲治療が導入され，従来の「感染性膵壊死」には開腹壊死部切除をいきなり行うのではなく，低侵襲治療から段階的に侵襲度の高い治療へ移行する"step-up approach"が推奨された.

⑤これらの変化を踏まえ，遵守することが必須とされる Pancreatitis Bundles 2015 が発表された.

e｜アクセス

日本救急医学会，厚生労働科学研究費補助金難治性疾患等政策研究事業，日本肝胆膵外科学会，日本膵臓学会の各ホームページから閲覧可能である．さらに実用版が，金原出版から出版され，購入可能である[3]．また，モバイルアプリが http://www.jshbps.jp/en/guideline/jpn-guideline2015.html にて公開されている．

2 急性膵炎における初期診療のコンセンサス（改訂第3版）

a｜作成目的

急性膵炎は重症化するとショック，播種性血管内凝固症候群（DIC），多臓器不全を合併し，致命率が高い疾患である．死亡例をみると発症初期に重症化した例が多く，初期治療が予後を大きく左右すると考えられる．本診療指針は急性膵炎の診療にあたるすべての医師が診断，および初期治療を適切に行えることを目的とし，治療成績の改善および向上を目指して作成されたものである．

b｜対　象

救急患者診療に携わる臨床医や膵炎を専門的に診療する立場にある消化器医のみならず，急性膵炎診療に携わる可能性のある研修医および一般臨床医すべてを対象とする．

c｜作成法

2003年に「エビデンスに基づいた急性膵炎の診療ガイドライン」初版が公表され，それに基づいて 2005年に「急性膵炎における初期診療のコンセンサス」初版が「厚労省難治性膵疾患に関する調査研究班」により作成，発刊された[4]．以後改訂を重ね，急性膵炎診療ガイドラインが 2010年に改訂された[5]ことを受けて 2011年に「急性膵炎における初期診療のコンセンサス改訂委員」24名により作成された．

d｜特　徴

本診療指針は5章より構成される．内容は急性膵炎診療ガイドライン 2010 と整合性を持ち，厚生労働省調査研究班により得られた知見が盛り込まれている．

I章では急性膵炎初期診療の流れ（**図1**）と急性膵炎を診療する上での注意事項を述べている．具体的には，①急性発症の上腹部痛は急性膵炎を念頭に置いて当たること，②診断に必要な検査を行い，急性膵炎が疑われたら速やかに十分な量の輸液を開始すること，③急性膵炎の診断に至ったら造影 CT を含めた重症度判定を迅速に適切に行うことを述べている．

II章では発症48時間以内を基本とした初期診療について述べている．とくに重点的に記載されているのが初期輸液とモニタリングの方法，必要性である．とくに初期輸液量の致命率に対する影響や，モニタリング指標としてのヘマトクリット値の重要性など，図表を用いて分かりやすく提示している．他に，重症度判定を繰り返すことの重要性，除痛の必要性や抗菌薬投与，経腸栄養の開始のタイミング，胆石性膵

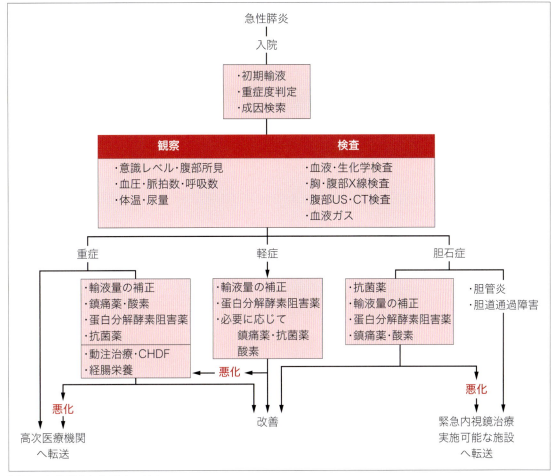

図1 急性膵炎初期診療の流れ
［下瀬川徹ほか：急性膵炎における初期診療のコンセンサス 改訂第3版．膵臓 26：651-683, 2011 より転載］

炎や内視鏡的逆行性胆道膵管造影（ERCP）後膵炎に対する治療の当たり方といった，急性膵炎診療における基本的な事項についても述べている．

Ⅲ章では高次医療施設における特殊治療として，蛋白分解酵素阻害薬と抗菌薬の動注療法，持続的血液濾過透析（CHDF）について，Ⅳ章では公費負担制度について（現在は対象疾患から外れている），Ⅴ章では診療に際して必要な事項のチェックリストが記載されている．2015年に急性膵炎診療ガイドライン2015が発刊されたことを受けて，本指針も改訂される予定である．

e｜アクセス法

本診療指針は日本膵臓学会誌「膵臓」26巻6号に掲載されており，インターネットからはJ-STAGEのホームページ（https://www.jstage.jst.go.jp/）にアクセスし，「急性膵炎における初期診療のコンセンサス改訂第3版」で検索すると，PDFファイルで無料でのダウンロードが可能である．

3 慢性膵炎診療ガイドライン2015（改訂第2版）

a｜改訂の経緯

　慢性膵炎は数十年に及ぶ長い臨床経過をとる疾患であり，病期によって病態や臨床像が異なる．また，患者の平均寿命は一般人に比べて10～16歳も短く，死亡原因として悪性腫瘍の頻度が高い．とくに，慢性膵炎は膵癌のリスク因子であることが各種疫学研究によって明らかにされており，患者の生命予後および生活の質（QOL）の改善のためには，病期を考慮した全臨床経過にわたる包括的な診療指針の作成が求められる．日本消化器病学会は2009年に，胃食道逆流症（GERD），消化性潰瘍，Crohn病，肝硬変，胆石症，慢性膵炎[7]の6疾患を取り上げ，evidence-based medicine（EBM）の手法に基づく診療ガイドラインを学会主導で作成・公表した．これらガイドラインは，日常臨床でこのような疾患を診療する機会を有する一般臨床医を対象としており，最適な臨床判断の手助けとして活用されることを意図した．また，ガイドラインのサンセットルールに従い，4年を目処に改訂を行うことも方針とされた．

　初版の発行は2009年10月であり，その後の数年間に，わが国では慢性膵炎診療にインパクトを与えるいくつかの大きな進展がみられた．また，最近ではイタリア[8]，スペイン[9,10]，米国[11]などからも慢性膵炎の診療ガイドラインが公表されるに及び，わが国における慢性膵炎診療の実態を海外に発信することの重要性も認識されるようになった．「慢性膵炎診療ガイドライン2015（改訂第2版）」[12]は，このような背景によって作成され，2015年5月に刊行された最新のものである．

b｜改訂第2版の特徴

　初版ガイドライン[7]では，研究デザインによって文献のエビデンスレベルを7段階に層別化し，レベルの高さを中心に置きつつ，臨床的有用性を加味した「改変Minds推奨グレード」を推奨度の決定に用いた．初版以後の世界のガイドラインの趨勢は，研究デザインだけでなく研究のバイアスリスクまで評価し，アウトカムを重視してエビデンスの質を決定するGRADEシステムにシフトしている．GRADEシステムでは，①エビデンスの確かさ，②患者の希望，③益と害，④コスト評価，の4項目を評価して推奨の強さを決定する．改訂第2版[12]では，このような世界の動向を鑑み，またガイドラインの英文化を考慮してGRADEシステムを採用したのが大きな変更の第1点である．

　初版ガイドラインは2001年に公表された「日本膵臓学会慢性膵炎臨床診断基準2001」[13]に準拠して作成されたが，改訂第2版では2009年に公表された「慢性膵炎臨床診断基準2009」[14,15]に準拠して作成されたことが第2の大きな変更点である．2009年の改訂診断基準は，世界で初めて早期慢性膵炎の診断基準を提唱しており，慢性膵炎の早期診断と早期介入による予後改善を目指した画期的な診断基準であった．この考え方は，慢性膵炎診断における超音波内視鏡検査（EUS）および内視鏡的逆行性胆道膵管造影法（ERCP）の有用性に関するCQ［CQ1-7，CQ1-8］，蛋白分解酵素阻害薬の腹痛への有効性に関するCQ［CQ3-8］のステートメントに反映された．

　その他，初版ガイドラインが上梓された2009年以降にわが国の慢性膵炎診療に影響を与えた出来事としては，高力価パンクレアチン製剤の保険収載（2011年7月），内視鏡的膵管ステント留置術の保険収載（2012年4月），膵石に対する体外衝撃波結石破砕療法（ESWL）の保険収載（2013年10月）などがあり，それぞれの治療効果については，消化酵素の大量投与や高力価消化酵素の慢性膵炎腹痛への有効性や消化吸収障害への有効性に関するCQ［CQ3-8，CQ3-22］，内視鏡治療やESWLの慢性膵炎腹痛

への有効性に関するCQ［CQ3-12，CQ3-13，CQ3-15］の解説で詳しく述べられている．また，低脂肪性成分栄養剤の腹痛改善効果が新たなエビデンスとして報告され[16]，食事脂肪制限の腹痛に対する有用性に関するCQ［CQ3-4］の解説で紹介された．また，糖尿病の新たな治療薬として汎用されるようになったインクレチン関連薬の膵性糖尿病への有用性［CQ3-29］やインスリン抵抗性改善薬の有効性に関しても新たにCQが設定された［CQ3-27］．

c｜アクセス法

改訂第2版は，書籍[12]または日本消化器病学会ホームページ（http://www.jsge.or.jp/）の「会員専用ページ」から閲覧可能である．

4 慢性膵炎の断酒・生活指導指針

a｜作成目的

慢性膵炎は経過が長い疾患である．発症に関与する遺伝性因子が明らかになりつつあるが，本症の全経過を単一の因子で説明することは困難である[17]．飲酒，喫煙，食事などの生活習慣が慢性膵炎の発症や進行に影響することが分かっている．しかし，断酒や禁煙を勧めようとすれば，家族や職場など社会環境にも働きかける必要もある．また，慢性膵炎の進行により膵機能が失われると，膵外分泌不全による消化吸収障害や内分泌不全による膵性糖尿病になるので，病期と病態に応じた栄養管理も必要になる．したがって，本症の診療には生活指導が欠かせないが，これまで慢性膵炎の全経過を視野に入れた断酒・生活指導指針はなかった．そこで，2010年に厚生労働省の難治性膵疾患に関する調査研究班（研究代表者：下瀬川徹）により作成されたものが本指針[18]である．

b｜対象

膵臓専門医や消化器専門医とチーム医療を支える看護師，薬剤師，栄養士．

c｜作成法

厚生労働省難治性膵疾患研究班の班員に「慢性膵炎の禁酒・生活指導指針作成に関するアンケート」調査を行い，得られた課題をもとに指針に記載すべき項目（表1）が作成された[19]．分担研究者を中心にワーキング委員（委員長：伊藤鉄英）が各項目の指針案を作成した．エビデンスの少ない領域であるので，項目ごとにDelphi法による委員間の相互評価が行われた．2回の相互評価と修正の後，ワーキング委員以外の3名の評価委員による評価修正後，日本膵臓学会誌「膵臓」に公表された．

d｜特徴

この指針の特徴は，慢性膵炎の生活指導の中でもっとも重要な断酒・禁煙・栄養指導について，その方法を具体的に示していることである．アルコール性慢性膵炎では，アルコール依存症が背景にあることが多い．新久里浜式アルコール症スクリーニングテスト（KST），WHOの飲酒習慣スクリーニングテスト（AUDIT）やCAGEテスト（飲酒状態の自己診断）により，患者がアルコール依存症であることを自覚し，問題の解決には断酒しかないことを納得させるプロセスが示されている（表1の項目10）．断酒指導は，①断酒会など自助グループへの参加，②定期的な通院，③抗酒薬の服用からなる．2013年にアルコール依存症治療薬として，中枢神経系に作用して，飲酒欲求を抑える作用を持つアカンプロサート[20]が承認された．アカンプロサートも，本指針に示されているように，断酒を行い，アルコール依存症を正しく理解し，飲酒に対する考え方を変えた上で，初めてその効果を得ることができる．禁煙指導（表1の項目14）も断酒指導と似ており，タバコ依存症ス

表 1 慢性膵炎の断酒・生活指導指針の項目

総論	
1. 慢性膵炎の断酒・生活指導の現況	中村太一, 伊藤鉄英（九州大学病院肝臓膵臓胆道内科）
2. 慢性膵炎の診断	宮川宏之（札幌厚生病院第二消化器科）
3. 慢性膵炎の症状	神澤輝実（東京都立駒込病院内科）
4. 慢性膵炎の予後	成瀬 達（みよし市民病院）
各論	
5. 慢性膵炎における栄養療法	
（ア）消化吸収障害・栄養障害の評価	大野隆真（九州大学病院肝臓膵臓胆道内科）
（イ）代償期と非代償期（病期別に見た栄養療法の基本）	中村太一, 伊藤鉄英（九州大学病院肝臓膵臓胆道内科）
（ウ）栄養指導の実際	山口貞子（九州大学病院栄養管理室）
8. アルコールが慢性膵炎に及ぼす影響	石黒洋（名古屋大学総合保健体育科学センター）
9. アルコール性膵症について	佐田尚宏（自治医科大学消化器・一般外科）
10. 慢性膵炎における断酒療法	
（ア）アルコール依存症のスクリーニング法	丸山勝也（国立病院機構久里浜アルコール症センター）
（イ）断酒指導方法	丸山勝也（国立病院機構久里浜アルコール症センター）
（ウ）アルコール依存症専門施設	丸山勝也（国立病院機構久里浜アルコール症センター）
13. 喫煙が慢性膵炎に及ぼす影響	廣田衛久（東北大学病院消化器内科）
14. 慢性膵炎における禁煙療法（禁煙補助療法）	佐藤晃彦（栗原市立栗原中央病院内科）
15. 膵性糖尿病患者への対応	
（ア）診断　中村光男（弘前大学医学部保健学科病因・病態検査学）, 丹藤雄介（弘前大学内分泌代謝内科）	
（イ）食事指導　中村光男（弘前大学医学部保健学科病因・病態検査学）, 丹藤雄介（弘前大学内分泌代謝内科）	
（ウ）インスリン療法の留意点	五十嵐久人（九州大学病院肝臓膵臓胆道内科）
（エ）低血糖の対策	五十嵐久人（九州大学病院肝臓膵臓胆道内科）
19. 慢性膵炎における薬物療法	
（ア）消化酵素薬	片岡慶正（大津市民病院）, 保田宏明（京都府立医科大学大学院消化器内科学）
（イ）蛋白分解酵素阻害薬	木原康之（産業医科大学第三内科学）
（ウ）胃酸分泌抑制薬	清水京子（東京女子医科大学消化器内科）
（エ）脂溶性ビタミン薬	片岡慶正（大津市民病院）
（オ）蛋白栓溶解療法	大原弘隆（名古屋市立大学大学院消化器代謝内科学）
24. 慢性膵炎における服薬指導	村上裕子（九州大学病院薬剤部）
25. 慢性膵炎に対する生活指導（看護師の立場から）	畑迫実葉香（九州大学病院看護部）

［下瀬川徹ほか：慢性膵炎の断酒・生活指導指針. 膵臓 25：617-681, 2010 より抜粋］

クリーニングテスト（TDS）にてニコチン依存状態を評価し，本人の自覚と禁煙補助療法に加え，定期受診による医療者のサポートが禁煙継続に重要である．本指針は専門家のコンセンサスであり，エビデンスが少ないことが課題であるが[21]，慢性膵炎の断酒・生活指導をチームで行うにあたり，最小限の知識が凝縮されている．

e｜アクセス法

日本膵臓学会のホームページ（http://www.suizou.org/）から学会誌「膵臓」（http://www.suizou.org/magazine/toukou.htm）を選択し，オンラインジャーナルの項から J-STAGE ホームページへ移動して，膵臓 25 巻 6 号（2010 年）の p617-681 を選択する（https://www.jstage.jst.go.jp/article/suizo/25/6/25_6_617/_article/-char/ja/）と，慢性膵炎の断酒・生活指導指針[18]を PDF として無料で閲覧できる．

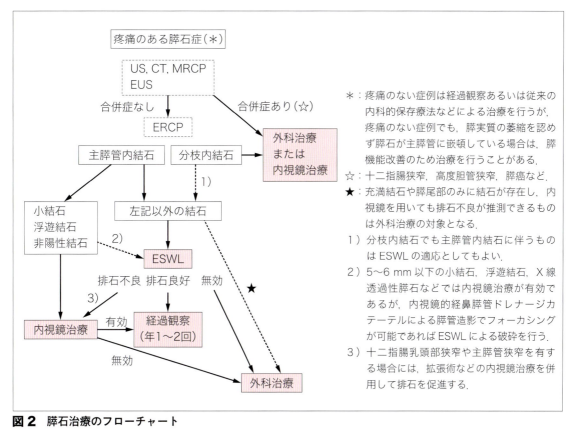

図2 膵石治療のフローチャート

[乾　和郎ほか：膵石症の内視鏡治療ガイドライン2014．膵臓 **29**：123-148，2014 より引用]

5 膵石症の内視鏡治療ガイドライン 2014

a 作成目的

2015年に日本消化器病学会から出版された「慢性膵炎診療ガイドライン（改訂第2版）」[12]とは別に，内視鏡治療と体外衝撃波結石破砕療法（ESWL）に焦点を当て，実臨床に生かすことを目的に作成された．フローチャート[22]（**図2**）により，臨床医がこれに沿って内科的治療を行うのか，外科的治療を優先するべき症例であるのかを検討し，タイミングを逸することなく適切な治療を行うことを目的としている．

b 対象

慢性膵炎膵石症のうち，主膵管内に膵石を認め，原則として疼痛を認める症例が対象となる．疼痛のない症例は，経過観察あるいは薬物を用いた従来の内科的保存療法を行う．例外として疼痛がない症例では，膵石が嵌頓し尾側膵管が拡張している症例，膵萎縮がなく膵機能の改善が期待できる症例は治療対象となりうる．

c 作成法

厚生労働省難治性膵疾患調査研究班と日本膵臓病学会の合同で，専門家のコンセンサスを取りまとめて2010年に「膵石症に対する治療ガイドライン」が作成された[23]．2014年度版は，さらに客観性をもたせるため，作成委員9人でDelphi法を用いて作成し，評価委員3人の評価

を受けた後に作成された[22]．

d｜特徴

治療法が検討できるフローチャートのほか，慢性膵炎の疾患概念と病態から解説され，その後に診断方法，治療方法が解説されている．内容はCQ形式を基本とし，解説にはエビデンスレベルに応じてⅠ～Ⅵに分類・記載している．また診断，鑑別診断，治療に対しては推奨度が記載されており，A～Dまでとコンセンサスは得られているが，エビデンスがないⅠに分類されている．

e｜アクセス法

厚生労働省の委託事業により医療情報サービス（Minds）がホームページ（http://minds.jcqhc.or.jp/）上で無料公開している．

6 膵炎局所合併症（膵仮性嚢胞，感染性被包化壊死等）に対する診断・治療コンセンサス

a｜作成目的

2009年厚生労働省科学研究費補助金 難治性疾患克服研究事業 難治性膵疾患に関する調査研究班（以下，難治性膵疾患班会議）において「膵仮性嚢胞の内視鏡治療ガイドライン2009」（以下，ガイドライン2009）が作成された．2012年からの難治性膵疾患班会議でこのガイドライン2009の改訂が企画され，同時に近年実施頻度が増加している感染性膵壊死に対する低侵襲治療についての指針作成が計画された．2012年にアトランタ分類が改訂され[24]，「膵仮性嚢胞（pancreatic pseudocyst）」が壊死を含まない限定した定義で使用される用語になったこと，「感染性膵壊死」で表現されていた病態に対する新たな用語として「感染性被包化壊死（infected walled-off necrosis）」が定義されたことから，

前記2プロジェクト合同でガイドライン2009の発展的改訂版として，「膵炎局所合併症（膵仮性嚢胞，感染性被包化壊死等）に対する診断・治療コンセンサス」（以下，診断・治療コンセンサス）[25]を作成することとなった．

b｜作成法

欧米では，2002年に作成された国際膵臓学会（IAP）急性膵炎診療ガイドラインの改訂作業が改訂アトランタ分類に沿って行われ，2013年IAP/APA Evidence-based Guidelines for the Management of Acute Pancreatitis（以下，IAP/APAガイドライン2013）[26]として公開された．しかし，当時わが国では2010年に改訂された急性膵炎診療ガイドライン2010（第3版）[5]が最新で，用語の定義，2000年代半ばから実臨床で施行される頻度が高くなった低侵襲ドレナージ，ネクロセクトミーについての統一した見解が示されていなかった．そのため，改訂アトランタ分類に沿った膵炎局所合併症の新たな定義および診断法，現在実施されている低侵襲治療の実際の手技，その2000年以降の文献的検討による成績の提示などを内容とするエキスパートオピニオンとして診断・治療コンセンサスは作成され，日本膵臓学会誌「膵臓」に掲載された[25]．

c｜特徴

とくに強調されているのは医療安全の観点で，「膵炎局所合併症に対する治療は，ドレナージ・ネクロセクトミーとも出血などにより時に致命的な転帰をとる可能性のあるリスクの高い治療であり，医療安全への十分な配慮と，確実なインフォームド・コンセントの上で実施されるべきである．外科的治療だけでなく，特に最近実施されるようになってきた経乳頭的治療，経消化管的治療，経腹腔鏡的治療は，高度な技術・経験を要する手技であり，実施にあたっては重症急性膵炎に対する治療経験豊富な施設・医師が実施することが強く推奨される」[25]と記載され，新たな治療法である経口内視鏡的ドレ

ナージ・ネクロセクトミーなどが安全に実施されるように十分な配慮をするよう言及している．

膵炎局所合併症の治療については，感染を合併した液体貯留を対象とすること，実施時期については発症後28日以上経過した時点を目安にできる限り後期に行うことを提案している．実施方法としては，まずドレナージを行い，その後に必要症例に対してネクロセクトミーを行う step-up approach[27-29] を推奨している．この点は，IAP/APAガイドライン2013，2015年に改訂されたわが国の急性膵炎診療ガイドライン2015（第4版)[3]でも同様である．

d アクセス法

日本膵臓学会ホームページ（http://www.suizou.org/）から「膵臓」誌オンラインジャーナル（J-STAGE）にアクセスして閲覧できる（https://www.jstage.jst.go.jp/article/suizo/29/5/29_775/_article/-char/ja/）．

7 自己免疫性膵炎診療ガイドライン2013

a 作成目的

自己免疫性膵炎（AIP）は1995年にYoshidaらにより提唱されたが，日本膵臓学会の臨床診断基準2002および改訂版の診断基準2006を経て，わが国から発信された新しい疾患概念として，国際的にも認められるようになった．その後，2009年に日本人のための自己免疫性膵炎診療ガイドラインが厚生労働省難治性膵疾患調査研究班と日本膵臓学会により提案された[30]．わが国のAIPのほとんどは，高IgG4血症と著明なIgG4陽性形質細胞浸潤，閉塞性静脈炎，花筵様線維化を特徴とする lymphoplasmacytic sclerosing pancreatitis（LPSP）であり，IgG4関連疾患の膵病変とされている．一方，欧米でしばしばAIPとして報告されている好中球上皮病変（granulocytic epithelial lesion：GEL）を特徴とする idiopathic duct-centric chronic pancreatitis（IDCP）はわが国ではきわめてまれである．2011年，LPSPを1型AIP，IDCPを2型AIPに分類した新しい概念に基づく国際コンセンサス診断基準（International Consensus Diagnostic Criteria：ICDC）が提唱された．さらにICDCの提唱を受け，わが国の実状に添った改訂診断基準2011が提唱され[31]，2013年に日本膵臓学会と厚生労働省難治性膵疾患調査研究班の合同で診療ガイドラインが改訂された[32]．

b 対象

ガイドラインの対象読者は一般消化器内科を含む一般医家として，わが国のAIPのほとんどを占めるIgG4関連疾患である1型AIPを対象とした診療ガイドラインとした．

c 作成方法

1 AIPに関する論文のエビデンスレベル評価

日本膵臓学会と厚生労働省難治性膵疾患調査研究班の合同ワーキンググループにより，ガイドライン作成法が検討された．"autoimmune pancreatitis"，"sclerosing pancreatitis"をキーワードとした Pub Med サーチ（1963年〜2012年12月）と「自己免疫性膵炎」をキーワードとした中央医学雑誌による関連文献数は，それぞれ1,843編，2,273編であり，初版の2009年当時より倍増していた．財団法人日本医療機能評価機構による Minds 医療情報サービス（http://minds.jcqhc.or.jp/）の推奨するAHCPR（Agency for Health Care Policy and Research）1993のエビデンスレベルに従って，エビデンスの評価を行った．いずれもエビデンスレベルⅢ以下とエビデンスに乏しい文献であり，コンセンサスに基づくガイドラインを作成することとなった．専門家のコンセンサスを得るために，専門家の意見をより客観的に反映できる Formal Consensus Development（Delphi法）を採用した．

2 ガイドラインの作成組織

作成委員会（膵臓専門医11名，放射線科医2名，呼吸器内科医1名，病理医1名），専門委員会（膵臓専門医10名），評価委員会（膵臓専門医20名，病理医1名，公衆衛生専門家1名）の3委員会が設けられた．

3 Delphi法に基づくコンセンサスの形成

第一段階として，作成委員会により，Ⅰ：概念と診断（13 CQs），Ⅱ：膵外病変（8 CQs），Ⅲ：鑑別診断（6 CQs），Ⅳ：治療，予後（11 CQs）に関してCQの追加修正と各ステートメントが作成された．第二段階として，各CQとステートメントに対して，専門家委員会が1～9点までの9段階評価を行った．第三段階では，作成委員会は専門家委員会の意見を反映した修正案を作成し，再度専門家委員会に意見を求めるという作業を二度繰り返し，最終的に平均7点以上のCQsとステートメント，解説が専門家のコンセンサスの得られたものとされた

d 特徴

- 本ガイドラインはICDCとAIP臨床診断基準2011との整合性を保つことを主眼に改訂された．すなわち，①1型AIPと2型AIPの概念と定義，②ICDCとAIP臨床診断基準2011に基づく診断法，③診断法と治療法におけるIgG4関連疾患研究班との整合性，などである．
- 本ガイドラインはエビデンスに乏しく，エビデンスに基づいた推奨度は設定できないが，専門家のコンセンサスに基づいた推奨度を診断と治療に対して設定した点に特徴がある．
- 改訂に当たり初版のCQを見直し，「CQ-Ⅰ-8. 特徴的なMRI検査所見はあるか？ MRCPにより主膵管の狭細像を評価できるか？」は他のCQと整合性をとるために「CQ-Ⅰ-8. MRCPにより主膵管の狭細像を評価できるか？」のみとした．また「CQ-Ⅰ-13. ステロイド治療に対する反応で診断できるか？」は国際コンセンサス診断基準，AIP臨床診断基準2011ともにステロイド反応がオプションとされたことより，改訂版では「CQ-Ⅰ-13. ステロイドの診断的治療は膵癌との鑑別に有用か？」とした．また，膵外病変として，「CQ-Ⅱ-7. 合併する後腹膜線維症は？」と「CQ-Ⅱ-8. 合併する腎病変は？」を追加した．

e アクセス法

自己免疫性膵炎診療ガイドライン2013の詳細については，日本膵臓学会誌「膵臓」[32]，日本膵臓学会ホームページ（http://www.suizou.org/）あるいはMindsガイドラインセンターのホームページ（http://minds.jcqhc.or.jp/）を参照されたい．

文献

1) 福井次矢ほか（監），森實敏夫ほか（編）：Minds診療ガイドライン作成の手引き2014，医学書院，東京，2014
2) 相原守夫，相原智之，福田眞作：診療ガイドラインのためのGRADEシステム，凸版メディア，弘前，2010
3) 急性膵炎診療ガイドライン2015改訂出版委員会：急性膵炎診療ガイドライン2015，改訂第4版，金原出版，東京，2015
4) 大槻 眞ほか：急性膵炎における初期診療のコンセンサス，厚生労働省難治性疾患克服研究事業難治性膵疾患に関する調査研究班（編），アークメディア，東京，2005
5) 急性膵炎診療ガイドライン2010改訂出版委員会：急性膵炎診療ガイドライン2010，金原出版，東京，2009
6) 下瀬川徹ほか：急性膵炎における初期診療のコンセンサス 改訂第3版．膵臓 26：651-683, 2011
7) 日本消化器病学会：慢性膵炎診療ガイドライン，南江堂，東京，2009
8) Frulloni L, et al：Italian consensus guidelines for chronic pancreatitis. Dig Liver Dis 42：S381-S406, 2010
9) Martínez J, et al：The Spanish Pancreatic Club recommendations for the diagnosis and treatment of chronic pancreatitis：Part 1（diagnosis）. Pancreatology 13：8-17, 2013

10) De-Madaria E, et al：The Spanish Pancreatic Club's recommendations for the diagnosis and treatment of chronic pancreatitis：Part 2（treatment）. Pancreatology **13**：18-28, 2013

11) Conwell DL, et al：American Pancreatic Association practice guidelines in chronic pancreatitis. Evidence-based report on diagnostic guidelines. Pancreas **43**：1143-1162, 2014

12) 日本消化器病学会：慢性膵炎診療ガイドライン 2015, 改訂第2版, 南江堂, 東京, 2015

13) 日本膵臓学会：日本膵臓学会慢性膵炎臨床診断基準 2001. 膵臓 **16**：560-561, 2001

14) 厚生労働省難治性膵疾患に関する調査研究班, 日本膵臓学会, 日本消化器病学会：慢性膵炎臨床診断基準 2009. 膵臓 **24**：645-646, 2009

15) Shimosegawa T, et al：The revised Japanese clinical diagnostic criteria for chronic pancreatitis. J Gastroenterol **45**：584-591, 2010

16) Kataoka K, et al：Effects of oral ingestion of the elemental diet in patients with painful chronic pancreatitis in the real-life setting in Japan. Pancreas **43**：451-457, 2014

17) Whitcomb DC：Genetic risk factors for pancreatic disorders. Gastroenterology **144**：1292-1302, 2013

18) 下瀬川徹ほか：慢性膵炎の断酒・生活指導指針. 膵臓 **25**：617-681, 2010

19) 伊藤鉄英ほか：慢性膵炎の禁酒・生活指導指針作成に関する報告. 厚生労働科学研究費補助金（難治性疾患克服研究事業）難治性膵疾患に関する調査研究 平成22年度 総括・分担研究報告書, p161-164, 2011

20) Mason BJ, et al：Acamprosate for alcohol dependence：a sex-specific meta-analysis based on individual patient data. Alcohol Clin Exp Res **36**：497-508, 2012

21) 中村太一ほか：慢性膵炎診療における断酒・生活指導の問題点と今後の展望. 膵臓 **27**：113-120, 2012

22) 乾 和郎ほか：膵石症の内視鏡治療ガイドライン 2014. 膵臓 **29**：123-148, 2014

23) 乾 和郎ほか：慢性膵炎の合併症に対する内視鏡治療ガイドライン「膵石症の内視鏡治療ガイドライン」. 膵臓 **25**：553-577, 2010

24) Banks PA, et al；Acute Pancreatitis Classification Working Group：Classification of acute pancreatitis--2012：revision of the Atlanta classification and definitions by international consensus. Gut **62**：102-111, 2013

25) 厚生労働省科学研究費補助金（難治性疾患克服研究事業）難治性膵疾患に関する調査研究班：膵炎局所合併症（膵仮性囊胞, 感染性被包化壊死等）に対する診断・治療コンセンサス. 膵臓 **29**：777-818, 2014

26) Working Group IAP/APA Acute Pancreatitis Guidelines：IAP/APA evidence-based guidelines for the management of acute pancreatitis. Pancreatology **13**（4 suppl 2）：e1-e15, 2013

27) van Santvoort HC, et al：A step-up approach or open necrosectomy for necrotizing pancreatitis. N Engl J Med **362**：1491-1502, 2010

28) Bakker OJ, et al：Endoscopic transgastric vs surgical necrosectomy for infected necrotizing pancreatitis a randomized trial. JAMA **10**：1053-1061, 2012

29) van Santvoort HC, et al：A conservative and minimally invasive approach to necrotizing pancreatitis improves outcome. Gastroenterology **141**：1254-1256, 2011

30) 日本膵臓学会・厚生労働省難治性膵疾患に関する調査研究班：自己免疫性膵炎診療ガイドライン 2009. 膵臓 **24**：S1-S54, 2009

31) 日本膵臓学会・厚生労働省難治性膵疾患に関する調査研究班：報告 自己免疫性膵炎臨床診断基準 2011. 膵臓 **27**：17-25, 2012

32) 日本膵臓学会・厚生労働省難治性膵疾患に関する調査研究班：自己免疫性膵炎診療ガイドライン 2013. 膵臓 **28**：717-783, 2013

B 膵腫瘍

1 科学的根拠に基づく膵癌診療ガイドライン 2013

2006年3月に初版の「科学的根拠に基づく膵癌診療ガイドライン」[1]が出版され，2009年9月に第2版[2]が出版された．さらに，2013年10月には第3版[3]が出版された．第3版は第2版と同様，「Mindsガイドライン作成の手引き2007」[4]に基づくガイドラインの作成となっている．

a 作成目的

本ガイドラインの目的は，膵癌［膵癌（「膵癌取扱い規約（第6版）」[5]の浸潤性膵管癌を対象）］の診療にあたる臨床医に実際的な診療指針を提供することにある．

b 対象

本ガイドラインの対象は，膵癌診療にあたる臨床医である．膵癌のStage分類は，本ガイドラインでは「膵癌取扱い規約（第6版）」[5]に準じた．

c 作成法

1 改訂委員会

日本膵臓学会 膵癌診療ガイドライン改訂委員会は委員長：山口幸二，副委員長：奥坂拓志で，分野は6分野よりなっている．分野と分野チーフは診断法：清水京子，外科的治療法：山口幸二，補助療法：古瀬純司，放射線療法：伊藤芳紀，化学療法：奥坂拓志，ステント療法：花田敬士，患者代表1名，計23名の委員よりなっている．加えて，50名以上の協力者が参加した．

作成は8回にわたる改訂委員会を経て最終案が作成され，日本膵臓学会のホームページ（http://www.suizou.org/）にて2013年4月より2ヵ月間パブリックコメントを求め，最終的な修正を行った．

2 文献検索

文献検索は山口直比古ほか3名の図書館司書に依頼した．ガイドライン改訂委員会より示された6カテゴリー，35のCQについて，2007年5月から2011年1月末までの検索対象期間の文献検索を行った．検索したデータベースは医学中央雑誌WebとPubMedである．言語は英語および日本語に限定した．

3 ガイドラインの構成

まず，膵癌診断と膵癌治療のアルゴリズム（**図1**）を掲載している．ガイドラインは6つの分野に分け，それぞれ4〜9のCQを設定した．CQごとに文献の検索のデータベース，検索期間（2007〜2011年），検索式，検索結果を記載した．そして各CQに従って，「推奨」「エビデンス」「明日への提言」「引用文献」を記載した．「推奨」においては勧告事項をその推奨度（グレード）とともに示した．また，「推奨」の科学的根拠を「エビデンス」として示した．エビデンスレベルと推奨度（グレード）の決定法はMindsより示された「Minds診療ガイドライン作成の手引き2007」[4]をもとに，文献レベルの分類法と推奨度（グレード）分類を行った．

d 特徴

1 明日への提言

膵癌は今後に課題が多く残された消化器癌であるという特殊性のため，ランダム化比較試験（RCT）はないが，今後に繋がりそうな試みや作成員の個人的意見などを「明日への提言」として挿入した．

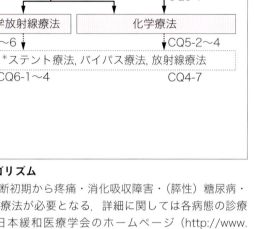

図1 膵癌治療のアルゴリズム

#膵癌患者においては診断初期から疼痛・消化吸収障害・(膵性)糖尿病・不安などに対する支持療法が必要となる．詳細に関しては各病態の診療ガイドラインおよび日本緩和医療学会のホームページ（http://www.jspm.ne.jp/guidelines/index.html）を参照されたい．
　cStage分類は日本膵臓学会　膵癌取扱い規約（第6版）による．
*ステント療法，バイパス療法，放射線療法は症例により適応とされる場合がある．
[日本膵臓学会：科学的根拠に基づく膵癌診療ガイドライン2013年版，金原出版，東京，2013より引用]

2 一部改訂と再改訂

2013年10月24日，第3版（2013年版）が発行された．2013年12月に「治癒切除不能な膵癌」を対象としたFOLFIRINOX療法が，2014年12月にさらにゲムシタビン＋ナブパクリタキセルが保険収載され，日本膵臓学会ホームページへ2014年7月9日に一部改訂を，さらに，2014年5月7日に一部再改訂を掲載した．このように新たな保険収載に伴う実診療に遅れを取らないようにマイナー改訂を行っている．

e アクセス法

書籍発刊[3]に加え，日本膵臓学会や日本癌治療学会，Mindsのホームページよりダウンロードが可能となっている．また，モバイルアプリケーションの公開（http://www.suizou.org/etc.htm）も行っている．Japanese Journal of Clinical Oncology誌に英文でも掲載されている[6]．市民向け解説書「患者さんのための膵がん診療ガイドラインの解説」[7]を2015年6月に発刊した．

2 IPMN/MCN 国際診療ガイドライン 2012 年版

a 作成目的

粘液性の囊胞性膵腫瘍には，粘液性囊胞腫瘍（mucinous cystic neoplasm：MCN）と膵管内乳頭粘液性腫瘍（intraductal papillary mucinous neoplasm：IPMN）がある．IPMNの治療方針が定まっていないことと，この二者を混同すると管理法が混乱することから，より明確な

診断，より正確な悪性化の予測と切除適応を目的とした[8]．

b 対象

消化器内科・消化器外科を専攻する臨床医・膵臓を専門とする医師．

c 作成法

国際膵臓学会に所属し膵囊胞を多数例報告しているエキスパートの国際チームのコンセンサスによる．2006年の初版の改訂版である．

d 特徴

①初版同様，肉眼型の分類は主膵管型IPMNと分枝型IPMN，両方の特徴を有するものを混合型IPMNとしたが，主膵管型とするための主膵管径と分枝型とするための囊胞径の閾値を5mmと半分にした．

②悪性の定義はWHO分類[9]に従い浸潤癌のみを悪性とし，上皮内癌を高度異型（high-grade dysplasia）とした．

③悪性予測の指標を2段階に分けた．閉塞性黄疸，造影される充実性成分，主膵管径≧10mmが1つでもあれば，悪性疑い濃厚で切除すべき「高リスク指標」(high-risk stigmata)とし，分枝型IPMNの囊胞径≧30mm，造影される壁肥厚，主膵管径5〜9mm，造影されない壁在結節，閉塞性膵炎を伴う主膵管狭窄，近傍のリンパ節腫大，急性膵炎の病歴を超音波内視鏡（EUS）での精査を要する「懸念所見」(worrisome features)とした（図2）．

④切除の適応がより保存的になった．主膵管型は切除適応とするが，分枝型は囊胞径3cm以上でも壁在結節や細胞診陽性がなければ経過観察でよいとした．

⑤微小浸潤癌の定義が曖昧なため，腫瘍径のT分類のT1（<2cm）にT1a（≦0.5cm），T1b（>0.5cmで≦1cm），T1c（1〜2cm）の亜分類を提唱した．

⑥IPMN上皮の組織型に胃型，腸型，好酸性細胞型，胆膵型の亜分類を導入した[10,11]．

⑦経過観察法は悪性予測とともに1つのアルゴリズムで示し，高リスク指標がなければ，初回3〜6ヵ月間隔で安定性をみた後はサイズに応じた間隔で追跡することとした（図2）．追跡間隔の延長または中止の是非は不明で，IPMN併存膵癌の発生を考慮する必要性に言及した[12]．

e アクセス法

雑誌「Pancreatology」[8]（英文）の閲覧，または書籍「IPMN/MCN国際診療ガイドライン2012」[13]（和訳および解説，英文併載）参照．

3 膵がん・胆道がん薬物療法ハンドブック

a 作成目的

膵癌の薬物療法はゲムシタビン単独治療が標準治療として長く用いられてきたが，2010年以降，FOLFIRINOX療法やゲムシタビン＋ナブパクリタキセル併用療法がゲムシタビンを越える新たな治療として報告された．わが国でも有効性と安全性を確認する臨床試験が行われ，保険適用が承認されている．胆道癌においても2011年以降，ゲムシタビン＋シスプラチンが標準治療として広く用いられている．

このような膵・胆道癌における薬物療法の進歩に伴い，日常診療が大きく変わってきており，ゲムシタビン単独の時代から多様化の時代に適切に対応していく必要がある．膵・胆道癌治療の全体像を理解した上で，それぞれの治療法の特徴を理解し，個々の患者の状態に応じて，もっとも適切な治療法を選択し，確実に治療を進めることが求められている．

本ハンドブックは，膵・胆道癌の薬物療法について，膵・胆道癌治療の全体の流れとそれぞれの薬物療法の特徴を理解し，実際の診療でど

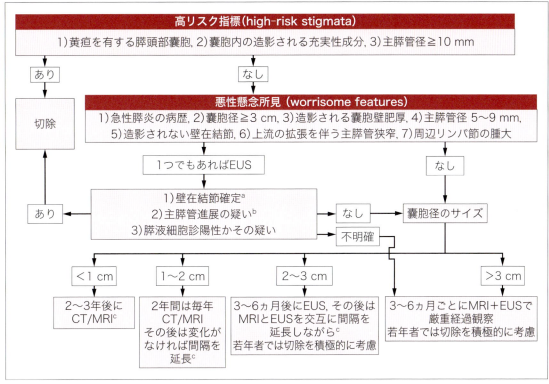

図2 分枝型IPMNの診療アルゴリズム

[a]：ムチン塊との鑑別は壁在結節にドプラー効果で血流があること，ムチン塊は体位によって動くことによる．
[b]：膵管壁の肥厚，主膵管内のムチンまたは壁在結節の存在が主膵管内進展を示唆する．このうちの1つがないと検査結果は不明確とする．
[c]：日本からIPMNに併存する膵癌好発の報告が相次いで出されているが，画像診断による追跡観察で併存膵癌を早期に診断できるかどうか，できるとすればどれくらいの間隔でその画像診断を行うべきかはまだ明らかになっていない．

[Tanaka M, et al：International consensus guidelines 2012 for the management of IPMN and MCN of the pancreas. Pancreatology **12**：183-197, 2012を改変して引用]

うすればよいか，困ったときの対応など，日常診療で活用できる実用書となることを目的に作成された．

b 対象

膵癌および胆道癌の診療に携わる医師，看護師，薬剤師．

c 作成法

膵・胆道癌診療の専門家による最近の論文や学会発表のレビューを中心とした総説論文として作成した．

d 特徴

膵・胆道癌の薬物療法について，診療上重要と思われる事項を幅広く解説した．主な項目は以下のとおりである．

1 総論
1. 膵癌治療のアルゴリズム
2. 膵癌薬物療法の変遷と今後の展望
3. 胆道癌治療のアルゴリズム
4. 胆道癌薬物療法の変遷と今後の展望
5. 膵神経内分泌腫瘍の総説

2 各論
それぞれの薬物療法の特徴を以下にまとめ

た：①レジメン，②適応（患者条件，除外規定），③1コースの期間，④コース数，⑤休薬の規定，⑥減量・中止の基準，⑦投与前の対応・投与中の対応・投与後の対応，⑧治療成績（奏効率），⑨レジメンの注意点・確認点，⑩患者への指導ポイント，⑪主な副作用と対策
1）ゲムシタビン単独治療
2）S-1単独治療
3）ゲムシタビン＋S-1併用療法
4）ゲムシタビン＋エルロチニブ併用療法
5）FOLFIRINOX療法
6）ゲムシタビン＋ナブパクリタキセル併用療法
7）化学放射線療法
8）ゲムシタビン＋シスプラチン併用療法
9）エベロリムス
10）スニチニブ
11）ストレプトゾシン
12）オクトレオチド
13）シスプラチン＋エトポシド
14）シスプラチン＋イリノテカン

3 薬物療法施行上の注意事項
閉塞性黄疸への対応と薬物療法中の注意点，主な有害事象に対する対策．
1）骨髄抑制
2）発熱性好中球減少
3）悪心・嘔吐
4）消化管閉塞
5）間質性肺炎
6）皮膚障害
7）肝障害（B型肝炎ウイルス再活性化を含む）
8）腎障害

4 膵・胆道癌の緩和治療
1）膵・胆道癌の緩和ケアの注意点
2）疼痛に対する薬物治療
3）骨転移に対する薬物治療
4）高インスリン血性低血糖症に対する薬物治療

5 膵・胆道癌のチーム医療

e アクセス法
書籍として刊行されている[14]．

文献
1）日本膵臓学会：科学的根拠に基づく膵癌診療ガイドライン2006年版，金原出版，東京，2006
2）日本膵臓学会：科学的根拠の基づく膵癌診療ガイドライン2009年版，金原出版，東京，2009
3）日本膵臓学会：科学的根拠に基づく膵癌診療ガイドライン2013年版，金原出版，東京，2013
4）MINDs診療ガイドライン選定部会：MINDs診療ガイドライン作成の手引き2007，医学書院，東京，2007
5）日本膵臓学会：膵癌取り扱い規約（第6版），金原出版，東京，2009
6）Yamaguchi K, et al：EBM-based Clinical Guidelines for Pancreatic Cancer (2013) issued by the Japan Pancreas Society：a synopsis. Jpn J Clin Oncol 44：883-888, 2014
7）膵癌診療ガイドライン改訂委員会：患者さんのための膵がん診療ガイドラインの解説，金原出版，東京，2015
8）Tanaka M, et al：International consensus guidelines 2012 for the management of IPMN and MCN of the pancreas. Pancreatology 12：183-197, 2012
9）Adsay NV, et al：Intraductal neoplasm of the pancreas. WHO Classification of Tumours of Digestive System, Bosman FT, et al（eds），WHO press, Lyon, p304-313, 2010
10）Furukawa T, et al：Prognostic relevance of morphological types of intraductal papillary mucinous neoplasms of the pancreas. Gut 60：509-516, 2011
11）Mino-Kenudson M, et al：Prognosis of invasive intraductal papillary mucinous neoplasm depends on histological and precursor epithelial subtypes. Gut 60：1712-1720, 2011
12）Yamaguchi K, et al：Pancreatic ductal adenocarcinoma derived from IPMN and pancreatic ductal adenocarcinoma concomitant with IPMN. Pancreas 40：571-580, 2011
13）国際膵臓学会（編），田中雅夫（訳）：IPMN/MCN国際診療ガイドライン（2012年版）—日本語版・解説，医学書院，東京，2012
14）古瀬純司，奥坂拓志（編）：膵がん・胆道がん薬物療法ハンドブック，南江堂，東京，2014

索引

欧文

数字

Ⅰ型アレルギー　461
1型糖尿病　302，473
3D-CRT　280
3D-CT　185
3D-MRI　196
^{13}C呼気試験　150
^{18}F-FDG　203

A

α-グルコシダーゼ阻害薬　473
α細胞　8，13，45
abdominal compartment syndrome（ACS）　127，321，478
accessory pancreas　420
ACCORD11試験　261
acinar-to-ductal metaplasia（ADM）　47，86，100
ACTHオーマ　398
acute edematous pancreatitis　47
acute hemorrhagic pancreatitis　48
acute necrotic collection（ANC）　127，237，271，318，326，354
acute necrotizing pancreatitis　47
acute pancreatitis following liver transplantation　451
acute peripancreatic fluid collection（APFC）　270，318，326，354
adenoma　377
adjuvant surgery　367
adult-onset citrullinemia type 2（CTLN2）　449
α-fetoprotein（AFP）　157
*Aldh1a2*遺伝子　19
amylase creatinine clearance ratio（ACCR）　145
amylin　41
anaplastic carcinoma　60
angio CT　185
annular pancreas　211，421

Ansa pancreatica型合流　459
APシャント　186
apparent diffusion coefficient（ADC）　194
AR42J細胞　13
arterial stimulation and venous sampling（ASVS）　222，403
*Arx*遺伝子　17
Ascaris lumbricoides　455
ataluren　428
atypical flat lesion（AFL）　100
autocrine調節因子　34
autoimmune pancreatitis（AIP）
　→自己免疫性膵炎
　── -not otherwise specific（AIP-NOS）　237
　── with granulocytic epithelial lesion　129

B

β細胞　8，20，28，37，45
　──再生　12
bacterial translocation　319，320
Baltimore Consensus Meeting　100
bone morphogenic protein（BMP）　46，101
borderline resectable膵癌　258，280，358
Bracey法　431
Brg1　87
BT-PABA試験　131，149，235，278，333

C

CA-Ⅱ　152
CA19-9　154，361
$CaCO_3$　93
capsule-like rim　131，139，345，349
carcinoma　377
Castleman病　137
CCK_1（A）受容体　24
CCK_2（B）受容体　26
CDKN2A　83，163，359

CEA　361
central stellate scar　390
centroacinar cell　6
*CFTR*遺伝子　161，423，426
CFTR関連疾患　426
CFTRチャネル　32
CFTR corrector　428
CFTR potentiator　428
cine dynamic MRCP　201
CK19　86
*CLDN2*遺伝子　161
colon cut-off sign　319
CONKO-001試験　258
continuous ambulatory peritoneal dialysis（CAPD）　479
conversion therapy　367
*CPA1*遺伝子　161
CreER　86
Cre/LoxPシステム　11
Crohn病　475
CRP（C-reactive protein）　151
CT　185
CTAP　185
*CTRC*遺伝子　93，161，443
Cullen徴候　127
cyclic AMP　31
cyst by cyst　181
cyst in cyst　171，181，386
cystic fibrosis（CF）　34，423，479

D

δ細胞　8，45
damage associated molecular patterns（DAMPs）　461
damage control surgery　431
desmoplasia　58，62
determinant-based分類　129
diabetes-dermatitis syndrome（DDS）　410
disseminated intravascular coagulation（DIC）　127，309，316
DNA二重鎖切断　282
double bubble sign　421

DPP-4 阻害薬　473
drug-induced pancreatitis　433
DUPAN-2　361
dynamic CT　185
dynamic MRI　194

E

ε 細胞　45
ectopic pancreas　420
Elastase1 遺伝子　86
endoscopic biliary stenting（EBS）269
endoscopic nasobiliary drainage（ENBD）269
endoscopic nasopancreatic drainage（ENPD）　227，268，362，495
endoscopic pancreatic drainage（EPD）268
endoscopic papillary balloon dilation（EPBD）266
endoscopic papillary large-balloon dilation（EPLBD）266
endoscopic sphincterotomy（EST）217，266
endoscopic ultrasonography-biliary drainage（EUS-BD）269
enterogastrone 作用　28
entero-insular axis　38
epidermoid cyst in intrapancreatic accessory spleen　394
epithelial-mesenchymal transition（EMT）61，101
Epstein-Barr（EB）ウイルス　453，479
ERCP　→内視鏡的逆行性胆道膵管造影
ERP　→内視鏡的逆行性膵管造影
ER-Stress　460
ESPAC-3 試験　259
EUS　→超音波内視鏡
EUS-FNA　→超音波内視鏡下穿刺吸引生検法
evofosfamide　261
extracorporeal shock wave lithotripsy（ESWL）　268，277，335，495

F

familial adenomatous polyposis（FAP）374
familial atypical multiple mole melanoma（FAMMM）374
familial medullary thyroid carcinoma（FMTC）401

Fbw7 遺伝子　16
FDG-PET　241
fibroblast growth factor（FGF）10　19
fibrocalculous pancreatic diabetes　442
fluid-filled stomach 法　167
fluid refilling　316
FOLFIRINOX 療法　260，361，363
Frey 手術　287，337，438
Fukuoka criteria　381

G

gastrointestinal stromal tumor（GIST）137
gastropancreatic reflex　26
G-CSF　157
GE 療法　363
GEST 試験　259
gestational diabetes mellitus（GDM）474
ghrelin　42
GLP-1　39，46
GLUT-4　36
GNAS 遺伝子　87，164
G-nP 療法　261，361
granulocytic epithelial lesion（GEL）53，344，476
Grey-Turner 徴候　127
GRF オーマ　398
groove 膵癌　188，189
groove pancreatitis　55
GS 療法　367
Gsα　164

H

HCO_3^-　21，95
――分泌　31
HELLP（hemolysis, elevated liver enzymes, low platelets）症候群　446
hemosuccus pancreaticus　337，338
Hes1 遺伝子　15
heterotopic pancreas　420
high-risk stigmata　196，378，381
Hippo シグナル　15
HISORt 診断基準　131
HNF1β 遺伝子　12

I

idiopathic duct-centric chronic pancreatitis（IDCP）　52，129，344

IgE　152
IgG　152
IgG4　53，152，348
――関連硬化性胆管炎　347
――関連後腹膜線維症　347
――関連疾患　342，347，478
――関連疾患包括診断基準2011　349
――関連腎臓病　347
――関連膵炎　205，206
――関連唾液腺炎　347
――関連涙腺炎　347
――産生　343
――陽性形質細胞　347
IL（インターロイキン）126
――-10　343
INK4A/p16　163
insulinostatic　42
insulin-pancreatic axis　45
insulo-acinar complex　45
insulo-acinar portal system　45
intensity modulated radiotherapy（IMRT）281
internal pancreatic fistula（IPF）337
International Consensus of Diagnostic Criteria（ICDC）　53，236，342
intraductal papillary mucinous neoplasm（IPMN）→膵管内乳頭粘液性腫瘍
intraductal tubulopapillary neoplasm（ITPN）　101，214，393
invasive ductal carcinoma　58
islet amyloid polypeptide（IAPP）41
islets of Langerhans　7
ivacaftor　428

J

Janus kinase（JAK）1/JAK2 阻害薬　263
JASPAC-01 試験　259，366
JCOG1106 試験　364
JSAP-02 試験　258
JSAP-04 試験　260
JSAP-05 試験　260

K

Ki-67 index　70，402
KRAS 遺伝子　83，162，359，362

L

LDL アフェレーシス　437
Lemmel 症候群　458

Letton & Wilson 法　431
Linch 症候群　374
lumacaftor　428
lymphoepithelial cyst　394
lymphoplasmacytic sclerosing pancreatitis（LPSP）　52，128，342
Lynch 症候群　60

M

Marfan 症候群　401
Martin 法　431
maximum intensity projection（MIP）　195
MDCT　185，240
MEN1 遺伝子　74，401
microRNA（miRNA）　156
Mikulicz 病　152，347
minimally invasive retroperitoneal pancreatectomy（MIRP）　328
miR-21　102
miR-197　102
Mist1 遺伝子　86
mitogen-activated protein kinase（MAPK）　162
modified Marshall スコア　326
MPACT 試験　261
MR angiography（MRA）　196
MRCP　201，235，378，386
MRI　136，194
MSX2 遺伝子　102
MUC　64，384
mucinous cystic neoplasm（MCN）　→粘液性囊胞腫瘍
mucoepidermoid carcinoma　58
multi-planar reconstruction（MPR）　185，195
multiple endocrine neoplasia（MEN）　→多発性内分泌腫瘍
multiple thin slice 法　195
murine leukemia retrovirus　80

N

necrolytic migratory erythema　410
needle tract seeding　230
neonatal intrahepatic cholestasis caused by citrin deficiency（NICCD）　449
neuroendocrine carcinoma（NEC）　71，397
neuroendocrine neoplasm（NEN）　71
neuroendocrine tumor（NET）　123，397，401，402
Neurog3 遺伝子　11，16
non-occlusive mesenteric ischemia（NOMI）　49，127，478
non-operative management（NOM）　430
Notch シグナル　11，19
NPY family　41
Nr5a2 遺伝子　15
NTRK1 遺伝子　74

O

oblique-MPR　186
obliterative phlebitis　53
obstructive pancreatitis　54
Oddi 括約筋　3
OFF 療法　262
osmotic gap　408
ovarian-type stroma（OS）　66，135，386

P

p16　362
pancreas after kidney transplantation（PAK）　302
pancreas divisum　210，418
pancreastatin　42
pancreas transplantation alone　302
pancreatic cancer　→膵癌
pancreatic cholera　398
pancreatic ductal adenocarcinoma（PDAC）　58
pancreatic insufficiency（PI）　423
pancreatic intraepithelial neoplasia（PanIN）　61，83，154，359
pancreatic neuroendocrine tumor（pNET）　→膵神経内分泌腫瘍
pancreatic polypeptide（PP）　40，45，412
pancreatic polypeptidoma（PP オーマ）　412
pancreatic pseudocyst（PSC）　→膵仮性囊胞
pancreatic stone protein（PSP）　93
pancreatic sufficiency（PS）　423
pancreatic thread protein　95
pancreatitis-associated protein（PAP）　95
pancreatitis bundles　314
PANTER 試験　328
paraampullary duodenal wall cyst　56

paracrine 調節因子　34
paraduodenal pancreatitis　55
Partington 手術　287，337
pasireotide　366
Pax4 遺伝子　17
Pdx1 遺伝子　11，15，83
PEGylated recombinant human hyaluronidase（PEGPH20）　262
penetrating duct sign　170，171，180
percutaneous hepatic biliary drainage（PTBD）　269
perfusion CT　192
PET 検査　203
PET/CT　203，242
Peutz-Jeghers 症候群　374
PFD test　149
pituitary adenylate cyclase-activating polypeptide（PACAP）　408
PLA2　144，464
plasminogen binding protein　152
polycystic disease　352
potential malignancy　388
potentiation　25
Prep-02 試験　260
proCPA1　86
prohormone-convertase（PC）　46
PRSS1 遺伝子　51，90，91，160，439
PRSS2 遺伝子　90，91
PRSS3 遺伝子　90
psammoma body　411
Ptf1a 遺伝子　15，83

R

radical antegrade modular pancreatosplenectomy（RAMPS）　366
Reilly 現象　463
restriction fragment length polymorphism（RFLP）　156
RET 遺伝子　401
Reye 症候群　453
rheumatoid factor（RF）　152
Rho-GTPase Cdc42 遺伝子　16
RIP1-Tag2　88

S

S-1　259，363
Santorini 管　3，459
SASI テスト　242，405
sausage-like appearance　170
Schwachman-Diamond 症候群　421
scorpion 膵炎　455

segmented arterial mediolysis（SAM） 188
selective arterial calcium injection（SACI） 403
selective decontamination of the digestive tract（SDD） 321
Selye 学説　463
Sendai criteria　381
senescence　341
sentinel loop sign　319
serous cystadenocarcinoma　390
serous cystadenoma　389
serous cystic neoplasm（SCN）→漿液性囊胞腫瘍
short tandem repeat（STR）　156
simultaneous pancreas and kidney transplantation（SPK）　302
single nucleotide polymorphism（SNIP）　156
single thick slab 法　195
Sipple 症候群　401
Slug　102
SMAD4 遺伝子　83，87，164，359，362
small duct theory　332
Snail　102
SNARE 蛋白質　31
solid pseudopapillary neoplasm（SPN）　67，74，123，131，139，171，190，213，300，390，414
sonic hedgehog　19
SOX9 遺伝子　11，86
Span-1　361
SPECT　203
SPINK1 遺伝子　51，92，160，439，443
standardized uptake value（SUV）　204
step-up approach　273，285，323，328
storiform fibrosis　52
sunburst appearance　390
SV40 large T 抗原（Tag）　88
syncytial growth pattern　60
systemic inflammatory response syndrome（SIRS）　49，126，237，316

T

target-SNARE　31
Tet-ON/Tet-OFF　86
TGF-α　87

TGF-β　45，84，101，164
Tgfbr2 遺伝子　83
Th2 免疫　343
TIF1γ　87
TP53（p53）遺伝子　83，163，359，362
tropical pancreatitis　442
trypsinogen activation peptide（TAP）　144
Twist 1　102

U

undifferentiated carcinoma with osteoclast-like giant cells　60

V

van de Kamer 法　147
vasoactive intestinal polypeptide（VIP）　41，157，408
──オーマ（産生腫瘍）　136，398，408，409
Vater 乳頭　3
Vater-Pacini 小体　8
Verner-Morrison　398
vesicle-SNARE　31
videoscopic-assisted retroperitoneal approach　285
videoscopic-assisted retroperitoneal debridement（VARD）　328
volume rendering（VR）　185
von Hippel-Lindau（VHL）病　88，137，411，421
von Recklinghausen 病　411

W

walled-off necrosis（WON）→被包化壊死
Warshaw 手術　432
WDHA（watery diarrhea hypokalemia achlorhydria）症候群　136，398，409
Wermer 症候群　401
Whipple の三徴　402
WHO 分類（2010）　70
Wirsung 管　2，209，459
worrisome features　196，378，381

X

X 線照射　280
XELOX 療法　413

Z

Z360　262
ZEB1　102
Zollinger-Ellison 症候群　136，157，398，404，407
zymogen　5，21，30

和　文

あ

悪液質　365
アクチビン A　45
アザチオプリン　434，476
アスピリン　453
アセチルコリン　23
アセトアミノフェン　434
亜全胃温存膵頭十二指腸切除術　366
アデノウイルスベクター　13
アナフィラキシー　461
アニオニックトリプシノーゲン　90，91
アポトーシス　47
アミラーゼ　13，130，143，234，361
──アイソザイム　143
アミリン　41
アミロイド毒性　42
アルコール性肝障害　478
アルコール性膵炎　108，111，308，331
アレルギー　434
──性膵炎　461
アロキサン処理　13

い

胃空腸吻合術　366
胃酸分泌抑制薬　255
胃十二指腸動脈　2
移植後膵炎　451
異所性膵　15，420，460
胃膵反射　26
胃水法　167
胃相　26
一酸化窒素合成酵素（NOS）　23
一本鎖 RNA ウイルス　453

遺伝カウンセリング　441
遺伝学的検査　160，441
遺伝子改変マウスモデル　77，163
遺伝子導入　13
遺伝性腫瘍症候群　374
遺伝性膵炎　51，160，340，374，438，441
遺伝性非ポリポーシス大腸癌　60
イミペネム　254
インクレチン　28，38，39
飲酒歴　248
インスリノーマ　71，136，157，222，297，398，402
インスリン　8，36，45，71，157，257，402，411，437
　――分泌調節因子　38
インフォームド・コンセント　441
インフルエンザウイルス　453

う

ウイルス性膵炎　452
右腎動静脈　2
ウリナスタチン　253

え

栄養管理　336
エキソサイトーシス　30
液体クロマトグラフィー質量分析法　22
エキノコックス　455
壊死　127
　――性膵炎　317，322，325
　――性遊走性紅斑　410
　――予測　192
エピゲノムマーカー　156
エベロリムス　399，403，405，411，415
エラスターゼ1　144，149，361
エリスロマイシン　434
エルロチニブ　260，363
炎症性腸疾患（IBD）　475
炎症性マーカー　151
炎症モデル　76

お

横行結腸　2
オクトレオチド　400
オピオイド　364，433
　――ローテーション　364

か

外因性神経　23
外傷性膵損傷　429
回虫　455
改訂アトランタ分類　129，237，312，318，325，354
潰瘍性大腸炎（UC）　476
花筵状線維化　52
科学的根拠に基づく膵癌診療ガイドライン2013　500
化学物質　456
化学放射線療法　280，283，363
　――効果予測　192
化学療法　258
拡大手術　292
下膵十二指腸静脈　4
下膵十二指腸動脈　4，221
下垂体腫瘍　401
ガストリノーマ　136，157，398，404
ガストリン　157，404
　――受容体　26
仮性動脈瘤　128，187，188
家族性膵炎　438
家族性膵癌　359，374
下大静脈　2，166，177
カチオニックトリプシノーゲン　51，90，91，160，439
褐色細胞腫　401
カーバメート系殺虫剤　457
ガベキサート　253
カモスタット　254，335
カルシウム感知受容体　95
カルシウム静注負荷試験　405
カルボキシペプチダーゼA1　161
加齢性変化　483
癌遺残度　292，358
肝移植　451
肝炎ウイルス　453，477
癌幹細胞　97
肝吸虫　455
汗試験　424
肝疾患　477
間質性浮腫性膵炎　317，325
肝障害　478
環状膵　421
管状腺癌　63
感染性膵壊死　49，285，316，328，496
感染性膵炎　56
癌胎児性抗原　155

肝蛭　455
肝転移　187，294
肝動脈造影下CT（CTHA）　185
肝膿瘍　478
癌の再発　97
癌の自然史　360
肝不全　477
肝様癌　60
緩和医療　370

き

寄生虫　454
　――性嚢胞　352
喫煙習慣（歴）　112，248
キモトリプシン　93，149，160
キャッサバ　443
急性ウイルス性肝炎　477
急性壊死性膵炎　47，48
急性壊死性貯留（ANC）　127，237，271，318，326，354
急性出血性膵炎　48
急性膵炎　134，168，187，211，248，253，256，308，325，436，475，479，489，490
　――疫学　108
　――外科的治療　285，321
　――重症　316
　――重症度判定基準　109，129，234，309，310
　――症状　126
　――初期治療　313
　――診断　129，234，237
　――診断基準　234，309
　――診療ガイドライン2015　489
　――診療ガイドライン2015モバイルアプリ　311
　――内科的治療　320
　――における初期診療のコンセンサス　490
　――発症・進展機転　77
　――病理　47
　――モデル　76
　――薬物治療　252
急性膵周囲液体貯留（APFC）　270，318，326，354
急性浮腫性膵炎　47
狭帯域特殊光（NBI）　217
強度変調放射線治療（IMRT）　281
局所進行膵癌　357，363
虚血性膵炎　460
禁煙指導　248，333

く

空間選択的インバージョンリカバリー（IR）パルス　201
空気塞栓症　274, 322
空腸　2
　――潰瘍　407
　――静脈　4
空腹期　25
クッシング病　401
クリプトスポリジウム　454
グルカゴノーマ　136, 157, 398, 410
　――症候群　410
グルカゴン　8, 39, 45, 71, 157, 410
グレリン　42, 45
クロモグラニンA　42

け

経口膵管鏡（POPS）　208, 217
経腸栄養　256, 320
経動脈門脈造影下CT（CTAP）　185
経皮経肝胆道ドレナージ術（PTBD）　269
経皮経肝門脈採血法　222
経皮的ネクロセクトミー（MIRP）　328
外科的治療　285
血液浄化療法（透析）　321, 437, 479
血管造影　221
血漿交換　437
血小板活性化因子（PAF）　463
血中アミノ酸分析　154
ゲノム解析　162
ゲノムマーカー　155
ゲノムワイド関連解析（GWAS）　155
ゲムシタビン（GEM）　258, 261, 361
原発性急性化膿性膵炎　488
原発性硬化性胆管炎（PSC）　476
原発性副甲状腺機能亢進症　447

こ

高IgG血症　342
高IgG4血症　132, 342
抗SS-A抗体　152
抗SS-B抗体　152
高TG血症　436
抗うつ薬　257
高カイロミクロン血症　436
抗核抗体　152, 342
高ガストリン血症　405
高カルシウム血症　447

交感神経　23
抗癌薬耐性　97
抗菌薬　252, 320
高グルカゴン血症　410
後上膵十二指腸動脈　221
甲状腺髄様癌　401
鉤状突起　2
向神経因子　360
酵素原顆粒　30
好中球浸潤病変（GEL）　53, 344, 476
後腹膜　2
硬変様　50
高齢者　483
　――急性膵炎　488
　――小嚢胞性病変　485
　――慢性膵炎　484
国際コンセンサス診断基準（ICDC）　53, 236, 342
国際比較　112, 115
コクサッキーウイルス　453
姑息的手術　366
骨形成蛋白質　46
コデイン　433
コレシストキニン（CCK）　23, 30, 411
　――刺激　26
混合癌　60

さ

サイトカイン　151
　――除去　321
サイトメガロウイルス　453, 479
細胞外マトリックス　62
細胞系譜追跡　13, 16
細胞表面マーカー　98
細胞老化　341
左腎動静脈　2
サソリ刺症　455
左副腎　2
サラゾスルファピリジン　476
砂粒体　411
サルコイドーシス　55
三段階除痛ラダー　370

し

シェーグレン症候群　152
糸球体限外濾過　145
糸球体濾過率　145
シクロスポリン　452
自己消化性合併症　319
自己複製　12

自己免疫性膵炎（AIP）　51, 113, 128, 131, 139, 152, 169, 182, 188, 196, 212, 236, 239, 249, 256, 270, 342, 348, 475, 497
　――1型　52, 128, 131, 342, 344
　――2型　53, 129, 132, 344, 476
　――診療ガイドライン2013　497
　――モデル　79
　――臨床診断基準2011（JPS2011）　236, 346
脂質異常症　436
　――性膵炎　108, 446
実験モデル　76
指定難病　423
シトリン欠損症　449
ジフテリア毒素　13
脂肪吸収率　147
脂肪制限　336
脂肪置換　424
脂肪便　257, 424
周期分泌　25
充実性偽乳頭腫瘍（SPN）　→solid pseudopapillary neoplasm
充実性漿液性腺腫　67
充実性膵腫瘍　391
充実性病変　137, 179
十二指腸　2
　――温存膵頭亜全摘術　299
　――ガストリノーマ　407
　――間膜全切除術　290
　――空腸曲　2
　――憩室内乳頭　216
　――挿管法　149
　――乳頭　266
　――閉塞　366
　――傍乳頭憩室　216, 458
重粒子線治療　282
縮小手術　380
主膵管　2, 209, 459
　――狭窄　218
　――径異常　182
　――損傷　429
術後膵炎　437
術後補助療法　293, 366
術前化学放射線療法　372
術前補助療法　293, 367
術中超音波検査（IOUS）　295
腫瘍核出術　295
腫瘍性真性膵囊胞　390
腫瘍性病変　186
腫瘍播種　230

腫瘍形成性膵炎　56, 138, 171, 180, 204
漿液性囊胞腫瘍（SCN）　67, 122, 131, 135, 140, 172, 181, 213, 245, 300, 389
漿液性囊胞腺癌　67, 390
漿液性囊胞腺腫　389
消化管ホルモン　157
消化吸収障害　128
消化酵素　21
　──薬　255
消化性潰瘍　404
小膵管　33
上膵十二指腸動脈　4
脂溶性ビタミン　257
上腸間膜静脈　2, 4, 166, 167, 177
上腸間膜動脈　2, 4, 10, 166, 177, 221
上皮間葉転換（EMT）　61, 101
上皮成長因子受容体（EGFR）　260
小胞 SNARE　31
小胞体ストレス　160
小葉間導管　6
小葉内導管　6
小葉内リンパ管　10
食事指導　336
食事調査表　147, 148
食生活　248
食物アレルギー　461
除草剤　457
食間期　25, 26, 27
自律神経系　23
腎移植後膵移植（PAK）　302
神経性調節　23, 24, 25
神経叢浸潤　187
神経伝達物質　41
神経内分泌腫瘍（NET）　123, 397, 401, 402
神経ペプチド　23
浸潤性膵管癌　58, 196, 204, 356
浸潤・転移機構　101
新生児肝内胆汁うっ滞症（NICCD）　449
真性囊胞　213, 352
真性瘤　188
迅速細胞診　231
腎不全　479

す

膵悪性リンパ腫　189
膵移植　302

膵液　21
　──細胞診　227, 381
　──分泌調節　23
　──流出障害　437
　──漏　323
膵炎　436
　──関連遺伝子　160
　──局所合併症　310, 312, 321, 326, 354, 496
　──局所合併症（膵仮性囊胞，感染性被包化壊死等）に対する診断・治療コンセンサス　496
　──発症　90
　──発症防御機構　92
膵芽　2
膵外傷　214
膵外神経叢浸潤　360
膵外分泌　5, 24
　──機能　30, 278
　──機能検査　147
　──機能障害（不全）　128, 131, 323, 336, 423
　──腫瘍　356
膵仮性囊胞（PPC）　48, 127, 128, 140, 172, 213, 242, 270, 271, 285, 318, 326, 337, 353, 354, 496
膵（P）型アミラーゼ　130, 143, 234
膵管　6, 166
　──ligation　11
　──拡張　137, 483
　──狭窄　174, 438
　──空腸側々吻合術　287
　──形成異常　458
　──減圧術　286
　──ステント　335, 366
　──ステント留置　268, 277
　──生検　228
　──造影　208
　──像描出困難　216
　──非癒合　419, 459
　──不完全癒合　419, 459
　──分枝癒合　419
　──閉塞　433
　──癒合不全　210, 216, 418, 459
膵癌　97, 170, 173, 180, 196, 212, 231, 249, 269, 283, 340, 356, 372, 403, 474, 502
　──疫学　117
　──化学療法　258
　──肝転移診断　175

　──外科的治療　289, 366
　──腫瘍マーカー　154
　──診断　240, 242
　──進展度分類　357
　──膵局所進展度　357
　──早期診断　362
　──内科的治療　361
　──病理　58
　──放射線治療　280
　──モデル　83
　──リスク因子　359
膵管癌　58, 212
膵幹細胞　11
膵管腺癌（PDAC）　58
膵がん・胆道がん薬物療法ハンドブック　502
膵管内管状乳頭腫瘍（ITPN）　101, 214, 393
膵管内腫瘍　384
膵管内超音波（IDUS）　208
膵管内乳頭腫瘍　204
膵管内乳頭腺腫　205
膵管内乳頭粘液性腫瘍（IPMN）　60, 62, 109, 120, 131, 135, 140, 171, 181, 196, 213, 217, 242, 245, 299, 376, 501
　──/MCN 国際診療ガイドライン 2012 年版　501
　──胃型　64, 377, 385
　──好酸性細胞型　64, 377, 385
　──混合型　376
　──主膵管型　376
　──組織亜型　64
　──胆膵型　64, 377, 385
　──腸型　64, 377, 385
　──分枝型　376, 503
　──併存癌　381
　──モデル　87
　──由来癌　100, 381
膵管内乳頭粘液性腺癌　63
膵管内乳頭粘液性腺腫　63
膵機能 PET　207
膵機能動態 MRI　201
膵局所動注療法　254
膵形成異常　210
膵酵素　143, 361
　──活性化　317
　──分泌　26, 30
膵鉤部　166
膵腫大　128
膵腫瘍関連遺伝子　162

膵腫瘍性病変　173, 229
膵腫瘍マーカー　154
膵漿液性囊胞腫瘍　414
膵上皮内癌　362
膵上皮内腫瘍性病変（PanIN）　61, 83, 154, 359
　——由来膵癌　99
膵神経内分泌腫瘍(pNET)　70, 123, 135, 138, 170, 174, 180, 189, 205, 206, 207, 213, 232, 241, 243, 293, 300, 393, 397
　——機能性　71, 136
　——非機能性　73, 136, 413
　——モデル　88
膵腎同時移植（SPK）　302
膵性胸水　128, 337
膵性コレラ　408
膵星細胞　10, 62, 78, 102, 332
膵性糖尿病　41, 128, 257, 336
膵性腹水　128, 337
膵石　51, 93, 131, 219, 277, 335, 337, 483, 495
　——症の内視鏡治療ガイドライン2014　495
　——溶解療法　257
膵石灰化　128, 131, 181
膵切痕　2
膵切除術　287
膵前駆細胞　11, 19
膵全摘術　290, 366
膵臓　2
　——神経叢　23
　——発生　3, 11
　——分化制御　15, 19
膵体尾部癌　360
膵体尾部欠損症　418
膵体尾部切除術　290, 366
膵体部　2, 166, 167
　——癌　188
膵胆管合流異常　419, 460
膵単独移植　302
膵島移植　303
膵島過形成　403
膵島細胞腫瘍　407
膵島細胞症　403
膵頭十二指腸切除術　366
膵動静脈奇形（AVM）　190
膵頭切除術　290
膵島-腺房門脈系　45
水痘帯状疱疹ウイルス　453
膵頭部　2, 166, 167

　——癌　204, 291, 360
膵内外分泌相関　45
膵内神経周囲浸潤　360
膵内副脾類表皮囊胞　394
膵内分泌　7
　——機能　36, 278
　——細胞　13, 16
　——腫瘍　397
　——前駆細胞　16
膵囊胞性腫瘍　62, 120, 135, 242, 244, 299
膵囊胞性病変　213, 393
膵囊胞ドレナージ　270
膵膿瘍　137
膵尾部　2, 166, 168
水分泌　26, 31
膵分泌性トリプシンインヒビター（PSTI）　92, 144, 160
膵ポリペプチド（PP）　40, 45, 412
　——産生腫瘍（PP オーマ）　412
膵ホルモン　157
髄様癌　60
水様下痢　404, 408
ステロイド　132, 256, 349
ストレス　463
ストレプトゾシン　399, 403, 405, 411, 413, 415
　——処理　12
スニチニブ　88, 399, 403, 405, 408, 411, 415
スプライシング異常　161

せ

生化学検査　143
生活指導　248, 333
制御性 B 細胞　343
制御性 T 細胞　343
正常膵　179
正常膵管　209
成人発症 II 型シトルリン血症　449
成分栄養剤　256
セクレチン　23, 31, 411
　——刺激　21, 26, 27
　——刺激下 dynamic MRI　150
　——受容体（SR）　24
切除可能境界膵癌　358, 372
切除可能膵癌　280, 358
切除可能性分類　290, 358
切除企図膵癌　293
切除不能膵癌　258, 281, 358, 361
セルブロック法　231

セルレイン　86
セロトニン（5-HT）　23
全国調査　108, 110, 113, 121
前上膵十二指腸動脈　221
全身性炎症反応症候群（SIRS）　49, 126, 237, 316
全膵温存十二指腸全摘術　405
選択的消化管除菌　321
選択的動脈内カルシウム注入　403
　——負荷後肝静脈採血法　222
選択的動脈内刺激物注入試験　242, 405
先天性異常　418
先天性膵体尾部欠損症　419
腺扁平上皮癌　58
腺房　5
　——細胞　5, 13, 15, 25, 26, 30, 331
　——細胞癌　212, 414
　——像　210
　——中心細胞　5, 13
　——導管化生　47
　——分泌液　21

そ

造影 CT　136, 185, 235, 240, 241
　——Grade　109, 129, 187, 309
造影 EUS　183
造影 MRI　195, 242
造影 US　173
総肝動脈　2, 4
臓器不全　110, 127, 319, 325
増強作用　25
総胆管　2, 209
　——結石　266, 267
即時型アレルギー　461
ソナゾイド®　173, 183
ソマトスタチノーマ　157, 398, 411
ソマトスタチン　8, 13, 40, 45, 71, 157, 400, 411
　——アナログ　403, 408, 411, 413, 415
　——受容体（SSTR）　40
　——受容体シンチグラフィ（SRS）　207, 242, 399

た

体外衝撃波結石破砕療法（ESWL）　268, 277, 335, 495
退形成癌　60, 183
退形成性膵管癌　357

代謝異常　449
代謝性鹼アルカローシス　424
大十二指腸乳頭　3，6
大動脈　177
大囊胞性漿液性囊胞腺腫　67
胎便性イレウス　424
唾液腺型アミラーゼ　143
多中心説　77
脱水　126
多発性内分泌腫瘍（MEN）　74，401
　　——1型（MEN1）　88，124，241，
　　　393，397，401，403，404，411
　　——2型（MEN2）　401
胆管　166
　　——狭窄　337，338
　　——空腸吻合術　339，366
　　——ステント留置　268
断酒指導　248，333
単純CT　185
単純MRI　194
単純X線　319
単純囊胞　352
単純ヘルペスウイルス　453
胆石性膵炎　108，267，308，446
胆道癌　502
胆道出血　222
胆道ドレナージ　365
蛋白合成　30
蛋白質不足　443
蛋白栓　51，93，335
蛋白分解酵素阻害薬　253，320，335
蛋白便　149

ち

チアゾリジン誘導体　473
地域病診連携　362
遅延型アレルギー　461
窒素吸収率　149
チモーゲン　5，21，30
超音波検査（US）　166
超音波内視鏡（EUS）　130，134，136，
　176，234，240，242，295，362，
　379
　　——下穿刺吸引生検法（EUS-FNA）
　　　136，228，229，236，240，361，
　　　414
　　——下胆道ドレナージ術（EUS-BD）
　　　269
腸管虚血　319
腸管神経系　23
腸管穿孔　319，323

腸膵反射　27
調節性エキソサイトーシス　30
腸相　26，28
貯留囊胞　140，352
鎮痛補助薬　364
鎮痛薬　252

つ

通常型膵癌　134，366
通常型膵管癌　99

て

低侵襲外科手術　328
低分子量G蛋白質　31
デスモプラシア　62
転移性膵腫瘍　213
転写因子　13

と

導管　6
　　——細胞　16，25，26，31，34，332
　　——増生　16
　　——分泌液　21
糖新生促進　39
動注療法　221，320
疼痛のパターン　248
糖尿病　452，472
　　——治療薬　257，473
動脈塞栓術　221
登録制度　375
トキソプラズマ原虫　455
特発性膵炎　108，308
特発性囊胞　140
トブラマイシン　424
トリグリセリド（TG）　436
トリプシノーゲン　144，145
　　——ファミリー　90
トリプシン　47，90，94，144，145
　　——中心説　77
ドルナーゼアルファ　424

な

内因性神経　23
内視鏡治療　495
内視鏡的逆行性膵管造影（ERP）　132，
　208，227，236，429
内視鏡的逆行性胆道膵管造影（ERCP）
　108，131，136，235
　　——関連合併症　451
内視鏡的経鼻膵管ドレナージ（ENPD）
　227，268，362，495

内視鏡的膵液採取　150
内視鏡的膵管ドレナージ（EPD）　268
内視鏡的乳頭括約筋切開術（EST）
　217，266
内視鏡的乳頭大径バルーン拡張術
　（EPLBD）　266
内視鏡的乳頭バルーン拡張術（EPBD）
　266
内視鏡的ネクロセクトミー　273，329
内臓神経　8
ナファモスタット　253，254
ナブパクリタキセル　261，361

に

肉芽腫性膵炎　55
肉眼解剖　2
ニコチン受容体　23
日本外傷学会膵損傷分類2008　429
乳糜血清　436
尿細管再吸収　145
尿中アミラーゼ　145，436
尿中膵酵素　145
妊娠関連膵炎　445
妊娠糖尿病（GDM）　474

ね

ネクロセクトミー　272，273，285，
　322，328
熱帯性膵炎　442
粘液癌　59，63，357
粘液形質　384
粘液性囊胞腫瘍（MCN）　65，87，
　121，135，140，171，181，213，
　242，245，386，501
粘液性囊胞腺癌　66，190
粘液性囊胞腺腫　66
年齢調整死亡率　118

の

脳相　26
囊胞性線維症（CF）　34，352，423，
　428，479
　　——膜貫通調節因子　161
囊胞性病変　137，180
ノルアドレナリン　23

は

敗血症　127，237，273，316，322
背側膵　211，458
播種性血管内凝固症候群（DIC）　127，
　309，316

索引

パラガングリオーマ 137
バルプロ酸ナトリウム 434
パンクレアチン製剤 255
パンクレリパーゼ 255, 366, 424

ひ

非アルコール性脂肪性肝疾患 478
脾温存膵体尾部切除術 297
ピコルナウイルス 453
微細膵管 210
微小囊胞性漿液性囊胞腺腫 67
脾静脈 166
脾腎ヒダ 2
ヒスタミン H_2 受容体拮抗薬 255, 407
非ステロイド性抗炎症鎮痛薬（NSAIDs） 364
脾臓 168
ビデオスコープ補助下後腹膜デブリドメント（VARD） 328
脾摘後重症感染症 431
脾静脈 177, 297
脾動脈 2, 4, 166, 177, 297
　——瘤破裂 274
ヒト免疫不全ウイルス（HIV） 453
非閉塞性腸管虚血（NOMI） 49, 127, 478
被包化壊死（WON） 127, 270, 271, 273, 285, 310, 318, 322, 326, 328, 353, 354
　——感染性 273, 322, 328, 496
被膜外浸潤 187
被膜様構造 131, 345, 349
びまん性病変 137
脾門 2
標的 SNARE 31
標的抗原 79
病理検査 227
病理検体採取 219
ピロカルピンイオン導入法 424

ふ

フィラリア 454
副甲状腺腺腫 401
副甲状腺ホルモン（PTH） 447
複合胞状腺 5
副膵 420
副膵管 3, 210, 459
腹側膵 458
腹痛 126, 127, 234, 248, 252, 277
腹部大動脈 2, 166, 167

腹部超音波検診判定マニュアル 168
腹膜播種 187
腹腔神経叢 4
　——ブロック 365
腹腔動脈 2, 4, 10, 166, 177, 221
　——幹合併膵体尾部切除術（DP-CAR） 366
ブラシ擦過細胞診 227, 228
ブラッグピーク 282
プロエンザイム 30
プロカルシトニン 151
プロテオミクス 22
プロトンポンプ阻害薬 255, 407
プロピオン酸血症 450
ブロモイソホスマスタード（Br-IPM） 261
分化転換 11, 13
分岐鎖アミノ酸（BCAA） 154
分子標的薬 260
糞便中脂肪測定 147

へ

閉塞性黄疸 131, 134, 268, 478
閉塞性静脈炎 53
閉塞性膵炎 54
壁在結節 183
壁内囊胞 386
ベータトロフィン 20
ヘパリン 437
ペンタクロロフェノール（PCP） 457
ベンチロミド 149

ほ

放射性核種標識ペプチド治療 242
放射線治療 280
蜂巣状 135
ホルモン性調節 23, 25

ま

マクロアミラーゼ血症 143, 145
麻疹ウイルス 453
慢性膵炎 92, 169, 181, 197, 211, 234, 248, 254, 255, 256, 257, 268, 269, 277, 310, 324, 331, 340, 426, 442, 475, 492, 493, 495
　——疫学 110
　——外科的治療 286, 337
　——症状 127
　——診断 130, 238
　——診療ガイドライン 2015 492

　——早期 333
　——の断酒・生活指導指針 493
　——病理 49
　——モデル 78
　——薬物治療 252
　——臨床診断基準 2009 130, 234, 333, 334
マンソン住血吸虫 454

み

ミトコンドリア機能不全 454
未分化癌 60
脈管合併切除術 290
脈管系浸潤 187

む

無鉤条虫 455
ムスカリン受容体 23
ムチン蛋白（MUC） 64, 384
　——マーカー 155
ムンプスウイルス 452

め

迷走神経 8, 23
　——切離術 407
　——反射 27
迷入膵 420
メサラジン 434, 476
メソトリプシノーゲン 90
メタノール中毒 457
メチルマロン酸血症 450
メトホルミン 475
メトロニダゾール 434
メルカプトプリン 434
免疫マーカー 152
免疫抑制薬 303

も

モノアミンシグナル 19
門脈 166, 167, 209
　——血栓症 187, 478

や

薬剤性膵炎 109, 433, 462
薬物療法 252

ゆ

有機溶剤 457
有機リン系殺虫剤 457
幽門輪温存膵頭十二指腸切除術 366
輸液療法 320

輸入脚流出障害　438
ユビキチンリガーゼ　16

よ

抑制ホルモン　40
予後因子スコア　109，129，309
予防的抗菌薬投与　252，320

ら

ラクトフェリン　152
ランゲルハンス島　7
　──孤立巣　486
卵巣様間質（OS）　66，135，386

ランブル鞭毛虫　454

り

リーシュマニア　454
リパーゼ　130，143，234
リポゾーマルイリノテカン（MM-398）
　263
流行性耳下腺炎　452
輪状膵　211，419，421，460
リンパ管　4，10
リンパ上皮腫　394
リンパ節転移　187

る

類上皮囊胞　140
類皮囊胞　352
ルキソリチニブ　263

れ

レジストリ　375
連続携行式腹膜透析（CAPD）　479

ろ

ロタウイルス　453

新膵臓病学

2017年2月1日　発行	編集者　下瀬川徹
	発行者　小立鉦彦
	発行所　株式会社　南江堂
	〒113-8410　東京都文京区本郷三丁目42番6号
	☎（出版）03-3811-7236　（営業）03-3811-7239
	ホームページ http://www.nankodo.co.jp/
	印刷・製本　三報社印刷
	装丁　花村 広

Advanced Pancreatology
© Nankodo Co., Ltd., 2017

定価はカバーに表示してあります．　　　　　　　　　Printed and Bound in Japan
落丁・乱丁の場合はお取り替えいたします．　　　　　ISBN978-4-524-25429-3
ご意見・お問い合わせはホームページまでお寄せください．

本書の無断複写を禁じます．

|JCOPY|〈（社）出版者著作権管理機構　委託出版物〉

本書の無断複写は，著作権法上での例外を除き，禁じられています．複写される場合は，そのつど事前に，（社）出版者著作権管理機構（TEL 03-3513-6969，FAX 03-3513-6979，e-mail: info@jcopy.or.jp）の許諾を得てください．

本書をスキャン，デジタルデータ化するなどの複製を無許諾で行う行為は，著作権法上での限られた例外（「私的使用のための複製」など）を除き禁じられています．大学，病院，企業などにおいて，内部的に業務上使用する目的で上記の行為を行うことは私的使用には該当せず違法です．また私的使用のためであっても，代行業者等の第三者に依頼して上記の行為を行うことは違法です．